中华医学百科全书

药　学

生物药物学

国家出版基金项目
NATIONAL PUBLICATION FOUNDATION

中国协和医科大学出版社

图书在版编目 (CIP) 数据

生物药物学 / 陈志南主编 . —北京：中国协和医科大学出版社，2017.6
（中华医学百科全书）
ISBN 978-7-5679-0670-9

Ⅰ . ①生… Ⅱ . ①陈… Ⅲ . ①生物制品－药物 Ⅳ . ① R977

中国版本图书馆 CIP 数据核字 (2017) 第 070539 号

中华医学百科全书 · 生物药物学

主　　编：陈志南

编　　审：司伊康

责任编辑：尹丽品

出版发行：中国协和医科大学出版社
　　　　　（北京东单三条九号　邮编 100730　电话 010-6526 0431）

网　　址：www.pumcp.com

经　　销：新华书店总店北京发行所

印　　刷：北京雅昌艺术印刷有限公司

开　　本：889×1230　1/16 开

印　　张：27

字　　数：740 千字

版　　次：2017 年 6 月第 1 版

印　　次：2017 年 6 月第 1 次印刷

定　　价：310.00 元

ISBN 978-7-5679-0670-9

《中华医学百科全书》编纂委员会

总顾问　吴阶平　韩启德　桑国卫

总指导　陈　竺

总主编　刘德培

副总主编　曹雪涛　李立明　曾益新

编纂委员（以姓氏笔画为序）

B·吉格木德	丁　洁	丁　樱	丁安伟	于中麟	于布为
于学忠	万经海	马　军	马　骁	马　静	马　融	马中立
马安宁	马建辉	马烈光	马绪臣	王　伟	王　辰	王　政
王　恒	王　硕	王　舒	王　键	王一飞	王一镗	王士贞
王卫平	王长振	王文全	王心如	王生田	王立祥	王兰兰
王汉明	王永安	王永炎	王华兰	王成锋	王延光	王旭东
王军志	王声湧	王坚成	王良录	王拥军	王茂斌	王松灵
王明荣	王明贵	王宝玺	王诗忠	王建中	王建业	王建军
王建祥	王临虹	王贵强	王美青	王晓民	王晓良	王鸿利
王维林	王琳芳	王喜军	王道全	王德文	王德群	
木塔力甫·艾力阿吉	尤启冬	戈　烽	牛　侨	毛秉智	毛常学
乌　兰	文卫平	文历阳	文爱东	方以群	尹　佳	孔北华
孔令义	孔维佳	邓文龙	邓家刚	书　亭	毋福海	艾措千
艾儒棣	石　岩	石远凯	石学敏	石建功	布仁达来	占　堆
卢志平	卢祖洵	叶　桦	叶冬青	叶常青	叶章群	申昆玲
申春悌	田景振	田嘉禾	史录文	代　涛	代华平	白春学
白慧良	丛　斌	丛亚丽	包怀恩	包金山	冯卫生	冯学山
冯希平	边旭明	边振甲	匡海学	邢小平	达万明	达庆东
成　军	成翼娟	师英强	吐尔洪·艾买尔		吕时铭	吕爱平
朱　珠	朱万孚	朱立国	朱宗涵	朱建平	朱晓东	朱祥成
乔延江	伍瑞昌	任　华	华　伟	伊河山·伊明		向　阳
多　杰	邬堂春	庄　辉	庄志雄	刘　平	刘　进	刘　玮
刘　蓬	刘大为	刘小林	刘中民	刘玉清	刘尔翔	刘训红
刘永锋	刘吉开	刘伏友	刘芝华	刘华平	刘华生	刘志刚
刘克良	刘更生	刘迎龙	刘建勋	刘胡波	刘树民	刘昭纯
刘俊涛	刘洪涛	刘献祥	刘嘉瀛	刘德培	闫永平	米　玛

许媛　许腊英　那彦群　阮长耿　阮时宝　孙宁　孙光

孙皎　孙锟　孙长颢　孙少宣　孙立忠　孙则禹　孙秀梅

孙建中　孙建方　孙贵范　孙海晨　孙景工　孙颖浩　孙慕义

严世芸　苏川　苏旭　苏荣扎布　杜元灏　杜文东　杜治政

杜惠兰　李龙　李飞　李东　李宁　李刚　李丽

李波　李勇　李桦　李鲁　李磊　李燕　李冀

李大魁　李云庆　李太生　李曰庆　李玉珍　李世荣　李立明

李永哲　李志平　李连达　李灿东　李君文　李劲松　李其忠

李若瑜　李松林　李泽坚　李宝馨　李建勇　李映兰　李莹辉

李继承　李森恺　李曙光　杨凯　杨恬　杨健　杨化新

杨文英　杨世民　杨世林　杨伟文　杨克敌　杨国山　杨宝峰

杨炳友　杨晓明　杨跃进　杨腊虎　杨瑞馥　杨慧霞　励建安

连建伟　肖波　肖南　肖永庆　肖海峰　肖培根　肖鲁伟

吴东　吴江　吴明　吴信　吴令英　吴立玲　吴欣娟

吴勉华　吴爱勤　吴群红　吴德沛　邱建华　邱贵兴　邱海波

邱蔚六　何维　何勤　何方方　何绍衡　何春涤　何裕民

余争平　余新忠　狄文　冷希圣　汪海　汪受传　沈岩

沈岳　沈敏　沈铿　沈卫峰　沈心亮　沈华浩　沈俊良

宋国维　张泓　张学　张亮　张强　张霆　张澍

张大庆　张为远　张世民　张志愿　张丽霞　张伯礼　张宏誉

张劲松　张奉春　张宝仁　张宇鹏　张建中　张建宁　张承芬

张琴明　张富强　张新庆　张潍平　张德芹　张燕生　陆华

陆付耳　陆伟跃　陆静波　阿不都热依木·卡地尔　陈文　陈杰

陈实　陈洪　陈琪　陈楠　陈薇　陈士林　陈大为

陈文祥　陈代杰　陈红风　陈尧忠　陈志南　陈志强　陈规化

陈国良　陈佩仪　陈家旭　陈智轩　陈锦秀　陈誉华　邵蓉

邵荣光　武志昂　其仁旺其格　范明　范炳华　林三仁　林久祥

林子强　林江涛　林曙光　杭太俊　欧阳靖宇　尚红　果德安

明根巴雅尔　易定华　易著文　罗力　罗毅　罗小平　罗长坤

罗永昌　罗颂平　帕尔哈提·克力木　帕塔尔·买合木提·吐尔根

图门巴雅尔　岳建民　金玉　金奇　金少鸿　金伯泉　金季玲

金征宇　金银龙　金惠铭　郁琦　周兵　周林　周永学

周光炎　周灿全　周良辅　周纯武　周学东　周宗灿　周定标

周宜开　周建平　周建新　周荣斌　周福成　郑一宁　郑家伟

郑志忠　郑金福　郑法雷　郑建全　郑洪新　郎景和　房敏

孟群　孟庆跃　孟静岩　赵平　赵群　赵子琴　赵中振

赵文海	赵玉沛	赵正言	赵永强	赵志河	赵彤言	赵明杰
赵明辉	赵耐青	赵继宗	赵铱民	郝　模	郝小江	郝传明
郝晓柯	胡　志	胡大一	胡文东	胡向军	胡国华	胡昌勤
胡晓峰	胡盛寿	胡德瑜	柯　杨	查　干	柏树令	柳长华
钟翠平	钟赣生	香多·李先加		段　涛	段金廒	段俊国
侯一平	侯金林	侯春林	俞光岩	俞梦孙	俞景茂	饶克勤
姜小鹰	姜玉新	姜廷良	姜国华	姜柏生	姜德友	洪　两
洪　震	洪秀华	洪建国	祝庆余	祝蕶晨	姚永杰	姚祝军
秦　川	袁文俊	袁永贵	都晓伟	晋红中	粟占国	贾　波
贾建平	贾继东	夏照帆	夏慧敏	柴光军	柴家科	钱传云
钱忠直	钱家鸣	钱焕文	倪　鑫	倪　健	徐　军	徐　晨
徐永健	徐志云	徐志凯	徐克前	徐金华	徐建国	徐勇勇
徐桂华	凌文华	高　妍	高　晞	高志贤	高志强	高学敏
高金明	高健生	高树中	高思华	高润霖	郭　岩	郭小朝
郭长江	郭巧生	郭宝林	郭海英	唐　强	唐朝枢	唐德才
诸欣平	谈　勇	谈献和	陶·苏和	陶广正	陶永华	陶芳标
陶建生	黄　峻	黄　烽	黄人健	黄叶莉	黄宇光	黄国宁
黄国英	黄跃生	黄璐琦	萧树东	梅长林	曹　佳	曹广文
曹务春	曹建平	曹洪欣	曹济民	曹雪涛	曹德英	龚千锋
龚守良	龚非力	袭著革	常耀明	崔　蒙	崔丽英	庚石山
康　健	康廷国	康宏向	章友康	章锦才	章静波	梁显泉
梁铭会	梁繁荣	谌贻璞	屠鹏飞	隆　云	绳　宇	巢永烈
彭　成	彭　勇	彭明婷	彭晓忠	彭瑞云	彭毅志	
斯拉甫·艾白		葛　坚	葛立宏	董方田	蒋力生	蒋建东
蒋建利	蒋澄宇	韩晶岩	韩德民	惠延年	粟晓黎	程　伟
程天民	程训佳	童培建	曾　苏	曾小峰	曾正陪	曾学思
曾益新	谢　宁	谢立信	蒲传强	赖西南	赖新生	詹启敏
詹思延	鲍春德	窦科峰	窦德强	赫　捷	蔡　威	裴国献
裴晓方	裴晓华	管柏林	廖品正	谭仁祥	谭先杰	翟所迪
熊大经	熊鸿燕	樊飞跃	樊巧玲	樊代明	樊立华	樊明文
黎源倩	颜　虹	潘国宗	潘柏申	潘桂娟	薛社普	薛博瑜
魏光辉	魏丽惠	藤光生				

《中华医学百科全书》学术委员会

主任委员　巴德年

副主任委员（以姓氏笔画为序）

汤钊猷　　吴孟超　　陈可冀　　贺福初

学术委员（以姓氏笔画为序）

梁文权　　梁德荣　　彭名炜　　董　怡　　温　海　　程元荣　　程书钧
程伯基　　傅民魁　　曾长青　　曾宪英　　裘雪友　　甄永苏　　褚新奇
蔡年生　　廖万清　　樊明文　　黎介寿　　薛　淼　　戴行锷　　戴宝珍
戴尅戎

《中华医学百科全书》工作委员会

主任委员　郑忠伟

副主任委员　袁　钟

编审（以姓氏笔画为序）

开赛尔	司伊康	当增扎西	吕立宁	任晓黎	邬扬清	刘玉玮
孙　海	何　维	张之生	张玉森	张立峰	陈　懿	陈永生
松布尔巴图	呼素华	周　茵	郑伯承	郝胜利	胡永洁	侯澄芝
袁　钟	郭亦超	彭南燕	傅祚华	谢　阳	解江林	

编辑（以姓氏笔画为序）

于　岚	王　波	王　莹	王　颖	王　霞	王明生	尹丽品
左　谦	刘　婷	刘岩岩	孙文欣	李元君	李亚楠	杨小杰
吴桂梅	吴翠姣	沈冰冰	宋　玥	张　安	张　玮	张浩然
陈　佩	骆彩云	聂沛沛	顾良军	高青青	郭广亮	傅保娣
戴小欢	戴申倩					

工作委员　刘小培　罗　鸿　宋晓英　姜文祥　韩　鹏　汤国星　王　玲　李志北

办公室主任　左　谦　孙文欣　吴翠姣

药学

总主编

　　甄永苏　　中国医学科学院医药生物技术研究所

本卷编委会

主　编

　　陈志南　　第四军医大学

常务副主编

　　蒋建利　　第四军医大学

副主编（以姓氏笔画为序）

　　沈心亮　　北京生物制品研究所

　　陈　薇　　军事医学科学院生物工程研究所

学术委员

　　甄永苏　　中国医学科学院医药生物技术研究所

编　委（以姓氏笔画为序）

　　于益芝　　第二军医大学

　　王一飞　　暨南大学

　　石　智　　暨南大学

　　邝志和　　暨南大学

　　边惠洁　　第四军医大学

　　任　军　　北京大学

　　孙志伟　　军事医学科学院

　　李　郁　　第四军医大学

　　李　玲　　第四军医大学

　　李晋涛　　第三军医大学

　　杨向民　　第四军医大学

　　吴玉章　　第三军医大学

何金生　　北京交通大学

邹全明　　第三军医大学

汪　炬　　暨南大学

沈　旭　　中国科学院上海药物研究所

沈心亮　　北京生物制品研究所

沈竞康　　上海医药集团

张丽姝　　北京交通大学

张叔人　　中国医科院肿瘤医院

陈　薇　　军事医学科学院

陈志南　　第四军医大学

陈智胜　　上海药明康德

罗晓星　　第四军医大学

洪　岸　　暨南大学

姚冬生　　暨南大学

袁正宏　　复旦大学

钱其军　　第二军医大学

徐　静　　第四军医大学

徐俊杰　　北京生物制品研究所

黄亚东　　基因工程药物国家工程研究中心

章金刚　　军事医学科学院

蒋建利　　第四军医大学

谢秋玲　　暨南大学

熊　盛　　广州（暨南）生物医药研究开发基地

魏　星　　暨南大学

学术秘书

张雪芹　　第四军医大学

前　言

《中华医学百科全书》终于和读者朋友们见面了！

古往今来，凡政通人和、国泰民安之时代，国之重器皆为科技、文化领域的鸿篇巨制。唐代《艺文类聚》、宋代《太平御览》、明代《永乐大典》、清代《古今图书集成》等，无不彰显盛世之辉煌。新中国成立后，国家先后组织编纂了《中国大百科全书》第一版、第二版，成为我国科学文化事业繁荣发达的重要标志。医学的发展，从大医学、大卫生、大健康角度，集自然科学、人文社会科学和艺术之大成，是人类社会文明与进步的集中体现。随着经济社会快速发展，医药卫生领域科技日新月异，知识大幅更新。广大读者对医药卫生领域的知识文化需求日益增长，因此，编纂一部医药卫生领域的专业性百科全书，进一步规范医学基本概念，整理医学核心体系，传播精准医学知识，促进医学发展和人类健康的任务迫在眉睫。在党中央、国务院的亲切关怀以及国家各有关部门的大力支持下，《中华医学百科全书》应运而生。

作为当代中华民族"盛世修典"的重要工程之一，《中华医学百科全书》肩负着全面总结国内外医药卫生领域经典理论、先进知识，回顾展现我国卫生事业取得的辉煌成就，弘扬中华文明传统医药璀璨历史文化的使命。《中华医学百科全书》将成为我国科技文化发展水平的重要标志、医药卫生领域知识技术的最高"检阅"、服务千家万户的国家健康数据库和医药卫生各学科领域走向整合的平台。

肩此重任，《中华医学百科全书》的编纂力求做到两个符合：一是符合社会发展趋势。全面贯彻以人为本的科学发展观指导思想，通过普及医学知识，增强人民群众健康意识，提高人民群众健康水平，促进社会主义和谐社会构建；二是符合医学发展趋势。遵循先进的国际医学理念，以"战略前移、重心下移、模式转变、系统整合"的人口与健康科技发展战略为指导。同时，《中华医学百科全书》的编纂力求做到两个体现：一是体现科学思维模式的深刻变革，即学科交叉渗透/知识系统整合；二是体现继承发展与时俱进的精神，准确把握学科现有基础理论、基本知识、基本技能以及经典理论知识与科学思维精髓，深刻领悟学科当前面临的交叉渗透与整合转化，敏锐洞察学科未来的发展趋势与突破方向。

作为未来权威著作的"基准点"和"金标准"，《中华医学百科全书》编纂过程中，制定了严格的主编、编者遴选原则，聘请了一批在学界有相当威望、具有较高学术造诣和较强组织协调能力的专家教授（包括多位两院院士）担任大类主编和学科卷主编，确保全书的科学性与权威性。另外，还借鉴了已有百科全书的编写经验。鉴于《中华医学百科全书》的编纂过程本身带有科学研究性质，还聘请了若干科研院所的科研管理专家作为特约编审，站在科研管理的高度为全书的顺利编纂保驾护航。除了编者、编审队伍外，还制订了详尽的质量保证计划。编纂委员会和工作委员会秉持质量源于设计的理念，共同制订了一系列配套的质量控制规范性文件，建立了一套切实可行、行之有效、效率最优的编纂质量管理方案和各种情况下的处理原则及预案。

《中华医学百科全书》的编纂实行主编负责制，在统一思想下进行系统规划，保证良好的全程质量策划、质量控制、质量保证。在编写过程中，统筹协调学科内各编委、卷内条目以及学科间编委、卷间条目，努力做到科学布局、合理分工、层次分明、逻辑严谨、详略有方。在内容编排上，务求做到"全准精新"。形式"全"：学科"全"，册内条目"全"，全面展现学科面貌；内涵"全"：知识结构"全"，多方位进行条目阐释；联系整合"全"：多角度编制知识网。数据"准"：基于权威文献，引用准确数据，表述权威观点；把握"准"：审慎洞察知识内涵，准确把握取舍详略。内容"精"："一语天然万古新，豪华落尽见真淳。"内容丰富而精炼，文字简洁而规范；逻辑"精"："片言可以明百意，坐驰可以役万里。"严密说理，科学分析。知识"新"：以最新的知识积累体现时代气息；见解"新"：体现出学术水平，具有科学性、启发性和先进性。

《中华医学百科全书》之"中华"二字，意在中华之文明、中华之血脉、中华之视角，而不仅限于中华之地域。在文明交织的国际化浪潮下，中华医学汲取人类文明成果，正不断开拓视野，敞开胸怀，海纳百川般融入，润物无声状拓展。《中华医学百科全书》秉承了这样的胸襟怀抱，广泛吸收国内外华裔专家加入，力求以中华文明为纽带，牵系起所有华人专家的力量，展现出现今时代下中华医学文明之全貌。《中华医学百科全书》作为由中国政府主导，参与编纂学者多、分卷学科设置全、未来受益人口广的国家重点出版工程，得到了联合国教科文等组织的高度关注，对于中华医学的全球共享和人类的健康保健，都具有深远意义。

《中华医学百科全书》分基础医学、临床医学、中医药学、公共卫生学、军事与特种医学和药学六大类，共计 144 卷。由中国医学科学院/北京协和医学院牵头，联合军事医学科学院、中国中医科学院和中国疾病预防控制中心，带动全国知名院校、科研单位和医院，有多位院士和海内外数千位优秀专家参加。国内知名的医学和百科编审汇集中国协和医科大学出版社，并培养了一批热爱百科事业的中青年编辑。

回览编纂历程，犹然历历在目。几年来，《中华医学百科全书》编纂团队呕心沥血，孜孜矻矻。组织协调坚定有力，条目撰写字斟句酌，学术审查一丝不苟，手书长卷撼人心魂……在此，谨向全国医学各学科、各领域、各部门的专家、学者的积极参与以及国家各有关部门、医药卫生领域相关单位的大力支持致以崇高的敬意和衷心的感谢！

《中华医学百科全书》的编纂是一项泽被后世的创举，其牵涉医学科学众多学科及学科间交叉，有着一定的复杂性；需要体现在当前医学整合转型的新形式，有着相当的创新性；作为一项国家出版工程，有着毋庸置疑的严肃性。《中华医学百科全书》开创性和挑战性都非常强。由于编纂工作浩繁，难免存在差错与疏漏，敬请广大读者给予批评指正，以便在今后的编纂工作中不断改进和完善。

刘德培

凡　例

　　一、《中华医学百科全书》（以下简称《全书》）按基础医学类、临床医学类、中医药学类、公共卫生类、军事与特种医学类、药学类的不同学科分卷出版。一学科辑成一卷或数卷。

　　二、《全书》基本结构单元为条目，主要供读者查检，亦可系统阅读。条目标题有些是一个词，例如"生物药物"；有些是词组，例如"组合抗体库制备技术"。

　　三、由于学科内容有交叉，会在不同卷设有少量同名条目。例如《药事管理学》《药物分析》都设有"国家药品标准"条目。其释文会根据不同学科的视角不同各有侧重。

　　四、条目标题上方加注汉语拼音，条目标题后附相应的外文。例如：

duōtài yàowù

多肽药物（polypeptide drugs）

　　五、本卷条目按学科知识体系顺序排列。为便于读者了解学科概貌，卷首条目分类目录中条目标题按阶梯式排列，例如：

蛋白质药物 ……………………………………………………………………

　　胰岛素 …………………………………………………………………………

　　酶药物 …………………………………………………………………………

　　　消化酶药物 …………………………………………………………………

　　　抗肿瘤酶药物 ………………………………………………………………

　　六、各学科都有一篇介绍本学科的概观性条目，一般作为本学科卷的首条。介绍学科大类的概观性条目，列在本大类中基础性学科卷的学科概观性条目之前。

　　七、条目之中设立参见系统，体现相关条目内容的联系。一个条目的内容涉及其他条目，需要其他条目的释文作为补充的，设为"参见"。所参见的本卷条目的标题在本条目释文中出现的，用蓝色楷体字印刷；所参见的本卷条目的标题未在本条目释文中出现的，在括号内用蓝色楷体字印刷该标题，另加"见"字；参见其他卷条目的，注明参见条所属学科卷名，如"参见□□□卷"或"参见□□□卷□□□□"。

　　八、《全书》医学名词以全国科学技术名词审定委员会审定公布的为标准。同一概念或疾病在不同学科有不同命名的，以主科所定名词为准。字数较多，释文中拟用简称的名词，每个条目中第一次出现时使用全称，并括注简称，例如：甲型病毒性肝炎（简称甲肝）。个别众所周知的名词直接使用简称、缩写，例如：B 超。药物名称参照《中华人民共和国药典》2015 年版和《国家基本药物目录》2012 年版。

九、《全书》量和单位的使用以国家标准 GB 3100~3102—1993《量和单位》为准。援引古籍或外文时维持原有单位不变。必要时括注与法定计量单位的换算。

十、《全书》数字用法以国家标准 GB/T 15835—2011《出版物上数字用法》为准。

十一、正文之后设有内容索引和条目标题索引。内容索引供读者按照汉语拼音字母顺序查检条目和条目之中隐含的知识主题。条目标题索引分为条目标题汉字笔画索引和条目外文标题索引，条目标题汉字笔画索引供读者按照汉字笔画顺序查检条目，条目外文标题索引供读者按照外文字母顺序查检条目。

十二、部分学科卷根据需要设有附录，列载本学科有关的重要文献资料。

目 录

shēngwù yàowùxué

生物药物学（biopharmacy）

研究生物药物的结构组成、理化性质、安全性评价、药理作用、临床应用及有关制备技术等的综合学科。生物药物指利用生物技术生产的用于预防、治疗和诊断的医用药物和制品。生物药物学是近代药物学的一个重要分支，是生物技术与药学相互结合的产物。生物药物学研究内容包括各类生物药物的来源、结构、应用和制备技术等各方面的知识，以及生物技术药物在疾病防治及其临床上的应用。

简史　1953 年，美国生物学专家沃森与英国生物学专家克里克共同提出了 DNA 结构的双螺旋模型，这项突破标志着现代生物技术的诞生。1977 年，板仓（Itakura K）等用基因工程的方法表达了人脑激素——生长抑素，这是人类第一次用基因工程方法生产具有药用价值的产品。1978 年，美国基因泰克公司利用重组 DNA 技术成功地通过大肠杆菌生产出胰岛素，1982 年，美国批准重组人胰岛素上市，这是全球第一个基因重组药物，由此揭开了生物制药的序幕。2000 年 2 月前，美国共批准生物药物 76 个，欧美共有 84 种生物药物上市，这些药物被广泛应用于临床，使 6000 万患者从中受益。到 2002 年美国已批准的生物技术药物和疫苗共 141 个，生物技术公司 1000 多家。到 2015 年，中国已经有二十多个国家级生物技术药物重点实验室，300 多家生物制药企业。通过基因工程制药技术生产的蛋白、多肽、酶、激素、疫苗、细胞生长因子及单克隆抗体等生物药物已广泛应用在肿瘤、自身免疫性疾病、病毒感染性疾病、心血管疾病等

医学领域。由于生物药物副作用小、疗效显著，所以生物药物广泛受到关注，已经成为新药研究的重要方向。

1975 年中国商业部在南京成立了全国生化制药情报中心站，创办了《中国生化药物》杂志（双月刊），对国内重点生物药物进行了专题调研，并组织国内生物技术制药行业的技术交流等。1981 年中国药学会生化药物专业委员会和中国生化学会工业生化专业委员会成立，这两个学会在生化药学和工业生化学两个学科的交叉中产生并使生物药物学凸现出来，自两个学会成立以来，已开展了关于生物药物学学术交流活动七十多次，推动了生物药物学的发展。随着现代生物制药技术的发展。20 世纪 70 年代以后，国际上的医学、化学和生物学三者紧密结合，使药物治疗从整体治疗发展到分子治疗水平，进入了生物药物学时期。1987 年中国国家教委颁发了新修订的专业目录，确定生物制药学等 11 个科目为药学类本科专业所学科目。21 世纪初中国药学会又将生化药物的定义和范围扩展为生化与生物技术药物，经中国药学会批准，2002 年将原中国生化药物专业委员会改名为中国生化与生物技术药物专业委员会。20 世纪 90 年代以来，中国国家技术科技委员会、中国科学院、中国医学科学院及各有关高等院校和重点生物制药企业都加强了生物技术制药的科研力量，逐步建立了一些科研所、中心、研究室、教研室和基地，促进了生物药物学的发展。

研究内容　以生物药物的特性、种类及生物药物制药技术为研究对象，旨在阐明生物药物的生物学特性及功能，明确生物药

物的结构组成、理化性质、剂型、毒性、安全性评价、药理作用、注意事项和生物药物制药技术的基本原理和临床应用等。

结构特点及理化性质　由于生物药物主要由生物大分子组成，如多肽、蛋白质等。它们具有与小分子化学合成药物完全不同的结构特点和理化性质。如多肽和蛋白质分子不仅存在由氨基酸组成的结构序列问题，还存在可以形成二级等高级结构和多种分子构象的现象。由于这些分子的生物活性不仅与其结构有关，且与构象有关，因此研究多肽、蛋白质药物的构象就成为这类药物研究中的一个特色。

生物大分子的理化性质与小分子化合物的理化性质也有很大的不同。它们的相对分子质量较大，直接影响到它们的体内吸收，这类分子的晶型又影响到它们的水溶性、熔点、脂溶性，分子带有电荷的情况还直接影响到它们的稳定性等等，这些对生物药物分子的理化性质研究直接影响到它们的成药性。

成药性研究　包括生物药物分子的药效学、毒理特性、药动学特性、药物剂型和质量控制等研究。生物药物主要包括多肽药物、蛋白质药物、抗体药物及生物治疗制剂等多种类型。由于生物药物多数易受人体消化道酸碱环境的作用和各种消化酶的降解而失活，因此生物技术药物制剂学受到更多关注，需研究如何对生物药物进行化学修饰以及添加酶抑制剂等来解决生物药物的特殊问题。

生物制药技术研究　生物药物是利用基因工程技术、细胞工程技术、微生物工程技术、酶工程技术、蛋白质工程技术、分子

生物学技术等来研究和开发的，如天然生物药物分离纯化技术、基因工程制药技术、细胞工程制药技术、抗体药物制备技术、疫苗制备技术、蛋白质工程制药技术和生物药物筛选模型的建立和使用等，这些技术均属于生物技术的范畴。生物药物学主要研究这些现代生物制药技术的基本原理、关键操作技术、技术路线、工艺过程及其在生物药物方面的应用等。

研究方法　生物药物学的知识和理论主要来源于实验和科学观察，主要从动物整体水平、离体器官、细胞水平和分子水平来获取有关生物药物的信息。常用的研究方法包括三个方面的内容。

动物模型的建立和使用　生物药物学最主要的体内研究方法。常用动物模型主要包括小型动物模型和非人灵长类动物模型。小型动物来源广泛，价格低廉，用其表达的基因产物和基因转运系统的生物反应与在人体上出现的反应非常相似，而非人灵长类动物与人类的亲缘关系很近，在研究生物药物的免疫作用及病理等方面有较好效果，所以在小型动物身上建立动物模型是研究生物药物的有效方法。使用的动物模型包括正常动物模型和病理动物模型。正常动物模型也称为体内筛选模式动物，如小鼠、灵长类猴、猕猴、树鼩、猪、线虫、果蝇、斑马鱼等。大多数用来筛选评价药物的安全性、药动学等指标。但由于其不能充分反应药物在病理条件下的治疗作用，在药物筛选中应用更广泛的是整体动物病理模型，也称为疾病动物模型。包括自发性动物模型、诱发性动物模型、基因工程动物模型、抗疾病型动物模型和生物医学动

物模型等。

体外实验方法　在各种动物的体外器官、组织和细胞以及分子水平上研究的方法。如常以肝脏为基础的体外研究系统，是利用细胞理化常数和细胞毒理学的知识等探索生物药物的代谢、安全性及有效性的研究方法。常用的体外模型包括肝微粒体、肝切片及分离肝细胞等。常用的还有如组织培养实验、离体血管实验、心脏灌流实验等体外器官、组织模型。肿瘤细胞模型是最常用的筛选、研究抗肿瘤生物药物的体外方法，也是发展较快的细胞实验方法。分子水平上的研究主要是药物与其作用的靶点的关系，为在细胞水平和整体动物水平研究药物的作用机制奠定基础。体外实验与体内实验需要互相补充、互相验证，体外模型由于操作简单，能够较为真实的模拟体内环境，极大促进了对生物药物的评价研究，有利于研发出更为安全有效的生物药物。

临床观察方法　以临床收集的血液、尿液、脑脊液等样品进行化验测定或通过仪器进行检查，对生物药物的代谢、药理、毒理及稳定性进行研究的方法。临床观察是生物药物学的一个重要研究方法，为生物药物学的研究提供了可靠资源。

同医学其他学科的关系　生物药物学是以生物学、医学、药学中的先进技术为一体，以组合化学、药物基因组学、功能抗原学、生物信息学等学科为依托，以分子遗传学、分子生物、生物物理等基础学科的突破为基础形成的综合学科。为了研究生物药物的理化性质、药效性、毒理、药动学特性、生物药物剂型及生物药物质量控制，必须运用有关

基础学科的理论和方法，因此生物药物学与生物化学、有机化学、分子生物学、物理化学、人体生理学、药物化学、药理学、药物分析等基础学科密切相关。另一方面，生物药物学又与临床医学各学科如外科学、内科学、妇产科学、消化科学等密不可分，在各科的临床实践中，可能会不断出现与生物药物学有关的问题，如生物药物的作用机制和不良反应的探究，药效作用的阐明，生物药物质量的改进等。生物药物学专业研究者及临床研究人员，必须对上述问题进行深入研究，从而对生物药物的认识及研究开发不断深化和全面。其中生物药物学在药物药效及药理等方面的研究结果，还需要到临床医学中验证和付诸实践。

应用和有待解决的问题　生物药物学研究为应用生物药物打下了坚实的药学基础。现代药物学的知识不断更新和充实，生物药物品种日新月异，分子药理学和分子免疫学等相关基础学科快速发展，这些均促进了生物药物学向更深的方向发展，生物制药产业逐渐成为全球化时代最为活跃的经济力量。生物制药技术将与计算机技术、生物芯片技术、组合化学合成技术、纳米技术和高通量筛选技术等融合，这将推动生物药物学不断向新的领域发展。传统生物药物学研究对象将通过不断创新的科学技术产生新方法和新理念，并得到进一步深化和补充。生物药物学是生命科学和生物工程技术领域的重要学科，并且与医药学、农业科学、食品科学有直接的关系。

自从1982年美国批准第一个基因工程产品——重组人胰岛素上市以来，伴随着生物技术的快

速发展，生物药物学作为生物学、医学和药学的交叉学科应运而生。中国生物药物在研制开发力量上还较薄弱，必须提高新药开发决策和管理水平。

（陈志南）

shēngwù yàowù

生物药物（biological drugs）　利用生物技术生产的用于预防、治疗和诊断的医用药物和制品。包括生物制品在内的生物体的初级和次级代谢产物或生物体的某一组成部分，甚至整个生物体。生物制品按照来源，又可分为预防用疫苗（含细菌性疫苗和病毒性疫苗）、抗毒素药物、血液制品、抗血清药物和胎盘制品等。生物技术是以现代生命科学为基础，结合其他基础科学的科学原理，采用先进的科学技术手段，按照预先的设计改造生物体或加工生物原料，为人类生产出所需产品。具体包括天然生物药物分离纯化技术、基因工程制药技术、细胞工程制药技术、抗体药物制备技术、疫苗制备技术、蛋白质工程制药技术和生物药物筛选模型等。1953年，美国生物学专家沃森与英国生物学专家克里克共同提出了DNA结构的双螺旋模型，这项突破标志着现代生物技术的诞生。1977年，板仓（Itakura K）等用基因工程的方法表达了人脑激素——生长抑素，这是人类第一次用基因工程方法生产具有药用价值的产品。1978年，美国基因泰克公司利用重组DNA技术成功地通过大肠杆菌生产出胰岛素，1982年，美国批准重组人胰岛素上市，这是全球第一个基因重组药物。此后生物药物迅猛发展，2013年生物药物全球销售额达1500亿美元，全球畅销药物前10位中的7个席位已被生物制剂占

据。截至2014年，全球已经上市的生物医药产品达100多个，另有400多个品种正在进行临床研究。

与传统药物相比，生物药物具有如下特点：①在机体内的分泌量极低，但其生理、药理活性极高。大多数细胞生长因子药物在组织中的含量比一般内分泌激素更低，但引起的生物学反应却有逐级放大的作用。如干扰素剂量为$10\sim30\ \mu g$，白介素-12剂量为$0.1\ \mu g$，表皮生长因子临床剂量为纳克水平。②毒副作用小。由于有些生物药物属于内源性物质，如生长因子类药物的表皮生长因子、血小板衍化生长因子等，药物本身取自体内，所以具有良好的安全性。③给药途径的特殊性。由于生物药物易被胃肠道中的消化酶分解，所以给药途径一般为注射给药，这就要求生物药物的质量控制，如理化性质检测、安全性检测等要比其他药物更严格。④制备及生产过程的特殊性。由于原料中有效物质含量低，所以提取纯化工艺复杂。如用于治疗侏儒症的人生长激素，以往主要从动物脏器提取，不仅来源困难，且由于免疫抗原性的缘故，在使用上受到限制；且动物脏器还存在病毒污染等诸多问题，对患者治疗会造成严重后果。此外，因生物药物制备量小，所以实验室和工业制备无太大差异。⑤能够进行结构改造。利用基因工程制药技术、蛋白质工程制药技术可以改造内源生理活性物质，进一步提高其生理活性。

根据药物化学本质和化学特性，生物药物主要包括多肽药物、蛋白质药物、抗体药物、疫苗及生物治疗制剂等，还包括血液制品和胎盘制品等传统的生物制品。

其中多肽药物是研究和应用较多地生物药物品种，根据来源不同可分为动物源性多肽药物、植物源性多肽药物、微生物源性多肽药物、基因重组多肽药物、化学合成多肽药物、半合成多肽药物以及动植物源性混合肽药物。蛋白质药物包括各种激素、酶类药物，如消化酶药物、消炎酶药物、心脑血管疾病治疗酶药物、抗肿瘤酶药物以及氧化还原酶药物等。抗体药物是20世纪80年代出现的生物药物，按照用途分为诊断性抗体药物和治疗性抗体药物，是研究和发展较快的一类生物药物，它利用抗体药物的特异性，开创了可特异性结合、选择性杀伤靶细胞、在体内靶向性分布和更具有疗效的药物研究方向。疫苗按用途可分为预防用疫苗和治疗性疫苗。生物治疗制剂包括细胞治疗制剂、基因药物、核酸药物、细胞因子药物，其中干细胞治疗最令人关注。血液制品包括血液成分制品、血浆蛋白制品、抗毒素药物和抗血清药物，其中较常见的药物如人免疫球蛋白、抗蛇毒血清等。胎盘制品包括人胎盘血丙种球蛋白等。

生物药物具有：①治疗功能。生物药物可以通过调节机体代谢反应、神经内分泌功能、免疫功能、细胞增殖和分化等诸多生物过程，对肿瘤、免疫性疾病、糖尿病及心脑血管疾病等多种疾病有显著疗效，如胰岛素可用于治疗糖尿病、链激酶可用于治疗血栓栓塞病的溶栓等。②预防功能。许多疾病尤其是传染性疾病，如麻疹、百日咳等，预防比治疗更重要。最常见的预防生物药物为疫苗。③诊断功能。大部分临床诊断试剂都来自生物药物，生物药物诊断有速度快、灵敏度高和

特异性强特点。如抗甲胎蛋白单抗、抗骨钙素单抗等。

（陈志南）

生物药物水溶性（water-solubility of biological drugs）　生物药物在极性溶剂中的溶解性质。狭义上，是指生物药物在水中的溶解性质。具有水溶性的物质分子中通常含有极性基团如$-OH$、$-SO_3H$、$-NH_2$、$-NHR$、$-COOH$等，以及较短的碳链。生物药物的水溶性和生物药物剂型密切相关，尤其是与固体制剂的溶出度关系密切，药物水溶性好，制剂在体内崩解后颗粒周围液体能容纳的药物浓度越大，溶出速度就越快。因此提高固体制剂中药物的水溶解度对于提高药物的溶出度及其生物利用度有非常重要的意义。

影响生物药物水溶性的因素主要有：①极性。若药物为极性药物，则具有亲水性，易溶于水；若药物为非极性药物，则具有疏水性，不易溶于水。②温度。一般情况下，药物水溶性随温度升高而增加。③晶型。药物可分为结晶型和无定型两种存在形式。结晶型药物因晶体中有晶格能的存在，溶解时需要给予一定的能量才能使晶格能破坏进而发生溶解，而无定型药物溶解时则不需要消耗那么多的能量，因而两者溶解度差别很大。当一种药物有多种结晶形式时，被称为多晶型药物。多晶型药物因晶格排列不同，晶格能也不同，致使在相同条件下其水溶性也有很大差别。不容易被水解的生物药物，一般在水中溶解度小；容易被水解的生物药物，在水中的溶解度大。此外，生物药物粒子的大小、所用溶剂不同等因素，也是影响生物药物水溶性的重要因素。

生物药物的水溶性关系到其溶解和进一步的体内生物利用度，因此提高生物药物水溶性是提高其生物利用度的一个重要的手段。在制备生物药物口服固体制剂的过程中，增加生物药物溶解度的方法有：制备成包合物，使药物分子被全部或部分包入另一种物质的分子腔中而形成络合物，可增大其溶解度；改变药物的晶型；将其制备成固体分散物等方法。在制备生物药物液体制剂中，若需将难溶性药物制备成液体制剂，为使溶液中药物能够达到治疗时所需要的浓度，并避免在贮藏过程中析出沉淀，保证用药的安全性和有效性，需要加入助溶剂、增溶剂、潜溶剂等辅料，或制备成包合物、脂质体、微乳、纳米粒等。

（蒋建利　张雪芹）

生物药物晶型（crystal form of biological drugs）　生物药物分子在结晶时由于受各种因素影响，分子内或分子间键合方式发生改变，致使分子或原子晶格空间排列不同而形成的不同晶体结构。对于特定的生物药物晶型，所形成的晶体中原子或分子的排列具有三维空间的一致性。同一生物药物具有两种或两种以上的空间排列和晶胞参数，形成多种晶型的现象称为同质多晶（polymorphism）。虽然在一定的温度和压力下，只有一种晶型在热力学上是稳定的，但由于从亚稳态晶型转变为稳态的晶型过程通常非常缓慢，因此许多结晶的生物药物都存在同质多晶现象。

1913年英国物理学专家布格父子开创了X射线晶体学。1954年英国晶体学专家佩鲁兹等提出了在蛋白质晶体中引入重原子的同晶置换法，使测定生物大分子的晶体结构成为可能。1960年英国晶体学专家肯德鲁等首次解析出由153个氨基酸组成、相对分子质量为17 500 000的蛋白质分子——肌红蛋白的三维结构。中国继1965年首次人工合成牛胰岛素之后，于1971年测定了猪胰岛素的三维晶体结构。

生物药物固体多晶型包括构象多晶型、构型多晶型、色多晶型和假多晶型四种。其中，小分子药物的多晶型的分类描述方法有多种，如Ⅰ、Ⅱ、Ⅲ分类（如利福平），A、B、C分类（如西咪替丁），以及α、β、γ分类（如吲哚美辛）。生物药物因大多结构复杂，还没有统一的分类和描述方法。

在生物药物的研发中，通常会用质谱、核磁共振、红外与紫外四种光谱学方法来测定药物的化学结构与纯度质量；而X射线衍射测定方法是确定生物药物晶型的主要方法。随着计算机技术的发展，计算机辅助预测药物晶型的研究也有了较大进展。在固体药物结构已知的前提下，可运用商业程序Polymorph Predictor，通过计算点阵能量最小化方法寻找能量上可能的晶体结构和分子排列规律，并将它们按能量大小排列，从而计算出不同结晶条件下的最可能生成的晶型。除上述常见的两种方法外，还可根据不同晶型药物因其分子或原子在晶格空间排列不同所导致的在密度、折射率、吉布斯自由能等方面的差异，通过测定药物的密度、折光率或采用磁性异向仪和膨胀计等仪器进行不同晶型的确定；对于存在色多晶型的药物，还可通过观察药物的颜色，推测药物可能的晶型。

生物药物晶型有可能影响生物药物的药效发挥，如通过影响药物的吸收而改变其生物利用度。了解并控制生物药物的晶型后，将有助于保证药物制剂的物理化学稳定性，提高药物的生物利用度，减少毒性，增进治疗效果，保证每批生产的药物间的生物等效性，防止在制备或储藏中产生晶型转变而影响质量。同时，可以通过一定的转晶手段，寻求药物新的晶型和新的疗效。

（杨向民）

shēngwù yàowù róngdiǎn
生物药物熔点（melting point of biological drugs）　一定压力下，结晶的生物药物由固态转变为液态过程中固液共存状态的温度。

由于生物药物种类很多，其在熔点方面各有不同的特点，但有两个因素对其熔点影响很大：①压强。对同一种晶体，压强越大，熔点越高；反之亦然。②药物中的杂质。杂质会让药物熔点下降。当含有杂质时，假定两者不形成固溶体，根据拉乌耳定律可知，在一定的压力和温度条件下，药物与杂质形成的混合物，其固液两相达到熔点时的固液相平衡共存点要较纯物质低。这一特性可以作为检测某些生物药物纯度的方法。

一般用毛细管法和微量熔点法测定晶型药物的熔点。在一定压力下，固-液两相之间的变化都非常敏锐，初熔至全熔的温度不超过 $0.5 \sim 1\,°C$，这个温度范围称为熔点范围或称熔距、熔程。因此熔点测定是辨认晶体药物的基本手段，可以区分出不同晶型药物，了解同药物晶型的自由能等，也是纯度测定的重要方法之一。

shēngwù yàowù zhīróngxìng
生物药物脂溶性（liposolubility of biological drugs）　生物药物在非极性溶剂中分散溶解的性能。脂溶性物质的分子中通常带有较长的碳链，如：烷烃、脂肪酸、油脂、脂肪等。一般说来，生物药物分子中会含有较长的碳链结构，如含有 6 个以上碳原子的醇、醛、酮、酸等的生物药物分子则常不易溶于水而具有脂溶性的特点；此外，药物分子自身带电情况也会影响生物药物的脂溶性。

生物药物脂溶性主要影响药物分子在非极性溶剂中的分散能力。药物在非极性溶剂中的溶解度是药物分子与溶剂分子间相互作用的结果。若药物分子间的作用力大于药物分子与溶剂分子间作用力，则药物溶解度小；反之，则溶解度大。由于细胞膜是脂质双分子层结构，即两外层疏水亲脂，中间亲水，所以药物的穿膜能力与其极性有关。脂溶性药物可以穿过细胞膜，而非脂溶性药物的运输则需要受体等介导的主动运输过程参与。在极性溶剂中，如果药物分子与溶剂分子之间可以形成氢键，则溶解度增大。如果药物分子形成分子内氢键，则在极性溶剂中的溶解度减小，而在非极性溶剂中的溶解度增大。

生物药物的脂溶性关系到其溶解和进一步的体内生物利用度。分子极性强则其亲水性强，分子极性弱则亲脂性强。药物的极性强弱主要影响到药物在体内的透膜吸收，因此，很多生物药物保健品，包括各类生物药物都会强调其水溶性，往往通过包结、脂质体等现代制剂技术将脂溶性生物药物改造成水溶性，便于提高其生物利用度，更好地发挥药物药效。

（杨向民）

shēngwù yàowù jiělídù
生物药物解离度（dissociation degree of biological drugs）　生物药物分子在溶剂中达到解离平衡时，已解离的分子个数与原有分子个数之比。解离度用希腊字母 α 来表示，单位为 1，习惯上也可以百分率来表示。药物分子的解离度可用药物解离常数（Ka）的负对数值即 pKa 来表示，Ka 指药物分子解离 50% 时所在溶液的 pH 值。当药物分子是一种电解质时，电解质溶液的浓度越小，弱电解质的解离度 α 越大，无限稀释时，弱电解质也可看作是完全解离的。生物药物解离度特点与一般药物的解离度特点基本相同。

多数药物是弱酸性或弱碱性的，在体内以解离和非解离两种形式存在。每个药物都有固定的 pKa 值。当 pKa 与 pH 的差值以数学值增减时，药物的离子型与非离子型浓度比值以指数值相应变化。从一般规律来看，弱酸性药物 pKa 值越低，酸性越强，弱碱性药物的 pKa 值越高，则碱性越强。pKa 值不是药物自身的 pH 值。酸性药物在 pH 低的溶液中解离度小，容易转运吸收，在 pH 高的溶液中解离度大，不容易被吸收；碱性药物相反。通常药物分子以非解离的形式被吸收，通过生物膜进入细胞后，在膜内的水介质中解离成解离形式而起作用。

根据药物分子 pKa 值可以得知药物在胃和肠道中的吸收情况，同时还可以计算出药物在胃液和肠液中离子型和分子型的比率。弱酸性药物，如多肽类药物中的尿多酸肽，在酸性的胃液中几乎不解离，呈分子型存在，易在胃中吸收。弱碱性药物，在胃中几乎全部呈解离形式存在，很难被吸收；而在肠道中，由于 pH 值比较高，药物容易被吸收。碱性极弱的咖啡因和茶碱在酸性介质中解离也很少，在胃中易被吸收。强碱性药物，如胍乙啶，在整个胃肠道中多是离子化的，以及完全离子化的季铵盐类和磺酸类药物，它们在消化道吸收很差。

用于测定 pKa 值的方法有滴定法、光谱法和毛细管电泳法，其中滴定法和光谱法是最常用的方法。也有用压力辅助毛细管电泳法实现药物 pKa 值的检测。

生物药物的解离程度直接影响其亲脂性、溶解性等，进一步则影响药物的吸收、分布、代谢、排泄性质，因此是药物早期研究中对其成药性评价很重要的性质之一。此外，获知生物药物的 pKa 值可为生物药物筛选、纯化、色谱分离条件的开发、结构优化、制剂工艺优化提供重要参考。

(杨向民)

shēngwù yàowù xiāngduì fēnzǐ zhìliàng

生物药物相对分子质量 (relative molecular weight of biological drugs)

构成生物药物分子式中所有原子的相对原子质量的总和。曾称生物药物分子量。相对分子质量的符号为 Mr。生物药物分子质量为组成药物分子化学计量式的各原子的相对原子质量之和，即根据各元素原子的个数和各元素的相对原子质量计算得到。由于有些生物药物分子结构复杂，其相对分子质量成为一个主要的研究指征参数。生物药物的相对分子质量一般比化学药物大。

生物药物相对分子质量测定方法主要有蛋白质凝胶或核酸电泳、质谱等方法。对于结构明确的生物药物分子，一般采用质谱的方法，可以快速、微量、精确测定生物药物相对分子质量。主要包括电子轰击质谱、场解吸附质谱、快原子轰击质谱、基质辅助激光解吸附飞行时间质谱、电子喷雾质谱等等，其中能测定大分子生物药物相对分子质量的是电子喷雾质谱和基质辅助激光解吸附飞行时间质谱方法，可以测量的相对分子质量达 100 000。对于某些结构复杂的生物药物大分子，往往都是通过蛋白质凝胶或核酸电泳、分析超速离心法或谱分析等方法测得其近似相对分子质量，这些方法均是将已知相对分子质量的参照物的迁移率与相对分子质量的对数作图，可得到一条标准曲线。将未知相对分子量的生物药物，如蛋白质样品，在相同的条件下进行分析，根据它的迁移率可在标准曲线上查得它的相对分子量，也可以用相关分析软件得出回归方程并计算出结果，因而更是一个相对概念的量值。

通过相对分子质量的测量，可知生物药物分子的准确和完整性。如通过使用蛋白质凝胶电泳方法对蛋白质的相对分子质量的测定，可以获得其表观相对分子质量的大小，从而获知该蛋白质是否发生了降解或聚集等，从而也为蛋白质药物的鉴定和稳定性研究提供依据。同时，相对分子质量的测定可以为生物新药的研发中，发现新结构的蛋白质药物或 DNA 药物提供重要的依据。

(杨向民)

shēngwù yàowù diànhè

生物药物电荷 (charge of biological drugs)

构成生物药物的分子所带电荷的量。根据生物药物电荷的情况，一方面可实现对生物药物质量的表征和监测，另一方面可实现生物药物生产过程中含药物分子不同组分的分离和纯化。

核酸、蛋白质等生物大分子药物，都是多聚的电解质分子，既可带正电荷，又可带负电荷，其带电特性常常是其生物功能的决定因素，带电荷量影响到蛋白质与核酸的相互作用、分子构象以及蛋白质与其他脂质分子的相互关系等。

活性药物分子电荷变异的分析对药物特性的维持具有重要的作用，这是因为蛋白质自身的变化和修饰作用会导致电荷变异体的形成，在某些情况下，会影响蛋白质等生物药物的原子间键合、生物活性、使用安全性和保质期。蛋白质自身变化和修饰作用包括脱酰胺化、N 端焦谷氨酸基团修饰、异构化、唾液酸化聚糖和 C 端赖氨酸裁剪等。多种化学修饰会引起重组蛋白质药物等电点的改变，其中脱酰胺化、唾液酸化聚糖、重链 C 段赖氨酸清除均会造成重组蛋白质药物带正电荷；赖氨酸/甘氨酸酰胺化反应、甲硫氨酸氧化作用等会造成蛋白质药物带负电荷。在细胞工程制药技术的细胞培养环节，提高培养基中 Cu^{2+} 浓度，降低 Zn^{2+} 浓度，可以增强重组蛋白 C 端脯氨酸的酰胺化，最终导致重组蛋白质药物发生碱性电荷变异。

蛋白质药物属于带电的生物分子，带电情况使得其对溶液中 pH 值非常敏感。酶蛋白和跨膜蛋白的活性依赖于其带电情况，因为两种蛋白质的活性位点必须有合适的表面电荷才能与具体作用底物或受体结合。受体和酶也是以蛋白质为主要成分的生物大分子，从组成上来讲也是由各种氨基酸经肽键结合而成，在整个蛋白质的链上存在各种极性基团，造成电子云密度的分布不均匀，有些区域的电子云密度较高，形成负电荷或部分负电荷；有些区域电子云密度比较低，即带有正电荷或部分正电荷。如果药物分子中的电子云密度分布正好和受体或酶的特定位点相适应时，由于电荷产生的静电引力有利于药物分子与受体或酶结合，可以形成比较稳定的药物-受体或药物-酶的复合物。

许多结构复杂的生物药物分子，如当抗体药物是复杂的四聚体糖蛋白时，具有结构复杂、质量不均一的特点，即"异质性"，异质性可能来自于抗体药物复杂的生物合成途径（如细胞系及培养工艺影响糖基），也可能来自于纯化或制剂工艺过程中。这种异质性表现为在等电聚焦电泳图上出现弥散或多个条带或离子交换色谱图主峰前后出现小峰。异质性是由于抗体分子所带电荷差异造成的，也被称为抗体的电荷变异。美国基因泰克公司对抗体药物电荷变异现象的研究显示：当分子的电荷变异超过一个 pH 单位时，会影响抗体药物的组织分布及药动学；增加正电荷会提高抗体药物的组织停滞，降低其血浆清除率；降低正电荷，则会减少抗体药物的组织停滞，提高药物的全身清除率，从而影响药物疗效。在建立生物药物制备方法时，通常会对所有可能涉及生物药物电荷的实验参数进行全面评估，例如缓冲液 pH 值、盐梯度、流速和柱温等，以决定使用何种方法对含药物分子的不同组分进行分离和纯化。离子交换色谱法使用方便、适用性广且分离度高，因此是生物药物开发中最为常用的纯化方法。

生物制药过程中可通过离子交换色谱、等电聚焦凝胶电泳和毛细管电泳等方法来对生物药物的电荷变异体进行表征，即实现对生物药物电荷的测量。

（杨向民）

shēngwù yàowù wěndìngxìng

生物药物稳定性（stability of biological drugs）

生物药物在规格标准范围内，保证其特性、含量（效价）浓度、质量和纯度的能力。研究生物药物稳定性，即研究生物药物在一定温度、湿度、光线等条件的影响下随时间变化的规律，是为其生产、制备、包装、贮存、运输条件和有效期（或复验期）的确定提供科学依据，以保障临床用药安全有效。

性质分类　生物药物分子依赖其严格复杂的空间构象和特定活性中心以维持特定的生理功能，其稳定性本质上可分为化学稳定性和物理稳定性。其中化学稳定性涉及生物药物分子的结构稳定性，即是否有新的共价键的生成和断裂以及新物质的生成，该过程涉及水解（如天冬氨酸、色氨酸的水解）、脱氨（如天冬酰胺的脱氨）、氧化（如甲硫氨酸、半胱氨酸、色氨酸的氧化和光氧化），以及 β-消除反应、二酮哌嗪生成、焦谷氨酸形成、转肽作用、外消旋作用、二硫键交换等。物理稳定性是生物药物分子物理状态的改变，包括蛋白质的变性、聚集、沉淀和吸附等。

研究内容　稳定性研究可由影响因素试验、加速试验、长期试验等组成，以此确定生物药物的贮存条件、包装材料（或容器）和有效期。其中加速试验是为了确定药物有效期，而长期试验是在上市药品规定的贮存条件下进行，考察药品在运输、保存、使用过程中的稳定性，是确定药物有效期和贮存条件的最终依据。

根据不同试验研究的不同目的，结合生物药物理化性质、剂型特点和具体的处方及工艺条件，确定研究的生物药物样品的批次和规模、包装及放置条件、考察时间点、考察项目和分析方法等，通过考察光、湿、热、酸、碱、氧化等对生物药物稳定性和敏感性的影响，获知生物药物主要的降解途径及降解产物，并据此验证所用分析方法的可行性。稳定性研究所获得的数据包括原始稳定性数据（primary stability data）和基础性稳定性数据（supportive stability data）。原始稳定性数据是指在适用于市场的贮存条件下，用所建议的密闭容器贮存药物所获得的与建议有效期有关的整体检测数据；而基础性稳定性数据则是与定制药物有效期和存储条件有关的所有基础科学资料和原理阐述，包括不投入市场的研究性配方稳定性数据、原料药物的加速研究、已发表的稳定性数据、准备投入市场药品的加速研究、存储容器有关试验结果报告等。

影响因素　通过应用不同的添加剂等方法可改变生物药物的稳定性：①通过调整 pH 值、改变离子强度可达到控制生物药物的水解、脱氨的作用。②通过使用抗氧化剂、螯合剂、低 pH 值、无氧加工与包装过程控制生物药物的氧化。③通过低 pH 值、螯合剂和缓冲液的应用达到控制 β-消除反应、转肽作用和外消旋作用。④通过防冻剂/防失水剂的添加达到控制冷冻干燥过程中的蛋白质变性。⑤通过控制 pH 值、添加表面活性剂、减低机械压力等可降低蛋白质的凝集、沉淀。⑥通过添加表面活性剂、白蛋白、预饱和处理等可减少生物活性蛋白质的表面吸附和沉淀等。2006 年，美国 Aegis Therapeutics 公司开发出一种应用于多肽及蛋白质类药物的新技术 ProTek。该技术是在制剂中加入一种无毒赋形剂，这种赋形剂既有助于保持蛋白质的物理稳定性和生理活性，又可降低蛋白质免疫原性，保持生物药物活性成分均一性和稳定性。

功能意义 生物药物稳定性研究是新药开发和确认上市药品安全的重要基础。生物药物稳定性研究数据具有阶段性特点，贯穿生物药物研究与开发的全过程，始于药品的临床前研究，在药品临床研究期间和上市后还应继续进行稳定性研究，是进行生物制品检定、新药临床试验申请、新药申请、生物药物许可证申请的重要依据，中国和美国等国家药品监督管理部门均有提交药品和生物制品稳定性文件指南发布。

(杨向民)

dànbáizhì tiānrán gòuxiàng

蛋白质天然构象（protein natural conformation） 由氨基酸分子首尾相连形成的共价多肽链通过螺旋、折叠等方式以及肽链间的非共价键作用形成的蛋白质特定空间三维结构。每一种蛋白质都至少有一种天然构象在生理条件下是稳定的，并具有生物活性。所有蛋白质都是由不同的 L 型 α-氨基酸组成。氨基酸由肽键连接形成的多聚体，即多肽链。蛋白质要发挥生物学功能，需要多肽链正确折叠为具有特定空间结构的生物大分子，这种折叠的动力主要是通过大量的非共价键相互作用，如氢键、离子键、范德华力和疏水作用来实现。此外，一些蛋白质（特别是分泌性蛋白质）的肽链在折叠中，二硫键也起到关键作用。

结构层次 为了表示蛋白质结构的不同结构层次，将蛋白质的分子结构划分为 4 个层次。有些蛋白质分子只有一、二、三级结构，并无四级结构，如肌红蛋白、细胞色素 C、核糖核酸酶和溶菌酶等。有些蛋白质则一、二、三、四级结构同时存在，如血红蛋白、过氧化氢酶、谷氨酸脱氢酶等。蛋白质分子的结构除了以上 4 个层次外，在二级结构和三级结构之间，还可分为超二级结构和结构域。

一级结构（primary structure） 蛋白质中以共价键连接的氨基酸分子的排列顺序，同时也包括链内或链间二硫键的数目和位置。氨基酸排列顺序是决定蛋白质空间结构的基础，而蛋白质的空间结构决定着其生物学功能。1953 年，英国生物化学专家弗雷德·桑格尔发现了胰岛素的一级结构，是世界上第一个被确定一级结构的蛋白质。蛋白质一级结构可以通过测定其对应编码基因的碱基序列来确定。此外，也可以通过埃德曼降解法或连续质谱法对蛋白质样品进行直接测序来获得。

二级结构（secondary structure） 多肽链本身折叠和盘绕方式，以及蛋白质分子中的肽链沿单一方向卷曲而形成的有周期性重复的主体结构或构象。这种周期性的结构以肽链内或各肽链间的氢键来维持。常见的二级结构有 α-螺旋、β-折叠和 β-转角等。

三级结构（tertiary structure） 在蛋白质二级结构的基础上，肽链进一步卷曲折叠，构成的不规则的具有特定构象的蛋白质分子结构。维持三级结构的作用力主要是一些弱的相互作用，如氢键、盐键、疏水键和范德华力等。盐键又称离子键，是蛋白质分子中带正、负电荷的侧链基团互相接近，通过静电吸引而形成的，如羧基与氨基、胍基、咪唑基等基团之间的作用力。疏水键是多肽链上的某些氨基酸的疏水基团或疏水侧链（非极性侧链）由于避开水而造成的相互接近和黏附聚集的非共价键。范德华力是分子之间的吸引力。此外二硫键也对三级结构的构象起到稳定作用。

四级结构（quaternary structure） 由两条或两条以上的具有三级结构的多肽链聚合而成的具有特定构象的蛋白质分子结构。这些肽链构成了蛋白质的功能单位，称为亚基。亚基单独存在时没有生物活性，只有聚合成四级结构才具有完整的生物活性。如磷酸化酶是由两个亚基构成，谷氨酸脱氢酶是由 6 个相同的亚基构成，血红蛋白是由 4 个不同的亚基（两个 α 链，两个 β 链）构成，每个肽链都是一个具有三级结构的球蛋白。亚基聚合成四级结构，是通过分子表面的一些次级键，主要是盐键和氢键结合而联系在一起的。

超二级结构（super-secondary structure） 超二级结构是在蛋白质分子中特别是在球状蛋白质分子中，由若干相邻的二级结构元件（主要 α-螺旋和 β-折叠片）组合在一起，彼此相互作用，形成种类不多的、有规则的二级结构组合或二级结构串，在蛋白质中充当三级结构的构件。超二级结构的概念由美国物理学专家及微生物学专家迈克尔（Michael G. Rossmann）于 1973 年首次提出，已知的超二级结构有三种基本组合形式：αα、βαβ 和 ββ。

结构域（structure domain） 多肽链在二级结构或超二级结构的基础上形成三级结构的局部

折叠区，它是相对独立的紧密球状实体，一般含有40~400个氨基酸残基，最常见的结构域含有序列上连续的100~200个氨基酸残基。对于那些较小的球状蛋白质分子或亚基来说，结构域和三级结构是一个含义，也就是说这些蛋白质或亚基是单结构域的，如红氧还蛋白、核糖核酸酶和肌红蛋白等。对于较大的球状蛋白或亚基，其三级结构由两个或多个结构域组成，即它们是多结构域的，例如免疫球蛋白的每条轻链含有2个结构域，组织纤溶酶原激活物含6个结构域。

影响因素 蛋白质变性实质上是其天然构象发生了改变，引起蛋白质变性的原因分为物理和化学因素两类。物理因素有加热、加压、脱水、搅拌、振荡、紫外线照射、超声波等。化学因素有强酸、强碱、尿素、重金属盐、十二烷基磺酸钠等。重金属盐使蛋白质变性是因为重金属阳离子可以和蛋白质结构中游离的羧基形成不溶性的盐。强酸、强碱使蛋白质变性是因为强酸、强碱可以使蛋白质中的氢键断裂，也可以和游离的氨基或羧基形成盐。尿素、乙醇、丙酮等可以提供自己的羟基或羰基上的氢或氧与蛋白质形成氢键，从而破坏了蛋白质中原有的氢键，使蛋白质变性。加热、紫外线照射、剧烈振荡等物理方法使蛋白质变性，主要是破坏了蛋白质分子中的氢键。

结构测定 1939年英国生物学专家伯纳尔（John Desmond Bernal）首先采用晶体衍射的方法测定了蛋白质的晶体结构。1959年英国物理学专家肯德鲁（John Cowdery Kendrew）和佩鲁兹（Max Ferdinand Perutz）利用X射线衍射技术解析了肌红蛋白及血红蛋白的三维结构，并论证了这些蛋白质在输送分子氧过程中的特殊作用。蛋白质晶体X射线衍射测定方法是蛋白质空间结构测定的主要方法，但这种方法需要得到适当的蛋白质晶体。多维核磁共振测定方法因使用的是蛋白质的溶液样品，因而可用于解析蛋白质在溶液中的空间结构和运动状态。另外，质谱技术也可用来进行蛋白质结构分析，基本原理是将蛋白质分子转化为离子，然后利用质谱分析仪的电场、磁场将具有特定质量与电荷比值（M/Z）的蛋白质离子分离开来，经过离子检测器收集分离的离子，确定离子的M/Z值，从而分析鉴定未知的蛋白质分子量和一些特定结构。通常结合其他技术，如高效液相色谱分离技术、数据库序列比对和蛋白质功能预测软件等，能够准确、快速地鉴定蛋白质分子的大小和结构序列。

结构预测 由于人类生命的功能主要由蛋白质完成，而蛋白质功能则由其相应的天然构象所决定。因此蛋白质天然结构预测研究在生物学研究中有重要意义。预测方法主要有两大类：一类方法是理论分析方法，通过理论计算，如分子力学、分子动力学计算，进行结构预测。这是可以根据物理、化学的原理，通过计算来进行的结构预测，但这种方法在实际应用中并不合适。另一类蛋白质结构预测的方法是统计方法，该类方法是通过对已知结构的蛋白质进行统计分析，建立序列结构的映射模型，进而根据映射模型对未知结构的蛋白质直接从氨基酸序列预测结构。这是进行蛋白质结构预测较为成功的一类方法。主要包括同源建模方法、经验性方法、结构规律提取方法、同源模型化方法等。

（边惠洁 王喜龙）

dànbáizhì tiānrán gòuxiàng yùcè

蛋白质天然构象预测 （protein natural conformation prediction）

对蛋白质特定空间三维结构进行预测的研究过程。蛋白质的功能主要由其相应的天然构象所决定，而对蛋白质的天然构象进行预测是研究蛋白质天然构象的基础。此外，继人类基因组计划完成后，根据已知的氨基酸序列来预测相应的蛋白质天然构象也已成为后基因组计划中最重要的组成部分。蛋白质天然构象预测在药物设计方面有重要应用，对基于受体结构的药物设计，首先要得到靶点蛋白质的天然构象才能用计算机辅助方法筛选相应的药物先导化合物，所以蛋白质天然构象的预测在整个分子生物学研究和药学研究中有重大意义。

预测方法 蛋白质的天然构象预测主要包括蛋白质二级结构预测和蛋白质三级结构预测。蛋白质二级结构预测方法主要包括经验性方法、GOR方法、立体化学方法、同源分析法、人工神经网络方法及综合方法等。蛋白质三级结构预测方法主要分为三类：同源建模法、折叠识别法和从头预测法。同源建模法也称比较建模法，是应用较成功的一种方法。但该方法受到蛋白质同源性的限制，而使其应用范围很小。该技术可针对高同源性蛋白质进行预测。折叠识别法适用于低同源性蛋白质的结构预测。其精度要低于同源模型法。从头预测法是直接从蛋白质序列预测其空间结构，通过空间构象搜索找到其天然构象，无需以已知的蛋白质结构作为模板。从理论上看，该方法是最理想的蛋白质结构预测方法。从头预测法的精度要逊于前两种，但由于其不受同源性的限制，因此该方法引起许多预测工作者的重视。

预测数据库 蛋白质天然构象数据库通过整合数据库信息，确定蛋白质构象模型，从而具有预测蛋白质的结构域及其蛋白质构象的功能。主要包括蛋白质序列数据库和结构数据库。常用的蛋白质序列数据库主要有 Swiss-Prot、TrEMBL、PIR（protein information resource）和 UniProt 等。常用的结构数据库主要有 PDB（protein data bank）数据库、HSSP 数据库、SCOP 数据库 CATH 数据库、DSSP 数据库和 NRL-3D 数据库等。

预测评估 国际上知名的蛋白质天然构象预测专家组织的蛋白质结构预测技术评比（Critical Assessment of Techniques for Protein Structure Prediction，CASP）会议是一种对世界性的蛋白质结构预测技术的评比活动，代表着蛋白质结构预测领域的世界先进水平。CASP 测评工作主要包括：①要从实验研究协会收集并确定预测目标蛋白，并请 X 射线晶体检测学专家和核磁共振光谱学专家在限定时间内测出结构。②公布目标蛋白质序列，要求结构模型研究协会在限定时间内提交预测结果和组织独立的讨论和测评。③通过 CASP 会议，组织者们可深入客观地了解当下的蛋白质结构预测技术的水平，对预测模型进行评估，确定最先进的技术，掌握当前的方法能够做什么，了解存在的困难以及明确将来的发展方向。CASP 会议促进了蛋白质天然构象预测技术的发展，使得预测结果越来越接近实际的蛋白质天然构象。

（边惠洁 李灿）

dànbáizhì èrjí jiégòu yùcè
蛋白质二级结构预测（protein secondary structure prediction）

对由氨基酸残基组成的肽链主链原子间相互作用形成的螺旋、折叠等蛋白质空间结构进行预测的研究过程。蛋白质的二级结构基本状态有 α-螺旋、β-折叠和 β-转角等。蛋白质二级结构的规律性比较强，约85%的蛋白质二级结构具有上述 3 种基本二级结构特点。蛋白质二级结构预测是从一级结构预测其三级空间结构的关键步骤，例如一个确定的 βαββαβ 二级结构模式，就是铁氧化还原蛋白的记号。二级结构预测还可以用于推测蛋白质的功能，预测蛋白质的结合位点等。通过分析蛋白质的二级结构，确认功能单位或者结构域，可以为蛋白质的遗传操作提供目标，为设计新的蛋白质或改造已有蛋白质提供可靠的依据，同时为新的蛋白质类生物药物分子设计提供合理的分子靶点。

发展历史 蛋白质二级结构预测始于 20 世纪 60 年代中期，其发展过程可分为三个阶段。第一阶段是基于单个氨基酸残基统计分析，从有限的数据中提取各种氨基酸残基形成特定二级结构的倾向，这种方法预测蛋白质二级结构的准确率较低，大致在 50%~59%。第二阶段是基于氨基酸片段，在预测蛋白质中心氨基酸残基形成的二级结构时，以氨基酸残基在特定环境中形成特定二级结构的倾向作为预测依据，这种方法预测蛋白质二级结构的准确率有所提高，尤其是使用了神经网络方法以后预测准确率首次提高到 70% 以上。第三阶段是运用蛋白质序列相关信息进行预测，使二级结构预测的准确度达到 72%~80%。

方法 蛋白质二级结构预测方法主要包括经验性方法、GOR 方法、立体化学方法、同源分析法、人工神经网络方法及综合方法等。

经验性方法 此方法是基于单个氨基酸残基的统计进行的。通过对已知二级结构的蛋白质进行多肽链上单个氨基酸残基的统计分析，可以发现各种氨基酸形成不同二级结构的倾向有不同，从而形成了关于二级结构预测的经验性方法规则。

GOR 方法 1978 年由英国学者奥斯古索普（Osguthorpe DJ）、罗布森（Robson B）和法国学者加尼耶（Garnier J）提出，该方法不仅考虑了被预测位置氨基酸残基种类对形成二级结构的影响，而且考虑了相邻氨基酸残基种类对该位置构象的影响。

立体化学方法 氨基酸的理化性质对形成蛋白质的二级结构影响较大，因此在进行蛋白质结构预测时需要考虑氨基酸残基的物理化学性质，如疏水性、极性和侧链基团的大小等。立体化学方法是根据氨基酸残基各方面的理化性质及残基之间的组合来预测可能形成的蛋白质二级结构。

同源分析法 这类方法的理论依据是如果组成两个蛋白质的氨基酸序列比较相似，则其二级结构也可能比较相似。因此将待预测的蛋白质片段与数据库中已知二级结构的蛋白质片段进行相似性比较，利用数学方法计算出相似性得分，根据相似性得分以及数据库中的构象态，即 α-螺旋、β-折叠和 β-转角等，构建出待预测蛋白质片段的二级结构。该方法对数据库中同源序列的存在非常敏感，若数据库中氨基酸序列相似性大于30％，则蛋白质二级结构预测准确率可大幅度提高。

人工神经网络方法　由三层（底层为输入层，中间为隐含层，顶层是输出层）相同的神经元构成的层状网络，使用反馈式学习规则，信号在相邻各层间逐层传递，不相邻的各层间无联系，根据输入的一级结构和二级结构的关系的信息，最终找到一种好的输入与输出的映象，并对未知二级结构的蛋白进行预测。截至2015年，人工神经网络方法被认为是应用最广、前景最乐观的方法之一，并不断进行改良和创新，将量子计算和多种群算法融入到传统的神经网络中，同时考虑到氨基酸残基的众多理化性质和构象信息，提出了一种新的基于理化性质和构象信息编码的算法。另外，基因表达式编程是一种用线性编码解决复杂问题的进化算法，用基因表达式编程优化设计的人工神经网络法，解决了以往预测方法中结构和参数确定的随机性和盲目性。再者，通过神经网络的集成，提高了蛋白质二级结构的预测准确率。

综合方法　综合方法不仅包括了各种预测方法的综合运用，而且也包括结构实验结果、序列对比结果、蛋白质结构分类预测结果等信息的综合。常用的综合方法是同时使用多个软件进行预测，通过分析各个软件的特点以及各个软件预测的结果，最终形成二级结构一致性的预测结果。双重预测是另一类综合方法，先预测蛋白质的二级结构类型，再根据不同二级结构类型的蛋白质的二级结构形成规律以预测新蛋白质的二级结构。

发展现状　蛋白质二级结构预测是蛋白质结构组学研究的重要问题之一，也是生物信息学研究中的重要分支领域，应用蛋白质序列相关信息，准确率可达75％左右。然而蛋白质二级结构预测研究仍然存在许多不足点，如各个蛋白质数据库搜集的蛋白质序列信息不够完整；各个数据库中对蛋白质的注释信息尚不统一；对一些蛋白质特征信息和蛋白质二级结构之间的关系认识还不是十分清楚。

（边惠洁　陆蒙）

dànbáizhì sānjí jiégòu yùcè

蛋白质三级结构预测（protein tertiary structure prediction）

对由蛋白质二级结构元件构建的总三维结构进行预测的研究过程。蛋白质在生物体内具有重要的作用，而氨基酸形成肽链后只有折叠成特定的空间结构才能具有生物学功能。因此蛋白质的三级结构预测有助于了解蛋白质间相互作用，是研究蛋白质结构及其功能的重要部分。此外，蛋白质三级结构预测有助于了解蛋白质作为药物的靶点与药物结合的情况以及蛋白质药物间的相互作用，对医学、药学和生物学均具有重要意义。

蛋白质的三级结构预测方法主要有同源建模法（comparative homology modeling）、折叠识别法（threading fold recognition）和从头预测法（ab initio/de novo methods）等方法。同源建模法预测的质量较高，该方法需要有至少一个与预测蛋白质氨基酸序列有较高的相似性的已知三维结构的同源蛋白。而折叠识别法次之，通过寻找与未知蛋白最合适的模板，进行蛋白质氨基酸序列与结构的比对，最终建立起要预测的蛋白质结构模型。从头预测法因不需要知道与预测蛋白质序列相似的同源蛋白质，仅根据预测蛋白质的氨基酸序列来预测，因而偏差较大。

同源建模法　将未知结构的蛋白质氨基酸序列与数据库中已知结构的蛋白质氨基酸序列进行比对，从而预测未知蛋白质三级结构的方法。该方法的原理是基于同源的保守蛋白质氨基酸序列可以进化成具有相似的三维结构，从而利用进化相关的结构模板信息获得目的蛋白质的三维模型。同源建模法包括五个步骤：①以目的蛋白质的氨基酸序列作为查询序列来搜索已知蛋白质结构数据库，找出氨基酸序列相似性最高的已知结构蛋白质作为序列的模板。②将目的蛋白质的氨基酸序列和模板蛋白质氨基酸序列进行比对。③以模板氨基酸序列形成的三维结构为基础，构建目的蛋白质的三维结构。④对预测的三维结构模型进行精细优化。⑤对构建的蛋白质三维结构模型进行可信度评估，并进行能量优化和分子动力学优化。

折叠识别法　用于预测目的蛋白质氨基酸序列与模板氨基酸序列同源性低或找不到已知结构的蛋白质为模板的三级结构预测的方法。是将已知蛋白质结构模式作为与目的蛋白质结构匹配的模板，然后经过对现有数据库的观察，总结出可以区分正误结构的平均势函数作为判别标准，将目的蛋白质的氨基酸序列与数据库中可能的构象进行匹配，并用该势函数计算相应的能量来选择最佳的匹配方式，从而给出相似的蛋白折叠并进行评估。

从头预测法　适用于缺乏合理的远源同源性模板蛋白的蛋白

质三维结构预测，仅根据目标蛋白质的氨基酸序列本身来预测其三维结构。其基本理论是依据1973年美国学者克里斯·安芬森（Christian Anfinsen）提出的蛋白质天然结构具有最低自由能的热力学假设，利用能量函数来构建目的蛋白质的三维结构。该方法有两种策略：①根据已知的二级结构、结构类型等结果，结合结构间的相互作用力，将二级结构进行组装，构建三级结构。②不依赖二级结构直接进行三级结构的预测。

（边惠洁　雍遇乐）

dànbáizhì tiānrán gòuxiàng yùcè shùjùkù

蛋白质天然构象预测数据库

（protein natural conformation prediction database）　通过蛋白质序列测定和结构解析获得蛋白质结构的原始数据，将其整理归类，并附加注释信息，形成的可用于预测未知蛋白质结构和功能的数据库。用于预测未知蛋白质的卷曲螺旋、跨膜螺旋和前导序列以及是否包含保守序列基序或结构域等。

预测蛋白质天然构象的数据库主要包括蛋白质序列数据库和结构数据库。常用的蛋白质序列数据库主要存储序列测定产生的蛋白质一级结构即氨基酸序列，有Swiss-Prot、TrEMBL、PIR（protein information resource）和 UniProt 等。常用的蛋白质结构数据库主要存储 X 射线衍射和核磁共振结构测定产生的蛋白质二级结构和三级结构，包括蛋白质螺旋、折叠、片层、不连续的结构或功能域等结构区域数据，有 PDB（protein data bank）数据库、HSSP 数据库、SCOP 数据库、CATH 数据库、DSSP 数据库和 NRL-3D 数据库等。

Swiss-Prot 数据库是经过注释的蛋白质序列数据库，由欧洲生物信息研究所维护。数据库中每个条目都包含蛋白质序列、引用文献信息、分类学信息、注释等。其中注释包括蛋白质功能位点、跨膜区域、结构域、二硫键位置、突变体和翻译后修饰等信息。TrEMBL 数据库是 Swiss-Prot 数据库增补部分，包括了没有被 Swiss-Prot 数据库所收载的氨基酸序列翻译部分。PIR 数据库整合了公共生物信息资源，用于基因组和蛋白质组的研究，提供了蛋白质的分类、结构和功能信息。为了使蛋白质预测和实验数据之间有较好的吻合，PIR 数据库还建立了一套允许研究者们递交、分类和提取文献信息的系统。UniProt 数据库整合了 Swiss-Prot、TrEMBL 和 PIR 三大数据库，是含有信息最丰富、收集资源最广的蛋白质数据库，包含了大量蛋白质研究的生物学功能信息。PDB 数据库是储存蛋白质结构信息最全面的数据库，包含了通过核磁共振、电子衍射和 X 射线单晶衍射等技术确定的核酸和蛋白质等的三维结构数据。每个蛋白质样本数据包括测定方法、分辨率、二硫键位置、蛋白质的一级结构、二级结构以及三级结构等。HSSP 数据库是对 PDB 数据库中每个已知三维结构蛋白质序列进行序列同源性比较的数据库，同源蛋白质序列很有可能具有相同的三维结构，因此根据蛋白质的同源性，HSSP 数据库给出了 Swiss-Prot 数据库中所有蛋白质序列最有可能的三维结构。SCOP 数据库是根据不同蛋白质氨基酸组成以及蛋白质三级结构的相似性，描述已知结构蛋白质功能及进化关系，并

对已知结构蛋白质进行分类的数据库，它主要应用于验证预测方法的性能、建立结构预测的模板库及确定新的蛋白质功能等。CATH 数据库是从蛋白质种类、二级结构、拓扑结构和蛋白质同源超家族等结构角度对蛋白质进行分类，提供特定蛋白质结构域图像、功能信息和分析模块。对于结构未知但序列已知的蛋白质，CATH 数据库可根据其结构比较算法将目标蛋白质与 CATH 数据库中背景蛋白质进行相似结构搜索，最终确定该蛋白质结构和相应结构域信息。DSSP 数据库用于蛋白质二级结构的识别和基于蛋白质序列对二级结构的预测，从而为准确地预测蛋白质三级结构提供了保障基础。NRL-3D 数据库是已知三维结构蛋白质的一级结构序列数据库，提供了贮存在 PDB 数据库中的蛋白质序列信息，也提供了蛋白质二级结构、活性位点和结合位点等与蛋白质结构直接有关的注释信息，它主要用于构建同源蛋白质分子模型等。

蛋白质天然构象预测数据库是一类重要的生物分子信息数据库，是结构生物信息学的关键组成。通过整合数据库信息，确定蛋白质结构模型，预测蛋白质的结构域等，进一步揭示未知蛋白质的功能，对配体类药物设计以及异常蛋白质分子调控机体发病机制的研究都有重要指导作用。

（边惠洁　刘泽昆）

shēngwù yàowù yàoxiàoxué

生物药物药效学

（pharmacodynamics of biological drugs）　研究生物药物对生命系统的药理作用及作用机制的学科。又称生物药物效应动力学或生物药物效力学。研究包括生物药物对机体或存在

于机体内、外的微生物或寄生虫的生物化学和生理学作用及作用机制，及影响生物药物作用的因素等。生物药物药效学常与生物药物药动学相区别，前者指药物对机体的作用研究，而后者指机体对药物作用的研究。

研究内容 生物药物对生命系统的作用具有两重性，即期望获得的治疗效应和不期望获得的不良反应。治疗效应是通过生物药物成功地靶向其作用靶点，与靶点之间发生相互作用而实现的。因此研究生物药物结合靶点十分重要。其靶点包括细胞膜、酶、结构蛋白、载体蛋白、离子通道和受体等。生物药物通过与这些靶点相互作用，以两种方式发挥对生命系统的作用：①模拟正常生理、生化过程，或抑制病理过程。②抑制机体内部或皮肤表面的寄生虫和微生物的生命过程。通过这两种方式，生物药物对生命系统的作用主要有：①刺激作用。生物药物通过与受体结合，直接激活受体及其下游效应而产生的刺激作用。②抑制作用。生物药物通过直接激活受体及其下游效应而产生的抑制作用。③封闭或拮抗作用。生物药物结合但并不激活受体，而是阻止受体与其配体的相互作用，从而使受体所介导的生理或病理效应不能发生，即封闭或拮抗了受体的功能。④稳定作用。生物药物与受体结合，保持受体的正常生理活性，防止受体过度激活或功能低下。⑤交换/替代机体代谢物质或使之积累，如糖原储备。⑥直接诱发有益的化学反应，如自由基清除。⑦直接诱发有害的化学反应。通过诱导毒性或致死性损伤，使细胞损伤或破坏，如生物药物介导的细胞毒性。

生物药物对机体除产生治疗效应外，还可因生物药物、机体及用药不当等多方面原因引发不良反应。

影响因素 生物药物药效学主要与生物药物催化活性、生物药物亲和力以及生物药物种属特异性有关，受机体和药物两方面因素影响。一方面机体年龄、性别、功能或病理状态、个体敏感性、遗传因素、种族及精神因素等差异，均可影响生物药物的作用。如婴幼儿和老年人对药物的敏感性与成人不同，故生物药物能够发挥作用的有效剂量也不同。另一方面，生物药物的用药剂量与治疗效应间，在一定的剂量范围内存在剂量-效应关系（dose-effect relationship），即在一定剂量范围内，药物效应与剂量成正比。剂量不同，发挥的药理作用也可不同。介于能够发挥治疗效应（有效剂量）和引发不良反应的药物剂量之间的药物剂量范围，称为治疗窗（therapeutic window）。使用治疗窗小的药物要对用药过程进行控制，如监测血药浓度，防止药物失去作用或产生不良反应。另外，生物药物剂型、用药途径及生物药物相互作用，均可影响治疗效应及药效持续时间；而生物药物的自身特点，如自身的催化活性、对其作用靶点的亲和力及其种属特异性等，是影响其药理作用的根本因素。

研究方法 常用研究方法包括：①整体动物实验，采用小鼠、大鼠等正常动物或病理模型动物，观察药物对动物行为影响，观测药物对疾病的疗效。②离体器官实验，采用心脏、肠段等离体器官，直观地观测药物作用。③细胞培养实验，从细胞或亚细胞水平研究药物作用及其机制。④生物化学与分子生物学实验方法，采用生物化学、分子生物学手段从分子水平分析药物的药理学作用和作用机制。

（徐 静）

shēngwù yàowù cuīhuà huóxìng
生物药物催化活性（catalytic activity of biological drugs） 生物药物在一定底物浓度、环境温度、pH 值、离子浓度等条件下，改变其作用底物所参加的特定化学反应的反应速度的能力。属于生物药物药效学的研究范畴。

具有催化活性的生物药物通常是酶药物，其化学本质多为蛋白质，少数为核酸。在反应前后，酶本身的质和量一般不发生改变。其催化活性的高低，影响着酶药物的治疗效果。催化活性通常用符号 z 表示，其国际单位自 1999 年起被定名为开特（katal；kat），单位为 mol/s。在 1999 年以前，也有用 U 作为催化活性的单位，其与 kat 的换算关系为：$1 \text{ U} = 16.667 \times 10^{-9} \text{ kat}$。自 kat 衍生出的单位还包括：kat/L、kat/kg 等。生物药物催化活性与药物的治疗效果直接相关，利用其作用原理及催化活性，可以在肿瘤、心血管疾病、病毒感染、创伤、遗传病等疾病中发挥临床疗效。

研究内容 对生物药物的催化活性研究包括：①生物药物对作用底物的专一性。具有催化活性的生物药物对其作用底物通常具有高度专一性，只选择性地作用于某种或某类底物。其专一性往往依赖于药物和底物的空间结构。但不同药物的专一性不同，有些药物专一性相对较弱，可以作用于不同的底物。对生物药物的作用底物专一性的研究，有利于明确药物的应用范围及安全性。②催化活性的强度。强度决定催化反应的效率，具有催化活性的生物药物常可大大加快特定反应的反应速度，这一作用通常通过降低反应所需的活化能来实现，但并不改变反应的平衡点。③催化活性的调节。有些生物药物是无催化活性的酶原，进入体内后在特定的位置被切除一部分结构而转化为有活性的酶，保证了在局部病灶的有效作用浓度，并减少了在其他部位发挥催化活性可能带来的副作用。生物药物在体内的稳定性，也会影响其活性的发挥，可采用基因工程或化学修饰方法，增加生物药物的稳定性。也可通过定点突变或引入辅因子等方法改良生物药物的催化性质及底物特异性。

影响因素 生物药物的催化活性可受多种因素影响。药物分子正确的三维结构通常是保证其催化活性的基础，若三维结构被破坏，则药物也会失活。此外，pH 值、离子浓度、底物浓度、电磁波（如微波）等也可影响生物药物的催化活性。生物药物常有最适的 pH 值，即在特定 pH 值下可发挥最强催化活性。

生物药物催化活性还可受到抑制剂或激活剂的影响，二者分别可以降低或增加其催化活性。某些生物药物催化的化学反应产物可以与药物结合，当产物浓度增高，其与药物的结合可抑制药物的催化活性，降低反应速度，起到负反馈调节的作用。许多药物或毒物也是生物药物的抑制剂，如青霉素和阿司匹林。抑制剂可以通过可逆或不可逆、竞争性、非竞争性或反竞争性抑制作用及复合抑制作用等方式抑制生物药物的活性。因此，临床用药要考虑药物间的相互作用，包括抑制作用和协同作用，如某些化学治疗药物可协同增强蛋氨酸酶的催化活性。

测定方法 可通过测定生物药物催化特定反应的速度来反映其催化活性。一般采用定时法或连续监测法两种方式进行。定时法指在一定时间内通过测定反应中底物的消耗量或产物的生成量，计算出反应速度的方法。连续监测法是每隔一定的时间连续监测反应中某一底物或产物的量变化，再计算出反应速度。

（徐　静）

shēngwù yàowù qīnhélì

生物药物亲和力 （affinity of biological drugs）

生物药物与机体中相应的药物作用靶点结合的能力。属于生物药物药效学的研究范畴。生物药物进入机体后，常需与其作用靶点结合，形成复合物，进而发挥相应的药理作用。依据生物药物的种类不同，可形成酶-底物复合物、抗原-抗体复合物以及受体-配体复合物等。生物药物亲和力不直接决定生物药物的药理作用，但却是生物药物发挥药理作用的必要前提条件。生物药物亲和力越高，越利于生物药物发挥其药理作用，且其在体内的稳定性通常也越好，因此药效也越强。所以，生物药物亲和力是生物药物筛选和药效判断的重要依据。研究生物药物亲和力，即研究生物药物与其靶点相结合，形成复合物的能力。

研究内容 生物药物与其作用靶点间的相互作用大多是可逆地，存在着动态的相互作用，即不断地发生结合和解离。因此，生物药物亲和力是生物药物对其作用靶点的结合和解离的动态过程，结合快、解离慢的，即亲和力高。一般而言，生物药物亲和力越高，越利于生物药物发挥其药理作用，药效也就越好。提高生物药物亲和力，还可延长生物药物在体内的半衰期，从而进一步提高药效。因此，如何有效地提高生物药物亲和力，是生物药物筛选和改良的一个重要依据和目标。

生物药物亲和力常由生物药物及其作用靶点的三维结构决定，受两者间非共价分子间相互作用影响，包括分子间的氢键、静电相互作用、疏水作用及范德华力等。因此，根据生物药物及其作用靶点的结构信息进行优化筛选，是获得高亲和力生物药物的一种方法。另外，对生物药物进行化学修饰，也可提高其亲和力。如给反义核酸药物的 T、C 碱基上加上丙炔基团，可使其对靶点 RNA 分子的亲和力增加 10~100 倍。还可采用基因工程制药技术和蛋白质工程制药技术，对生物药物进行突变改造，以提高其亲和力。如错配聚合酶链式反应技术可对生物药物引入随机突变，进而筛选获得具有高亲和力的突变药物。

生物药物亲和力常是有选择性的，即特异性地与其作用靶点相识别并结合，形成复合物。这也是生物药物发挥药效的前提和基础。但若生物药物与体内的非特异性位点也具有较高的亲和力，即发生脱靶效应（off-target），则会造成药物的副作用。因此，生物药物研发的一个重要目标就是设计、筛选只对所期望的特异性作用靶点具有高亲和力的生物药物。

影响因素 生物药物亲和力由生物药物的三维空间结构所决定，也可受大分子拥挤现象的影响，即细胞内由于存在高浓度的生物大分子所致的高度拥挤状态。另外，生物药物所处溶液环境的条件，如温度、pH 值、盐浓度等，均会显著地影响生物药物亲和力。在体外溶液环境不变的情况下，生物药物亲和力一般不受药物浓度的影响。

测定方法　生物药物亲和力的大小常用解离常数表示，是平衡常数的一种，采用摩尔单位mol/L。指生物药物与50%的作用靶点相结合时的浓度，也是生物药物对其作用靶点的解离速率常数与结合速率常数的比值。解离常数越小，则生物药物亲和力越大。解离常数常采用基于表面等离子共振技术（surface plasmonresonance，SPR）的方法进行测定，即将生物药物的作用靶分子固定交联在芯片上，采用不同浓度的生物药物分子流过交联分子的表面，根据两者发生结合时光学性质的改变，判断亲和力的大小。也可采用放射性同位素标记示踪分析、酶联免疫吸附实验或等温滴定量热法测定。在复杂、多变的体内环境中，需采用动态方法来分析生物药物的亲和力。

若生物药物与其作用靶点的结合属于抗原-抗体结合，也常用亲和力常数（affinity constant）来表示其亲和力大小。亲和力常数是解离常数的倒数，因此亲和力常数越大，则生物药物对其靶点的亲和力越大。

（徐　静　余　璐）

shēngwù yàowù jiéhé bǎdiǎn
生物药物结合靶点（binding target of biological drugs）
生物药物与机体自身存在的细胞或分子相结合的部位。属于生物药物药效学的研究范畴。生物药物与此部位结合后，可发挥相应的药理作用，从而产生防治疗效。生物药物结合靶点的确定和选择对生物药物的研发具有重要意义，其在机体的分布、自身的功能作用等均影响着生物药物药理效应的

预期效果。G-蛋白偶联受体和蛋白激酶是常用的生物药物研发的结合靶点。

类别　生物药物结合靶点通常位于机体自身存在的蛋白质或核酸，也可以是糖、脂等生物大分子，这些分子可以是机体天然存在的正常物质，也可以是在病理情况下发生突变、修饰或改变的异常物质。蛋白质是最常见的生物药物结合靶点，按其功能不同又可分为：①受体。相当比例的生物药物以受体为结合靶点，如G-蛋白偶联受体、核激素受体等。②酶。一类主要的生物药物结合靶点，包括蛋白激酶、蛋白酶、酯酶、磷酸酶等种类。③离子通道。包括配体门控离子通道、电压门控离子通道等。④结构蛋白。如组成细胞骨架的微管蛋白等。⑤膜转运蛋白。⑥核酸包括核糖核酸和脱氧核糖核酸。如多数核酸药物的结合靶点为核酸。⑦细胞中的糖、脂等生物大分子。它们也可成为生物药物结合靶点，如构成细胞膜系统的脂分子。⑧其他蛋白。

研究内容　生物药物设计、筛选或发现的基础是生物药物结合靶点的选择。生物药物研发常基于机体已知的生理或病理过程及其分子机制，并针对在此过程或机制中具有关键作用的蛋白质或核酸等生物大分子进行设计、筛选药物，使得药物在结合此靶点后，能够发挥防治疾病的药理效应。由于蛋白质、核酸等生物大分子结构比较复杂，生物药物往往只结合其分子中的一部分结构，而在同一生物大分子中，往往存在多个不同的结构域或序列位点，生物药物靶向该分子中不同的位点，即可能产生不同的药理作用，在这种情况下，明确其

分子结构中对于疾病防治具有关键作用的位点，是获得具有良好疗效生物药物的前提。在某些情况下，生物药物也可通过大规模筛选的方法获得，或者在明确生物药物对某一生理或病理过程有影响的前提下，再进一步确定其结合靶点，并在此基础上对生物药物进行优化和改良。

生物药物结合靶点被生物药物结合后，常会改变自身行为或功能，例如，如果结合靶点为受体，当生物药物与其结合后，受体可被激活或抑制，使得下游信号转导通路被活化或受抑，从而发挥药理作用。生物药物可以通过改变其结合靶点的空间构象，以诱导其功能改变；也可不直接改变结合靶点，而是与靶点结合后，阻止机体的内源性物质与该靶点结合，从而影响靶点的功能。

如果生物药物结合靶点不仅存在于病理过程发生的部位，而且也存在于机体其他非病变位置，则生物药物对非病变位置的结合，可能带来药物的副作用。另外，生物药物对其结合靶点的特异性越强，则其带来副作用的可能性越小。

（徐　静　余　璐）

shēngwù yàowù zhǒngshǔ tèyìxìng
生物药物种属特异性（species specificity of biological drugs）
由于生物体种属、个体差异及组织特异性导致的生物药物药理学活性的特异性。属于生物药物药效学的研究范畴。

种属特异性是特定生物体物种个体的特征性行为、解剖结构或物质系统，如免疫反应、新陈代谢反应、基因或者基因突变。由于生物体之间的种属差异或同种生物体之间的个体差异较大，导致使用生物药物时可能会发生

免疫反应和过敏反应，也可能无药效作用。如由于许多生物技术药物是人源化的或靶向作用于人类的蛋白，其作用往往只针对人类和非人灵长类动物，应用于兔、大鼠或小鼠时产生的交叉反应较弱或无交叉反应。人血型抗原不同，输血时可引起输血反应，组织相容性抗原或移植抗原型不同也可引起移植排斥反应。此外，免疫球蛋白分子上存在的 Gm、Am、Km 标志均属异型抗原，可用以鉴别免疫球蛋白 G、免疫球蛋白 A 及 K 轻链的异型，即这种抗原具有种属特异性。

由于生物药物具有高度种属特异性，因此在进行药效学实验选择动物模型时，应选择对该药不会产生抗体或较低产生抗体的动物模型，因为产生抗体后，首先会中和血液中的药品，其次是发生变态反应干扰药物生物学效应的观察。如重组人碱性成纤维细胞生长因子，为一碱性非糖基化蛋白，在大鼠体内产生明显的抗体，而在猕猴体内则不产生抗体，是因为其在人与猕猴的氨基酸残基同源性上高达 90%，而在人与大鼠之间的同源性仅为 80%，所以抗体的产生与该受试物在人与动物之间具有的种属差异程度有关。哺乳动物细胞系可用于预测体内活性的特异性并可定量评估生物药物对不同动物种属的相对灵敏度。设计此类试验时可通过测定受体数量、受体亲和力或药理作用，帮助选择合适的动物种属进行进一步的体内药理和毒理试验。免疫化学和功能试验等许多技术可用于确定相关种属。

生物药物种属特异性是生物药物安全性评价的重要组成部分，由于高度种属特异性及其可能产生的免疫原性与免疫反应，外加在临床广泛应用中的多因素性质，已有生物技术药物的临床前安全评价方法还很不完善，如选择相关动物种属与有针对性而灵敏的观察指标还很困难，甚至还不能判定生物药物在动物体内产生的反应在临床上的意义，因此规范的生物药物种属特异性及安全评价方案有待在大量的实践中逐步完善。

（蒋建利 郭慧芳）

shēngwù yàowù dúlǐ tèxìng

生物药物毒理特性（toxicological characteristics of biological drugs）

生物药物在给药时所引起的机体毒性反应。主要包括生物药物急性毒性、生物药物长期毒性、生物药物特殊毒性等。研究生物药物的毒性作用机制，主要目的在于评价新药安全性，指导临床合理用药，降低药物的副作用。

生物药物具有结构和生物学性质上的专一性和多样性，包括种属特异性、免疫原性及无法预料的多种组织亲和性等特性，而且在药物的理化特性、制剂配方、代谢过程等方面与常规小分子化学药物存在较大的差异，因此常规的化学药物和中药临床前安全性评价方法并不完全适合于生物技术药物的研究，其安全性评价应该考虑到更多的因素，为药物的评价提供更多的安全性信息。

免疫原性 许多生物药物在动物体内具有免疫原性，例如抗体药物，在单次或多次给药后动物体内可产生针对抗体药物的抗体，引发人抗鼠抗体反应或人抗人抗体反应，可降低药物的有效性或产生一系列不良后果，如注射部位局部反应或轻度及致命性全身反应。一般而言，对动物呈强免疫原性的药物对人也具有免疫原性；同时，给药频率、患者个体差异、患者同时患有其他疾病及合并使用其他药物等混杂因素也会影响到药物对人体的免疫原性。免疫原性研究包括：抗体滴度、抗体的出现时间、出现抗体的概率、剂量关系、抗体滴度的动态变化、抗体的中和活性、同期的药效和（或）药代和（或）毒性反应的变化、补体激活与否、免疫复合物在肝肾的沉积、终止给药的条件、临床意义分析等。

半衰期 绝大多数生物药物均通过生物降解方式排出体外。化学药物的药效作用时间一般较短，即数分钟至数小时，而生物药物的作用时间一般较长，如人源性单抗和修饰性蛋白药物可作用数天至数周。

剂量反应 生物技术药物的毒性常与药理作用扩大化有关，其剂量反应曲线的形状无法预测，如呈钟形或双峰形。如对免疫调节剂而言，当剂量或浓度增加时，其生理效应常发生逆转。因此，难以将动物实验结果外推至人，预测出在人体使用的剂量。

种属特异性 生物药物具有的种属特异性要求在实验开始前确定实验动物的种属相关性。一般而言，需通过检测受试药物在体外对人和动物的细胞结合力或功能活性，并确定受试品在两者体内具有药理活性或交叉反应来选择合适的实验动物。生物药物的临床前毒理学研究最好使用拥有相应靶受体或表位的动物。与常规的化学药物毒性评价不同，评价生物药物的毒性在某些情况下可考虑使用一种动物，但如果前期实验发现不同物种的毒性反应各不相同，或用一种实验动物无法阐明某些临床适应证的相关问题时，应使用一种以上的动物。

另外，针对某些特定的问题可相应采用不同动物，例如用大鼠评价药物对神经系统的毒性作用，用狗或猴评价药物对心血管系统的毒性作用。

免疫毒性　受试药物引起的免疫抑制或增强、过敏反应或自身免疫反应，可能与药理活性相关（如抗排斥药物）或不相关（如部分抗肿瘤药物）。生物药物尤其是治疗用细胞因子对免疫系统常具有直接作用，如白介素-2等所致的脉管泄漏综合征或白介素-2、干扰素和肿瘤坏死因子等所致的流感样症状均属于产生了免疫毒性。与免疫失调有关的间接作用还包括产生自身抗体，已有疾病如自身免疫疾病的恶化及细胞免疫改变等均属于此类。（见生物药物免疫毒性）

（蒋建利　张　征）

shēngwù yàowù jíxìng dúxìng
生物药物急性毒性（acute toxicity of biological drugs）　一次或24h内多次接受生物药物后，机体在短时间内所产生的毒性反应。属于生物药物毒理特性的研究内容。生物药物急性毒性评价在药物毒理研究的早期阶段进行，有助于进行药物长期毒性试验时重复给药剂量的选择。主要通过啮齿类或非啮齿类动物进行，通常为小鼠或大鼠。通过测定半数致死量/浓度、观察急性中毒表现、经皮肤吸收能力以及皮肤、黏膜和眼睛有无局部刺激等指标，可初步判断受试物可能的毒性作用靶器官，同时可能出现的一些迟发毒性反应，可为受试药物的作用方式、中毒反应和亚急性和长期毒性试验的观察指标、剂量分组和药物Ⅰ期临床试验起始剂量的选择提供参考。

研究目的　①确定生物药物的半数致死量/浓度。②确定最大耐受剂量和无明显损害作用水平。③通过观察动物中毒表现、毒性作用强度和死亡状况，初步评价毒物对机体的毒性效应特征、靶器官、剂量-反应（效应）关系、毒性的转归、临床监测参数和对人体产生危害的危险性。④为后续重复剂量毒性试验、亚慢性和慢性毒性实验研究以及其他毒理试验提供剂量设计依据。⑤提供毒理学机制研究的初步线索。

实验动物选择　考虑到受试药物在实验动物体内产生的毒性反应需与药物在人体内产生的毒性反应基本相同。在实验开始前就要根据生物药物的种属特异性要求确定实验动物的种属相关性。可以通过在体外检测受试品对人和动物的细胞结合力或功能活性，确定受试品在体内的药理活性或交叉反应来选择合适的实验动物。生物药物的急性毒理学研究最好使用拥有相应靶受体或表位的动物。与常规的化学药物毒性评价不同，评价生物技术药物一般使用一种动物，但如果不同种属的动物对同一药物的反应会有所不同，则应使用一种以上的动物。针对某些特定的问题可相应采用不同动物，例如用大鼠评价神经系统作用，用狗或猴评价心血管系统作用。在缺乏相关种属的实验动物时，应考虑使用表达人源受体的相关转基因啮齿动物。试验所用的动物数，应根据动物的种属和试验目的来确定。通常使用3~5个剂量组（其中包括阴性对照组），每组的动物数，一般小动物数目相对多于大动物，如啮齿类动物每性别不少于5只，而非啮齿类动物不少于两只。

影响因素　主要包括给药途径和给药剂量。由于给药途径不同，药物的吸收率、吸收速度和血液循环中的药物量会有所不同，因此需要采用多种途径进行急性毒性试验，其中应包括临床拟用途径和一种能使原形药物较完全进入循环的途径。如果临床拟用途径为静脉注射，则仅用此一种途径进行急性毒性试验即可；急性毒性试验应以给药剂量和不同剂量下出现的毒性指征间的剂量-效应关系为观察主线。因此，急性毒性试验应以近似致死剂量下观察量效关系为主，非啮齿类动物给予出现明显毒性的剂量即可，而不必达到致死剂量。

观察指标　给药后，以适当的间隔连续观察一般至少14天，观察的间隔和频率应适度，以便能观察到毒性指征出现的时间、恢复时间及动物死亡时间等。观察的指标包括一般临床指标（如动物外观、行为、分泌物、排泄物等）、动物死亡情况（死亡时间、死亡前反应等）、动物体重变化（给药前、试验结束处死动物前各称量一次，观察期间可多次称量）等。记录所有的死亡、临床症状，以及临床症状开始的时间、严重程度、持续时间、是否可逆等。对于所有的动物均应进行大体解剖，包括因垂死而处死的动物、死亡的动物以及试验结束时处死的动物。任何器官出现体积、颜色、纹理改变时，均应记录并进行组织病理学检查。

数据分析及评价指标　判断各种反应的量效关系。记录所观察到的各种反应出现的时间、严重程度、持续时间等，统计分析各种反应在不同剂量时的发生率、严重程度。根据每日的统计分析结果，判断每种反应的量效关系及随时间的变化（提示该反应是否可逆）。①判断出现的各种反应可能涉及的器官、组织或系统。根据大体解剖中肉眼可见的病变和组织病理学检查的结果，初步判断可能的毒性靶器官。组织病理学检查建议分别由两名独立的专业人员进行，检查结果应附以病理学报告及病理学照片。②判断药物的安全范围。根据不同剂量组各种反应的发生率、动物死亡情况等，判断最大无反应剂量、最小毒性反应剂量、近似致死剂量等，初步判断生物药物的安全范围。③计算半数致死量。对于需要准确求算半数致死量的药物（如细胞毒类抗肿瘤药物），计算各剂量组动物的死亡率，采用适当方法计算半数致死量。④综合评价。根据在不同剂量下各种反应的发生率、量效关系、不同种属动物及实验室的历史背景数据、病理学检查的结果，判断所出现的反应与药物的相关性。总结受试物的安全范围、出现毒性的严重程度及可恢复性；根据毒性可能涉及的部位，综合大体解剖和组织病理学检查的结果，初步判断毒性靶器官。

急性毒性试验的结果可作为后续毒理研究剂量选择的参考，也可提示一些后续毒性试验需要重点观察的指标。对于新药开发来说，根据不同给药途径动物的反应情况，可初步判断受试药物的生物利用度，为剂型开发提供参考。

（蒋建利 张 征）

shēngwù yàowù chángqī dúxìng

生物药物长期毒性（long-term toxicity of biological drugs）
生物药物在重复给药后机体所产生的毒性反应。又称生物药物重复给药毒性。长期毒性试验包含了不同给药周期的试验：1~4周为短期毒性试验、3个月为亚慢性毒性试验、6~12个月为慢性毒性试验。

研究目的 通过长期毒性试验观察评价动物反复给予受试药物后，机体产生毒性反应的特征及其毒性损害的严重程度，以及主要毒性靶器官及其损害的可逆性，预测其可能对人体产生的不良反应，以便降低临床受试者和药物上市后使用人群的用药风险，是生物药物非临床安全性评价的核心内容。具体体现在：①预测生物药物受试药可能引起的临床不良反应，包括不良反应的性质、程度、剂量-反应关系和时间-反应关系、可逆性等。②判断受试物反复给药的毒性靶器官或靶组织。③推测临床试验的起始剂量和重复用药的安全剂量范围。④提示临床试验中需重点监测的指标。⑤为临床试验中的解毒或解救措施提供参考。

研究内容 生物药物长期毒性的研究内容主要包括动物种属及模型选择、给药途径及剂量选择、免疫原性、检测指标及时间。

动物种属及模型选择 动物种属应能表达所预期的药物受体，并能证明其与人体组织具有类似的组织交叉反应性和生物学功能的一致性，如果无法获得相关种属动物时，应考虑使用可表达人源受体的相关转基因动物或使用同系蛋白进行试验。当受试品和人源受体动物模型间的相互作用与预期的人体生理情况相似时，应用转基因动物模型得到的信息最有价值。常用动物包括大鼠、小鼠、比格犬及灵长类动物等。

给药途径及剂量选择 给药途径应尽可能地模拟临床给药途径和次数，要考虑所用动物种属对药品的药动学、生物利用度以及给药容量的影响。剂量设置应反映剂量反应关系，包括一个中毒剂量和一个未观察到不良反应的剂量以反映剂量反应关系。当某些生物药物对动物细胞的亲和力和作用强度明显低于人细胞时，应选择较高的给药剂量进行动物试验。

免疫原性 生物药物由于相对分子质量较高，往往在动物体内具有免疫原性，如人源化的单抗产品。在生物药物非临床安全性评价中，应考虑到动物体内产生的抗体对可能产生的不良反应的范围和程度的影响，补体活化等引起的对观察毒性的干扰，以及与免疫复合物的形成和沉积有关的病理变化。生物药物进行重复给药毒性试验期间，应检测抗体产生时间、出现抗体的动物数、中和抗体及抗体滴度等，以解释试验结果。

检测指标和检测时间 《药物重复给药毒性试验技术指导原则》收录了长期毒性试验必需检测的指标。除必需的检测指标外，长期毒性试验应根据受试药物的特点，有针对性地增加相应的检测指标。试验前及试验期间，应对试验动物进行外观体征、行为活动、摄食量和体重检查，粪便性状、给药局部反应、血液学指标、血液生化学指标等的观测。非啮齿类动物还应进行体温、心电图、眼科检查和尿液分析。根据试验周期的长短和药物的特点确定检测时间和检测次数。原则上应尽早发现毒性反应，并反映出观测指标或参数的变化与给药时间的关系。给药结束后，应对动物进行全面的系统尸检，主要脏器应称重并计算脏器系数，进行组织病理学检查，如发现的异常变化与受试药物有关时，记录中应附有相应的组织病理学照片。

长期毒性研究应在给药结束后对部分动物进行恢复期观察，以了解毒性反应的可逆程度和可能出现的延迟性毒性反应。应根据受试物的代谢动力学特点、靶器官或靶组织的毒性反应和恢复情况确定恢复期的长短。

另外，免疫毒理试验、有依赖倾向的受试药物的依赖性试验中的相关指标等均可结合长期毒性研究同时观测。

（蒋建利　张　征）

shēngwù yàowù tèshū dúxìng

生物药物特殊毒性（special toxicity of biological drugs）　生物药物导致人体遗传物质损伤、致畸、致癌、致突变等的毒性作用。生物药物具有结构和生物学性质的专一性和多样性，包括种属特异性、免疫原性和无法预料的多种组织亲和性，正是由于这种性质，生物药物的特殊毒性不仅表现在对肝、肾、心、造血系统等的损伤，还有可能损伤细胞的遗传物质，也可能致使发育期间的胎儿发生先天性畸形。生物药物的特殊毒性不易察觉，需要经过较长潜伏期或在特殊条件下才会暴露出来，虽发生率较低，但造成后果较严重而且难以弥补。

20 世纪 60 年代，化学药物反应停曾在医学史上造成巨大灾难，事件前，对新药临床前毒理学评价仅要求提供急性、亚急性、慢性毒性试验资料。60 年代以来，检测诱变剂或致癌剂的短期试验方法相继建立，特别是美国生物化学专家布鲁斯（Bruce Ames）创立的细菌诱变试验问世，使得可能对大量化学物质进行诱变性检测。1962 年美国首先制定了药物致畸胎试验特别条例。20 世纪 70 年代后期，世界卫生组织、欧洲经济共同体、经济合作与发展组织等制订的新药管理办法或试验指南，把特殊毒性试验列入了临床前安全性评价内容。20 世纪 90 年代后，新药的特殊毒性要求日渐规范化，如美国食品药品管理局、欧洲药物评审委员会（2004 年改名为欧洲药物管理局）、人用药物注册技术要求国际协调会形成了一系列的技术指导原则。中国药品监督管理部门也要求，在进入临床实验前需对生物药物的特殊毒性进行考察。

生物药物特殊毒性主要包括生物药物遗传毒性、生物药物生殖毒性、生物药物致癌性、生物药物免疫毒性等。生物药物遗传毒性是生物药物通过不同机制直接或间接诱导遗传学损伤和改变的毒性。可通过一系列体外和体内试验检测生物药物对 DNA 的损伤，以保障临床用药安全有效。生物药物生殖毒性是生物药物对生殖系统，包括排卵和生精，从生殖细胞分化到整个细胞发育，也包括对胚胎细胞发育所致的损害，由此可引起生化功能和结构的变化，影响繁殖能力，甚至累及后代的作用。生物药物致癌，除了药物本身的原因外，还常常是由于药物抑制了人体机体的免疫功能所致。药物的致癌性可以是长期用药产生的毒性，主要通过损伤遗传物质产生肿瘤，也可通过非遗传物质损伤途径产生。生物药物免疫毒性指生物药物引起免疫抑制或增强、过敏反应或自身免疫反应，可能与药理活性相关（如抗排斥药物）或不相关（如部分抗肿瘤药物）。许多生物药物通过刺激或抑制免疫系统而发挥作用，因此应分辨是单纯药物引起的损伤或赋形剂引起的毒性反应，也可能存在自身免疫反应。

（蒋建利　张　阳）

shēngwù yàowù yíchuán dúxìng

生物药物遗传毒性（genetic toxicity of biological drugs）　生物药物直接或间接诱导遗传学损伤或改变的能力。属于生物药物特殊毒性。检定和评价生物药物的遗传毒性，即通过一系列体外和体内试验检测其遗传学损伤，以保障临床用药的安全性。遗传毒性是指遗传学的改变或损伤。从机制角度，可分为以 DNA 为靶的损伤和不以 DNA 为靶的损伤，前者包括基因突变和染色体结构畸变，后者主要指染色体数目畸变，包括整倍体和非整倍体改变。从遗传损伤能否为光学显微镜所见又可分为细胞水平和分子水平两类损伤。

对遗传毒性的研究主要通过遗传毒性试验来体现。中国药品监督管理部门 2007 年颁布的《药物遗传毒性研究技术指导原则》，其中也包括生物药物。遗传毒性试验应包括细菌回复突变试验、哺乳动物细胞的体外染色体损伤评估试验以及啮齿类动物染色体损伤体内试验（包括啮齿类动物骨髓细胞或外周血红细胞微核试验和骨髓细胞染色体畸变试验）。细菌回复突变试验，即利用突变体的测试菌株观察受试物能否纠正或补偿突变体所携带的突变改变，判断其致突变性。该试验能检出相关的遗传学改变和大部分啮齿类动物遗传毒性致癌剂；因细菌不能完全检测 DNA 损伤，应采用哺乳动物细胞进行评价；微核试验是一种快速检测染色体是否受到损伤的方法，用于鉴别对细胞遗传物质有损伤作用或干扰细胞有丝分裂的有毒物质。啮齿类动物骨髓细胞微核试验和染色体畸变试验可以反映受试物对哺乳动物骨髓细胞染色体的作用能力，以检测致突变物对遗传物质的损伤情况。

遗传毒性试验的最大挑战在于如何开发出能够可靠地明显地检测到遗传毒性的细胞反应。没有一个单一的试验能够检测到每一个遗传毒性，因此在许多监管法规指导原则中采用试验组合的方式。应根据受试物的特点、理化性质、已有的研究信息选择合理的试验组合方法，设计适宜的试验方案。通常采用体外和体内遗传毒性试验组合的方法，以减少遗传毒性物质的假阴性结果。这些试验相互补充，对结果的判断应综合考虑。

遗传毒性评价是药物安全性评价的重要组成部分。如何早期、快速地获得药物可能的毒性反应数据，是遗传毒理学领域的研究热点之一。在生物药物开发过程中，遗传毒性试验一般在药物开发的早期阶段进行，目的是通过一系列试验来预测受试物是否有遗传毒性，再决定药物开发是否继续推进、降低临床试验受试者和药品上市后使用人群的用药风险方面发挥重要作用。另外，生物药物遗传毒性试验还可用于致癌性预测以及解释致癌性的机制。

（蒋建利　张　阳）

shēngwù yàowù shēngzhí dúxìng

生物药物生殖毒性（reproductive toxicity of biological drugs）

生物药物对生殖功能及后代产生的不良效应。主要包括对排卵和生精功能，以及从生殖细胞增殖分化到胚胎细胞发育所致的损害，也包括引起生殖系统生化功能和结构的变化，以及影响繁殖能力，甚至累及后代的作用。属于生物药物特殊毒性。生物药物对生殖过程的损害作用可以表现为性淡漠、性无能或各种形式的性功能

减退，女性可出现排卵规律改变，月经失调或失经，卵巢萎缩，受孕减少，胚胎死亡，生殖能力降低、不孕等；男性可表现为睾丸萎缩或坏死，精子数目减少和不育。

生物药物对生殖过程作用的评价主要通过生殖毒性试验来进行。生殖毒性试验可以全面反映外源性物质对性腺功能、发情周期、交配行为、受孕、妊娠过程、分娩、授乳以及幼仔断乳后生长发育可能发生的影响。大分子生物药物与小分子药物存在较大差异，如在种属特异性、药物代谢分布等方面的不同，因此传统的生殖毒性评价方法可能需要在研究种属、实验设计方面加以改进以适应生物药物的特点。①选用相关种属的模型。由于许多生物药物是人源化或靶向作用于人类的蛋白质，其作用往往只针对人类和非人灵长类动物，应用于兔、大鼠或小鼠等动物模型时产生的交叉反应较弱或无交叉反应。通常情况下，开展生殖毒性评价时考虑使用非传统动物物种，即非人灵长类动物。②受试物的免疫原性。许多生物药物对动物来说是异物，因此受试动物会产生相应的抗体，称为抗药抗体（anti-drug antibodies，ADA）。抗药抗体反应有时可通过增加给药剂量或给药频率来克服，但也有可能无法克服或导致与其介导无关的毒性增强。一般来说，啮齿类动物和兔通常比非人灵长类动物更易受免疫原性的限制。③受试物的药理作用。许多生物技术药物针对的是特定的与药理作用有关的细胞信号通路，此时有必要考虑与其药理学效应相关的潜在危害。例如生长因子，如表皮生长因子、血管内皮生长因子和神经生长因子，是胚胎（或胎儿）正常发育

必不可少的细胞信号通路上的因子，阻断这些细胞信号通路虽可以产生药效，但理论上存在生殖毒性的风险，因此即使未发现发育毒性，也应在药品标签中明确告知潜在的危险。④受试药物的胎盘转移。与小分子药物不同，大分子生物药物不能跨膜扩散达到与小分子同等的体内广泛分布的效果，故大分子生物药物（抗体除外）的胚胎（或胎儿）暴露量与小分子药物暴露量相比很低，即胚胎（或胎儿）与生物药物接触的机会比与小分子药物接触的机会少。但抗体药物可由 Fc 受体介导，通过主动转运的方式透过胎盘，因此依然存在产生生殖毒性的风险。

生物药物生殖毒性研究是药物非临床安全性评价的重要组成部分，目的是揭示生物药物对人体生殖功能的影响。由于在临床研究中很少进行有关评价生殖毒性的研究，因此，临床前生殖毒性评价是多数上市药物在该方面风险评估的基础，可以用来为临床研究及患者用药中可能发生的生殖毒性风险提供必要的信息。

（蒋建利　张　阳）

shēngwù yàowù zhì'áixìng

生物药物致癌性（carcinogenecity of biological drugs）

生物药物引起或促进机体正常细胞发生恶性转化并发展成为肿瘤的特性。属于生物药物特殊毒性的一种。具有增强或诱导转化细胞增生和克隆扩增潜力的生物药物可能具有致癌性，根据药物（如生长因子、免疫抑制剂）的临床用药时间、患者群体以及生物活性，对其潜在性的致癌作用进行评价是必要的。生物药物具有结构和生物学性质上的专一性和多样性，包括种属特异性、免疫原性和无

法预料的多种组织亲和性，其临床前安全性评价与化学药品和中药制剂相比较应注意其特殊性，标准致癌试验的方法一般对生物技术药物不合适。应利用与患者群体可能相关的各种恶性和正常的细胞，对细胞内由生物药物引起的受体表达进行评价，以确定药物刺激这类细胞的生长能力。

通过考察生物药物在动物体内的潜在致癌作用，从而评价和预测其可能对人体造成的危害。任何体外实验、动物毒性实验和人体应用中出现的潜在致癌性因素均可提示是否需要进行致癌试验。这些试验也可帮助了解无遗传毒性药物的潜在致癌作用。常规用于临床前安全性评价的遗传毒性试验、毒动学试验和毒性机制的研究数据，不仅有助于判断是否需要进行致癌试验，而且对于解释研究结果与人体安全性的相关性也十分重要。由于致癌试验需要耗费大量时间和动物资源，只有当确实需要通过动物长期给药研究评价人体中药物暴露所致的潜在致癌性时，才应进行致癌试验。

致癌试验原则 ①动物种属的选择。尽可能选择与人接近或对活性物质呈现特异性的生理或药理反应的动物，应明确选择动物种属及动物的数量。②潜在致癌因素。如果某些药物存在潜在致癌因素，可能需要进行致癌试验，应考虑的因素包括：已有证据显示此类药物具有与人类相关的潜在致癌性；重复给药毒性试验中有癌前病变的证据；有促进细胞增殖作用的，应进行致癌性试验。③适应证和患者人群。当生物药物拟用于非带瘤患者的辅助治疗或用于非肿瘤适应证患者长期使用时，需要进行致癌试验。

④给药途经、次数及周期。动物的给药途径应尽可能与拟用的临床途径相一致，如果不同给药途径下的药物代谢及在各系统的药物暴露量相似，可采用其中一种给药途径开展致癌试验，预期临床用药期至少连续 6 个月或需经常间歇使用的药物一般应进行致癌试验。⑤全身暴露的程度。局部用药若有潜在的光致癌性担忧，可能需要进行皮肤给药致癌试验。⑥内源性多肽、蛋白质及其类似物在下述情况下可能需要进行长期致癌性评价：其生物活性与天然物质明显不同；与天然物质相比较，经过修饰后的药物结构发生了明显改变；药物的暴露量超过血液或组织中的正常水平。

致癌试验内容 致癌试验一般可分为长期致癌试验和短期快速筛检法。长期致癌试验多于哺乳动物中进行，一般多用大鼠、小鼠等啮齿动物，但试验过程较长，费用也较高，因此常用短期快速筛检方法。短期快速筛检法主要包括致突变试验法和哺乳动物细胞体外转化试验。致突变试验法的原理是利用鼠伤寒沙门菌组氨酸营养缺陷型细胞株发生回复突变的性能，来检测药物的致突变性。在不含组氨酸的培养基上，缺陷型细胞株不能生长。但当受到某致突变物作用时，因该细胞株 DNA 受到损伤，特定部位基因发生突变，由缺陷型细胞株回复到野生型细胞株，在不含组氨酸的培养基上也能生长。该法简单灵敏，是普遍使用的一种致癌物快速筛检法。哺乳动物细胞体外转化试验是将哺乳动物细胞株于体外与受试物接触，如受试物有致癌作用，可使正常细胞在形态与生理特性方面发生变化并与癌细胞相似。将艾姆斯

试验与细胞体外转化试验结合使用，可筛检出 98% 以上的致癌物。

致癌试验意义 致癌试验是生物药物长期用药的重要安全性评价内容，但动物致癌试验结果呈现阳性并不一定提示该药物对人体具有致癌性风险，应进行适当的致癌机制研究，评估动物中肿瘤发生率增加与人体的相关性，结合药物暴露量分析、适应证与患者人群特征等进行利弊权衡综合评估对人体风险，并最终通过说明书等方式进行风险控制。

（蒋建利　张　阳）

shēngwù yàowù miǎnyì dúxìng

生物药物免疫毒性（immunotoxicity of biological drugs）　生物药物引起的免疫系统的免疫抑制、非特异性免疫增强、过敏反应和自身免疫反应等不良反应。属于生物药物特殊毒性。

许多生物药物，如单克隆抗体等，可用于治疗癌症、炎症以及自身免疫性疾病。这些药物也会直接作用于机体的免疫系统。许多因素能够引起生物药物免疫毒性，如生物药物本身具有毒性，可以致使免疫系统功能受损；如果生物药物与机体自身的免疫调节剂结构类似，可对免疫调节产生竞争性抑制作用或者协同作用，导致免疫失调；生物药物对侵入免疫系统的病原微生物进行筛选，可使病原体产生耐药株，从而使药物的治疗作用显著降低，甚至完全丧失；生物药物及其代谢产物在机体免疫组织器官中积累，也可影响相应组织器官的功能等。免疫系统活力的升高或降低可导致各种疾病和机体反应的产生：一是免疫抑制，可能增加感染性疾病和癌症发生的风险；二是免疫增强，可能会导致超敏反应和自身免疫性疾病，如过敏性哮喘

患者慢性炎症的发生就是免疫增强所致。这些正常免疫功能的改变，可以通过免疫毒性反应进行检测。

生物药物的免疫毒性评估是生物药物风险评定的指标之一，是临床前生物药物研究的重要组成部分，它贯穿于药物研发的整个过程，在药物剂量、药效评估、药物改进等过程中起到重要的指导作用。利用活体动物模型和体外的细胞系或原代细胞进行生物药物免疫毒性评估的方法和手段可以从相关的指南中找到，如2002年10月美国食品药品管理局颁布的临床新药免疫毒性评估。中国常规的免疫毒性检测指标包括白细胞总数及其分类计数、血浆白蛋白和球蛋白比值、补体水平等。免疫毒性试验方法包括免疫学方法、检测细胞因子方法和转基因动物模型三种方法。免疫学方法检测的组织器官来自胸腺、脾脏、淋巴器官和派尔集合淋巴结等。T细胞依赖的抗体反应试验、抗体空斑形成细胞试验、血蓝蛋白酶联吸附试验是主要的免疫功能检测试验，另外如淋巴细胞子集分析、自然杀伤细胞活性分析、淋巴细胞增殖检测、迟发型超敏反应、T淋巴细胞细胞毒活性检测、巨噬细胞（或中性粒细胞）功能检测等也可以作为免疫功能检测试验。

（蒋建利　张　阳）

shēngwù yàowù chāomǐn fǎnyìng

生物药物超敏反应（hypersensitivity of biological drugs）

生物药物通过刺激机体免疫应答而使其产生生理功能紊乱和组织损害的免疫病理反应。属于一种生物药物的免疫毒性反应（见生物药物免疫毒性）。超敏反应又称变态反应。

生物药物的超敏反应与一般药物的超敏反应的发生机制、病理变化、临床表现等基本相同。机体通过各种途径，如口服、静脉注射，接受生物药物变应原（即引起变态反应的抗原物质）刺激并产生初次应答后，再次接触相同变应原刺激时，发生的组织或器官甚至全身性的强烈免疫反应，从而引起生理功能紊乱或以特定组织损伤为主的特异性免疫应答。病理生理变化包括毛细血管扩张、通透性增加、平滑肌收缩、黏膜腺体分泌增加，和嗜酸性、中性粒细胞的局部趋化生物药物的靶细胞可发生溶解或组织损伤，中性粒细胞向免疫复合物沉积局部趋化，吞噬免疫复合物，并释放多种溶酶体酶，使血管基底膜和组织细胞发生损伤。肥大细胞和嗜碱性粒细胞释放过敏介质，增加血管通透性引起局部水肿，充血水肿和局部组织缺血和出血，单个核细胞浸润和组织细胞损伤等。临床表现包括过敏性休克、过敏性鼻炎、支气管哮喘、皮肤过敏反应、消化道过敏反应、药物过敏性血细胞减少症、甲状腺功能亢进、实验性局部过敏反应及类实验性局部过敏反应、血清病、系统性红斑狼疮、类风湿关节炎、接触性皮炎及药物超敏反应综合征等。药物超敏反应综合征临床表现为急性广泛的皮疹，伴发热、淋巴结肿大、多脏器受累（肝炎、肾炎、肺炎）、嗜酸性粒细胞增多及单核细胞增多等血液学异常。

根据发生机制及特点分为四类：生物药物速发型超敏反应、生物药物细胞毒型超敏反应、生物药物免疫复合物型超敏反应、生物药物迟发型超敏反应。其中速发型超敏反应由IgE类抗体介导，肥大细胞、嗜碱性粒细胞和嗜酸性粒细胞起主要作用，有功能紊乱，无组织损伤。细胞毒型超敏反应由IgG或IgM类抗体介导，补体、吞噬细胞和自然杀伤细胞在引起的以细胞溶解和组织损伤为主的超敏反应中起主要作用。免疫复合物型超敏反应主要是由IgG类抗体介导，补体和血小板、嗜碱性粒细胞、中性粒细胞在以充血水肿、中性粒细胞浸润致血管炎性反应和组织损伤为主的超敏反应中起主要作用。迟发型超敏反应主要由T细胞介导，单核-巨噬细胞和淋巴细胞在以炎症和组织损伤为主的超敏反应中起主要作用。细胞毒型超敏反应、免疫复合物型超敏反应、迟发型超敏反应均有组织损伤和功能紊乱。

（蒋建利　黄　婉）

shēngwù yàowù sùfāxíng chāomǐn fǎnyìng

生物药物速发型超敏反应（immediate hypersensitivity of biological drugs）

主要由血清中的IgE介导引起的发作迅速、强烈的变态反应性疾病。速发型超敏反应又称I型超敏反应，是超敏反应的一种（见生物药物超敏反应）。抗原（生物药物，即致敏原）进入机体后与附着在肥大细胞和嗜碱性粒细胞上的IgE分子结合，并触发该细胞释放生物活性物质，引起平滑肌收缩、血管通透性增加、浆液分泌增加等临床表现和病理变化。具有致敏原作用的常见物质有：注射用血凝酶、门冬酰胺酶、异种动物血清、疫苗、胰岛素、肽类抗生素、生物药物的佐剂、添加剂等。参与超敏反应的细胞主要有B细胞、Th2细胞、肥大细胞、嗜碱性粒细胞和嗜酸性粒细胞。

生物药物速发型超敏反应的发生过程与其他药物一样，可大致分为致敏、发敏和效应三个阶段。抗原再次进入机体后与肥大细胞和嗜碱性粒细胞表面的 IgE 分子交联，刺激这些细胞脱颗粒，释放出生物活性介质，使机体处于发敏状态。在效应阶段，释放的生物活性介质作用于效应器官，快速引起支气管平滑肌痉挛，毛细血管扩张，通透性增加，导致哮喘、皮疹、腹泻、休克等局部或全身性过敏反应。释放的生物活性介质包括两类，一类是预先形成的储备在颗粒内的介质，主要为组胺和激肽原酶；一类是细胞活化后新合成的介质，主要有白三烯、前列腺素 D_2、血小板活化因子及多种细胞因子。

过敏性休克是一种最严重的 I 型超敏反应性疾病；药物过敏性休克可由生物制品、酶药物等生物药物引起，主要临床表现有呼吸道阻塞症状、微循环障碍、中枢缺氧症状等。临床上用动物免疫血清（如破伤风抗血清、白喉抗毒素）对人体进行治疗或紧急预防时，可能会发生过敏性休克；另外注射用血凝酶、门冬酰胺酶、胰岛素、肽类抗生素、生物药物的佐剂、添加剂等均可引起超敏反应，如皮肤过敏反应，主要有荨麻疹、湿疹、血管神经性水肿；呼吸道过敏反应常见的表现为过敏性哮喘和过敏性鼻炎；消化道过敏反应常见的表现为恶心、呕吐、腹痛、腹泻等。

（蒋建利 黄 婉）

shēngwù yàowù xìbāo dúxíng chāomǐn fǎnyìng

生物药物细胞毒型超敏反应
（cytotoxic type hypersensitivity of biological drugs） 生物药物吸附在血细胞表面成为新抗原，免疫球蛋白 IgG 或 IgM 类抗体与靶细胞表面的新抗原结合，通过募集和激活炎症细胞及补体系统而引起靶细胞损伤的过程。细胞毒型超敏反应也称 II 型超敏反应、抗体依赖的细胞毒超敏反应、溶细胞型超敏反应，属于超敏反应的一种（见生物药物超敏反应）。

生物药物细胞毒型超敏反应的发生机制与其他药物相同，药物为半抗原，结合于血液中有形成分的表面则成为细胞-药物复合物，并导致细胞毒抗体的产生，然后通过三种不同途径杀伤靶细胞：①固定并激活补体。C1q 是一种糖蛋白分子，是可溶性的 Fc 受体，能与抗体 IgG 或 IgM 的 Fc 段结合，导致补体系统的级联反应，最后使细胞发生不可逆性破坏，膜表面出现 10 nm 孔洞，细胞内容物漏出，细胞溶解。②膜抗原-抗体复合物通过抗体的 Fc 段与吞噬细胞上的 Fc 受体结合，或激活补体，产生 C3b，与吞噬细胞上的 C3b 受体结合而被吞噬。③通过自然杀伤细胞、巨噬细胞及中性粒细胞上的 Fc 受体与膜抗原-抗体复合物上的 Fc 段结合，发挥抗体依赖细胞介导的细胞毒性作用而杀伤靶细胞。

细胞毒型超敏反应常见疾病主要有自身免疫性溶血性贫血，患者产生了抗自身红细胞抗体，主要为 IgG 类。生物药物引起的细胞毒型超敏反应还有异源血清造成的溶血性反应等。

（蒋建利 黄 婉）

shēngwù yàowù miǎnyì fùhéwùxíng chāomǐn fǎnyìng

生物药物免疫复合物型超敏反应
（immune complex type hypersensitivity of biological drugs） 由可溶性免疫复合物沉积于局部或全身多处毛细血管基底膜后，通过激活补体，并在效应细胞参与下引起的炎性反应和组织损伤。属于生物药物超敏反应的一种。免疫复合物型超敏反应又称 III 型超敏反应。参与免疫复合物型超敏反应的效应细胞，主要有中性粒细胞、血小板、嗜碱性粒细胞；该型超敏反应的病理特征主要为充血水肿、局部坏死和中性粒细胞浸润。

血液中的可溶性抗原（即某些生物药物）与抗体 IgG 或 IgM 结合可形成中等大小的免疫复合物，沉积在基膜上。免疫复合物可以活化补体，吸引白细胞集聚、浸润，在血小板参与下引起炎症反应，是组织损伤的直接原因。补体可产生过敏毒素和趋化因子（C3a、C5a、C567 等）招引肥大细胞、嗜碱性粒细胞释放组胺、血小板活化因子等生物活性介质，使局部血管通透性增高，引起渗出反应，并使中性粒细胞在复合物沉积部位聚集。聚集的中性粒细胞在吞噬沉积的免疫复合物过程中，释放溶酶体酶，使邻近组织损伤，在局部凝聚和激活的血小板，可释放血管活性胺类，加剧局部渗出反应，并激活凝血过程，形成微血栓，从而引起局部缺血和出血。

常见疾病有局部和全身两类：前者发生在抗原进入部位，后者因免疫复合物在血流中播散，而产生多部位沉积的全身免疫复合物病。由于反复注射胰岛素后体内产生过多的抗胰岛素抗体，此时再注射胰岛素时，可在注射局部出现水肿、出血、坏死等剧烈炎症反应，这是抗原在入侵局部与相应抗体结合形成免疫复合物所致，数日后可逐渐恢复。由于机体在初次注射大剂量异种抗毒素血清 7~14 天后，局部出现红肿、全身皮疹、发热、关节肿痛、淋巴结肿大及一过性蛋白尿等症状，其原因可能是一次输入较多量抗原，刺激机体产生抗体。抗体与逐渐被吸收而尚未排除的抗原结合，形成中等分子免疫复合物，随血流运行至全身各处，引起的一系列临床症状。而链球菌感染后肾小球肾炎是由于链球菌抗原与相应抗体结合形成的免疫复合物沉积在肾小球基底膜，引起急性肾小球肾炎。

(蒋建利 黄 婉)

shēngwù yàowù chífāxíng chāomǐn fǎnyìng

生物药物迟发型超敏反应 (delayed type hypersensitivity of biological drugs)

由致敏 T 细胞与相应生物药物抗原再次作用而引起的单个巨噬细胞和淋巴细胞浸润和细胞变性坏死为主要特征的炎性反应。属于生物药物超敏反应的一种。迟发型超敏反应又称 Ⅳ 型超敏反应。该型超敏反应发生慢，一般在接受相应抗原刺激后 24~72h 后发生，故称迟发型超敏反应。

此型超敏反应发生与效应 T 细胞和吞噬细胞及其产生的细胞因子或细胞毒性介质有关。CD4$^+$T 细胞和某些 CD8$^+$T 细胞可以识别存在于抗原呈递细胞表面上的外来蛋白质抗原。由于 T 细胞可以分泌细胞因子和增殖相，一旦 T 细胞被抗原呈递细胞激活，就能通过分泌细胞因子而介导迟发型超敏反应。三种细胞因子对炎症反应的发生最为重要：①白介素-2。能引起抗原活化 T 细胞的自泌性增殖，还能放大 CD4$^+$T 细胞合成的白介素-2、干扰素-γ、转铁蛋白和淋巴毒素。②干扰素 γ。能作用于内皮细胞和巨噬细胞 (Mφ) 等抗原呈递细胞，增加主

要组织相容性复合体 Ⅱ 类分子表达，提高将抗原呈递给局部 CD4$^+$T 细胞的效率，这也是诱导迟发型超敏反应的重要放大机制。还能增强炎症处浸润单核细胞消灭抗原的能力。③转铁蛋白和淋巴毒素。能放大小静脉内皮细胞结合和活化白细胞的能力，从而导致炎症反应。

药物引起的迟发型超敏反应，如接触性皮炎。某些个体在皮肤接触某些药物时，这些小分子半抗原与皮肤角质细胞表面的蛋白结合可形成新的完全抗原，刺激 T 细胞分泌细胞因子，发生迟发型超敏反应。一般在再次接触相同抗原后数小时或数天内，局部皮肤出现红肿、硬结、水泡等病变。重症者可有剥脱性皮炎。

(蒋建利 黄 婉)

shēngwù yàowù zǔzhī xìbāo jiāochā fǎnyìngxìng

生物药物组织细胞交叉反应性 (tissue/cells cross-reactivity of biological drugs)

抗体类药物进入机体与存在相同或相似抗原决定簇的机体正常组织细胞发生作用，从而产生严重副作用的生物药物免疫毒性。因此，抗体药物的免疫交叉反应在药物临床前的安全评价中非常重要。

不同生物体的某些生物大分子具有相同的抗原结构，称为共同抗原；不同的生物大分子的某些片段（肽段）具有相同的表位，称为共同表位；不同的生物大分子，其表位的部分空间构象十分类似，可以和同一种抗体的互补决定区相契合，称为相似表位。由于上述因素的存在，由两种药物刺激机体产生的抗体不仅可分别与其自身表面的相应抗原或表位结合，而且还能与另一种药物的相同或相似抗原或表位结合，

即发生组织细胞交叉反应，从而产生严重的副作用。

检测方法 抗体药物的组织交叉反应最常用的检测方法是免疫组织化学方法，通过酶底物显色的方式可检测单抗药物是否能与正常人体组织存在结合而具有引起组织交叉反应的风险。免疫组化的染色方法分为直接法和间接法，直接法只采用一抗（能和特异性抗原结合的蛋白），间接法要采用一抗、二抗（能和抗体结合，即抗体的抗体）、三抗或者四抗，采用何种方法取决于最佳的染色和最低的背景染色或非特异染色，因此选择染色方法必须考虑：①生物药物的类型。②生物药物的亲和力。③临床试验中的血浆浓度。④抗原决定簇的稳定性。⑤能够提高颜色的技术，以便可使大部分组织着色。

如果某些单抗药物针对的特定抗原不表达于正常人体组织中，比如抗狂犬病病毒膜蛋白抗体，这时就需要通过免疫细胞化学方法设定阳性对照，即采用基因工程技术构建表达该蛋白的中国仓鼠卵巢细胞株进行作为试验中的阳性对照。

研究内容 根据美国食品药品管理局的相关规定，抗体类药物的免疫交叉反应常常采用正常人体组织或相应的细胞株进行免疫组织化学或免疫细胞化学试验。所采用的组织应该包括人体 37 种正常组织，组织来源于 3 人或 3 人以上无血缘关系的成人，在特定情况下，也可选择培养的细胞株、干细胞、胚胎或胎儿组织。

在具体研究中，所需采用的组织或细胞应根据抗体药物的不同而有所不同，如果该抗体本身是人体组织已知抗原的相应抗体，那么在试验中就应采用相应组织

作为阳性对照。如果作为研究对象的单抗药物针对的抗原在人体组织中表达量很少或缺如，此时需要考虑采用培养的细胞株、干细胞、胚胎或胎儿组织、肿瘤组织等进行试验。如研究对象为血管内皮生长因子受体单克隆抗体药物时，已知的人体组织中很少表达血管内皮生长因子受体，仅在肾脏中有少量的表达，而在多种肿瘤组织中表达水平较高，因此应选用高表达的该抗原的肿瘤组织进行试验。

研究意义　组织细胞交叉反应性是生物药物临床前安全性评价的重要组成部分，通过免疫组织化学方法考察抗体类药物与人体内非靶抗原的结合情况，可为临床用药监测毒性提供参考。

（蒋建利　唐　娟）

shēngwù yàowù miǎnyìyuánxìng

生物药物免疫原性（immunoge-necity of biological drugs）

生物药物刺激机体使免疫细胞活化、增殖、分化，最终产生免疫效应物质抗体和致敏淋巴细胞的特异性免疫反应。属于生物药物特殊毒性中的一种。

影响因素　①生物药物分子的大小是产生免疫原性强弱的重要因素。相对分子质量大于10 000的蛋白质多肽常有免疫原性，但高分子物质如明胶的相对分子质量可达100 000，因其为直链氨基酸结构，易在体内降解为低分子物质，呈弱免疫原性。相对分子质量在5000～10 000的蛋白质多肽也有免疫原性，但引起的免疫反应相对较弱。相对分子质量在1000～5000的化合物免疫原性不可预测。②免疫原性的产生与生物药物化学结构相关。结构复杂的生物药物导致的免疫原性强，反之则较弱。结构复杂性取决于氨基酸和单糖的类型及数量。凡含有大量芳香族氨基酸，尤其是含有酪氨酸的蛋白质，其免疫原性强。聚合体蛋白质分子较单体可溶性蛋白质分子的免疫原性强。③宿主因素也极大地影响着生物药物产生免疫原性的强弱。在免疫功能正常条件下，只有异种或同种异体免疫原性药物才能诱导宿主的正常免疫应答，因此生物药物的来源与宿主种系关系越远，其导致的免疫原性也越强。由于宿主的遗传存在差异，在同种动物不同个体间对同一生物药物的免疫反应也存在着差异。④在生物药物中会添加一些佐剂，如微生物及其产物、多聚核苷酸、弗氏佐剂、无机物等，这些佐剂与药物相互结合也会增强或减弱药物产生免疫原性的能力（即抗原性）。

安全评价内容　①检测抗体的产生。由于生物药物免疫原性会引起两方面问题：药物过敏反应和抗药物免疫反应，以致改变药物在体内的化学性质，因此药物免疫原性是生物药物临床安全评价的重要组成部分。许多生物药物在动物体内具有免疫原性，因此在进行重复给药的毒性试验和临床研究中应检测受试体内抗体的产生。采用免疫学的方法来检测抗体产生情况，如利用表面等离子共振生物传感分析系统，不仅可以检测抗体是否产生，还可分析抗体亚型、抗体浓度和相对亲和力。②中和活性。中和活性即可以抑制（中和）抗原（微生物）的生物学活性。生物药物的中和活性也是免疫原性评价的常规内容，一般采用该制剂的生物学活性检测方法鉴定药物的中和活性，但灵敏度相对较低，因此也可采用DNA杂交技术检测靶基因表达变化，可以非常灵敏的检测到抗体的中和活性。③免疫复合物的生成。由于生物药物的免疫原性，药物可能会与机体产生的抗体结合生成免疫复合物，而免疫复合物的沉积可能引发组织器官病变，因此常用免疫组织化学的方法来检测药物是否在机体内产生复合物以及复合物是否带来严重的副作用。生物药物免疫原性的安全评价也与药物自身的特性有关，因此生物药物的评价，需要将其药学特性、抗体产生与药动学资料、疗效的变化等结合起来进行综合的分析。

研究意义　生物药物免疫原性强弱是生物药物研发和应用的决定因素之一。抗药物抗体可能会中和药物的活性，影响药物清除、血浆半衰期和组织分布，改变药效／药动学，使在非临床研究中观察到的效应可能并非药物真正的药理和（或）毒性反应，因此免疫原性的评价成为阐明生物药物临床安全性和有效性的关键因素。

（蒋建利　唐　娟）

shēngwù yàowù miǎnyì xìbāo dúxìng

生物药物免疫细胞毒性（immune cytotoxicity of biological drugs）

生物药物引起的自然杀伤细胞、巨噬细胞和中性粒细胞等的活性降低。包括抗体依赖细胞介导细胞毒性及补体依赖细胞毒性两种。属于一种生物药物免疫原性。主要表现形式为：①免疫抑制。生物药物使机体免疫功能下降，从而容易受到细菌、病毒、真菌等的感染，并对肿瘤的防御能力降低，致使病情加重。②超敏反应。药物及其代谢物引起机体异常的、过高的免疫应答，能导致机体生理功能紊乱和组织损害。③自身免疫。在药物刺激下，机体产生对自身抗原的免疫反应。

免疫细胞毒性可从细胞形态、细胞生长情况及其生化改变来评价。常用的指标包括：①反映细胞数量的指标，包括每孔细胞蛋白质含量、每孔细胞 DNA 含量及活细胞计数。②反映细胞膜完整性或通透性的指标，可用台盼蓝拒染率、乳酸脱氢酶漏出率进行检测。③反映亚细胞器损伤的指标，可用中性红试验、四氮唑盐酶还原试验和 WST-1 试验测出。④反映细胞代谢活性的指标，包括腺苷三磷酸含量、乳酸/丙酮酸比值、还原型谷胱甘肽含量及 DNA 合成量。⑤反映形态学改变的指标，包括细胞核和细胞质的改变、细胞空泡积累、脂质小滴、细胞脱壁和贴壁等。

免疫细胞毒性主要是根据细胞膜通透性发生的改变来进行的检测，常用的方法有：四氮唑盐酶还原法和乳酸脱氢酶法。正常细胞代谢旺盛，其线粒体内的琥珀酸脱氢酶，可将四唑盐类物质还原为紫色的结晶状的物质，沉积在细胞周围，然后通过酶标仪测定 570 nm 波长附近的吸光度来判断。细胞增殖越多越快，则吸光度越高；细胞毒性越大，则吸光度越低。而乳酸脱氢酶是一种稳定的胞质酶，存在于正常细胞的胞质中，一旦细胞膜受损，乳酸脱氢酶即被释放到细胞培养液中。可以通过检测细胞培养上清液中乳酸脱氢酶的活性，判断细胞受损的程度。

生物药物的研发是为了治疗疾病或减轻疾病带来的痛苦，而免疫系统在机体中承担着抗感染、抗肿瘤等重要功能，只有药物与机体免疫系统共同协调下才能达到预期治疗效果，如果因药物引发机体免疫功能障碍，则能引起

多种感染和肿瘤性病变，则将会直接威胁人类的生命健康。而生物药物由于其结构、生产工艺、保存条件和作用靶点明确等特点，可能会与机体的免疫功能产生不同作用，因此，对该类药物的临床前免疫细胞毒性研究是必不可缺的。

(蒋建利 唐娟)

kàngtǐ yīlài xìbāo jièdǎo xìbāo dúxìng

抗体依赖细胞介导细胞毒性

(antibody-dependent cell-mediated cytotoxicity，ADCC) IgG 类免疫球蛋白的抗体药物结合在细胞表面，与可表达 IgG Fc 受体的自然杀伤细胞、巨噬细胞和中性粒细胞等通过抗体药物的 Fc 段结合，从而直接杀死靶细胞的作用。属于一种生物药物免疫细胞毒性。其中自然杀伤是介导 ADCC 的主要细胞。在抗体药物介导 ADCC 作用的发生过程中，抗体药物只能与靶细胞上的相应抗原表位特异性结合，而自然杀伤细胞等效应细胞可杀伤任何已与抗体药物结合的靶细胞，故抗体药物与靶细胞上的抗原结合是特异性的，而自然杀伤细胞等对靶细胞的杀伤作用是非特异性的。

作用机制 IgG 抗体药物与靶细胞表面的抗原决定簇特异性地结合，自然杀伤细胞通过借助其表面相应的受体与靶细胞上 IgG 抗体药物的 Fc 段结合，形成活化的自然杀伤细胞，可释放穿孔素、颗粒酶等细胞毒物质杀伤靶细胞，导致靶细胞发生细胞凋亡。

穿孔素、颗粒酶作用途径 穿孔素是储存于细胞胞质颗粒内的细胞毒性物质，其生物学效应与补体膜攻击复合物类似。在钙离子存在的条件下，可在靶细胞膜上形成多聚穿孔素"孔道"，使水电解质迅速进入胞内，导致细

胞崩解破坏。颗粒酶是丝氨酸蛋白酶，可循穿孔素在靶细胞膜上形成的"孔道"进入胞内，通过激活凋亡相关的酶系统导致靶细胞凋亡。

Fas 与 Fas 配体作用途径 活化的自然杀伤细胞表面可表达 Fas 配体，当自然杀伤细胞表达的 Fas 配体与靶细胞表面的相应受体 Fas (CD94) 结合后，可在靶细胞表面形成 Fas 三聚体，从而使其胞质内的死亡结构域相聚成簇，后者与 Fas 相关死亡结构域蛋白结合，进而通过募集并激活含半胱氨酸的天冬氨酸蛋白水解酶-8，通过含半胱氨酸的天冬氨酸蛋白水解酶级联反应，最终导致靶细胞死亡。

肿瘤坏死因子-α 与 I 型肿瘤坏死因子受体作用途径 肿瘤坏死因子-α 与 Fas 配体的作用类似，它们与靶细胞表面的相应受体，即 I 型肿瘤坏死因子受体结合后，可使之形成肿瘤坏死因子受体三聚体，从而导致胞质内的死亡结构域相聚成簇，募集死亡结构域蛋白结合，进而通过募集并激活 caspase8，最终使细胞死亡。

功能意义 ADCC 效应中，抗体与抗原的结合是特异性的，而效应细胞与抗体的结合则是非特异的，利用 ADCC 的这一特点，通过特异性抗肿瘤抗体药物介导的 ADCC 效应可应用于治疗肿瘤。例如，针对恶性 B 细胞表面不同抗原的单克隆抗体药物已研制成功，包括抗 CD20 单克隆抗体，如利妥昔单抗（美罗华），是全球第一个获准用于治疗人类肿瘤的单抗药物，由瑞士罗氏公司研制并于 1997 年 11 月获美国食品药品管理局批准使用，它可以通过 ADCC 和补体依赖细胞毒

性作用两种途径杀伤 CD20 阳性（CD20⁺）B 细胞淋巴瘤细胞；又如抗 CD22 完全人源化单克隆抗体，美国 Immunomedics 公司研制的依帕珠单抗，可以与 CD22 结合，通过诱导靶细胞凋亡、启动 ADCC 以及抑制靶细胞的增殖等机制，来治疗自身免疫病及恶性 B 细胞肿瘤。这些抗体药物均可以通过自然杀伤细胞、单核巨噬细胞、中性粒细胞的 ADCC 效应发挥抗肿瘤的作用。

（蒋建利　唐　娟）

bǔtǐ yīlài xìbāo dúxìng

补体依赖细胞毒性（complement-dependent cytotoxicity, CDC）

特异性抗体药物与细胞膜表面相应抗原结合，形成复合物而激活补体经典途径，所形成的膜攻击复合物对靶细胞产生的裂解效应。属于一种生物药物免疫细胞毒性。抗体药物的 CDC 效应能导致细菌等病原体细胞的溶解，是机体抵抗病原生物感染的重要防御机制。临床上人体内 CDC 反应常见于下列情况：①血型不符的输血反应、新生儿溶血性贫血、自身免疫性溶血性贫血、粒细胞减少症、血小板减少性紫癜等疾病。②药物反应，药物作为半抗原与红细胞膜结合形成抗原，激发抗体形成，所形成的抗体针对红细胞-药物复合物（抗原）而产生 CDC 反应，引起红细胞的破坏。

补体组分　补体并非单一分子，而是存在于血清、组织液和细胞膜表面的一组不耐热的经活化后具有酶活性的蛋白质，包括三十余种可溶性蛋白和膜结合蛋白，故又被称为补体系统（complement system）。补体由 3 组球蛋白大分子组成。第一组分由 9 种补体成分组成，分别命名为 C1、C2、C3、C4、C5、C6、C7、C8、C9。其中 C1 是由 3 个亚单位组成，命名为 C1q、C1r、C1s。除 C1q 外，其他成分大多是以酶的前体形式存在于血清中，需经过抗原-抗体复合物或其他因子激活后，才能发挥生物学活性作用，此为补体的经典激活途径。第二组分是一些通过旁路活化途径，即不经过抗原抗体复合物的活化途径，参与补体活化的血清因子，包括 B 因子、D 因子和 P 因子。第三组分是多种参与控制补体活化的抑制因子或灭活因子，如 C1 抑制物、I 因子、H 因子、C4 结合蛋白、过敏毒素灭活因子等。

作用机制　补体是机体免疫防御系统的重要组成部分，是抗体发挥免疫效应的主要机制之一，并对免疫系统自身的功能具有调节作用。补体缺陷、功能障碍或过度活化与多种疾病地发生发展过程密切相关。补体依赖细胞毒性，即补体参与的细胞毒作用，是特异性抗体首先与细胞膜表面相应的抗原相结合，导致了抗体的 Fc 片段与糖蛋白 C1q 的结合，由此活化了补体的各种激活途径，形成了 C3 转化酶及 C5 转化酶，并最终形成膜攻击复合物；膜攻击复合物通过插入细胞膜破坏细胞膜局部磷脂双层而形成"渗漏斑"或形成穿膜的亲水性通道，破坏局部磷脂双层，最终导致靶细胞裂解。

功能意义　补体系统是天然免疫的重要组成部分，参与患者防御传染性病原体的感染，它能促进病原体的吞噬作用，同时也可造成炎症反应。肿瘤细胞也是补体系统的潜在靶点。补体系统需要活化以释放能识别和攻击肿瘤细胞的生物活性产物。抗体药物介导的经典通路的活化过程将补体活化产物靶向了肿瘤细胞，是导致肿瘤细胞损伤的有效方式。因此，当抗体药物进入机体后，不仅可以治愈炎症，还可以有效的遏制肿瘤细胞生长或杀伤肿瘤细胞，为肿瘤治疗提供了帮助。

（蒋建利　唐　娟）

shēngwù yàowù yàodòngxué tèxìng

生物药物药动学特性（pharmacokinetics properties of biological drugs）

生物药物在生物体内药物代谢过程中，在体内半衰期、分布、生物利用度、吸收、代谢和排泄等方面所表现出的性质。具体体现为：①生物药物的体内半衰期常与其分子大小、结构和靶点等有关。小分子多肽药物半衰期最短，而大分子抗体药物半衰期最长。②生物药物分布容积较小，在体内降解速度快。大部分生物药物存在靶向性分布和活性代谢物。③生物药物经口服、皮肤、眼或鼻黏膜给药的生物利用度很低，因此多为经静脉、皮下或肌内注射给药。④生物药物的吸收与其相对分子质量、分子聚合和药物处方组成密切有关。⑤生物药物的代谢排泄途径与内源性同类分子相似，经肝肾代谢和内吞的代谢降解占重要地位，而原形药物的排泄量极低。生物药动学特性可用生物药物药动学模型进行定量分析。另外，生物药物在使用时也存在与传统小分子药物及相互作用问题，需要特别注意。不同的生物药物，其药动学特性有所不同。

多肽和蛋白质类药物药动学特性　多肽和蛋白质类药物的代谢动力学十分复杂，受给药途径、给药方案、结合蛋白、种属差异、内源性物质等多种因素影响。

吸收　胃肠道酶的高活性和胃肠黏膜的低通透性导致了多肽

和蛋白质类药物口服给药基本无治疗活性，注射是首选给药途径，此外鼻腔、口腔、皮肤等非肠道给药途径也被采用。静脉注射给药可以很快达到最高浓度，如静注阿替普酶治疗血栓性疾病。皮下和肌内注射虽然会降低生物利用度，但可实现理想的浓度-时间效应，如皮下注射胰岛素治疗糖尿病。皮下注射后的多肽或蛋白质药物可经毛细血管或淋巴管进入体循环，通常相对分子质量大于16 000的大分子大部分进入淋巴系统，而小于1000的多进入血液循环系统。

分布　多肽和蛋白质类药物的分布容积主要取决于其理化性质、蛋白质结合以及对主动转运的依赖性。较大的分子决定其分布容积较小，基本受限于细胞外间隙空间。但是低分布容积不代表低组织渗透，受体介导的靶器官特异性吸收和内源性特异结合蛋白质的相互作用在多肽和蛋白质类药物分布上起到重要作用。

消除　多肽和蛋白质类药物主要代谢部位包括肝、肾、胃肠道、血液和其他组织，相对分子质量和理化性质决定了消除速率和机制，蛋白酶致使这类药物降解失活是其主要代谢途径。肝脏通过胞吞作用、载体或受体介导的转运以及被动脂溶扩散等方式代谢多肽和蛋白质类药物。胃肠道内的蛋白酶对口服药物代谢起主要作用。此外血液中的游离酶也参与了药物的非特异性降解。所有途径降解产生的氨基酸进入内源性氨基酸库重新利用。

单克隆抗体类药物药动学特性　治疗性单克隆抗体（简称单抗）多为抗体IgG及其衍生物，其药动学特性与蛋白质类药物类似，但由于具有较大的相对分子质量和抗原靶向性，可表现出不同的代谢特性。

吸收　治疗性单抗药物的相对分子质量很大，静脉注射可使循环系统获得全部剂量并很快达到最高浓度，因此大部分单抗药物，如西妥昔单抗、曲妥珠单抗等都经该途径给药。也有部分单抗药物通过皮下或肌内注射给药，如阿达木单抗、依那西普等，此时药物主要通过淋巴系统吸收，达到最高浓度时间较长。

分布　单抗药物在体内分布范围较小，其限制因素为高分子量和分子亲水性。单抗药物透过细胞或组织是利用细胞跨膜运输完成的。细胞摄取单抗药物主要通过胞吞作用。单抗药物的分布容积较小且相对均一，分布部位主要由Fab段特异性结合决定，可以与细胞表面抗原、可溶性抗原及脱落抗原相结合。

消除　单抗药物相对分子质量大，基本不存在肾脏清除，蛋白质水解是其主要代谢途径。单抗药物的结构和种属来源影响着药物的半衰期。反复用药后因其抗原性可能出现抗独特型抗体，从而形成新的消除途径，也会导致药动学的改变。

核酸类药物药动学特性　核酸药物多处于药物研发初期，药动学的研究较少。反义寡核苷酸药物进入体内很快被核酸酶降解，因此进行化学修饰才能给这类药物带来可应用的药动学特征，主要包括硫代磷酸修饰和2′-烷氧基部分修饰等。其药动学特性包括：主要为注射给药；血浆浓度-时间曲线具有多相性，分布相半衰期短，消除相半衰期长；与血浆蛋白高度结合；通过分布至组织控制血浆清除；组织内半衰期长，主要通过核酸酶降解清除；尿便中完整药物分子较少等。RNA干扰药物主要是双链siRNA，将双链siRNA中一条链经硫代磷酸PS修饰后，表现出更好的血浆稳定性和循环浓度。

基因治疗要将有治疗价值的目的基因引入体细胞内，但裸露DNA在体内会被迅速降解清除，因此需要通过病毒或质粒载体进行递送。病毒的感染特性使其具有较高的递送效率，重组腺相关病毒已被广泛用作治疗基因的递送载体。病毒的血清型决定了它的组织分布特性，同时给药途径也显著影响了它的扩散和分布。质粒必须通过包裹保护并转染进入细胞才能发挥作用，质粒DNA-载体复合物的理化性质决定了它的药动学特性。主要的递送系统包括阳离子聚合物和脂质体，与质粒形成复合物后经静脉注射，可观察到肝、肺为主要分布器官，但是基因表达的时效均较短，需反复给药。

（蒋建利　孔令敏）

shēngwù yàowù yàodòngxué móxíng
生物药物药动学模型（pharmacokinetics model of biological drugs）　为模拟生物药物在体内吸收、分布、代谢和排泄的速度过程而建立起来的数学模型。用以描述和预测体内药物浓度与时间的关系，从而进行药物代谢的定量分析。药动学模型常用于预测不同给药方案下血浆和组织中的药物浓度；为患者设计个体化的最佳给药方案；建立药物浓度和药理毒理活性的关系；评估各处方利用度的速度和程度的差别；描述生理或疾病的变化如何影响药物的吸收、分布和消除；解释药物相互作用机制。

为从局部或整体上评价药物体内代谢的过程，已开发了大量的数学模型，应用较为广泛的包括：①隔室模型。就是将复杂的人体简化为一个或多个可逆的交换容器或隔室来分析。隔室是具有相似血流量和药物亲和性的一个组织或一组组织，在每个隔室中药物是均匀的。隔室以线性假设为基础，并用线性微分方程描述。隔室模型主要包括单室模型、二室模型和多室模型，以及更为复杂的乳突模型和链式模型，用于定量研究药物在体内的吸收、分布、代谢和排泄过程。②生理药动学模型。是建立在机体的生理、生化、解剖和药物热力学性质基础上的整体模型，它将每个相应的组织器官单独作为一个房室看待，房室间借助于血液循环连接。每个房室的建立依赖于生理学、解剖学（如组织大小、血流灌注速率和肾小球滤过率）、生化参数（如酶活性参数）、药物热力学性质（如脂溶性、电离性等）、药物与机体相互作用的性质（如膜通透性、药物与血浆蛋白结合率以及药物与组织亲和力等）。生理药动学模型可以预测任何组织器官中药物浓度及代谢产物的过程，定量地描述病理生理参数变化对药物处置的影响，将在动物中获得的结果推至人，从而预测药物在人体血液及组织中的浓度。③群体药动学模型。随着计算机分析技术的进步，出现了群体药动学模型，可以同时评价所有有效个体的所有药动学数据。通过集合来自不同研究的数据，从而获得代表全部目标群体的数据集。截至2015年，有多种评估群体参数的方法，其中生物药物分析中非线性混合效应模型应用最多，在曲妥珠单抗、达利珠单抗等单克隆抗体的研发中均进行了成功的群体分析。群体药

动学分析模型包括结构子模型（如二室模型）、协变量模型（药动学参数与患者特异性特征间的关系）和统计子模型（药动学参数个体间变异性、残留误差、偶然变异性），其强大的分析能力使其在生物药动学研究中应用越来越广泛。

药动学模型是以假定和简化的假设作为基础，完全依赖药动学模型预测药物代谢需要足够的谨慎。简单的模型不能准确的符合实验观察结果，就要提出新的更完善的模型并重新检验。临床试验得到的数据通常有限，药动学数据不能代替临床医师的合理判断。总之，只有更深入的理解生物药物在体内的代谢过程，才能形成完善的药动学模型，并在临床试验和治疗中更为科学地指导生物药物的应用。

（蒋建利　孔令敏）

shēngwù yàowù xiānghù zuòyòng

生物药物相互作用（interactive characteristics of biological drugs）

不同生物药物或与传统化学药物合并应用时所发生的药动学和药效学的变化。药物之间会发生相互作用，产生协同、相加或拮抗作用，可能会抑制或诱导许多消除代谢途径，从而改变原来单一药物在体内的代谢过程。代谢性药物-药物相互作用引起的变化可能较大，如可以导致一个药物或其代谢产物的血浆和组织浓度以一个数量级或更高的程度增加或减少，包括形成有毒和（或）活性代谢产物，或者使毒性药物的原型暴露量增加，从而改变药物的安全性和有效性。

特点　生物药物因与内源性物质的特性类似，与传统小分子药物（化学合成药物）代谢清除机制不同，因此生物药物相互作

用主要是研究小分子药物对生物药物代谢和药效的影响。传统小分子药物可以通过影响机体免疫力而改变生物药物的清除率，如甲氨蝶呤能减少英夫利昔单抗的清除。细胞因子或细胞因子调控蛋白类生物药物可以通过调控细胞色素P450酶通路而影响那些经P450酶代谢的小分子药物，例如白介素-6能在转录水平上对多种细胞色素P蛋白异构体产生浓度依赖性抑制，并改变细胞色素P酶稳定性，从而增加了血浆中经细胞色素P酶代谢的药物浓度。

研究目的　生物药物相互作用研究的主要目的就是探索生物药物是否有可能对已上市的、并可能在将来医疗实践中合并应用的生物药物或传统小分子药物的代谢消除产生显著影响；已上市药物有否可能对在研药物的代谢消除产生影响。同时还可以测定药物相互作用是否足够严重，以至于需要对药物自身用药剂量或与其合用药物的用药剂量进行调整；药物相互作用是否需要进行额外的治疗检测。另外与转运蛋白（如P-糖蛋白、多药耐药相关蛋白等）有关的药物相互作用也是研究目的之一。

研究策略　对生物药物相互作用的研究基本策略包括首先进行合适的体外研究，如在早期研发阶段确定可能存在的体内药物相互作用的研究，在开发后期对观察到的相互作用进行进一步的研究等。体外研究可以作为新药筛选的一个内容，以排除药物不参与的代谢途径和药物相互作用不会发生的途径。体内药物相互作用研究主要是比较在生物药物与含有作用药物及不含有作用药物两种体系中的底物浓度，确定作用药物是否能够改变生物药物

作为底物的暴露量。研究可以采用随机交叉、单顺序交叉、平行设计等方式设计，还可以采用单剂量、多剂量的排列组合方法设计底物和作用药物的给药方案。生物药物体内相互作用研究需要注意的是，如果研究药物为细胞因子或细胞因子调控蛋白，需要考虑其对细胞色素 P 酶或转运蛋白的影响。需要联合应用的生物药物，特别是和化学治疗药物等治疗范围较窄的小分子药物合用时，需要详细研究各药物之间的相互作用，以及其药动学和药效学的变化。除细胞色素 P 酶外，生物药物和小分子药物相互作用还存在其他机制，例如甲氨蝶呤的免疫抑制效应，肝素对帕利夫明的暴露量增加效应，紫杉醇对依那西普暴露量的增加效应等。根据体外/体内研究结果一旦确定有潜在的药物相互作用，就可以开展更大规模的临床研究，建立药物安全性和有效性数据库，以对早期研究预测的药物相互作用进行验证，并确定对潜在相互作用的药物进行剂量调整或其他处方信息的更改和是否能够充分避免药物相互作用地发生。

(蒋建利　孔令敏)

生物药物剂型 shēngwù yàowù jìxíng（dosage form of biological drugs）　为适应治疗或预防疾病而制备的生物药物应用形式。由于生物药物稳定性较差，直接应用不能充分发挥疗效，因此常常需要制备成合适的给药形式，才能最大限度地发挥疗效，降低毒副作用，实现其临床应用价值。

生物药物剂型是根据其具体给药途径进行设计的，又常按给药途径将各种生物药物剂型归类于不同的给药系统（又称药物递送系统）。常见的给药系统主要有注射给药系统、口服给药系统、黏膜给药系统、经皮给药系统和靶向给药系统及纳米粒给药系统（见生物药物纳米粒给药系统），其中注射给药系统占 90% 以上，以各种注射剂型最为常见。各种给药系统中可以包含相关的一系列药物剂型，而各个剂型中存在的药物可以是原始形态的药物，也可以为了改善药物的物理化学性能、提高制剂的稳定性、安全性和有效性而制成生物药物前体药物，或被包载于各种微粒载体中，如制成生物药物缓释剂。生物药物的剂型选择主要取决于其药动学特性。药物的体内过程包括吸收、分布、代谢和排泄。其中，吸收和分布过程对生物药物剂型设计影响最大。生物药物进入体内，除血管内直接给药（如静脉注射和动脉注射）外，都要经过吸收过程，即药物从给药部位进入体循环的过程。不同的生物药物以不同剂型吸收进入体循环时，要经过各种生物膜屏障。因此，吸收过程是影响生物药物疗效的一个重要因素。此外，进入循环的生物药物能否即时起效并维持治疗作用，还受药物分布过程的影响。

注射给药系统　注射剂俗称针剂，是专供注入机体内的制剂，其中包括灭菌或无菌溶液、乳浊液、混悬液及临用前配置成液体的无菌粉末等类型。生物药物多通过冷冻干燥等工艺制成注射用冷冻干燥制品使用。

注射剂具有多种优点，包括：药效迅速、作用可靠，静脉注射和动脉注射没有吸收过程，起效迅速；可用于不宜口服给药的患者和（或）不宜口服的生物药物；发挥局部定位作用等。注射剂按物态可分为以下几类：①溶液型。包括水溶液和油溶液。②混悬型。水难溶性或要求延效给药的药物，可制成水或油的混悬液，如鱼精蛋白胰岛素注射液等。③乳剂型。水不溶性药物根据需要可制成乳剂型注射液，如静脉营养脂肪乳注射液等。④注射用无菌粉末。亦称为粉针，是指采用无菌操作法或冻干技术制成的注射用无菌粉末或块状制剂，可用适宜的注射用溶剂配制后注射，也可用静脉输液配制后静脉滴注，如蛋白酶类粉针剂等。随着药物制剂新技术和新辅料的涌现，越来越多的新型药物载体被应用于生物药物注射给药系统，这些新剂型不但可以增强药物的稳定性，制成缓释制剂还可以减少给药次数，提高患者的依从性。

口服给药系统　药物经口服后，通过胃肠道黏膜吸收进入血液循环，起到局部或全身治疗作用的给药体系。相对于其他给药途径，口服给药具有给药方式相对简单、方便及患者用药顺应性高等优点。然而蛋白、多肽类等生物药物直接口服给药时生物利用度往往只有 0.1%～2% 或更低。因此生物药物口服给药的关键是提高药物的生物膜透过性和抵抗蛋白酶降解，常使用吸收促进剂、聚乙二醇修饰、酶抑制剂、微乳、纳米粒等方法促进其吸收。口服给药系统剂型主要包括液体制剂、颗粒剂、片剂、微丸剂、口服微粒给药系统等。

黏膜给药系统　使用合适的载体将药物与生物黏膜表面紧密接触而起作用的给药方式，具有使用方便、可延长作用时间、提高患者顺应性、避免胃肠道破坏或肝脏首过效应等特点。然而由于蛋白质等生物药物相对分子质量大，不易透过黏膜上皮，且黏膜上皮存在多种高活力的降解酶以及对外源性物质清除机制，因此黏膜给药系统应用有限。

经皮给药系统 经皮肤敷贴方式给药，药物穿过角质层，通过皮肤扩散，由毛细血管吸收进入全身血液循环达到有效血药浓度，并在各组织或病变部位实现治疗作用，为一些慢性疾病或局部疾病的治疗提供了简便有效的给药方式。蛋白质、多肽类等生物药物由于相对分子质量大、亲水性强等特点，难于通过皮肤角质层，因此生物药物经皮给药应用有限。随着新型载体和辅料、皮肤渗透促进剂、经皮离子电渗系统等技术的进展，使生物药物经皮给药得以实现，是生物药物应用的新途径。

靶向给药系统 利用载体使药物到达局部或通过全身血液循环时能够选择性地浓集定位于靶组织、靶器官、靶细胞或细胞内结构的给药系统，也是生物药物最有应用价值的给药方式。靶向给药系统主要由药物、递送载体、靶向识别物质或机制三个要素组成，按其作用方式可具体分类为局部靶向给药系统、物理机械靶向给药系统、生物物理靶向给药系统、生物化学靶向给药系统、生物特异性靶向给药系统和复合型靶向给药系统。大部分治疗性抗体药物均属于生物特异性靶向给药系统。靶向给药系统可以实现生物药物在靶标部位的浓集，提高药物疗效，同时避免全身给药产生的问题，降低药物的毒副作用，提高药物的安全性，增加患者的顺应性。

随着现代药物治疗学的发展，对药物制剂提出了更高的要求，靶向制剂、定时和定位释放制剂逐渐成为生物药物制剂发展的重点方向。这些制剂利用微球、脂质体、微乳、纳米颗粒等微粒载体系统，达到药物定位或靶区聚集和控制释放的目的。因此，设计生物药物剂型还需依据生物药物吸收和分布部位的生物学特点，选择合适的辅料和微粒载体。总之，保证生物药物在体内吸收过程中的稳定性，提高生物药物在体内分布过程中的靶向性，是保证生物药物用药安全性和有效性的主要考虑因素，也是生物药物制剂研究的主要内容。

（蒋建利 孔令敏）

shēngwù yàowù qiántǐ yàowù

生物药物前体药物（prodrug of biological drugs） 将生物药物原药与某种无毒性化合物以共价键相连接而生成的可以在机体内转化成原来药物而发挥作用的衍生物。又称生物可逆性衍生物。属于生物药物剂型的一种。前体药物在体外活性较小或者无活性，在体内经过酶促或非酶促作用，释放出活性物质从而发挥其药理作用，也称前药、药物前体、前驱药物等。生物前体药物的活性物质（原药）与载体不是暂时性结合，而是原药分子本身结构发生了改变。生物前体药物是利用在生物体内的代谢生成活性化合物。生物前体药物的生理作用是提高药物的选择性，改变药物的物理化学性质。原药经修饰后生成的前体药物，可以提高药物对靶部位作用的选择性；可改善药物在体内的吸收、分布、转运与代谢等药代动力学过程；可使药物延长作用时间；可改善药物的吸收，提高生物利用度；可增加水溶性；降低毒副作用；可提高药物的化学稳定性；可改善药物的不良气味，消除特殊味道及不适宜的制剂性质等。

蛋白质、多肽类等生物药物普遍因相对分子质量大，存在生物利用度低的特点，设计并制备成其前体药物可提高稳定性和生物利用度。生物药物前体药物具有比小分子药物前体药物更广泛的应用范畴，生物药物前体药物系统已发展为以蛋白抗原、基因作为前药的靶点，以抗体或配体等作为前药的载体，利用天然酶或重组酶对生物药物前药进行的转化，实现前药的靶向性、特异性治疗，这类药物在肿瘤治疗等领域有着良好的应用前景。截至2015年，比较成熟的前药策略包括了经酶激活类的前药和靶向配体偶联的前药两种。其中酶激活类前药包括抗体导向的酶前体药物和基因导向的酶前体药物，其原理是利用抗体药物-酶复合物形式的前体药物可特异性地结合到靶细胞，或者利用酶的基因通过配体-受体作用被特异转运至靶细胞，当前体药物的特异酶在靶细胞局部发挥功能时，使无毒的前体药物在靶细胞局部被酶降解后发挥治疗作用。靶向配体偶联的前药是将特异性抗体、多肽配体甚至核酸适配体等与原始药物偶联结合，通过抗体-抗原、配体-受体、核酸-核酸结合蛋白等可以特异性识别结合机制，将药物运输到靶细胞并送入细胞内发挥治疗作用。

（蒋建利 孔令敏）

shēngwù yàowù huǎnshìjì

生物药物缓释剂（controlled release formulation of biological drugs） 通过与特定的给药途径相结合来调节释放生物药物的速度，从而实现药物治疗效果的最大化和毒副作用的最小化的生物药物剂型。常见的缓释剂型包括控释剂型、缓释剂型和长效剂型。

生物技术药物通常是一些肽类和蛋白质类药物，这些药物一般在口服后易被胃酸和消化道酶降解而失去正常的功能，使得大部分生物技术药物无法直接应用口服给药。而采用传统的冻干粉剂或者注射液进行静脉给药，往往由于这类药物体内半衰期很短，需要长期频繁注射给药，在提高治疗成本的同时也增加了患者的痛苦。通过在制剂制备过程中添加缓释剂，并与特定的给药途径相结合，可实现生物药物以一个接近恒定的速度释放，使得药物的治疗时间延长，血药浓度波动水平降低并且提高患者对药物治疗的接受程度。

分类 常见的缓释剂可以按照其骨架（或膜）成分的不同以及剂型的结构进行分类，包括颗粒型缓释剂、微囊型缓释剂、渗透型缓释剂、骨架片缓释剂、离子交换型缓释剂、核心片缓释剂，同时还有一些利用人体结构制备的如贴皮剂、埋置剂和嵌入剂等。

研究内容 根据药物理化性质的不同，针对某种疾病的特定给药途径、剂型组成成分的理化特性以及工艺条件，进行研究，包括：①安全性研究。不但要明确缓释制剂添加成分对人体的安全性，同时还包括药物的稳定缓慢释放是否会产生药物的耐受或者其他不良反应。②药物释放研究。研究各剂型在不同体内环境下药物释放的速度。③缓释剂药动学研究。④体内体外相互关系。研究缓释制剂在体外的药物释放速度与体内生物利用度之间的关系。

影响因素 缓释药物在体内存留的时间较长，特别是口服缓释剂药物在胃肠道停留期间，环境pH值、胃肠道蠕动、细菌类型甚至食物的存在与否和性质差异，都可以引起药物释放速度地改变。而对于一些嵌入剂、埋置剂来说，局部的血流情况和温度也可以影响药物释放速度。

功能意义 缓释剂型的生物药物作为长效的制剂应用于临床，一方面可以保持血药浓度的稳定，有利于药物发挥作用，同时也避免了血药浓度大幅波动情况下出现的毒副作用；另一方面，缓释剂可以延长患者给药的间隔时间，减少给药次数，提高患者用药顺从性，为患者治疗提供便利，提高患者生活质量。同时，一些不耐受消化道环境的生物药物，也可以通过特殊的给药途径，如经皮或者植入的方式进行给药，避免了消化道不良反应。在生物药物中，黄体生成素释放激素类似物的缓释剂型制备较成功。如多肽药物曲普瑞林是黄体生成素释放激素激动剂类似物，其聚乳酸-羟基乙酸共聚物微球缓释剂型由法国益普生（Ipsen）公司开发，可缓释1个月。由日本武田化学制药公司开发的亮丙瑞林也是黄体生成素释放激素激动剂类似物，生物活性为黄体生成素释放激素的15倍，其缓释期为1个月。缓释药物也存在缺点，最主要的缺点就是一旦发生不良反应甚至中毒，由于缓释剂型的特点，清除该生物药物的时间往往会长于常规速释剂型。另一方面，一旦缓释剂在血液中不发挥其作用，由于其携带的药物总量较大，因此会使血药浓度大大高于正常水平，由此可能带来严重的不良反应。

（蒋建利 尉 丁）

shēngwù yàowù máizhíjì

生物药物埋植剂（implant of biological drugs）

将生物药物置入特定的生物材料中，通过手术等微创方式置于身体特定部位的生物药物缓释制剂。其目的是使生物药物缓慢而稳定地穿过生物材料释放进入人体，发挥持续稳定的治疗作用。属于生物药物缓释剂的一种。临床广泛应用的如埋植于皮下的缓释避孕系统，其通过将含有孕激素的硅胶管埋植于皮下，可以获得长达数年的避孕效果。

性质分类 生物药物埋植剂根据材料和结构的不同，大致分为以下三种：①生物降解型埋植剂，即只利用可以生物降解材料制成的埋植剂，在植入人体后不但可以缓慢的释放药物，同时其载体可以在一段时间以后被生物降解而避免再次手术取出。如由瑞典阿斯利康公司生产的用于多种肿瘤治疗的药物诺雷德是由生物降解的植入剂戈舍瑞林组成。②非生物降解型埋植剂，即由不可生物降解材料制成的埋植剂，在药物释放完成后，还需要通过手术将容器取出，常见的皮下埋植避孕剂即采用的是不可降解的硅胶管作为药物容器。③药泵型埋植剂，即通过结合微电子等技术，实现在体内埋植药物的可控释放，通过遥控调节药物的释放速率，如美国Durect集团用于生物药物的Alzet微渗透压泵。

研究内容 主要包括：①埋植剂材料特性的研究，如在体内的稳定性、与周围组织细胞的生物相容性以及降解特性，降解产物对周围组织以及机体的影响等。②埋植药物的药物代谢动力学和药物效应动力学研究。③埋植局部和全身的长期毒性研究。④药物在埋植剂特殊材料和空间情况下释放、代谢以及局部蓄积情况的研究等。

影响因素 可以影响生物药

物埋植剂作用效果的因素主要包括：①埋植剂材料的物理化学特性，如埋植剂所采用的药物包装形式、包裹材料的化学性质均可以影响其中生物药物的释放速率，最终影响药物的作用效果、不良反应以及给药时间。同时所包裹的药物对包裹材料的稳定性和降解特性也会产生影响。Zeta 电位又叫电动电位或电动电势（ζ 电位或 ζ 电势），是指剪切面的电位，是表征胶体分散系稳定性的重要指标。②埋植药物的生物化学特性，药物在不同环境条件下（包括温度、pH 等）其溶解和体内转运特性也可以影响药物释出的速率，甚至引起局部的不良反应。③药物在埋植部位的特性，也可以影响药物的释出及发挥作用，如埋植部位的构成成份、血液以及淋巴循环的状态、生理屏障的影响、局部微环境（温度、pH）以及机体运动。④埋植材料与药物之间相互作用等。

功能意义　生物药物埋植剂是生物药物缓释系统的一种重要的方法。结合适当的药剂材料以及特定形态，使生物药物在较长时间内可以在体内稳定、安全的释放并稳定发挥作用，对于克服生物药物通过静脉途径给药所带来的不良反应具有重要意义。

（蒋建利　尉　丁）

shēngwù yàowù nàmǐlì gěiyào xìtǒng

生物药物纳米粒给药系统（nanoparticle drug delivery system of biological drugs）

以纳米粒为载体，将生物药物传导至体内特定部位并发挥药效的生物药物递送载体系统。是生物药物剂型的一种。纳米粒（nanoparticles，NP）通常为直径在 10～1000nm 的固态胶体颗粒。用于制备纳米粒给药系统的理想纳米粒应具有以下的性质：较高的载药量；较高的包封率；成熟可行的制备和提纯方法；本身可以生物降解，并且降解产物及中间产物无毒；具有适当的空间结构，如特定的颗粒大小和形状；具有较长的体内循环时间。纳米粒给药系统可作为多种生物药物的载体，如多肽类及蛋白类药物、疫苗、核酸类药物等。通过纳米粒给药系统，可以增强药物的溶解度，改善药物的吸收，提高生物利用度，并且可以改变药物的药动学性质以及药物的靶向性，降低药物的不良反应，增加生物药物的给药途径等。

分类　纳米粒可以按照结构以及释放药物方式进行分类。根据结构的不同，纳米粒可以分为纳米球（nanospheres，NS）和纳米囊（nanocapsules，NC）两种，前者是指具有骨架的实体型结构的纳米粒，生物药物分散在骨架之中或者吸附在其表面；而后者则具有膜壳药库型结构，药物包封在其中或者吸附在其表面。两者的区别是纳米球是实心的，药物只能吸附在表面，而纳米囊是空心的，除了药物吸附以外，更多的是包裹。纳米粒也可以按照直径进行分类，将 10～100nm 的纳米粒称为毫微粒，而将 100～1000nm 的纳米粒称为亚微粒。根据纳米粒中所携带药物的释放方式，纳米粒又可以分为普通载药纳米粒、控释载药纳米粒、磁性纳米粒和靶向定位载药纳米粒。普通载药纳米粒是将生物药物与纳米粒通过一定方法进行结合，并利用纳米粒携带进入人体发挥药效。通过与纳米粒的结合，可以使原本性质不稳定的药物稳定性增加，一方面避免了进入体内过快降解和代谢，另一方面也降低了药物的全身不良反应。控释载药纳米粒是在普通载药纳米粒的基础上，通过选择特定的材料以及制备工艺，实现纳米粒囊壁的有序溶解以及囊内容物的逐步扩散，增强了药物在局部实现较长时间内稳定释放，既避免全身的不良反应，同时也实现了药物在有效部位的持续释放并发挥作用。靶向定位载体纳米粒是选择对机体特定组织或者病变区域具有较高亲和力的材料制备成的不同类型的纳米粒，或者通过与针对某种特定分子的单克隆抗体的结合，实现纳米粒及其携带药物在体内的靶向运输，最终使药物到达并富集于特定的组织或者病灶，实现生物药物对病变部位的靶向治疗。磁性纳米颗粒则是利用具有磁性的材料制备而成的纳米粒，磁性纳米粒携带生物药物可以富集于特定的磁场区并且释放药物，利用这种纳米转运系统，可以实现对生物药物靶向治疗区域的人工控制，增加了药物的使用灵活性。

制备技术　纳米粒载体的制备主要包括两部分，即纳米粒本身的制备以及纳米粒的表面修饰。纳米粒的制备方法主要包括乳化聚合法、天然高分子聚合法、液中干燥法和自动乳化溶剂扩散法等，其中乳化聚合法是制备纳米球最主要的方法。通过不同的制备方法可以获得大小不同性质各异的纳米球。在此基础上，还需要对纳米球的表面进行修饰，以延长纳米粒在体内的循环时间，增加其通过血脑屏障等生物屏障的能力，减少被巨噬细胞吞噬的概率等。常见的表面修饰材料包括聚乙二醇、聚山梨酯，以及多糖类表面修饰材料等。

质量检定　纳米粒的质量检定包括四个部分，分别是纳米粒的物理特征测定、载药量及包封率的测定，以及体外释药测定。物理特征评价包括纳米粒的外观、直径大小及其分布宽度、Zeta 电位（又叫电动电位或电动电势、ζ电位或ζ电势，是指剪切面的电位，是表征胶体分散系稳定性的重要指标）以及纳米粒内部结构的分析。载药量的测定通常采用超速离心、超滤的方法分离纳米粒，随后用适当的溶剂溶解聚合物，再用高效液相色谱法等方法对药物进行定量分析。通过对载药系统中所含药量与制备含药纳米粒时的用药总量的测量，得到载药量、包封率及渗漏率等数据。纳米粒体外释药主要包括表面药物的溶解释放、药物经骨架和聚合膜的扩散、纳米粒聚合物材料的溶蚀及降解，通过对体外释药速率、持续时间、释放规律可推断释药动力学方程，寻找与体内相关的体外参数，作为评价体内药动学的参考指标。

应用 纳米粒给药系统作为一种新型的给药方式在生物药物领域已经发展出多种应用方向，其可以作为一些蛋白酶敏感的多肽类药物或蛋白药物如胰岛素的载体，实现口服等多种给药方式，并且增加这类药物在体内的稳定性，增加药物体内半衰期。同时，纳米粒给药系统也可以使药物到达一些通常药物分布难以到达的部位，如中枢神经系统等，有利于这些器官或组织的疾病治疗。

（蒋建利 尉 丁）

shēngwù yàowù zhìbèi jìshù

生物药物制备技术（biological drugs manufacturing technology） 采用先进的科学技术手段，按照预先的设计改造生物药物，生产出所需产品或达到某种目的的技术。生物药物是利用生物技

术生产的用于预防、治疗和诊断的医用药物和制品。与传统药物相比，具有治疗针对性强、药理活性高及毒副作用小等特点。因此，对于生物药物新药的研发一直都是医药产业的热点，其中生物药物的制备技术是新药研发的重要环节，对研究和制备生物药物具有重要的意义。用于制备生物药物的生物技术具有如下特点：①生产技术要求高。主要表现在发酵或细胞培养等过程要求在无菌环境中进行。②生产设备规模大。③技术发展速度快。

研发简史 1953 年，美国生物学专家沃森（James D. Watson）与英国生物学专家克里克（Francis H. C. Crick）共同提出了DNA 结构的双螺旋模型，这项突破标志着现代生物技术的诞生。1975 年，英国免疫学专家米尔斯坦（C. Milstein）和德国免疫学专家科勒（G. Kohler）应用杂交瘤技术制备单克隆抗体，并由此获得了 1984 年的诺贝尔生理学医学奖。1977 年，日本板仓（Itakura K）用基因工程的方法表达了人脑激素——生长抑素，这是人类第一次用基因工程方法制备生物药物。1978 年，美国基因泰克公司利用重组 DNA 技术成功地通过大肠杆菌生产出胰岛素，同年，世界上第一个基因重组蛋白质疫苗-乙肝表面抗原上市。1982 年，美国批准重组人胰岛素上市，这是全球第一个基因重组药物。1986 年，美国伯泰克（Ortho Biotech）公司应用细胞融合技术制备了用于治疗急性肾移植排斥的CD3 抗体 Muromonab-CD3（Orthoclone OKT3）。之后应用随着生物药物制备技术发展，生物药物品种不断增加，产业化水平不断提高。

分类 生物药物制备技术包括天然生物药物分离纯化技术、基因工程制药技术、细胞工程制药技术、抗体药物制备技术、疫苗制备技术、蛋白质工程制药技术和生物药物筛选模型等。

天然生物药物分离纯化技术 生物药物分离纯化技术决定着生物药物的质量、产品收率及成本。包括对生物药物的提取、分离及纯化技术。工艺流程大致为生物样品的制备、预纯化和精细纯化。生物样品制备主要包括细胞破碎技术、过滤及离心等操作；预纯化时，主要应用沉淀、萃取及膜分离等技术；精细纯化时，主要应用基于各种分离原理的层析纯化技术。

基因工程制药技术 可大量生产功能性蛋白、发现更多的人体内活性多肽及获得具生理活性的蛋白质药物。其中重要的基因工程制药技术可以分为上游技术和下游技术两个部分，上游技术包括定点突变制药技术、DNA 重组制药技术、融合蛋白制药技术等。下游技术是通过将这些基因与载体结合后导入基因工程高效表达系统中，如原核细胞表达系统、真核细胞表达系统，然后通过大规模的发酵等生产工艺进行生产。最后需要将获得的功能蛋白进一步分离提纯。

细胞工程制药技术 通过细胞和细胞器上进行遗传操作，在使其某些遗传特性发生改变的基础上，制备生物药物的技术。它主要由上游工程（包括细胞遗传操作和细胞保藏）和下游工程（细胞培养和产品纯化，即将已转化的细胞应用到生产实践中用以生产生物药物的过程）两部分构成。细胞工程制药技术主要是应用细胞工程技术进而制备生物药

物，其主要包括动物细胞工程制药技术和植物细胞工程制药技术两大方面。

抗体药物制备技术 制备用于疾病诊断、预防和治疗的抗体、抗体融合蛋白或抗体交联物的技术。但是由于杂交瘤技术生产的抗体是鼠源性的产物，在人体上应用会引起过敏反应的发生，限制了此类抗体的应用，由此产生了基因工程抗体制备技术，该技术结合 DNA 重组技术、遗传工程技术以及细胞工程技术等最新的生物技术，用以制备人源化抗体药物和全人抗体药物，解决了鼠源性抗体药物的异源性问题，是抗体药物的发展方向。

疫苗制备技术 用于制备疫苗的技术。主要包括灭活疫苗技术、减毒疫苗技术、重组载体疫苗制备技术、反向疫苗学技术、疫苗递送系统、合成肽疫苗技术等。

蛋白质工程制药技术 以蛋白质结构与功能的关系为基础，通过分子设计以及 DNA 重组等技术，把天然的蛋白质改造成需要的新的蛋白质药物的技术。首先根据蛋白质药物的结构与功能信息进行新蛋白质药物结构的设计，再根据设计方案确定要进行改变的基因，最后经过蛋白质工程制药技术得到所需的新蛋白质药物。具体包括步骤：蛋白质结构分析、蛋白质药物分子设计和蛋白质药物改造。

生物药物筛选模型 对生物药物候选物进行初步药理活性的检测和试验的技术。通过生物药物筛选模型可以发现生物药物的药用价值和临床用途，为新药研究提供最初始的依据。主要分为生物药物体外筛选模型和生物药物体内筛选模型。

（蒋建利　张雪芹）

tiānrán shēngwù yàowù fēnlí chúnhuà jìshù

天然生物药物分离纯化技术
（natural biological drugs separation and purification technology）

将微生物、动植物细胞、组织及体液等来源的生物药物进行提取、分离和纯化的技术。生物药物分离纯化技术决定着生物药物的质量、产品收率及成本，其分离纯化对象主要包括氨基酸、多肽和蛋白质、酶和辅酶、核酸、糖类、脂类、细胞生长因子及生物制品类等物质。天然生物药物分离纯化技术是现代医药产业的必备技术，制约着生物药物研发的成本和费用，在现代基因工程药物生产中，分离纯化的成本高达 90%。

生物药物分离纯化技术的发展经历了三个阶段：第一阶段是 19 世纪 60 年代至 20 世纪上半叶，主要是使用压滤、蒸馏或精馏等设备进行分离纯化，属于手工业式的原始分离纯化期。第二阶段是 20 世纪 40~60 年代，手段基本相同，但主要以化工单元操作为主，并且出现了生物与化工交叉的生化工程，属于工业发展时期。第三阶段是自 20 世纪 70 年代以来，伴随着基因工程、酶工程、细胞工程、微生物工程及生化工程的飞速发展，带来了系列理论与技术的突破与创新，例如分离科学、光谱技术及超灵敏生物分析等科技的快速发展，进入了快速发展的现代生物药物分离纯化时期。

传统的生物药物分离纯化方法是基于被分离物质化学性质上的差异，而非利用生物活性上的差异，对生物药物的活性检测也主要在药物分离纯化前进行，而非跟踪检测方式。与传统方法相比，现代的生物药物分离纯化是基于待分离物质的生物活性上的差异进行的，特点是不仅要将杂质去除，更重要的是尽可能保持药物的生物活性，且采用体外超灵敏生物分析技术进行全程的生物活性监测。

分离纯化程序 综合运用多种分离纯化技术，依据被分离物质所处位置（胞内或胞外）、溶解性、挥发性及稳定性等特性来进行分离纯化。主要包括样品制备、预纯化和精细纯化三个步骤（图）。但需要注意的是，由于多种分离手段的综合使用，上述的三个过程常常会有交叉重叠，因此并无严格的区分界限。

生物样品制备 也称为生物样品前处理。样品前处理的质量决定着后续纯化的效果。生物样品制备环节主要涉及的技术包括细胞破碎技术、过滤及离心等固液分离操作。

过滤是在压力推动下的分离手段，常用的是基于高分子聚合膜的膜过滤体系，在样品制备阶段多使用微孔过滤（简称微滤）方式去除经过细胞破碎后混合物中诸如细胞、细胞碎片及蛋白质沉淀等固体颗粒，以便进一步进行生物悬浮液的样品处理。微滤

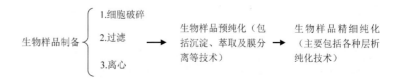

图　天然生物药物分离纯化流程

具有操作便捷、安全、经济及环境友好等优点，但易出现固体颗粒的泄露及微孔膜的堵塞等问题，常用的微孔膜有 $0.2\mu m$、$0.45\mu m$ 及 $0.6\mu m$ 等规格。

离心分离是固液分离的主要技术手段。主要是依赖惯性离心力和固液密度差进行分离操作，固体颗粒的沉降速度与固液密度差、液体黏度及离心力大小有关。根据转速大小，可分为：低速离心，$< 8000 r/min$；高速离心，$8000 \sim 20\,000\ r/min$；超速离心（ultracentrifugation），$> 50\,000\ r/min$。高速离心一般可满足生物药物的分离要求，而超速离心则主要用于分离制备线粒体、溶酶体和病毒等以及具有生物活性的核酸、酶等生物大分子。超速离心常用的模式是差速离心和密度梯度离心，前者适用于沉降系数差别较大组分的分离，后者适用于沉降系数接近的组分分离，根据所使用的溶剂密度梯度不同，溶剂分为蔗糖密度梯度和氯化铯密度梯度两种。总之，离心法的主要优点是简便、重复性好，但不易去除密度较小的膜片，后续纯化中易发生柱堵塞现象。

生物样品预纯化　涉及的技术主要包括沉淀（见天然生物药物沉淀分离技术）、萃取（见天然生物药物萃取分离技术）及膜分离（见天然生物药物膜分离技术）等技术。

生物样品精细纯化　主要包括基于各种分离原理的层析纯化技术，如天然生物药物层析分离纯化技术、天然生物药物亲和层析技术，多用于价格昂贵的生物药物和生化活性物质的分离纯化，如多肽药物、蛋白质药物、抗体药物及疫苗等生产。层析纯化技术是现代天然生物药物分离纯化

的关键与核心技术，其中天然生物药物亲和层析技术是基于待分离物质特异的生物活性来进行分离的，因此具有极高的特异性和选择性。现代的生物药物分离纯化过程在基础理论研究方面，需要重点解决非理想溶液状态下如何选择高效率分离剂的问题，研究液-液、液-固及液-气等两相界面的结构、控制界面现象及探究界面现象对传质机制的影响，完善和发展有关的数学模型的分析和评估作用。在新技术发展方面，不仅需要加强新老技术的结合与创新，还要注意生物药物生产的上游技术与下游分离纯化技术的结合，更应注重生物药物分离纯化规模化和工业化进程中的工程问题研究。另外，环境友好的清洁生产工艺更是现在及将来的生物药物生产终极追求的目标。研究和开发高效率、低成本、低能耗的天然生物药物分离纯化技术是一项正在进行且任重道远的艰巨任务。

（何金生　郑妍鹏）

xìbāo pòsuì jìshù

细胞破碎技术　（cell disruption technology）

应用机械、物理、化学或酶的方法破坏细胞膜或细胞壁，使胞内的生物分子释放出来的技术。基因工程药物是通过在宿主细胞内克隆表达而生产的，胞内物质的获得须经细胞破碎后方能提取，所以细胞破碎技术被广泛应用在以基因工程药物为核心的生物技术药物的生产制备中。细胞破碎技术是将存在于细胞胞质、细胞周质或包涵体中的非分泌型生化物质分离纯化的基础，这些物质有人胰岛素、人生长激素、白介素、干扰素、细胞生长因子、甲状旁腺素等。该破碎技术依据是否使用了外加作用力分

为机械法和非机械法。机械法主要包括高压匀浆、珠磨法、超声破碎及撞击破碎等方法；非机械法则主要包括化学渗透、酶溶法及渗透压冲击等方法。机械法高效价廉，能用于工业生产，但存在背景复杂、黏度高、活性物质易失活等缺点。非机械法具有目标产物选择性高、黏度低、无残留细胞碎片等优点，但存在成本高、通用性差及仅限实验室规模使用的缺点。一般根据破碎目的、目标产物类型及在胞内不同位置（胞质、胞内周质或包涵体），将多种破碎方法和细胞培养及后续分离纯化等上下游技术过程结合进行，达到最优的组合。

高压匀浆法　在高压（最高可达 150 MPa）下，细胞悬浮液通过针型阀时，因受到瞬间减压和高速撞击产生的高的液相剪切力而导致细胞破碎。影响破碎效率的主要因素为压力、温度和循环次数等。高压匀浆法适用于多种微生物细胞的破碎，如酵母菌、大肠杆菌、巨大芽胞菌及黑曲霉等，但不适用于含菌丝的细胞，因菌丝可能会阻塞匀浆器阀，使操作产生困难。对较难破碎和处于生长静止期的细胞及细胞浓度较高时，需要采用多次循环方式才能达到较高的破碎效率。

珠磨法　细胞悬浮液与细小研磨剂颗粒一起搅动时，因受到固体颗粒间的固体剪切力和撞击而导致细胞破碎。影响破碎效率的因素主要有转速、细胞浓度、珠粒大小、温度及流量等。珠磨法本质属于放大的研磨法，适用于真菌菌丝和藻类细胞的破碎。

超声破碎法　细胞悬浮液在高频声能作用下，溶于液体中的气体会分离出来产生气泡而导致空穴现象，受这种空穴现象产生

的液相剪切力和冲击波的作用而导致细胞破碎。影响破碎效率的主要因素有声频、声能、温度、时间及细胞浓度等，不同菌种的超声破碎效果不同，如杆菌比球菌易破碎，革兰阴性菌比革兰阳性菌易破碎。超声破碎法适用于细菌和真菌细胞的破碎，但破碎过程产生大量的热能，不易放大，多用于实验室规模的细胞破碎。

化学渗透法　在有机溶剂、抗生素、表面活性剂、变性剂及金属螯合物等化学试剂的作用下，细胞壁或细胞膜的通透性发生改变，从而使细胞中生物分子选择性地释放出来。影响化学渗透法破碎效率的主要因素有化学试剂的种类及细胞壁和细胞膜的结构，多种化学试剂的联合使用能有效提高胞内物质的释放效果，如大肠杆菌经 0.1mol/L 的盐酸胍和 0.5% 的 TritonX-100 处理，胞内蛋白的释放率达 53% 左右，而同样时间内二者单独使用时的蛋白释放率仅分别为 1% 和 4%。

酶溶法（enzymatic lysis）　在生物酶的作用下，细胞壁和细胞膜被消化破坏后，致使胞内物质释放而出。影响酶溶法破碎效率的主要因素有酶的种类及细胞壁和细胞膜的组成与结构等，常用的酶有溶菌酶、纤维素酶、蛋白酶、脂肪酶、核酸酶等。酶溶法的优点在于选择性高、核酸释放少及细胞外形完整等，但存在成本高、通用性差的缺点，限制了其在大规模生产中的应用。

渗透压冲击法　细胞破碎的一种方法。该方法是先把细胞放在高渗溶液中，由于渗透压作用，细胞内的水分向外渗出，细胞便发生收缩，当达到平衡后，将介质快速稀释或将细胞转入水或缓冲液中，由于渗透压发生突然变

化，胞外的水分迅速渗入胞内，使细胞快速膨胀而破裂，使产物释放到溶液中。

（何全生　郑妍鹏）

tiānrán shēngwù yàowù chéndiàn fēnlí jìshù

天然生物药物沉淀分离技术

（natural biological drugs precipitation technology）　通过加入沉淀剂降低待分离物质在溶液中的溶解度从而形成无定形沉淀进行生物药物初步纯化的技术。是天然生物药物分离纯化技术中的一种。常用于生物药物分离的初步纯化或预纯化操作环节，用作粗分级分离，具有浓缩与分离的双重作用。所需设备简单、成本低、收率高的优点，缺点是所获目的产物纯度不高。根据所加沉淀剂的不同可分为盐析沉淀法、有机溶剂沉淀法、等电点沉淀法和亲和沉淀法等。

盐析沉淀法（salting out precipitation）　在溶液中加入高浓度的盐，如固体盐或盐饱和溶液，使目的产物通过脱水及中和其所带电荷，从而达到分子聚集而形成沉淀析出的方法。盐析的经验公式为 $\lg S = \beta - K_s \mu$（S 为溶解度，μ 为离子强度，β 为常数，与温度和 pH 有关，但与盐的种类无关；K_s 为盐析常数，与温度和 pH 值无关。）常用的盐析方法有两种，①在一定的 pH 及温度条件下，改变盐的浓度达到沉淀分离目的，称为 K_s 分级盐析法，常用于蛋白质粗品的分级分离。②在一定离子强度下，改变溶液的 pH 及温度达到沉淀分离目的，称为 β 分级盐析法，常用于蛋白质的后期分离纯化。盐析沉淀法常用的沉淀剂有硫酸铵、硫酸钠、氯化钠、磷酸钠及磷酸钾等，其中硫酸铵沉淀法以其溶解度高、沉淀效果

好及价格低廉的优点最为广泛应用，但在 pH 大于 8 的环境中因放出氨气而不能使用，另外，因使用大量的无机盐沉淀剂，需后续脱盐操作。盐析沉淀法主要用于蛋白质和酶的粗分级分离，也可用反复盐析法制备较纯产品。

有机溶剂沉淀法（precipitation method of organic solvents）　随着与水互溶的有机溶剂的增加，蛋白质的溶解度显著降低而使其沉淀析出的方法。有机溶剂沉淀法具有沉淀范围宽、产品纯度高、有机溶剂去除方便等优点，但溶剂消耗量大，需低温操作。广泛应用于多肽与蛋白质类、酶类、多糖及脂类等药物的生产中。乙醇是最为常用的有机溶剂，白蛋白、免疫球蛋白及血纤维蛋白原等都是利用在低温条件下用乙醇分级沉淀人血浆来制备的。此外，乙醇分级分离的方法可用于大规模分离黏多糖混合物，既适用于不同性质黏多糖的分级分离，又可用于同一种类黏多糖不同相对分子质量组分的分级分离。

等电点沉淀分离法（isoelectric precipitation）　基于蛋白质分子具有不同等电点的特性，通过改变溶液的 pH 值，将杂蛋白沉淀析出除去，最后获得目的产物的分离方法。蛋白质达到等电点时，分子所带的静电荷为零，分子间相互作用力增强，此时，蛋白质溶解度最低，易形成沉淀而从溶液析出。等电点沉淀法常用于疏水性强的蛋白质的沉淀，对于亲水性强的蛋白质的沉淀则需要将盐析、有机溶剂沉淀等其他沉淀方法联合使用。等电点沉淀法多用于杂质的去除，pH 8.0 时用于碱性蛋白质的去除，pH 3.0 时用于酸性蛋白质的去除。另外，等电点沉淀法因常用诸如盐酸、

磷酸和硫酸类的无机酸沉淀剂，可能导致蛋白质发生不可逆变性，因此，使用等电点沉淀法必须注意适用的 pH 值范围。

亲和沉淀分离法（affinity precipitation） 借助于蛋白质与可溶性载体发生配合反应（也称为络合反应）形成的配合物（也称为络合物）的溶解度大小进行沉淀分离的方法。蛋白质与可溶性载体上能特异性吸附蛋白质的亲和配基络合后形成沉淀析出，沉淀被分离、洗涤后，再用洗脱剂将蛋白质由沉淀复合物中解离出来。亲和沉淀法是分离纯化复杂背景下单一蛋白质的有效方法，也是蛋白药物分离纯化领域的研究热点，但由于缺乏可用于大规模亲和沉淀的可溶性载体，亲和沉淀法受限于大规模的工业生产。

天然生物药物沉淀技术广泛应用于实验室规模和工业生产。例如，尿激酶的生产中反复使用盐析沉淀法进行纯化，操作简单，沉淀效果较好；使用乙醇沉淀法处理软骨消化液，可去除消化液中硫酸角质素等杂质，获得纯度极高的硫酸软骨素；应用亲和沉淀法纯化胰蛋白酶，胰蛋白酶回收率可达 76%，纯度可达 92%。

（何金生 郑妍鹏）

tiānrán shēngwù yàowù cuìqǔ fēnlí jìshù

天然生物药物萃取分离技术

（natural biological drugs separation and purification by solvent extraction technology） 利用生物药物中的不同组分在溶剂中的溶解度不同来分离混合性生物药物的技术。是天然生物药物分离纯化技术中的一种。主要包括液-液萃取法和固-液萃取法。液-液萃取法是指利用溶质在互不相溶的两种溶液之间的迁移能力和分离效能，即分配系数，的不同而使溶质得到纯化或浓缩的方法；固-液萃取法也称固相萃取法，是以固相填料上的键合功能团（即通过化学键结合在固相填料上的能特异性地吸附目的产物的基团）与混合物分子间的相互作用而使目的产物得到纯化和浓缩的技术。萃取分离技术主要用于样品前处理过程中生物样品的预纯化，完成对维生素、抗生素、蛋白质、酶、脂类、核酸、病毒及天然产物中活性物质的提取等，常用的液-液萃取法和固-液萃取法主要有溶剂萃取、反胶束萃取、双水相萃取、超临界流体萃取、加速溶剂萃取、微波辅助萃取、超声波辅助萃取、固相微萃取及亚临界水萃取等。

传统的溶剂萃取主要用于氨基酸、抗生素、维生素等小分子物质的分离。如青霉素的生产工艺中，发酵液经样品前处理和过滤后进行萃取操作，经过反复萃取数次可纯化和浓缩青霉素。双水相萃取是指当两种聚合物、盐和聚合物或两种盐在一定浓度下混合时出现的互不相溶的双水相萃取系统，多采用聚乙二醇/葡萄糖和聚乙二醇/盐体系进行萃取，主要用于蛋白质、多肽、核酸及酶等大分子物质的分离。如干扰素-β 的生产工艺中，采用聚乙二醇磷酸酯/盐体系进行萃取操作，可使 1×10^9 U 的干扰素-β 回收率达 97%，且特异活性 $\geq 1 \times 10^6$ U/mg 蛋白。

超临界流体萃取（supercritical fluid extraction，SFE） 以处于超临界状态的流体作为溶剂，从固体或液体中萃取出高沸点或热敏性组分以达到分离纯化的目的。CO_2 因其具有临界温度低（31.1℃）、压力小（7.38 MPa）、低毒、价廉及易于操作等优点，成为最理想和最常用的流体溶剂。该方法已用于氨基酸的萃取，甘油酯、脂肪酸及卵磷脂的提取与分离，酵母发酵液中 γ-亚麻酸和甾体化合物的萃取，及各种抗生素的浓缩、精制和脱溶剂等。该方法尤适于热敏性和易氧化物质的提取和精制，其发展趋势是与气相色谱、超临界流体色谱及液相色谱等各种色谱技术进行联用。

加速溶剂萃取（accelerated solvent extraction，ASE） 又称加压液相萃取法。是在较高温度（50~200℃）和较高压力（10~15 MPa）下，应用有机溶剂萃取固体或半固体的液固萃取过程，与 SFE 原理相似。该方法具备有机溶剂用量少、耗时少、回收率高及重现性好等显著优点。

微波辅助萃取（microwave-assisted extraction，MAE） 利用微波加热来加速固体样品中目标萃取物在萃取溶剂中的溶解的萃取技术。该技术的主要优点体现在溶剂用量少、快速、可多样品同时处理、效率高及易操作等方面。

固相微萃取（solid-phase microextraction，SPME） 在固相萃取的基础上发展起来，集采样、萃取、浓缩和进样于一体的新型微萃取技术，常与气相色谱、高效液相色谱等仪器联用。主要有吸附和解吸两个操作步骤，与高效液相色谱原理相近，但操作目的不同，该方法是将复杂背景下的目的产物提取并富集的过程，具有重现性好、回收率高、选择性强、易于自动化的优点。

加速溶剂萃取、微波辅助萃取、超声波辅助萃取、固相微萃取及亚临界水萃取等新技术主要用于环境监测、食品检测及药物分析领域的样品中有害成分（如非法添加剂及农药残留物）的快速萃取，但将来可能应用于生物制药工业生产。

（何金生　郑妍鹏）

tiānrán shēngwù yàowù mófēnlí jìshù

天然生物药物膜分离技术（natural biological drug membrane separation technology）

用半透膜作为选择障碍层，允许天然生物药物混合物中某些组分透过而保留其他组分从而达到分离目的的技术。是天然生物药物分离纯化技术中的一种。膜分离技术兼具分离、纯化、浓缩、高效、环保及操作简单的优点，广泛用于天然生物药物的样品制备与预纯化过程中。膜材料是膜分离技术发展的基础和保障，主要有纤维素酯类、聚砜类、聚酰胺类等高分子膜及基于陶瓷和金属的无机膜。根据分离膜孔径大小，膜分离可分为微滤、超滤、反渗透、纳滤及透析等分离技术。

微滤技术（microfiltration，MF） 半透膜的膜孔径为 $0.05\sim10\,\mu m$，使用压力为 $0.05\sim0.5\,MPa$，适用于分离微生物、细胞碎片、微细沉淀物及微米级尺度的粒子，如 DNA 和病毒等，因此，微滤技术常用于生物悬浮液样品处理中的预纯化。

超滤技术（ultrafiltration，UF） 所用半透膜的膜孔径为 $0.001\sim0.05\,\mu m$，使用压力为 $0.1\sim1\,MPa$，超滤技术的关键在于根据被分离物质与溶剂的性质选择合适的超滤膜。进行生物大分子的浓缩分离，需选择截留相对分子质量约为待分离物质一半的超滤膜，以获得较大的回收率和较短的操作时间。截留相对分子质量是指截留率达 90% 以上的最小被截留物质的相对分子质量，

是选择分离膜的有效指标。超滤技术常用在生物药物制备的预纯化阶段，用于可溶性生物大分子的分离、浓缩、分级与纯化。超滤技术也常用于生物药物制备的成品加工阶段，用于生物大分子的脱盐、脱水和浓缩等，特别是在生物医药产业除菌和除热源方面具有重要作用。例如，在从猪胸腺中提取胸腺素的生产中，猪胸腺提取液经加热除去杂蛋白后，用丙酮进行沉淀、用硫酸铵进行盐析、超滤，可获得相对分子质量小于 10 000 的超滤液，最后进行凝胶过滤层析脱盐，冷冻干燥后可获得胸腺素精品。

反渗透技术（reverse osmosis，RO） 膜孔径为 $0.1\sim1\,nm$，使用压力为 $1\sim10\,MPa$，是基于溶解-扩散原理（即假设半透膜为均一、无孔膜，溶剂和溶质均可溶解于膜表面，并以各自的化学位差为推动力在膜中扩散直至通过膜），在高压力下，只有水溶液可以透过膜，其他所有有机大分子、小分子和无机盐类都被截留。反渗透技术主要用于发酵液中乙醇、丁醇等溶剂的去除及抗生素和氨基酸的浓缩等。

纳滤技术（nano filtration，NF） 也称为纳米过滤技术，膜孔径小于 $2\,nm$，使用压力小于 $1.5\,MPa$，是基于溶解扩散原理，介于超滤与反渗透之间以压力为驱动力的新型膜分离技术。其主要优点是截留小分子有机物的同时将无机盐类析出，以及因所需外加压力低而节约能源，因此，纳滤技术都拥有比超滤和反渗透更广阔的应用前景。纳滤技术可有效去除发酵液中存在的有机抗体和无机盐等杂质，用于发酵液的浓缩精制和脱盐处理。

透析技术（dialysis） 以浓

度梯度为驱动力的膜分离过程。该技术主要用于去除小分子有机物和无机离子等。如由猪心中提取细胞色素 C 的生产工艺中，提取液经盐析、浓缩后，将收集的沉淀溶于蒸馏水，装入透析袋中，然后透析至无硫酸根为止，过滤可获得细胞色素 C 粗品；粗品再经吸附、洗脱后再次用蒸馏水透析去除氯离子，获得细胞色素 C 精品溶液。

膜分离技术主要存在的问题是浓差极化和膜污染现象，这使得膜在使用一段时间后分离效率降低，这是制约膜分离技术应用的主要因素。浓差极化是指分离膜与近膜面区域中，溶质浓度高于本体溶液而形成的浓度梯度现象；膜污染是指膜表面或膜孔内由于吸附和溶质沉积造成的膜孔径变小和堵塞现象。因此，为减少浓差极化和膜污染情况，在实际操作中需要根据被分离物质的特性，并结合膜材料、膜孔径、膜结构、膜组件、pH、盐浓度、温度、溶质浓度、流速、压力等因素进行综合选择和处理。

（何金生　郑妍鹏）

tiānrán shēngwù yàowù céngxī fēnlí chúnhuà jìshù

天然生物药物层析分离纯化技术（natural biological drugs chromatography separation and purification）

利用混合物质在固定相与流动相之间理化性质的差异对天然生物药物进行精细纯化的技术。又称色谱分离技术。是天然生物药物分离纯化技术中的一种。

层析分离的实质是利用混合物质在固定相与流动相之间理化性质的差异而达到分离的目的。不同来源的生物药物经细胞破碎、过滤、离心、沉淀、萃取及膜分

离等样品前处理后，需要经过层析分离才能达到市售医药产品的标准。层析法的纯化效率很高，不仅适于性质相似物质的分离分析，也能用于大规模的工业生产，是蛋白质药物、多肽药物、核酸药物、激素、多糖及天然生物制品等进行精制纯化的首选方法。广泛应用的层析技术主要有离子交换层析、疏水层析、凝胶过滤层析及亲和层析等中、低压液相层析法。

离子交换层析法（ion exchange chromatography，IEC）

以阴、阳离子交换剂作为固定相填料，流动相中的混合物质因其与离子交换剂的结合能力不同而得到分离的技术。离子交换剂的类型是选择离子交换方法的关键因素，如离子交换树脂可用于氨基酸和短肽的分离，却不适于蛋白质类大分子的纯化；纤维素离子交换剂则可使蛋白质保持较高的活性和收率。如人血浆白蛋白的生产中，常采用纤维素离子交换柱来对低乙醇沉淀法产生的白蛋白进行精制。又如在尿激酶的生产中，获得尿激酶粗品后，经过两次阳离子交换层析，制得尿激酶精品。生物制药生产中约有75%的层析工艺选用离子交换层析。

疏水层析法（hydrophobic chromatography，HIC）

基于固定相载体偶联的疏水性配基与流动相中混合物分子间发生的可逆性结合而进行蛋白质分离纯化的技术。疏水层析的分离基础是蛋白质的疏水性差异，可与离子交换和凝胶过滤等层析法联用进行复杂样品的分离。疏水层析法常用于血清蛋白、膜蛋白、核蛋白、重组蛋白、受体等蛋白质的精细纯化过程。

凝胶过滤层析（gel filtration chromatography，GFC）

又称为体积排阻层析或分子筛层析，是根据待分离物质的大小和性质进行分离纯化的技术，主要有脱盐和分级分离两大用途。固定相是具有网状结构的凝胶填料，小分子物质可以进入凝胶颗粒内部，大分子物质却被排阻于凝胶相之外，因此，经过凝胶过滤后大分子物质首先流出，小分子物质后流出，从而可将不同大小分子进行分离。凝胶过滤层析常用于牛痘苗、胰岛素及溶菌酶等的精制，并广泛用于药物的去热源、脱盐、脱色等工艺。

生物制药生产中，往往是几种层析技术（见天然生物药物亲和层析技术）组合在一起使用。如白介素的功能短肽可与 PE40（绿脓杆菌外毒素除去受体结合区后的剩余部分）融合，形成的重组 $IL-10_{23-57}$-PE40 以可溶性形式表达，经用硫酸铵盐析后，依次通过疏水层析、阴离子交换层析及铜离子亲和层析后，可获得90%重组产品。如干扰素的生产中，工程菌体经高压匀浆和超声破碎、离心分离包涵体、有机溶剂萃取、体外变复性等操作后，主要采用离子交换、凝胶过滤、疏水层析及亲和层析等各种组合进行进一步的精制后获得高纯度的干扰素。又如在绒毛膜促性腺激素的生产中，先后经二乙氨乙基-离子交换层析和 Sephadex G-100 凝胶过滤层析，获得纯品。

（何金生　郑妍鹏）

tiānrán shēngwù yàowù qīnhé céngxī jìshù

天然生物药物亲和层析技术

（natural biological drugs affinity chromatography technology）　以待分离物质与固定相填料上偶联的特异性配基之间的可逆性结合为基础的分离纯化技术。是天然生物药物层析分离纯化技术中的一种。亲和层析是基于待分离物质特异的生物活性来进行分离的，因此具有极高的特异性和选择性。生物药物亲和层析技术主要包括亲和层析、金属螯合层析、免疫亲和层析、凝集素亲和层析。

亲和层析

根据固定相偶联配基的不同，可分为合成基团亲和配基层析法、天然基团亲和配基层析法及生物专一性配基层析法三种。属于合成基团亲和配基的有染料、类染料及固定化金属离子配基等，其中固定化金属离子配基实用性最强，以镍柱纯化最为经典。属于天然基团亲和配基的有核苷酸、组氨酸、肝素、凝集素、A 蛋白和 G 蛋白等。属于生物专一性配基的有抗原-抗体、抗体-抗抗体、激素-受体、酶-底物、酶-抑制剂等，这类配基具有最高的选择性。

金属螯合层析（metal chelation chromatography）

又称为固定化金属离子亲和层析，是以蛋白质分子表面的氨基酸与层析填料上偶联的金属离子配基间的相互作用为基础的分离纯化技术。通过络合或螯合基团，将 Zn、Ni、Cu、Co 等金属离子固定化到载体表面，可以对含色氨酸或组氨酸等残基的蛋白质产生亲和力，从而分离纯化相应的蛋白质药物。金属螯合层析以镍柱纯化含有6 个组氨酸片段的融合蛋白最为常见，如凝乳酶、免疫球蛋白 G、羧肽酶 Y 及血纤维蛋白溶酶等。

免疫亲和层析（immunoaffinity chromatography）

是基于抗原-抗体间的专一性亲和作用进行分离纯化的，较为常见的是使用单克隆抗体亲和柱进行生物药物的纯化，如重组人干扰素（rhIFN-α）、凝血因子Ⅴ、凝血因子Ⅷ的纯化等。

凝集素亲和层析（lectinaffinity chromatography） 是通过载体上偶联的凝集素配基与特异性糖基间的相互作用来进行糖和糖蛋白分离纯化的技术。常用的凝集素有伴刀豆球蛋白A、扁豆凝集素、豌豆凝集素、麦芽凝集素、蓖麻凝集素及大豆凝集素等。如伴刀豆球蛋白A主要用于含有甘露糖基及葡萄糖基的糖蛋白的分离纯化。

另外，常见的还有用A蛋白、G蛋白、H蛋白及L蛋白等作为配基用于免疫球蛋白及其亚基的分离纯化，以及以肝素为配基用于血液因子和脂蛋白的分离纯化等亲和层析法。

生物药物生产中，亲和层析常与其他层析技术组合在一起使用。如在干扰素的生产中，获得干扰素粗品后，主要采用离子交换、凝胶过滤、疏水层析及亲和层析等各种组合的技术进行进一步的精制，其中亲和层析可选用免疫亲和层析（如抗干扰素的单抗的精制）、Blue亲和层析及金属离子螯合亲和层析等。重组人肝细胞生长因子的生产中，利用大肠杆菌表达宿主细胞获得目的蛋白的包涵体后，用8 mol/L的尿素溶解，上清液依次经过凝胶过滤和肝素亲和层析纯化，获得的复性后重组人肝细胞生长因子的纯度可达90%以上。

（何金生 郑妍鹏）

jīyīn gōngchéng zhìyào jìshù
基因工程制药技术（genetic engineering pharmaceutical technology） 利用分子生物学技术进行基因改造，并将目的蛋白质基因连接在载体上，然后导入到微生物、哺乳动物细胞等靶细胞中进行表达，最后将表达的目的蛋白提纯成为生物药物的技术。与传统生物技术相比，基因工程制药技术可大量生产功能性蛋白、发现更多的人体内活性多肽及获得具生理活性的蛋白质药物。

研发历程 基因工程的名称在1951年由美国学者杰克·威廉森（Jack Williamson）提出。随后，美国沃森（James Watson）和英国学者克里克（Francis Crick）发现了DNA分子双螺旋结构。1972年，美国保罗·伯格（Paul Berg）创建了第一个重组DNA分子病毒。1973年，第一个转基因生物—含抗生素抗性基因的大肠杆菌出现。而世界上第一只转基因动物以及第一株转基因植物分别由1973年德国学者鲁道夫·耶尼希（Rudolf Jaenisch）及1983年美国学者奇尔顿（Mary-Dell Chilton）等人创造。随着DNA测序技术的发明，基因工程形成了完整的技术链，并在制药领域展示了巨大的潜力和应用前景。美国基因泰克公司率先在1977年和1978年利用大肠杆菌作为宿主生产出由人工合成基因所表达的促生长素抑制素及人胰岛素，而后者在1982年被美国食品药品管理局和英国药品管理部门正式批准用于临床。1985年，美国学者穆利斯（Kary Mullis）发明了高效复制DNA片段的"聚合酶链式反应"技术。该技术极大地推进了基因工程药物的开发和应用，并主要用于治疗人类肾性贫血、白细胞减少、癌症、器官移植排斥、类风湿关节炎、糖尿病、矮小症、心肌梗死、乙肝、丙肝、多发性硬皮病、不孕症、黏多糖病、法布莱病、囊性纤维化、血友病、银屑病和脓毒症等多种疑难病症。1987年，美国学者凯瑟琳（Kathe-rine Gordon）等首次在转基因老鼠乳腺中合成和表达了人类组织型纤溶酶原激活剂。1988年，美国学者安德鲁·希亚特（Andrew Hiatt）等利用植物生产人类抗体。在中国，基因工程制药技术的发展以及利用该技术生产药物相对较迟。直到1989年，中国的第一个基因工程药物α1干扰素才获得药品监督管理部门批准上市。2015年版《中华人民共和国药典》共收录基因工程药物137种，其中预防类48种，治疗类78种，体内外诊断试剂11种。

分类 其中重要的基因工程制药技术可以分为上游技术和下游技术两个部分，上游技术包括定点突变制药技术、DNA重组制药技术、融合蛋白制药技术、定向进化制药技术、基因插入制药技术、基因打靶制药技术等一系列分子生物学技术，是对天然基因改造的不同技术，以求获得有应用价值的目的蛋白质的基因；下游技术是通过将这些基因与载体结合后导入基因工程高效表达系统中，如原核细胞表达系统、真核细胞表达系统，然后通过大规模的发酵等生产工艺进行生产，涉及重组表达菌和微生物发酵制药技术、重组动物细胞系和动物细胞发酵技术以及转基因动物生物反应器技术和转基因植物生物反应器技术。最后需要将获得的功能蛋白进一步分离提纯。

重组表达菌和微生物发酵制药技术 利用微生物发酵制药是工业化生产基因工程药物的最主要方法，也称基因工程菌发酵制药。通过培养基因工程构建的重组表达菌（细菌和真菌），可以在短时间内获得大量的功能多肽和蛋白质。2015年底，世界上已成功地利用大肠杆菌、酒酵母、毕赤酵母以及乳酸乳杆菌等作为表达宿主生产出胰岛素、干扰素、生长激素、生长激素释放抑制因子等百余种产品，其中许多已成为临床治疗的有力武器。

发酵过程中，重组的功能蛋白质的合成量直接取决于基因表达水平以及宿主菌的密度。因此，在维持外源基因表达水平不变的前提下，提高重组表达菌的发酵密度可以大幅度提供功能蛋白的产量，从而有效降低成本以及满足临床的需要。对于大肠杆菌以及酵母等基因重组菌的表达宿主，发酵工艺成熟，发酵规模最高可以达到上百吨。在高密度发酵过程中影响重组蛋白基因表达的因素包括培养基的组成、溶氧含量、发酵温度、重组质粒稳定性、pH、诱导重组蛋白表达时机和时间、培养方式等。大肠杆菌的高密度发酵一般指发酵液中基因重组菌的湿重达到 50 g/L 以上，而酵母则可达到 150~200 g/L 以上。

重组动物细胞系和动物细胞发酵技术 对于较大的相对分子质量、结构复杂以及需要后修饰的功能蛋白，如病毒性疫苗、抗原、抗体、免疫调节剂、重组激素以及生长因子等，通常需要用重组动物细胞系来表达，宿主采用昆虫或哺乳动物细胞。在动物细胞技术早期，一般都采用原代细胞进行培养，即用从动物体内直接分离出来的细胞进行培养。例如，利用猴肾细胞生产脊髓灰质炎疫苗。由于原代细胞的增殖能力有限，因此，只能通过简单增加动物的数量来增加产量。为了解决这个问题，后采用了具有无限增殖能力的细胞系来代替原代细胞生产各种药用蛋白。这种方法既可以保证药品的质量，又能大大降低来自动物病原体造成

使用者感染的风险。和基因工程细菌发酵制药技术相比，动物细胞发酵技术具有能生产结构复杂的大分子蛋白质药物（如促红细胞生成素、凝血因子、白介素等）、培养环境污染少、无内毒素、分离纯化方法简单等优点。

由于转基因动物细胞可在无菌、恒温和均一的营养介质下，保持细胞生长，已成为实现重组药物稳定合成和分泌的工业化技术。主要的基因工程细胞包括有中国仓鼠卵巢细胞、乳仓鼠肾细胞、人胚肾细胞、非洲绿猴肾细胞、小鼠脾骨髓瘤细胞和黑色素瘤细胞等，而其大规模发酵技术中则主要采用搅拌式生物反应器连续无血清悬浮培养、微载体培养技术以及填充床细胞培养技术。

转基因动物生物反应器技术和转基因植物生物反应器技术 动物或者植物也可以作为表达载体用来生产基因工程药物。通过转基因动物可以改变原动物的生物学特性，其中转基因动物生物反应器建立的最重要的技术就是对转基因动物乳腺生物反应器的建立技术。它是利用基因工程技术将目的基因与奶蛋白基因启动子串联而形成新的重组基因，然后将该重组基因转入到动物细胞中或受精卵中并发育成转基因动物，动物发育成熟后，可从其乳腺分泌的奶中分离出纯化的重组蛋白质药物或者直接应用其奶制品作为药物。中国通过乳腺生物反应器技术首次获得的重组蛋白质药物是人抗凝血酶Ⅲ因子。而转基因植物生物反应器是利用基因工程技术，从经过基因改良的农作物中分离纯化出药用蛋白质。与基因工程细菌发酵制药相比，转基因植物具有生产成本低、遗传性状稳定、易于生产和管理等

优势。此外，如果含药用蛋白的转基因植物还可以作为食物直接口服或者皮肤直接应用，则其还具有使用方便及廉价的优点。到 2015 年，国内外已经有几十种药物蛋白和多肽在植物中得到成功表达，其中包括人细胞因子、促红细胞生成素、表皮生长因子、生长激素、单克隆抗体和干扰素。

分离纯化技术 利用上述方法获得大量的重组药物蛋白后，需要将重组蛋白从宿主蛋白中分离纯化才能获得蛋白质药物进入临床应用。重组药物蛋白的分离纯化是利用其物理和化学性质的差异来进行的，主要是药物蛋白的分子大小、三维结构形状、溶解度、等电点、亲疏水性以及与其他分子的亲和性等性质，以获得较高纯度的生物制品。如根据重组蛋白分子的大小和形状的特异性，可以采用密度梯度离心、超滤、透析，分子筛等方法纯化；而根据重组蛋白的等电点，则可以利用等电聚焦层析、离子交换层析、吸附层析等方法纯化；根据蛋白的溶解度不同，可以采用盐析、等电点沉淀、液液萃取等技术进行分离纯化；此外，还可以采用亲和层析、金属螯合层析、疏水层析、反相层析等方法进行分离纯化。

(黄亚东)

dìngdiǎn tūbiàn zhìyào jìshù
定点突变制药技术 (site-directed mutagenesis pharmaceutical technology) 通过对目的基因序列进行碱基添加、删除及点突变等来生产蛋白质药物的技术。属于一种基因工程制药技术。该技术常与 DNA 重组制药技术结合应用。1978 年，加拿大迈克尔·史密斯 (Michael Smith) 发明了体外定向改变 DNA 序列的方法，因此获得

1993 年诺贝尔化学奖。

原理 定点突变制药技术的核心是通过聚合酶链式反应等方法向目的 DNA 片段中引入所需变化，主要包括碱基的添加、删除、点突变等，从而改变目的基因的碱基序列。根据获得突变序列所利用的技术不同，常用的定点突变方法包括寡核苷酸介导的定点突变、聚合酶链式反应介导的定点突变及盒式诱变。

寡核苷酸介导的定点突变寡核苷酸是由 15～50 个碱基构成的短链核苷酸的总称，其易于与目的基因互补区段连结。以寡核苷酸介导的定点突变方法，首先要合成含有突变碱基的寡核苷酸作为引物，并通过聚合酶链式反应扩增合成带有突变碱基的新生DNA 分子（图）。设计的寡核苷酸引物序列，需与目的基因相应区段完全互补，同时错配碱基应设计在突变寡核苷酸引物的中央

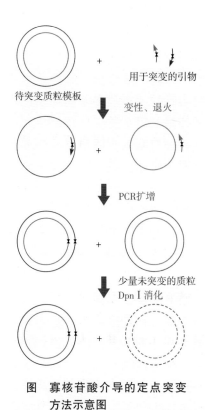

**图 寡核苷酸介导的定点突变
方法示意图**

部位，长度一般为 15～30 个核苷酸。

聚合酶链式反应介导的定点突变方法有两种，一种是重组聚合酶链式反应定点突变方法，使用这种突变方法需要四种扩增引物并进行三轮反应才可获得突变DNA 分子。另一种是大引物突变法，其核心是将第一次聚合酶链式反应扩增的产物作为第二次扩增的大引物，全程只需三种引物即可获得突变 DNA 分子。

盒式诱变 该方法是利用限制性内切酶的限制性位点达到突变目的。人工合成两条完全互补的带有基因突变序列的寡核苷酸链，且在每条链的 5′端引入相应限制性内切酶的酶切位点序列，退火后形成克隆所需的由几个核苷酸碱基组成的黏性末端（当一种限制性内切酶在一个特异性的碱基序列处切断 DNA 时，就可在切口处留下几个未配对的核苷酸片段，即 5′突出。这些片段可以通过重叠的 5′末端形成的氢键相连。因此称这些片段具有黏性，叫做黏性末端），最后通过克隆方法将基因中的原有核苷酸序列替换成所需的突变序列，并得到突变 DNA 分子。

应用 定点突变制药技术是快速获得药物蛋白及提高药物活性的重要技术。中国学者徐荻等利用寡核苷酸介导的定点突变方法确认位于干扰素-2 C 端的 α-螺旋对其功能具有重要调节作用。1999 年中国学者王翔和俞炜源利用聚合酶链式反应定点突变技术提高了尿激酶-scFv 融合蛋白在大肠杆菌中的表达水平。2001 年，德国曼弗雷德（Manfred Reetz）等利用盒式诱变的方法完成了对酶的定向进化，而韩国李恩永（Eun-Young Lee）等则借助该突

变方法鉴定出谷氨酸脱氢酶结合GTP 的位点。上述的这三种定点突变方法各有优缺点。例如，寡核苷酸和聚合酶链式反应介导的定点突变操作简单，但通常只能引入一个或者少数几个突变位点，而盒式突变可以引入大片段突变序列，但操作比较繁琐。因此，在具体操作时需要根据具体情况采用其中一种或是联合使用两种或三种方法。通过定点突变方法对目的基因的蛋白产物进行核酸序列、mRNA 结构以及蛋白质三维结构等分析后，再结合 DNA 重组制药技术可获得应用价值更大的药用蛋白。

（黄亚东 苏志坚）

DNA chóngzǔ zhìyào jìshù

DNA 重组制药技术（DNA recombination pharmaceutical technology）

通过对 DNA 进行拼接重组，制备蛋白质药物的技术。属于一种基因工程制药技术。由上游技术和下游技术组成。上游技术即重组 DNA 技术，是在体外应用人工"剪切"和"拼接"技术，将具有临床药用价值蛋白质的基因与表达载体进行拼接重组，然后导入受体菌或受体细胞内，构建成可高效表达重组基因的基因工程菌、细胞或生物体。下游技术主要包括基因工程菌或动物细胞的大规模培养技术、植物组织培养技术，以及具有临床药用价值的基因产物的分离纯化技术。

原理 在分子水平对基因进行分、切、连、转、选、鉴等技术。主要包括三个步骤（图）：①获取所需要目的基因。目的基因的获取可在基因序列已知的基础上，通过聚合酶链式反应扩增、改造或者人工化学合成的方法获得，也可通过构建基因组文库和cDNA 文库，从中分离、鉴定出所

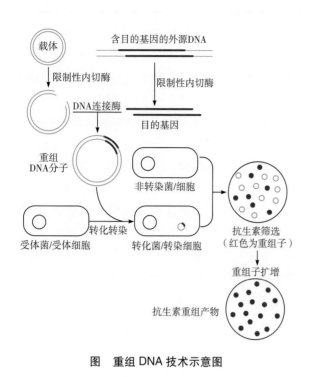

图　重组 DNA 技术示意图

需的目的基因。②获得目的基因并选择合适的 DNA 载体后，采用限制性核酸内切酶分别切割目的基因和 DNA 载体，通过 DNA 连接酶将目的基因和 DNA 载体连接形成重组 DNA 分子。③通过转化或转染的方法，将重组 DNA 分子导入受体菌或受体细胞中，转化后的受体菌或受体细胞在含有特定的抗生素（如氨苄青霉素等）培养基上经过筛选获得阳性克隆细胞株后进行大量扩增。受体菌或受体细胞表达系统主要包括原核表达系统（主要为大肠杆菌表达系统）、酵母表达系统（主要为毕赤酵母表达系统）、动物细胞表达系统和植物表达系统。

基因工程菌或细胞的大规模培养技术是在人工设定的 pH、温度和溶氧等条件下，在发酵罐或细胞生物反应器中进行高密度发酵或动物细胞培养，生产具有药用价值的蛋白质的技术。植物组织培养技术是在无菌条件下，在特定的培养基中对胚性愈伤组织、

成熟胚和原生质体等进行培养，获得可生产具有药用价值的蛋白质的技术。目的蛋白的分离纯化技术是利用目的蛋白的理化性质，将目的蛋白从混合物中分离纯化的技术，主要包括沉淀（盐析、有机溶剂沉淀和聚乙二醇沉淀等）、电泳、透析、层析（离子交换层析、分子筛和亲和层析等）和超速离心等方法。

应用　DNA 重组制药技术解决了直接从生物组织中提取具有药用价值蛋白质产量低和稳定性差的问题。1982 年，美国礼来公司首先实现了利用大肠杆菌表达系统生产治疗糖尿病的特效药重组胰岛素，诞生了世界上第一个基因工程药物。1987 年，美国基因泰克公司采用中国仓鼠卵巢细胞生产的溶栓药重组组织型纤溶酶原激活剂（t-PA）是第一个被美国食品药品管理局批准的利用动物细胞大规模生产的基因工程产品。美国安进公司分别在 1989 年和 1991 年获美国批准了两个基因工程药物：用于治疗贫血的重组人红细胞生成素和用于治疗自身骨髓移植、化学治疗导致的粒细胞减少症的重组粒细胞集落刺激因子。1993 年由中国自主研制的具有自主知识产权的基因工程新药重组人干扰素 α-1b 获批生产，用于病毒性疾病和多种肿瘤的治疗。随后，采用重组 DNA 制

药技术生产基因工程药物呈快速发展态势，包括重组人生长激素、干扰素、乙肝疫苗、白介素-2、白介素-11、凝血因子Ⅷ、碱性成纤维细胞生长因子、酸性成纤维细胞生长因子和角质细胞生长因子等近五十种基因工程药物相继投入市场，产生了巨大的社会效益和经济效益。DNA 重组制药技术用于疾病的预防和治疗已经成为现实，与传统制药相比，除生产成本稍高以外，具有便于大规模生产、产品附加值高、无污染、生产周期短等优点。人类基因组计划的完成以及基因组学、蛋白质组学、生物信息学等研究的深入，将为 DNA 重组制药技术的应用开拓新的领域。

（黄亚东）

rónghé dànbái zhìyào jìshù

融合蛋白制药技术（fusion protein pharmaceutical technology）通过将编码的两个或多个功能蛋白质的基因由连接肽基因首尾串联连接形成融合基因后的蛋白质药物制备技术。属于一种基因工程制药技术。

原理　融合蛋白制药技术是将编码的两个或多个功能蛋白质的外源基因由连接肽首尾串联连接成融合基因（除最后一个外源基因含终止密码子外，其余的外源基因均不含终止密码子），连接肽的长度对融合蛋白的折叠及稳定性具有重要调节作用，一般选择 3~5 个氨基酸作为连接肽即可满足融合蛋白正确折叠的要求。采用限制性核酸内切酶分别切割融合基因和表达载体，通过 DNA 连接酶将其连接成重组表达载体，通过转化或转染的方法导入受体菌或受体细胞中，获得可高效表达重组融合基因的基因工程菌、细胞或生物体；在发酵罐或细胞

生物反应器中进行高密度发酵或动物细胞的大规模培养，可以生产具有药用价值的融合蛋白；或在无菌条件下，在特定的培养基中对胚性愈伤组织、成熟胚和原生质体等进行培养，获得可生产具有药用价值的融合蛋白的转基因植株，根据融合蛋白特有的理化性质，通过沉淀、电泳、透析、层析和超速离心等方法分离纯化可获得融合蛋白药物。

应用　融合蛋白制药技术解决了单一蛋白药物功能单一、半衰期短和疗效差等问题，在生物制药业中的应用日益广泛。通过融合蛋白技术，将药物蛋白与免疫球蛋白IgG的Fc段（可结晶片段）融合是延长蛋白质药物半衰期的有效手段，如美国安进公司生产的治疗类风湿关节炎和强直性脊柱炎的重组人Ⅱ型肿瘤坏死因子受体-Fc融合蛋白药物，其半衰期达70h，药物从体内清除缓慢，只需每周注射1~2次；将蛋白质药物与可特异性结合病灶的配基融合在一起，可以生产出靶向药物，提高蛋白质药物在病灶的浓度和药效，并降低蛋白质药物的毒副作用；将细胞因子活性结构域与其他蛋白质分子活性结构域融合，可赋予融合蛋白更强更广泛的生物学功能。此外，融合蛋白技术在制备DNA疫苗和双功能酶等方面也展现了广阔的应用前景。

（黄亚东）

dìngxiàng jìnhuà zhìyào jìshù

定向进化制药技术（directed evolution pharmaceutical technique）　通过使编码蛋白质的基因发生随机变异，进而获得大量不同氨基酸序列的蛋白质，经功能筛选后获得目的蛋白质药物的技术。属于一种基因工程制药技术。通过该技术获得的蛋白质药物不依赖于对蛋白质三维结构信息以及对其作用机制的了解。

原理　首先将一个编码蛋白质药物的基因或一群相关的家族基因进行突变或重组，构成一个数量庞大的基因库，而每一个基因对应一个编码的蛋白质。对该基因库的表达产物进行功能筛选，根据筛选结果收集功能获得改进的产物的编码基因，并继续进行下一轮进化，经重复这个过程最终可获得满足需要的目的基因并通过基因工程制药技术制备蛋白质药物。定向进化技术主要包括错误倾向聚合酶链式反应、DNA改组技术以及交错延伸程序、随机引物体外重组法、过渡模板随机嵌合生长、酵母增强组合文库、渐增切割法产生杂合酶、不依赖序列同源性的蛋白质重组等技术，其中错误倾向聚合酶链式反应和DNA改组技术被广泛应用。

错误倾向聚合酶链式反应（error-prone polymerase chain reaction）　在目的DNA序列中随机引入突变的简便快速的方法，其原理是通过改变镁离子的浓度，或使用缺乏3′-5′核酸内切酶功能的DNA聚合酶，使聚合酶链式反应过程中一定程度上引入随机碱基配对错误而创造出多种含突变序列的基因。这种方法的关键在于选择适当的突变频率，一般为每个基因中有2~5个碱基被替换。错误倾向聚合酶链式反应方法可使小的有益突变出现并发生累积，进而产生质的提

高。然而，这种方法在实际工作中成功率低，应用范围狭窄。

DNA改组（DNA shuffling）　针对在进化关系上相关的DNA序列，进行重组并创造新基因，从而实现目的蛋白多种特性的共进化。所谓共进化，指的是进化的选择压力常常使功能相关蛋白同时存在或同时不存在多个基因组中。这种技术由美国安斐曼科斯（Affymax）研究所学者威廉（Willem P. C. Stemmer）于1994年首次提出，并成为最方便、有效的体外定向进化技术。DNA改组技术也可与错误倾向聚合酶链式反应技术相结合，通过对单基因或相关基因家族的靶序列进行多轮随机诱变、重组和筛选，从而有效保留有益突变，去除无效突变，提高突变文库的有益突变基因的数量，进而创造新基因，获得期望功能的蛋白质药物。DNA改组技术见图。

应用　定向进化技术被广泛用于对单个编码药物蛋白的基因的改造，如对荧光蛋白基因和β-半乳糖苷酶基因等进行改造。1998年，美国威廉（Willem P. C. Stemmer）等对4个来源于不同亚

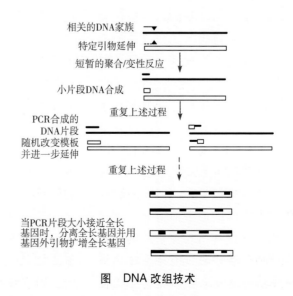

相关的DNA家族
特定引物延伸
短暂的聚合/变性反应
小片段DNA合成
重复上述过程
PCR合成的DNA片段随机改变模板并进一步延伸
重复上述过程
当PCR片段大小接近全长基因时，分离全长基因并用基因外引物扩增全长基因

图　DNA改组技术

种的头孢菌素酶基因分别进行基因改组，结果发现其酶活性最高能提高 8 倍；而 4 个基因同时改组后获得的新基因的酶活性则可超过 270 倍。1999 年，美国 Maxygen 公司学者张（Chia-Chun Chang）通过 DNA 改组技术对20 个人类干扰素基因进行改造。在所筛选到的 2000 个基因中，其中一个基因的表达产物的活性比市场上出售的干扰素 α-2b 的活性高 28 万倍。定向进化制药技术除了可以提高重组药用蛋白质的活性以外，还可用于改善药用蛋白质的稳定性、创造新型的抗体和疫苗、提高重组蛋白质的产量以及研究蛋白质结构与功能的关系，为治疗人类的多种疾病提供重要的手段和方法。

（黄亚东　苏志坚）

jīyīn chārù zhìyào jìshù

基因插入制药技术（gene insertion pharmaceutical technology）

使用物理、化学或生物学的方法将外源目的基因导入受体细胞，并使其在受体细胞中表达用以制备生物药物的技术。属于基因工程制药技术。该技术运用在微生物和植物细胞时称为转化（transformation），运用于动物细胞时则称为转染（transfection）。转化和转染通常是将表达质粒或其他编码目的蛋白质的 DNA 片段导入处于感受态的宿主细胞的过程。

原理　该技术可以分为三个过程：①基因插入过程。首先是用缺氧、改变 pH 值或加入使蛋白质变性的离子等理化方法对对数生长期的细菌或者细胞进行处理，使其细胞膜的通透性增加，成为能允许外源 DNA 分子进入的感受态细胞，然后通过电穿孔法、基因枪法等使外源 DNA 导入感受态细胞。②进入受体细胞的 DNA 分子通过复制和表达实现遗传信息的转移，使受体细胞具有了新的遗传性状。③将经过转化的细胞在筛选培养基上培养，即可筛选出带有外源 DNA 分子的细胞。基因插入技术主要可分为物理方法、化学方法以及生物法三种方法。物理方法是利用物理学原理，使细胞膜的通透性增加，从而将外源基因导入细胞内的方法，常用的包括显微注射法、电穿孔法、基因枪法等。化学方法是运用化学试剂，对宿主细胞或目的基因进行修饰，使外源目的基因能通过细胞膜进入细胞内，常用的方法包括磷酸钙沉淀法、脂质体介导法和纳米颗粒介导法等。生物法是指借助病毒载体介导目的基因进入细胞内，并整合到宿主基因组中，常用的病毒载体包括反转录病毒、腺病毒和慢病毒载体。与物理方法和化学方法相比，生物学方法的基因转移效率更高。理想的基因转移系统应易于大量制备、转移效率高且具有靶向性、在体内循环时不被清除和降解、能稳定有效表达、对细胞和人体无损伤和危害。

应用　利用基因插入技术以及大肠杆菌作为表达宿主可以生产药物，如在转基因植物中，已经可以表达人生长素、胰岛素、干扰素、白介素、表皮生长因子、乙型肝炎抗体蛋白等药物。此外，研究者们也利用基因插入技术获得转基因动物并生产出凝血因子Ⅸ、组织型血纤维溶酶原激活因子、白介素-2、抗胰蛋白酶等药物产品。

（黄亚东）

jīyīn dǎbǎ zhìyào jìshù

基因打靶制药技术（gene targeting pharmaceutical technology）

用含已知序列的 DNA 片段与受体细胞基因组中序列相同或相近的基因发生同源重组，整合至受体细胞基因组中稳定表达的 DNA 导入技术。属于一种基因工程制药技术。

1989 美国马里奥（Mario R. Capecchi）、奥利弗（Oliver Smithies）和英国学者马丁（Martin J. Evans）利用基因打靶技术使小鼠体内的特定基因失去活性，培育出了首只"基因敲除"小鼠，通过该技术在小鼠体内发现了导致自毁容貌综合征（属 X-连锁隐性遗传）的基因。他们也因此获得了 2007 年诺贝尔生理学与医学奖。

原理　基因打靶制药技术是利用同源重组技术将外源 DNA 与靶细胞内染色体上同源 DNA 进行重组，从而将外源 DNA 定点整合入靶细胞基因组上某一确定的位点，实现基因的敲入（或敲除）、基因替代。随着人类基因图谱的绘成、基因组计划的完成以及后基因组时代的到来，基因功能的研究成为分子生物学及生命科学研究的重点。基因打靶技术是体内研究基因功能的最佳方法，也是一种定向改变生物体遗传信息的实验手段。

技术程序　进行基因打靶要经历以下步骤：①构建打靶载体，目的是使之能与受体细胞的特定位点发生重组并突变。该载体应含有染色体靶位点的同源顺序和一个质粒的主要成分。此外，一般还需要有正负选择标记等成分。②打靶载体导入受体细胞（常用的是胚胎干细胞），将外源基因导入胚胎干细胞的方法有电穿孔法、反转录病毒载体法、脂质体包装法、磷酸钙沉淀法。③同源重组子筛选，外源基因导入胚胎干细胞与否需要进行筛选。重组子筛选的方法有遗传表型直接检测法、基因表达产物分析法及 DNA 序列测定法等。④将打靶胚胎干细胞导入囊胚，植入假孕母鼠子宫发育。其方法是将打靶成功的胚胎干细胞通过显微注射或胚胎融合的方法引入受体胚胎内，使修饰后的胚胎发育为嵌合体动物，经过筛选获得带有特定修饰的基因突变动物。

应用　基因打靶技术是 20 世纪 80 年代发展起来的新技术，该方法可为基因功能研究、人类疾病、生物制药研究提供新的动物模型，不仅可在生理状态下研究基因在动物胚胎发育、神经系统、心血管等系统中的复杂调控，对特定基因生理功能的假设进行实验验证，还可通过基因打靶技术建立各种疾病模型，为疾病发病机制研究和新药研发提供物质基础。基因打靶技术的发展趋势主要是通过条件基因敲除技术在时间和空间上对基因敲除进行研究，发展能满足大规模基因功能研究需要的敲除技术，进而对基因组进行精细突变以研制出能精确模仿人类疾病的动物模型。

（黄亚东）

jīyīn gōngchéng gāoxiào biǎodá xìtǒng

基因工程高效表达系统（genetic engineering efficient expression system）

将编码目的蛋白质的 DNA 序列重组至表达载体上或经转染转移到宿主生物体内，高效表达目的蛋白的表达工具。是基因工程制药技术的下游技术。该系统主要包括两个核心内容：重组表达载体的构建和目的蛋白在宿主细胞中的表达。根据表达宿主细胞的不同，基因工程高效表达系统主要有原核细胞表达系统和真核细胞表达系统两个系统。原核细胞表达系统主要包括大肠杆菌表达系统、枯草芽胞杆菌表

达系统、乳酸菌表达系统等，其中以大肠杆菌表达系统为主；真核细胞表达系统主要包括毕赤酵母表达系统、哺乳动物细胞表达系统、植物细胞表达系统等。但常用的基因工程菌主要包括大肠杆菌、枯草芽胞杆菌等。

原核细胞表达系统以大肠杆菌表达系统为主，早在 1976 年，该系统就已经被研究和应用，在各种表达系统中大肠杆菌表达系统是应用最成熟的表达系统。大肠杆菌表达系统具有操作简单，可进行大规模发酵培养，表达周期短且成本低、产量高的优点，已成为表达外源基因的首选。大肠杆菌表达系统的应用主要集中在结构相对简单且相对分子质量较小的细胞因子及激素类等蛋白质表达方面。

真核细胞表达系统的毕赤酵母表达系统通过将目的基因整合至宿主细胞染色体上而实现稳定遗传，是应用最成功的外源蛋白表达系统之一。缺点是表达的蛋白质不稳定，在蛋白酶的作用下易降解，利用蛋白酶缺陷型菌株能够缓解这一问题。哺乳动物细胞表达系统具有对蛋白质的正确折叠及糖基化等多种翻译后修饰的功能，所表达的外源蛋白在分子结构、理化性质和生物学功能方面最接近于天然的高等生物蛋白质分子。哺乳动物细胞表达系统的缺点是蛋白表达量偏低且生产成本高。植物细胞表达系统是利用植物细胞表达外源蛋白，与其他表达系统相比，生产成本极低，对表达产物可以进行糖基化等翻译后修饰，避免哺乳动物病原体的污染，更重要的是不会因培养基的污染而产生毒素，其应用缺点是生产周期较长。植物细胞表达系统主要应用于抗原蛋白

和疫苗的生产，尤其是人类免疫缺陷病毒 1 型、人乳头状瘤病毒等病毒性抗原的生产。

基因工程高效表达系统不仅使生物药物的生产低成本，高产量，更重要的是能根据人类的要求生产所需的蛋白质药物。1990 年，美国安进公司通过大肠杆菌表达系统生产的重组人粒细胞集落刺激因子获得美国批准上市，用于消除抗肿瘤药物治疗或放射治疗所引起的中性粒细胞减少，急性白血病化学治疗所引起的粒细胞减少及各种先天性、后天性及周期性中性粒细胞减少症的治疗。此外，重组人胰岛素、重组人干扰素 α-2b 等多肽类药物的生产系统也是用了大肠杆菌表达系统。毕赤酵母表达体统在酶类分子的分泌表达方面具有显著优势，如耐高温植酸酶在毕赤酵母表达系统的产量高达 16 g/L；已有重组人生长激素、重组人纤溶酶原激活剂、重组人表皮细胞因子多种多肽和蛋白质药物以毕赤酵母表达系统作为生产系统。哺乳动物细胞表达系统由于具有接近天然的蛋白质翻译后修饰的功能从而被应用于抗体药物的生产。随着生物技术的不断成熟和发展，将有更多更完善的高效表达系统应用于生物制药领域。

（黄亚东）

yuánhé xìbāo biǎodá xìtǒng

原核细胞表达系统（prokaryotic expression system）

将外源目的基因插入原核表达载体中，获得重组表达载体并将其导入原核表达菌株中稳定扩增及表达的技术。属于一种基因工程高效表达系统。原核细胞表达系统主要包括大肠杆菌表达系统、枯草芽胞杆菌表达系统、乳酸菌表达系统、链霉菌表达系统和蓝藻表达系统。

1977 年，板仓（Itakura K）等成功地在大肠杆菌中表达了哺乳动物的肽类激素——生长激素释放抑制激素，首次实现了外源基因在原核细胞中的表达。基于 T7 RNA 聚合酶及其强启动子的特异性和转录的高效性，美国斯塔蒂尔（Studier）和莫法特（Moffat）于 1986 年建立的 pET 系统是最常用的大肠杆菌表达系统。原核细胞表达系统大多为单细胞异养生物，具有操作简单、生长繁殖快、遗传背景和表达特性较清楚的特点，可通过发酵迅速获得大量的基因表达产物。但由于原核细胞缺乏蛋白质翻译后加工机制，不能进行蛋白质糖基化等翻译后加工而影响蛋白质的正确折叠，所以表达某些相对分子质量大、功能复杂的蛋白质时，获得具有生物学活性蛋白质的概率较小。

原理 原核细胞表达系统可用于表达来源于原核或真核生物的基因。来源于原核生物的基因可直接在原核细胞表达系统中表达；而来源于真核生物的基因必须先通过信使核糖核酸反转录成互补脱氧核糖核酸，然后以互补脱氧核糖核酸为模板，通过聚合酶链式反应扩增获得目的基因；此外，目的基因也可通过人工化学合成的方法获得。通过酶切和连接反应可将外源目的基因插入表达载体中，获得外源目的基因的重组表达载体，然后通过物理或化学方法将重组表达载体导入原核细胞中进行稳定扩增及表达。

原核表达载体是外源基因在原核细胞表达中不可缺少的重要工具。原核表达载体含有转录和翻译所必需的特定 DNA 序列，包括启动子、终止子、核糖核酸中用于结合原核生物核糖体的序列（SD 序列）、选择标记基因和复制子等要素。外源基因的表达产物存在于受体菌的细胞质、细胞周质或细胞外培养基中，其表达形式包括可溶性和不可溶性表达。

应用 原核细胞表达系统已在基因工程制药中得到成功应用。自 1982 年美国礼来公司采用大肠杆菌表达系统生产糖尿病的特效药重组胰岛素，诞生了世界第一个基因工程药物以来，已利用原核细胞表达系统生产了重组人生长激素、干扰素、表皮生长因子、碱性成纤维细胞生长因子、酸性成纤维细胞生长因子和白介素-2 等基因工程药物。此外，原核细胞表达系统也是研究蛋白质结构和功能、筛选靶向药物的有力工具，在基础科学、医药学等领域的应用日益广泛。

（黄亚东）

zhēnhé xìbāo biǎodá xìtǒng
真核细胞表达系统（eukaryotic expression system） 将外源目的基因插入质粒、病毒或其他载体分子，获得目的基因的重组表达载体，并将其导入真核宿主细胞内稳定扩增及表达的技术。属于一种基因工程高效表达系统。相比原核细胞表达系统而言，真核细胞表达系统具有翻译后加工修饰的功能，所表达的蛋白质在结构和功能方面更加接近天然蛋白，具有更高的生物学活性。但采用真核细胞表达系统生产基因工程药物存在表达量偏低、培养条件苛刻和成本昂贵等缺点。

分类 真核细胞表达系统按目的蛋白表达的时空差异可分为瞬时表达系统、稳定表达系统和诱导表达系统。瞬时表达系统指宿主细胞在导入表达载体后不经选择培养，载体 DNA 随细胞分裂而逐渐丢失，目的蛋白的表达时限短暂。稳定表达系统指载体进入宿主细胞并经选择培养，载体 DNA 稳定存在于细胞内，目的蛋白的表达持久、稳定。诱导表达系统指目的基因的转录受外源小分子诱导后才得以开启。常用的真核细胞表达系统有毕赤酵母表达系统、哺乳动物细胞表达系统和植物细胞表达系统。

毕赤酵母表达系统 通过将目的基因整合至宿主细胞染色体上而实现稳定遗传，是应用最成功的外源蛋白质表达系统之一。毕赤酵母表达系统含有醇氧化酶基因强启动子，能在以甲醇为唯一碳源的培养基中快速生长并严格控制外源基因的表达水平，优点是表达量高，能对目的蛋白质进行翻译后修饰且可实现高密度发酵，绝大多数外源基因在毕赤酵母中的表达水平较在细菌和哺乳动物细胞中高，一般达到 1 g/L，破伤风毒素 C 在毕赤酵母中的表达水平达到 12 g/L。毕赤酵母表达系统的缺点是表达的蛋白质不稳定，在蛋白酶的作用下易降解，利用蛋白酶缺陷型菌株做表达系统能够缓解这一问题。

哺乳动物细胞表达系统 具有对蛋白质的正确折叠及糖基化等多种翻译后修饰的功能，所表达的外源蛋白质在分子结构、理化性质和生物学功能方面最接近于天然的高等生物蛋白质分子。最常用的是中国仓鼠卵巢细胞表达系统，该系统为重组人生长激素、乙肝表面抗原、重组干扰素等多种基因工程药物的生产奠定了基础。哺乳动物细胞表达系统的缺点是蛋白表达量偏低且生产成本高。

植物细胞表达系统 主要包括转基因植物表达和瞬时表达，后者在产量和效率上更有优势。利用植物细胞表达外源蛋白质与其他表达系统相比,生产成本极低,对表达产物可以进行糖基化等翻译后修饰,可以避免哺乳动物可能造成的病原体的污染,更重要的是不会因培养基的污染而产生毒素,其应用缺点是生产周期较长。植物细胞表达系统主要应用于抗原蛋白和疫苗的生产,尤其是人类免疫缺陷病毒 1 型、人乳头状瘤病毒等病毒性抗原的生产。

制备方法 通过基因工程的手段将外源目的基因片段与所选的载体连接(载体通常选用质粒或病毒),将构建的重组载体通过一定的方法(如脂质体法、显微注射法和磷酸钙共沉淀法等)导入真核宿主细胞,使之整合入宿主细胞的基因组中,且能表达载体上的外源目的基因,从而获得新性状或目的蛋白。

应用 自 1987 年美国基因泰克公司采用中国仓鼠卵巢细胞生产的重组组织型纤溶酶原激活剂被美国批准作为临床治疗急性心肌梗死的溶栓药以来,真核细胞表达系统在基因工程制药业中的应用越来越广泛,已利用真核细胞表达系统生产了重组组织型纤溶酶原激活剂突变体、新型红细胞生成刺激蛋白、干扰素、凝血因子Ⅷ和乙肝疫苗等基因工程产品。美国百健(Biogen)公司和德国雪兰诺(Serono)公司分别在 1996 年和 2002 年获批准的主要用于治疗多发性硬化症、呼吸系统功能紊乱和脑肿瘤的重组干扰素,均采用中国仓鼠卵巢细胞生产。此外,真核细胞表达系统在新药筛选、构建转基因动植物、生产蛋白质药物方面也得到了广泛应用。随着基因组学、蛋白质组学和生物信息学等学科的不断发展,利用真核细胞表达系统在哺乳动物细胞中表达新发现的基因已成为研究其产物结构和功能的重要手段。

(黄亚东)

jīyīn gōngchéngjūn fājiào

基因工程菌发酵(genetic engineering bacteria fermentation) 将编码外源蛋白质的 DNA 序列重组到表达载体并转化至宿主菌内,构建出重组基因工程菌株并在合适的培养条件下实现宿主菌高密度扩增和外源蛋白高效表达的技术。属于基因工程高效表达系统的一部分。

该技术以实现外源蛋白的高效表达为目标,主要包括基因工程菌构建和工程菌的培养调控两个核心内容。由于基因工程菌转化或整合了编码外源蛋白质的 DNA 序列,所以其生长速率及表达率与其所载外源 DNA 的稳定性、质粒拷贝数及产物分泌过程有关。常用的基因工程菌包括大肠杆菌、枯草芽孢杆菌、酿酒酵母、巴斯德毕赤酵母、丝状真菌等。发酵培养工艺过程的控制因素主要包括培养装置、培养基组成、接种量、培养温度、pH、溶氧浓度、诱导条件、生长抑制因子水平等。

常用的基因工程菌发酵方式包括补料分批培养、连续培养、固定化培养等。①补料分批培养是通过间歇或者连续性补加新鲜培养基或生长因子,持续供给菌体营养,使菌体持续生长的培养方法。该方法能保持菌体高密度,延长工程菌对数期生长时间,提高外源蛋白产率。②连续培养是基因工程菌在培养装置中达到指数后期时,采用一定速度连续流加新鲜培养基,并利用溢流的方式不断释出培养物的培养方式,可使基因工程菌长期维持在指数期并保持恒定的比生长速率,有利于外源蛋白的持续表达。③固定化培养是通过物理或化学方法,将游离基因工程菌固定于特定的支架载体或空间内,使工程菌保持活力并可反复利用以表达外源蛋白的培养方法,具有增加发酵过程中质粒稳定性、便于表达产物分离、发酵周期短的优点。

通过基因工程菌发酵可获取大量外源蛋白质,满足生物、医学、药学等领域的研究需求。1982 年,美国礼来公司通过基因工程菌(大肠杆菌表达系统)生产的重组人胰岛素获得美国食品药品管理局许可,成为第一个上市的基因工程药物,用于治疗糖尿病,其降血糖作用、血浆药动学及胰岛素受体结合性能与天然胰岛素并无显著性差异。随着基因工程技术的发展,大量外源基因被整合到不同的宿主细胞(如大肠杆菌、毕赤酵母、酿酒酵母)中并通过放大发酵,获得大规模表达和产业化,其中包括用于治疗再生障碍性贫血和系统性红斑狼疮及动员外周血干细胞的重组人粒细胞集落刺激因子、用于治疗抗病毒和免疫调节治疗的重组人干扰素 α-2b、用于治疗贫血的重组人促红细胞生成素等常用基因工程药物。

(黄亚东)

xìbāo gōngchéng zhìyào jìshù

细胞工程制药技术(cell engineering pharmaceutical technology) 通过在细胞和细胞器上进行遗传操作,在使其某些遗传特性发生改变的基础上制备生物药物的技术。细胞工程,就是以细胞为单位,应用细胞生物学、分子生物学等理论和技术,有目的地精心设计并在细胞整体水平和细胞器水平上对重组细胞的结构和内含物进行遗传操作，以改变其功能，使细胞的某些遗传特性发生改变，改良或产生细胞新品种以及使细胞增加或重新获得产生某种特定产物的能力，并通过在离体条件下大量培养制备出对人类有用的产品的科学技术。它主要由上游工程（包括细胞遗传操作和细胞保藏）和下游工程（细胞培养和产品纯化，即将已转化的细胞应用到生产实践中用以生产生物药物的过程）两部分构成。细胞工程所涉及的主要技术包括细胞融合技术、细胞器移植特别是细胞核移植技术、染色体改造技术、细胞拆合技术、干细胞工程技术、转基因动植物技术和细胞规模化培养技术等方面。

细胞工程制药技术主要是应用细胞工程技术进而制备生物药物，其主要包括动物细胞工程制药技术和植物细胞工程制药技术两大方面。

动物细胞工程制药技术　动物细胞工程制药常用的操作技术涉及细胞融合技术、细胞核移植及转基因动物技术和动物细胞大规模培养技术，用于生产制备重组蛋白、疫苗及抗体等生物技术药物。

细胞融合技术　用自然或人工方法使两个或两个以上不同的体细胞融合为一个细胞的技术。这是一种不经过有性生殖过程而得到杂种细胞的方法，可用于产生新的物种或品系，以及产生单克隆抗体。细胞工程制药中应用最成熟的细胞融合技术，即淋巴细胞杂交瘤技术，已用以制备单克隆抗体，后者在诊断和治疗病症方面发挥了重要作用。截至2015年，美国批准了4个鼠源单克隆抗体药物，如：1986年美国

Ortho Biotech 公司制备的用于治疗急性肾移植排斥的 CD3 抗体 Muromonab-CD3（OrthocloneOKT3），1995年美国 GSK/Centocor 公司制备的用于治疗结肠癌的 Ep-CAM（17-1A）抗体 Edrecolomab（Panorex），2002年瑞士 IDEC 公司制备的用于治疗非霍奇金淋巴瘤的 CD20 抗体 Ibritumomab（Zevalin），2003年美国 GSK/ Corixa 公司制备的用于治疗非霍奇金淋巴瘤的 CD20 抗体 Tositumomab（Bexxar）。

细胞核移植技术　将动物细胞的细胞核移植到去核的卵或卵母细胞中，并发育生长的技术。核移植技术可用于具有良好发展前景的转基因动物与动物生物反应器的制备，其中乳腺生物反应器是较好的转基因制药方向。

转基因动物技术　将特定外源基因导入早期胚胎细胞，并整合在动物细胞染色体上，且能遗传给子代的动物的技术；如将特定外源基因导入特定器官或组织中表达的转基因动物，即为动物生物反应器，如转基因动物乳腺生物反应器，动物的乳汁可以源源不断地提供目的基因产品。利用乳腺生物反应器生产基因工程药物，其投资成本较微生物发酵、动物细胞培养的成本大大降低，药物开发周期短和经济效益高；此外，表达产品产量高，易提纯，表达产物质量与天然接近，具有稳定的生物活性。1982年，美国生物学专家理查德·帕尔米特（Richard D. Palmiter）首次提出用转基因动物来生产药用蛋白质。2006年美国健赞公司研制的世界上第一个利用转基因山羊奶液生产的基因工程蛋白质药物重组人抗凝血酶Ⅲ上市。此后，凝血因子Ⅷ、乳铁蛋白和蛋白质 C 等多种产品相继上市。但直到2015年

底，转基因动物的方法还不十分成熟，成功率低，目的基因整合位置有随意性，尤其是转基因产品的安全性问题，使其对动物和人体健康的影响还处于考察之中，制约了其进一步的发展。

植物细胞工程制药技术　其核心技术是植物细胞工程，主要涉及植物细胞规模化培养技术、植物细胞种质保存技术、植物原生质体培养技术、植物细胞融合技术和转基因植物技术。其中，转基因植物技术可用于生产制备重组蛋白、疫苗及抗体等生物技术药物，其余技术用于生产天然药物，如人参皂苷、紫杉醇、丹参及紫草素等，或黄酮类及生物碱等次生代谢产物。

转基因植物技术是利用基因工程技术，把目的基因导入受体植物细胞，进而培育获得的具有目的基因性状的植物。1989年，美国生物化学专家安德鲁·希亚特（Andrew Hiatt）首次利用烟草细胞成功表达 P3 蛋白鼠源单克隆抗体，显示了植物生产药用蛋白质的潜力。2012年5月1日，以色列达利（Protalix）公司用基因工程胡萝卜细胞表达的重组人源葡萄糖脑苷脂酶 ELELYSO 上市，是首个获批准、基于植物细胞的治疗性药物，用于1型罕见戈谢病患者的长期酶替代治疗。利用转基因植物表达的蛋白质主要有三类：①治疗性抗体及抗体源性蛋白质。如欧盟2010年已批准美国普莱德（Planet）公司研制的世界上第一个经临床验证、转基因烟草表达、局部应用、预防口腔龋齿的 sIgA 植物抗体 CaroRX™ 上市。在美国，2014年底该药物还处于Ⅱ期临床试验阶段。2009年，英国圃朗特制药（Pharma-Planta）公司转基因玉米表达的杀菌剂抗 HIV 抗体

2G12进入Ⅰ期临床实验。②亚单位疫苗抗原。如加拿大首蓿（Medicago）公司利用转基因烟草瞬时表达技术制备的各类流感疫苗，截至2014年进入Ⅰ期临床试验。③治疗性酶类或蛋白质类生物仿制药。如红花子植物来源的人胰岛素（代号SBS-100，加拿大SembioSys公司）于2010年通过动物实验与Ⅰ~Ⅱ期临床试验，水生浮萍植物来源的控释性α-干扰素［Locteron，美国莱克素（Biolex）公司］于2010年完成了Ⅱ期临床试验。转基因植物普遍存在产品产率低、有基因沉默或表达不稳定的现象，是其用于植物细胞工程制药的主要技术障碍。此外，植物外源蛋白的提取和纯化没有达到产业化水平，还停留在实验室阶段。

（李玲）

dòngwù xìbāo dàguīmó péiyǎng jìshù

动物细胞大规模培养技术

（large-scale animal cell culture technology）　在细胞培养载体中高密度地大量培养动物细胞的技术。该技术是包含了多学科综合组成的应用性工程技术，涉及人工设定pH、温度、溶氧等培养条件的选择。主要应用了动物细胞培养的基本原理，通过研究生物活细胞为主体的生物反应过程，解决了动物细胞培养中具有共同和特殊特性的工程技术问题。使用该技术，一方面可以大规模制备动物细胞表达的目标产品，如重组蛋白、抗体和疫苗等生物技术药物，可作为生物技术产业发展重要的关键技术和组成部分；另一方面可以大规模获得动物细胞本身，如干细胞等，用于细胞治疗。

采用该技术进行生物技术药物生产的优点是：①动物细胞是生物技术药物最重要的表达系统，其表达的产品活性高、稳定性好。美国食品药品管理局批准上市的生物技术药物中70%由动物细胞培养获得，市场份额占65%以上。②对于相对分子质量大、二硫键多、糖基化位点多、空间结构复杂的蛋白质药物，只有使用中国仓鼠卵巢细胞等动物细胞表达系统，其生产才成为可能。③生物技术药物使用动物细胞生产最为经济，可进一步提高生产效率，提升现有产品的质量和竞争力。其不足之处是：动物细胞表达产品产率低、某些糖基化产物不稳定、不易纯化和自动化水平低等。

发展历程　该技术的发展经历了三个阶段。

动物细胞培养技术建立阶段　1907年美国生物学专家哈里森（Ross Granville Harrison）用盖玻片悬滴培养法首次将蛙胚的神经组织在淋巴液中体外培养存活了30天，开创了动物细胞体外培养的先河。1923年法国实验生物学专家卡雷尔（Alexis Carrel）设计了卡氏培养瓶，研究了细胞的营养问题，并把无菌技术引入到了动物细胞培养技术中，成功培养了鸡胚心脏细胞34年，并传代3400次，证明动物细胞有可能在体外无限生长。此后，1951年美国病理学专家威尔顿·罗宾逊·埃尔勒（Wilton Robinson Earle）开发了动物细胞体外培养的培养基；1955年美国病理学专家哈里（Harry Eagle）发明了成分明确的DMEM培养基（Eagle最低条件培养基），在添加血清的基础上，可以替代当时普遍使用的生物体液进行细胞培养，标志着近代动物细胞培养技术的开端。

动物细胞大规模培养技术发展阶段　1949年美国医生约翰·富兰克林·恩德斯（John Franklin Enders）在人胚组织细胞中繁殖脊髓灰质炎病毒，为后来采用动物细胞培养技术生产疫苗等生物技术药物奠定了基础，是动物细胞培养技术应用历史上的伟大里程碑。1954年美国微生物学专家萨尔克（Jonas Edward Salk）利用原代培养猴肾细胞进行脊髓灰质炎病毒疫苗的制备并进入工业化生产；然而，当时的生产方法是采用成千上万只体积小的培养瓶进行的。1957年，美国生物化学专家塞缪尔·格拉夫（Samuel Graff）用连续灌注技术使细胞培养密度最高可达$2×10^{10}$个/L，这是细胞悬浮培养史上创历史性纪录，诞生了现代灌流培养的概念。1962年英国病毒学专家凯普斯提克（P. B. Capstick）成功地进行了幼年仓鼠肾细胞的悬浮培养，并用2L搅拌罐生物反应器实现了放大规模培养，标志着动物细胞大规模培养技术的开始。1967年，荷兰学者韦策尔（Anton L. Van Wezel）开发了适合贴壁细胞生长的DEAE-Sephadex A50微载体，并在搅拌式反应器中培养获得成功。

20世纪70年代两项划时代的科学技术——杂交瘤技术和基因重组技术，大大促进了动物细胞大规模培养技术在生物技术药物生产中应用。1989年美国拜耳（Bayer）公司康斯坦丁（Konstantin B. Konstantinov）首次提出大规模细胞培养过程中的生理状态控制和细胞培养工艺的优化控制理论，更是极大地推动了动物细胞大规模培养技术的发展和应用。

1986年，美国基因泰克公司采用动物细胞表达生产的第一个重组蛋白-组织纤溶酶原激活剂获准进入临床应用，用于心肌梗死溶栓治疗；1989 年基因泰克公司使用 10 000 L 生物反应器分批培养表达蛋白-组织纤溶酶原激活剂的中国仓鼠卵巢细胞获得成功。1993 年，德国拜耳（Bayer）公司获准采用 100～150 L 搅拌罐生物反应器灌注培养幼年仓鼠肾细胞生产重组凝血因子Ⅷ，该方法较分批培养法细胞密度和产量均提高 30 倍。

动物细胞大规模培养技术成熟阶段　动物细胞规模化培养技术已经成为生物技术药物生产的主流产业化生产技术。2004 年瑞士龙沙（Lonza）公司、2005 年美国安进公司流加培养生产规模达 20 000 L 以上，2009 年美国基因泰克（Genetech）流加培养生产规模达 25 000 L 以上；流加培养的蛋白质浓度为 1～5 g/L，小规模实验室研究中蛋白浓度则高达 10 g/L 以上。应用规模化灌流细胞培养技术的公司有美国健赞，杨森（Janssen Biotech）和礼来公司，瑞士诺华（Novartis）公司，德国拜耳和默克雪兰诺（Merck-Serono）公司等。2006 年健赞（Genzyme Biotech）公司灌流培养生产规模达 4000 L；灌流培养的蛋白表达浓度为 0.5～1 g/L。中国在该技术领域起步较晚，但经过努力，2011 年流加培养规模达到了 3000 L 以上，灌流培养规模达到 100 L 以上，蛋白质产量在 0.2～1.0 g/L。

分类　依据选择反应器类型和操作方式的不同，可分为静止培养、旋转培养、搅拌培养、微载体培养、中空纤维培养、固定床或流化床培养等；依据细胞在生物反应器中生长形式的不同，可分为悬浮培养（见规模化悬浮细胞培养技术）、贴壁培养（见规模化贴壁细胞培养技术）以及固定化培养（见规模化固定化细胞培养技术）；依据生物反应器的操作方式不同，可分为批式培养（见规模化批式细胞培养技术）、流加培养（见规模化流加细胞培养技术）和灌流培养（见规模化灌流细胞培养技术）。其中固定化细胞培养中以微载体培养技术的应用较多，是使贴壁细胞实现规模化悬浮细胞培养技术的主要手段；因微载体培养技术兼有贴壁培养和悬浮培养的优点，适用于在规模化批式细胞培养技术、规模化流加细胞培养技术和规模化灌流细胞培养技术等多种操作方式中使用。

应用　用动物细胞大规模培养技术生产的生物药物主要分为两类：一是动物细胞的分泌产物，如重组蛋白产品，包括治疗心肌梗死的蛋白-组织纤溶酶原激活剂、治疗囊性纤维化的脱氧核糖核酸酶、治疗贫血的促红细胞生成素、治疗血友病的凝血因子Ⅷ和Ⅸ、治疗癌症和病毒性疾病的药物，如治疗乙肝的干扰素以及治疗身材矮小的人生长激素；此外，还可生产许多诊断和治疗疾病的抗体药物。二是以动物细胞为宿主，制备其他生物体，如病毒疫苗，这是动物细胞规模化培养技术最早也是最为成熟的应用。如早期用原代猴肾细胞或人二倍体细胞 WI-38 生成的人用疫苗，如脊髓灰质炎病毒疫苗，以及后来广泛使用转化细胞系如非洲绿猴肾细胞制备的狂犬疫苗、乙脑疫苗、流感疫苗等。

（李　玲）

guīmóhuà xuánfú xìbāo péiyǎng jìshù
规模化悬浮细胞培养技术
（large-scale suspension cell culture technology）　细胞不附着于底物而悬浮于培养液内生长和增殖的体外规模化培养方法。是动物细胞大规模培养技术之一。悬浮细胞培养是规模化悬浮细胞培养的基础。来源于血液、淋巴组织的细胞及其肿瘤细胞（如小鼠骨髓瘤细胞、NSO）和转化细胞（如 Namalwa 细胞）均为悬浮培养的生长方式。随着规模化培养技术地不断发展，许多常用贴壁依赖型生长的生产用细胞（如中国仓鼠卵巢细胞和乳仓鼠肾细胞）可通过细胞生长形式的驯化转而适应悬浮培养。悬浮细胞培养常用的培养基为无血清培养基，甚至为无蛋白培养基。1962 年英国病毒学专家凯普斯提克（P. B. Capstick）等人实现了乳仓鼠肾细胞 21 的悬浮培养，成功地进行了乳仓鼠肾细胞 21-C13 克隆细胞的可悬浮培养，是动物细胞工业化应用的突破性进展，驱动了细胞大规模工业生产进程地发展。1967 年，荷兰学者韦策尔（Anton L. Van Wezel）开发了微载体，并进而实现了使用微载体进行贴壁细胞在生物反应器中的悬浮培养大规模培养。这是将对细胞无害的微载体颗粒作为载体加入到搅拌罐反应器的培养液中，使细胞附着在微载体表面生长，通过持续搅动使微载体始终保持悬浮状态进行培养，是使贴壁细胞实现悬浮培养的一种方式。

规模化悬浮细胞培养的优点：①细胞传代时无需胰蛋白酶消化，种子细胞的制备传代和规模化放大操作和控制简便，细胞回收率高。②可在线直接监测细胞生长情况，工艺可控性强。③生物反应器内营养物质和氧气的传递效率较好，培养条件均一，容易放大培养规模（从 3～25 000 L）。

规模化悬浮细胞培养的不足之处：①生产中细胞培养体积较

大，相对细胞密度较低，设备资金投入大。②悬浮培养不适于正常组织细胞的培养。

原理 利用少数细胞具有的非贴壁依赖特性进行规模化放大培养，而对于贴壁细胞则需要进行悬浮培养的驯化适应过程。细胞贴壁依赖于血清中的贴壁因子和二价阳离子。采用无血清培养基去除这些因子，细胞即从贴壁生长转变为悬浮生长，但会引起多数细胞进入"生长危险期"，细胞生长速率和细胞活性明显降低，进而最终死亡；少数存活细胞则容易成团。在实际操作中，可以通过一定时间的驯化，即驯化细胞使其获得适应新培养环境的能力，逐渐筛选出具有优化特性的细胞克隆或细胞群，它们具有正常的细胞生长、产物合成、细胞死亡及基因稳定性。驯化过程不仅可引起细胞生长形式的转变，同时也会导致分泌的蛋白质结构如糖结构的改变，造成表达蛋白质的特异性甚至功能的改变。因此，必须对驯化细胞进行严格的质量监测。

应用 20世纪70年代起，应用2000~5000 L生物反应器悬浮培养乳仓鼠肾细胞21细胞技术开始应用于口蹄疫疫苗的生产中。到21世纪初，规模化悬浮细胞培养技术已经成为将动物细胞大规模培养用于生物技术药物生产的首选培养方式。2000年以来，美国批准的70%生物技术药物，如重组蛋白或抗体，均用搅拌罐反应器悬浮培养生产。同时，使用微载体方法在生物反应器中进行大规模悬浮培养的技术也已主要用于病毒疫苗类生产。如2009年，美国百特生物科技公司（Baxter Biosciences）公司获批采用Cytodex-3微载体无血清培养非洲绿猴肾细胞生产H1N1禽流感疫苗。

（李 玲）

guīmóhuà tiēbì xìbāo péiyǎng jìshù
规模化贴壁细胞培养技术
（large-scale anchorage-dependent cell culture technology） 细胞在带适量电荷的基质表面贴附并生长和增殖的体外规模化培养技术。是动物细胞大规模培养技术之一。贴壁细胞培养技术是规模化贴壁细胞培养技术的基础。具有贴壁生长特性的细胞种类较多，包括中国仓鼠卵巢细胞、幼年仓鼠肾细胞和非洲绿猴肾细胞等。贴壁细胞培养常用的培养基为含血清培养基。

贴壁培养的优点：①适用的细胞种类广泛。②贴壁培养更好地模拟了体内细胞生长的环境，细胞可有效地表达目标产品。③容易更换培养液，方便采用灌流培养模式。不足之处：①传代或换液培养时需要用酶将细胞从基质上消化下来，操作比较繁琐。②营养物质和氧气的传递效率差，造成生物反应器内部培养条件不均一。③需要合适的贴附材料以及足够的贴附面积，因而放大培养受到限制，在实际生产中培养规模较小。

原理 贴壁细胞规模化培养的基本原理主要利用了细胞自身的贴壁依赖生长特性；此外，还依赖于贴附基质表面的特性和基质中的黏附因子。

细胞黏附于基质表面是动物细胞贴壁生长的第一步，也是关键步骤，适宜的基质表面特性是决定贴壁细胞培养的必要条件。哺乳动物细胞表面带均匀的负电荷，这就要求基质表面带有净正电荷；同时基质表面还必须具有亲水性和高度表面活性。玻璃、塑料以及多聚赖氨酸的包被表面是适宜细胞黏附的基质表面，因而多被贴壁细胞培养所采用。细胞黏附生长还依赖于二价阳离子（Ca^{2+}，Mg^{2+}）和贴附因子。黏附因子可以是细胞自身分泌并吸附于基质表面的蛋白质，如纤维粘连蛋白或是培养基血清中提供的冷球蛋白。某些细胞，如成纤维细胞，可分泌足够量的纤维粘连蛋白，无需额外添加；而多数生产用动物细胞仅分泌微量纤维粘连蛋白，体外培养时需要额外添加纤维粘连蛋白或血清。

应用 规模化贴壁细胞培养的常用方法包括：转瓶培养，多层平板培养系统，如细胞工厂，以及生物反应器贴壁培养。转瓶培养方法和细胞工厂方法多在产品研发的中、早期使用；而生物反应器方法则在产品研发的后期中应用。转瓶培养是传统的贴壁细胞培养技术，适用于贴壁因子依赖性不强的贴壁细胞。第一个用动物细胞生产的重组蛋白，促红细胞生成素，即是由美国安进公司采用转瓶培养中国仓鼠卵巢细胞获得的。疫苗生产的中早期阶段大多数采用转瓶培养方法大量培养原代鸡胚或肾细胞。细胞工厂是对传统转瓶培养的革命，适用于对细胞生长表面要求较高的贴壁细胞。细胞工厂培养技术在疫苗生产中广为使用，如甲肝疫苗、狂犬疫苗和乙脑疫苗等的生产，在干细胞治疗制剂和抗体制备领域也有较好应用。生物反应器贴壁培养是指细胞贴附于生物反应器内固定的表面生长，细胞不因搅拌而随培养液一起流动，容易更换培养液，无需特殊细胞和培养液的分离设备，可采用灌流培养；但不能直接监控细胞的生长情况，扩大规模较难，多用于制备用量较小、价值高的生物技术药物。美国新布朗什维克科学公司（NBS）公司的 CelliGen、CelliGen PlusTM 和 Bioflo3000 反应器是常用的贴壁培养生物反应器，采用篮式搅拌系统和圆盘状载体。

（李 玲）

guīmóhuà gùdìnghuà xìbāo péiyǎng jìshù

规模化固定化细胞培养技术

（large-scale immobilization cell culture technology） 无菌条件下将细胞定位于特定的支持物表面或限制在特定的液相空间，在模拟机体内生理状态下生存的基本条件下，使细胞在培养容器中生长、增殖的体外规模化培养技术。是动物细胞大规模培养技术之一。固定化培养既适用于贴壁依赖性细胞，也适用于非贴壁依赖性细胞。固定化细胞培养是规模化固定化细胞培养的基础。

相对于细胞悬浮培养而言，细胞固定化培养具有以下优点：①易于实施灌流培养，利于优化控制细胞培养环境。②减少或消除高灌流速率下的细胞流失，细胞生长密度高，较一般悬浮培养高 10~100 倍，因而单位体积细胞表达产物的产率高。③方便可溶性细胞表达产物的收获和纯化。④培养液利用效率高，培养系统所占面积和空间小。

发展历程 1967 年，荷兰学者韦策尔（Anton L. Van Wezel）创立了微载体培养动物细胞的技术以及生物反应器微载体培养工艺。1980 年法国病毒学专家伯纳德（Bernard Meignier）等首次将微载体培养技术应用于口蹄疫疫苗的工业化制造，后来又将其应用于小儿麻痹疫苗制造。法国梅里厄（Merieux）研究所 1982 年

应用生物反应器微载体培养生产了脊髓灰质炎病毒疫苗，1985 生产了狂犬病疫苗。微载体培养技术广泛应用于具有重要价值的生物制品如病毒疫苗、干扰素、激素、单克隆抗体等生产。国外采用生物反应器微载体培养生产疫苗有：美国百特（Baxter Biosciences）公司生产的流感、天花、甲肝病毒疫苗，英国葛兰素史克公司生产的脊髓灰质炎病毒疫苗，法国安内特（Aventis）公司生产的乙型脑炎病毒疫苗。2009，美国百特（Baxter Biosciences）公司获批采用 Cytodex-3 微载体无血清培养非洲绿猴肾细胞生产 H1N1 禽流感疫苗（CELVAPAN），规模达 6000 L。另外，早期培养杂交瘤细胞进行单克隆抗体的工业生产主要采用中空纤维管生物反应器培养方式。

原理 大多数生产用动物细胞具有贴壁依赖型生长特性，规模化培养时既需要有支持细胞贴壁生长的足够表面积，又需要保持其均匀悬浮的状态，固定化技术就是解决这两个问题的有效途径。细胞固定化是指采用温和的物理或化学方法将细胞定位于特定支持物表面或限制在特定液相空间内，但不影响细胞的活力和生长代谢。基于这一原则，在动物细胞培养中经常使用的固定化培养方法包括：有吸附（固定微载体培养）、包埋（巨载体培养）、约束如中空纤维管壁阻隔（中空纤维培养）或微囊包裹（微囊化培养），以及聚集（细胞团培养）。

应用 固定化培养中以微载体培养的应用较多，是贴壁细胞实现规模化悬浮培养的主要手段。微载体兼有贴壁培养和悬浮培养的优点，适用于批式培养、流加

培养和灌流培养等多种操作方式。

（李 玲）

guīmóhuà pīshì xìbāo péiyǎng jìshù

规模化批式细胞培养技术

（large-scale batch cell culture technology） 将细胞和培养液一次性转入生物反应器内进行细胞培养的技术。是动物细胞大规模培养技术之一。该方法培养过程中体积不变，不补充培养基也不排出培养基，待细胞增长和产物形成积累到适当时间，一次性收获细胞和产物。动物细胞规模培养发展早期采用，是其他操作方式的基础。批式细胞培养是规模化批式细胞培养的基础。

批式培养的优点：①批式培养反应器系统属于封闭式，细菌污染和细胞突变的风险小。培养过程中与外部环境没有物质交换，培养周期短，且只控制温度、pH 值和通气，因此操作简单，容易掌握。②批式培养期间细胞处于一个相对固定的营养环境，因此可直观地反映细胞生长代谢的过程，是动物细胞培养工艺基础条件摸索或"小试"研究常用的手段，多用于新药临床报批等需要迅速获取产品阶段。③批式培养工艺简单，对设备性能要求较低，反应器参数的放大原理和过程控制较其他培养系统容易理解和实现，容易实现放大。

批式培养过程中，细胞生长时相分为延滞期、对数生长期、平稳期和衰退期四个阶段。延滞期是指细胞接种后到细胞分裂增殖前所需的时间，其时间长短因种子细胞本身生长状态和培养环境条件的不同而各异。细胞经历延滞期后便开始迅速增长，进入对数生长期。此期内细胞随时间呈指数函数形式增长，单位时间内细胞的生长速率为一定值。细

胞经历对数生长期的迅速生长后，由于营养物质消耗、代谢毒副产物累积，细胞生长的环境条件不断变差，逐渐进入平稳期。此期内细胞生长减缓，细胞数基本保持不变。平稳期过后，细胞生长所需营养物的持续缺乏和环境条件的不断恶化，细胞进入衰退期而死亡。在整个批式培养周期中细胞表达产物不断分泌积累，没有培养物的交换或流出，因此收获细胞产物通常是在细胞进入衰退期前或已经进入衰退期后进行。

批式培养在工业化疫苗、抗体和重组蛋白类药物生产中是传统的、常用的方法，早在1985年英国威康（Wellcome）公司就成功地采用批式培养乳仓鼠肾细胞在1000 L的搅拌式反应器中生产兽用口蹄疫疫苗。2009年，美国基因泰克公司的批式培养工业反应器规模已达25 000 L。

(李 玲)

guīmóhuà liújiā xìbāo péiyǎng jìshù

规模化流加细胞培养技术

（large-scale fed batch cell culture technology） 细胞培养过程中不断补充新的营养物直至达到生物反应器的设定体积，从而使细胞不断生长、产物浓度不断提高的操作技术。是动物细胞大规模培养技术之一。流加培养通常采用机械搅拌式生物反应器系统悬浮培养细胞，细胞初始接种的培养液体积为终体积的1/2~1/3，培养过程中只补充浓缩的营养物或培养液，没有流出或回收培养液。流加培养是规模化流加培养的基础。

流加培养的优点：①培养过程中根据细胞生长速率、营养物消耗和代谢产物累积，补充浓缩的营养液，因而能够调节培养环境中营养物质的浓度，保证合理

的培养环境与较低的代谢产物抑制水平。②培养过程培养液以较低稀释速率补充，细胞在培养系统中停留时间较长，因而获得的总细胞密度较高，产物浓度也较高。③在工业化生产中，流加培养的工艺参数放大原理和过程控制较其他培养方式较易理解和掌握，操作简单、可靠而灵活，可实现工艺参数的直接放大。

原理 流加培养的关键技术是流加浓缩的营养培养基，其营养成分主要有葡萄糖、谷氨酰胺、氨基酸、维生素等。通常在细胞对数生长后期、在细胞进入衰退期之前添加；可以添加一次，也可添加多次，为了追求更高的细胞密度往往需要添加一次以上，直至细胞密度不再提高；可进行脉冲式添加，也可以缓慢进行连续添加，但为了尽可能地维持相对稳定的营养物质环境，后者采用较多。流加式操作根据流加控制方式的不同，分为无反馈控制流加和有反馈控制流加。

无反馈控制流加 在细胞培养开始时投入一定量的基础培养液，培养到一定时期，开始连续补加浓缩营养物质，直到培养液体积达到生物反应器的最大操作容积后停止补加，最后将细胞培养液一次全部收获。该操作方式受到反应器操作容积限制，培养周期只能控制在较短时间内。

有反馈控制流加 在一定的时间内连续或间断地测定培养系统中限制性营养物的浓度，在此基础上分析控制流加速度和流加液中营养物质的浓度，流加的速率通常与消耗的速率相同，根据测得的底物浓度控制相应的流加速率。流加的总体原则是维持细胞生长相对稳定的培养环境，营养成分既不因过剩而产生大量的

代谢副产物造成营养利用效率下降，也不因营养成分的缺乏而导致细胞生长抑制或死亡。

应用 流加培养是规模化动物细胞培养中占有主流优势的培养技术，是动物细胞大规模培养研究的热点技术。2009年美国Genetech公司流加培养生产规模已达25 000 L以上，生物反应器中活细胞密度最高可达10^7个/ml，蛋白质浓度为1~5 g/L，小规模实验室研究中蛋白浓度则高达10 g/L以上。

(李 玲)

guīmóhuà guànliú xìbāo péiyǎng jìshù

规模化灌流细胞培养技术

（large-scale perfusion cell culture technology） 在生物反应器中通过截留细胞在连续不断地收获培养液的同时不断地加入新鲜的培养基，从而实现连续细胞培养的技术。是动物细胞大规模培养技术之一。灌流培养是规模化灌流培养的基础。

灌流培养的优点：①连续灌流培养中，通过调节灌流速率使细胞处在有害代谢废物积累水平较低、营养物质相对充足的稳定环境中。②细胞截流系统可使细胞保留在生物反应器内，维持了较高的细胞密度；灌注培养的细胞密度比流加培养高1~2个数量级，单位体积产率高10倍，从而较大地提高了产品的产量，大大降低了劳动力消耗。③灌流速率容易控制，培养周期较长，目标产品回收率高。④产品在罐内停留时间短，可及时回收到低温下保存，有利于保持产品的活性。

原理 灌流培养技术的关键是能够在截留细胞和保持培养液体积不变的同时，不断补入新鲜培养基。因此，灌流系统的细胞截留装置至关重要，并决定了灌

流培养是否能够成功。细胞截留的方式可为内部截留的方式，如使用中空纤维、陶瓷构件、多孔载体来进行截流以及通过旋转过滤方式进行截流，也可为外部截留的方式，如采用外部过滤、离心和沉降的方式进行截流。灌流培养采用的培养基灌流方式可以是开放的单循环系统，也可以是封闭的再循环系统。对于开放的单循环系统而言，注入反应器中的新鲜培养基与收获的培养基相平衡，因而培养基利用率低；而在再循环系统中，通过将收获培养基的物理参数，如 pH 和溶解氧，重新校正后再利用，营养成分可被充分利用。

应用 灌流细胞培养技术适用于两种形式的生物反应器：一种是搅拌式生物反应器悬浮培养细胞，细胞截留系统开始多采用微孔膜过滤或旋转膜系统；另一种形式是固定床或流化床生物反应器。固定床生物反应器在反应器中装配固定的篮筐，中间装填聚酯纤维载体，细胞可附着在载体上生长，培养基不断流经载体传递营养成分和氧，这种形式的灌流速度较大，细胞在载体中高密度生长；流化床生物反应器是通过流体的上升运动使固体颗粒维持在悬浮状态进行细胞培养。规模化灌流细胞培养技术是生产分泌型生物技术药物较为推崇的一种培养方式，对生产一些稳定性不好的产品尤为合适，但存在技术操作较复杂、培养基回收量大、培养液利用效率低，以及长期培养带来的微生物污染概率和细胞遗传变异较高的问题。灌流培养代表性的生物药物是 2000 年德国拜耳（Bayer）公司采用500 L规模生物反应器培养幼年仓鼠肾细胞生产的重组Ⅷ因子。此

外，还有 2001 年美国礼来公司采用1500 L规模生物反应器生产的重组活化蛋白 C；2003 年美国健赞公司采用2000 L规模生物反应器生产的重组 β-半乳糖苷；2009年美国赞臣（Janssen Biotech）公司采用 1000 L 规模生物反应器生产的戈里木单抗。2006 年，灌流培养生产规模达 4000 L 以上，蛋白表达浓度为 0.5～1 g/L。

（李 玲）

zhíwù xìbāo guīmóhuà péiyǎng jìshù

植物细胞规模化培养技术

（large-scale plant cell culture technology） 利用植物细胞体系、通过现代生物工程手段，进行工业规模生产，以获得生物药物的技术。属于一种细胞工程制药技术。植物细胞规模化培养是生产植物次生代谢产物的理想途径。

原理 植物细胞规模化培养的主要目的是生产次生代谢物并进行新药研发，采用逐级增加体积的容器，可以将优良的细胞株进行多次扩大繁殖，以实现植物细胞的大规模培养，主要包括分离、培养、再生以及一系列相关操作程序。

植物细胞规模化培养技术的建立需要满足以下条件：①需要选择合适的细胞系，所选择并培养的细胞在遗传上是稳定的，以得到产量恒定的产物。②细胞生长及生物合成的速度要快，在较短时间内能得到较高产量的终产物。③代谢产物要在细胞内积累而不被迅速分解，最好能将其释放到培养基中。

植物细胞规模化培养技术体系建立的方法主要有：①一步法，逐级放大，对于细胞生长与目的产物合成可以同步进行的类型，一般可采用此方法建立大规模培养系统。②两步法，用于目的产

物的合成在细胞生长发育到一定时期才进行的类型，因细胞生长和产物合成需要不同类型的培养基，首先在细胞生长培养基中培养大批量细胞，当细胞生长至合成产物的阶段后，再将其转入到产物合成培养基中进行培养。如果采用固相培养方式生产次生代谢产物，一般均需采用两步法。

植物细胞规模化培养技术中的关键技术问题主要有：①悬浮培养系统必须要适应植物细胞特性。②植物细胞培养液的流变特性。因培养过程中培养液的黏度变化可由细胞本身和细胞分泌物引起，要掌握植物细胞培养液的流变特性。③植物细胞培养过程中的气体调节。由于植物细胞对溶氧的变化非常敏感，太高或太低均会对培养过程产生不良的影响，因此，植物细胞培养过程中进行供氧和尾气氧的监控和气体调节对大规模植物细胞培养十分重要。④泡沫和表面黏附性。因植物细胞大规模培养中易产生大量的泡沫，且覆盖在培养液上，有蛋白质和黏多糖，因而黏性大，细胞极易被包埋其中并从循环的培养液中带出来，形成非均相培养，从而影响培养系统的稳定性和生产率，因此要掌握泡沫和表面黏附性的特性。⑤剪切力对植物细胞的影响。因液体流动引起的剪切力对植物细胞的伤害，主要表现在机械损伤，表现为细胞团变小、细胞破损等。由于这些损伤，造成了细胞内含物释放到培养基中，从而改变培养系统的物理特性，如 pH、流变特性等，进而影响整个培养系统的细胞生长和产物积累。因此要考虑剪切力对植物细胞的影响。

分类 植物细胞规模化培养技术主要有规模化固体细胞培养

技术、规模化液体细胞培养技术、规模化看护细胞培养技术、规模化平板细胞培养技术、规模化微室细胞培养技术等。其中应用规模化固体细胞培养技术和液体细胞培养技术的规模化固体细胞培养和液体细胞培养均有利于次级代谢产物的积累，同时细胞经包埋后可以减小剪切力的损伤，有利于产物的合成和分泌，还有利于进行连续培养和生物转化。

应用 植物细胞规模化培养技术在生物、医药等研究领域均有重要意义。经植物细胞规模化培养产生的植物细胞次生代谢产物主要用于新药的研究，如抗癌药物紫杉醇、疗伤药物紫草宁、保健药物人参皂苷等。植物细胞在培养过程中生长缓慢、不耐剪切力、目标代谢产物含量低等自身特点，也影响了其工业化生产的进程。随着科技的不断进步，植物细胞规模化培养技术将在生命科学及医药领域中发挥越来越大的作用。

（李 郁 冯 飞）

guīmóhuà gùtǐ xìbāo péiyǎng jìshù

规模化固体细胞培养技术

（large-scale solid cell culture technology） 将植物细胞固定在惰性基质上进行培养增殖的技术。又称固相化培养技术。是植物细胞规模化培养技术之一。惰性基质有琼脂、藻酸盐、聚丙烯酰胺和纤维等。该技术是从1966年瑞典隆德大学化学中心教授莫斯巴赫（Mosbach K）利用聚丙烯胶将地衣包埋起来开始的。1979年瑞典隆德大学化学中心教授布洛德利斯（Brodelius P）等第一次把这一技术应用到高等植物细胞培养中，用藻酸盐将海巴戟、长春花和洋地黄的细胞固定起来，并获得了次生代谢产物。

该方法的优点为：①可以消除或极大减弱液体流动引起的切变力。②使细胞生长缓慢，次生代谢功能增强。③改善了细胞生长的理化环境，提高了次生代谢产物的产量。④培养的环境条件容易控制，细胞稳定性高。⑤便于次生代谢产物的收集。缺点为：该方法要求代谢产物必须分泌到细胞外，但次生代谢产物多存在于细胞内，为促进次生代谢产物的合成和分泌，需借助表面活性剂或对细胞进行透性改造；植物细胞次生代谢产物的累积不是连续的，也限制了固体培养方法的应用。

原理 规模化固体细胞培养的生物反应器主要有平床培养器、填充床反应器和膜反应器。

填充床反应器（fixed-bed bioreactor） 细胞固定于支持物表面或内部，支持物颗粒堆叠成床，培养基在床层间流动。该方法易控制培养基在细胞上流动的速度，细胞接受阳光均匀，节约空间，可积累较多次生代谢产物，但床内细胞混合效果不好时，较难控制床内 O_2 的传递、pH 值和温度等，同时气体产物，如 CO_2 的排放也较困难。

流化床反应器（fluid-bed bioreactor） 细胞位于支持物内部，利用流质能量使支持物颗粒处于悬浮状态，混合效果较好。例如美国 Verax 公司的多级流化床生物反应器。

膜生物反应器（membrane bioreactor） 采用具有一定孔径和选择性透性的膜来固定植物细胞，营养物质可通过膜渗透到细胞中，细胞产生的目的产物通过膜释放到培养基中。具有易于控制流质动力学、易于放大、产物易分离、简化了下游工艺等优点，但使用成本较高。

应用 通过该规模化固体细胞培养技术，植物细胞的生长速度大大加快，有效成分的含量比原植株所含的有效成分高出数倍，明显提高了有用次生代谢产物的产量。同时，由于代谢产物的生产完全在人工控制条件下进行，可以通过改变培养条件和选择优良培养体系得到超整株植物产量的代谢产物，因此该方法可用于生产有用的次生代谢产物，从而将其应用于生物、医疗等领域中。如从规模化培养的长春花细胞中分离提取出的生物碱多具有抗肿瘤、降压、降血糖及利尿等作用，其中以长春碱、长春新碱最有抗肿瘤价值，已应用于临床。长春碱主要用于治疗霍奇金病、绒毛膜癌等；长春新碱主要用于治疗急性淋巴性白血病、淋巴肉瘤等。通过规模化固体细胞培养技术获得的洋地黄为重要的强心药，主要治疗慢性充血性心力衰竭，对心脏性水肿有显著的利尿消肿作用。

（李 郁 冯 飞）

guīmóhuà yètǐ xìbāo péiyǎng jìshù

规模化液体细胞培养技术

（large-scale liquidcell culture technology） 将植物细胞在液体培养基中规模化悬浮培养的技术。是植物细胞规模化培养技术之一。早在1958年，美国植物学专家斯图尔德（F. C. Steward）等就在胡萝卜培养物的分化过程中实现了液体培养的应用。1962年，日本植物学专家土盐村重（Toshio Murashige）和美国植物学专家斯库格（Folke K. Skoog）发表了促进烟草组织快速生长的培养基组成，这是普遍使用的著名的 MS 培养基，这种培养基为规模化液体细胞培养技术提供了有力支持。

原理 液体悬浮培养首先必

须获得大量的细胞，建立细胞悬浮培养体系，一般以愈伤组织为起始细胞进行悬浮培养关键有愈伤组织的诱导、悬浮培养体系的建立与继代培养及细胞生长状态调控等几个环节。①用于建立悬浮培养体系的愈伤组织必须有较好的松散性及较强的增殖和再生能力，符合条件的愈伤组织通常采用诱导的方法形成。②悬浮培养时可将愈伤组织放入盛有液体培养基的三角瓶中，在摇床上以一定的条件进行培养。也可用镊子轻轻将其拨碎或在培养基中加入 0.1% 的果胶酶中培养以促进细胞分散。③连续继代培养一段时间后，细胞可实现悬浮生长。

步骤 规模化液体细胞培养技术的建立，首先需要建立种子细胞，其次需要有适宜的配套培养体系。种子细胞的增殖与放大培养，主要目的是要获得大量的活跃生长的细胞群体，为细胞大批量生产准备基础材料。种子细胞增殖初期一般采用液体振荡培养，也称摇瓶培养。其摇瓶体积一般从几百毫升到几升逐级放大。在此过程中，应不断检测细胞放大培养中因培养体积的增加所引起的细胞生长特性和目的产物含量的变化情况。当细胞数量增加到一定数量后，应转移至体积较小的生物反应器培养，模拟大规模培养控制条件，为大体积反应器培养提供技术参数。

分类 植物细胞规模化液体培养体系，根据一个培养周期中是否添加培养基，可分为成批培养、连续培养和半连续培养方式等。①成批培养是指在一个培养体积中接种细胞和添加培养基后，中途不再添加培养基也不更换培养基的方式。②连续培养是在培养过程中不断向反应器中以一定的流量添加新鲜培养基，同时以相同的流量从系统中取出培养液，从而维持培养系统内在细胞密度、产物浓度以及物理状态上的相对平衡。③半连续培养是一种介于成批培养和连续培养之间的培养方式。其基本方法是在完成上述成批培养的一个周期后，只从反应器中取出大部分细胞悬液，保留小部分细胞悬液作为下一培养周期的种子细胞，然后加入新鲜培养基进行培养。

规模化液体细胞培养可在生物反应器中进行放大，常用的液体反应器包括搅拌式生物反应器及气动式生物反应器。搅拌式反应器具有混合程度高、适应性广、反应器内温度、pH、溶氧及营养液浓度较易控制等优点，因而在大规模培养中被广泛使用。气动式生物反应器利用空气为动力，带动培养容器的液体流动，达到与搅拌相似的混合效果。相对于传统的搅拌式反应器而言，它具有剪切力小、结构简单、避免污染等优点，因而被认为是适宜于植物细胞培养的一类反应器。

应用 2012 年美国食品药品管理局批准植物源重组葡糖脑苷脂酶（elylyso）采用基因工程改造的胡萝卜细胞重组构建表达，是以色列波达利（Protalix）公司的第一个商业产品。液体植物细胞规模化培养技术在疫苗及激素表达制备方面也起到了至关重要的作用。如乙肝表面抗原已经在转基因马铃薯、番茄、香蕉、烟草细胞悬浮培养中表达；大肠杆菌的热不稳定肠毒素 B 亚单位已在马铃薯块块根、玉米种子、烟草和大豆中表达；霍乱弧菌的霍乱毒素 B 亚基已在烟草、番茄和水稻等作物中表达；以兽用为目的的植物源疫苗，包括禽流感、新城疫、口蹄疫和肠毒素大肠杆菌的疫苗也在植物中获得表达；牛瘟血凝素蛋白在木豆和花生中获得表达；其他包括人类乳头瘤病毒 11 型和 16 型 L1 蛋白、诺瓦克病毒衣壳蛋白、麻疹病毒血凝素蛋白和 H5N1 型流感疫苗，也在烟草、土豆和胡萝卜中获得表达。

(李 郁 王 彬)

guīmóhuà kānhù xìbāo péiyǎng jìshù
规模化看护细胞培养技术
（large-scale nursecell culture technology） 将亲本愈伤组织或高密度的悬浮细胞同低密度细胞一起培养，以促进低密度细胞生长、分裂的培养方法。是植物细胞规模化培养技术之一。一般的做法是将分散细胞制备成低密度悬浮液，将一滴悬液滴加于放置在活跃生长的愈伤组织上的滤纸上，滤纸上形成的细胞再进行规模化增殖培养。

原生质体看护培养是将原生质体和与其同种或不同种的植物细胞共同培养以提高其培养效率的方法。主要用于低密度原生质体培养、融合细胞的筛选和原生质体培养不易成功的植物，如禾本科、豆科植物的原生质体培养。看护培养可以较大地提高原生质体培养的植板率，即单个平板接种细胞总数中形成细胞团的百分率。其可能原因是：看护细胞（nurse cell），即向无脊椎动物（如昆虫）的卵母细胞生长提供支持和营养的细胞。看护细胞向原生质体提供了促进生长的物质，或提供了一种适宜密度效应，或吸收了原生质体培养过程中产生的有毒物质。看护培养技术首先是由美国植物学专家缪尔（Muir. WH）等在 1954 年设计的。其操作方法是在固体培养基上置入一块活跃生长的愈伤组织，再在愈伤组织上放一小片滤纸，待滤纸湿润后将细胞接种于滤纸上。当培养细胞长出微小细胞团以后，将其直接转至琼脂培养基上，让其迅速生长。

看护细胞培养技术在植物细胞培养药物生产中有相当的应用价值。从短叶红豆杉和东北红豆杉中进行愈伤组织的诱导、筛选得到的细胞株，可在 4 周培养时间内细胞增殖 5 倍，同时紫杉醇含量达到 0.05%，比原来的红豆杉树皮紫杉醇含量增加了 10 倍。规模化看护细胞培养技术主要应用于单细胞培养筛选后的细胞放大培养过程。相对于愈伤组织诱导分离培养，看护细胞培养具有操作简便、细胞组分单一、成功率高等优点。分离后的细胞可根据细胞特点进行规模化放大培养。其缺点是在看护细胞形成过程中无法使用显微镜对细胞进行观察检测。

（李　郁　王　彬）

guīmóhuà píngbǎn xìbāo péiyǎng jìshù

规模化平板细胞培养技术

（large-scale platingcell culture technology） 将一定密度的悬浮细胞接种到薄层固体培养基中进行培养的技术。是一种植物细胞规模化培养技术。

原理 平板培养是规模化平板培养的基础。平板培养的接种过程实际上是琼脂或琼脂糖培养基与细胞悬浮液混合植板的过程，而植板后细胞被包埋在固体培养基中形成一个平板，所以称其为平板培养。平板培养通常使用旺盛生长的悬浮细胞系，通过过滤尽可能获得单克隆细胞，将一定密度的细胞悬浮液与固体培养基充分混合均匀，然后均匀地平铺于培养皿中，经过显微镜观察筛

选出最终生长成功的愈伤组织。

内容 平板细胞培养一般采用经过培养的旺盛生长的悬浮细胞系，通过过滤去除大的细胞团、游离单细胞和小细胞团。用于平板培养的细胞团一般每个不能超过 6 个细胞，以便尽可能获得真正的单细胞克隆。过滤后的细胞经低速离心，培养基洗涤两次后，调整密度至 5×10^5/ml 左右。将该细胞密度浮液按照 1∶4 的比例与 35℃ 的固体培养基混匀平铺于培养皿中，植板厚度为 1～2 mm。待植板后的培养基完全凝固后，用石蜡膜将培养皿封严。随后将培养皿置于倒置显微镜下观察，对应于各个单细胞在培养皿外相应的位置用记号笔做好标记，再将培养皿置于 25℃ 黑暗条件下培养。一般 3 周后部分单细胞即可长出肉眼可见的愈伤组织。

平板培养的效果一般用植板率来衡量。植板率是能长出细胞团的单细胞在接种单细胞中所占的比例，通常用每个平板形成的细胞团数占每个平板接种的细胞总数的百分比表示。细胞团的计数方法有两种：一是直接计数；二是感光法。感光法为在暗室的红光下将一印相纸放于欲计数的平板培养的培养皿下方，在培养皿上方置一光源，打开光源使培养皿中细胞团印到相纸上，然后将照片洗出来再计数。

平板培养中细胞密度和培养基成分是培养成功与否的关键，而细胞密度与培养基成分又是两个相互依赖的因子。当细胞密度较高时，对培养基成分的要求相对较低；而当细胞密度较低时，对培养基的要求则相对复杂，除了一般的完整培养基外，还需要添加一些含有复合成分的有机物如椰乳、酵母浸出液和水解酪蛋

白等。有时，在一些低密度培养中，加入一定浓度的条件培养基（将细胞悬浮培养 2～3 天的培养基离心，其上清液即为简单的条件培养基），也能取得较好效果。需要说明的是，为了获得真正的单细胞克隆，平板培养的细胞密度一般不能太高，以免几个细胞的细胞团长在一起。

应用 细胞平板培养技术由美国植物学专家伯格曼（Ludwig Bergmann）在 1960 年创建，由于其具有筛选效率高、筛选量大、操作简单等优点，因而被广泛用于遗传变异，细胞分裂分化及细胞次生代谢物合成的种细胞筛选等各种需要获得单细胞克隆的研究中。

（李　郁　王　彬）

guīmóhuà wēishì xìbāo péiyǎng jìshù

规模化微室细胞培养技术

（large-scale micro-chambercell culture technology） 以载玻片、石蜡油和盖玻片构建成细胞生长微室，而后将单细胞接种并扩大培养的技术。是一种植物细胞规模化培养技术。

原理 微室培养是规模化微室培养的基础。微室培养首先是由琼斯（Jones）等在 1960 年设计的，先在载玻片左右两侧各加一滴液体石蜡，将盖玻片置于其上作为微室的支柱，再在左右液体石蜡垂直方向两端各加一滴液体石蜡封闭盖玻片垂直方向空间即构成完整微室。在微室中间接种一滴含单细胞的培养基，然后将第三张盖玻片架在微室两支柱间，因为液体石蜡既可以使细胞与外界隔离防止污染，又具有一定的通气性，所以有利于细胞生长。将接种好的载玻片整体置于一培养皿中，然后在 25℃ 黑暗条件下进行培养，当细胞团长至

适当大小时，将其转入新鲜半固体培养基上继续培养。微室培养主要构造如图。

内容 微室培养可用于花粉的培养。用滴管取1滴悬浮有花粉的液体培养基，滴在盖玻片上，然后翻过来放在一凹穴载玻片上，盖玻片四周用石蜡密封。这种方法的优点是便于在整个培养过程中进行连续的活体观察，可以把一个细胞生长、分裂和形成细胞团的全过程记录下来。缺点是培养基太少，水分容易蒸发，使培养基中的养分和pH容易发生变化，影响花粉细胞的进一步发育。用该方法已诱导甘蓝花粉启动分裂形成多细胞团，但甘蓝花粉未能继续发育。

应用 在单倍体植株的培养中，中国学者陆文梁1983年在微室设计中采用四环素眼膏代替液体石蜡，将洗净的载玻片和盖玻片在酒精火焰上灭菌，冷却后按盖玻片的大小在载玻片的四周涂上四环素眼膏，并在眼膏上放一小段毛细管，将制好的细胞悬浮液滴一小滴在微室中间，盖上盖玻片，轻压到密封，将其置于培养皿中培养，成功地获得了烟草单细胞植物，且较好地解决了污染问题。

（李 郁 王 彬）

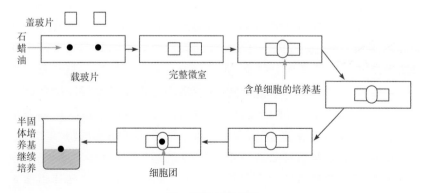

盖玻片
石蜡油
载玻片　完整微室
含单细胞的培养基
半固体培养基继续培养
细胞团

图 微室培养构造

kàngtǐ yàowù zhìbèi jìshù

抗体药物制备技术（antibody drugs manufacturing technology）

用于疾病诊断、预防和治疗的抗体、抗体融合蛋白或抗体交联物的制备技术。主要包括DNA重组技术、遗传工程技术或化学交联技术等。

发展历程 抗体药物经历了多克隆血清、单克隆抗体和人源化抗体三个阶段。早在1890年，德国免疫学专家贝林（Emil Adolf von Behring）发现给动物注射白喉毒素后，其血清中能产生中和白喉毒素的物质，称为抗毒素。随后他开创了用白喉抗毒素血清治疗白喉患儿的血清疗法，使白喉死亡率大为降低，因此获得第一届诺贝尔生理学或医学奖。多克隆血清对于感染性疾病的预防卓有成效，例如抗破伤风类毒素血清和抗肉毒毒素血清至今还在应用，而抗人T淋巴细胞的多克隆血清在临床上广泛用于肾移植的抗移植排斥反应中。1975年，英国免疫学专家米尔斯坦（C. Milstein）和德国免疫学专家科勒（G. Kohler）应用小鼠骨髓瘤细胞和绵羊细胞致敏的小鼠脾细胞融合，得到的一部分融合细胞，这些融合细胞既能继续生长，又能分泌抗羊红细胞抗体，应用这

种方法可制备单一抗原决定簇的单克隆抗体，这种技术就是单克隆抗体技术，它使抗体药物的发展经历了第二次飞跃，两位研究者由此获得了1984年的诺贝尔生理学医学奖。通过该技术能够制备针对单一抗原决定簇的抗体，克服了以往多克隆血清均一性不好的问题，由于生产抗体的杂交瘤细胞可以在体外生长，因此可以无需在动物体内生产。杂交瘤技术极大地推进了抗体药物的发展，但是由于杂交瘤技术生产的抗体是鼠源性的产物，在人体上应用会引起过敏反应的发生，限制了此类抗体的应用。基因工程抗体制备技术是抗体药物制备技术的第三个飞跃，1984年美国学者莫里森（Morrison SL）等利用基因重组技术，第一次报道了人鼠嵌合抗体，标志着基因工程抗体制备技术的诞生。基因工程抗体制备技术结合了DNA重组技术、遗传工程技术以及细胞工程技术等最新的生物技术，用以制备人源化抗体药物和全人抗体药物，解决了鼠源性抗体药物的异源性问题，是抗体药物的发展方向。

分类 根据制备抗体的不同的原理，抗体药物制备技术主要包括多克隆抗体药物制备技术、细胞融合技术、杂交瘤技术和基因工程抗体制备技术。多克隆抗体药物制备技术是用灭活的病原体、毒素或者细胞等注射在动物的皮下，引起免疫反应，然后抽取动物的全血，分离血清中的免疫球蛋白获得多克隆抗体药物的技术。这种多克隆抗体实际上是模拟机体对外来细菌、毒素等有害抗原物质的自然反应，当机体接触到抗原时，会迅速产生针对抗原的大量的抗体，这些抗体结

合在抗原的不同位置，所以称为多克隆抗体。这些抗体有的能够中和细菌或者毒素的侵害，有的却只有结合作用，并不发挥功能，这种方式所制备的多克隆抗体并不均一。此外，由于多克隆抗体来源于动物体内，有被动物体内微生物污染的可能，存在潜在的安全隐患。细胞融合技术是在诱导剂或促融剂作用下，两个或两个以上的异源细胞或原生质体相互接触，从而发生膜融合、胞质融合和核融合，并形成杂种细胞。杂交瘤技术又称单克隆抗体技术，是利用骨髓瘤细胞与 B 淋巴细胞进行融合，产生既可分泌抗体，又可无限增殖杂交细胞的技术。基因工程抗体制备技术又称重组抗体技术，是在基因水平对抗体分子进行切割、拼接或修饰，重新组装成新型抗体分子并使其有新的生物活性的技术。

发展现状　整个抗体药物制备技术的发展过程中，人源化以及全人抗体制备技术是主要的发展方向，也是发展最快的技术，鼠源性抗体品种逐渐被人源化抗体取代，而未来更多的抗体药物将会是全人抗体药物。抗体药物的形式主要是全人抗体药物，但是在此基础上，根据抗体药物的不同作用机制将会发展形式多样的抗体分子药物，如将识别两个抗原分子的抗体结合起来所制备的双特异抗体，利用抗体 Fc 段重组的抗体融合蛋白以及抗体交联化学药物都会拥有广阔的市场前景和应用价值。

（李　郁）

xìbāo rónghé jìshù
细胞融合技术 （cell fusion technology）
在诱导剂或促融剂作用下，两个或两个以上的异源细胞或原生质体相互接触，从而发生膜融合、胞质融合和核融合，并形成杂种细胞的技术。是一种抗体药物制备技术。是 19 世纪 60 年代发展起来的一项细胞工程技术。细胞融合过程可以发生在体内或离体条件下，可以在自然情况下发生，例如受精过程中生殖细胞的融合，但是更多的是用人工方法使两个不同的细胞融合，发生体细胞杂交，形成新的杂种细胞。杂合细胞得到了来自两个细胞的遗传物质（包括细胞核的染色体组合和核外基因），具有新的遗传学或生物学特性。

原理　细胞膜是由磷脂双分子层和镶嵌、贯穿在其中及吸附在其表面的蛋白质组成的，磷脂双分子层疏水的尾部在内，亲水头部在外，具有一定流动性，蛋白质也是如此，所以细胞膜也就具有了流动性。细胞融合实际上利用的是细胞膜的流动性，包含多个过程：首先是两个亲本细胞并列，细胞膜接触，以后膜组织局部破坏，最终形成包围融合胞的连续胞膜。

技术方法　使异源细胞或原生质体相互融合，可以使用促融剂或诱导剂。常用的促融剂有病毒融合剂和化学融合剂，常用的诱导方法有电脉冲诱导法和电融合诱导法。

病毒融合剂　1962 年日本学者冈田善雄（Okada）首先发现了由日本血凝性病毒或称仙台病毒引起的艾氏腹水瘤细胞融合成多核细胞的现象。此后又利用灭活的病毒促进动物异种细胞融合，从而打破了细胞融合的种属屏障，推动细胞融合技术跃上新台阶。常用于诱导动物细胞融合的病毒有仙台病毒、新城鸡瘟病毒、疱疹病毒等，其中仙台病毒最常用。用作融合剂的病毒必须事先用紫外线或 β-丙内酯灭活，使病毒的感染活性丧失而保留病毒的融合活性。

化学融合剂　1974 年华裔加拿大籍学者高国楠（Kao）发现聚乙二醇可促进不同科属的植物原生质体之间的融合，当加入一定相对分子质量的聚乙二醇时，融合效率较病毒诱导法提高 1000 倍以上。由于病毒诱导细胞融合存在诸多缺点，所以 1975 年以后，利用聚乙二醇诱导细胞融合逐渐发展成为一种规范的重要化学融合方法。聚乙二醇法的优点是没有种间、属间、科间的特异性或专一性，实验成本低廉，融合率相对较高，因此大量应用于诸多实验中。其缺点是存在着对细胞损伤大、残存毒性及经验性大等缺陷。

电脉冲诱导法　最常用的细胞融和技术，属于物理方法，产生于 20 世纪 80 年代，是将两种细胞的混合液置于低压交流电场中，使细胞聚集成串珠状，然后施加高压电脉冲，以促使细胞融合。紧密排列的细胞，在相互接触的细胞膜之间会出现无蛋白颗粒的脂质区，当受到电击时，这个区域就会被击穿，产生脂双层膜孔，导致细胞之间的细胞质连通，进而发生细胞融合。

电融合诱导法　与使用聚乙二醇的化学法相比，电融合诱导法是一种非常高效的细胞融合方法。电融合技术的优点在于：融合频率高，是聚乙二醇的 100 倍；操作简便、快速；对细胞无毒；可在镜下观察融合过程. 故这种方法得以在短期内被广泛采用，成为细胞融合的主要技术手段。从电融合原理上看，细胞与细胞的融合配对没有选择性，一般需要获得异种细胞融合的杂交细胞，但是在融合时常常出现大量同种细胞的融合。为了解决这一问题，鲁道夫·叶尼希（Rudolf Jaenisch）和约珥（Joel Voldman）发明了促使异种细胞配对融合的微流控制技术，该技术实际上是利用一个细胞微芯片来控制两种异种细胞配对。除了电融合技术，还有激光融合技术以及空间细胞融合技术等，激光融合技术可选择任意两个细胞进行融合，易于实现特异性细胞融合，作用于细胞的应力小，定时定位性强，损伤小，参数易于控制，操作方便，可利用监控器清晰地观察整个融合过程，实验重复性好，无菌无毒性，但它只能逐一处理细胞。而空间细胞融合技术是利用在微重力条件下细胞在融合液中重力沉降现象消失，可以提高电融合杂种细胞得率和细胞活力，为人类利用微重力资源进行空间制药探索的新方法。

应用　动物细胞融合常用于生产单克隆抗体、疫苗等特定的生物制品，还可以用于干细胞治疗。单克隆抗体制备是用小鼠脾细胞与骨髓瘤细胞融合可以形成能产生单克隆抗体的杂交瘤细胞，单克隆抗体具有专一性和灵敏性，可以用于研究工具、病原体检测、疾病的诊断和治疗，是发展最快、应用最广的生物产品。树突状细胞抗肿瘤疫苗生产是基于肿瘤细胞表面抗原不能诱导强的免疫应答反应，而利用树突状细胞与肿瘤细胞融合形成的树突状细胞疫苗能够有效地激发机体的细胞免疫应答，是一种方便、安全、可行的制备疫苗的方法。并且由于融合细胞可以在体内存活，因此可以维持较长时期的免疫应答，有利于诱发机体产生有效的抗肿瘤免疫。干细胞治疗是将患者的

任何体细胞与去核卵细胞融合，融合子进行有丝分裂形成囊胚，囊胚的内细胞团是多能干细胞，对多能干细胞进行诱导使其定向分化可形成所需的组织和器官用于器官移植，不仅解决了器官和组织来源问题，而且避免了宿主对外来物的免疫排斥。

（李　郁）

zájiāoliú jìshù

杂交瘤技术（hybridoma technology）

利用骨髓瘤细胞与B淋巴细胞进行融合，产生既可分泌抗体，又可无限增殖杂交细胞的技术。融合后的细胞所产生的抗体是由单个B细胞克隆产生的，而且只与一个抗原决定簇结合，称为单克隆抗体，故该技术又被称为单克隆抗体技术。是一种抗体药物制备技术。

1975年，德国学者科勒（Kohler G）和英国学者米尔斯坦（Milstein C）将小鼠骨髓瘤细胞与经绵羊红细胞免疫的小鼠脾细胞融合，建立了由这两种细胞组成的杂交细胞，并获得了由其产生的抗绵羊红细胞的抗体，从而建立了杂交瘤技术。他们也因此获得了1984年的诺贝尔生理或医学奖。除了用小鼠骨髓瘤细胞和小鼠脾细胞建立的小鼠杂交瘤技术，还有利用大鼠骨髓瘤细胞和大鼠脾细胞建立的大鼠杂交瘤技术，利用兔骨髓瘤细胞和兔脾细胞建立的兔杂交瘤技术以及利用人骨髓瘤细胞和人外周血淋巴细胞建立的人-人杂交瘤技术等，但是常用的是小鼠杂交瘤技术。

原理　将免疫小鼠脾细胞中的B细胞与小鼠骨髓瘤细胞进行融合。融合后可产生5种细胞成分，即未融合的小鼠骨髓瘤细胞、B细胞、B细胞-B细胞融合细胞、骨髓瘤细胞-骨髓瘤细胞融合细胞

及B细胞-骨髓瘤细胞融合细胞。只有最后一种融合形式的细胞才有可能持续分泌抗体。融合采用的小鼠骨髓瘤细胞为B细胞系恶性肿瘤细胞，具有可在体外长期增殖的特性，并且和B淋巴细胞融合率较高。为了筛选出B细胞-骨髓瘤细胞融合细胞，用于杂交瘤技术的骨髓瘤细胞应具备如下要求：①选择有次黄嘌呤-鸟嘌呤核苷酸转移酶或胸腺嘧啶激酶缺陷的细胞株，此种骨髓瘤细胞不能在HAT即含有次黄嘌呤、氨甲蝶呤和胸腺嘧啶核苷选择培养基中生长。②细胞能与B细胞杂交形成稳定的杂交瘤细胞，并分泌免疫球蛋白。③骨髓瘤细胞本身不分泌免疫球蛋白。杂交瘤细胞常用的骨髓瘤细胞主要有：NS1细胞株，小鼠脾细胞-骨髓瘤细胞融合细胞株等。这样，在细胞融合后，次黄嘌呤-鸟嘌呤核苷酸转移酶缺陷型或胸腺嘧啶激酶缺陷型的骨髓瘤细胞在HAT培养基中因不能通过补救途径合成DNA而死亡。脾细胞虽有次黄嘌呤-鸟嘌呤核苷酸转移酶或胸腺嘧啶激酶，但不能在体外长期培养繁殖，一般在两周内死亡。而杂交瘤细胞因能从脾细胞获得次黄嘌呤-鸟嘌呤核苷酸转移酶或胸腺嘧啶激酶，可通过旁路合成DNA，同时又具备肿瘤细胞的特点，因此在体外培养中可以长期繁殖生长。小鼠杂交瘤的制备过程见图。

应用　杂交瘤技术产生的单克隆抗体由于特异性好，并且与抗原分子亲和力高，能够用于各种血清学和组织学检测，大大提高了疾病诊断的特异性和敏感性。除此之外，单克隆抗体还是常用的实验工具，广泛用于分子鉴定与检测、蛋白质亲和纯化、免疫

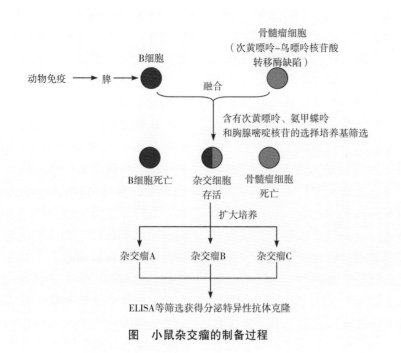

动物免疫 → 脾 → B细胞

骨髓瘤细胞
（次黄嘌呤-鸟嘌呤核苷酸
转移酶缺陷）

融合

含有次黄嘌呤、氨甲蝶呤
和胸腺嘧啶核苷的选择培养基筛选

B细胞死亡　杂交细胞存活　骨髓瘤细胞死亡

扩大培养

杂交瘤A　杂交瘤B　杂交瘤C

ELISA等筛选获得分泌特异性抗体克隆

图　小鼠杂交瘤的制备过程

细胞分型及分选等多个方面。单克隆抗体药物是发展最快的生物治疗药物，由于其本身具有效应功能，可介导抗体依赖的细胞毒作用和补体依赖的细胞毒作用；还可以通过中和配体或封闭受体结合位点而发挥作用。此外，单克隆抗体还可用作导向药物，即因抗体对抗原具有特异性强、亲和力高的特点可以作为"弹头"靶向病灶，而与抗体交联或重组表达的化学药物、放射性核素、毒素或酶等作为"弹药"可以在病灶区杀伤疾病细胞，从而用于疾病的治疗。

（李　郁）

jīyīn gōngchéng kàngtǐ zhìbèi jìshù
基因工程抗体制备技术（genetic engineering antibody manufacturing technology）

在基因水平对抗体分子进行切割、拼接或修饰，重新组装成新型抗体分子并使其具有新的生物活性的技术。又称重组抗体技术。是主要的抗体药物制备技术。

发展历程　20世纪70年代单克隆抗体技术的出现极大地促进了抗体药物的发展，但是在随后的临床应用过程中出现了严重的毒副作用，促使人们重新认识鼠源性抗体的缺点，鼠源性抗体药物最主要的缺点是由于其是异种蛋白，在进入人体后容易产生人抗鼠抗体反应，从而引起严重的过敏反应。此外，鼠源性抗体容易被人体清除，药物半衰期短；鼠源性抗体要发挥抗体依赖细胞介导的细胞毒性作用、补体依赖的细胞毒效应等效应需要依赖人的免疫系统，而鼠源性抗体因与人的效应细胞或效应分子亲和力低，造成鼠源性抗体的效应功能减弱。基因工程抗体的出现首先是为了解决鼠源性抗体的免疫原性问题。1984年美国学者莫里森（Morrison SL）等利用基因重组技术，首次报道了人-鼠嵌合抗体，该技术就是将鼠抗体可变区基因和人恒定区基因连接后得到的融合蛋白。嵌合抗体的成功开拓了鼠源性抗体改造的新思路。人们随后发明了多种人源化抗体改造的技术，并创造出全人抗体制备技术。除此之外，由于对抗体结构及对应基因的认识，也可以利用基因工程技术将抗体基因进行拼接，从而产生新的抗体分子形式，如小分子抗体、双特异抗体和抗体融合蛋白等。

分类　基因工程抗体制备技术主要包括嵌合抗体制备技术、人源化抗体制备技术、小分子抗体制备技术、多功能抗体制备技术、抗体库制备技术、全人抗体制备技术、抗体融合蛋白制备技术、抗体交联增效技术等。

全人抗体制备技术　人源化抗体制备技术是对鼠源性抗体进行改造，而全人抗体制备技术则是直接制备人源抗体的方法。全人抗体制备技术主要包括抗体库技术和转基因小鼠技术。转基因小鼠技术是将小鼠轻重链抗体基因片段灭活后，与转入人抗体基因的小鼠杂交后所获得的小鼠，该小鼠鼠源性抗体基因被人源性抗体基因替代，从而能够产生人源性抗体。

抗体融合蛋白制备技术　利用基因重组技术将抗体的可变区或恒定区基因与其他活性蛋白基因拼接，从而表达出新的抗体融合蛋白药物的技术。由于抗体恒定区的Fc片段稳定性好，能够形成二聚体并便于纯化，常常将其基因与其他活性蛋白基因例如细胞毒T淋巴细胞相关抗原4（cytotoxic T lymphocyteassociated antigen-4，CTLA4）、淋巴功能相关抗原-3（lymphocyte function associated artigen-3，LFA-3）、肿瘤坏死因子-α（tumor necrosis factcr α，TNFα）受体进行重组后表达，产生的融合蛋白为带有抗体Fc片段的活性蛋白的二聚物，此技术是抗体融合蛋白的主流制备技术。此外，还可以利用抗体的可变区基因与毒素、酶或细胞因子基因重组表达产生抗体融合蛋白，这种药物利用了抗体可变区能够特异性识别抗原的功能，即利用抗体分子的靶向性而将毒素、酶或细胞因子这些效应分子带到病灶发挥作用。

抗体交联增效技术　抗体作为靶向药物具有很好的特异性，利用其特异性好的特点，可以通过 DNA 重组或者化学交联等技术提高或者赋予抗体以功能活性，达到更好的治疗效果。放射性同位素碘-131（^{131}I）和美登素是成功应用的交联物，其中^{131}I对细胞具有电离辐射作用，而美登素是一种毒素，能通过抑制微管的合成而杀伤细胞。另外，由于抗体本身能够激活免疫细胞或免疫递质，具备抗体依赖细胞介导的细胞毒性作用（antibody-dependent-cell-mediated cytotoxicity，ADCC）和补体依赖性细胞毒效应，能够杀伤结合的靶细胞，其 ADCC 效应和其 Fc 段的类型及糖基化程度有关，因此可以将抗体的可变区基因与 IgG1 抗体的 Fc 进行重组，同时改变宿主细胞的糖基化合成酶基因，降低重组抗体岩藻糖含量，从而提高抗体 ADCC 效应。

原理　进行鼠源性抗体的人源化改造是基因工程抗体制备的首要任务，嵌合抗体制备技术是对鼠抗体的恒定区进行了人源化改造的技术，但是通常并不将这种不涉及可变区的简单的人源化抗体制备技术归属人源化抗体制备技术。人源化抗体制备技术最主要的是改型抗体制备技术。全人抗体的制备技术主要是噬菌体抗体库展示技术和转人 Ig 基因鼠技术。上述技术尽管细节不同，本质上还是基因工程技术的基本程序，即"分（分离基因）"、"切（酶切）"、"接（连接表达载体）"、"转（转染或转化宿主细胞）"、"筛（筛选鉴定）"。①对于嵌合抗体和人源化抗体来说，首先需要克隆鼠源性抗体基因，保留鼠源性抗体与抗原结合的基因片段（可变区或 CDR 区），其余的部分替换成人的序列，基因经拼接后插入真核表达载体，转染仓鼠卵巢细胞或人视网膜细胞等真核宿主细胞，利用载体的筛选标记二氢叶酸还原酶或组氨酸脱氢酶进行加压筛选后，再进行酶联免疫吸附剂测定等方法筛选获得与抗原结合的阳性克隆。噬菌体抗体库克隆的是全部人抗体基因，可以采用体外合成或者从外周血、骨髓细胞中克隆，将人的抗体基因经酶切后插入原核表达载体 pCom3 或 pCANTAB5E 中，转化到带有鞭毛的大肠杆菌 TG1 或者 XL1-Blue 中，再经辅助噬菌体挽救成携带抗体基因的噬菌体后，利用酶联免疫吸附剂或者免疫试管进行筛选，获得结合抗原的抗体基因。②人 Ig 转基因鼠的基因来源于人胚系基因，将大片段的人 Ig 基因插入人工酵母染色体 YAC 中，与敲除了鼠 Ig 基因的鼠 ES 细胞进行原生质融合后，然后利用聚合酶链式反应技术鉴定转基因小鼠的人 Ig 基因，并用酶联免疫吸附法鉴定人抗体分泌情况，以判断人 Ig 转基因鼠是否构建成功，在此基础上可进一步进行抗原免疫，进行全人抗体的制备。

应用　主要用于新型抗体分子的制备。抗体的相对分子质量直接影响抗体的清除率及穿透性，全抗分子由于质量较大，穿透实质组织的能力不足，会造成抗体到达靶点部位的量不足，而相对分子质量过小则很容易被肾脏清除。根据抗体的用途，利用基因工程技术可以制备出许多类型的抗体分子，充分发挥抗体的作用。常见的有双链抗体，即两个单链抗体通过化学交联或者黏性蛋白结构域形成的抗体形式；微型抗体，通过基因工程的手段采用不同的接头把单链抗体（VH-VL）的 VH 结构域与 IgG 的 CH3 结构域融合，形成 VL-VH-CH3 的结构；双特异抗体，由两个结合不同抗原的抗体结合而成的抗体类型，双特异抗体通常一个抗体结合病灶靶抗原，另一个抗体结合 T 细胞等免疫效应细胞，从而增加药物的效应；抗体融合蛋白，即利用基因工程技术将抗体的可变区或恒定区基因与其他活性蛋白融合而成的抗体药物形式。

发展现状　与传统的杂交瘤技术相比，基因工程抗体直接从基因水平进行操作来进行抗体的制备，这得益于人们对抗体基因、结构的深刻认识以及基因操作技术的重大发展。基因工程抗体起初是对好的鼠源性抗体进行人源化改造，并逐渐过渡到全人抗体的制备，未来的基因工程抗体制备技术是以噬菌体抗体库和 Ig 转基因鼠为主的全人抗体制备技术的发展。就这两种技术而言，虽然已经比较成熟，但是还是有各自的缺陷，例如噬菌体抗体库通常采用体外全合成抗体基因来构建，这样就会人工制造出自然界不存在的抗体，这些抗体尽管可能与靶抗原有很强的亲和力，但是在体内可能存在半衰期较短以及难以预料的毒性作用。Ig 转基因鼠由于转入的人抗体基因片段较小，抗体的多样性比较差，而且人抗体基因毕竟是在鼠 B 细胞中进行表达，在抗体的亲和力成熟过程中（体细胞突变）可能会倾向突变成鼠源性的氨基酸残基。

此外，基因工程抗体的免疫原性的评价也是一个比较重要的问题，抗体的亲和力及作用机制都有相应的评价体系，但是基因工程抗体的免疫原性尚无好的评价体系，因为通过临床试验进行评价费用大且存在安全风险，这也是未来需要解决的问题。

（李 郁）

rényuánhuà kàngtǐ zhìbèi jìshù

人源化抗体制备技术（humanized antibody technology）

利用基因工程技术改变鼠源抗体可变区的氨基酸残基，使之在不影响抗体结合活性的前提下，在序列、空间结构和各结构域的相互作用上更接近于人抗体分子的技术。是一种基因工程抗体制备技术。

原理 人源化抗体制备技术是对鼠源性抗体进行人源化改造，就是在保留鼠源性抗体抗原结合能力的同时，尽可能地将其氨基酸排列方式及偏好氨基酸改变成具有人抗体属性特征的。人源化抗体制备技术是建立在人们对抗体基因、结构及功能区域认识的基础上。抗体分子是由两条轻链和两条重链组成的复合物，轻重链的可变区形成抗原结合区（FV），是与抗原结合的最关键区域。空间结构上可变区的结构相对独立于恒定区，恒定区的氨基酸改变对抗体结合抗原的能力影响较小。可变区由4个框架区和3个高变区组成，其中框架区的氨基酸比较保守，而高变区的氨基酸变化极大，又称互补决定区，在抗体与抗原结合中发挥最关键的作用，通常要予以保留。可变区除互补决定区之外的框架区可以进行人源化替换，但是对于维持可变区结构的一些框架区鼠源性氨基酸要予以保留，因为这些

氨基酸的改变可能会改变可变区的空间结构，从而影响抗体结合抗原的能力。

分类 人源化抗体制备技术的种类很多，最主要是互补决定区移植抗体技术，这也是应用最广的技术，已上市的人源化抗体药物基本上是采用这种技术制备的。其他还有SDR移植、抗原表位定向选择、表面重塑、框架区更替等技术。

互补决定区移植抗体技术 经互补决定区移植抗体技术形成的抗体也称改型抗体。即用鼠单抗V区中的互补决定区序列取代与其自身框架区最为相似的人源抗体中相应互补决定区序列后获得的抗体。为了保证抗体可变区的空间结构，还需要将鼠抗体框架区中对保持抗原结合位点的完整性很重要的氨基酸残基连同互补决定区一起移植到人可变区的框架区上。经过互补决定区移植后的抗体亲和力有不同程度的下降，但抗体的免疫原性大大降低。

特异性决定簇残基移植技术 特异性决定簇残基，是指互补决定区中参与抗原抗体作用的关键氨基酸残基，约占互补决定区20%~33%，在各个抗体之间差异很大。特异性决定簇残基移植能够最大限度地减少抗体的鼠源序列，进一步降低抗体的免疫原性，但是在抗体的亲和力保持上表现较差。

抗原表位定向选择技术 抗原表位导向选择和链更替法这是在噬菌体抗体库技术的基础上发展起来的人源化策略。抗原表位导向选择是以轻重链基因可变区为基本单位，构建人重链-鼠轻链及人轻链-鼠重链杂合抗体库，利用噬菌体表面选择体系分别筛选出人重链-鼠轻链基因及人轻

链-鼠重链基因，再将人轻重链基因混合筛选获得与亲本鼠单抗识别相同表位的完全人源化的抗体轻重链基因。链更替法是在抗原表位导向选择的基础上的改进，首先以鼠单抗的互补决定区3区基因替换人抗体库中的互补决定区3，构建含亲本鼠单抗互补决定区3基因的人源化噬菌体抗体库，再通过与亲本鼠抗体配对，依次进行抗体轻重链替换，筛选到与亲本鼠单抗识别同一抗原表位人源抗体。链更替法保留了抗体的主要结合区域，使其结合活性更稳定。但是无论是导向选择还是链更替均有可能造成改造后的单抗与亲本单抗的识别表位漂移，需要进行表位确证。

表面重塑技术 基于分子结构的表面重塑是直接基于抗体三维空间结构的人源化抗体技术。由于鼠单抗V区的免疫原性大都源自该区域表面残基的运动性和溶液可及性。溶液可及性强的氨基酸可能具有较强的抗原性。表面重塑技术强调以抗原抗体相互作用的精确或模建结构为依据，将鼠源的轻重链可变区中表面可及性强的氨基酸残基用相应的人氨基酸残基替换，而保留鼠源的互补决定区和被包埋的氨基酸残基。表面重塑技术可以最大限度地保留抗体的结合活性，同时提高其人源化程度，是比较理想的人源化方式。

框架区更替技术 框架区更替与互补决定区移植抗体不同，这种方法不搜寻鼠源性近似的人抗体框架区，而是根据人胚系基因，建立人抗体区框架库，再将异源抗体的6个互补决定区（轻、重链各3个）分别移植到人胚系基因的框架区上，相应的抗体组合库就可用抗原进行筛选，这种

方法不仅可以用于人源化抗体，而且是一种更为通用的抗体改造方法，通过筛选，甚至可能找到比亲本鼠源抗体更强亲和力的人源抗体。基本上所有的上市人源化抗体药物均为互补决定区移植抗体技术制备的。

（李 郁）

qiànhé kàngtǐ zhìbèi jìshù

嵌合抗体制备技术（chimeric antibody technology）

利用基因工程技术将鼠源性抗体的可变区基因与人的抗体恒定区基因拼接制备人-鼠嵌合抗体的技术。是一种基因工程抗体制备技术。

原理 抗体由可变区和恒定区组成，其中可变区为抗原识别区域，嵌合抗体的制备原理是将鼠源性抗体的可变区基因和人的抗体恒定区基因嵌合，形成人-鼠嵌合的抗体分子（图1）。人-鼠嵌合抗体的优点是：75%左右的鼠抗体部分被人源化，可使鼠源性抗体的免疫原性大大减弱。由于完全保留了鼠源性抗体的抗原识别区域，嵌合抗体能够保持良好的亲和力；嵌合抗体利用了人的抗体恒定区，能够更好地发挥抗体依赖的细胞介导的细胞毒性作用及补体依赖的细胞毒效应等生物效应；由于90%的人抗鼠抗体反应是针对恒定区的，因此设计人的恒定区替代鼠的恒定区，可降低人抗鼠抗体反应。但是嵌合抗体仍含有20%~30%的鼠源成分，还是能引起一定的人抗鼠抗体反应。

流程 嵌合抗体的制备首先是经聚合酶链式反应法克隆并获得鼠源抗体的轻重链可变区基因，然后将该基因插入真核表达载体中，该载体已经预先置入了人抗体的恒定区基因，因此可实现鼠源抗体的可变区和人源抗体恒定区的基因拼接。可以将轻重链基因插入到一个载体上表达，也可以分别插入到两个载体上进行表达。最后筛选获得分泌量高的细胞株，并用ELISA、Biocore方法鉴定抗体的亲和力。图2。

应用 自1994年第一个嵌合抗体药物阿昔单抗上市以来，已有利妥昔单抗、巴利昔单抗、英夫利西单抗、西妥昔单抗、色瑞替尼（Brentuximab Vedotin）、司妥昔单抗共7个嵌合抗体在临床应用。虽然随着人源化抗体技术和全人抗体制备技术的成熟，嵌合抗体逐渐有被人源化抗体和全人抗体取代的趋势，但是嵌合抗体仍然在广泛应用，而且仍然有新的获准上市的嵌合抗体，例如2014年美国就批准了治疗巨淋巴结增生症司妥昔单抗上市。2013年全球药物销售额排行榜上，嵌合抗体英夫利西单抗和利妥昔单抗分别位居第二、三位，这也说明嵌合抗体有相当强的应用价值。

（李 郁）

gǎixíng kàngtǐ zhìbèi jìshù

改型抗体制备技术（reshaping antibody manufacturing technology）

利用基因工程技术将鼠源性抗体的可变区高变区基因移植到

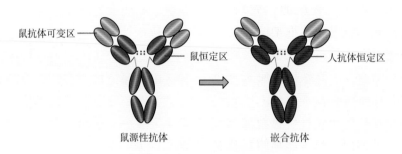

鼠抗体可变区　鼠恒定区　人抗体恒定区

鼠源性抗体　嵌合抗体

图1 嵌合抗体的制备原理

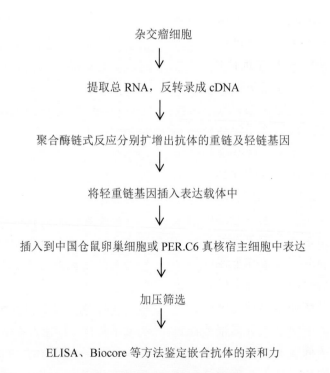

杂交瘤细胞

↓

提取总RNA，反转录成cDNA

↓

聚合酶链式反应分别扩增出抗体的重链及轻链基因

↓

将轻重链基因插入表达载体中

↓

插入到中国仓鼠卵巢细胞或PER.C6真核宿主细胞中表达

↓

加压筛选

↓

ELISA、Biocore等方法鉴定嵌合抗体的亲和力

图2 嵌合抗体的制备技术路线

人的抗体可变区的框架基因中，制备新的人源化抗体的技术。又称互补决定区移植抗体技术。改型抗体制备技术是基因工程抗体制备技术中的一种。

原理 如图1所示，抗体由可变区和恒定区组成，其中可变区为抗原识别区域，该区域是由四个框架区和三个高变区组成，高变区是结合抗原的最关键区域。与嵌合抗体的制备原理不同（是将鼠源性抗体的可变区基因和人的抗体恒定区基因嵌合），改型抗体的制备原理是将鼠源性抗体的高变区基因移植到人框架区基因中，形成人源化的抗体分子。为了保证抗体可变区的空间结构，还需要保留鼠抗体框架区中对保持抗原结合位点的完整性关键的氨基酸残基。改型抗体使95%以上的抗体鼠源性部位被人源化抗体替代，使人源化抗体的免疫原性大为减弱。需要注意的是互补决定区移植常常会造成抗体的空间结构发生改变，从而影响抗体的亲和力。

技术路线 改型抗体最重要的是要找到合适的可进行互补决定区移植的人源性抗体的框架。一般的原则是首先根据鼠源性抗体的氨基酸一级序列，从人抗体数据库中找到与其同源性最高的人抗体作为模板，最好是具有抗体晶体结构的人抗体序列，根据人抗体的结构数据进行同源建模，构建鼠源性抗体的三位空间结构，确定抗原结合区的关键氨基酸残基，即互补决定和重要的框架区氨基酸残基。确定需保留的鼠源性氨基酸残基之后，可以将互补决定区连同可变区框架关键氨基酸残基移植入同源人抗体的可变区框架中，插入真核表达载体中表达，最后用酶联免疫吸附法、

Biocore等方法鉴定抗体的亲和力。图2。

应用 截至2015年，美国及欧盟已经批准的48个治疗性抗体药物中，人源化抗体为17个，明确是通过改型抗体制备技术研发的有13个，分别是达利珠单抗、帕利珠单抗、曲妥珠单抗、吉妥珠单抗、阿仑珠单抗、依法珠单抗、奥马珠单抗、贝伐珠单抗、那他珠单抗、雷珠单抗、依库珠单抗、赛妥珠单抗、托珠单抗。表明尽管有很多抗体人源化的方法，改型抗体制备技术已占据主导地位。

（李 郁）

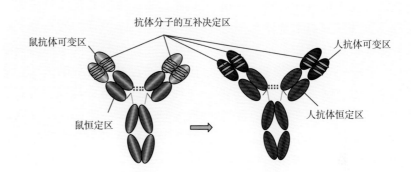

图1 改型抗体的制备原理

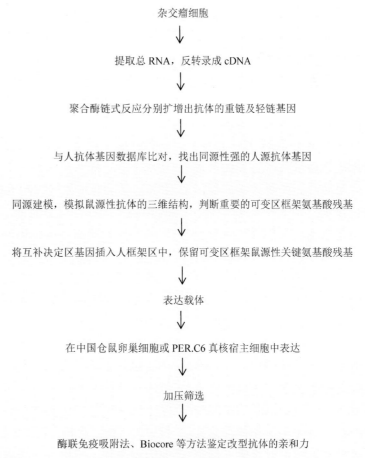

图2 改型抗体制备技术路线

xiǎofēnzǐ kàngtǐ zhìbèi jìshù

小分子抗体制备技术（small molecular antibody manufacturing technology）

应用基因工程原理制备抗体片段的技术。是一种基因工程抗体制备技术。小分子抗体与由两条重链和两条轻链组成的完整抗体不同，是全抗体降解或水解后的具有一定程度的抗原结合能力的抗体片段，其相对分子质量只为亲本抗体几分之一，具有相对分子质量小、穿透力强、易于进入组织细胞内部、免疫原性低、制备简单及可大量生产等优点。小分子抗体的种类繁多，常见的单价小分子抗体包括单链抗体、抗原结合片段（Fab）抗体、单域抗体及抗体超变区等；多价小分子抗体主要有 F（ab'）₂ 抗体、双特异性抗体、双链抗体、三链抗体等。

小分子抗体制备技术主要包括：①重组抗体文库构建技术，包括免疫抗体文库与非免疫抗体文库的构建。②高亲和力小分子抗体筛选技术。常用的抗体文库筛选技术有噬菌体抗体库展示技术、核糖体展示技术等。其中，噬菌体抗体展示技术是发展最成熟、应用最广泛的抗体文库展示和筛选技术。③工程菌株（细胞株）构建技术。在获得高亲和力抗体的基因序列后，可以将小分子抗体的基因编码序列克隆至合适的载体中，通过转化（或转染）技术，将携带目的基因的重组质粒转入原核细胞或真核细胞中，使目的小分子抗体得以表达，然后再筛选阳性克隆，获得能稳定高表达小分子抗体的工程菌株（细胞株）。④小分子抗体纯化技术。高密度培养工程菌株（细胞株），根据不同小分子抗体的理化性质和生物活性特点，从工程菌株（细胞株）的裂解液或培养上清中分离纯化目的小分子抗体。

在小分子抗体制备技术中，关键点在于如何获得小分子抗体编码基因。在自然界中，存在着一些天然的小分子抗体，如在骆驼体内发现的仅由重链组成的纳米抗体、在鲨鱼体内发现的一种由重链同源二聚体组成的非典型抗体、在人体内发现的游离的轻链抗体等。除了天然的小分子抗体外，一些小分子抗体的编码基因可以通过基因工程的方法，从全抗体的抗原结合片段、可变区段等部分获取。此外，还可以通过基因工程技术与化学手段，将小分子抗体与多种功能性分子（如毒素、酶、细胞因子、蛋白、脂质体、放射性核素等）连接，使其与抗原特异性结合后，发挥其他功能性分子的生物学作用，在临床诊断、肿瘤的导向治疗、抗感染治疗方面具有广泛的前景。

（熊 盛）

duōgōngnéng kàngtǐ zhìbèi jìshù

多功能抗体制备技术（multi-function antibody technology）

人工制备具有多重免疫杀伤功能抗体的技术。是一种基因工程抗体制备技术。多功能抗体（multi-function antibody）是指同时具有两个或更多的特异性靶点，可以同时与多个不同靶向抗原结合的抗体。它主要包括双功能抗体、三功能抗体、抗体细胞因子融合蛋白、抗体酶等。

多功能抗体制备技术的方法主要包括生物学方法、化学偶联方法和基因工程法三种。①生物学方法。先将目标药物与特异性抗原进行化学偶联，制成药物-抗原的偶联物。然后再用该偶联物免疫动物，从而获取免疫动物的脾细胞，将该脾细胞与骨髓瘤细胞杂交融合，制备杂交瘤细胞，生产抗体，再从中筛选出同时带有抗目的药物和抗特异性抗原的单克隆抗体。②化学偶联法。用化学方法将单克隆抗体与多种功能性分子（如毒素、酶、细胞因子、蛋白、脂质体、放射性核素等）连接，构建成不仅带有能特异性抗目的抗原，而且因连接了多功能性分子而增强了生物学效应的多功能抗体。③基因工程法。设计针对不同靶点的抗体链，共转染至哺乳动物细胞，不同的链在哺乳动物细胞中共表达并装配，最后分泌出单特异性抗体和具有两条不同轻链的双特异性抗体。不同抗体的比例取决于链的相对表达及其装配成免疫球蛋白 G 的稳定性。

曲妥珠单抗为一种抗体-药物偶联物，是治疗乳腺癌的药物。它结合了瑞士罗氏公司的曲妥珠单抗抗体及美国 ImmunoGen 公司的化学治疗药物 DM1，两者通过化学偶联技术偶联而成。

（熊 盛）

kàngtǐkù zhìbèi jìshù

抗体库制备技术（antibody library technology）

通过基因工程的方法将通过免疫方法或者合成方法所获得的抗体全套重链和轻链可变区的基因克隆至表达载体，再将载体转化到特定的宿主细胞中进行表达，然后从表达产物中筛选特异性抗体的技术。是一种重要的基因工程抗体制备技术。该技术具有操作简便、可进行快速及大规模筛选和易于人工改造等优点，有利于发现和设计具有高亲和力和高特异性的抗体。

原理 在抗体库制备技术中，首先从动物脾脏、外周血和骨髓的淋巴细胞中提取 mRNA，通过反转录法获得 cDNA，再通过通用引物以 cDNA 为模板，将编码抗体可变区的基因扩增出来。随后将克隆的全套抗体可变区基因与表达载体相连，转化到特定的宿主细胞中，利用宿主细胞的蛋白合成及分泌等条件表达抗体。因所表达出的抗体具有多样性，可针对不同类型的抗原结合位点，因此称为抗体库。

分类　按时间的先后顺序及不同原理可分为组合抗体库制备技术、噬菌体抗体库展示技术、核糖体展示技术等。

组合抗体库制备技术可称为第一代抗体库制备技术。1989 年，英国学者休斯（Huse W. D.）等通过反转录聚合酶链式反应技术克隆出淋巴细胞中抗体的全部轻链和重链 Fd 段可变区基因，并将它们分别连接至噬菌体表达载体中，在大肠杆菌 E. coli 中进行表达，从而建立了人类历史上第一个抗体库，使大规模生产针对特定抗原的抗体的时间缩短至两周。但是由于其抗体筛选过程较为繁琐，因此在出现不到一年时间内，即被噬菌体抗体库技术所取代。

1985 年，美国学者乔治（George P. S.）首先提出了噬菌体抗体库展示技术。在此基础上，研究者将目的抗体的基因插入噬菌体外壳蛋白基因 Ⅲ 或基因 Ⅷ 信号肽下游，使其以融合蛋白形式展示在外壳蛋白的 N 端，经过免疫筛选，即可获得针对特异性抗原的抗体。噬菌体抗体库展示技术是抗体发展历程中的革命性技术之一，是一种发展成熟、应用广泛的抗体库制备技术，它在高亲和力抗体筛选、抗体亲和力成熟、人源化和全人抗体制备等多方面有广泛的应用。

1994 年，美国安斐曼科斯（Affymax）研究所学者建立了核糖体表面展示技术。该技术通过非共价结合方法，将目的蛋白、编码该蛋白的信使 RNA 序列及核糖体三者连接起来，构成蛋白质–核糖体-mRNA三元复合物，再利用亲和筛选的方法，筛选出与配体（如抗原）特异性结合的目的蛋白及编码基因，再将筛选出的编码基因进行扩增及下一轮筛选。

此外，还有酵母、细菌、杆状病毒和哺乳动物细胞抗体库技术，但由于技术发展还不成熟，未得到较为广泛的应用。

应用　抗体库制备技术自 20 世纪 90 年代初问世以来，已从应用 DNA 重组技术改造现有的单抗发展到用基因工程技术克隆新的单抗。全球热销的很多抗体就是通过抗体库技术制备而成。如世界上第一个全人源化的抗体，美国雅培公司的阿达木单抗，就是使用抗体库技术开发的针对肿瘤坏死因子-α 的抗体。此外，用抗体库制备技术开发出的抗体药物还包括美国礼来公司的雷莫芦单抗等。

（熊　盛）

zǔhé kàngtǐkù zhìbèi jìshù

组合抗体库制备技术（combinational antibody library technology）

利用基因工程方法，将编码抗体轻链和重链段的基因随机重组到载体中，并在宿主细胞中进行表达，随后利用不同的抗原筛选出携带特异性抗体基因的宿主细胞，从而获得相应的特异性抗体片段的技术。是抗体库制备技术之一。1989 年，美国斯克利普斯（Scripps）研究所勒纳（Lerner）实验室的研究学者利用反转录聚合酶链式反应技术从淋巴细胞克隆出抗体轻链和重链 Fd 段基因，并将它们分别连接至噬菌体表达载体中，在大肠杆菌 E. coli 中进行表达，建立了人类历史上第一个真正意义上的组合抗体库，从而进入了人源化单克隆抗体时代。

该技术是采用基因工程的方法，分别克隆出抗体轻链和重链的全套基因，将它们连接至质粒或噬菌体表达载体上，构建轻链全套基因库和重链全套基因库。再将轻链全套基因库中任一轻链载体和重链全套基因库中任一重链载体随机重组至同一表达载体上，从而构建成组合抗体库。随后可通过特异性抗体的筛选获得具有抗原结合活性的抗体。

根据抗体基因获得的方式不同，组合抗体库制备技术可以分为生物来源抗体库制备技术、全合成抗体库制备技术和半合成抗体库制备技术。与杂交瘤技术相比，组合抗体库无需进行细胞融合，可以有效避免因杂交瘤细胞株不稳定而造成的细胞退化现象；抗体库技术极大地扩大了抗体基因克隆的容量，从杂交瘤技术的 10^3 级增加到 10^6 级；由于抗体库技术直接得到了抗体的基因，因此有利于进一步进行抗体基因工程改造。但是组合抗体库无法对抗体进行展示和高通量筛选，因此被更为优越的噬菌体抗体库展示技术所取代。

组合抗体库应用较为成熟的是人组合抗体库。德国生物技术公司莫弗西斯（MorphoSys）构建的全合成人源抗体库是医药产业界成功的抗体库技术之一。它能够为任何抗体药物提供体外高效制备的高特异且高亲和力的单克隆抗体。利用人组合抗体库技术，该公司于 2012 年宣称它的抗体研究部门将推出一系列新型抗药物抗体，包括阿仑珠单抗、贝伐珠单抗、英夫利西单抗、优特克单抗及阿达木单抗的单克隆抗体，这些单克隆抗体适合于新型抗体药物和生物仿制药在临床前和临床阶段的研发。

(熊 盛)

shēngwù láiyuán kàngtǐkù zhìbèi jìshù
生物来源抗体库制备技术 （bio-genetic derived antibody library technology）

以特定抗原免疫的或未经免疫的动物或人体的淋巴细胞为材料制备抗体库的技术。是一种组合抗体库制备技术。它可以分为免疫抗体库和天然抗体库。免疫抗体库是以特定抗原免疫的动物或人体的淋巴细胞为材料制备的抗体库，而天然抗体库是以未经特定抗原免疫的动物或人体的淋巴细胞为材料制备的抗体库。天然抗体库适用于用传统多克隆和单克隆抗体技术无法获取的抗体，比如识别高度物种保守的蛋白序列的抗体，或识别有毒抗原的抗体，或仅识别不同连接键而氨基酸序列完全相同的抗原结合位点等。

该技术是从特定抗原免疫的或未经免疫的动物或人体的脾脏、外周血和骨髓中分离单个淋巴细胞，然后提取这些淋巴细胞的总mRNA并反转录合成 cDNA，用专门设计的引物以 cDNA 为模板，采用聚合酶链式反应法扩增全套抗体的轻链和重链基因。将扩增所获得的抗体基因与特定载体连接，转染到相应的宿主细胞，从而构建所需的抗体库。它的多样性主要受供体 B 细胞数量、单克隆细胞的数量、克隆选择以及自身免疫耐受等条件的限制。在获得特定的生物来源抗体库后，可通过亲和筛选等方法从抗体库中筛选出高特异性的抗体。

早期的抗体多数为鼠源性抗体，即使用抗原免疫鼠类而获得

的抗体，随着科技的发展，现在也逐渐出现了从疾病患者中筛选出来的抗体。美国雅培公司的阿达木单抗就是世界上第一个全人抗体药物，该抗体就是使用免疫抗体库技术开发的针对肿瘤坏死因子-α 的抗体。

生物来源抗体库中的天然抗体库构建的成功，突破了抗体需经抗原免疫的限制，使抗体的制备更为简单有效。相比免疫抗体库，天然抗体库的库容量较大，达到了 $10^9 \sim 10^{10}$ 数量级。由于该类型的抗体库对任何特定抗原均无偏向性，因此可用来分离多抗原的抗体。美国辉瑞公司的研究者从近 600 人中提取得到淋巴细胞 mRNA，建立了未免疫的单链 Fv IgM 噬菌体抗体库，抗体重链的库容量达 2.2×10^5，抗体轻链的库容量达 1.6×10^5，总抗体库的容量达到 3.5×10^{10}。以该抗体库为基础，可从中筛选出多种单克隆抗体。

(熊 盛)

bànhéchéng kàngtǐkù zhìbèi jìshù
半合成抗体库制备技术 （semi-synthetic antibody library technology）

以某一天然的抗体基因为基础，合成其抗原抗体互补决定区 3，从而组合构建抗体库的技术。是组合抗体库制备技术之一。半合成抗体库不经免疫供体即可制备抗体库，适用于人单克隆抗体的制备，尤其是针对各种因子、受体等难于在体内进行免疫的自身抗原。

在半合成抗体库制备技术中，可通过聚合酶链式反应的方法，设计专门的引物，以动物或者人体的未受过任何抗原刺激的，拥有抗体天然胚系可变区基因的胚胎细胞中的 DNA 为模板，扩增天然胚系可变区基因片段。然后在

此胚系基因上引入随机突变的抗原抗体互补决定区片段，组装成新的可变区基因或重排可变区基因。在设计半合成抗体库的多样性时，主要是随机突变抗原抗体互补决定区 3。因为该结构是抗原抗体结合部位的中心，它结构和序列的多样性将决定抗体多样性，是抗体多样性的最主要来源。

半合成抗体库具有库容量大，亲和力低等特点。南非学者沃特（Wouter van Wyngaardt）等以鸡的免疫球蛋白基因为基础，随机合成部分重链可变区序列，构建了一个容量大且具有多样性的半合成单链抗体库。此外，半合成抗体库还可应用于微生物病原体、癌症生物标志物的检测；应用于治疗病毒感染和解毒；将其与细胞毒性药物或标识物偶联，可制成导向药物应用于药物导航和体内示踪诊断；作为空间构象的识别体，其可应用于稳定或区别不同构象的目的蛋白；将其偶联在层析柱上，还可用于分离和纯化目的蛋白等。

(熊 盛)

quánhéchéng kàngtǐkù zhìbèi jìshù
全合成抗体库制备技术 （fully synthetic antibody library technology）

通过人工合成的方法，保留抗体框架区不变，全部合成抗体可变区序列而构建抗体库的技术。是组合抗体库制备技术之一。选用经过优化并具有某些特殊性质（如高稳定性、高表达性质）的抗体序列作为骨架，构建全合成抗体库，具有组分清晰、表达均一、设计结构灵活等优点。

全合成抗体库的制备可分为两部分，分别是抗体库骨架的构建和抗原抗体互补决定区序列多样性的设计。全合成抗体库骨架的构建可根据人类抗体结构序列

胚系基因有 14 个可变区基因家族的理论基础，设计 14 个通用可变区序列完成。在抗原抗体互补决定区序列多样性的设计中，为了方便后期通过置换抗原抗体互补决定区序列构建多种工程抗体，可首先在所有抗原抗体互补决定区的序列中设计含有多个酶切位点的结构。接着，可再利用计算机技术设计抗原抗体互补决定区的基因编码序列，再根据所设计出来的序列，采用三个连续核苷酸突变的方法，对抗原抗体互补决定区的基因编码序列进行随机突变，并将随机突变后的抗原抗体互补决定区插入全合成抗体库的骨架中，构成具有多样性的全合成抗体库。

与生物来源的抗体库相比，全合成抗体库的优点在于可以人为控制和决定抗体库库容大小、位点变异性及抗体库的整体多样性。通过标准化操作，可以人为设计抗体的骨架序列和抗原抗体互补决定区序列，使抗体库的构成和多样性明确化。对于全合成抗体库来说，其多样性主要受限于人们对抗体基因的重排、抗体结构及抗原抗体结合的认识程度。

基于对大量人类抗体重链可变区和轻链可变区序列重排列的系统分析，德国学者托马斯（Thomas Tiller）等构建了一个库容为 1.3×10^{11} 的全合成人 Fab 抗体库。该全合成抗体库所含有的 36 个固定的重链可变区和轻链可变区对，因此拥有广泛的抗原抗体互补决定区结构。

（熊　盛）

shìjūntǐ kàngtǐkù zhǎnshì jìshù
噬菌体抗体库展示技术（bacteriophage antibody library technology）运用基因工程方法，将抗体库的制备与噬菌体的结构和生活史特性结合起来，利用亲和筛选技术获得高亲和力抗体库的技术。是重要的抗体库制备技术。

1985 年，美国学者乔治（George P. S.）首先提出了噬菌体展示技术。在此基础上，1989 年英国学者休斯（Huse W. D.）等和美国学者萨恩绥（Sastry L.）等共同创立了噬菌体抗体库展示技术，该技术是抗体发展历程中的革命性技术之一，在高亲和力抗体筛选、抗体亲和力成熟、人源化和全人抗体制备等多方面有着广泛地应用。

噬菌体是一种细菌寄生物，可经过"吸附 - 穿入 - 复制 - 包装 - 释放"等步骤侵染细菌，并产生大量的子代噬菌体。应用基因工程的方法，从人或动物的淋巴细胞中获取抗体编码基因，并将抗体的重链可变区基因和轻链可变区基因随机配对，插入到噬菌体外壳蛋白结构基因的适当位置，当这些含有抗体基因且体外包装好的噬菌体感染宿主（大肠杆菌）后，抗体基因会随噬菌体的复制而得到表达，并随着噬菌体的组装而展示在噬菌体表面，形成噬菌体抗体展示文库，简称噬菌体抗体库。

根据噬菌体抗体库建立时使用的抗体基因来源的不同，可以获得不同抗体库：当抗体基因来自经抗原免疫过的个体时，可以获得免疫抗体库；当抗体基因来自未经抗原免疫过的个体时，可以获得非免疫抗体库。按照抗体基因具有的可变区来源的不同，非免疫抗体库还可分为三类，即生物来源抗体库、半合成抗体库和全合成抗体库。

免疫筛选法是最常用的噬菌体抗体库筛选方法，主要是利用抗体能与抗原特异性结合的原理，用固定在固相介质上的特异性抗原，去结合抗体文库中展示在噬菌体表面的抗体分子，然后洗去未结合的噬菌体颗粒，可以获得带有抗体分子的噬菌体；将收获的噬菌体再次感染宿主（大肠杆菌），再淘洗，经过多轮循环后，就可以从噬菌体抗体展示文库中筛选到与抗原特异性结合的高亲和力抗体。

20 世纪末，全人抗体的研究成为抗体工程的热点，由于噬菌体抗体库展示技术可以从未经免疫的人淋巴细胞中获取抗体基因并建立抗体库，即获得全人抗体基因，且获得的抗体库容量与天然抗体库容量类似，所获得的抗体具有不同的亲和力，并易于工业大规模生产，从而该技术极大地推动了全人基因工程抗体的研究。由于噬菌体抗体库构建过程中模拟了人体内的抗体重排过程，理论上讲，应用该技术，可以从未经免疫的人 B 细胞中，筛选到能特异性结合任意抗原的抗体片段，因此，这一技术对全人抗体的研究至关重要。除了全人抗体筛选，噬菌体抗体库展示技术在蛋白质受体-配体筛选、新型疫苗研发、早期诊断试剂的研制等方面也有广泛用途。

（熊　盛）

hétángtǐ zhǎnshì jìshù
核糖体展示技术（ribosome display technology，RDT）可以在体外筛选与靶分子特异性结合的蛋白质及其编码基因的体外分子展示技术。是抗体库制备技术中的一种。最初于 1994 年由美国安斐曼科斯（Affymax）研究所的马特希克斯（Mattheakis）等建立，随后，汉斯（Hans）和普吕克通（Plückthun）等人通过各自的研究，对该技术进行了完善，使之

逐渐成熟。

核糖体展示技术通过非共价结合的方法,将目的蛋白(也就是表型)、编码该蛋白的信使RNA(也称mRNA)序列(即目的蛋白的基因型)及核糖体三者连接起来,构成蛋白质-核糖体-mRNA三元复合物,利用亲和筛选的方法,筛选出与配体(如:抗原)特异性结合的目的蛋白及编码基因,再将筛选出的编码基因进行扩增及下一轮筛选。

其制备流程(图)包括:①构建核糖体展示模板。获得的每个DNA模板分子上除蛋白编码序列外,还带有核糖体结合位点、启动子、间隔序列及5'端和3'端茎环结构编码序列,同时3'端无终止密码子,这样的DNA分子作为模板,能在体外转录出稳定结合核糖体的mRNA分子。②mRNA的体外转录及翻译。应用来自大肠杆菌的S30提取液、兔网织红细胞裂解液或麦胚乳提取物等蛋白质体外翻译系统,可以在试管中将核糖体展示模板转录为对应的mRNA并翻译出相应蛋白分子。由于所获得mRNA模板的特殊结构,在翻译完成后,核糖体不从mRNA模板上解离,而是以蛋白质-核糖体-mRNA复合物的形式存在。③筛选目标蛋白。利用展示的蛋白质(如抗体分子)能与相应配体(如抗原)特异性结合的特点,对核糖体展示文库中的蛋白质进行筛选,常用的方法有酶联免疫法和磁珠法。④逆转录聚合酶链式反应扩增目标蛋白(如抗体分子)的DNA序列。将复合物中的mRNA释放出来,经过反转录聚合酶链式反应扩增,获得相应DNA,这些DNA产物可进入到下一轮的体外转录、翻译和筛选循环。经过多轮筛选富集后,将高亲和力抗体分子的编码序列(聚合酶链式反应产物)连接到特定载体上,转入原核或真核细胞中,从而克隆出高亲和力抗体分子的基因,并应用相关技术大规模制备基因工程抗体。

因为在筛选过程中不涉及活的生物体(细菌、酵母、噬菌体等),所以核糖体展示技术所获得的文库容量大、易引进突变且操作简单,缺点主要是mRNA易降解及蛋白质-核糖体-mRNA三元复合物的稳定性较差。

核糖体展示技术可用来设计和筛选高亲和力多肽、蛋白、抗体和酶等,在疾病标志物筛选和早期诊断、蛋白质药物开发(包括重组蛋白、疫苗和抗体),以及生物化学基础研究领域都有广泛应用,在抗体库构建及小分子抗体筛选中应用尤为广泛。根据抗原-抗体特异结合的原理,利用核糖体展示技术,可以构建出不同来源的抗体库,并从中筛选出各种抗原的高亲和力抗体,用于与抗原抗体相关的基础研究以及抗体药物开发。

(熊 盛)

yìmiáo zhìbèi jìshù

疫苗制备技术 (vaccine preparation technology)

用于制备疫苗的技术,主要包括灭活疫苗技术、减毒疫苗技术、重组载体疫苗制备技术、反向疫苗学技术、疫苗递送系统、合成肽疫苗技术等。

发展历程 基因工程疫苗出现以前,疫苗的研究需要首先获得能够培养的病原体。获取病原体的方法是将患病人体或动物的标本如血液、分泌物或组织接种于培养基后,通过传代的方法获取。在获取病原体之后,通常采用灭活疫苗技术将分离获得的病原体制备成灭活疫苗免疫人体或动物,验证和评价其免疫学效果,在免疫学效果得到认可后,进行疫苗的制备。其中将病原体灭活的技术包括物理灭活技术和化学灭活技术。1881年路易斯·巴斯德研制了狂犬病毒灭活疫苗。之后根据疫苗应用过程中出现的各种现象如免疫失败、不良反应等,不断进行工艺改进。如狂犬病毒灭活疫苗的工艺改进过程,包括了对培养病毒的细胞基质的选择(如从神经组织到细胞基质的选择)、是否需要纯化(如从浓缩到纯化)、是否需要佐剂(如从无佐

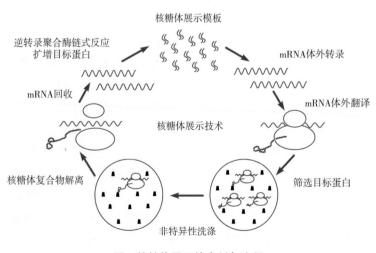

图　核糖体展示技术制备流程

剂的狂犬病毒灭活疫苗到含佐剂的狂犬病毒灭活疫苗再到无佐剂的狂犬病毒灭活疫苗）以及从最初的液体剂型到冻干剂型的改进等，最终确定了用于人体免疫的疫苗的制备方法。

如果灭活疫苗研制不成功或者免疫学效果较差，或者由于灭活疫苗的制备较为困难，如麻疹病毒疫苗，从开始的灭活疫苗，由于其在接种人体后发现出现了免疫病理效应作用后，改为减毒活疫苗后避免了这一效应，并且发挥了有效的保护作用。减毒活疫苗通常需要获取减毒疫苗株，使制备的疫苗对人不致病而又保留免疫原性。获取减毒活疫苗的技术包括传代技术、低温筛选、遗传重配、化学诱变和空斑筛选，以及新近发展起来的基因工程减毒技术等。减毒活疫苗通常不进行纯化，也不使用疫苗佐剂。前述的疫苗制备技术都是在能够获得、分离和培养病原体的情况下制备疫苗。但有的病原体仅能获取其基因组而不能分离培养。在基因工程制药技术出现之后，发展了基因工程蛋白质疫苗和重组载体疫苗。基因工程蛋白质疫苗包括细菌基因工程蛋白质疫苗和病毒基因工程蛋白质疫苗。原理是利用基因工程蛋白质疫苗表达系统，将目的病原体保护性抗原的基因克隆到其他生物中，如大肠杆菌、酵母、昆虫细胞、哺乳动物细胞和植物细胞中，使之能够表达目的病原体的蛋白质，再经过进一步分离纯化获得目的病原体的蛋白质作为疫苗的组分，这些疫苗免疫人体后，可发挥保护作用。在基因工程蛋白质疫苗、灭活疫苗和减毒活疫苗不能发挥作用时，可以借助重组载体疫苗制备技术研发疫苗，基因工程蛋

白质疫苗通常需要添加佐剂。

病原体的种类繁多，病毒和某些细菌如破伤风杆菌等病原体的保护性抗原多为蛋白质，但某些细菌如 b 型流感嗜血杆菌、流行性脑脊髓膜炎球菌和肺炎链球菌的保护性抗原为荚膜多糖。这些疫苗的研制技术是采用提取其多糖组分进行的。而多糖疫苗由于其免疫原性差，进一步利用多糖蛋白偶联技术研制了细菌多糖蛋白结合疫苗，即在制备细菌多糖后，将多糖组分与蛋白质载体偶联成多糖蛋白质分子免疫，改进了细菌多糖疫苗的免疫原性。

除减毒活疫苗和重组载体疫苗不需要纯化外，病毒和细菌灭活疫苗、细菌和病毒天然蛋白质疫苗、细菌和病毒基因工程蛋白质疫苗都需要进行纯化。所使用的纯化技术主要包括凝胶过滤、离子交换层析、亲和层析和疏水作用层析等纯化技术。这些技术一般需要组合使用，如狂犬病灭活疫苗的制备需要利用凝胶过滤、离子交换层析的组合使用。利用上述技术制备完成的是疫苗原液，需要根据免疫剂量（将临床试验确定）后，在无菌条件下分装制成可供使用疫苗接种单位（在中国包括疾病预防控制中心和医院）接种于人体的疫苗。

应用　应用于细菌灭活疫苗、病毒灭活疫苗、细菌减毒活疫苗、病毒减毒活疫苗、细菌天然蛋白质疫苗、病毒天然蛋白质疫苗、细菌基因工程蛋白质疫苗、病毒基因工程蛋白质疫苗、重组载体疫苗等各疫苗的研制。

（沈心亮　卫江波）

yìmiáo zuǒjì

疫苗佐剂（vaccine adjuvant）

疫苗制品中加入的能够增强疫苗抗原免疫原性的物质。疫苗佐剂

的作用是增强疫苗抗原的免疫原性、改变疫苗免疫应答的类型、改变免疫途径、改善免疫效果、减少抗原用量和减少免疫针次。

发展历程　1925 年，法国学者雷蒙（Gaston Ramon）在制备白喉抗毒素时发现在免疫接种部位发生脓肿的马匹能够产生更高滴度的抗血清，由此提出疫苗佐剂能够非特异性的增强疫苗抗原免疫应答的初始概念。1934 年，第一种使用氢氧化铝佐剂的白喉类毒素疫苗被加拿大批准使用；1997 年，人用流行性感冒病毒裂解疫苗使用的佐剂为 MF59，其为第二个人用疫苗佐剂，在此之前，疫苗佐剂一直使用铝盐佐剂，包括氢氧化铝和碳酸铝。第三个被批准的佐剂是瑞士博尔纳公司研制基因工程乙肝疫苗所使用RC529 佐剂，该疫苗于 2003 年由阿根廷批准使用，使用的是RC529 单磷酰脂 A，为人工合成后与铝佐剂混合的产物；AS04 佐剂是第四个批准使用的佐剂，2005 年葛兰素史克公司以 AS04为佐剂的乙肝疫苗 Fendrix 在欧洲批准，AS04 佐剂是葛兰素史克公司的编号，含有的主要成分为氢氧化铝和由明尼苏达沙门菌的庚糖缺失突变株 R595 脂多糖中提取的单磷酰脂 A。2009 年由中国批准的重组幽门螺杆菌疫苗是将其疫苗主要组分幽门螺杆菌尿素酶B 亚单位与大肠杆菌不耐热肠毒素亚单位 A 融合表达，以大肠杆菌不耐热肠毒素亚单位 A 作为分子内佐剂，增强疫苗抗原的免疫原性，这是第五个批准使用的疫苗佐剂。2013 年 11 月美国食品药品监督管理局批准了英国葛兰素史克公司开发的含 AS03 佐剂的人用 H5N1 禽流感单价疫苗，AS03佐剂由维生素 E、聚山梨酯和角

鲨烯组成，这是第六个批准使用的疫苗佐剂。2015年7月，欧洲药品管理局批准英国葛兰素史克公司的疟疾疫苗 Mosquirix 应用，该疫苗使用的佐剂是 AS02，含有的主要成分为明尼苏达沙门菌的庚糖缺失突变株 R595 脂多糖提取的单磷酰脂 A 和皂苷 QS-21。其他临床研究中的佐剂还包括 CpG 佐剂，AS01 佐剂。2016年中国药品监督管理部门批准英国葛兰素史克公司生产的人乳头瘤病毒疫苗希瑞适®使用。截至2016年，铝盐佐剂和大肠杆菌不耐热肠毒素亚单位 A、AS04 佐剂是中国批准使用的疫苗佐剂。

原理　根据免疫学机制，疫苗佐剂发挥的作用主要分为三类：第一是储存、缓释和靶向递送抗原；第二类是激活免疫受体的免疫刺激性佐剂；第三类是同时兼有以上两种功能的具有更强活性的免疫佐剂。疫苗佐剂的特点有一定的通用性，即可以用于多种疫苗或多个疫苗。疫苗佐剂的研发需要结合疫苗的类型、保护性免疫应答的类型和需求进行设计。疫苗佐剂效果的评价和疫苗一样也要进行临床前和临床评价，包括有效性和安全性等指标。

佐剂类型　构成疫苗佐剂的物质主要包括以下五种类型：①无机化合物如铝盐佐剂。②无机化合物和有机化合物的混合物，如 AS04 和 RC529 佐剂，是由铝盐和 3-D-脱氧酰化单磷酰脂 A 或细菌脂多糖单磷酰脂 A 组成的混合佐剂。③水包油乳剂，如 MF59 佐剂，由可代谢的油角鲨烯与两种表面活性剂聚氧乙烯失水山梨醇单油酸酯和去水山梨糖醇三油酸酯组成的微滴，是由角鲨烯组成的水包油佐剂和油包水佐剂。④核酸佐剂，如 CpG，是非甲基化

胞嘧啶和鸟嘌呤二核苷酸为核心的单链寡聚脱氧核苷酸等。⑤分子内佐剂。其由疫苗主要组分与佐剂融合表达所形成，如幽门螺杆菌尿素酶 B 亚单位与大肠杆菌不耐热肠毒素亚单位 A 融合表达。

制备及应用　疫苗佐剂的制备根据疫苗佐剂的物质组成和形式等工艺不同而制备。如铝佐剂疫苗主要有两种制备方法：一种是将铝佐剂添加到抗原溶液中形成铝酸盐蛋白沉淀；另一种是将抗原溶液添加到预先制备的氢氧化铝、磷酸铝、氢氧化铝和磷酸铝混合物或氧化铝中形成吸附性疫苗。在已经上市的部分疫苗中大部分用的均是铝盐佐剂。

（沈心亮　苏文浩　任秀秀　卫江波）

fǎnxiàng yìmiáoxué jìshù

反向疫苗学技术（reverse vaccinology technology）

通过对病原体基因组序列分析，预测并筛选出疫苗保护性抗原的技术。是一种疫苗制备技术。通过该技术筛选获得的保护性抗原为单一抗原或者多种抗原，将这些单一抗原组分或者多种抗原组分进行组合后可作为制备疫苗的抗原组分。

原理　疫苗研制首选要获得疫苗抗原。传统筛选抗原的方法首先需要在实验室条件下培养病原微生物，然后从细菌中提取或者重组 DNA 技术生产纯化这些组分，再分别检测每个组分诱导免疫应答的能力。传统方法只能鉴定那些能适于大量纯化的抗原。然而，在许多情况下，含量高的蛋白不一定适合作为疫苗的候选物，但识别含量较少的组分所需的基因工具可能不足或根本没有。而且，在许多情况下，体内感染能表达的抗原在体外培养时并不表达，对于那些没有明显的免疫显性保护性抗原的细菌和寄生虫

就没有作用。而且用传统的方法研制成功一种疫苗一般需要十几年甚至数十年的时间。

反向疫苗学技术避免了传统筛选抗原的缺点，开始于1995年，流感嗜血杆菌全基因组序列测序完成后，美国学者弗莱施曼（Fleischmann RD）开辟了利用反向疫苗学技术进行疫苗抗原设计的新思路。反向疫苗学的技术过程是：从病原体全基因组水平开始，以翻译起始密码子 ATG 为标志，用计算机生物学信息学预测所有基因组可能编码的蛋白，利用基因工程技术表达和纯化这些潜在的蛋白质。然后用纯化后的抗原免疫小鼠，并对免疫后的小鼠血清进行分析。运用蛋白印迹法检测免疫血清与重组蛋白、外膜囊和全菌裂解提取物的反应，以便确定免疫后产生的抗体是否识别重组蛋白和细菌蛋白，并证实蛋白的预测是否准确。然后利用鉴定正确的蛋白质作为单一组分或者进行组合制备成试验用的疫苗，利用动物模型进行初步鉴定，最后筛选出可对人体提供保护的抗原来制备疫苗。这种技术可使病原体整个基因组编码的蛋白都可以被考察，包括仅在感染初期表达的蛋白或含量极低的蛋白；采用反向疫苗学方法可以在2~5年完成对抗原的鉴定。

应用　反向疫苗学在病毒、细菌、寄生虫以及衣原体疫苗研究中得到了广泛应用，尤其在多血清型或者变异较大的病原体疫苗研究方面的作用最大。不同血清型病原体疫苗之间缺乏交叉保护，可通过反向疫苗学发现广泛分布于不同血清型病原体中的保护性抗原；对于变异较大的病原体，可通过反向疫苗学寻找保守性的保护性抗原，该技术已经在 B

群脑膜炎奈瑟菌疫苗、肺炎链球菌、无乳链球菌等多个病原体疫苗研究方面取得了进展。其中瑞士诺华公司应用反向疫苗学技术制备的 B 群脑膜炎奈瑟菌疫苗已经在 2013 年获得美国批准。

（沈心亮 苏文浩 卫江波）

duōtáng-dànbái ǒulián jìshù

多糖蛋白偶联技术（polysaccharide-protein conjugation technology） 利用化学方法将细菌的多糖分子与蛋白质分子共价结合的疫苗制备技术。多糖蛋白偶联技术所使用的方法主要包括还原胺化、硫醚缩合和酰胺缩合等方法。多糖与蛋白质共价结合后，通过纯化技术可将未能连接的多糖与蛋白质载体去除，疫苗组分中含有高纯度的多糖与蛋白质的偶联物。

细菌多糖是位于细菌表面的物质，是大多数细菌的主要抗原物质，但在婴儿和老年人等免疫系统不成熟或免疫系统退化的人群体内不能诱发免疫记忆，导致体内的免疫活性也很弱或者持续时间短。将细菌多糖与蛋白质偶联在一起，则能够改善多糖疫苗的免疫原性，将非 T 细胞依赖性抗原转化为能够促进 T 淋巴细胞依赖抗原特性抗原，使针对多糖抗原的抗体从 IgM 转化为 IgG，以便机体能够形成免疫记忆功能。

多糖带有羟基、醛基、羧酸和磷酸等，用于偶联的蛋白质载体带有羟基、氨基和巯基等，可以与多糖偶联。多糖蛋白偶联技术首先进行的是功能团转换，即在多糖链上引入反应性基团，目的是为了更有效地偶联以及增加偶联功能团的数量，然后利用还原胺化、硫醚缩合和酰胺缩合等技术进行偶联。还原胺化技术是将多糖上的醛基与蛋白质上的氨基形成亚胺，还原后生成胺，然后制备偶联物；酰胺缩合技术是在多糖分子中不具有羧基或氨基的情况下，将羟基转化为酰肼，进而与蛋白质上的羧基缩合生成偶联物。硫醚缩合技术是利用蛋白质和多糖的巯基与卤代乙酰基或马来亚胺基进行硫醚缩合。

这几个方法在疫苗制备时需要根据不同的情况或单独使用或者联合使用。如 1999 年，美国凯荣公司（2006 年被瑞士诺华公司收购）生产的 C 群流脑结合疫苗联合使用了还原胺化技术和酰胺缩合技术，在英国和欧洲各国注册上市。美国默克公司使用硫醚缩合技术生产的 B 群脑膜炎球菌外膜蛋白为载体的同类疫苗，于 1990 年 12 月获得美国批准。截至 2015 年，细菌多糖蛋白结合疫苗生产中的多糖与蛋白质偶联方法均为化学偶联法，发展趋势是利用基因工程技术改造某一特定细菌，使细菌能够同时表达多糖与特定的蛋白质，利用生物技术进行天然结合，可以避免化学偶联中的非特异性偶联等缺点。

多糖蛋白偶联技术主要应用于流行性脑膜炎奈瑟菌结合疫苗、肺炎链球菌多糖蛋白结合疫苗、b 型流感嗜血杆菌结合疫苗、伤寒 Vi 多糖蛋白结合疫苗的制备。

（沈心亮 苏文浩 任秀秀 卫江波）

chóngzǔ zàitǐ yìmiáo zhìbèi jìshù

重组载体疫苗制备技术（recombinant vector vaccine preparation technology） 利用基因工程技术改造病毒、细菌作为携带其他病原体基因的载体，并在体内表达且具有免疫学活性以制备疫苗的技术。是疫苗制备技术的一种。

重组载体疫苗是通过物理或化学方法改造病毒，使其能够转运疫苗中含有的要预防的病原体的核酸组分进入机体，在体内通过刺激机体产生针对病原体的免疫应答。其中转运的目的病原体核酸组分通常编码其表面蛋白，载体是对人不致病的微生物。嵌合病毒疫苗被视为重组病毒载体疫苗的一种特殊形式，是由两个不同病毒的核酸片段重新连接而成后，其中一个核酸片段是目的病原体的核酸片段，与作为运送目的病原体的病毒的核酸片段重新组装成新的杂交病毒，用新的杂交病毒研制成的疫苗即为嵌合病毒疫苗，用于预防目的病原体所致疾病。截至 2015 年，使用以痘病毒和腺病毒作为载体的人类免疫缺陷病毒疫苗（艾滋病疫苗）进入了临床研究，但先后宣布失败。法国巴斯德公司研制的黄热-乙脑病毒嵌合疫苗于 2010 年获得澳大利亚国家药品监督管理局批准应用。该疫苗是将乙脑减毒株 SA14-14-2 的包膜蛋白基因插入到黄热病毒基因组中，并将黄热病毒的包膜蛋白基因删除，经基因工程技术重新组装成杂交病毒后用于制备疫苗。这是第一个得到实际应用的病毒载体疫苗。2014 年，法国巴斯德公司采用重组病毒载体技术研制的黄热病/登革热疫苗完成了临床 III 期研究，已经向欧洲药品管理局申请注册。2015 年，欧洲药品管理局已经批准法国巴斯德公司采用重组病毒载体技术研制的黄热病/登革热疫苗上市。

原理 重组载体疫苗按照载体所使用的微生物种类分为细菌载体疫苗和病毒载体疫苗。细菌载体的构建技术是以某些减毒或者无毒的活菌为载体将目的病原体的保护性抗原基因插入细菌的基因组或者质粒 DNA 中，获取稳定表达目的病原体基因的细菌载体。构建病毒载体疫苗的方法根据作为载体的病毒基因组的复制、转录和表达方式有所不同。病毒按照基因组组成得不同分为 DNA 病毒和 RNA 病毒。DNA 病毒载体的构建技术通常使用同源重组技术和黏粒转染技术、细菌人工染色体技术的方法。同源重组技术是将病毒基因组和外源基因克隆入质粒，其中含有外源基因的质粒病毒基因组的侧翼序列，然后将这两种质粒同时转染入适宜的细胞，在细胞内发生同源重组后产生可表达外源基因的重组病毒。黏粒的转染技术是借助于黏粒可携带大片段外源 DNA 并能有效复制的优点，将 DNA 病毒分割成几个末端重叠的片段并克隆入黏粒，同时引入酶切位点，然后共转染适宜细胞中，从而来构建病毒载体和重组病毒。细菌人工染色体技术是借助细菌人工染色体可以携带外源基因 DNA 片段的容量范围在 50~300 kb 之间，将 DNA 病毒分割成几个末端重叠的片段并克隆入细菌人工染色体后，在大肠杆菌中能够稳定地进行克隆重组病毒。

RNA 病毒载体按照复制过程中是否有 DNA 中间体存在，其作为重组载体的构建技术也不相同。有 DNA 中间体的反转录病毒载体多以 RNA 复制子形式进行构建，即保留了病毒颗粒的包装信号，而缺失病毒颗粒包装蛋白基因；它可以克隆并表达外源基因，但不能自我包装成有增殖能力的病毒颗粒。无 DNA 中间体的构建RNA 病毒载体通常是利用反向遗传学技术，将表达重组 RNA 病毒基因组的质粒与编码目的病原体病毒蛋白的基因的质粒共转染培养细胞，转录出重组病毒基因组RNA 和编码目的病原体病毒蛋白的 mRNA，进行重组病毒基因组

的复制与病毒蛋白的翻译；最后病毒核酸与蛋白包装形成重组病毒颗粒。

最终制备成的细菌载体和病毒载体可作为生产疫苗用的疫苗株，按照细菌减毒活疫苗和病毒减毒活疫苗制备技术进行疫苗的制备。截至 2015 年，正在使用中的重组细菌载体主要包括减毒的弗氏志贺菌、伤寒沙门菌、单核细胞增多性李斯特菌和无毒的乳酸杆菌等。病毒载体主要包括腺病毒、痘病毒、疱疹病毒、仙台病毒和黄热病毒等。

应用 主要应用于人类免疫缺陷病毒疫苗（艾滋病疫苗）、埃博拉病毒疫苗、结核病疫苗等预防用疫苗和肿瘤等治疗性疫苗的研究。

（沈心亮　任秀秀　卫江波）

yìmiáo dìsòng xìtǒng

疫苗递送系统（vaccine delivery system）

将疫苗有效地递送到体内目的部位，调节疫苗的代谢动力学、免疫原性和生物识别等功能的载体系统。疫苗发挥功效需要通过合适的递送系统进行有效的传递运送才能发挥最佳的疗效，因此构建疫苗递送系统属于一种疫苗制备技术。根据疫苗类型，可以将疫苗递送系统分为 DNA 疫苗递送系统、多肽和蛋白质疫苗递送系统和治疗性多肽疫苗递送系统等。

DNA 疫苗递送系统 主要包括两种。一种是病毒载体类，使用活的病毒作为疫苗可以追溯至 1796 年，英国医生琴纳（Edward Jenner）发现牛痘病毒对人体无害，可以刺激人类的免疫系统产生抗体抵抗更危险的天花病毒。常用病毒载体包括反转录病毒、慢病毒、腺病毒、腺相关病毒和单纯疱疹病毒等。病毒载体易受

到人体免疫系统的影响，并可能会对正常细胞产生危害。一种是非病毒载体。非病毒载体的无毒安全，容易制备等优点使其更具应用前景。常用的非病毒载体包括阳离子多聚物载体、无机载体及其复合型载体、生物载体、超声敏感型载体等。阳离子多聚物可黏附到带负电的细胞膜上，被细胞内吞进入细胞内，从而使质粒表达。阳离子多聚物主要有两类：一是人工合成型，如聚乙烯亚胺、聚丙烯亚胺树状聚物、聚酰胺树突状物和多聚赖氨酸等。二是天然型，包括壳聚糖及其衍生物、明胶等。无机载体制备简单，具有良好的贮存稳定性，能够保护基因药物不受外界环境影响。对无机载体进行表面修饰形成复合载体是研究热点。生物载体外泌体是多种活细胞体内分泌的 $30~100~\mu m$ 的小囊泡体，表面含有大量的蛋白质和脂质成分。外泌体能够提高转染效率，因此可作为基因治疗的新型给药系统。

多肽和蛋白质疫苗递送系统 主要包括脂质体、纳米粒、微球、微凝胶、微囊等，可实现多种途径递送。脂质体由于无毒、无免疫原性、靶向性、对水溶性药物和难溶性药物皆有较好的包载能力等特点而成为蛋白质多肽类疫苗递送载体的研究热点。脂质体已于 1995 年作为药物递送系统获得欧盟的批准。蛋白多肽类疫苗微粒递送系统主要包含微球、微凝胶、微囊等。微球粒径一般为 $1~250~\mu m$，可用于口服、肌内注射、皮下注射、黏膜给药等。粒径较大的脂质体和微粒不易穿过内皮层或血-脑脊液屏障，纳米递送系统由于其具有更小的粒径，从而可顺利穿过障碍到达靶部位。由于多肽、蛋白质类疫苗具有一

定的三维结构，结构改变会导致蛋白质的稳定性发生变化，活性降低，同时，给药剂量过高则会出现不良反应，如免疫应答等。因此保持多肽蛋白质类疫苗的稳定性和活性是该类递送系统的主要研究方向。

另外还有 RNA 复制子载体。RNA 复制子载体是利用了源自 RNA 病毒的能够自主复制的 RNA。其结构蛋白基因由外源抗原基因（疫苗成分）取代，保留非结构蛋白基因。RNA 复制酶可使 RNA 载体在细胞质中高水平复制，实现外源抗原基因的高水平表达，进而诱导细胞免疫和体液免疫应答。RNA 复制子疫苗具有抗原表达效率高、安全性能良好以及应用范围广等优点，因而是发展前景良好的疫苗递送系统。

（吴玉章　尚小云）

zhìliáoxìng duōtài yìmiáo dìsòng xìtǒng

治疗性多肽疫苗递送系统

（therapeutic polypeptide vaccine delivery system）　将合成的具有治疗功能的表位多肽递送到免疫系统以启动免疫应答发挥免疫杀伤功能的疫苗递送系统。良好的疫苗递送系统可将多肽类抗原高效递送到抗原递呈细胞进行加工处理，最终有效提呈在细胞表面，增强免疫应答。根据递送系统成分可大致分为四大类：脂质体、纳米微粒、病毒样颗粒和免疫刺激复合物。其中病毒样颗粒、脂质体属于使用抗原颗粒化技术的递送系统。此外还有基于穿膜肽的疫苗递送系统，主要是利用穿膜肽进行多肽疫苗、核酸疫苗等的制备。

脂质体　1961 年被英国剑桥的血液病学专家邦格汉姆（Alec D Bangham）等发现，是研究最早、研究时间最长的递送系统。

主要成分为磷脂，并模拟细胞的脂质双层膜结构，形成生物可降解性载体泡囊。可有效增强疫苗的免疫保护功能，递送不可溶性抗原多肽，通过和天然脂质双分子层融合，经过内吞作用直接进入单核吞噬细胞系统递送抗原，生物相容性好、无免疫原性、可有效提高药物治疗指数并降低药物毒性。脂质体最合适的颗粒直径应为 20 ~ 200 nm。构建脂质体疫苗递送系统的常用方法主要是通过物理或者化学方法将抗原吸附到脂质体的表面或将抗原包载入脂质体内。进入临床应用的脂质体药物，如脂质体包裹的灭活的甲肝病毒株用于甲肝治疗，甲型肝炎病毒灭活疫苗，由荷兰库瑟（Crucell）公司研发，1992 年获美国批准上市；脂质体包裹灭活的流感病毒株 A 和 B 用于流感的治疗，由荷兰库瑟公司研发，1997 年在瑞士获批上市。

纳米微粒　纳米级的微粒生物高分子材料与多肽抗原吸附结合或是包裹形成微球或微囊进行治疗性多肽疫苗的递送系统。根据其是否可降解，可分为聚合型和不可降解型。纳米微粒能同时递送多种抗原，并且不产生免疫耐受，刺激机体产生强烈的 T 细胞应答，增强细胞因子的分泌及细胞毒作用，并且在体液免疫、黏膜免疫应答方面也有较好的效果，影响微粒递送能力的因素包括微粒的直径大小、微粒表面电荷和疏水性。截至 2015 年，纳米微粒多肽疫苗递送系统仍处于实验室阶段，尚未进入临床试验。

病毒样颗粒（virus-like particles，VLP）　无感染性的病毒外膜包裹多肽抗原而组成的递送系统，直径在 50 nm 左右。其因天然的免疫原性能有效地刺激机体

细胞免疫和体液免疫，成为良好的多肽抗原、DNA 和小分子靶向药物载体。其结构易于被抗原呈递细胞捕获递呈，产生持续的细胞毒作用和抗体分泌，并且拥有极强的穿透细胞的能力。应用较为广泛的病毒样颗粒包括人乳头瘤病毒病毒样颗粒、微小病毒病毒样颗粒等。该类疫苗进入临床的有：美国默沙东公司生产的用于预防人乳头瘤病毒感染的疫苗加德西（Gardasil，包含有人乳头瘤病毒 6、11、16 和 18 的病毒样颗粒），于 2006 年在美国和加拿大上市；英国葛兰素史克公司生产的同样用于人乳头瘤病毒预防的疫苗卉妍康（Cervarix，只包含有人乳头瘤病毒 16 和 18 的病毒样颗粒），分别于 2007 年在加拿大和 2009 年在美国获批上市。

免疫刺激复合物（immune stimulating complexes，ISCOMs）　直径在 30 ~ 80nm 的开放笼状球形结构，由皂苷、胆固醇和磷脂等组成。免疫刺激复合物能刺激强烈的细胞和体液免疫应答。由于其特殊组成和结构，能够以膜融合的方式携带多肽抗原进入细胞内，以内源性途径激活主要组织相容性复合体 I 类分子限制性的细胞毒作用，并通过主要组织相容性复合体 II 类分子产生大量抗体。免疫刺激复合物技术主要应用在免疫佐剂的开发如 ISCOM-ATRIX™，以及治疗性多肽疫苗递送如包裹丙型肝炎病毒、流感、人类乳头瘤病毒灭毒活疫苗用于相关疾病的治疗。截至 2015 年尚无上市产品。

（吴玉章　陈永文）

kàngyuán kēlìhuà jìshù

抗原颗粒化技术（antigen granulation technology）　将蛋白质、多肽、核酸或其他小分子物质等抗

原包裹起来形成颗粒进行递送的疫苗递送技术。是治疗性多肽疫苗递送系统中应用的技术。通常包括病毒样颗粒技术和脂质体技术等。这些抗原运载工具，一方面可以作为肽疫苗和核酸疫苗等的递送系统，另一方面这些载体也具有免疫学特性，通过影响抗原递呈细胞的功能从而发挥佐剂效应。

抗原颗粒化技术主要包括病毒样抗原颗粒、脂质体等。病毒样颗粒（virus-like particles，VLP），是不含病毒核酸的空壳结构，不具有感染性。多种病毒（如人和动物的免疫缺陷病毒、人乳头状瘤病毒、麻疹病毒、乙型肝炎病毒和汉坦病毒等）的结构蛋白都能在各种不同的表达系统中自动组装成病毒样颗粒，颗粒直径大小为 20～150 nm，且具有很强的免疫原性和生物学活性，是理想的疫苗形式。美国默沙东公司生产的人类乳头瘤病毒 6、11、16、18 四价病毒样颗粒疫苗加德西（Gardasil），已经在 2006 年 6 月获得美国食品药品管理局许可投放市场。

脂质体是以提高抗原输送和递呈为主要作用的疫苗递送物质。是由磷脂和固醇类组成的含双层脂质分子的脂质球，其表面为疏水性结构，而内部为亲水性结构。根据不同的需求可以制备直径不同的脂质球，也可以根据抗原分子的理化特性将抗原分子包被在脂质体的不同部位，如将含疏水性氨基酸较多的抗原插入脂双层中，而将含亲水性基团较多的抗原包裹在脂质体中。脂质体膜与细胞膜具有很好的亲和性，有利于将携带的抗原递呈给抗原递呈细胞，并使抗原被溶酶体所降解，进而通过外源性和内源性抗原递

呈途径主要组织相容性复合体 I 和主要组织相容性复合体 II 途径递呈给免疫系统，同时激发细胞和体液免疫应答反应。伴随生物技术的蓬勃发展，多肽、蛋白类脂质体疫苗的开发也取得了巨大进步，如瑞士博尔纳生物科技（Berna Biotech）公司采用 virosome 技术，即在脂质体的磷脂双分子层上嵌入病毒膜蛋白，制备脂质体疫苗，已经成功开发 Inflexal V 流感疫苗（1997，美国食品药品管理局批准上市）和 Epaxal 甲肝疫苗（1993，美国食品药品管理局批准上市）两个产品。

（吴玉章　邹丽云）

jīyú chuānmótài de yìmiáo dìsòng xìtǒng

基于穿膜肽的疫苗递送系统
（vaccine delivery systembased on membrane penetrating peptides）

利用穿膜肽进行多肽疫苗、核酸疫苗等多种疫苗的递送的技术。是治疗性多肽疫苗递送系统中的一个递送系统。

穿膜肽（membrane penetrating peptides）指大小为 5～30 个氨基酸的短肽，这些短肽可以协助大分子物质穿过细胞膜，进入哺乳动物细胞内，发挥大分子物质的生物学功能。第一个穿膜肽是由美国学者富兰克（Alan D. Frankel）和莫里斯（Maurice Green）分别于 1998 年发现，他们发现人类免疫缺陷病毒的转录反式激活因子蛋白能穿过细胞膜进入细胞内，导致病毒启动子的活化。穿膜肽作为胞内转运载体，可以转运多种物质，包括 siRNA、核酸、小分子治疗性试剂、蛋白、量子点和核磁共振高对比度试剂等。

穿膜肽进入胞内的途径可分为两种：一种是能量依赖的内吞

途径，包括胞饮、网格蛋白依赖的内吞、小凹/脂伐介导的内吞和网格蛋白/小凹非依赖的内吞等四种途径；另外一种为能量非依赖的直接跨膜转运，主要机制包括环形小孔模型、桶板模型和地毯模型。影响穿膜肽进入细胞内的因素很多，如穿膜肽的浓度、疏水性、带电荷、细胞类型、多肽和细胞孵育温度和时间等。其中穿膜肽的浓度对其进入细胞影响最大，因为其浓度会导致其采取不同的内化途径。内吞是低浓度穿膜肽进入细胞内主要机制，而高浓度穿膜肽将导致直接转运和快速的胞质摄取。

主要应用：①肿瘤治疗。治疗酸性实体瘤的药物靶向系统主要由对 pH 值敏感的聚合物和 Tat 穿膜肽组成。这种靶向系统包括两个部分：一是聚合胶团，含多聚左旋乳酸构成的疏水核心和与 Tat 结合的聚乙二醇构成的亲水外壳。二是对 pH 值非常敏感的多聚异丁烯酰基磺胺二甲氧嘧啶与聚乙二醇的聚合物。胶粒中的 PSD 阴离子与 Tat 阳离子共同构成最终的运载系统，使他们可以保护胶粒，并在酸性实体瘤的 pH 环境中暴露活性部位。这个药物靶向系统能非常有效地识别 pH 值的细微不同并陷入细胞，与胶粒结合的 Tat 可以帮助它转移到细胞内甚至细胞核表面。因此它在肿瘤治疗方面具有良好的前景。②免疫治疗。中国学者尹锐等设计了穿膜肽人乳头瘤病毒 16 E7 限制性 CTL 表位的融合肽疫苗，并采用多肽固相合成技术在其 N 末端加上 Tat49-57 序列，该序列不会影响表位的提呈效率，而且在体外能有效地激发针对人乳头瘤病毒 16 E7 抗原特异性的 CTL 应答。这为新型抗肿瘤及细胞内感染的

多肽疫苗设计提供了新思路。截至 2015，还未有批准上市的产品。

（吴玉章　邹丽云）

jiǎndú yìmiáo jìshù

减毒疫苗技术 （attenuated vaccine technology）

将对人致病的病原微生物转变为不致病但仍然保留免疫原性的微生物的疫苗制备技术。

分类　减毒疫苗技术主要包括传代技术、低温筛选、遗传重配、化学诱变和空斑筛选，以及新近发展起来的基因工程减毒技术。主要使用的技术是前四种。

传代技术　将病原体通过反复传代，在传代过程中获得对人不致病但仍然保留免疫原性的微生物，用于疫苗制备。例如中国食品药品检定研究院学者俞永新，利用这一技术，将 SA14-14-2 疫苗株的母本株 SA-14 在断奶小鼠脑内传 11 次代，病毒在 36~37℃经 PHK 细胞连续传代 100 次后减毒。随后进一步在鸡胚细胞上挑斑纯化和克隆，并通过身体和口服感染在小鼠和地鼠上交替传代，最终获得一株无神经毒力的病毒 SA14-5-3。同时为了增加其免疫原性，SA14-5-3 病毒株又在乳鼠上皮下注射传代 5 次。经过 2 次蚀斑，最终获得了 SA-14-14-2 疫苗株，并与中国成都生物制品研究所联合研发 SA14-14-2 乙脑减毒活疫苗，在 1988 年获国家药品监督管理部门颁发新药证书并投产。卡介苗、鼠疫杆菌减毒活疫苗等细菌性疫苗也是采用这一方法进行制备。

低温筛选技术　将病毒接种于低于 36~37℃下培养，一般置于 24℃或者 32~34℃下培养，或者采用逐步降温的方法。病毒经过长期的低温培养适应后成为冷适应株，冷适应株在低温培养下能够正常复制达到与适应期常温培养的质量，但在 38~39℃的高温下复制能力受限，由于病毒复制受限，但仍可诱发机体产生免疫应答，因此可以用来作为减毒活疫苗。如 1967 年由美国密歇根大学的马萨（Maassa HF）提出了冷适应减毒法，即让流感病毒野毒株在较低温度下生长，使其不能在较高温度下复制，来达到减毒目的，成为从亲代减毒株制备或病毒疫苗的主要手段。然后再利用该方法获得减毒的流感病毒 ca A/AA/6/60 毒株和 B/AA /1/66 毒株作为亲代毒株进行遗传重配制备疫苗，其减毒性、抗原性和遗传稳定性都保持不变。2003 年 6 月 17 日，美国食品药品管理局批准美国 MedImmune LLC 公司制备的三价 LAIV 疫苗在 5~49 岁健康儿童、青少年和成人中主免疫接种，用于预防 A 型和 B 型流感病毒感染疾病。

遗传重配法　分节段的 RNA 病毒（基因组由多条 RNA 组成）与无致病能力或弱毒株在共同感染细胞培养时，可以发生两株间不同基因片段间的交换，从而使野生病毒具有抗原性的表面抗原基因与弱毒病毒的其他内部基因组合，产生重配病毒，再经筛选而获得疫苗株。如 1998 年中国国家药品监督管理部门批准的兰州生物制品研究所生产的 LLR 株口服轮状病活疫苗，系采用对人不致病的羊轮状病毒和人轮状病毒经基因重配后获得减毒株用于制备疫苗。

空斑筛选法　在上述几种方法的基础上获得减毒株后，进一步再筛选疫苗株的方法。空斑是病毒在细胞培养时，经过一定覆盖物覆盖，由于覆盖物的限制病毒只能感染周围的细胞，这样就会形成被病毒破坏或死亡的细胞区，这些破坏或死亡的细胞区形成空斑。小的空斑毒力小，而大的空斑毒力较大。根据空斑大小可以筛选出生产用的疫苗株。

化学诱变技术　通常用于细菌性减毒活疫苗的制备。如 1976 年瑞士博尔纳血清疫苗研究所雷内（Rene Germanier）等用亚硝基胍处理 Ty2 伤寒毒株获得一株鸟苷二磷酸-半乳糖-4-差向异构酶缺失株，称 Ty21a 株，用这一减毒株制成的伤寒疫苗有较好的保护作用。疫苗由瑞士伯尔尼血清疫苗研究所（现为博尔纳生物技术公司）生产。随着基因工程技术的进展，根据毒力因子和抗原基因所在基因组中的位置，可以通过基因工程的办法，如敲除或者突变毒力因子的基因，而保留抗原的基因来制备疫苗株。

应用　应用减毒技术制备的疫苗主要有：病毒减毒活疫苗和细菌减毒活疫苗。其中病毒减毒活疫苗如脊髓灰质炎减毒活疫苗、乙型脑炎减毒活疫苗等。细菌减毒活疫苗如口服福氏宋内菌减毒活疫苗、炭疽减毒活疫苗等。

（沈心亮　苏文浩　卫江波）

mièhuó yìmiáo jìshù

灭活疫苗技术 （inactivated vaccine technology）

通过物理或化学方法将病原体进行灭活后用于制备疫苗的技术。

分类　灭活疫苗技术包括物理灭活技术和化学灭活技术。

物理灭活技术　在灭活疫苗制备中主要应用加热灭活技术，即通过将病原体在液体中加热至 56℃温度以上，病原体中负责转录复制等的蛋白质发生变性，导致病原体失去使人致病的能力和繁殖的能力，但具有中和活性的抗原仍保持刺激机体免疫系统活化和分泌中和抗体的能力。加热灭活技术主要用于细菌灭活疫苗的制备，如伤寒杆菌灭活疫苗。加热灭活技术存在较大的缺点，如免疫原性差，难以保持抗原成分的一致性，灭活不完全以及病毒 DNA 污染和潜在致癌性等问题，已经基本不再使用。物理灭活方法还包括紫外线灭活和电离辐射灭活等，但由于这些技术难以保证完全灭活，仅有实验室研究，实际疫苗生产中未使用。

化学灭活技术　使用灭活剂配合灭活条件使病原体灭活从而制备灭活疫苗的技术。常用的灭活剂包括甲醛、β-丙内酯、苯酚、戊二醛、丙酮等化学试剂。甲醛可作用于病原体基因组，也可作用于病原体蛋白如病毒壳蛋白，使病原体基因组失去复制和转录能力，消除与感染和致病相关的病原体表面蛋白并使病原体保留其免疫活性。甲醛的作用浓度是 10%（体积比），即福尔马林，或者采用 $200 \sim 500$ μg/ml 的剂量，采用 $2 \sim 8$℃处理 $1 \sim 2$ 周或更长时间进行灭活。β-丙内酯作用于病毒核酸包括 DNA 和 RNA，促使病毒蛋白质交联从而使病毒失去复制能力。1984 年瑞士博尔纳公司研发的被欧洲药监局批准正式使用的灭活剂量通常是 $1 : 4000 \sim 1 : 8000$（体积比）。截至 2015 年，β-丙内酯作为灭活剂在国外已被广泛应用于各种疫苗研制和生产，而中国只限于研究中，批准上市的病毒灭活疫苗都是用甲醛和 β-丙内酯作为灭活剂。

应用　在病原体经过培养和灭活后制成疫苗的过程中，都要采用蛋白质纯化技术如离子交换层析、凝胶过滤等技术，去除灭活剂和影响疫苗安全性的残余物质，包括培养病毒用的细胞的蛋

白和核酸等，确保疫苗的安全。灭活疫苗技术已经广泛应用于疫苗制备，包括用于伤寒杆菌、百日咳杆菌苗、钩端螺旋体以及霍乱弧菌等细菌性灭活疫苗，以及流感全病毒灭活疫苗、脊髓灰质炎灭活疫苗、肠道病毒 71 型灭活疫苗、乙脑灭活疫苗、狂犬病毒灭活疫苗等病毒灭活疫苗。还可用于细菌多糖疫苗和细菌多糖蛋白结合疫苗在提取有效组分之前进行的灭活工艺。

（沈心亮　任秀秀　卫江波）

héchéngtài yìmiáo jìshù

合成肽疫苗技术（synthetic peptide vaccine technology）　用人工方法按蛋白质抗原或表位的氨基酸顺序合成短肽，然后再以聚集体或者与载体偶联形成融合蛋白、融合肽和复合肽等多种形式制备疫苗的技术。

预防用疫苗发挥作用的机制是疫苗免疫人体后产生的抗体或者激活能够识别抗原的特异性的 T 细胞，抗体能够与病原体的抗原结合，然后再通过免疫系统将病原体清除，或者通过特异性的 T 细胞进行特异性的清除病原体感染的细胞。抗原与抗体或者 T 特异性细胞发生识别的基础是免疫系统能够识别抗原上的特定部位，即抗原表位。抗原表位分为线性表位和构象表位。线性表位由多个氨基酸按照特定顺序排列而成，构象表位由多个或多段氨基酸按照一定的空间排列而成。因此可以通过确定病原体天然抗原表位的氨基酸序列，然后合成抗原肽，并试验其诱导产生抗体的能力，选出具有免疫性和保护性的特异性抗原肽制备疫苗。

含有抗原表位的整条或者部分多肽通常没有足够的免疫原性，因此可以通过多种方法增强这些

多肽的免疫原性，使这些肽段成为有效的疫苗抗原组分。包括融合蛋白法，以及多聚抗原肽抗原、串联抗原肽、聚集体、融合肽、复合肽等多种方法。融合蛋白法是应用戊二醛等连接分子法将有效的抗原肽接到载体蛋白卵清蛋白、牛血清白蛋白和破伤风类毒素上形成抗原肽-载体复合物后作为疫苗的组分进行免疫。其他方法还包括多聚抗原肽法是利用缩合剂使合成的抗原肽缩合而得到抗原肽的多聚物，从而使抗原肽的抗原性和免疫原性均明显增加，这种方法制备的抗原肽结构是不确定的，且难于重复制备成相同的多聚物。串联抗原肽法是通过把相同的或不同的肽段串联起来以增大抗原分子的相对分子质量，从而使抗原肽的抗原性和免疫原性均明显增加，但该法受到合成太长的肽段较困难的限制。聚集体是通过合适的孵育，使多个肽段聚合后形成的，其免疫原性更强可用于制备成疫苗；融合肽是通过将不同的表位融合后形成的，如将目的蛋白的 B 细胞表位与 Th 表位融合后可增强免疫原性；复合肽是将重复的多肽序列连接而成的肽链聚集体如多价抗原肽。

截至 2015 年，还没有合成肽疫苗进入应用。英国葛兰素史克公司应用疟疾环孢子蛋白的 N-末端肽与乙肝表面抗原形成融合蛋白研制的疟疾疫苗 RTS,S/AS02A 已完成临床试验，并于 2014 年向欧洲药品管理局提交监管文件，等待上市许可。

（沈心亮　卫江波）

dànbáizhì gōngchéng zhìyào jìshù

蛋白质工程制药技术（protein engineering pharmaceutical technology）　以蛋白质结构与功能的关系为基础，通过分子设计以及

DNA 重组等技术，把天然的蛋白质改造成需要的新的蛋白质药物的技术。通过该技术可为生物药物的合成或改造提供设计方案，并通过针对性的改造，使合成的重组蛋白质药物的性能得到改善。

分类　制备蛋白质药物有以下四种常见技术：①随机基因突变技术，这种方法可以获得新的蛋白质药物，但该技术受到许多限制，特别是难以实现改变蛋白质药物分子中某一特定的残基或区域的要求。②化学修饰方法，可改良已有蛋白质药物的某些性能。③从头合成技术，可以获得新的蛋白质药物，但这种方法由于产率低、成本高而不能实际应用，特别是合成大分子量的蛋白质药物受到技术的局限。④蛋白质工程技术，可以从设计和改造DNA 水平入手获得新的蛋白质药物。蛋白质工程制药技术是随着基因工程制药技术发展起来的。1978 年，加拿大学者迈克尔·史密斯（Michael Smith）发明了寡聚核苷酸定点突变技术，标志着蛋白质工程技术的诞生，该技术可以人为地通过基因的改变来修饰、改造某一已知的蛋白质分子。蛋白质工程技术已广泛应用于蛋白质工程制药领域。

制备过程　首先根据蛋白质药物的结构与功能信息进行新蛋白质药物结构的设计，再根据设计方案确定要进行改变的基因，最后经过蛋白质工程制药技术得到所需的新蛋白质药物。

蛋白质结构分析　蛋白质工程制药的基础首先是收集大量的蛋白质药物分子结构信息。常见的蛋白质药物结构分析技术中的蛋白质药物 X 射线晶体结构解析技术是获取生物药物大分子结构信息最广泛采用的手段。该技术的前提是得到蛋白质药物晶体，将晶体进行 X 射线衍射，收集衍射图谱，通过计算得到蛋白质药物结构。其优点是速度快，不受肽链大小限制，只要能够结晶就能得到其结构信息，所以如何获得蛋白质药物结晶是应用该技术的关键。但由于有些蛋白质药物只能稳定地存在于溶液状态下，无法形成结晶而不能通过该技术得到其结构信息。20 世纪 90 年代以后，核磁共振技术快速发展使精确测定溶液中的蛋白质药物分子结构得以实现。蛋白质药物核磁共振结构解析技术可以直接研究溶液中多变的蛋白质分子构象变化和液态下的肽链结构，得知自然状态下的蛋白质药物结构，缺点是该分析技术尚还受到蛋白质药物分子大小的限制。此后又发展起来的蛋白质药物靶点核磁共振筛选技术和蛋白质药物结构-活性核磁共振测定技术，已广泛应用于研究蛋白质药物与靶点分子的相互作用，以及对靶点分子的筛选。蛋白质药物圆二色谱结构解析技术是应用圆二色谱技术对蛋白质药物二级结构进行解析的方法，可以在溶液状态下测定，接近蛋白质药物生理状态，方法简便、快速。之后出现的蛋白质药物-靶点结合圆二色谱筛选技术是应用圆二色谱技术是对蛋白质药物与靶点相互作用研究的工具，是进行蛋白质药物及其作用靶点筛选的技术。

蛋白质药物分子设计　20 世纪 70 年代，美国麻省理工学院贝尔（Bell Horn）教授提出了分子设计概念，即从分子水平上，通过数据库等大量实验数据，通过计算机图形学技术等设计新的分子。随着计算机技术、分子生物学和药物化学的发展，药物分子设计技术迅速发展，其中蛋白质药物分子设计是蛋白质新药发现的主要方向。它是针对生物化学、酶学、分子生物学和遗传学等生命科学基础研究中所揭示的酶、受体和核酸等药物靶点，设计出合理的可与靶点结合的蛋白质药物分子。其中计算机辅助蛋白质药物设计是蛋白质药物分子设计的基础技术，该技术是以计算机为工具，通过理论模拟、计算和预测的方法，来指导和辅助新型药物分子的设计和发现。20 世纪 90 年代以后，随着多种新的药物分子设计方法的出现，计算机辅助药物设计技术逐步完善，大大提高了设计的效率。随着分子生物学和结构生物学的发展，越来越多的生物大分子结构被解析，对于一些未知三维结构的靶点分子，其结构还可以通过同源蛋白质建模（一种蛋白质预测方法）的方法得到，进一步也可以采用基于靶点的蛋白质药物设计方法来设计新的蛋白质药物。该设计的思路是通过研究靶点分子的结构特征以及靶点和药物分子之间的相互作用方式进行的药物设计。其中基于配体的药物分子设计技术，主要是针对尚不知道受体结构、但已有开发成功的药物分子而进行的新的蛋白药物分子设计的技术。基于 X 射线晶体结构蛋白质药物设计是蛋白质药物分子设计中最常用的方法，它利用 X 射线衍射晶体结构解析获得的蛋白质药物晶体结构，从而可以对各类蛋白质药物晶体结构进行的分子设计。

蛋白质药物改造　进行蛋白质分子的改造、化学修饰和合成的实际操作，以验证分子设计的结果，获得具有特定结构、性质和功能的目的蛋白质药物的过程。

其中可以在人工合成 DNA 的过程中实现蛋白质定点突变，实现蛋白质药物的可调控生物合成；也可以通过蛋白质药物化学合成技术获得化学合成蛋白质药物；还可以通过融合蛋白技术构建和表达具有多种功能的新型目的药物蛋白质分子。

人工合成 DNA　改变 DNA 序列以改变蛋白质的氨基酸序列，实现蛋白质药物的可调控生物合成。人工合成 DNA 技术不但可以改造蛋白质药物而且可以实现从头合成全新的蛋白质药物。蛋白质定点突变是对蛋白质已知 DNA 序列的基因或基因片段中任意指定位置进行突变的技术。该技术包括寡核苷酸介导的定点突变、聚合酶链式反应介导的定点突变和盒式突变。

化学合成方法　由于利用分子生物学方法合成蛋白质技术有一定的限制，所以可以通过化学方法合成小分子蛋白质片段，然后将这些片段组合起来制备所需药物。蛋白质片段合成技术和蛋白质保护片段技术已经广泛应用于化学合成蛋白质药物。还有蛋白质快速合成技术、蛋白质逐步合成技术和蛋白质连接技术，其中蛋白质化学交联技术是蛋白质连接技术的关键环节，将蛋白质药物与大分子载体连接，制备药物-载体结合物，可以改善和控制药物在体内的转运和代谢，实现缓释给药和定向给药。

融合蛋白技术　蛋白质工程合成技术中为获得大量标准融合蛋白而进行的有目的性的基因融合和蛋白表达方法。利用融合蛋白技术，可构建和表达具有多种功能的新型目的药物蛋白。

意义　蛋白质工程制药技术可使生物药物研究者能更得心应手地设计和改造蛋白质分子，研发更多具有新结构、新功能的蛋白质药物，提高蛋白质药物的抗氧化能力；增强对抗蛋白酶的降解能力，从而简化分离纯化过程并提高收率；改变蛋白质药物的 pH 值或温度稳定范围，扩大其使用范围；增大药物的溶解性，减少聚集作用，有利于药物发挥药效。随着蛋白质工程制药技术应用研究的深入，蛋白工程制药技术可为药物的研究提供有效的技术平台，将推动生物药物的不断创新和发展，加快开发蛋白质工程药物的进程。

（蒋建利　张雪芹）

dànbáizhì yàowù fēnzǐ shèjì

蛋白质药物分子设计（molecular design of protein drugs）

以蛋白质分子的结构规律及其与生物功能的关系为基础，通过改变基因、体外定向进化和计算机辅助等方法，对蛋白质进行定向改造以获得蛋白质药物的设计技术。属于蛋白质工程制药技术的内容之一。

在蛋白质药物分子设计时必须了解相关蛋白质及其受体-配体复合物的精细三维结构，特别是结构与功能的关系。首先通过生物信息学对蛋白质药物的结构和功能信息进行收集分析，然后对与其功能相关的结构进行研究和预测并完成分子设计，之后可通过基因工程方法、蛋白质药物化学合成技术、蛋白质工程合成技术得到设计产物，并通过相关试验进行生物功能的验证，根据验证结果进一步修正原初设计，经过几次这样的循环才能使设计获得成功。

一般可概括为四个阶段：①收集待研究蛋白质药物的一级结构、立体结构、功能结构域等相关数据，为拟设计的新型蛋白质药物分子提供依据。②详细分析研究蛋白质药物结构模型，掌握其立体结构中影响生物活性、稳定性的关键部位。③进行蛋白质分子设计，一类是小范围改造，二是较大程度地改造，三是蛋白质结构的从头设计，即从蛋白质分子一级结构出发，设计制造自然界中不存在的全新蛋白，使之具有特定的空间结构和预期的生物功能。④通过实验手段验证设计的分子是否符合要求，并对设计的分子进行结构与功能的评价。

蛋白质药物合理的分子设计需要的蛋白质工程技术与方法主要有三种：①理性分子设计。是对已有的蛋白质药物分子在知其结构和功能的关系情况下，对其基因的改变进行的设计，并可以通过蛋白质定点突变等蛋白质工程技术获得这些蛋白质分子。定点突变技术又分为三类：第一类是通过寡核苷酸介导的基因突变；第二类是盒式突变或片段取代突变；第三类是利用聚合酶链反应，以双链 DNA 为模板进行的基因突变。聚合酶链反应技术的出现为基因的突变，基因的剪接开辟了一条极其有效、快捷的路线。另外由 tRNA 介导的蛋白质活性、改变酶的特异性、分析特定氨基酸的作用等很多方面都成为必不可少的研究手段。经改变基因所获得的蛋白质分子常常具有新的理化性质或生物功能。②体外定向进化的设计。体外定向进化是蛋白质工程的新策略，它不需要事先了解蛋白质的三维结构信息和作用机制，而是在体外模拟自然进化的过程（随机突变、重组和选择），使基因发生大量变异，并定向选择出所需性质或功能。体外定向进化随机突变结合高通量筛选，适宜于任何蛋白质药物分子设计。③计算机辅助蛋白质药物设计方法。这是一个基于结构生物学与生物信息学的蛋白质分子设计，而改造的蛋白质药物应在保留着很高的活力的同时，能够提高药效活性、靶向性及稳定性，药物的理化性质（如溶解性、稳定性）、药动学性质、生物学性质（亲和力、底物特异性）等方面能够得到改善。如胰岛素分子中含有的 4 个谷氨酸残基，若将其中 1 个或数个置换成中性的谷氨酰胺，可使胰岛素的等电点由酸性区变到了中性区，从而可使得到的胰岛素类似物具有了在生理 pH 7.4 的条件下有较低的溶解度，从而能制造出有长效作用的胰岛素类似物。

（蒋建利 林鹏）

jìsuànjī fǔzhù dànbáizhì yàowù shèjì
计算机辅助蛋白质药物设计
（computer-aid protein drugs design） 通过计算机对蛋白质药物与受体生物大分子之间的相互作用进行模拟、计算和预测而进行的蛋白质药物先导化合物的设计与优化的技术。是一种蛋白质药物分子设计的新技术。新药的研究有三个决定阶段：新药先导化合物的发现、新药的优化研究、新药的临床与开发研究。计算机辅助药物设计的主要任务就是先导化合物的发现与优化。计算机辅助药物设计的方法始于 20 世纪 80 年代早期。随着人类基因组计划完成，蛋白组学迅猛发展，以及大量与人类疾病相关基因的发现，药物作用的靶标分子急剧增加；同时，在计算机技术推动下，计算机药物辅助设计也取得了巨大进展。

发展历程 计算机辅助蛋白质药物设计的理论基础是 1894 年德国生物化学专家埃米尔·菲舍尔（Emil Fischer）提出的生物大分子（如酶）与配体（如底物）相互作用的锁钥原理。根据这一原理，配体（蛋白质药物分子）能与体内受体（与疾病相关的生物大分子，如酶分子）特异性地结合，从而可抑制疾病的发展。在配体与受体对接过程中，通过两分子各自改变构象以适应对方的要求而达到构象互补和理化性质互补，呈现对接契合状态，就是所谓的"诱导契合"。计算机辅助蛋白质药物设计正是基于受体结构的信息，以受体的三维结构为研究基础，用相应的方法分析靶标分子的活性部位而设计出与之相匹配的药物分子的过程。

设计原理 设计的一般原理是，首先通过 X 单晶衍射等技术获得受体大分子结合部位的结构信息，并且采用分子模拟软件分析结合部位的结构性质，如静电场、疏水场、氢键作用位点分布等信息，然后运用蛋白质分子数据库搜寻合适的蛋白质分子或者进行全新蛋白质分子的设计，通过将设计的分子与受体相互识别得到在分子形状和理化性质上与受体作用位点具有相匹配关系的合适的分子，合成并测试这些分子的生物活性，进而对最初设计进行改进，经过几轮循环，即可以发现新的先导化合物。

方法分类 计算机辅助蛋白质药物设计技术根据受体是否有已知结构分为直接药物设计和间接药物设计。前者是通过测定已知受体结构或受体-配体复合物的三维结构，根据受体的三维结构要求设计新药的结构。后者是从一组小分子（例如几十个）化合物的结构和同样的生物活性数据出发，研究其结构与活性关系的规律，在此基础上预测新化合物生物活性（药效）对结构的要求，并进行高活性分子的结构设计。定量构效关系是重要的间接药物设计方法，该方法通过一些配体的结构知识（计算机图形显示等）推测受体的图像，提出假想受体，然后进行药物设计。

直接药物设计大致包括活性位点分析法、数据库搜寻、全新药物设计三个步骤。

活性位点分析法 该方法可探测出与生物大分子的活性位点可较好地相互作用的原子或者基团。由活性位点分析得到的有关与受体结合的信息对于全新药物的设计具有指导性。活性位点分析软件有 DRID、GREEN、HSITE 等。另外还有一些基于蒙特卡罗、模拟退火技术的软件如 MCSS、HINT、BUCKETS 等。

数据库搜寻 主要分为两类。一类是基于配体的数据库搜寻，即根据已知配体（如已开发成功的药物）的药效基团建立的模型对拟设计的药物分子进行三维结构数据库搜寻。该类方法中比较常用的软件有 Catalyst 和 Unity，而以前者应用更为普遍。另一类是基于受体的数据库搜寻，也称为分子对接法，即将已知的小分子配体对接到受体的活性位点，并搜寻其合理的取向和构象，使得配体与受体的构象和相互作用的匹配最佳。在药物设计时，分子对接方法主要用来从化合物数据库中搜寻与受体生物大分子有较好亲和力的小分子，从而发现全新的先导化合物。具代表性的分子对接软件主要有 DOCK、FlexX 和 GOLD。

全新药物设计 数据库搜寻技术在药物设计中已广为应用，但得到的化合物通常都是已知化合物，而非新颖结构，因而全新药物设计越来越受到人们的重视。它是根据受体活性部位的构象和性质要求，让计算机自动构建出在构象上、性质上与受体互补的新型分子，该新型分子能与受体活性部位很好地契合，从而有望成为全新结构的先导化合物；全新药物设计方法发展极为迅速，已开发出一批实用性较强的软件，其主要软件有 LUDI、Leapfrog、GROW、SPROU 等，其中 LUDI 最为常用。

完成基于靶点的蛋白质药物设计后，可以通过蛋白质药物虚拟筛选的软件，对这些设计好的蛋白质分子的活性进行预测，并将预测的蛋白质生物活性进行比较，不断修正设计的参数，以达到设计的最好效果。而实际的生物学筛选是需要将设计的蛋白质分子制备出来并进行筛选，才能在确定它们的生物活性基础上获得蛋白质药物先导化合物。

应用 G3BP，即 GTP 酶激活蛋白 SH3 功能区结合蛋白，是在很多肿瘤细胞中高表达的一种蛋白质分子，以该蛋白质分子作为药物作用的靶点，寻找特异性抗肿瘤药物是创新药物研究的重要手段。中国科学院研究生院的研究人员应用分子动力学模拟方法，从理论上分析了可与 G3BP 发生相互作用的蛋白质，并依据获取的 Ras-GAP 蛋白与 G3BP 蛋白质可以识别的重要信息设计合成了两条全新序列的抗肿瘤多肽分子。这两条多肽不仅可以增强肿瘤细胞对顺铂等传统抗肿瘤药物的敏感性，而且多肽本身对肿瘤细胞也有显著的抑制作用，其药理活性显著提高。更重要的是，这一设计合成的抗肿瘤多肽药物分子对肿瘤细胞显示出很高的特异性，

并对正常细胞的毒性远低于同剂量的顺铂药物。该工作对进一步研发全新机制的特异靶向性抗肿瘤新药提供了理论和实验依据，具有重要的学术意义和应用价值。

(蒋建利 林 鹏)

基于靶点的蛋白质药物设计

（target-based protein drugs design） 依据药物与其作用靶点的关系寻找和设计合理的蛋白质药物的技术。是计算机辅助蛋白质药物设计中的重要方法。

药物靶点是指药物在体内的结合作用位点，包括基因位点、受体、酶、离子通道、核酸等生物大分子。基于靶点的蛋白质药物设计是因为药物通过与体内靶点相互作用而产生效应，因此可以依据酶、受体、离子通道、核酸等潜在的药物作用靶位来设计药物分子，以发现选择性作用于靶点的新药。

主要技术方法：①确定靶点。蛋白质药物的研究与开发的关键首先是寻找、确定药物作用的靶分子。可以根据文献报道确定研究的靶点，并通过数据库的搜寻或分子模拟的方法获得有关靶点的结构信息。②药物设计和高通量筛选。这是基于靶点的三维结构，利用分子对接法，将设计的药物分子对接到靶点分子（如受体）的活性位点上，并搜寻其合理的取向和构象，使得两者在空间构象和相互作用上达到匹配最佳的研究过程，也是进行药物设计和蛋白质药物虚拟筛选的过程。在基于靶点的药物设计中，分子对接方法主要用来从配体库，如肽库，中搜寻与受体生物大分子有较好亲和力的候选药物，从而发现全新结构的先导化合物。③利用蛋白质药物化学合成技术

和蛋白质工程合成技术合成出设计的新蛋白质药物分子。④利用 SPR、ITC 或者 ELISA 等方法进行生物学筛选，确定候选药物分子和靶分子的亲和性，筛选出能用于功能试验的候选药物分子。⑤利用结构生物学或者计算的方法对体外试验有效的药物进行进一步优化，提高同靶分子的亲和力，降低免疫原型或副作用等。

MATE multidrug transporter 是一种存在于细菌和哺乳动物细胞的转运蛋白家族，它能够利用细胞内外的质子浓度差将某些特定的药物运输出细胞外，从而造成细菌或者癌细胞的耐药性。2013年，研究人员利用 X 射线晶体学的方法得到了较高分辨率的来自 *P. furiosus* 这种细菌中的 MATE 蛋白在不同 pH 条件下的三维结构，并由此确定了这种转运蛋白利用质子浓度梯度转运抗菌药物诺氟沙星的分子机制。然后基于这种转运蛋白结构筛选了多肽库，从而筛选出 3 个能够有效结合于 MATE 蛋白穿膜区并可阻断其转运活性的多肽片段（MaD5，MaD3S，MaL6）。筛选出的多肽片段能够有效地通过阻断转运蛋白的外输作用而抑制细菌对于诺氟沙星的抵抗力，从而能够为开发抗耐药菌药物奠定基础。这种基于靶点结构进行药物设计和筛选的方法，不仅能够大大提高药物筛选的效率和成功率，降低成本，并且在有已知药物研发成功的基础上，进一步开发同一靶点的新药时，能够为药物结构的进一步优化指明方向。

(蒋建利 林 鹏)

蛋白质药物虚拟筛选

（virtual screening of protein drugs） 通过计算机技术对蛋白质药物活性

进行的预筛选。又称计算机筛选。蛋白质药物虚拟筛选是应用计算机工具对蛋白质药物活性进行的预测。虚拟筛选被大规模应用于药物活性化合物的发现过程始于20世纪90年代中期，计算机技术的发展大大促进了虚拟筛选研究。虚拟筛选可以降低利用蛋白质药物化学合成技术或蛋白质工程合成技术获得新药先导化合物的数量，使实际筛选化合物的数目不仅减少，同时可提高蛋白质先导化合物发现的效率，极大地提高新药研发效率，是新药研发的重要环节。

技术方法 药物筛选过程中，首先需要确定用于药物筛选的与疾病相关的药物靶点，在此基础上设计虚拟筛选策略。虚拟筛选技术可分为基于靶点结构的虚拟筛选和基于配体结构相似性的虚拟筛选两种方法。基于靶点结构的虚拟筛选即分子对接法，是一种模拟小分子与生物大分子结合的三维结构匹配及其结合强度的计算方法。根据受体蛋白质的三维结构，如晶体结构、核磁共振结构，用分子模拟方法可以建立起小分子-受体复合物的三维结构，预测小分子-受体的相互作用，并对小分子-生物大分子的结合强度进行计算，根据计算的结果挑选出结合强度较高或合适的化合物，再进行类药性评价，最后确定出适合进行生物学筛选的化合物分子，即需要实际合成的分子。分子对接常用软件包括Duck、Autoduck、ICM等，除此之外，还有一些常用对接筛选程序，如FlexX、GOLD。基于配体结构相似性的虚拟筛选，即对药效基团的搜寻与确定。可依据现有蛋白质药物的结构、理化性质与活性关系的分析，建立定量构

效关系或药效基团模型，以寻找具有相似性药效基团的新的蛋白质分子，预测其活性。

应用 虚拟筛选和高通量筛选等多种新药发现技术在新药发现中的整合应用，出现了许多成功的实例，如抗肿瘤药物研究以及蛋白激酶CK2抑制剂的发现等。虚拟筛选的应用可以富集具有活性结构的化合物分子，从而确定和降低实际合成化合物与筛选的成本，提高药物筛选的可行性，有效地促进新药的发现。因此是新药发现的重要方法。但虚拟筛选的结果最终还需要以生物学实验结果来验证，因此虚拟筛选技术与实验筛选技术两者结合起来，将有利于新药的快速发现。虚拟筛选方法还在不断发展，发展趋势是从现有的活性筛选发展成生物活性和类药性（吸收、分布、代谢、排泄和毒性）一体化的筛选，另一个发展方向是根据疾病相关基因的调控网络或途径进行虚拟筛选，这也是计算系统生物学的重要研究内容。

（蒋建利　张雪芹）

dànbáizhì yàowù xiāndǎo huàhéwù

蛋白质药物先导化合物（lead compoundof protein drugs）　通过多种途径和方法得到的具有一定药物活性且其结构可经进一步优化后用于新药开发的蛋白质。先导化合物又称新化学实体，这些化合物的化学结构被优化后，可提高药效、选择性，改善药动学性质等，因此也被称为是新药先导化合物。新药研究过程中，通过化合物活性筛选而获得具有生物活性的先导化合物是创新药物研究的基础，也是药物研发的关键步骤。通过多种途径可以发现或产生先导化合物，如通过广泛筛选、高通量筛选、组合化合

物库得到的活性化合物、临床使用中因发现副作用而发现的活性化合物，以及通过计算机辅助蛋白质药物设计得到新型结构分子等。

发现先导化合物常见的方法有广泛筛选、基于药物机制筛选模型的筛选、集中筛选以及虚拟筛选。广泛筛选是获得先导化合物的传统方法，是在广泛获得化合物和建立多种筛选模型的基础上获得生物活性物质的过程。初期的新药寻找和先导化合物的获得都是以这种方法进行的，如美国国家肿瘤研究所采用广泛筛选的方法，每年要筛选10 000多个化合物。广泛筛选虽然能够发现全新的药物，但是其成功率不可预测，为了加快筛选步伐，节省人力财力，在广泛筛选的基础上，设计出了一系列的筛选模型，如基于机制的筛选模型，使广泛筛选更具合理性，意义更大。基于机制的筛选模型是根据疾病的发病原因和药物作用机制，针对其关键环节及限制性步骤，同时考虑药物在体内的转运和代谢设计的药物筛选模型。例如通过对肿瘤发病机制的研究，根据不同的药物作用机制设计和寻找新的药物或先导化合物时所采用的就是基于机制的筛选。集中筛选是对化合物库的筛选，这些化合物是根据生物靶分子结合部位的三维结构设计并制备的较合适某些靶点的化合物。利用集中筛选化合物库发现的先导化合物有法尼基蛋白转移酶抑制剂的肽类似物，结果发现了一系列强效法尼基蛋白转移酶抑制剂，经进一步研究确定了候选药物，其对胰腺癌细胞的增生有显著的抑制作用。蛋白质药物虚拟筛选是利用计算机强大的计算能力，采用三维药效

基团模型或分子对接的方法，在化合物数据库中寻找可能的活性化合物的方法。如抗肿瘤药物蛋白激酶 CK2 抑制剂和 52 脂氧酶抑制剂的发现等就是用这种方法获得的。

获得先导化合物的方法除上述方法外还有很多其他方法，如混合筛选法、Lipinski 规则等。在实际工作中，应运用不同的方法，进行多方面的考虑分析，最后再综合评定，从中可以获得新的先导化合物。然而先导化合物本身一般还存在一些缺陷，如活性不够高、毒性较大、选择性不够强、药动学性质不够合理等，通过对先导化合物进行化学修饰和优化，可进一步使之发展为理想的药物。

（蒋建利　张雪芹）

dànbáizhì yàowù huàxué héchéng jìshù

蛋白质药物化学合成技术

（protein drugs chemical synthesis technology） 应用化学合成的方法，将多种氨基酸通过肽键连接成蛋白质药物的技术。属于蛋白质工程制药技术。1902 年，德国化学专家菲舍尔（Emil Fischer）提出了蛋白质化学合成的设想，并合成了双甘氨肽；1932 年，美国化学专家伯格曼（Bergmann）和泽瓦斯（Zervas）提出了氨基的可逆性保护策略。之后，美国化学专家维尼奥（V. du Vigneaud）等在 1953 年，首先通过化学方法合成出了含有 8 个氨基酸的催产素；1965 年，中国科学院上海生物化学研究所与北京大学和中国科学院上海有机化学研究所的专家合作首次合成了牛胰岛素，是世界上第一个人工合成的蛋白质。20 世纪 60 年代，美国化学专家梅里菲尔德（Robert Bruce Merrifield）发明了固相合成技术，进一步推动了蛋白质药物合成技术的发展，并因此获得了 1984 年的诺贝尔化学奖。

蛋白质药物化学合成主要是通过人工化学合成的方法逐一将多个氨基酸或两个肽段通过肽键相连，并按照一定的氨基酸顺序和立体要求合成蛋白质药物。主要技术可以分为固相合成和液相合成两种。固相合成是通过固定第一个氨基酸，然后按照顺序依次键合上其他氨基酸以达到合成蛋白质药物的目的；液相合成是在溶液状态下通过化学方法（经硫脂键介导）按照氨基酸序列将氨基酸进行键合直接合成蛋白质药物。

蛋白质药物化学合成技术中主要包括蛋白质快速合成技术、蛋白质片段合成技术、蛋白质保护片段技术和蛋白质化学交联技术。蛋白质快速合成技术主要是基于固相合成技术进行的多肽或蛋白质的固相合成技术；蛋白质片段组合技术是针对大相对分子质量或多支链蛋白质的合成，将两个肽段链接起来合成蛋白药物的技术；蛋白质保护片段技术主要是为解决多肽在化学连接过程中减少副产物的问题而发展出来的对敏感基团保护的技术。蛋白质化学交联技术是将化学小分子药物、半抗原等或酶、蛋白毒素等大分子以共价键方式与蛋白质分子连接，来制备具有抗原性等功能的蛋白质药物。

截至 2015 年底，近 3000 多种蛋白质药物处于临床前研究阶段，400 多种蛋白质药物处于临床研究阶段，200 多种蛋白质药物已被应用于获得性免疫缺陷综合征（艾滋病）、癌症、肝炎、糖尿病和慢性疼痛等疾病的治疗。其中绝大部分的蛋白质药物是可以通过蛋白质药物化学合成技术完成的。例如：通过蛋白质化学合成技术合成的达托霉素是含有 13 个氨基酸的环状多肽，主要用于治疗严重皮肤及软组织感染，2003 年 9 月成功通过美国认证并投放市场。另外，以辅助治疗癌症的粒细胞集落刺激因子和治疗肾性贫血的促红细胞生成素，都是通过蛋白质药物合成化学技术大量合成并被应用于临床治疗中。

（沈　旭）

dànbáizhì piànduàn héchéng jìshù

蛋白质片段合成技术

（protein fragment combination technology） 应用化学连接的方法，将两段或多段蛋白质或多肽片段组合的技术。是一种蛋白质药物化学合成技术。20 世纪 90 年代中期，美国化学专家梅里菲尔德（Robert Bruce Merrifield）等发明了硫酯键介导的化学连接法，使得将两个经固相合成的脱保护肽片段直接连接成更长的多肽或蛋白质，从而产生了蛋白质片段合成技术。

蛋白质片段合成技术主要是硫酯键介导的化学连接法。首先，将一个肽片段的羧基端修饰为硫酯结构，另一个肽片段的氨基端修饰为半胱氨酸结构；然后将这两个肽片段在中性水溶液中进行转酯反应，第二个肽片段末端的半胱氨酸游离巯基对第一个肽片段的硫酯进行亲核攻击，通过转硫酯化反应生成硫酯键连接的中间产物；最后含硫酯键的中间产物经过自发重排反应并通过酰基转移这一不可逆反应最终形成肽键，完成了两个肽片段的连接。硫酯键介导的化学连接法已被成功地应用于化学合成短肽链接的过程中，主要缺点是连接位点需要引入特定的亲核性氨基酸残基。

由于化学合成短肽技术的实施受到肽链长度的限制，美国学者埃文斯（Evans TC Jr.）等于2001年结合分子生物学技术发展出了蛋白质内含子介导蛋白质的连接法（图）。该方法首先通过生物合成的方法直接表达带有蛋白质内含子和亲和标签的蛋白质片段；然后利用亲和分离技术纯化分离蛋白质片段；接着诱导蛋白质内含子自剪切，分别得到游离的半胱氨酸修饰的氨基端蛋白片段和硫脂修饰的碳端的蛋白片段；最后上述两个蛋白质片段通过硫酯键介导的反应自发地连接起来。通过上述过程，可以设计选择生物表达系统可大量高效表达的蛋白质片段和多肽，然后通过蛋白质片段合成技术将这些片段和多肽链进行连接获得结构更为复杂的蛋白质药物。蛋白质内含子介导的蛋白质连接方法减少了生产步骤和技术难度，优化了蛋白质药物纯化方法，提高了蛋白质药物的生物活性并成为蛋白质片段合成技术的主要方法。

蛋白质片段合成技术将化学合成的蛋白质片段或生物合成的蛋白质片段连接，提高了蛋白质药物的合成效率，已广泛应用在蛋白质药物的合成过程中。例如：血红细胞生成素、牛胰蛋白酶、细胞色素 B_5 等都是由肽片段连接反应而合成的，并通过蛋白质片段合成技术实现大规模生产。

（沈　旭）

dànbáizhì bǎohù piànduàn jìshù

蛋白质保护片段技术（protein protected fragment technology）

对易于受影响的氨基酸连接上特定保护片段，从而在保护氨基酸的结构功能不发生改变情况下实现合成蛋白质的技术。是一种蛋白质药物化学合成技术。

蛋白质基团保护片段必须具备的条件：①保护片段与被保护基团反应具有选择性。②保护片段在各种反应条件下是稳定的，不易发生变化。③保护片段易于在温和条件下去除。④保护片段的引入和去除应操作简单，蛋白质的回收率要高。⑤若需要对两个或两个以上的基团进行保护时，在选择保护基时，必须注意保护片段的引入和去除互不干扰。巯基保护片段一般为硫醚、硫代酯、二硫化物、亚磺酰基等。

脱保护的方法有：①用酸性介质移除的保护片段。如带有苯环及取代甲氧基的保护片段，由于供电子取代甲氧基的调节作用，使得该片段连在氨基上时对氟化氢、三氟乙酸等酸性条件是稳定的。当反应结束后，它们与被保护基团生成的酰胺键可在强酸的作用下脱去，而不会对多肽链造成破坏。②光照条件下移除的保护片段。如带有苯环及邻位上硝基的保护片段，它们的引入可使整个被保护基团对温和的光解条件敏感。因而在连接反应结束后，反应体系可以直接在波长为310 nm的光照下脱去连接在酰胺键上的保护片段，得到以普通酰胺键连接的目标化合物。而肽链中含有的色氨酸、甲硫氨酸等在辐射条件下易被氧化的基团也能稳定存在。这种脱去保护片段的方法适合于合成不稳定的糖肽或对酸敏感的蛋白质等。③其他类型的保护片段。除以上两种主要的保护片段外，还有用碱性介质移除的保护片段、利用 Hg、Ag 等离子作用移除的保护片段。

蛋白质保护片段技术已经广泛应用在合成蛋白质过程中，如人溶菌酶的合成。人溶菌酶含有8个半胱氨酸，不能用于连接肽段的半胱氨酸可采用噻唑衍生物进行保护，片段连接后再用甲氧基胺脱保护，获得最终的目标蛋白质——人溶菌酶。由于巯基保护片段技术在保护或脱除保护基时的条件要求严格，因此能在温和条件下脱除，与多肽蛋白质化学连接的巯基保护片段是该技术未来的发展方向。

（沈　旭）

dànbáizhì kuàisù héchéng jìshù

蛋白质快速合成技术（protein fast synthesis technology）　蛋白质全合成中主要利用固相技术使蛋白质能够快速连接合成的技术。蛋白质化学全合成的历史可以追溯到1902年，德国生化学专家菲舍尔（Emil Fischer）开始使用液相缩合方法合成多肽。在此基础上，美国化学专家维尼奥（V. du

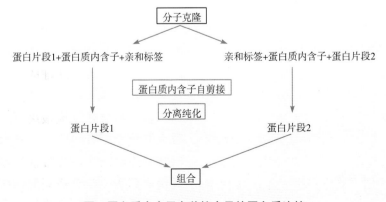

图　蛋白质内含子自剪接介导的蛋白质连接

Vigneaud）等合成了大量的生物活性多肽，该方法仅适合 10 个氨基酸残基以内的多肽合成。1963年，美国化学专家梅里菲尔德（Robert Bruce Merrifield）首次提出多肽固相合成策略，推动了蛋白质化学合成的发展，使蛋白质合成变得快速、方便。

原理 蛋白质快速合成技术主要是通过固相合成技术完成，包括多肽固相合成技术和多肽固相连接技术。其中多肽固相合成技术的基本原理是将多肽的 N 端带有保护基团的氨基酸的羧基以共价键的形式与不溶性的高分子固相载体连接，然后将已连在固相载体上的氨基酸的氨基临时保护基脱除，再与过量的下一个氨基酸反应形成肽键，经过重复去保护和缩合的步骤，直至得到目标肽，最后将肽链从树脂上裂解下来，同时将多肽侧链保护基脱除，经过分离纯化，得到所要的

多肽（图）。这种方法由于过量的反应物很容易洗去，因而加快了多肽中间产物纯化的速度。再者，由于多肽链中间体连接在聚合物载体上，可以避免因产物溶解度不好而可能生成聚合体的问题，从而大大提高了多肽合成的效率。

多肽固相连接技术是指利用固相化学合成的方法实现从肽链的 N 端到 C 端或从 C 端到 N 端进行的多肽之间半胱氨酸肽片段连接的技术。为避免同时含有 N 端半胱氨酸和 C 端硫酯的肽链发生自缩合，需将这些活性基团保护起来。从肽链的 N 端到 C 端的组装过程中，同时含有这两种官能团的肽链的 C 端硫酯可经修饰以硫代羧酸盐的形式存在，这种离子化的基团在半胱氨酸肽片段连接条件下是不具有活性的，从而起到了保护硫代羧酸的作用。当需要它参与反应时，只需将其转化为硫酯即可。而从肽链的 C 端

到 N 端的组装过程中，将位于肽链 N 端的官能团用半胱氨酸残基保护起来，在相应的固相合成条件下，可以很容易地脱去保护基团，参与下一步的连接反应。

应用 蛋白质快速合成技术可以快速合成多肽片段，同时可以使多个肽片段很容易地在固相介质上组装起来，因此在合成较大的多肽或蛋白质分子上有着巨大的应用价值。利用固相合成蛋白质技术，已成功制备出了阿朴脂蛋白、β-淀粉蛋白、γ-玉米蛋白等一系列蛋白质。其中中国生物化学专家王应睐等于 1965 年采用蛋白质快速合成技术首次合成了牛胰岛素，是人类历史上第一次人工合成的胰岛素，解除了人们对动物胰岛素的依赖。

（沈 旭）

dànbáizhì huàxué jiāolián

蛋白质化学交联（protein chemical crosslinking） 将化学小分子药物、半抗原等或酶、蛋白毒素等大分子以共价键方式与蛋白质分子连接，以制备具有抗原性等功能的蛋白质药物的技术。是一种蛋白质药物化学合成技术。使没有抗原性的小分子物质如化学药物、神经递质和激素等通过与蛋白质或多糖等载体大分子共价结合使其具备抗原性，以诱发动物产生特异性抗体，以用于放射免疫分析等需要。从用丙二醛作为交联剂到用 3-（2-吡啶二巯基）丙酸 N-羟基琥珀酰亚胺酯、琥珀酰亚胺-4-环己烷-1-碳酸酯等结构复杂的异型双功能交联剂，新的交联试剂和交联方法的出现，使得放射免疫、酶标免疫靶向药物的研究不断深入，而后者的发展又促进了蛋白交联技术趋于成熟，可将任何一个半抗原或细胞毒分子与载体蛋白进行交联，从而获

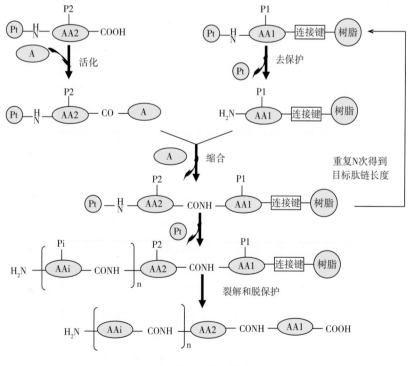

图 固相合成的基本策略示意图

注：A、AA1、AA2 表示不同氨基酸主链；P1、P2 表示氨基酸侧链；Pt 表示氨基酸的氨基临时保护基）

得所需的蛋白质偶合物。为了使放射免疫分析达到灵敏度高、特异性强的要求，半抗原和蛋白质连接的方法主要有重氮化法、戊二醛法、混合酸酐法、二异氰酸酯法及卤代硝基苯法等交联技术。异型双功能交联剂因分子两端各有一个不同的活性基团，可与其他分子上的氨基、巯基、羟基等发生共价结合而产生交联作用。

蛋白质化学交联技术首先应用于人工抗原的制备研究，使许多没有抗原性的小分子物质（即半抗原）具备了抗原性。蛋白质化学交联技术还成功应用于抗体交联药物的研究中，即利用交联剂将毒性分子与抗体进行偶联，使其可靶向具有相应抗原的肿瘤细胞，并通过内吞后释放出毒性分子以杀灭肿瘤细胞，并减少对正常细胞的伤害。如美国食品药品管理局批准的 Seattle Genetics 公司的抗体交联药物 Adcetris™，可用于治疗霍奇金淋巴瘤和一种被称为系统性间变性大细胞淋巴瘤的罕见淋巴瘤，瑞士罗氏公司的抗体交联药物 ado-曲妥珠单抗 emtansine（Kadcyla），可用于治疗人表皮生长因子受体 2 恶性乳癌。

（沈竞康 孟韬）

蛋白质工程合成技术（protein engineering synthetic technology）

dànbáizhì gōngchéng héchéng jìshù

以蛋白质药物的结构规律及其生物功能的关系为基础，通过化学、物理和分子生物学的手段进行基因修饰或基因合成，对现有蛋白质药物进行改造进而合成新的蛋白质药物的技术。其中分子生物学的手段包括 DNA 重组技术等。蛋白质工程合成技术不仅可针对性地合成蛋白质药物，也可改变、简化及调整蛋白质药物的

氨基酸序列，得到蛋白质的各种类似物；还可将其他生物活性分子与蛋白质相连，或对蛋白质结构中的功能基团进行修饰，得到蛋白质的各种偶合物及衍生物，从而增加蛋白质稳定性和提高蛋白质生物活性。为蛋白质工程制药技术之一。

蛋白质合成可采用固相合成及固相-液相合成相结合的片段连接方法。由于固相合成法随着肽链的不断延长，反应效率会逐渐下降，因此，固相合成法基本上只能用于氨基酸数目较少、相对分子质量较小的蛋白质的合成。而通过固相合成制备适当长度的肽链片段，再以液相合成的方式，在一定条件下将不同的肽链相互连接而合成蛋白质的方法，称为蛋白质化学合成的片段连接法。这种方法可在一定程度上克服固相合成所面临的困难，在蛋白质化学合成领域中受到高度关注。然而片段连接法通常须对多肽片段中不希望参与反应的端基及侧链的功能基团加以保护，这样又带来含大量保护基的多肽片段不易纯化、相互连接时缩合效率低、连接产物难以分离等难点。合成一个复杂的大分子生物药物，可采取蛋白质片段合成技术，主要包括两种合成途径，即逐步合成法和片段组合法。逐步合成法的基本原理是根据目标蛋白药物的氨基酸序列（即氨基酸一级结构），从 C 端（或 N 端）依次逐个偶联各个氨基酸来合成蛋白质药物。逐步合成法最大的特点是简单明了，但是它合成蛋白质的能力高度依赖于各步的合成效率。片段组合法是先合成若干片段，最后将各个片段连接成目标分子。

蛋白质的合成速度一直是个难题，尤其是由上百个氨基酸组

成的目标分子。快速合成法满足了每小时偶联 10~15 个氨基酸的目标，由脱保护、排空、冲洗偶联的重复循环过程组成，整个循环过程不到 5 分钟。具有快速合成小而复杂的肽，快速合成蛋白质及纯突变体，以便于短期内对结构功能关系进行更深入的研究。表达蛋白质连接是另一种重要的蛋白质药物合成技术，首先是目标蛋白药物基因克隆到表达质粒载体并进行表达，然后一个硫醇分子参与发生在重组蛋白连接点的连接反应，形成 σ-硫脂重组蛋白，最后重组蛋白药物再与 N 端为半胱氨酸残基的肽或蛋白药物进行连接。其中非共价定向拼接是通过非共价方法连接未保护的肽片段来合成目标蛋白质药物的方法。

蛋白质化学合成技术在生化、医药、免疫及分子微生物等领域起到了重要作用，特别是在制药领域，如抗癌药物 T-20、胸腺素 α1 和扶素康等的生产中都采用了固相合成法；对胰蛋白酶的功能基团的研究、高效溶栓蛋白类药物的研制、白介素-2 结构与功能的分析用到了蛋白质定点突变技术；片段连接技术使得合成长链多肽或蛋白质成为可能，这对于研究蛋白质药物活性与结构的关系，明确药物作用机制及发展代谢稳定的多肽或蛋白质药物和疫苗有重要的应用价值。

（蒋建利 张雪芹）

融合蛋白质技术（fusion protein technology）

rónghé dànbáizhì jìshù

将两个或多个能表达不同蛋白质的 DNA 连接在一起，以此制备基因重组后的蛋白质药物的技术。属于一种蛋白质工程合成技术。因其在目的蛋白的表达和构建具有双功能蛋白药

物等方面的优势，已广泛应用于生物药物制备领域。

融合蛋白质药物也称双功能药物，例如，将细胞因子与免疫毒素、细胞因子、抗体、抗原等进行融合即可得到具有双功能的目的蛋白药物，从而解决了单一蛋白药物使用的缺点。融合蛋白质技术的基本原理主要是删除第一个蛋白的终止密码子，然后连接上带有终止密码子的第二个蛋白基因，从而可实现两个基因的共同表达。其基本步骤为（图）：①克隆目标基因。利用与 RNA 链互补的单链 DNA（cDNA）为模板，分别设计合适的引物序列并克隆两个目标 DNA 片段。②重组基因。使用酶切方法回收两个 DNA 片段。③连接。使用连接酶将两个具有相同末端酶切位点的基因片段于体外通过连接肽连接。

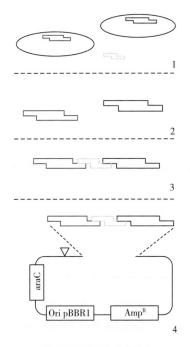

图 融合蛋白质构建方法

注：其中红色和蓝色为两条目标基因，黄色为连接肽。AmpR 表示氨苄西林抗性，araC 为阿拉伯糖操纵子编码基因，Ori pBBR1 为原核表达载体 pBBR1 的启动子

④重组的片段构建重组质粒。将新构建的质粒转染入工程细胞中，并利用选择性标记筛选和测序。工程细胞表达目标蛋白并进入下游纯化步骤。

该技术的关键在于两个蛋白间的连接肽。连接肽的长度对蛋白质的折叠和稳定性非常重要。如果连接肽序列太短，可能影响两蛋白高级结构的折叠，从而相互干扰；如果连接肽序列太长，又涉及免疫原性的问题，因为连接肽本身就是新的抗原。

应用 通过融合蛋白质技术将药物和能与肿瘤特异性结合的配基融合在一起构成融合蛋白，能高特异性的杀死肿瘤细胞，例如将白喉毒素（DT389）与白介素-2 融合成的 DAB389IL-2，能有效治疗 T 细胞淋巴瘤。此外由于许多造血生长因子具有互补和协同作用，因此利用融合蛋白技术将功能互补的造血因子组合连接，产生的融合细胞因子较单一的或联合使用具有更好的复合活性，甚至产生新的活性。如慢性乙型肝炎通常使用 α 干扰素和胸腺素治疗，而将两者融合后研发出的人胸腺素-干扰素融合蛋白表现出胸腺素和干扰素的双重活性，可用于乙型肝炎和丙型肝炎的抗病毒治疗。此外，融合蛋白技术也常用于延长药物半衰期，通过使用半衰期较长，相对分子质量较大的分子如人血清白蛋白或免疫球蛋白的 Fc 片段作为载体构建融合蛋白，可将原本药物的半衰期延长至 1~2 周。如融合后的人胰岛素（或白蛋白融合蛋白）在小鼠体内半衰期比天然胰岛素提高了 42 倍，胰高血糖样肽素 21 融合蛋白在小鼠体内的半衰期比单独的胰高血糖样肽素 21 延长 4 倍，干扰素 2α 融合蛋白的半衰期比未

融合的干扰素 2α 延长了大约 18 倍。

（沈竞康 赵冬卿）

dànbáizhì gùxiàng héchéngfǎ

蛋白质固相合成法（solid phase protein synthesis technology） 采用不溶性高分子树脂作为固相载体，按照目标多肽分子的氨基酸序列将其在树脂上依次组装起来的蛋白质合成技术。又称多肽固相合成法（solid phase peptide synthesis，SPPS）。1963 年，美国化学专家梅里菲尔德（Robert Bruce Merrifield）首次提出了固相多肽合成方法，并因此获得了 1984 年的诺贝尔化学奖。

原理 采用不溶性高分子树脂作为固相载体，以氨基保护的氨基酸作为原料，首先将所要合成肽链的羧基末端第一个氨基被保护的氨基酸共价连接在固相载体上。然后脱掉第一个氨基酸上的氨基保护基，接着再用第二个氨基被保护的氨基酸的羧基与已接在固相载体的第一个氨基酸的氨基反应形成肽键，这样在固相载体上就生成了一个带有保护基的二肽。重复上述肽键形成反应，使肽链从羧基端向氨基端生长，直至达到所需要的肽链长度。最后脱去保护基，水解肽链和固相载体之间的酯键，得到相应的肽（图）。固相合成中，每一步反应产物经过简单的过滤和洗涤操作，可去除多余的反应物和溶剂。

根据保护基的不同，多肽固相合成方法又分为两大类：叔丁氧羰基（Boc）方法和 9-芴甲氧羰基（Fmoc）方法。叔丁氧羰基方法是用化学合成中的氨基保护基叔丁氧羰基代替传统多肽合成中的苄氧羰基保护基保护 α-氨基，用于多肽固相合成。9-芴甲氧羰

图　多肽固相合成原理

注：X 表示反应活性基团，PG 表示保护基

基方法是将 9-芴甲氧羰基（Fmoc）用于保护 α-氨基，1972 年由美国化学专家路易斯（Louis A Carpino）首先应用，由于其仅需用温和的碱处理，10min 就可以反应完全，从而迅速得到广泛使用。

应用　多肽固相合成法在每步反应后只需通过简单的洗涤树脂就能达到纯化的目的，减轻了每步产品提纯的难度。同时，因最初的反应物和产物都是连接在固相载体上，因而可以在一个反应容器中进行所有的反应，便于自动化操作，为可程序化控制的自动化合成多肽奠定了基础。20 世纪 60 年代末，美国生物化学专家梅里菲尔德（Robert Bruce Merrifield）发明了第一台多肽合成仪，并首次合成生物蛋白酶和核糖核酸酶。多肽的固相合成对化学、生化、医药、免疫及分子微生物等领域起到了推动作用，特别是在制药领域，如抗癌药物 T-20、胸腺素 α1 和扶素康等生产中都采用了固相合成法。由于多肽固相合成在反应过程中各种副产物在树脂上会逐步积累，导致反应产物纯度随肽链增长而显著降低，给目标蛋白的分离和纯化带来较大困难，因此，固相合成在短肽的合成上具有优越性，是短肽类药物的重要手段。

（沈竞康　马兰萍）

dànbáizhì ǒuliánwù shèjì

蛋白质偶联物设计（protein conjugate design）　将半抗原或小分子药物通过共价键连接到蛋白质上从而获得具有免疫原性或延长血浆半衰期的蛋白质药物的合成技术。属于蛋白质药物化学合成技术。蛋白质小分子偶合物的非蛋白质部分通常称辅基，大多来源于维生素。截至 2015 年，已有偶合蛋白药物中绝大部分为糖蛋白修饰类药物，如瑞士罗氏公司的治疗慢性淋巴性白血病药物奥滨尤妥珠单抗（obinutuzumab），美国 Mentrik/礼来公司的抗癌症，自体免疫疾病药物 ocaratuzumab 等。此外，还有磷蛋白、血红素蛋白、黄素蛋白、金属蛋白、光敏色素、细胞色素和视蛋白修饰药物都是蛋白质小分子偶合物。

蛋白质偶合物设计方法主要分物理方法和化学方法两类。物理方法使用的载体有羧甲基纤维素、聚乙烯吡咯烷酮等，利用电荷和微孔吸附半抗原达到偶合目的。而化学方法则是利用功能基团将半抗原连接到血清白蛋白、卵蛋白等载体上。有游离氨基或游离羧基的半抗原可以用碳二亚胺法、戊二醛法、混合酸酐法、过氧碘化法偶合，而带有氨基或羧基的半抗原则需要琥珀酸酐法、羧甲基羟基法和重氮法等改造后再使用上述方法连接。而异型双功能交联试剂，如 N-羟基琥珀酰亚胺-3-（2 吡啶基二硫）-丙酸酯能控制交联，从而提高反应物的选择性和产物均一性。设计偶联物的时候需要考虑多重因素，包括产物的均一性、生产效率、偶合对活性的影响、操作和纯化的简便度、操作的可重复性以及偶联产品的小分子和载体比值。

已投入临床使用的以蛋白质偶合物为基础的药物主要应用方向有两大类别：延长药物半衰期和增加单抗药物的疗效。蛋白质偶合物中最常见的是糖蛋白和白蛋白的偶合药物。由于它们具有大分子量，将小分子药物与其偶合能够延长血浆半衰期，从而实现缓释给药和定向给药。通过偶联糖蛋白或白蛋白，通常需每日给药的促胰岛肽、胰高血糖素样肽-1、干扰素等可以延长至每周给药 1 次。已有不少公司正在使用此类成熟技术研制新型蛋白质药物。如美国人类基因组科学（Human Genome Science）公司的 HAS 技术，通过将人血白蛋白基

因与编码活性蛋白药物的基因融合产生转位蛋白,以增加其相对分子质量,成功生产了诸如治疗丙肝药物 Zalbin 和治疗糖尿病药物 Syncria,并将给药间隔延长至1周以上。

此外,将单克隆抗体作为载体与小分子化学治疗药物偶合后,能选择性地与肿瘤细胞结合,并使用原本毒性过大而无法使用的小分子药物定向杀伤肿瘤细胞。截至 2015 年,已有 3 款药物上市,分别为 Mylotarg™、Adcetris™、Kadcyla™,其中 Mylotarg™ 由于副作用大已退市,Adcetris™ 由作用于霍奇金淋巴瘤患者体内 CD30 的单抗 Brentuximab 和微管蛋白抑制剂 vedotin 偶联而成,用于治疗霍奇金淋巴瘤和系统性间变性大细胞淋巴瘤。而 Kadcyla™ 由靶向人类表皮生长因子受体 2 的曲妥单抗和细胞毒素美登素衍生物 DM1 偶联而成,用于治疗人类表皮生长因子受体 2 阳性的转移性乳腺癌患者。

(沈竞康　赵冬卿)

piànduàn liánjiē

片段连接 (fragment linkage)

通过化学反应方法将不同肽链片段逐次连接起来合成目标蛋白质的技术。片段连接时由肽链的 N 端和 C 端间的化学选择性反应得到连接产物。片段连接使用非保护的多肽片段,不需要酶及化学偶联试剂的活化,通常在水溶液中即可完成多肽接长反应,产物容易纯化、产率较高。

原理　根据连接位点分类,片段连接主要分为生成半胱氨酸的连接、生成硒代半胱氨酸的连接、生成蛋氨酸的连接、生成组氨酸的连接、生成疏水氨基酸的连接和生成类脯氨酸的连接。其中最常见的是生成半胱氨酸的片

段连接。1994 年,英国学者肯特(Kent SBH)等将 C 端为硫酯的多肽段与 N 端为半胱氨酸残基的多肽段加到 pH 值为 7.6 的磷酸盐缓冲液中进行反应,从而得到以半胱氨酸为连接位点的多肽。半胱氨酸肽片段需要一个 C 端为硫酯的多肽片段,以及一个 N 端为半胱氨酸残基的多肽片段。这两段在一起反应得到以半胱氨酸为连接位点的产物。半胱氨酸肽片段连接反应的机制按如下步骤进行:第一步是硫醇添加剂与多肽硫酯发生酯交换;第二步是新的硫酯再与 N 端半胱氨酸侧链上的巯基发生酯交换反应,生成连接了两个肽片段的硫酯中间体;第三步是新生成的硫酯中间体自发通过五元环过渡态迅速地进行 S 到 N 的酰基迁移反应,最后生成以半胱氨酸为连接位点的多肽产物。在 pH 值为 7 并加入硫醇添加剂的水相溶液中,第一步和第二步是可逆反应,而第三步是不可逆反应。半胱氨酸片段连接法有很大的不足,如合成的蛋白质所含的氨基酸数目限制在 200 个左右,所合成的多肽必须含有半胱氨酸残基,因此限定了连接方法的应用范围。此外,须对多肽片段中不希望参与反应的端基及侧链的功能基团加以保护,这样又带来含大量保护基的多肽片段不易纯化、相互连接时缩合效率低、连接产物难以分离等难点。

应用　2003 年,美国学者科亨德费尔(Kochendoerfer GG)等采用顺序连接法将 4 个肽片段及两个聚合物链组装起来得到人造红细胞生成蛋白。2007 年,英国学者肯特(Kent SBH)等利用收敛连接方法,将人类免疫缺陷病毒 1 蛋白酶的多肽链分为 4 段,每一段的 C 端分别为具有不同活

性的烷基或芳基硫酯,采用收敛法两两组合,再最终连接起来,得到目标产物。片段连接技术使得合成长链多肽或蛋白质成为可能,这对于研究蛋白质活性与结构的关系,明确蛋白质的作用机制,调节蛋白质的活性以及发展代谢稳定的多肽或蛋白质药物和疫苗有重要的应用价值。

(蒋建利　张雪芹)

dànbáizhì dìngdiǎn tūbiàn

蛋白质定点突变 (protein site mutation)

通过对目标 DNA 或 mRNA 片段中的碱基添加、删除、点突变等修饰,从而改变特定蛋白质药物的性状或表征的技术。属于一种蛋白质工程合成技术。该技术有助于研究蛋白质药物相互作用位点的结构、改造酶药物的不同活性或者动力学特性,提高蛋白质药物的抗原性或稳定性。1973 年,匈牙利分子生物学专家查尔斯·韦斯曼(Charles Weissmann)成功使用核苷酸类似物 N4-hydroxycytidine 达到了碱基 GC 到碱基 AT 的定点突变。

由于聚合酶链式反应聚合酶链式反应技术的成熟,使得 DNA 介导法成为使用方便,应用广泛的蛋白质定点突变方法。操作原理是聚合酶链式反应可以容忍一定程度的引物与模板的错配,因此能将预想的突变事先设计在引物之上。操作时首先合成一个包含了目标突变的短 DNA 引物,该引物应当与突变位点附近的模板 DNA 互补以便与目的基因的 DNA 杂交。然后将该引物与另一端的引物共同进行聚合酶链式反应,得到含突变点和两个限制性酶内切点的聚合酶链式反应产物。另一种蛋白质定点突变方法是聚合酶链式反应介导的体外重组。该方法通过重叠延伸来形成异源双

链核酸分子借此引入定点突变（图）。重叠延伸法首先分别扩增出目的基因的两段，第一段以引物1，2扩增，引物2使产物右端引入突变片段。第二段以引物3，4扩增，引物3使产物左端引入与引物2相同的突变。这样，两个产物之间有一段相同的序列称为重叠区。混合两条产物，进行变性，退火，并用DNA合成酶可以合成出全长DNA，突变位于产物的中间部分。这种方法解决了普通DNA介导法只能在DNA两边引入突变的限制，但是具有效率偏低的缺点。此外另有Kunkel法、盒式突变法、全质粒突变发法等蛋白质定点突变方法。

此外，当需要改造酶的活性或者动力学特性，研究蛋白之间的相互作用位点时，单点突变效率过低无法满足需要，可以采用重叠延伸聚合酶链式反应等方法来实现蛋白质多点突变。

通过蛋白质定点突变技术能够改造已知的蛋白质药物，从而可以研究蛋白质的结构及其与功能的关系及蛋白质分子之间的相互作用。自2010年后，大规模利用定点突变技术被用来进行酶及其他蛋白质的稳定性、专一性的活性研究。例如，对胰蛋白酶的功能基团的研究、高效溶栓蛋白质类药物的研制、白介素-2结构与功能的分析等，都利用了这一技术。

蛋白质和多肽是重要的生物药物，但是其稳定性差，生物利用率低，半衰期短。通过对其进行定点突变优化，能够增加其稳定性，延长半衰期，提高生物利用率。例如通过基因工程方法制备的B9（Ser→Asp）人胰岛素突变体能够提高吸收率，通过替换第A21位残基（Asn→Gly）的突变体胰岛素则能提高稳定性，而通过替换第B10位残基（His→Asp）的突变体胰岛素则能增加其活力。

（沈竞康 赵冬卿）

dànbáizhì yàowù jiégòu fēnxī jìshù
蛋白质药物结构分析技术

（analytical technology of protein drugs structure） 通过仪器分析方法对蛋白质药物结构进行解析的技术。与小分子化学药物不同，蛋白质药物具有特殊的多级结构、突变点、二硫键等，这些特殊结构往往与药物活性、稳定性等药理药效性质密切相关，因此需要高灵敏度、高准确度的现代仪器分析手段，建立针对蛋白质药物的结构确证及质量控制相关的特殊分析方法，以确保药物的安全性和有效性。其中涉及蛋白质药物结构鉴定的内容主要包括蛋白质相对分子质量测定、蛋白质序列分析、二硫键定位分析等。

根据原理不同，蛋白质药物分析技术包括质谱分析技术、X射线晶体分析技术、核磁共振分析技术、圆二色谱分析技术等。

质谱分析技术 1906年，英国剑桥大学学者约瑟夫·约翰·汤姆森（Joseph John Thomson）发明了质谱，并作为同位素的分析工具，因此获得了诺贝尔物理学奖。20世纪40年代后，质谱被广泛应用于有机化合物的结构鉴定。20世纪80年代后，有机质谱快速发展，相继发明了快原子轰击、电喷雾电离等技术，用于分析难挥发和不稳定样品，并扩展到生物大分子研究领域，发展成为生物质谱。20世纪90年代又发展了氢氘交换质谱。质谱分析是通过电离源将蛋白质分子转化为气相离子，然后将具有特定质量与电荷比值（M/Z值）的蛋白质离子分离开来，确定离子的M/Z值，可分析鉴定未知蛋白质的相对分子质量。生物质谱技术已经在蛋白质药物分析研究中得到广泛应用，截至2015年已开展了许多新蛋白质药物的结构确证和质量研究工作，如国家一类新药重组人促红细胞生成素、促血小板生成素、白介素系列、干扰素系列、内皮抑制素、注射用心肌肽、乙肝表面抗原颗粒、促卵泡生成素、粒细胞集落刺激因子以及多种抗体、疫苗等百余种。质谱分析用于蛋白质生物活性分子的研究具有很高的灵敏度，能为亚微克级试样提供信息，能有效地与色谱联用，同时具有准确性、易操作性和快速性。

X射线晶体分析技术 获取生物药物大分子结构信息最广泛采用的手段。该技术需要得到蛋白质药物晶体，将晶体进行X射线衍射，收集衍射图谱，通过计算得到蛋白质药物结构。其优点是速度快，不受肽链大小限制，该技术应用的关键是要摸索确定蛋白质药物结晶的条件；但因有些蛋白质类药物只能稳定地存在于溶液状态下，无法形成结晶而不能进行X射线晶体结构解析。

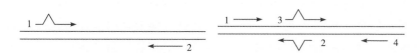

图 DNA介导法（左图）和重叠延伸法（右图）

注：1，2，3，4代表不同引物

核磁共振分析技术 20 世纪 90 年代以后，核磁共振技术快速发展，可以精确测定溶液中的蛋白质药物分子结构。可以直接研究溶液中构象多变的蛋白质分子结构和液态下的肽链结构，缺点是该技术的应用还受到蛋白质药物大小的限制。

圆二色谱分析技术 对蛋白质二级结构进行解析的技术。测定时操作简便，所需样品量极少并可回收利用，可以作为核磁共振和 X 射线单晶衍射技术进行蛋白质药物结构解析的补充。但是，圆二色谱测定仅能获得蛋白质二级结构信息，辨别三级结构类型，不能用来对蛋白质药物进行精细结构解析。

(蒋建利 张雪芹)

dànbáizhì yàowù X shèxiàn jīngtǐ jiégòu jiěxī jìshù

蛋白质药物 X 射线晶体结构解析技术 （X ray crystal structure analysis of protein drug）

利用晶体的 X 射线衍射现象来测定蛋白质药物结构的技术。属于蛋白质药物结构分析技术。蛋白质 X 射线晶体结构解析是分析蛋白质三维结构最有效的方法之一。1895 年，德国物理学专家伦琴发现了 X 射线，并因此获得了 1901 年第一届诺贝尔物理学奖。1913 年英国学者布格父子用 X 射线衍射法对氯化钠、氯化钾晶体进行了测定，指出晶体衍射图可以确定晶体内部的原子或分子间的距离和排列，并因此获得了 1915 年的诺贝尔物理学奖。

原理 X 射线是一种电磁波，能直线传播使胶片感光。当 X 射线入射到蛋白质晶体上时，晶体中的每一个原子都发射出次生的 X 射线，并相互干涉，形成一个衍射花样。衍射花样内衍射点的排列方式、点间距离的大小与晶体内生物大分子的排列方式和重复周期大小有关，衍射点的强度分布与生物大分子结构本身的特点有关。因此可以通过分析衍射点的排列方式和测量点间距离的大小来推算分子在晶体结构中的排列方式和重复周期的大小，应用一系列数学方法，借助电子计算机还可测定分子内每个原子在空间的坐标，从而测定整个蛋白质晶体的结构。具体过程为蛋白质药物的纯化、蛋白质晶体生长并经冷冻技术处理、收集衍射数据、分析数据和获取蛋白质药物结构模型。

应用 1959 年英国生物学专家佩鲁兹（Max Ferdinand Perutz）和肯德鲁（John Cowdery Kendrew）对血红蛋白和肌红蛋白进行结构分析解决了其三维空间结构，获 1962 年诺贝尔化学奖。1959 年美国结晶学专家郝特曼（Herbert A. Hauptman）和卡尔（Jerome Karle）建立了测定晶体结构的纯数学理论，特别在研究生物大分子如激素、抗生素、蛋白质及新型药物分子结构方面起到了重要作用，因此获得了 1985 年诺贝尔化学奖。1971 年和 1972 年中国学者分别得到分辨率为 2.5 埃和 1.8 埃的猪胰岛素晶体测定，这是中国阐明的第一个蛋白质的三维结构。2006 年，美国生物化学专家考恩伯格（Roger David Kornberg）利用 X 衍射技术结合放射自显影技术开展研究，在真核转录的分子基础研究领域做出重要贡献，因此获得了 2006 年诺贝尔化学奖。利用 X 射线晶体衍射法测定蛋白质分子的构象结果可靠、分辨率高、不损伤样品、无污染，可以得到晶体完整性的大量信息。但是蛋白质分子在晶体中的构象是静态的，所以利用蛋白质晶体不能测定不稳定的过渡态的蛋白质构象。而且很多蛋白质很难结晶或者很难得到用于结构分析的足够大的单晶。此外，X 射线晶体衍射的工作流程较长。之后发展起来的核磁共振技术、圆二色谱等技术大大促进了蛋白质药物结构解析。

(蒋建利 张雪芹)

dànbáizhì yàowù hécígòngzhèn jiégòu jiěxī jìshù

蛋白质药物核磁共振结构解析技术 （nuclear magnetic resonance spectroscopy for protein drug structure analysis）

利用核磁共振技术对蛋白质药物的三维空间结构进行解析的方法。是一种蛋白质药物结构分析技术。核磁共振技术是能够测定生物大分子三维空间结构的技术之一，另一种为 X 光晶体衍射技术。与蛋白质药物 X 射线晶体结构解析技术相比，核磁共振技术最主要的优势在于它所测定的蛋白质药物的结构通常是在与其作用的生理环境（温度、盐浓度、pH 值等等）非常相近的溶液中，因而能够反映蛋白质药物在机体内的实际情况。

1945 年，英国学者布洛克（Felix Bloch）和美国学者柏塞尔（Edward M. Purcell）分别第一次观测到核磁共振现象，他们因此获得 1952 年诺贝尔物理学奖。20 世纪 70 年代，随着傅里叶变换核磁共振技术和多维核磁共振技术的发展，使得核磁共振波谱的灵敏度和分辨率大大提高，瑞士学者恩斯特（R. R. Ernst）因为在这些方面的杰出贡献而获得 1991 年诺贝尔化学奖。1985 年，瑞士学者库尔特·维特里希（Kurt Wüthrich）成功地利用核磁共振技术解析了第一个蛋白质结构，拓展了核磁共振波谱在生物大分子三维溶液结构解析中的应用而获得 2002 年的诺贝尔化学奖。随后，核磁共振技术逐渐成为研究生物大分子结构的重要手段。

原理 核磁共振波谱观测的是原子核自旋在磁场中的共振效应。原子核附近化学键和电子云的分布状况称为该原子核的化学环境，由于化学环境影响导致的核磁共振信号频率位置的变化称为该原子核的化学位移。解析蛋白质结构的第一步是确定蛋白质中每一个具有核磁共振信号的原子核的化学位移。由于蛋白质内部的结构微环境的差异，核磁共振谱理论上能够观测到每个原子核特异的化学位移。核磁共振技术对蛋白质结构的解析主要有赖于质子的空间距离约束、二面角约束和氢键约束等结构约束。其中最重要的就是空间距离约束。空间距离约束的获得有赖于核磁共振技术中的核间奥氏效应。这种效应来自于空间距离相近的两个原子核之间的偶极-偶极相互作用，在不考虑自旋扩散和分子内部运动的前提下，其相互作用的强度与原子之间距离的六次方成反比。当两个氢原子空间距离小于 6 Å 时，在 NOESY 谱图中就会出现它们的交叉峰，而交叉峰的强度与对应氢原子之间距离存在对应关系。因此，通过氢原子之间的距离信息，结合蛋白质的一级结构，就可以构建蛋白质的三维空间结构。核磁共振解析蛋白质结构的过程是根据各种核磁共振技术实验获得的结构约束（质子的空间距离约束、二面角约束和氢键约束）与蛋白质肽链的自身特征（氨基酸残基序列，化学键的连接等等），利用模拟退火来得到满足这些约束条件的能量最

低的合理的蛋白质分子中原子的空间排布，即蛋白质的三维结构。

应用 核磁共振技术最为广泛的应用是研究生理条件下蛋白质与蛋白质或与小分子之间的相互作用，其能精确反映出复合体相互作用的界面甚至计算出复合物的精确结构，明确这些相互作用的分子机制。虽然与 X 射线晶体学等方法相比较，核磁共振对蛋白质溶液结构测定的速度较慢，对研究对象的相对分子质量上还有一定的限制（一般适合研究相对分子质量小于 30 000 的蛋白质），但随着该技术的迅速发展，这些限制正不断被突破，一些相对分子质量比较大（200 000 以内）的蛋白的结构也得到了解析。核磁共振技术将逐渐成为人们研究蛋白质药物结构及蛋白质药物与靶点分子之间相互作用的有力工具。

（蒋建利　张　欣）

dànbáizhì yàowù bǎdiǎn hécígòngzhèn shāixuǎn jìshù

蛋白质药物靶点核磁共振筛选技术（active site screening of protein drug target by nuclear magnetic resonance）

利用核磁共振技术对蛋白质药物作用的靶点进行筛选的技术。核磁共振可以在原子分辨水平上给出溶液中蛋白质药物与其靶点分子的相互作用的信息，因此被广泛应用于蛋白质药物靶点的筛选。

原理 当蛋白质药物分子与靶点分子结合时，蛋白质药物结合位点附近的原子核自旋的化学位移会受到靶点分子的微扰从而发生改变，而结合诱导的化学位移变化与测定体系中蛋白质药物及靶点分子的浓度以及所生成复合物稳定性有关。最常用的核磁共振研究技术是将非同位素标记

（或标记）的待测靶点分子逐渐加入到同位素 ^{15}N 标记的（或非标记）的蛋白质药物溶液中，根据蛋白质药物主链上酰胺 ^{1}H 和 ^{15}N 的化学位移的变化，就可以判断二者是否有相互作用发生，从而完成对药物靶点的筛选。若存在相互作用，还能够得知靶点分子与蛋白质药物的结合位点以及可能发生结构变化的具体位置，从化学位移随蛋白质药物和靶点分子浓度比的变化，还可以计算出复合物的解离常数。如果有相互作用的蛋白质药物与靶点分子体系处于慢交换过程，在两者的结合面两侧的质子可能存在分子间的奥氏核效应。这种奥氏核效应相关谱图可明确地表明蛋白质药物与靶点分子发生了相互作用，并指明结合部位。若获得足够多的分子内或分子间的距离约束数据，就可以计算出蛋白质药物与靶点分子复合物的完整的三维空间结构。

应用 核磁共振技术是在接近生理条件的溶液中研究蛋白质药物与药物靶点的相互作用的有效方法，除了能够快速鉴定出蛋白质药物与待测靶点分子是否发生相互作用从而对药物靶点进行筛选外，还能够提供蛋白质药物与靶点分子相互作用的结合部位以及结合引起的构象改变，结合的强度信息和具体的相互作用机制，具有其他技术所不可替代的重要作用，是生物制药与新药设计研究中的重要分析技术手段。

（蒋建利　张　欣）

dànbáizhì yàowù yuán'èr sèpǔ jiégòu jiěxī jìshù

蛋白质药物圆二色谱结构解析技术（circular dichroism for protein drug structure analysis）

应用圆二色谱技术对蛋白质药物二

级结构进行解析的方法。是一种蛋白质药物结构分析技术。圆二色谱技术是应用最广泛的测定蛋白质药物二级结构的主要方法，可以在溶液状态下测定，接近蛋白质药物生理状态，而且测定方法快速简便，对构象变化灵敏。

原理　光是电磁波，是一种在各个方向上振动的射线。光波电场矢量与传播方向所组成的平面称为光波的振动面。若此振动面不随时间变化，这束光就称为平面偏振光，其振动面即称为偏振面。平面偏振光可分解为振幅、频率相同、旋转方向相反的两个圆偏振光。其中电矢量以顺时针方向旋转的称为右旋圆偏振光，其中以逆时针方向旋转的称为左旋圆偏振光。光学活性物质对左、右旋圆偏振光的吸收率不同，其光吸收的差值称为该物质的圆二色性。圆二色性的存在使通过该物质传播的平面偏振光变为椭圆偏振光，且只在发生吸收的波长处才能观察到。蛋白质中主要的光学活性基团是肽链骨架中的肽键、芳香氨基酸残基及二硫键。当平面圆偏振光通过这些光学活性的生色基团时，光学活性中心对平面圆偏振光中的左、右圆偏振光的吸收不相同，因此蛋白质具有圆二色性。在蛋白质药物中，肽链的不同部分可分别形成 α-螺旋、β-折叠、β-转角等特定的立体结构。这些立体结构都是不对称的。几种不同的蛋白质立体结构在圆二色谱中所表现的椭圆值波长的变化曲线即圆二色谱是不同的。α-螺旋的谱是双负峰形的，β-折叠是单负峰形的，无规卷曲在波长很短的地方出单峰。因此使用圆二色谱可以研究蛋白质药物中各种立体结构的含量，从而反映该蛋白质药物的二级结构。

应用　圆二色谱测定蛋白质药物所提供的结构信息相对较为简单，但由于测定时操作简便，所需样品量极少并可回收利用，可在稀溶液中测定，没有分子大小的限制且测定时间很短，可以作为核磁共振和 X 射线单晶衍射技术进行蛋白质药物结构解析的补充。同时，圆二色谱由于对蛋白质构象的敏感性，被广泛应用于对蛋白质药物与靶点结合的筛选过程中。但是，圆二色谱仅能计算出蛋白质二级结构信息，辨别三级结构类型，不能用来对蛋白质药物进行精细结构解析。

（蒋建利　张　欣）

dànbáizhì yàowù-bǎdiǎn jiéhé yuán'èr sèpǔ shāixuǎn jìshù

蛋白质药物-靶点结合圆二色谱筛选技术（active site screening of protein drug by circular dichroism）

推过用圆二色谱技术对蛋白质药物与靶点相互作用的研究进行蛋白质药物筛选的技术。蛋白质药物在体内的靶点包括基因、受体蛋白等，使用圆二色谱研究蛋白质药物与生物大分子之间的相互作用，测定分子相互作用后引起的生物大分子构象的变化，能够有效地对以生物大分子为靶点的蛋白质药物进行筛选。

原理　DNA 的圆二色谱是由其骨架结构中的不对称糖分子和由这些糖分子的构型决定的螺旋结构产生的。根据蛋白质药物对待测的 DNA 圆二色谱信号的影响，以及诱导产生的圆二色谱新信号的不同特点，不仅可以得知蛋白质药物与待测 DNA 是否具有相互作用，还可以推断蛋白质药物与 DNA 结合的不同模式。蛋白质的肽键在紫外 185～240nm 处有光吸收，因此在这一波长范围内具有圆二色性。蛋白质中酪氨酸、色氨酸和苯丙氨酸在 240～350nm 处有光吸收，当它们处于分子不对称环境中时也表现出圆二色性。待测蛋白在 190～240 nm 圆二色谱的变化可反映出蛋白质主链的二级结构是否发生改变，同时在 250～320 nm 的近紫外波段的圆二色谱的变化还可反映蛋白质中芳香氨基酸残基、二硫键微环境是否发生变化。根据蛋白质药物对待测蛋白圆二色谱的影响可以确定二者是否发生相互作用，从而对能与靶点蛋白结合的蛋白质药物进行筛选。

应用　圆二色谱是研究稀溶液中蛋白质构象变化的快速、简单、较精准的方法。1969 年，美国学者格林菲尔德（Norma J Greenfield）最早用圆二色谱数据计算了蛋白质的构象，此后相关的研究方法被陆续报道。圆二色谱对溶液中的核酸、蛋白质等生物大分子的二级结构变化高度灵敏，能检测到其微小的改变，被广泛应用于蛋白质药物与其靶点分子的相互作用研究中，同时其对待测相对分子质量没有限制，样品用量少，操作简单，能够快速准确地对蛋白质药物-靶点的结合进行筛选。特别是 20 世纪 90 年代以来，用远紫外圆二色谱分析蛋白质构象变化，不但在计算方法和拟合程序上有了极大的发展，而且随着 X 射线晶体衍射与核磁共振技术的提高，越来越多的蛋白质的精确构象得到测定，为圆二色谱数据的拟合提供了更精确的数据库。圆二色谱作为筛选溶液状态下蛋白质药物与靶点结合的一种重要技术手段，在新药研发中受到了广泛的关注。

（蒋建利　张　欣）

shēngwù yàowù shāixuǎn móxíng

生物药物筛选模型（screening model of biological drugs）

对生物药物候选物进行初步药理活性的检测和试验的技术。通过生物药物筛选模型可以发现生物药物的药用价值和临床用途，为新药研究提供最初始的依据。生物药物主要是以基因工程技术、抗体工程或者细胞工程技术进行生产的药物，可用于体内诊断、治疗或者预防。生物药物因具有特异性强、毒性小、作用机制清楚和活性高等特点，因此，对于生物药物新药的研发一直都是医药产业的热点，其中生物药物的筛选作为新药其研发的重要环节，是寻找和发现新药的重要条件之一。

长期的生物药物研究中，建立了大量用于药物筛选的各类模型，它们可以分为两大类，即生物药物体外筛选模型和生物药物体内筛选模型。根据药物筛选过程中所选用的筛选物材料和药物作用的对象的不同，药物筛选模型可以分为三类，即整体动物筛选模型、组织器官筛选模型和细胞、分子筛选模型。其中整体动物筛选模型属于药物体内筛选模型，而组织器官水平筛选模型、细胞筛选模型和分子筛选模型属于药物体外筛选模型。这些药物筛选模型不仅促进了药物的发现，而且对药物筛选的方法、理论、技术都产生了巨大影响。

（熊　盛）

shēngwù yàowù tǐwài shāixuǎn móxíng

生物药物体外筛选模型（biological drugs in vitro screening model）

在体外组织器官、细胞和分子水平上筛选生物药物的技术。是生物药物筛选模型中体外的一种筛选方法。随着现代科技及生命科学学科的发展，药物筛选正逐渐由体内整体动物筛选模型向快速、高灵敏、高通量的体外筛选模型转变，这一转变不仅缩短了新药筛选的时间，而且对药物筛选的方法、理论、技术都产生了巨大影响。

根据筛选药物的不同，生物药物体外筛选模型可以分为生物药物组织器官筛选模型、生物药物细胞筛选模型和生物药物分子筛选模型。

组织器官筛选模型是通过观察生物药物候选物对特定组织或器官的作用，分析生物药物作用原理和可能具有的药理作用的试验方法。该筛选模型可以在非整体动物条件下反映药物对生理条件的影响，也可以通过制备组织器官的病理模型，通过观察生物药物候选物对病理条件下组织器官的作用而评价该生物药物对病理条件的影响。越来越多的药物筛选研究采用了组织器官筛选模型，如组织培养实验、离体血管实验，心脏灌流实验等。与整体动物模型相比，有着筛选样品的用量少、动物用量少、劳动强度低等优点，在药物筛选和药理学研究中发挥十分重要的作用。应用组织器官筛选模型进行生物药物筛选时也存在明显的缺点，如规模小、效率低、样品需求量较大、不易实现一药多筛和人工操作技术要求高等。

在生物药物体外筛选模型中，细胞筛选模型与分子筛选模型应用最为广泛。它们具有材料用量少、可实现大规模的筛选、药物作用机制比较明确等特点。采用细胞水平和分子水平筛选模型进行药物筛选时具有两个方面的优势，首先可筛选样本量大的药物

候选物，由于药物筛选的本质即是一个对未知探索的发现过程，因此只有扩大候选物的筛选范围，才有可能获得高水平的药物；其次，这两种方法可实现一药多筛。由于这两种筛选模型对候选物的消耗量少（微克级），可以使少量的候选药物在多个模型上进行筛选，扩大发现新药的范围。细胞筛选模型与分子筛选模型可以与组织化学技术、自动化技术、微电子技术、灵敏的检测技术和计算机技术相结合，形成了高通量药物筛选，这是一种规模大，速度快且自动化的药物筛选方式，使生物药物筛选由传统的手工筛选形式转变为由计算机控制的自动化大规模筛选的新技术体系。

（熊　盛）

shēngwù yàowù fēnzǐ shāixuǎn móxíng

生物药物分子筛选模型（biological drugs molecularscreening model）

体外在分子水平上对生物药物候选物进行初步药理活性的检测和试验，以获得具有药理活性的生物药物的技术。属于生物药物体外筛选模型。分子筛选模型为新药提供了最初始的依据和资料，与其他药物筛选模型相比，分子筛选模型具有被筛选药物用量少、可一药多筛、可实现大规模筛选等特点。

原理　将被筛选的生物药物候选物用放射性物质或者荧光物质标记，在适当的离子反应体系中与固定好的筛选物（即靶分子）进行结合实验，随后洗脱游离的生物药物候选物，检查放射性物质或荧光物质的信号，可以获得与筛选物特异性结合的生物药物候选物，从而在短时间内，从大规模候选物中获得所需的生物药

物。分子水平的生物药物筛选模型分为受体、酶、离子通道、基因等模型。其中受体筛选模型和酶筛选模型应用最为广泛。对于筛选作用于酶的生物药物时，因为生物药物是通过与酶的反应底物竞争后与酶结合的，不需要用放射性物质或者荧光物质标记被筛选的生物药物候选物，而是可以将酶的反应底物及产物作为检测指标，来观察生物药物候选物与酶结合后对酶活性及酶反应速率的影响，从而筛选出所需的生物药物。

应用　很多商品化的抗体药物就是应用这种分子筛选模型筛选而得，如阿达木单抗、英夫利西单抗。将生物药物分子筛选模型与色谱技术相结合，还衍生出生物药物色谱筛选法，它将生物大分子固定于色谱填料中，用于生物药物的筛选。生物药物分子筛选模型应用广泛，它可以在短时间内，从大量的被筛选的生物药物候选物获得具有药理活性的生物药物，为生物类型新药的研发提供了最初始的依据和资料。

（熊　盛）

shēngwù yàowù sèpǔ shāixuǎnfǎ

生物药物色谱筛选法 （biological drugs chromatography screening method）　基于色谱技术原理，将筛选用的靶点分子药物固定于色谱填料中作为固定相，利用生物药物候选物与其相互作用的关系，分离纯化出具有活性的生物药物的技术。是生物药物分子筛选模型与色谱技术相结合，衍生出的药物筛选方法。生物药物色谱筛选法是从药物和相应靶分子亲和作用的角度筛选目标药物，具有靶向性和特异性强、操作方便、高效灵敏等优点，为生物药物筛选提供了新的途径。

根据固定相的不同，生物药物色谱筛选法可以分为分子生物色谱法与细胞膜色谱法。①分子生物色谱法是将蛋白质等靶点生物大分子固定于色谱填料中作为筛选物配基的高效液相色谱技术。酶、受体、膜磷脂、膜蛋白、血浆中的运输蛋白、DNA 和其他具有重要生理功能的生物大分子均可固定于色谱填料中作为配基，再将待分离生物药物候选物与色谱柱固定相一起反应一段时间后，以洗脱液洗脱的方式实现分离纯化，或者将待分离生物药物候选物不经过孵育过程，而是让其缓慢连续地通过色谱柱来实现分离纯化，最后获得能与配基结合的具有特定活性的生物药物。分子生物色谱法是基于亲和色谱技术扩展而来，它不仅能够从大量候选物中筛选出目标药物，还可用于研究筛选物与被筛选物间的相互作用。②细胞膜色谱法是将活性组织的细胞膜固定于特定的载体表面，制备成细胞膜固定相，用液相色谱的方法筛选出与固定相上细胞膜及膜受体相互作用的生物药物候选物的色谱技术。通过制备高表达特定受体的细胞膜固定相，就可以靶向性和特异性地筛选针对该受体途径的药物。细胞膜色谱法所获得的色谱保留参数可反映出药物的药理作用，因此使用该法进行药物筛选时具有操作方便、稳定可靠、高效灵敏等优点。

从 21 世纪开始，生物药物分子筛选模型主要应用于高通量药物筛选。它是一种规模大，速度快且自动化的药物筛选方式，可以与组织化学技术、自动化技术、微电子技术、灵敏的检测技术和计算机技术相结合，使生物药物筛选由传统的手工筛选形式转变

为由计算机控制的自动化大规模筛选的新技术体系。意大利学者蒂齐亚纳·贝尼基（Tiziana Benicchi）等就使用该技术，以 TWEAK-Fn14 蛋白为筛选物，从 6000 种候选药物中筛选出与 TWEAK-Fn14 蛋白相互作用的抑制剂。中国学者徐筱杰等以丙型肝炎病毒 NS3-NS4A 蛋白酶抑制剂 RD3-4078 的多克隆抗体作为筛选物配基，固定于琼脂糖上制备为亲和色谱柱，从叶下珠植物中筛选出了云实素、鞣料云实素、鞣花酸及叶下珠素 U 等活性组分。使用该色谱筛选法还可筛选出如生长因子受体抑制剂、肿瘤细胞抑制剂、抗动脉粥样硬化等疾病治疗药物。生物药物色谱筛选法可被视为生物药物分子筛选法和细胞筛选法的结合，只不过是将筛选物固定于色谱填料中，它不仅能够从大量候选物中筛选出目标药物，还可用于研究筛选物与被筛选物间的相互作用，为生物药物筛选提供了新的途径。

（熊　盛）

shēngwù yàowù xìbāo shāixuǎn móxíng

生物药物细胞筛选模型 （cellscreening model of biological drugs）　体外通过观察生物药物候选物对细胞生长等过程的综合作用从而筛选出具有药理活性的生物药物的技术。该模型具有被筛选药物用量少、可一药多筛、细胞生长条件和来源经济方便、可实现大规模筛选等优点，被广泛应用于生物药物的初步筛选。是一种生物药物体外筛选模型。

生物药物在进行细胞筛选时，是以整体细胞作为生物药物作用的对象，因此在进行药物筛选之前，需要构建细胞模型。药物筛选模型中的细胞类型包括各种正

常细胞、病理细胞以及通过转基因的方法表达特定生物物质的细胞等。正常细胞筛选模型大多数用来筛选评价药物的安全性、药动学等指标。但由于正常细胞并不能充分反应药物在病理条件下的治疗作用，在药物筛选中应用更广泛的是病理细胞筛选模型。而通过转基因的方法表达特定生物物质的细胞即转基因细胞筛选模型主要适用于新药的筛选。其中，病理细胞中的肿瘤细胞模型是生物药物筛选的热点。通过构建不同的肿瘤细胞模型，可筛选出相应的抗肿瘤药物。多种细胞模型的存在为各种新药的初步筛选创造了便利条件。

将待筛选的生物药物候选物作用于特定的细胞模型（正常细胞模型、病理细胞模型及转基因细胞模型等），在特定的时间点通过特定的检测方法，即可获知该药物对细胞产生的影响（如细胞的生长状态，细胞的毒性反应等），从而初步筛选出具有药理活性的生物药物。

生物药物细胞筛选模型中候选药物对细胞模型产生的效应是在整体细胞条件下获得的，所观察到的结果为整体细胞对候选药物作用的反应，不能反映候选生物药物作用细胞模型的具体途径和靶点。因此只能作为生物药物是否具有药理活性的初步筛选。

随着生命科学技术的发展，细胞筛选模型的应用衍生出了细胞膜色谱法，该筛选方法是在保持细胞、细胞膜及细胞膜表面受体的原位、完整性和活性的条件下，将它们固定在特定载体表面，制备成细胞膜固定相，然后用液相色谱的方法研究药物与固定相上细胞膜及膜受体的相互作用。

细胞筛选模型的最大优势是它能够反映内外环境综合因素引起的整个细胞变化，更容易评价药物作用和药用价值，不足之处在于它不能准确地反映药物作用的机制。相比整体动物筛选模型，细胞的生长条件简单，来源广泛且方便，所用样品量少，更易进行大规模药物筛选，是高通量药物筛选的重要研究领域，广泛应用于人类疾病的研究和治疗药物的筛选。如可构建原代成骨细胞模型、成骨肉瘤细胞模型、转基因细胞模型等来进行抗骨质疏松药物的筛选。中国学者张本斯等定向诱导大鼠骨髓间充质干细胞分化为成骨细胞，构建了原代成骨细胞模型用于筛选抗骨质疏松药物。日本学者北条宏德（Hironori Hojo）构建的成骨细胞转基因模型可用于筛选抗骨质疏松小分子化合物。生物药物细胞筛选模型与生物药物分子筛选模型作为药物初步筛选的模型，与计算机技术和自动化操作相结合，为高通量筛选奠定了基础，这是一种规模大，速度快且自动化的药物筛选方式，使广大药物的筛选由传统的手工筛选形式转变为高效的计算机控制的自动化的高通量筛选的新技术体系。

（熊 盛）

shēngwù yàowù tǐnèi shāixuǎn móxíng

生物药物体内筛选模型（biological drugs in vivo screening model） 用于在体内水平上对生物药物的生物活性、药理作用、药用价值和安全性等方面进行预测和评价的实验技术。

整体动物模型包括正常动物模型和病理动物模型。正常动物模型，大多数用来筛选评价药物的安全性、药物动学等指标，应用最为广泛。但由于正常动物并不能充分反应药物在病理条件下的治疗作用，在药物筛选中应用更广泛的是整体动物病理模型（即病理动物模型）。病理动物模型可以分为四种类型，分别为自发模型、手术模型、化学诱导模型和基因组改造模型，其中，基因组改造模型是国际生物医学研究的热点。基因组改造模型是为了研究某基因及其特定功能，最终筛选出有价值的生物药物。基因组改造模型又可以大致分为转基因模型、基因剔除/敲入模型、诱变模型等。

在建立整体动物筛选模型过程中，常用的模式动物有：小鼠、大鼠、果蝇、非洲爪蟾、斑马鱼、秀丽线虫等，模式动物具有取材方便、操作简便、性状与生理（包括病生理、病理等）特性相对稳定，生理及病理过程与人类较为相似，极大地方便了药物的筛选。研究和制备更多的整体病理动物模型已成为药物研究领域长期的重要课题，它们不仅具有重要的临床意义，其本身也具有很好的商业价值。

因生物药物在体内可能会被迅速降解或经过旁路途经功能的调整而消除其活性成分，因此建立药物筛选体内模型对该类药物进行复筛时需要考虑适当的检测指标。例如，醛糖还原酶抑制剂筛选的动物模型主要有四氧嘧啶诱导模型和链脲佐菌素诱导模型。动物给药后，要提取分离血浆中的红细胞，采用生化分析方法测定红细胞中醛糖还原酶的活性。

在生物药物的筛选中，传统的动物模型仍然是重要的评价依据。但由于整体动物的特殊性，决定了药物筛选的过程主要依赖于手工操作，而且筛选样品的种类少，通量小，因此整体动物模型筛选需要在体外筛选的基础上进行。虽然使用整体动物模型筛选新药具有显著的局限性、低效率和高成本等不足之处，但是整体动物模型筛选的结果是任何体外筛选均无法替代的。整体动物的筛选模型接近于体内的生理环境，可以反映生理条件下的药物作用。其最大优点是可以从整体水平上直观地反映出药物的治疗作用、不良反应以及毒性作用。整体动物模型获得的筛选结果对预测被筛选药物的临床价值和应用前景具有十分重要的意义。

（熊 盛 王晓刚）

shēngwù yàowù tǐnèi shāixuǎn móshì dòngwù

生物药物体内筛选模式动物

（animal model for biological drugs in vivo screening） 用于筛选具有特定作用规律生物药物的标准化实验动物模型。属于生物药物体内筛选模型。具有易于细胞和遗传操作，基因组序列完备，生长周期短，较高繁殖力及体积小等特点。最广泛利用的模式动物包括：鼠（哺乳动物模式）、斑马鱼（脊椎动物模式）、爪蟾（脊椎动物模式）、果蝇（无脊椎动物模式）和线虫（无脊椎动物模式）。根据生物药物作用的特点不同，可以采用不同类型的模式动物做成筛选模型以有效地达到研究目的。小鼠的基因组改造技术成熟，且生理生化和发育过程与人类相似，其基因组与人类的基因组同源性高达90%，所以人类疾病的小鼠模型可以模拟不少人类疾病的发病过程及对药物的反应，是生物药物筛选中应用最为广泛的模式动物。

非人灵长类猴是理想的模式动物，其在组织结构、免疫、生理和代谢等方面与人类高度近似。在人类疾病，特别是传染性疾病研究方面，猴具有极重要的用途，

猕猴可以感染人类所特有的传染病，特别是其他动物所不能复制的传染病。所以能有效地用于传染病疫苗的筛选。树鼩对许多病毒的感染特性与人类相似，它易感染人类甲、乙、丙、丁肝炎病毒以及轮状病毒、疱疹病毒、腺病毒、副黏病毒等，因此，树鼩有可能成为抑制病毒感染的生物药物筛选的最佳模式动物。另一方面，用猪做成的模型在肿瘤、心血管病、糖尿病、血液病、遗传病、营养代谢病、皮肤烧伤等方面具有比小鼠模型更大的优势，因此可以更好地用于筛选相关疾病的生物药物。

线虫作为药物筛选及研究模式动物广泛应用于各研究领域，例如发育生物学、化学生物学、脂肪代谢和肥胖症、衰老、神经退行性疾病、环境毒理学以及癌症研究等。但由于线虫的体型很小（成虫只有约1mm），给药方式不同导致药物吸收效率不同，所以不同研究结果之间存在差别并且难以进行比较分析。

果蝇是研究历史最长的模式动物，已经成为生物医学研究中的经典。果蝇作为药物研发的工具，一般用于早期的药物筛选以及初步的机制研究。果蝇作为药物筛选模式动物有以下优点：动物体积小，数目大，成本低，适宜做大规模筛选；活体动物筛选可以对药物进行毒理学研究和安全性评价；果蝇遗传背景明确，利用现有遗传学工具可以快速准确地知道药物的基本作用机制以及药物与基因背景之间的关系，为进一步优化药物提供线索。

斑马鱼在研究造血障碍、心血管疾病、眼部疾病和人类某些神经系统疾病等方面的药物筛选上具有优势。斑马鱼是一种足够

小的能生长在多孔板里的模式动物。由于斑马鱼的胚胎一开始就在宫外发育，所以可以直接观察其组织和器官发育的整个过程。在多孔板中培养，然后加入药物，根据实验需要，在选定的发育阶段使用显微镜观察表型。斑马鱼兼具整体动物和高通量筛选的优点。与线虫和果蝇这样的模式生物相比，虽然后者也可用于大规模筛选，但并不能阐明脊椎动物特异的组织如肾、心脏、脊索、神经脊细胞和血细胞的发育和功能。因此作为一种整体动物模型，斑马鱼能够全面地检测评估药物的活性和副作用。

（熊 盛 王晓刚）

shēngwù yàowù tǐnèi shāixuǎn jíbìng dòngwù móxíng

生物药物体内筛选疾病动物模型

（animal model of human disease for biological drugs in vivo screening） 用于体内筛选和评价生物药物对人类疾病治疗效果和安全性的人类疾病动物模型。是一类重要的生物药物体内筛选模型。该动物模型应用于药物筛选的优点是准确、经济、显著缩短试验时间，已成为快速筛选生物药物的重要手段。

分类 该模型有多种分类方式。根据动物种类，常见的动物模型有果蝇、线虫、斑马鱼、小鼠、大鼠、树鼩等。根据动物模型制作方法可以分为自发性动物模型、诱发性动物模型、基因工程动物模型、抗疾病型动物模型和生物医学动物模型等。基因工程动物模型是国际生物医学研究的热点，又可以大致分为转基因模型、基因剔除（或敲）入模型、诱变模型等。值得注意的是，随着遗传学和生物技术的快速发展，将已发现的人类疾病相关基因所

产生的突变直接引入小鼠等模式动物基因组，建立人源化疾病动物模型已成为疾病动物模型的主要趋势。根据疾病类型可分为心血管、呼吸、消化、造血、泌尿、生殖、内分泌、神经、运动等系统疾病模型，还包括各种传染病、寄生虫病、地方病、维生素缺乏病、物理损伤性疾病、职业病和化学中毒性疾病的动物模型。

由于人类许多疾病还不能在动物身上复制出来，动物模型体内也存在大量内源性物质的干扰，为生物药物体内的筛选分析带来较大的困难。近年来，在制备模拟人类疾病的动物模型方面，出现了一些新的动物模型，如遗传性病理动物、基因敲除和转基因动物模型以及用化学、物理或其他方法制备的动物模型。遗传性动物模型包括高血压大鼠、糖尿病大鼠和小鼠、肥胖症小鼠、心肌病大鼠等。例如，遗传性瘦素缺乏小鼠是国内外常见的非酒精性脂肪性肝病动物模型，因其瘦素产生基因缺陷造成瘦素水平下降，该模型小鼠处于饥饿状态，表现为贪食、不爱活动、极度肥胖、高血糖、高胰岛素血症等。

基因敲除和转基因动物模型即对一些模式动物的染色体进行操作，在其染色体中删除或导入疾病相关基因，使动物表现相关疾病的症状，使其更接近于临床疾病的表型，因而更适合于新药的筛选工作。采用这种方法，建立了多种动物模型，如衰老性动物、老年痴呆动物等。

模式动物　人类遗传疾病模型的研究主要集中在果蝇、线虫、斑马鱼、小鼠、大鼠等小动物模型上。最近发展的基因编辑新技术 CRISPR/Cas9 系统在基因定向修饰上展现出了巨大的潜力。

2014 年，中国云南省灵长类生物医学实验室的牛（Niu Y）等研究人员利用显微注射方法将 CRISPR/Cas9 系统中的 RNA 注射到猴单细胞胚胎中，证明该系统对食蟹猴基因组也能进行基因修饰，有望成为研究和药物筛选的重要疾病模型。

果蝇类昆虫是一种遗传操作简便的模式动物。2014 年，中国生物学专家王俊杰等利用果蝇经典的 Gal4/UAS 系统，构建了在中枢神经系统中全神经元或运动神经元表达单拷贝或双拷贝 Aβ42 的转基因阿尔茨海默病果蝇，并检验转基因果蝇在阿尔茨海默病治疗药物筛选中的作用。

斑马鱼是脊椎动物，其心血管系统、视觉系统、免疫系统等与人类相应系统有许多共同特点。斑马鱼的肿瘤发生与人极为类似。2003 年美国肿瘤学专家兰根奥（Langenau）等将鼠源性的 c-myc 基因（该基因对人体白血病和淋巴瘤的发生有着重要影响）与斑马鱼淋巴细胞内的基因 Rag2 启动子相融合后得到的基因嵌合体注射到斑马鱼的胚胎细胞中，建立起了白血病模型，这种模型能够更快速、更直接的检验药物治疗白血病的效果。另一方面，斑马鱼作为常用的三大模式动物之一，是理想的药物早期安全性评价模型，可用于生物药物的一般毒性评价、发育毒性评价、神经毒性评价、器官毒性评价、生殖毒性评价等。

树鼩对许多病毒的感染特性与人类相似，它易感染人类甲、乙、丙、丁肝炎病毒以及轮状病毒、疱疹病毒、腺病毒、副黏病毒等，因此，树鼩有可能成为筛选有效轮状病毒疫苗、疱疹病毒疫苗等生物药物的最佳动物模型。

非人灵长类猴是理想的模式动物，与人类基因组同源性高达 98%，在组织结构、免疫、生理和代谢等方面与人类高度近似。在人类疾病，特别是传染性疾病研究方面猴具有极重要的用途，猕猴可以感染人类所特有的传染病，特别是其他动物所不能复制的传染病。因此，非人灵长类动物能有效地用于传染病疫苗的筛选。此外，由于其在血脂、动脉粥样硬化、多种神经系统疾病的病变性质和部位、临床症状以及各种药品的疗效关系等方面，都与人类非常相似，因此在这类疾病的生物药物筛选中也显示了巨大潜力。

（熊 盛 王晓刚）

shēngwù yàowù zhìliàng kòngzhì
生物药物质量控制（quality control of biological drugs）　对生物药物生产全过程以及最终产品进行的质量监控。包括对生物药物生产的原材料、半成品、成品以及生产过程进行的质量控制。生物药物的质量不但可直接影响治疗效果，更有可能引起人体的不良反应，且后果十分严重。为了保证生物药物的安全性和有效性，生物药物直接用于人体的疾病预防、诊断和治疗前，必须对其从原料到成品的全过程进行质量控制，并且根据相关的法规和制度进行评价，最终获得安全有效、质量稳定的生物药物。

按照检测的对象不同，生物药物的质量控制可以分为生产原材料的质量控制、生产半成品的质量控制、成品的质量控制以及生产过程的控制。①原材料的质量控制。包括生产用动物质量标准，菌种、毒种、细胞种子批系统，生产用水的质量控制以及其他生产用的原料和辅料的质量控制。②半成品的质量控制。包括对半成品制备和无菌状况进行的质量控制。③成品的质量控制。包括对生产出的最终产品的理化性质、活性、安全性以及稳定性进行检测。④生产过程的质量控制。包括对生产过程的组织、生产菌种细胞库的维持管理以及各种原液质量进行管理和评价，使其符合相关的规定和要求。

按照质量检定的内容，可以将其分为物理化学性质检定、生物药物的安全性检定、生物药物的效力检定以及生物药物的稳定性检定。①理化性质的检定主要包括物理特性检定，如外观、溶解度等一般性状；化学特性检定包括如分子量、蛋白质含量及纯度、pH 值、水含量等（见生物药物理化性质鉴定）。②活性检定及生物药物的效力检测，根据生物药物类型的不同，所检测的内容有所不同，如疫苗类产品通常会对其免疫力相关的数据进行测定和评估，而细胞因子类产品则要在体内体外评价其对细胞生长的影响（见生物药物活性检测）。③安全性检定是生物药物质量控制的重要内容，其目的在于排除在生产过程中可能掺入的杂质，以防应用于人体后对人体可能产生的严重不良反应，通常包括对生物制品是否含有杂菌或其他致病微生物如病毒、支原体、真菌的污染；对于减毒株或者灭活疫苗，则要对其减毒、灭毒、脱毒、残余毒力情况进行检测（见生物药物纯度检测）；另外还需要对药物中存在的由生产过程残余的宿主细胞的蛋白质、DNA 进行检定，对其他可能导致过敏的成分进行检测（见生物药物安全性检测）。由于生物药品的稳定性受其生产、供应、贮存、使用的条件影响较大，往往难以单纯用一个参数加以确认和控制，而需要用标准品作为实物对照。使用生物药物标准物质来确定生物药物的真伪、评价药品质量优劣、控制药品生产以及提高和保证药品质量也是非常重要的。

（蒋建利 尉丁）

shēngwù yàowù huóxìng jiǎncè

生物药物活性检测（activity assay of biological drugs） 通过对生物药物的效力检测和药效学评价进而控制生物药物成品质量的方法。是生物药物质量控制的内容之一。由于生物药物的特点，活性检测一般是通过体外的细胞学实验或者体内的动物实验来完成的，并且需要用生物药物标准物质对实验结果进行校正。

生物药物由于其种类较多，作用机制各不相同，因此其活性检测的内容差别较大，通常是按照生物药物的种类不同，开展不同内容的检测，其评价检测的内容主要包括免疫活性试验、类毒素的单位测定、抗体血清学试验、基因工程产品生物学活性测定等，在检测时，根据药物的种类以及相应的规定选择相关部分检测内容进行。

对于疫苗以及类毒素产品来说，通常采用免疫活性实验来评价其形成人体的保护力能力，包括定量免疫定量攻击法、定量免疫变量攻击法、变量免疫定量攻击法以及被动保护力测定等；对于抗体类产品，通常采用血清学实验检测抗体的活性，包括抗原抗体中和反应、补体结合反应、凝集反应、间接血凝试验、间接血凝抑制试验等；对于基因工程技术生产的细胞因子等肽类以及蛋白类药物，可以通过细胞试验检测其对细胞生长、增殖、运动、迁移等功能的影响，也可以在动物体内通过观察某些生理病理指标的变化，评价药物的体内活性，也可以对其含量以及活性进行检测。针对某些特殊生物药物以及新研发的生物药物，当上述实验的结果不足以评价其质量时，可以在具有完善稳定的治疗观察计划以及疗效评价指标的前提下，通过临床效果观察，了解其在人体环境内实际的效果，评价其功能活性。

由于生物药物评价的方法通常采用生物学方法进行，而生物学方法往往受到细胞传代次数、培养条件以及动物的个体差异等因素影响，很难在多次重复的检测中得到完全一致的试验结果，因此必须在进行生物药物活性检测时，使用一个生物学活性已知并且质量稳定的制品作为对照（即生物药物标准物质）以校正实验结果。

生物药物的活性检测是生物药物质量控制中的重要一环，通过对生物药物的活性检测，可以评价不同批次产品生物药物的作用效力，避免不同批次之间药物的作用效力出现波动而影响临床使用的效果，最终获得质量稳定、治疗效果肯定的生物药物。

（蒋建利 尉丁）

shēngwù yàowù biāozhǔn wùzhì

生物药物标准物质（standard substance of biological drugs） 用于生物制品效价和含量测定或鉴别、检查其特性的标准物质。由于生物药品具有特殊的理化性质，质量容易在生产、供应、贮存、使用过程中随其环境因素的变化而变化，往往难以单纯用一个参数加以确认和控制，而需要用标准品作为实物对照进行测量和比对。生物药物标准物质在控制药品生产、提高和保证药品质量，以及确定生物药物的真伪、评价药品质量优劣等方面均发挥着重要作用。

生物药物标准物质包括生物药物标准品和生物药物参照品。生物药物标准品指用国际生物标准品标定的，或由中国国家药品标准中用于生物药物中含量或效价测定的标准物质，以效价单位（U）表示。生物药物参照品指用国际生物参考品标定的，或由中国自行研制的（尚无国际生物参考品者）用于微生物（或其产物）的定性鉴定或疾病诊断的生物试剂、生物材料或特异性抗血清，或指用于定量检测某些制品的生物效价的参考物质，指用于鉴别、检查、含量测定和校正检定仪器性能的标准物质。其效价以特定活性单位表示，不以国际单位（IU）表示。

1897年，德国免疫学专家爱利克（Paul Ehrlich）建立了第一批标定单位的白喉抗毒素标准品，被认定为第一个国际生物药物标准品。到1939年，世界卫生组织建立了13个免疫制品、10个内分泌制品及4个维生素的国际标准品。至1996年，世界卫生组织已建立的生物标准物质达五百多种。中国生物药物标准品的发展历史与国家药品标准物质的建立是密切相关的。

生物药物标准物质按其结构可分为氨基酸及其衍生物类、多肽和蛋白质类、酶和辅酶类、核酸及其降解物和衍生物类、糖类、脂类、细胞生长因子类等。药品标准物质必须具有以下特点：材料均匀、性能稳定、准确定值，并且标准物质的制备、分装、研究、确认、分发必须有一套经国家认可的合法程序。

原料的选择是制备标准物质的关键。最理想的原料应该是所含组分及配比与供试品相似，这样才可把供试品看成是稀释的或浓缩若干倍的标准品。当被测样品来源多样时，根据标准品与供试品相似的原则，用相似原料或用多种样品混合物作为标准品为宜。原料的均一性和稳定性是重要的条件。为保持稳定性，原料可等量分装，贮存于不受热、光、氧、温度影响的条件下。如蛋白质多肽类标准物质，应低温冷冻保存。安瓿分装并熔封可保证贮存期内标准物不与外界气体和水分接触，是常用的分装方法。一批标准物质最好一次完成冷冻干燥，一般先将安瓿速冻至-60℃或以下。安瓿迅速从干燥器取出后，可真空熔封或充入无氧的惰性气体熔封。

生物药物标准品是测量生物药物质量的基准。在国际标准品的标定下建立中国生物药物的国家标准品，对于统一规范中国生物药物质量标准，保证正在申请注册的和已上市生物药物的质量控制具有十分重要的意义。

（蒋建利 吴 佼）

shēngwù yàowù chúndù jiǎncè

生物药物纯度检测（purity assay of biological drugs）

确定生物药物有效组分的纯净程度是否符合质量标准规定的含量要求的方法。是保证药品质量的重要环节，尤其是多组分药物中各组分含量比例的测量非常重要。纯度检测可以通过生物学、化学和物理学等分析方法和测量手段完成，是生物药物质量控制的指标之一。

纯度检测通常在原料药中进行。任何一种药物的纯度均不可能达到100%，所以在不影响人体健康和药效的原则下，允许有微量杂质存在。生物药物中所含有的杂质按其性质可分为无机杂质如氯化物、硫酸盐、硫化物、氰化物和重金属等。有机杂质如生物合成的中间体、副产物、降解物、异构体和精制过程中引入的残留溶剂等。另外，生物药物与一般药物相比，还需进行热原性检查、无菌度检查、杂蛋白、杂酶、杂氨基酸的分离与检查等。利用生物药物与各种杂质在物理、化学或生物学方面的差异，纯度检测所用的分析方法有比色法、分光光度法、薄层色谱法、纸色谱法、气相色谱法、高效液相色谱法、氨基酸自动分析、聚丙烯酰胺凝胶电泳、SDS-聚丙烯酰胺凝胶法等。将不同方法加以组合使用，可获得更好的分析结果。其中电泳法和高效液相色谱法法因其简便有效，在蛋白质等生物药物的纯度检定方面的应用十分广泛。高效液相色谱法法通过选择适当的色谱柱填充剂和流动相，可分析只有1个氨基酸差别的肽链，方法简便、准确、快速，可避免其他方法在测定时有其他蛋白成分干扰的现象，使测定结果更加可靠；该方法还可用于多组分抗生素、甾体激素类和用其他测定方法受杂质干扰的原料药的含量测定。

对药物的纯度要求，应基于安全性和生产实际情况两方面的考虑，因此，允许含一定量无害或低毒的共存物，但对有毒杂质则应严格控制。毒性杂质的确认主要依据安全性试验资料或文献资料。与已知毒性杂质结构相似的杂质，亦被认为是毒性杂质。

由于生物药物在生物合成过程中可能发生化学修饰、化学降解、物理聚集、共价聚集等现象，从而影响其均一性，进而影响生物学活性、体内代谢及安全性。因此，需要严格控制生物药物纯度，提高均一性。由于各种分析方法机制差异及分辨率的限制，单一分析方法往往不能准确反映生物药物质量，因此有必要结合多种分析方法对其纯度进行检测。

（蒋建利 吴 俊）

shēngwù yàowù lǐhuà xìngzhì jiàndìng

生物药物理化性质鉴定（physicochemical properties assay of biological drugs）

通过检测生物药物物理化学性质的改变来检定其有效成分和无效有害成分的方法。这些无效有害成分有可能是生产过程中遗留的，也有可能是由于生物药物的稳定性较差在贮存过程中产生的。测定和研究生物药物的理化性质是生物药物质量控制的重要环节。由于物理性质会影响生物药物的吸收、分布、代谢和排泄，而化学稳定性会影响生物药物质量及体内作用过程，因此测定生物药物的理化性质还涉及对生物药物药动学特性的研究。

对生物药物理化性质的鉴定包括：①物理性状检查。生物药物的物理性状是药物质量的重要表征之一，可分为外观检查、包装真空度及药物溶解时间等的测定。通过特定的人工光源检测药品的澄明度，对外观类型不同的制品（透明液、混悬液、冻干品）有不同的要求。药品包装的真空度检查是确认封口是否有效，通常可用高频火花真空测定器检查真空程度。加适量溶剂可检查药物溶解速度。②蛋白质含量测定。目的是要保证生物药物中的蛋白质含量达到要求，常用的测定方法有半微量凯氏定氮法、酚试剂法及紫外吸收法。③防腐剂含量测定。由于生物制品在制造过程

中，常需要加入适量苯酚、甲醛、氯仿、汞制剂作为防腐和灭活剂，但其在产品中的残留量是必须控制的一项指标。因此这是化学性质检查的重要一环。苯酚测定常用溴量法，汞类防腐剂测定可用二硫腙法。④多种生物药物在制造过程中经过精制提纯后，要通过区带电泳、免疫电泳、凝胶层析及其他层析技术检查其纯度，避免有其他生物大分子杂质混入其中，以达到规程要求。⑤蛋白质、糖链的结构解析。这是由于这些生物药物的药效与其高级结构或构象的稳定性有关，项目有氨基酸组成分析、末端氨基酸及末端氨基酸序列分析、巯基和二硫链的数量和位置分析、肽图分析、全氨基酸序列分析、高级结构分析和相对分子质量测定等。所用具体分析方法有氨基酸自动分析、聚丙烯酰胺凝胶电泳、SDS-聚丙烯酰胺凝胶电泳法和高效液相色谱法等。⑥其他的测定项目。包括水分含量测定，常使用烘干失重法、五氧化二磷真空干燥失重法、费休氏水分测定法；氢氧化铝与磷酸铝含量测定常用络合滴定法进行；磷含量测定常用钼蓝法进行等。

通过生物技术进行生物药物的生产，需要用到生物材料，通过外来基因在新的宿主细胞中的表达而获得。影响外来基因在新宿主细胞中表达的因素是复杂的，不同的培养条件与不同的提纯方法等均会影响最终生物药物产品的质量。因此生物药物因生产方法的不同可能含有用传统生产方法不可能存在的有害物质，所以这类产品的质量控制与传统方法生产的产品质量控制在项目和方法上有质的差别，需对产品的理化性质进行全面检定，才能保证

最终生物药物产品的有效性、安全性和均一性。

（蒋建利 吴 俊）

shēngwù yàowù ānquánxìng jiǎncè

生物药物安全性检测（safety assay of biological drugs）

对生物药物的毒性、微生物学安全性、免疫学安全性、药理学安全性、致病性、生物分布及一般安全性等进行全面评价的方法。与传统药物相比，生物药物具有以下特点：生物药物分子空间结构复杂，致使具体三维结构常常不能完全确定，三维结构稍有差异的生物大分子可能具有完全不同的生物活性；由于生物药物分子的受体在人体内广泛存在，因此在决定其具有生物多功能性的同时也存在引起生物药物特殊毒性的可能；生物药物是人体异源性大分子，具有免疫原性，有引起生物药物免疫原性和生物药物免疫毒性的可能。因此需要对生物药物进行安全性检测，以确定潜在的毒性靶器官和毒性反应的性质、程度以及可逆性，并推测人体使用的安全起始剂量及随后的剂量递增方案，有助于确定临床检测的安全性参数。另外，生物药物与常规小分子化学药物相比，在物理化学特性、免疫学和毒理学性质、代谢过程、制剂配方等方面也存在较大的差异，因而现行对化学药物的安全性试验的要求和方法对其并不适合，生物药物安全性评价是各国学者和药物管理部门研究的热点。生物药物安全性评价主要包括临床前安全性评价和临床安全性评价。

临床前安全性评价实验 一般包括生物活性及药效学实验、安全性药理学实验、单剂量和重复给药毒性实验、免疫毒性试验及特殊毒性试验。体内外生物活

性实验（药效学实验）主要用于确定生物药物的何种生物学效应与临床疗效相关，帮助选择合适的动物种属进行体内毒性试验；安全性药理学研究可通过单独的试验或单次给药毒性试验相结合评价生物药物对重要生命功能（如心血管，中枢神经和呼吸系统）的影响，研究模型也可包括离体器官试验系统；重复给药毒性试验应包括毒代动力学分析，同时应包括恢复期的毒代动力学分析，以观察毒性的可逆性或潜在的延迟毒性。对于某些仅在灵长类动物中才显示生理活性的生物药物，临床前安全性评价实验很难对其进行生殖毒性评价，因为标准的大鼠和兔生殖毒性研究不适合于评价该类药物对人体的生殖发育效应。在实际评价中，应综合考虑其临床适应证、用药对象、疾病严重性、药效学特征和动物模型的免疫原性等问题，选择最合适的受试动物进行生殖发育毒性评价。

在临床前安全性评价体内实验中，选取动物应符合国家有关规定的等级要求，来源、品系、遗传背景清楚，并具有实验动物质量合格证。生物药物大多数为蛋白、多肽和核酸等生物大分子，具有生物活性和种属的特异性及多效性，因此其临床前安全性评价的最大问题在于选择合适的评价模型并合理检测和解释药物引起的体内免疫状态的改变情况。应根据受试物的具体情况制订相应的安全性评价方案，并选择最为相关的动物模型进行临床前毒理学、体内外药效学及免疫毒理学试验综合分析，评价临床前实验结果，从中得出最为准确的药物安全性资料。

临床安全性评价试验 也称临床Ⅰ期试验。人体安全性评价指标包括：临床表现中的药理、毒理和不良反应；也包括实验室检测中的血常规、尿常规、便常规及心肝肾功能。

临床试验安全性评价报告要求必须陈述清楚所有不良事件的汇总、排序和分析；死亡和其他严重不良事件及有意义的不良事件；要对临床实验室检测项目参数异常做出评价；要对脱落病例进行原因分析等，在对以上所有情况综合评价从而分析的基础上得出生物药物安全性的结论。

（蒋建利 吴 佼）

duōtài yàowù

多肽药物（polypeptide drugs）

由 α-氨基酸通过肽键连接而成的或含有多肽活性成分的具有较强生理活性的生物药物。一般所含氨基酸数目为 50 或 50 以下，可用于临床治疗、预防和诊断。多肽药物具有旋光性、两性电离和等电点等性质，在等电点时溶解度最低。大多数多肽药物具有许多极性侧链基团，如 -OH、-NH$_2$、-COOH，可与水分子形成氢键或与正、负离子形成极性区域，所以具有水溶性。属于生物药物的一种。

1902 年，英国学者贝利斯（William M. Bayliss）和欧内斯特·斯塔林（Ernest H. Starling）首次从动物胃肠道消化液中分离得到第一个多肽类物质——胰泌素。20 世纪 90 年代末，发现的天然活性多肽物质已达数万种。截至 2015 年，全球已有六十多种人工合成或基因重组的多肽药物应用于临床，且有上百个合成的治疗性多肽在研发过程中。

分类 多肽药物可根据多肽所含氨基酸数目分为二肽药物、三肽药物、四肽药物等。根据多肽生理功能的不同可分为调节激素的多肽药物以及抗菌肽、抗癌肽、抗病毒肽、神经活性肽、免疫活性肽、细胞因子模拟肽、多肽疫苗、诊断用多肽等。根据多肽的来源可分为天然生物活性多肽药物、基因重组多肽药物、化学合成多肽药物、半合成多肽药物；天然生物活性多肽药物包括人源性多肽药物、动物源性多肽药物、植物源性多肽药物、微生物源性多肽药物和动植物源性混合肽药物。由于天然生物活性多肽药物性能和稳定性较差，可以采用化学合成方法制备多肽，对天然多肽的结构进行修饰，从而改善多肽的性能，如增加其与受体的亲和力和选择性，提高其在体内的稳定性，短时间内可以获得大量结构多样性的多肽化合物。

生物学特性 多肽类药物具有十分广泛的生理活性，可参与细胞生长与分化、激素调节、神经递质释放及免疫调节等诸多生理、病理过程。多肽药物相对分子质量较小，与蛋白质药物和抗体药物相比，具有以下优势：组织、器官渗透性强；免疫原性小；生产成本低；单位质量药物活性高；稳定性好，可长期贮存于室温。多肽药物大多源自内源性多肽活性片段或蛋白质最小功能结构域。与传统小分子化学药物相比其优势在于：效能大、选择性高和特异性强；毒性低，其降解产物为氨基酸，发生全身毒性反应的风险小，且药物与药物之间的相互作用少；药物半衰期短，其组织蓄积量低，代谢产物所引起的并发症少；达到药理效应所需药量少。其劣势在于：①稳定性差。包括物理不稳定性，如易变性、沉淀、聚合；和化学不稳定性，如易氧化、酶解、氨基酸的脱酰胺。②体内半衰期短，易被胃肠道、组织和血浆中的蛋白水解酶降解，且血浆清除率高。③相对分子质量大、极性强、脂溶性差、口服生物利用度低，不易透过生物膜，一般需采用注射给药方式。④生产成本高。一个相对分子质量为5000的多肽生产成本比一个相对分子质量为500的传统小分子化学药物高10倍多。

制备方法 由于天然生物活性多肽药物性能和稳定性较差，可以采用化学合成方法制备多肽，对天然多肽的结构进行修饰，从而改善多肽的性能。如合成中用D-构型氨基酸替代L-构型氨基酸，其目的可以解决天然多肽药物稳定性差、体内半衰期短等问题。如奥曲肽。也可以通过基因工程获得基因重组多肽药物，进行一些有关功能的设计和表达后修饰，如糖基化。从而可以增加生物活性、降低免疫原性、降低生产成本，使较大分子量的多肽药物生产成为可能等，如卡培立肽。

功能或应用 多肽药物不仅能有效治疗多种疾病，如过敏、哮喘、关节炎、心血管疾病（冠状动脉综合征和心绞痛）、糖尿病、胃肠功能紊乱、免疫性疾病、感染性疾病（细菌、真菌和病毒感染）、肥胖、癌症、骨质疏松症（钙代谢功能障碍）等，而且还可应用于临床疾病的诊断（如肿瘤成像）和预防。如具有选择特异性的多肽可作用于肿瘤发生时所需的调控因子等，封闭其活性位点，可防止肿瘤发生；还可从肽库内筛选与宿主细胞受体结合的多肽或能与病毒蛋白酶等活性位点结合的多肽，用于抗病毒的治疗。还可以用作抗原来检测病毒、细胞、支原体、螺旋体等微生物

和囊虫、锥虫等寄生虫的抗体，多肽抗原比天然微生物或寄生虫蛋白抗原的特异性强，且易于制备，因此装配的检测试剂，其检测抗体的假阴性率和本底反应都很低，易于临床应用。现在用多肽抗原装配的抗体检测系统有针对甲、乙、丙、庚型肝炎病毒、人类免疫缺陷病毒（艾滋病病毒）、人巨细胞病毒、单纯疱疹病毒、风疹病毒、梅毒螺旋体、囊虫、锥虫、莱姆病及类风湿的试剂盒。使用的多肽抗原大部分是从相应致病体的天然蛋白内分析筛选获得，有些是从肽库内筛选的全新小肽。

（罗晓星　侯　征）

rényuánxìng duōtài yàowù

人源性多肽药物 （human-derived polypeptide drugs）

天然存在于人体内，可通过动物体提取、微生物发酵或化学合成等多种方法生产得到的能够影响机体生理、生化和病理过程，用于预防、治疗和诊断疾病的链状或环状多肽药物。与其他源性的多肽药物相比，由于人源性多肽药物与人体内成分差异极小，不易产生如免疫反应等副反应，所以人源化多肽药物毒副作用小，安全性较好、疗效可靠。但由于受到法律严格保护和伦理制约，人体来源药物原料有限，仅限于胎盘（如从产妇胎盘提取得到的胎盘多肽）、尿液（如从人尿中提取的尿多酸肽）等少数几个原料。此外，其在人体内含量极低，所以人源化多肽药物多以动物为原料提取、微生物发酵或通过化学合成和基因工程方法生产，如普罗瑞林、舍莫瑞林、谷胱甘肽、胰岛素等。

依据人源性多肽药物的作用和分泌部位可分为：①加压素。如精氨酸加压素，在中枢神经系

统可调节颅内压和脑组织代谢，具有抗利尿、缩血管、加强记忆、参与体温及免疫调节等生理功能。②消化道激素。如胰泌素，具有强烈刺激胰脏外分泌腺分泌水和碳酸氢钠作用；刺激胆汁分泌；抑制胃泌素释放和胃酸分泌，抑制生长抑素的局部释放；抑制胃肠蠕动，延缓胃液和固体食物的排空，增强缩胆囊素的胆囊收缩等生理作用。③下丘脑-垂体肽激素。如生长抑素，具有抑制生长激素、甲状腺刺激激素、胰岛素、胰高血糖素的分泌作用；抑制由试验餐和五肽胃泌素刺激的胃酸分泌；显著减少内脏血流等生物学特性。④其他激素和活性肽，如胰高血糖素，可与胰岛素相互配合调节营养物质的贮存与动员，以满足机体的能量需要。

人源性多肽药物具有药理活性高、治疗针对性强、疗效稳定和毒副作用较小等药理学特性，具有调节多种生理活动和生化反应的功能，在临床中可用于抗肿瘤、抗衰老、自身免疫性疾病、老年性及血管性痴呆等疾病的预防、诊断和治疗。

（罗晓星　李小强）

gǔguānggāntài

谷胱甘肽 （glutathione）

由谷氨酸、半胱氨酸及甘氨酸组成的含有活性巯基的三肽药物。其来源广泛，可以通过人体、动物或植物组织获得，也可以通过微生物和化学合成方法获得。分子式为$C_{10}H_{17}N_3O_6S$，相对分子质量为307。谷胱甘肽晶体呈无色透明细长粒状，溶于水，不溶于醇、醚和丙酮。其熔点为189~193℃，等电点为5.93。谷胱甘肽固体较为稳定，而水溶液在空气中则易被氧化。谷胱甘肽有还原型（含有巯基，G-SH）和氧化型（含有

二硫键，G-S-S-G）两种形式，在生理条件下还原型谷胱甘肽占绝大多数。半胱氨酸上的巯基为谷胱甘肽活性基团，故谷胱甘肽常简写为 G-SH。1995 年，G-SH 由日本协和发酵株式会社与日本山之内株式会社研制成功并上市。微生物发酵法是谷胱甘肽最主要的制备方法。其他制备方法还有化学合成法、萃取法和酶转化法。化学合成法和提取法已经工业化。

还原型谷胱甘肽分子具有活化的氧化还原系统，可参与体内三羧酸循环和糖代谢，促进体内产生高能量，起到辅酶作用，是甘油醛磷酸脱氢酶的辅基，又是乙二醛酶及丙糖脱氢酶的辅酶；能激活体内的 SH 酶等，促进碳水化合物、脂肪及蛋白质的代谢，以调节细胞膜的代谢过程；此外，由于谷胱甘肽含有巯基，可与多种外源性、内源性有毒物质结合，从而把机体内有害的毒物转化为无害的物质，排泄出体外。

在临床上，还原型谷胱甘肽常用于酒精及某些药物（化学治疗药、抗肿瘤药、抗结核药、精神抑郁药、抗抑郁药、对乙酰氨基酚）导致的中毒的辅助治疗；用于酒精、病毒、药物及其他化学物质导致的肝损伤的辅助治疗；用于电离射线所致治疗性损伤的辅助治疗；用于各种低氧血症的辅助治疗。

谷胱甘肽不良反应很少。偶见脸色苍白，血压下降，脉搏异常等类过敏症状。偶见皮疹等过敏症状。偶有食欲不振、恶心、呕吐、胃痛等消化道症状。注射时局部可能有轻度疼痛。

谷胱甘肽应避免与维生素 K_3、维生素 B_{12}、泛酸钙、乳清酸、抗组胺药、长效磺胺药和四环素混合使用；溶解后须立即使用，剩余溶液不再使用；如在用药过程中出现出疹、面色苍白、血压下降、脉搏异常等症状，应立即停药。给药途径主要为肌内或静脉注射，肌内注射仅限于需要此途径给药时使用，并应避免同一部位反复注射；新生儿、早产儿、婴儿和儿童应谨慎用药，尤其是肌内注射；老年患者应适当减少用药剂量，并在用药过程中严密监视。

（罗晓星　李小强）

jīng'ānsuān jiāyāsù

精氨酸加压素（arginine vasopressin，AVP）　最初由下丘脑的视上核和室旁核的神经细胞分泌的具有抗利尿作用的九肽药物。又称血管加压素（vasopressin，VP）、抗利尿激素（antidiuretic hormone，ADH）。属于人源性多肽药物。精氨酸加压素由下丘脑的视上核和室旁核的神经细胞分泌，可经下丘脑-垂体束到达神经垂体后叶后释放出来。氨基酸序列为 H-Cys-Tyr-Phe-Glu(NH$_2$)-Asp(NH$_2$)-Cys-Pro-Arg-Gly(1-6，二硫键)，分子式 $C_{46}H_{65}N_{15}O_{12}S_2$，相对分子质量为 1084.23。1895 年英国伦敦大学奥利弗·乔治（Oliver George）和艾伯特（Schafer Edward Albert）发现给麻醉动物注射脑垂体的提取物可引起血压升高。1898 年，美国约翰霍普金斯大学亨利（Howell William Henry）证明这种引起血压升高的物质来自垂体后叶，故称之为血管加压素。但以后的实验证明，它的主要生理作用是抗利尿，故又被称为抗利尿激素。天然存在的血管加压素的氨基酸的组成种属间略有差别，猪的血管加压素第 8 位是赖氨酸，称为赖氨酸加压素，而人和牛的血管加压素第 8 位是精氨酸，称为精氨酸加压素。

精氨酸加压素可改变远曲小管和集合管上皮细胞对水的通透性，从而影响水的重吸收；增加髓袢升支粗段对 NaCl 的主动重吸收和集合管对尿素的通透性，使髓质组织间液溶质增加，渗透浓度提高，利于尿浓缩。精氨酸加压素与远曲小管和集合管管周上皮细胞膜上的 V_2 受体结合后，激活膜内的腺苷酸环化酶，使上皮细胞中环化单磷酸腺苷的生成增加；环化单磷酸腺苷的生成增加可激活上皮细胞中的蛋白激酶，使位于管腔膜附近的含有水通道的小泡镶嵌在管腔膜上，增加管腔膜上的水通道，从而增加水的通透性。临床上用于尿崩症、食管静脉曲张出血的治疗；也用于中枢性尿崩症、肾性尿崩症和精神性烦渴的鉴别诊断。

不良反应为：可引起荨麻疹、发热、支气管痉挛、皮肤发红、胸闷等过敏症状。大剂量使用时可引起血压升高、心律失常、心绞痛或心肌梗死、周围血管收缩、腹部或胃部绞痛、恶心、呕吐、出汗增多、腹泻、嗳气等。孕妇及对该药过敏者禁用；哮喘、癫痫、冠心病、心功能不全、偏头痛、高血压及肾功能损害者慎用。

（罗晓星　李小强）

niàoduōsuāntài

尿多酸肽（uroacitides）　从人尿液中提取获得的由多种有机酸和多种相对分子质量在 6000 以下的活性多肽组成的药物。没有单一结构。属于人源性多肽药物。临床用尿多酸肽注射液，每 100 ml 含马尿酸 300 mg、苯乙酰谷氨酰胺 350 mg、4-羟基苯乙酸 50 mg、5-羟基吲哚乙酸 10 mg 和多肽 150 mg。由美籍华裔生物化学博士廖明徵研制，1999 年由中国药品监督管理部门批准对尿多酸肽注射液开展临床研究，并在 2004 年 7 月获得新药证书，批准上市。该药是将新鲜人尿酸化、过滤、吸附、洗脱后，经过调整 pH 值和乙醇病毒灭活，再经减压浓缩，过滤而得。

尿多酸肽能够促进肿瘤细胞凋亡，抑制肿瘤细胞增殖，抑制与细胞增殖、转移相关的细胞内信号传递，具有一定的抗肿瘤作用。临床上主要与抗肿瘤化学治疗药物联合应用，用于晚期乳腺癌、非小细胞肺癌的辅助治疗。不良反应主要为胃肠道反应，表现为恶心、呕吐、腹泻、纳差、腹胀等。其他不良反应表现为疼痛、口干、胸部不适、颜面潮红、心悸等，多数为轻中度，可自行恢复。外周静脉给药时可能有静脉刺激症状，产生静脉炎，采用锁骨下静脉滴注时静脉刺激明显减轻。身体极度衰竭者慎用。

（罗晓星 李小强）

pǔluóruìlín

普罗瑞林（protirelin） 由谷氨酸、组氨酸及脯氨酸结合组成的能促使甲状腺合成并分泌甲状腺激素的三肽药物。又称促甲状腺激素、促甲状腺激素释放激素。既是人源性多肽药物又是动物源性多肽药物。氨基酸序列为 Pyr-His-Pro-OH。分子式为 $C_{16}H_{22}N_6O_4$，相对分子质量为 362.28。为类白色干燥冻干粉末，有吸湿性，溶于水。临床制剂为注射剂。由美国学者吉耶曼（Roger Charles Louis Guillemin）和沙利（Andrew Victor Schally）于 1969 年分别从羊和猪的下丘脑中分离得到，并因此获得了 1977 年诺贝尔生理学或医学奖。1976 年 11 月，美国食品药品管理局批准美国雅培公司的普罗瑞林上市。1978 年 3 月，日

本批准武田制药的普罗瑞林酒石酸注射液上市。

工业产品可由液相多肽合成法制备而成。先分别用二环己基碳二亚胺法和五氯苯酯活化酯法制备焦-L-谷氨酰·L-组氨酸甲酯（L-pGlu·L-His·OCH₃），该二肽甲酯在低温下肼解后用迭氮法与 L-脯氨酰胺（由游离的 L-脯氨酸甲酯经氨解可制得结晶的 L-脯氨酰胺）缩合获得三肽药物。所得药物粗品用硅胶柱分离纯化，以甲醇/氯仿混合溶剂洗脱可得纯品，该油状物经盐酸/甲醇溶液处理制得结晶的促甲状腺激素释放激素盐酸盐。

普罗瑞林能刺激垂体前叶促进促甲状腺素和泌乳素的分泌。用药后，根据血中促甲状腺素浓度升高的幅度，可进行相应的诊断。还可通过增敏肾上腺素 β-受体及多巴胺受体，下调 δ-阿片受体和拮抗 β-内啡肽的作用，兴奋延髓嘴端腹外侧区以及减轻休克时脂质过氧化损伤及保护线粒体功能等途径发挥抗休克作用。

临床上用于辅助诊断格雷夫斯病；鉴别诊断甲状腺功能低下的病变部位（原发性或继发性垂体功能不足）；判断下丘脑－垂体－甲状腺轴功能，测验垂体分泌的贮备功能。

不良反应为：可引起恶心、呕吐、头痛、头晕、心悸、胸闷、发热、排尿感，视物模糊、口干等。偶可导致血压升高或者低血压。少数患者可能产生过敏反应。冠心病患者忌用。卧位姿势给药可减少低血压的发生。明显心功能不全，支气管哮喘及严重垂体功能不足者需要小心用药。使用前应停用生长激素、肾上腺皮质激素、左旋甲基多巴、前列腺素、生长激素抑制激素以及女用避孕

药。孕妇及哺乳期妇女慎用。

（罗晓星 李小强）

yímìsù

胰泌素（secretin） 由 27 个氨基酸组成的多肽药物。又称促胰液素、胰液素、肠促胰液肽。属于人源性多肽药物。氨基酸序列为 His-Ser-Asp-Gly-Thr-Phe-Thr-Ser-Glu-Leu-Ser-Arg-Leu-Arg-Glu-Glr-Ala-Arg-Leu-Gln-Arg-Leu-Leu-Gln-Gly-Leu-Val-NH₂，分子式为 $C_{130}H_{220}N_{44}O_{41}$，相对分子质量为 3055.43。由英国生理学专家贝利斯（William M. Bayliss）和欧内斯特·斯塔林（Ernest H. Starling）于 1902 年在犬体内发现，是第一种被发现的动物激素，由十二指肠及上段空肠黏膜分泌。2004 年美国食品药品管理局批准美国 ChiRhoClin Inc. 公司药用人胰泌素上市。

胰泌素可以用基因工程制药技术制备，也可用人工合成的方法制备。如，可通过选择合适的固相合成多肽载体，逐个将氨基酸偶联，将其从载体上裂解后获得粗肽，再将粗肽进一步纯化即可获得胰泌素。胰泌素能够强烈刺激胰脏外分泌腺分泌水和碳酸氢钠；刺激胆汁分泌；抑制促胃液素（又称胃泌素）释放和胃酸分泌；抑制生长抑素的局部释放；抑制胃肠蠕动，并延缓胃液和固体食物排空；具有增强胆囊收缩素的胆囊收缩作用。临床上主要用于刺激胰腺分泌，包括碳酸氢盐的分泌，辅助诊断胰腺分泌功能障碍；刺激促胃液素分泌，辅助诊断胃泌素瘤；在内镜逆行胰胆管造影术中使用，使十二指肠乳头易于识别。偶见轻度不良反应。因有引起过敏反应的可能，用药前应皮试。迷走神经切断术患者，使用抗胆碱药患者和炎性

肠病患者可对本药的刺激呈低反应性。急性胰腺炎患者禁用。

（罗晓星 李小强）

shěmòruìlín
舍莫瑞林（sermorelin）

由促生长激素释放激素氨基末端 29 个氨基酸片段组成的多肽类药物。既是人源性多肽药物又是动物源性多肽药物。舍莫瑞林氨基酸序列为：Tyr-Ala-Asp-Ala-Ile-Phe-Thr-Asn- Ser-Tyr-Arg-Lys-Val-leu-Gly-Gln-Leu-Ser-Ala-Arg-Lys-Leu-Gln-Asp-Ile-Met-Ser- Arg-NH_2，分子式为 $C_{149}H_{246}N_{44}O_{42}S$，相对分子质量为 3357.88。美国食品药品管理局于 1997 年 9 月批准美国 EMD 雪兰诺公司的醋酸舍莫瑞林注射液上市。

舍莫瑞林能够促进脑下垂体释放生长激素，升高血浆中生长激素的浓度，其作用类似于天然生长激素，具有显著的促进生长效应。皮下注射舍莫瑞林 2 mg，5~20 min 血浆药物浓度可达最高值，其生物利用度约为 6%，分布容积为 23.7~25.8 L，血浆药物半衰期为 11~12 min。临床上舍莫瑞林可用于诊断性测试脑垂体的功能，还可用于治疗儿童原发性生长激素缺乏引起的身材矮小症。主要给药途径为皮下注射。

多数患者用药后会产生促生长激素释放激素抗体，该抗体随着生长可以逐渐消失。促生长激素释放激素抗体的出现不影响患者的生长。注射局部可出现红肿、疼痛，少于 1% 的患者可出现头痛、面色潮红、吞咽困难、眩晕、嗜睡、皮疹等。约 6.5% 的患者治疗期间可出现甲状腺功能减退，对与甲状腺功能低下的患者，或者接受甲状腺激素替代治疗的患者，舍莫瑞林治疗期间要监测甲状腺素的水平。对于其他多肽药物过敏的患者，使用本药时应注意观察过敏反应。

（罗晓星 李小强）

shēngzhǎngyìsù
生长抑素（somatostatin）

最初从下丘脑提取、分离的含 14 个氨基酸的环肽药物。又称生长激素释放抑制激素（growth hormone release-inhibiting hormone，GH-RIH）。既是人源性多肽药物又是动物源性多肽药物。天然的生长抑素为环肽，由 14 和 28 个氨基酸残基构成两种活性存在形式，两者均可由 92 肽生长抑素前体蛋白在不同分泌细胞中经蛋白酶水解而来。人药用生长抑素为十四肽，其氨基酸序列为 H-Ala-Gly-Cys-Lys-Asn-Phe-Phe-Trp-Lys-Thr-Phe-Thr-Ser-Cys-OH，其中第 3 位和第 14 位半胱氨酸残基之间以二硫键形成环状结构，分子式为 $C_{76}H_{104}N_{18}O_{19}S_2$，相对分子质量为 1637.89。1971 年，由美国索克生物研究所神经内分泌实验室的保罗（Brazeau Paul）等从羊的下丘脑分离得到。

工业产品可采用多肽固相合成法制备：以侧链保护的氨基酸为原料，用羟基树脂-王树脂作为反应载体，在固相合成反应器中合成。

生长抑素可抑制生长激素、促甲状腺激素、胰岛素、胰高血糖素的分泌；抑制由试验餐和五肽促胃液素刺激的胃酸分泌，可抑制胃蛋白酶、促胃液素的释放；显著减少内脏血流，降低门静脉压力，降低侧支循环的血流和压力，减少肝脏血流量；减少胰腺的内外分泌以及胃小肠和胆囊的分泌，降低酶活性，对胰腺细胞有保护作用；可影响胃肠道吸收和营养功能。

临床上主要用于治疗严重急性食管静脉曲张出血；严重急性胃或十二指肠溃疡出血，或并发急性糜烂性胃炎或出血性胃炎；胰、胆和肠瘘的辅助治疗；胰腺术后并发症的预防和治疗；糖尿病酮症酸中毒的辅助治疗。

常见不良反应：少数患者用药后产生恶心、眩晕、脸红等反应。当滴注速度高于每分钟 50 μg 时，患者会发生恶心和呕吐现象。由于该药抑制胰岛素及胰高血糖素的分泌，在治疗初期会导致血糖水平短暂下降；胰岛素依赖型糖尿病患者用药后，每隔 3~4 h 应测试 1 次血糖浓度，同时给药中尽可能避免使用葡萄糖；该药可以延长环己巴比妥的催眠作用时间，加剧戊烯四唑的作用，不宜同时使用。孕妇及哺乳期妇女禁用。

（罗晓星 李小强）

tāipán duōtài
胎盘多肽（placenta polypeptide）

从胎盘营养成分中提取的含小分子活性功能多肽药物。主要包含的营养物质是氨基酸、肽、蛋白质、脂质脂肪酸、核酸。属于人源性多肽药物。相对分子质量为 3000~5000。2010 年 10 月，中国贵州泰邦生物制品有限公司研发的胎盘多肽注射液获得国家药品监督管理部门批准上市。可通过收集健康产妇足月分娩的胎盘，经组织破碎、磨研、病菌灭活、酸化水解、离心分离和过滤冻干等步骤制得。

胎盘多肽能增强细胞介导的免疫应答，激活 T 淋巴细胞，从而提高机体的免疫力及抗癌能力；促进骨髓造血细胞的增殖、分化，缓解化学治疗所致的白细胞减少；此外，还有抗突变、抗变态反应及抗衰老等作用。临床上主要用于细胞免疫功能降低或失调引起的疾病、术后愈合、病毒性感染引起的疾病及各种原因所致的白细胞减少症。不良反应尚不明确，肾功能不全者慎用。

(罗晓星 李小强)

yígāoxuètángsù

胰高血糖素 （glucagon） 由脊椎动物胰脏胰岛 A 细胞分泌的由 29 个氨基酸组成的直链多肽药物。又称升糖素、胰增血糖素、抗胰岛素。属于人源性多肽药物。胰高血糖素于 1953 年被分离沉淀而取得结晶，是胃肠激素的一种，具有升血糖作用。以 N 末端组氨酸为起点，C 末端苏氨酸为终点，分子内不具有二硫键。氨基酸序列为 NH$_2$-His-Ser-Gln-Gly-Thr-Phe-Thr-Ser-Asp-Tyr-Ser-Lys-Tyr-Leu-Asp-Ser-Arg-Arg-Ala-Gln-Asp-Phe-Val-Gln-Trp-Leu-Met-Asn-Thr-COOH，分子式为 C$_{153}$H$_{225}$N$_{43}$O$_{49}$S，相对分子质量为 3485。胰高血糖素在血清中的浓度为 50～100 ng/L，在血浆中的半衰期为 5～10 分钟，主要在肝脏灭活。1960 年 11 月，美国食品药品管理局批准美国礼来公司研发的 Glucagon 上市，用于治疗低血糖症；给药途径为皮下注射、肌内注射或静脉注射。

胰高血糖素可采用片段固相缩合法全合成获得，再经纤维素柱分离，所得纯品溶解在 pH 值为 10.5 的稀 NaOH 溶液中，以稀 HCl 调回 pH 值为 8.5 左右，冰箱放置获得结晶。

胰高血糖素是胰岛素的主要拮抗激素，可与胰岛素相互配合调节营养物质的贮存与动员，以满足机体在各种情况下的能量需要。在营养供应不足（如饥饿）或需要增加机体代谢时（如剧烈运动时）释放，以动员肝脏葡萄糖以及供应自由脂肪酸和酮体等替代性能量物质。其主要靶器官为肝脏和肾脏。可与肝细胞膜上相应受体结合，激活肝细胞内的磷酸化酶、脂肪酶和与糖异生有关的酶系，加速糖原分解、脂肪分解和糖异生，使血糖明显升高。另外，胰高血糖素可促进胰岛素和胰岛生长抑素的分泌。药理剂量的胰高血糖素可使心肌细胞内环磷酸腺苷含量增加，心肌收缩增强。

临床上主要用于：①刺激 C-肽试验，用于评估糖尿病患者胰岛 B 细胞的最大分泌情况。②处理糖尿病患者发生的低血糖反应。③胃肠道检查时暂时抑制胃肠道蠕动。严重的不良反应罕见。少数患者可能会有过敏反应。偶有发生恶心和呕吐，特别是剂量超过 1 mg 或注射太快时易发生。可能会出现暂时心跳加速。尚无毒性反应报告。长时间输注后停用可发生低血糖。

注意事项为：①当肝糖原存在时，胰高血糖素可治疗低血糖。若为空腹、血肾上腺素水平低下、慢性低血糖或饮酒过多而致的低血糖，则胰高血糖素作用可很小或无效。②胰高血糖素与胰岛素作用相反。③糖尿病患者或有心脏病的老年人，在内镜和造影中若使用胰高血糖素应格外小心。④使用时，需警惕血糖过高，有时可见低血钾。⑤可以治疗妊娠期间出现的严重低血糖反应。

(罗晓星 李小强)

dòngwùyuánxìng duōtài yàowù

动物源性多肽药物 （animal-derived polypeptide drugs） 从动物体内提取的对人体代谢和生理功能具有调节作用的生物活性肽类药物。其相对分子质量小于 6000，一般由数个至数十个氨基酸通过肽键连接而成，且这些多肽可通过磷酸化、糖基化或酰基化而被修饰。多数动物源性生物活性肽是以非活性状态存在于蛋白质的长链中，当用适当的蛋白酶水解时，其分子片段与活性才被释放出来。因此蛋白质酶降解法是获取动物源性多肽药物的主要途径之一。

1783 年意大利学者司拜伦瑾尼 （Lazzaro Spallanzani） 对胃消化作用的研究标志着人类研究蛋白质酶水解的开始。1975 年，苏格兰学者休斯 （John Hughes） 等首先报道从猪脑中发现了具有类吗啡活性的脑内啡肽，随后陆续从猪、牛、羊、鸡等多种动物体内中的不同脏器和组织中（如肝脏、脾脏、心脏、肾脏、血液、骨骼、肌肉等）分离出种类繁多的生物活性肽。动物源蛋白中的乳蛋白生物活性肽是研究最为深入的动物源性活性肽。

生物学特性和分类 动物源性多肽通过与受体结合参与机体的生理调节作用或被吸收进入血液循环，从而发挥功能。主要有：①抗菌肽，具有刺激巨噬细胞增长、提高免疫力和抗细菌侵袭的功能，如来源于昆虫和脊椎动物的天蚕抗菌肽、天蚕素等。②神经活性肽，与体内相应受体结合，能够调节神经的信息传递，发挥镇痛、调节呼吸及体温等功能，如来源于牛乳、鲔鱼等的脑啡肽、科博肽等。③激素肽和激素调节肽，通过自身作为激素或调节激素反应而促进平滑肌收缩、类固醇合成及血管收缩等生理作用，如来源于猪脊髓的神经介素 U 和从澳大利亚树蛙的皮肤分泌物中分离出一种神经介肽 U 类似物。④酶调节剂和抑制剂，如来自于鱼蛋白水解物的肠促胰酶肽，从天然蛇毒中分离出的降血压肽等，参与了许多生化代谢的途径。⑤免疫活性肽，具有增强免疫功能的作用，是人乳蛋白中第一个被发现的生物活性肽。如胸腺素α1、小牛脾提取物、眼氨肽等。⑥抗氧化肽，可以抑制体内自由铁离子、血红蛋白、脂氧合酶和体外单线态氧催化的脂肪酸败作用，如存在于动物肌肉中的肌肽、促肝细胞生长素等。

制备方法　可分为直接提取法、人工合成法和蛋白质降解法三种。①直接提取法是利用各种分离纯化技术，直接从动物体中提取出各种生物活性肽。由于动物源性多肽是生物体本身所含有的，含量较低，需要经过多次抽提和精炼步骤，才能分离出较高纯度的产物，难以实现大规模工业化生产，而且成本很高。②人工合成法。人工合成生物活性肽的途径主要有化学合成法、酶合成法和重组 DNA 技术。化学合成途径主要是固相合成法和液相合成法，常用于合成高活性、中等长度的多肽。③蛋白质酶降解法是选择合适的蛋白酶水解这些多肽链，把具有生物活性的肽片段释放出来，从而可制备出具有生理功能的生物活性肽。其中酶法水解蛋白质生产的活性肽安全性高，无副作用，能在温和的条件下进行定位水解，从合适的蛋白质分子中分裂产生特定的肽，且水解过程易于控制，是主要的制备方法。

应用　已有数十种动物源性多肽类药物上市，如谷胱甘肽，其来源广泛，可以来自人、动物及植物组织或经微生物和化学合成获得。促甲状腺释放激素、胸腺五肽、奥曲肽、缩宫素、环孢素 A、生长抑素等，另有四十余种动物源性多肽类药物已进入临床试验，主要集中在多肽疫苗、多肽抗生素、抗病毒多肽、心血管活性肽、细胞因子模拟肽和抗肿瘤多肽等方面。

常用的动物源性多肽药物还有氨碘肽、氨肽素、骨肽、脑苷肌肽、脾氨肽、齐考诺肽、蹄甲多肽、心肌肽、脑蛋白水解物等。

（罗晓星　李明凯）

jītài
肌肽（carnosine）　由 β-丙氨酸和 L-组氨酸两种氨基酸组成的二肽药物。用于治疗心肌和脑部疾病，属于动物源性多肽药物。由俄国学者古列维奇·弗拉基米尔（Gulevich Vladimir）于 1900 年首次发现，天然存在于多种脊椎动物的骨骼肌以及新陈代谢旺盛的脑中。肌肽晶体为白色，熔点为 255～260℃。能溶于水，不溶于乙醇、乙醚等有机溶剂，稳定性较好。临床应用的肌肽药物依据来源有注射用脑苷肌肽和注射用心肌肽之分。2005 年，中国珍奥集团股份有限公司研发的注射用心肌肽获得国家药品监督管理部门批准上市。

注射用心肌肽主要成分是从健康幼龄猪心室肌中提取的多肽类活性物质。注射用脑苷肌肽主要成分是健康家兔肌肉提取物和牛脑提取物混合制成的无菌冻干品。注射用冻干粉制备时，给提取的多肽类活性物质中要添加适量的赋型剂，经除菌、除热源处理，制成溶液，再经冻干即得。

肌肽可以减轻心肌超微结构损伤并促进损伤修复；降低心肌缺血程度、减少缺血范围；改善心肌功能；降低心肌细胞钙离子浓度、抑制钙电流；降低心肌耗氧量；促进心、脑组织的新陈代谢，参与脑组织神经元的生长、分化和再生过程，改善脑血液和脑代谢功能。脑苷肌肽用于治疗心肌和脑部疾病引起的功能障碍；心肌肽用于心脏外科手术围术期

心肌保护的辅助治疗。该药使用时，偶有患者出现恶心、呕吐、皮疹，或出现局部酸、胀、痛感等局部刺激症状，停药或减慢滴速后症状消失。肾功能不全者慎用；遗传性糖脂代谢异常者禁用；孕妇慎用。

（罗晓星　李小强）

āndiǎntài
氨碘肽（amiotide）　从猪全眼球与甲状腺中提取的用于眼科疾病治疗的含多肽药物。有效成分为谷氨酸、胱氨酸、甘氨酸、天冬氨酸、赖氨酸等 18 种氨基酸、多肽、核苷酸和多种微量元素，每 1 ml 中含甲状腺特有的化合碘约 0.025～0.040 mg。属于动物源性多肽药物。一般制备成注射液或滴眼液，呈淡黄棕色，遮光冷藏保存，久置可显浑浊或析出沉淀，但振摇后溶解成澄明液体。氨碘肽滴眼液是中国杭州国光药业有限公司自主研制的产品，由《中国药典》2000 年版二部收录。2002 年国家药品监督管理部门批准后正式生产。该药是以猪眼球为原料，经消毒及乙醇沉淀提取，除去蛋白质后的灭菌水溶液。

氨碘肽进入体内后，可促进眼部微血管扩张和血液循环，从而改善患眼的新陈代谢，液体中的活性碘可促进渗出物和玻璃体混浊的吸收，促进组织修复再生，阻止白内障发展，闪光感消失，提高视觉功能，有助于早、中期白内障的治疗和控制，使视力有所提高。适用于各种类型白内障（如初期老年性、外伤性和并发性等）、玻璃体混浊和角膜薄翳等眼疾。对玻璃体积血和混浊也有一定的疗效，但对成熟前期和成熟期白内障效果不佳。是玻璃体混浊特别是近视性玻璃体混浊非手术治疗和基层医院治疗玻璃体混

浊的首选药物。

该药有一定降血压作用，极个别病例用药后有过敏样反应，例如出现皮肤红疹、发痒、口舌麻木感或全身不适感等，停药后症状消失。甲状腺功能亢进者禁用，其他内分泌紊乱者和低血压者慎用。如用药后出现局部或全身过敏样反应，应停止用药。

（罗晓星　李明凯）

āntàisù

氨肽素（amino-polypeptide）　从猪蹄爪甲提取的含有以多肽为主的多种活性物质组成的混合多肽药物。属于动物源性多肽药物。1983年，中国丹东市食品公司生物化学制药厂研制成功后投入生产。该药是将猪蹄爪甲去异物，温水浸泡，洗净烘干，然后水解，经渗漉法提取获得浓缩物，脱脂成氨肽素粗品后，再精制成氨肽素精制品，之后加工成制剂。

氨肽素能增强机体的代谢，促进血细胞的增殖、分化、成熟与释放，对升高白细胞及血小板均有作用。其与抗体、补体、干扰素等多种免疫物质有协同作用，也能激活单核巨噬细胞和粒细胞的活性，产生免疫调节作用。对含巯基生物分子及红细胞有保护作用，可使冷藏血液中的红细胞溶解量减少，红细胞内的乳酸脱氢酶失活变慢，对冷藏的红细胞有一定的保护作用。

临床上主要用于治疗原发性血小板减少性紫癜、过敏性紫癜、慢性白细胞减少症、慢性再生障碍性贫血，对银屑病和复发性口腔溃疡也有一定疗效。氨肽素长期服用无副作用，患者用药后检查肝、肾功能、血、尿常规等均未见明显改变。尚未见相关不良反应报道。

（罗晓星　李明凯）

cùgānxìbāo shēngzhǎngsù

促肝细胞生长素（hepatocyte growth-promoting factors，HGPF）

从动物肝脏中提取，并经纯化获得的用于治疗肝炎、肝硬化的小分子多肽药物。属于动物源性多肽药物。相对分子质量多在10 000～15 000间。1975年美国斯坦福大学医学院教授道格拉斯（Douglas Labrecque）等从断乳大鼠肝脏匀浆中分离纯化出具有刺激肝脏生长作用的一类物质，相对分子质量为12 400～17 500，命名为肝细胞刺激物质（hepatic stimulator substance，HSS）。1984年，美国杜克大学病理学专家乔治（George Michalopoulos）等发现肝部分切除后，大鼠血浆内含有刺激肝细胞DNA合成的物质，并命名为肝细胞生成素（hepatopoietin，HPTA）。同年，日本大阪大学生物化学专家中村敏一（Toshikazu Nakamura）等从部分肝切除大鼠的血清中分离到一种能刺激原代培养的肝细胞生长和DNA合成的肝源性因子，并首次将它命名为肝细胞生长因子（hepatocyte growth factor，HGF）。1988年，中国广州空军医院张宜俊等人开始探索从乳猪新鲜肝脏制备具有促进肝细胞DNA合成的低相对分子质量多肽类物质，命名为肝细胞生长素随后研制成功为国家一类新药。2001年，北京四环时代生物药业有限公司经过国家药监部门批准正式生产，用于治疗急慢性重型肝炎。

该药是先将动物肝脏进行前处理并绞碎称重，加一定量的生理盐水匀浆处理，再通过酶解、热变性等方法对匀浆液进行水解和变性，最终经离心和超滤得到的促肝细胞生长素成品。

该药能刺激正常肝细胞DNA合成，促进肝细胞再生，降低谷丙转氨酶作用。能阻断自由基的脂质过氧化作用，保护肝细胞膜，促进肝脏病变细胞的恢复。能增强库普弗细胞功能，提高清除内源性及外源性内毒素功力，降低血清中肿瘤坏死因子作用，稳定肝脏的环境，防止肝细胞损伤乃至坏死的作用。含有氨基酸和多种微量元素，有营养肝细胞作用，有促进氧化磷酸化，活跃肝细胞生物氧化功能和蛋白质合成作用，通过抑制成纤维细胞的增殖和分化而减少胶原纤维形成和纤维组织增生，发挥抗纤维化作用。还能调节机体免疫功能，有免疫增强作用。

临床上主要用于重型肝炎（病毒性肝炎、肝衰竭早期或中期）、慢性肝炎活动期、肝硬化的辅助用药。可显著提高重型肝炎存活率，改善重型慢性活动性肝炎的肝功能。对亚急性和慢性病毒性重型肝炎的早期患者，能够降低其死亡率。用于重症肝炎、慢性活动性肝炎等疾病的治疗，还可以治疗慢性肝病肝纤维化、防治化学治疗药物性肝损害等。对严重冠状动脉疾病患者运动期间的心肌缺血具有良好的保护作用。

使用中偶可出现低热，未见明显副作用。部分患者在病情缓解过程中发现伴有肝脏增大、甲胎蛋白增高的现象。对该药过敏者禁用。成品变棕黄色后不能用。

（罗晓星　李明凯）

gǔtài

骨肽（ossotide）　从动物骨组织中提取的可有效促进骨源性生长因子合成的活性多肽药物。属于动物源性多肽药物。这些骨源性生长因子主要包括骨形成发生蛋白、转化生长因子-β、成纤维细胞生长因子、胰岛素样生长因子、血小板衍生生长因子、表皮细胞生长因子等，其中骨形成发生蛋白是已知效用最强的骨生长因子。1965 年美国医生马歇尔（Marshall R. Urist）报道了用脱钙骨基质可以诱导异位宿主的间充质细胞分化成新骨，后来又分离出具有骨诱导活性的骨形成发生蛋白。美国食品药品管理局于 2002 年 7 月批准重组骨形成发生蛋白-2 用于脊柱融合治疗。2002 年，中国国家药品监督管理部门批准骨肽制剂正式生产上市。

制备方法：取健康新鲜或冷冻的哺乳动物的四肢骨，用纯化水清洗后，置液压机上压碎。将压碎的四肢骨置夹层锅中，加入 5% NaOH 溶液，加热 30~55℃ 水解 12~48 h 后取上清液后，用稀盐酸调 pH 值至 3.0~6.0，加热至 70~100℃，15~40 min，冷却降温至 30~55℃，静置 12~48 h 后过滤获得骨肽。

该药具有调节骨代谢和生长作用，能参与骨钙的吸收和释放，促进骨痂和新生血管的形成，促进细胞有丝分裂、分化作用、趋化作用和溶骨活性。其主要成分骨形成发生蛋白是间充质细胞向骨系细胞分化的最初信号分子，能诱导血管周围游动的间充质细胞转化为软骨细胞和成骨细胞，从而促进骨痂形成，诱导新骨形成，促进骨折的修复；此外，骨形成发生蛋白还可调节细胞外基质成分的改变，并通过与转化生长因子-β 和成纤维细胞生长因子相互之间的协调作用更好地诱导新骨形成，使骨组织更成熟。骨形成发生蛋白及一些多肽具有抗炎活性，可抑制各种骨关节炎症的炎性浸润和关节损伤，并可消除骨折及骨科术后的肿胀和疼痛，

可调节钙、磷代谢，增加骨钙磷沉积、防止骨老化。

临床上对腰椎间盘突出症、骨折等多种骨科疾病有确切疗效，可提高骨质疏松患者的骨密度，对于类风湿关节炎所致的关节疼痛、肿胀、晨僵等症状具有持久、稳定的疗效，与非甾体抗炎药配合使用，既可在患者急性期症状改善后继续维持疗效，又可避免长时间服用非甾体抗炎药造成胃肠溃疡、胃出血的风险。对神经根型、脊椎型、椎动脉型、交感神经型颈椎病也有一定疗效。

不良反应以变态反应为主，表现为寒战、高热、头晕、恶心、呕吐、呼吸急促、呼吸困难、皮肤红疹、瘙痒等。在临床使用时遇此类情况应立即停药，并采用抗过敏治疗，以防发生过敏性休克等严重的不良反应。另外，骨关节系统和泌尿系统损害，表现为关节红肿热痛、四肢疼痛、腰痛、血尿等症状。

（罗晓星 李明凯）

kēbótài

科博肽（cobratide）从中华眼镜蛇蛇毒中提取的用于治疗疼痛的多肽类药物。属于动物源性多肽药物。其主要成分为眼镜蛇毒神经毒素，是非麻醉性镇痛剂，是由 68 个氨基酸组成的单链多肽，含有 4 个二硫键维系其空间结构。相对分子质量为 7000。该药为白色或类白色冻干块状物或粉末，易溶于水。

1933 年，德国医生阿道夫（Adolf Monaelesser）等将眼镜蛇毒用于治疗晚期癌症患者，发现有显著缓解疼痛的疗效。1936 年，法国医生用眼镜蛇毒治疗伴有疼痛的癌症病例，发现蛇毒的镇痛效果大于吗啡，且持续时间较长。中国从 1952 年起相继开展了对蛇

毒的研究。1988 年，上海医科大学肿瘤医院自制的蛇毒胶囊制剂用于临床，临床研究结果显示有明显镇痛效果，作用强且持久。2002 年中国国家药品监督管理部门批准用于治疗晚期中、重度癌症疼痛。

将蝮蛇粗毒制品在高效液相层析系统上用 C18 反相柱进行分离纯化，色谱条件是以 0.1% 三氟乙酸和乙腈为流动相，流速 7 ml/min，在 0~80% 范围内进行梯度洗脱，洗脱时间为 0~120 min；检测波长 210 nm，分离温度 20~28℃，制备成蛇毒精品。

主要药效成分眼镜蛇毒神经毒素与 N 型乙酰胆碱受体有高度的亲和力，能阻止神经肌肉接头神经冲动信号的传递。影响脑内乙酰胆碱的代谢，并能提高脑内脑啡肽的含量，其镇痛作用推测与此有关。

临床上适用于晚期癌症疼痛、慢性关节痛、坐骨神经痛、神经性头痛、三叉神经痛、麻风反应神经痛等慢性疼痛的治疗，尤其用于慢性、顽固性、持续性疼痛的治疗。该药长期应用无依赖性和耐受性；与吗啡、哌替啶等阿片类药物无交叉耐受现象，可完全替代吗啡等阿片类药物用于晚期癌痛等重度疼痛的治疗。

常见不良反应有：治疗过程中偶有口干、头晕、恶心等症状，一般不需特殊处理。初用时疼痛可能短时加重，继续用药即可显效。青光眼及高热患者，孕妇及哺乳期妇女等人群忌用。与吗啡、哌替啶等阿片药物及布洛芬、双氯芬酸等非甾体解热镇痛药物合用有协同增效作用，但毒性并无增加。阿托品等 M 型受体阻断药、抗胆碱酯酶药物能完全拮抗其镇痛作用，骨骼肌松弛药可增

强其呼吸肌麻痹作用，因此这几类药物不能与科博肽同时使用。

(罗晓星 李明凯)

nǎogānjītài

脑苷肌肽 (cattle encephalon glycoside and ignotin)

由健康家兔肌肉和牛脑提取的用于治疗心肌和脑部疾病引起的功能障碍的多肽药物。属于动物源性多肽药物。为无菌冻干品，主要组分为神经节苷脂和小分子多肽。2002年由中国国家药品监督管理部门批准吉林震澳制药有限公司和吉林四环制药有限公司生产的脑苷肌肽上市。

该药是以动物脑组织为原料，以氯仿/甲醇混合溶剂（1.5∶1）从动物脑组织中制备含神经节苷脂的提取物溶液；以及从动物的肌肉组织中制备含相对分子质量8000以下的小分子多肽的提取物溶液；将含神经节苷脂的提取物溶液和含小分子多肽提取物的溶液按照一定的比例混合，即可获得脑苷肌肽溶液。

注射用脑苷肌肽所含的具有特定组成的活性成分能够透过血脑屏障，激活和促进神经细胞蛋白质合成，提供和补充神经代谢、细胞代谢所需的特异性营养物质，可以改善脑组织缺血、缺氧，加强脑细胞能量代谢，激活神经生长因子并提供充足的营养与能量，促进轴突生长及突触生成。临床主要用于治疗冠心病、心绞痛、脑梗死、缺氧缺血性脑病、慢性肺源性心脏病、糖尿病周围神经病变等疾病。可促进心、脑组织的新陈代谢，参与脑组织神经元的生长、分化和再生过程，改善脑血液循环和脑代谢功能，用于治疗心肌和脑部疾病引起的功能障碍。

脑苷肌肽有较强的抗原性，可刺激机体产生相应的抗体，易引起过敏，用药后偶有患者出现发冷、体温略有升高、头晕、烦躁，停药后症状消失，肾功能不全患者慎用，对该药过敏者、遗传性糖脂代谢异常者禁用。

(罗晓星 李明凯)

pí'āntài

脾氨肽 (spleen aminopeptide)

从健康动物脾脏中经透析提取的混合多肽药物。属于动物源性多肽药物。平均相对分子质量3500左右。含有10多种人体必需的微量元素、多种氨基酸和免疫调节因子。口服冻干粉药物名为复可托。2006年中国国家药品监督管理部门批准浙江丰安生物制药有限公司生产的脾氨肽冻干粉上市。该药以动物脾脏为原料，经消毒及乙醇沉淀、提取获得。

脾氨肽能将供体某一特定细胞的免疫功能转移给受体，非特异性地增强受体的细胞免疫体系，改善单核细胞与含有Ig复合体结合的能力；具有促进干扰素及淋巴因子释放的功能。能提高机体的免疫功能及促进辅助性T细胞的功能，使T细胞分泌白介素-2、白介素-6等增加，能激活单核-巨噬系统的活性，提高血清IgG和IgA的水平，并对组织中病毒的复制有一定的抑制作用。

临床上能有效提高恶性肿瘤患者放射治疗、化学治疗及术后生活质量，治疗免疫缺陷和自身免疫功能紊乱性疾病（如反复呼吸道感染、支气管炎、肺炎、哮喘、重症带状疱疹及银屑病等），减少哮喘的发作次数和严重程度；治疗细胞免疫功能低下、提高免疫力。无明显毒副反应。

(罗晓星 李明凯)

qíkǎonuòtài

齐考诺肽 (ziconotide)

人工合成的由25个氨基酸组成的用于鞘内镇痛的多肽类药物。属于动物源性多肽药物。由包含3个二硫键在内的25个氨基酸组成，序列为Cys-Lys-Gly-Lys-Gly-Cys-Ser-Arg-Leu-Met-Tyr-Asp-Cys-Cys-Thr-Gly-Ser-Cys-Arg-Ser-Gly-Lys-Cys-amiSe，分子式$C_{102}H_{172}N_{36}O_{32}S_7$，相对分子质量为2639。其药理学活性依赖于完整的二硫键，在碳链的C_1-C_{16}、C_8-C_{20}和C_{15}-C_{25}三个位置的二硫键使多肽折叠成为ω结，具有ω家族的特征。除二硫键外，还有3股β折叠可进一步稳定其空间结构。齐考诺肽具有较强的水溶性和极性。它能够强效选择性的可逆的阻滞N-型电压敏感性钙通道，为20世纪70年代在圆锥形蜗牛（Conus magus）毒液中发现的ω-芋螺毒素（ω-conotoxin；ω-conopeptide；ω-CTX）的人工合成品，由爱尔兰伊兰（Elan）制药公司研制。2004年美国食品药品管理局批准其用于鞘内注射治疗，主要适用于其他治疗方法不能耐受或不能控制的严重慢性疼痛患者。2005年1月首次在美国上市，2005年2月获欧盟上市许可。2007年，国际联合镇痛会议专门小组推荐齐考诺肽作为一线鞘内镇痛药物。

制备技术 先用固相法合成齐考诺肽线性肽，合成时用三氟乙酸脱除侧链保护基，并以高效液相色谱法纯化，得到含两对二硫键的半环化肽混合物。再用碘作为氧化剂脱除保护基，形成含3对二硫键的齐考诺肽环化肽。

药理作用 齐考诺肽可以特异性地、选择性地、可逆地抑制脊髓背角上与疼痛传递有关的A_δ、C神经纤维末梢的N-型电压敏感性钙通道，可阻止钙离子进入脊髓初级疼痛传入神经元，抑制P物质、降钙素基因相关肽以及谷氨酸等神经递质的释放，从而阻止或降低疼痛信号的传导，还阻滞大脑皮层、神经垂体和脊髓中的钙通道。

应用　临床上主要用于需要鞘内注射且对其他治疗不能耐受或无反应的慢性疼痛患者，可使用微量泵装置和导管将齐考诺肽持续泵入到鞘内（通常是蛛网膜下腔）进行治疗。对于阿片类药物治疗失败的患者，以及全身应用或鞘内应用镇痛药物仍不能控制的癌症疼痛患者，对子宫切除术、根治性前列腺手术、全髋关节置换术等术后急性疼痛患者，鞘内注射齐考诺肽能缓解其术后急性疼痛。

不良反应和注意事项　鞘内注射齐考诺肽时，脑膜炎的发生率与鞘内应用其他镇痛药物相似，因此，输注泵和药物的准备阶段一定要注意无菌技术。齐考诺肽因输注速率过高引起的常见副作用包括：心血管系统不良反应，如直立性低血压、晕厥、心动过速、心动过缓、非特异性 T 波改变等；中枢神经系统不良反应，如认知障碍包括糊涂、记忆缺失、语言障碍和失语症、忧伤、共济失调、镇静、视觉模糊、头晕、眼球震颤、幻听、幻视、妄想、暴躁、方向障碍、步态异常等，应调整用药剂量或暂停药物输注。治疗期间患者不宜从事需要集中精力或需运动协调的活动。

齐考诺肽可能引起或加重有自杀倾向易感者的抑郁症，因此有精神病史的患者应禁用；其他禁忌包括医疗条件不符合鞘内治疗、拟输注部位感染、无法控制的出血因素、脊髓损伤所致脑脊液循环受阻以及对溶液过敏的患者。服用利尿剂的患者，同时应用齐考诺肽时会增加意志消沉的

危险性，应慎用。

（罗晓星　李明凯）

tíjiǎduōtài
蹄甲多肽（hoof nail polypeptide）　从猪蹄甲中提取的主要成分是角蛋白部分水解生成的多肽药物。属于动物源性多肽药物。其主要成分是多肽或蛋白质，而其他成分主要是矿物质和非蛋白质有机化合物。2002 年，中国国家药品监督管理部门批准湖北仁悦药业有限公司生产上市。

工业制备时取健康猪蹄甲去杂物，洗净后烘干，粉碎成粗粒后溶液提取，将提取液浓缩、干燥、粉碎和包装得到成品。为了增加角蛋白的溶解度和使其水解，提取时往往使用碱性溶液。

蹄甲多肽可兴奋子宫，增加子宫收缩的频率和幅度，节律性地兴奋子宫肌，影响内膜的血管，使血管呈扩张和收缩的双向变化；还可调节内分泌，通过促进肾上腺束状带分泌糖皮质激素，抑制纤维蛋白溶解，减少血管通透性，稳定溶酶体膜等作用，从而改善或制止功能性子宫出血。蹄甲多肽为口服给药，临床用于治疗功能性子宫出血，月经过多以及节育术（放环、结扎、人工流产）后并发子宫出血、子宫肌瘤并发子宫出血等。对功能性子宫出血者伴有的腹痛、腹胀、腰痛、头晕、乏力、乳房胀痛等自觉症状，经蹄甲多肽治疗后也有改善。临床上无明显不良反应。有患者可见胃部不适，但长期服用对胃黏膜无损害作用。对蹄甲多肽过敏者禁用，孕妇慎用，哺乳期妇女用药尚不明确。

（罗晓星　李明凯）

xiǎoniú pí tíqǔwù
小牛脾提取物（calf spleen extract）　从出生 24 h 内健康乳

牛脾脏中提取的具有免疫调节作用的高活性混合多肽药物。属于动物源性多肽药物。相对分子质量小于 6000。1995 年，中国首都医科大学附属复兴医院肿瘤内科医生张心惟等人发现来源脾脏的肽类提取物具有较强的免疫调节功能。随后的一系列研究发现牛脾脏提取物对瘤细胞的生长速度有明显的抑制作用，并呈现剂量依赖性关系，具有抗肿瘤作用。2002 年，国家药典委员制定了该注射液的标准，并于同年由国家药品监督管理部门批准吉林敖东洮南药业股份有限公司生产上市，并收载于 2005 版《中国药典》。

工业制备时取经过预处理的健康乳牛脾脏，加水匀浆，调节 pH 值至 3.0 ~ 5.0，反复冻融，使细胞完全破裂；经离心，3000 ~ 4000 r/min，每次离心时间为 15 ~ 30 min；过滤、调节 pH 值为 6.0 ~ 7.5，得清液；冷冻融化后再过滤，得小牛脾多肽提取物。

小牛脾提取物可抑制肿瘤细胞的糖酵解，使能量代谢发生障碍，并使细胞停滞于分裂周期的 G0/G1 期，导致肿瘤细胞凋亡而发挥抗癌作用。还可激活免疫系统，增强机体自然杀伤细胞的活性，刺激骨髓增殖，促进干扰素、白介素-2 以及多种淋巴因子的释放，使 T 淋巴细胞活性增强、数量增多，并刺激细胞分裂抑制素的增加，整体提高机体免疫力及诱导抗肿瘤因子释放；并可刺激骨髓干细胞增殖，提高造血功能，使外周血细胞数量增加。

临床上主要用于化学治疗后骨髓抑制期的血常规的恢复治疗及减轻化学治疗的不良反应。可辅助治疗慢性特发性血小板减少性紫癜，增加白细胞和血小板计数，缩短出血停止时间。癌症患

者进行化学治疗时联合应用小牛脾提取物可提高化学治疗疗效，减轻骨髓抑制等不良反应，改善患者生活质量。个别患者治疗期间出现对该药过敏。

(罗晓星 李明凯)

xīnjītài

心肌肽（cardiomyopeptide） 从幼年猪心室肌中提取的具有显著生物活性的小分子多肽类药物。属于动物源性多肽药物。其多肽含量为75%～90%，游离氨基酸为6%～15%，核糖核酸含量为1%～2%，脱氧核糖核酸含量为3%～7.5%，相对分子质量为1000～10 000。2000年，中国国家药品监督管理部门批准空军广州医院研制的注射用心肌肽素开展临床试验，2006年颁发新药证书和生产批件，由大连珍奥药业股份有限公司生产上市。

该药制备方法是将健康幼年猪的心室肌洗净、切碎，加灭菌蒸馏水匀浆，匀浆液反复冷冻、解冻3~4次，加热至65~95℃过滤除渣得到粗滤液，再用中空纤维柱超滤，得到精滤液，用超滤膜超滤，截留相对分子质量小于10 000的心肌肽素溶液，反渗透浓缩，最后经过质量检查、过滤除菌、灌装、冷冻干燥得到成品。

心肌肽对缺血-再灌注导致的心肌细胞损伤的多种因素均有抵抗作用。可通过减少心肌酶释放及心肌脂质过氧化，提高心室肌清除氧自由基的能力，改善心肌的能量代谢，维持细胞膜的功能，减轻受损心肌的变性坏死反应，减轻心肌超微结构损伤并促进损伤修复；可降低心肌缺血程度、减少缺血范围；可改善心肌功能，降低心肌细胞钙离子浓度、抑制钙电流，降低心肌耗氧量，对心肌缺血-再灌注损伤有预防和治疗作用。

临床主要用于治疗心脏手术围手术期心肌缺血-再灌注损伤。如冠状动脉粥样硬化性心脏病旁路移植术体外循环手术和非体外循环手术，慢性瓣膜性心脏病瓣膜置换术等。

治疗期间对人体重要器官无明显不良反应，偶有患者可出现恶心、呕吐、皮疹，以及酸、胀、痛感等局部刺激症状，减慢滴速或停药后症状消失。既往有生物制品过敏史或过敏体质者慎用。

(罗晓星 李明凯)

xiōngxiànsù α1

胸腺素 α1（thymosin α1） 从牛胸腺制备物中分离纯化得到的酸性多肽药物。属于动物源性多肽药物，用于治疗慢性乙型肝炎和增强免疫系统反应性。1966年，美国生物学专家阿伦·戈尔茨坦（Allan L. Goldstein）等首次报道了从小牛胸腺提取液中发现的具有生物活性的激素样物质，命名为胸腺素。1975年改进了提纯方法制取胸腺素。此后，国际上均采用此法或在此基础上改进的方法提取胸腺素。随后从胸腺素组分5中分离纯化出一类热稳定酸性多肽，称为胸腺素α1，它是由动物胸腺上皮细胞分泌的一类多肽激素的总称，其一级结构由28个氨基酸组成，氨基酸序列为N-Ser-Asp-Ala-Ala-Val-Asp-Thr-Ser-Ser-Glu-Ile-Thr-Thr-Lys-Asp-Leu-Lys-Glu-Lys-Lys-Glu-Val-Val-Glu-Glu-Ala-Glu-Asn-C，在胸腺素α1的一级结构中存在丙-丙、*丝-丝*、苏-苏、赖-赖、缬-缬、谷-谷等6处氨基酸重复序列，约占总量的一半。相对分子质量为3066，等电点为4.2，白色疏松块状物。1990年，中国药品监督管理部门批准多个制药公司生产。到2015年，已被全球30多个国家批准上市用于治疗肝炎等疾病。

工业上多采用固相多肽化学合成技术获得，经液相色谱分析纯化，结构明确、纯度高、质量稳定、不存在异源蛋白，也可利用基因工程方法制备获得胸腺素α1单体。

该药能影响细胞因子的分泌，具有生物反应调节物的功能，如能调节T细胞的凋亡，影响T细胞免疫功能。通过刺激外周血液淋巴细胞丝裂原来促进T淋巴细胞的成熟，增加抗原或丝裂原激活后T细胞分泌的干扰素α、干扰素γ以及白介素-2、白介素-3等淋巴因子水平，同时增加T细胞表面淋巴因子受体水平。还可通过对CD4细胞的激活，增强异体和自体的人类混合淋巴细胞反应。具有多种生物学功能，如抗肿瘤、抗凋亡、免疫调节等。

临床上主要用于慢性乙型肝炎、急性重症肝炎、皮肤病、活性类风湿关节炎、免疫功能低下、自身免疫性疾病、严重感染及恶性肿瘤的辅助治疗。

不良反应主要表现为皮疹、过敏样反应、寒战、发热、瘙痒、呼吸困难、心悸、过敏性休克、胸闷、恶心、头晕、憋气、呕吐、潮红、过敏反应、荨麻疹、斑丘疹等。所致过敏性休克与制剂纯度、患者过敏体质有关，一旦出现轻度反应，需立即停药并及时进行抢救。

(罗晓星 李明凯)

yǎn'āntài

眼氨肽（ocular extractives） 采用动物全眼球和甲状腺水解、提取、精制而成的多肽类药物。属于动物源性多肽药物，用于治疗眼科疾病。含有多种氨基酸、多肽、核苷酸及微量钙、镁、钾、铁、铜、锰、锌等元素，所含多种氨基酸中，尤其以甘氨酸和谷氨酸等含量为高，其注射液为无色或微黄色的澄明液体。《中国药典》2000 年版二部曾收录。眼氨肽滴眼液由中国杭州国光药业研发，2002 年国家药品监督管理部门批准上市。

工业上以猪、牛或羊等健康动物眼球为原料，经消毒及乙醇沉淀、提取，除去蛋白质后的灭菌水溶液精制而成。

该药有促进眼组织的新陈代谢、伤痕愈合、吸收炎症渗出的作用，从而有利于眼角膜上皮组织的再生。能改善眼部血液循环和新陈代谢，促进玻璃体混浊吸收，促进组织修复再生，阻止白内障发展，提高视觉功能。

临床上可用于非化脓性角膜炎、虹膜睫状体炎、中心视网膜炎、初期老年性白内障、玻璃体浑浊、巩膜炎、视力疲劳、青少年假性近视等眼疾的治疗。对复发性口疮也有一定疗效。尚未见明显不良反应。少数患者滴眼后有局部刺激感和（或）结膜囊分泌物增多，极少数患者滴眼后有结膜、眼睑充血和不适感，一般在继续用药过程中症状会减退或消失。用药期间如有持续性结膜充血或刺痛不适感，应停药。对生物制品过敏者禁用。

（罗晓星　李明凯）

nǎodànbái shuǐjiěwù

脑蛋白水解物（cerebroprotein hydrolysate）

从动物脑组织中提取、分离、精制而得的含有约 16 种游离氨基酸和少量小分子肽的活性多肽类药物。属于动物源性多肽药物。其中游离氨基酸占 85%，小分子肽占 15%，还含有脑神经多肽、核酸、神经递质和神经营养因子等生物活性成分。

脑蛋白水解物在中国临床应用较久，具有促进神经纤维生长的类神经生长因子功能。但是多个厂家生产的该品种注射液没有统一标准。2008 年，脑蛋白水解物的不良反应报告开始增多。截至2015 年，脑蛋白水解物没有在美国、欧洲等主要国家上市。该药一般提取自健康新鲜动物大脑组织（如猪脑），经酶水解而制得。

脑蛋白水解物易通过血脑屏障，作用于中枢神经系统，调节和改善神经元的代谢，促进突触的形成，诱导神经元的分化；能促进脑内蛋白质的合成，影响呼吸链，具有抗低氧能力，可改善脑内能量代谢，激活腺苷酸环化酶和催化其他激素系统，提供神经递质、肽类激素及辅酶前体，具有促进神经纤维生长的类神经生长因子功能。

临床上主要用于颅脑外伤、脑血管病后遗症伴有记忆减退及注意力集中障碍的症状改善。对脑功能不全有辅助改善作用，也用于蛋白质缺乏、神经衰弱患者以及对一般蛋白质有消化吸收障碍的患者。

该药一般耐受性良好。注射过快会有轻度热感，极少数病例会出现寒战、轻度发热，且多与患者体质有关。同时使用抗抑郁药治疗时可发生不良的相互作用，导致不适当的精神紧张，此时建议减少抗抑郁药剂量。以下情况禁用：癫痫病患者，严重肾功能不良者，孕妇或哺乳期妇女，对该药过敏者。

（罗晓星　李小强）

zhíwùyuánxìng duōtài yàowù

植物源性多肽药物（plant-derived polypeptide drugs）

从植物中通过酶解、分离、纯化获得的多肽类药物。主要来源植物的叶子、种子、胚及子叶，含量丰富。通常是由 3 ~ 6 个氨基酸组成。关于植物多肽的报道起始于20 世纪 60 年代，如在单子叶植物、双子叶植物、海藻类的细胞线粒体、叶绿体及细胞质中均发现了谷胱甘肽。植物源性多肽药物大多富含半胱氨酸，且所有的半胱氨酸都形成了分子内二硫键。1970 年，挪威医生格兰（Gran L）从非洲的可用于孕妇催产的药用植物 Oldenlandia affinis 水提取物中分离出了具有子宫收缩活性的物质 kalata B1 和 kalata B2；英国学者奥拉夫（Olav Saether）等1995 年确定这种物质的结构是由29 个氨基酸组成的环肽。硫素则是瑞典学者卡莱雅（Fernandez de Caleya R）于 1972 年最早从植物中分离的植物抗菌肽。

根据结构可分为寡肽、环肽、环肽生物碱、糖肽类等；根据来源不同又可以分为大豆活性肽、玉米肽、大米肽、米糠肽、小麦肽、花生肽、菜籽肽类等；按功能分类有助消化吸收肽，主要是二肽、三肽等低肽，它们比氨基酸消化吸收快，吸收率高，并具有低抗原性、低渗透压，不会引起过敏、腹泻等不良反应，适用于胃功能低下、消化道疾病患者术后恢复，是耐久力运动员、婴幼儿及老人的滋补食品。

植物源性多肽具有高溶解性、低黏度、高稳定性、高吸湿性、高流动性、乳化性、抗凝胶性、抗氧化性和促进微生物生长代谢等特性。植物源性多肽药物具有多种生理功能，主要表现在降低胆固醇，降血压，促进脂肪代谢，促进矿物质吸收，促进免疫、激素调节、抗菌、抗病毒、抗疟、抗氧化、抗炎、镇静、抑制血小板聚集、抑制酪氨酸酶、抑制胰蛋白酶、降血脂，促进双歧杆菌和乳酸杆菌增殖等作用，安全性极高。植物源性多肽药物临床应用广泛，主要包括：抗肿瘤活性，神经生理活性，抗脂肪分解活性，抗炎活性，降压活性和抗溃疡活性等。

植物源性多肽药物，一般是从植物中，如某些蔬菜、豆类、薯类、谷物等，通过酶解分离、纯化获得活性肽。应用植物做原料制备多肽、蛋白质药物品种很少，由于这些来自植物源性的生物大分子在结构上与人源性的同种生物大分子在种族上差异较大，使用时免疫反应强烈。随着分离鉴定技术的发展和多肽蛋白质研究的深入，截至2011年，已经发现植物环肽药物450多个，来自于26个科65个属的120种植物。

(罗晓星　吴玉梅)

wēishēngwùyuánxìng duōtài yàowù
微生物源性多肽药物 (microbe-derived polypeptide drugs)

由细菌和真菌等微生物产生的多肽药物。根据其生理功能，微生物源性多肽药物可分为抗肿瘤多肽、细胞因子模拟肽、抗病毒多肽和抗菌肽等。临床应用较多的是抗菌肽。1972年瑞典学者汉斯 (Hans G Boman) 首先发现抗菌肽，1980年瑞典微生物学专家经分离、纯化，得到了一系列相对分子质量不等的抗菌肽。抗菌肽包括环形多肽、糖多肽和脂多肽，如短杆菌肽、杆菌肽、多黏菌素B和乳酸链球菌多肽等。微生物源性多肽药物主要从天然产物中发酵获得发酵产物，如替考拉宁是由游动放线菌发酵获得，万古霉素是从东方拟无枝酸菌发酵获得，乌苯美司经橄榄网状链霉菌发酵生物合成。之后提取、纯化、精制最后得纯品。通过对发酵工艺

（发酵温度、pH值、碳源、氮源、溶解氧、无机盐、前体等）的优化可提高其产量；另外，可通过修饰法和基因工程法得到活性更高的产物。如达托霉素。

微生物源性多肽药物具有多种生物学功能，主要表现在抗氧化、细胞因子样作用、抗肿瘤、抗病毒和抗菌等功能。微生物源性多肽药物是由宿主细胞产生的一类抗菌分子，也是有机体在进化过程中为适应环境而产生的先天性免疫活性分子，其相对分子质量较小，一般在4000左右，对革兰阳性菌、革兰阴性菌、霉菌、螺旋体、病毒［如流感病毒、疱疹病毒、人类免疫缺陷病毒（艾滋病病毒）］等均具有很强的杀伤活性。具有相对分子质量小、高效、稳定、作用机制独特和不易产生耐药性等特点。

临床上因其具有广谱杀菌、抑制病毒复制、抑制肿瘤细胞生长，以及促进伤口的愈合、增强免疫功能等作用，可用于感染性疾病和抗肿瘤治疗。

(罗晓星　吴玉梅)

dátuōméisù
达托霉素 (daptomycin)

利用玫瑰孢链霉菌发酵获得的具有杀菌作用的环脂肽类抗生素。化学式为 $C_{12}H_{101}N_{17}O_{26}$，相对分子质量为1620.67。是包含有不同长度的脂酰侧链的环脂肽混合物，其各组分均是由1个十肽环与3个环外氨基酸构成的肽链组成，十肽环中的氨基酸或非蛋白源性氨基酸通过酰胺键与酯键连接。达托霉素最初由美国礼来公司于20世纪80年代发现，是由美国 Cubist Pharma Inc. 公司研发，对革兰阳性菌具有剂量依赖性快速杀伤作用，并对多药耐药的金黄色葡萄球菌具有显著抑制作用。2003

年9月，美国食品药品管理局经过快速审理程序批准上市。

达托霉素主要由玫瑰孢链霉菌天然发酵产物中获得，但含量很低，通过对发酵工艺的优化可提高其产量；另外，通过半合成修饰法、组合生物合成技术（亚基替换、模块或结构域替换）、利用前体控制发酵工艺、基因敲除等方法，可得到抗菌活性更高毒性较低的达托霉素结构类似物。

与万古霉素相同，达托霉素也是治疗革兰阳性耐药菌株引致感染的抗生素，但作用机制不同。达托霉素主要通过与细菌细胞膜结合，导致细胞膜快速去极化，抑制细菌蛋白质、DNA及RNA的合成，从而杀死细菌；通过扰乱细胞膜对氨基酸的转运，从而阻碍细菌细胞壁肽聚糖的生物合成，改变细胞膜的性质；另外，它还能通过破坏细菌的细胞膜，使其内容物外泄而达到杀菌的目的。临床上达托霉素对耐甲氧西林金黄色葡萄球菌、耐万古霉素肠球菌和耐青霉素肺炎链球菌等高致病性耐药菌具有很好的杀菌效果。临床用于治疗由一些革兰阳性菌引起的复杂性皮肤及皮肤结构感染，如脓肿、手术切口感染和皮肤溃疡，以及由金黄色葡萄球菌引起的心脏感染；还可用于复杂性皮肤与软组织感染并发的由金黄色葡萄球菌引起的菌血症的治疗。

最常见的不良反应包括便秘、注射点的局部反应、恶心、头痛、腹泻与呕吐。胃肠道的反应是由于药物对肠道菌群的影响。另外，健康志愿者接受该药多剂量静脉给药后出现一过性肌无力、肌痛及肌酸磷酸激酶升高，不良反应在中止用药后可自行消失或部分逆转。

(罗晓星　吴玉梅)

duōniánjūnsù B

多黏菌素 B（polymyxin B）　由多黏类芽孢杆菌产生的碱性线环状阳离子多肽类抗生素药物。多黏菌素 B 是多黏菌素的一种，由两种结构非常近似的化合物多黏菌素 B1 和多黏菌素 B2 混合组成。分子式 $C_{56}H_{100}N_{16}O_{17}S$，相对分子质量为 1301.56。基本结构包括一个多聚阳离子肽环和一条末端带脂肪酸的三肽侧链。为白色或淡黄色粉末，呈碱性，易溶于水。常用其硫酸盐，为白色结晶性粉末，易溶于水，有引湿性，酸性溶液中稳定。1947 年，由英国植物学、微生物学专家恩兹韦斯（Ainsworth GC）发现，于 1950 年在英国上市。多黏菌素 B 的生产主要采用微生物发酵法，经多黏类芽孢杆菌发酵生物合成，再经提取精制得到。

多黏菌素 B 是带有正电荷的碱性蛋白，与细菌细胞壁脂多糖区域的一个带负电区域结合，同时其携带的脂肪酸基团可溶解细菌细胞膜的疏水基团，导致细胞外膜的通透性增加，胞质内的磷酸、核苷等小分子外逸，引起细胞功能障碍直至死亡。多黏菌素 B 还可以与内毒素结合使之丧失活性。由于多黏菌素 B 无法通过革兰阳性菌的细胞壁进入细菌内，故对革兰阳性菌无作用。

临床上用于革兰阴性菌感染的治疗，对革兰阳性菌几乎没有抗菌活性。主要用于铜绿假单胞菌及其他单胞菌引起的创面、尿路以及眼、耳、气管等部位感染的治疗，也可用于败血症、腹膜炎的治疗。毒副作用包括三个方面：①神经系统毒性。当剂量偏大或患者肾功能不良造成药物在体内积蓄时，可出现感觉异常、头痛、嗜睡、兴奋、共济失调、视力与言语障碍等，这些症状均为可逆性的。②肾脏毒性。全身给药剂量过大或时间过长时，可出现肾脏毒性，尤其是原来已有肾脏疾病的患者则更易产生。表现为蛋白尿、管型尿、血尿及尿素氮上升，若及时停药一般可恢复。因此，肾功能不全者应减量使用。③神经肌肉接头处阻滞。肾功能损害或用过肌肉松弛剂的患者进行腹腔内或肌内注射多黏菌素类抗生素时，可能出现呼吸肌麻痹，停药后可逐渐恢复。由于其严重的肾毒性及神经阻滞作用，已不再作为全身治疗的药物，仅用于烧伤合并败血症时短期抢救用，或供局部喷雾冲洗外用。此药不得静注，以免出现呼吸衰竭。该药可与生理盐水配成外用溶液。

（罗晓星　吴玉梅）

gānlùjùtángtài

甘露聚糖肽（mannatide）　由不同链长的甘露聚糖主链与肽链形成的用于提高机体免疫功能的聚糖肽类多肽药物。又名多抗甲素。广泛存在于多种微生物及魔芋粉、瓜儿豆胶、田菁胶中。甘露聚糖肽具有不同链长的糖主链，且糖链还存在 1-6、1-2 等支链结合方式和还原末端。多肽的主要组成氨基酸为天冬氨酸、苏氨酸、丝氨酸、谷氨酸、丙氨酸和亮氨酸，此外还有少量的甘氨酸、缬氨酸、异亮氨酸、酪氨酸、苯丙氨酸、赖氨酸及精氨酸等。糖链和肽链的连接包括 N-糖苷键连接和 O-糖苷键连接两种方式。甘露聚糖肽是一种高分子生物聚合物的混合物，其聚合程度和链长的不同使得其分子大小也不相同，相对分子质量分布在 10 000 至 1 000 000 之间甘露聚糖肽，相对分子质量太小，其免疫活性较低，相对分子质量太大则作为外源性生物大分子异物，能引起机体产生过敏等诸多不良反应。

甘露聚糖肽是中国首创的新型免疫增强剂，1976 年由西安医科大学方亮教授首次发现。1985 年，由成都利华制药厂和四川抗生素研究所共同研制成功，命名为多抗甲素，并于同年上市，现更名为甘露聚糖肽。

该药主要是通过 α-溶血性链球菌 HS-33 号菌经培养、深层发酵、分离提取获得，也可从香菇中提取获得。从菌株培养液中提取高纯度甘露聚糖肽，制备方法包括：制备发酵产物，提取及粗品的制备，反复溶解、沉淀、干燥获得甘露聚糖肽粗品，用不同滤膜分离，得到大分子甘露聚糖肽，水解大分子甘露聚糖肽，所得甘露聚糖肽混合水溶液过滤至清，用浓度 50%～80% 乙醇沉淀，静置、分离沉淀物后经干燥获得。

甘露聚糖肽具有增强机体免疫功能。能激活吞噬细胞，升高外周白细胞，提高骨髓造血功能和机体应激能力；具有激活吞噬细胞、自然杀伤细胞、T 及 B 淋巴细胞亚群，诱导产生干扰素和白介素，广谱杀灭病毒、致病菌等作用。可使肿瘤细胞等染色体断裂，诱导瘤细胞凋亡的作用。

临床上用于治疗免疫功能低下导致的各种病症，如反复呼吸道感染、白细胞减少症、再生障碍性贫血、皮肤性病（尖锐湿疣、带状疱疹、扁平疣）、妇科疾病（宫颈炎、阴道炎）、外科污染手术的围手术期、创伤感染预防等。作为免疫增强剂，可联合抗生素应用，协同增效。可用于治疗各种恶性肿瘤，与化学治疗、放射治疗联合应用，可减轻放射治疗、化学治疗对造血系统的副作用。

少数患者有一过性发热，偶见皮疹。另外还有：①过敏反应：瘙痒、皮疹、红斑、风团、寒战、发热，严重时可引起过敏性休克。②呼吸系统：胸闷、呼吸困难、呼吸骤停。③注射局部：疼痛。风湿性心脏病患者禁用。过敏性体质者慎用。该药没有致癌性、生殖毒性、遗传毒性和长期毒性。

(罗晓星 吴玉梅)

gǎnjūntài

杆菌肽（bacitracin） 由地衣芽胞杆菌和枯草芽胞杆菌产生的多肽药物。又称枯草菌肽。对许多革兰阳性菌和革兰阴性菌都有较强的抑制作用，如链球菌、肺炎双球菌、淋球菌、脑膜炎双球菌及螺旋体等。杆菌肽有许多异构体，分别为杆菌肽 A、A1、B、C、D、E、F1、F2、F3 和 G。杆菌肽 A 的结构是由 12 个氨基酸组成的含有噻唑环的多肽复合体，在杆菌肽中含量最高，生物活性最强。分子式 $C_{66}H_{103}N_{17}O_{16}S$，相对分子质量 1422.69，白色至淡黄色的粉末，无臭、味苦，有吸湿性，易被氧化剂破坏，在溶液中能被多种重金属盐类沉淀。水中易溶，溶于乙醇，在丙酮、三氯甲烷或乙醚中不溶。1943 年由美国哥伦比亚大学的约翰逊（Johnson Balbina A）医生从患者玛格丽特·崔西（Margaret Treacy）创伤中分离出的枯草杆菌中发现。1948 年 7 月，美国食品药品管理局批准上市，主要用于治疗葡萄球菌、溶血性链球菌、肺炎链球菌等敏感菌所致的皮肤软组织感染等疾病；给药途径以外用为主。

该药使用地衣芽胞杆菌或枯草芽胞杆菌，在以淀粉、黄豆饼粉为主要碳、氮源的液体培养基中，在 30℃ 进行通气培养，经发酵生物合成。杆菌肽发酵液经草酸酸化，过滤除去菌体、碱性蛋白、钙离子、镁离子、培养基残渣等杂质，再用碱中和得到符合离子交换工艺要求的杆菌肽原液。原液经树脂提取、萃取提纯、喷雾干燥最终获得成品。

杆菌肽对细菌的杀菌机制主要为特异性地抑制细菌细胞壁合成阶段的脱磷酸化作用，影响了磷脂的转运和向细胞壁支架输送黏肽，从而抑制了细胞壁的合成。可与敏感细菌的细胞膜结合，损伤细胞膜，致使各种离子、氨基酸等重要物质流失。杆菌肽的活性特点是必须与二价金属离子以 1∶1 的比例结合形成络合物才有生物活性。

临床上杆菌肽属多肽类抗生素，对革兰阳性菌菌和革兰阴性菌均有杀菌作用。临床主要用于耐青霉素的葡萄球菌感染及外用于皮肤感染等。可制成霜剂、油膏、喷雾剂等外用，或配成溶液滴眼、滴耳、清洗创面、冲洗膀胱等，常与新霉素或多黏菌素 B 合用以扩大其抗菌谱。

该药对肾脏毒性大，临床应用受到限制，一般不作全身用药，仅用于局部治疗，不作注射用。局部用药一般不会发生肾毒性，但用于腹腔手术或灌注于感染体腔用药量较大时，可有微量吸收，有导致肾毒性发生的可能；局部用药可致皮肤过敏，表现为皮肤局部瘙痒、皮疹、红肿或其他刺激现象，一般反应轻微。偶有局部用药后发生严重全身过敏反应者，对该药有过敏反应史者禁用。

(罗晓星 吴玉梅)

tìkǎolāníng

替考拉宁（teicoplanin） 由游动放线菌经发酵、提取后得到的万古霉素族糖肽类抗生素。又名太古霉素、肽可霉素、壁霉素。属于微生物源性多肽药物。替考拉宁的化学结构与万古霉素相似，但在肽骨架上多了脂肪酸侧链，提高了亲脂性，更易于渗入组织和细胞。相对分子质量约 1900，主要由化学结构十分相似的化合物 Teicoplanin A₂（TA2-1、TA2-2、TA2-3、TA2-4 及 TA2-5）及 Teicoplanin RS（RS-1、RS-2、RS-3 及 RS-4）组成，其中 Teicoplanin RS 含量较少。是继万古霉素之后的又一临床治疗多重耐药菌感染的重要抗生素。

意大利学者帕伦蒂（Parenti F）等于 1978 年在游动放线菌发酵产物中发现，1989 年由美国 Marion Merrell Dow-Lepetit 公司研发的替考拉宁首先在意大利上市。

替考拉宁由游动放线菌进行常规发酵，柱层析法得到粗品，高效液相色谱法方法进行提纯、分离制备。其通过与细菌细胞壁上的肽聚糖亚单位中的氨基酸-D-丙氨酰-D-丙氨酸部分结合，干扰细菌细胞壁新的肽聚糖合成，从而导致细菌生长停止和死亡。由于替考拉宁独特的作用机制，很少出现耐替考拉宁的菌株，所以对青霉素类、头孢菌素类、大环内酯类、四环素和氯霉素、氨基糖苷类和利福平耐药的革兰阳性菌，仍对替考拉宁敏感。

临床上替考拉宁有和万古霉素相似的抗菌谱，对革兰阳性菌如葡萄球菌、链球菌、肠球菌和大多厌氧性阳性菌敏感。可用于治疗各种严重的革兰阳性菌感染，包括不能用青霉素类和头孢菌素类和其他抗生素者，或用上述抗生素治疗失败的严重葡萄球菌感染，或对其他抗生素耐药的葡萄球菌感染；对皮肤和软组织感染、泌尿道感染、呼吸道感染、骨髓炎、骨和关节感染、败血症、心内膜炎、持续不卧床腹膜透析相关性腹膜炎有效；可预防矫形手术后的革兰阳性菌感染。替考拉宁半衰期较万古霉素长，对肾功能的损害小于万古霉素，所引起的过敏反应更少，治疗效果更为明显。

替考拉宁耐受性良好，不良反应一般轻微且短暂，包括局部反应、肝脏转氨酶升高、皮疹和粒细胞减少等变态反应、胃肠道反应，耳、肾毒性少见，严重不良反应罕见。肾功能不全者长期用该药治疗，以及应用该药的同时（或相继）使用可能有听神经毒性和（或）肾毒性的药物（如氨基糖苷类、多黏菌素、两性霉素 B、环孢菌素、顺铂、呋塞米和依他尼酸）时，需监测肾功能和听力。对替考拉宁有过敏史者禁用。替考拉宁与万古霉素可能有交叉过敏反应，故对万古霉素过敏者慎用。妊娠及哺乳期妇女、小儿、严重肾功能不全患者慎用。

（罗晓星　吴玉梅）

wàngǔméisù

万古霉素（vancomycin）　从东方拟无枝酸菌发酵产物中制得的用于治疗感染的三环糖肽抗生素药物。又名凡古霉素、凡可霉素。属于微生物源性多肽药物。分子式为 $C_{66}H_{74}ClN_9O_{24}$，相对分子质量为 1449.21。万古霉素由氨基糖、葡萄糖和 7 个氨基酸组成，其中 7 个氨基酸交联而成 3 个环，构成其刚性骨架。基本化学结构与替考拉宁相似，但在肽骨架上少了脂肪酸侧链，水溶性更好，常用其盐酸盐，为白色固体，不耐高温，易溶于水。临床上用于治疗耐甲氧西林金黄色葡萄球菌引起的严重感染。1953 年，由美国礼来公司有机化学专家康菲德（E. C. Kornfield）博士从放线菌

属的东方拟无枝酸菌（原名东方诺卡菌）分离得到。1958 年，万古霉素获得了美国食品药品管理局批准上市。

万古霉素是三环糖苷化非核糖体肽的一种分支产物，由放线菌属的东方拟无枝酸菌（以前被命名为东方诺卡菌）通过发酵产生。通过选育高产菌株和优化发酵工艺（发酵温度 pH 值、碳源、氮源、溶解氧、无机盐、前体等）可提高万古霉素的产量。

万古霉素与替考拉宁的作用相同，与细菌细胞壁前体末端的二肽 D-丙胺酰-D-丙氨酸结合，可阻止 N-乙酰胞壁酰基和 N-乙酰葡糖酰基参与肽聚糖骨架（革兰阳性菌细胞壁的主要成分）的形成，导致细胞壁缺损而杀灭细菌。此外，也可改变细菌细胞膜渗透性，并选择性地抑制 RNA 的合成，使细菌死亡。对青霉素类和头孢菌素类耐药的菌株对万古霉素仍敏感。与其他抗生素无交叉耐药性，极少耐药菌株。

与达托霉素相同，临床上主要用于治疗由对其他抗生素不敏感革兰阳性菌（金葡菌、表皮葡萄球菌、化脓性链球菌、肺炎链球菌、草绿色链球菌及肠球菌等）所引起的致命性感染。炭疽杆菌、白喉杆菌、破伤风杆菌、梭状芽胞杆菌等均对其敏感，对大多数革兰阴性菌、立克次体、衣原体、菌质体、真菌等均无效。

可引起口麻、刺痛感、皮肤瘙痒、嗜酸性粒细胞增多、药物热、过敏性休克、血压剧降等不良反应；可致严重的耳中毒和肾中毒，大剂量和长时间应用时尤易发生。罕见的不良反应包括过敏反应，中毒性表皮溶解坏死、多形性红斑，红人综合征，二次感染，血小板下降，中性粒细胞

减少症，白细胞减少症等。通常不作为一线药物应用，在常用抗菌药物无效或不能应用时（如假膜性肠炎）应用。

（罗晓星　吴玉梅）

wūběnměisī

乌苯美司（ubenimex）　从橄榄网状链霉菌培养液中分离得到含有亮氨酸的二肽药物。又名百士欣、立维宁。属于微生物源性多肽药物和化学合成多肽药物。分子式 $C_{16}H_{24}N_2O_4$，相对分子质量为 308.37。白色结晶，熔点 245℃。常用其盐酸盐，易溶于水，不溶于乙酸乙酯、苯、三氯甲烷。乌苯美司是 1976 年由日本学者梅沢浜夫（Hamao Umezawa）从橄榄网状链霉菌培养液中分离得到的小分子二肽化合物。1987 年，由日本化药株式会社作为具有免疫调节功能的抗癌新药研发上市。

该药主要采用微生物发酵法，经橄榄网状链霉菌发酵生物合成，再经提取精制得到。亦可化学合成，包括以苯乙酮为原料，依次经溴化、氨基化、乙酰化、羟醛缩合、氢化还原、拆分、去乙酰化、氨基保护、酰胺缩合和脱保护反应制得。

乌苯美司是具有靶向抗癌作用的免疫增强剂，其药理作用包括：①竞争性抑制肿瘤细胞膜上的氨基肽酶 B、氨基肽酶 N 和亮氨酸氨基肽酶，从而抑制肿瘤细胞增殖、侵袭、转移和肿瘤新生血管生成，诱导肿瘤细胞凋亡。②通过促进白介素、干扰素等细胞因子的产生，激活巨噬细胞、粒细胞和自然杀伤细胞等免疫细胞，增强机体免疫系统功能。③增强 T 淋巴细胞的功能，增强自然杀伤细胞的杀伤活力，且可使集落刺激因子合成增加而刺激

骨髓细胞的再生及分化。④与其他抗肿瘤药物联用，有明显的增效减毒作用。

临床上可用于增强机体免疫功能，配合化学治疗、放射治疗及联合应用于白血病、多发性骨髓瘤、骨髓增生异常综合征及造血干细胞移植后，以及其他实体瘤，也可用于治疗老年性免疫功能缺陷等。偶有皮疹、瘙痒、头痛、面部水肿和一些消化道反应，如恶心、呕吐、腹泻、软便；个别可出现一过性轻度谷草转氨酶升高，一般在口服过程中或停药后消失。剂量超过 200 mg/d，可使 T 淋巴细胞减少。婴幼儿、孕妇及哺乳期妇女用药的安全性尚未确定，宜慎用。

（罗晓星　吴玉梅）

jīyīn chóngzǔ duōtài yàowù

基因重组多肽药物（gene recombinant polypeptide drugs）

采用 DNA 重组技术获得的具有较强活性的多肽药物。可用于临床疾病的治疗、预防和诊断。DNA 重组技术，也称为基因工程，是一种分子生物学的技术，基本原理是将某种生物细胞中的遗传物质分离出来，对 DNA 进行人工的"剪切"和"拼接"，将具有药用价值的基因与表达载体进行重组，然后导入适当的菌内或细胞内进行表达。利用这种技术可以创造出稳定性更好，更利于生产的多肽药物。这类多肽药物与普通的多肽药物一样，可根据多肽所含氨基酸数目进行分类，也可按照基因重组后利用的表达体系的不同分类，可以分为原核细胞表达多肽和真核细胞表达多肽两种。还可根据基因重组多肽生理功能的不同分为调节激素的多肽药物以及抗菌肽、抗癌肽、抗病毒肽、神经活性肽、免疫活性肽、细胞

因子模拟肽、多肽疫苗、诊断用多肽等。如特立帕肽按照氨基酸数目分类为三十四肽，按照生理功能分类为调节激素肽。

基因重组多肽药物是基因工程生产而得，在氨基酸组成和其高级结构方面与天然多肽的结构非常接近，但因进行基因重组前进行过一些有关功能的设计和表达后修饰，如糖基化等，因此相比于传统的多肽药物，具有更强生理活性，可以参与细胞生长与分化、激素调节、神经递质释放及免疫调节等诸多生理、病理过程。还可以增加生物活性、降低免疫原性、使生产成本得到降低，使较大相对分子质量的多肽药物生产成为可能等。

基因重组多肽药物不仅能有效治疗多种疾病，如过敏、哮喘、关节炎、心血管疾病（冠状动脉综合征和心绞痛）、糖尿病、胃肠功能紊乱、免疫性疾病、感染性疾病（细菌、真菌和病毒感染）、肥胖、癌症、骨质疏松症（钙代谢功能障碍）等，而且还可应用于临床疾病的诊断（如肿瘤成像）和预防。如可用于治疗需要额外胃肠外营养的成人短肠综合征的替度鲁肽，可用于成人 2 型糖尿病患者控制血糖的利拉鲁肽，适用于急性心力衰竭，以及慢性心力衰竭的急性发作治疗的卡培立肽、治疗急性失代偿性充血性心力衰竭的奈西立肽，以及用于治疗绝经期妇女具有高度骨折风险的骨质疏松的特立帕肽。

（罗晓星　马　雪）

tìdùlǔtài

替度鲁肽（teduglutide）　由 33 个氨基酸组成的胰高血糖素样肽-2 的重组类似物多肽药物。用于治疗成人短肠综合征。短肠综合征（short bowel syndrome,

SBS）是指由于严重小肠疾病或外科手术切除大部分小肠导致机体无法正常吸收营养而引发一系列综合征。该多肽氨基酸序列为：His-Gly-Asp-Gly-Ser-Phe-Ser-Asp-Glu-Met-Asn-Thr-Ile-Leu-Asp-Asn-Leu-Ala-Ala-Arg-Asp-Phe-Ile-Asn-Trp-Leu-Ile-Gln-Thr-Lys-Ile-Thr-Asp-OH。分子式：$C_{164}H_{252}N_{44}O_{55}S$，相对分子质量为 3752。属于基因重组多肽药物。由日本武田制药公司与美国 NPS 制药公司，2012 年 12 月美国食品药品管理局批准替度鲁肽用于治疗需要额外胃肠外营养的成人短肠综合征患者，为注射液。

制备方法分为两种：一是利用基因重组技术在宿主细胞中进行表达来生产制备而得到；二是采用多肽固相合成法合成，先将所要合成肽链的羟基末端氨基酸的羟基以共价键同一个不溶性的高分子树脂（固相载体）相连，然后以此作为氨基组分，经过脱去氨基保护基并同过量的活化羧基组分反应，接长肽链；再经缩合、洗涤、去保护、洗涤，以及下一轮缩合等重复操作，最后将肽链从树脂上裂解下来，经过纯化等处理，得到替度鲁肽。

替度鲁肽为胰高血糖素样肽-2 类似物，可以减少胃排空和分泌，调节小肠内膜细胞的生长、增殖和修复，增加小肠黏膜的绒毛长度和隐窝深度，促进正常肠上皮细胞生长，从而增加肠吸收面积，恢复肠道结构和功能的完整性，达到治疗短肠综合征的效果。

临床上主要用于治疗成人短肠综合征。该药可以降低短肠综合征患者对胃肠外营养的需求，明显增加肠绒毛高度、隐窝深度和有丝分裂指数，可使短肠综合

征患者大幅降低甚至完全脱离对肠外营养和静脉输液的依赖。最常见的不良反应包括腹痛或肿胀、注射部位反应、恶心、呕吐、头痛、腹胀和上呼吸道感染等。

（蒋建利　张雪芹）

lìlālǔtài

利拉鲁肽（liraglutide）　能够激活人胰高血糖素样肽-1 受体，具有葡萄糖依赖性并具有刺激胰岛素分泌和抑制胰高血糖素分泌作用的多肽药物。可用于治疗 2 型糖尿病。是继艾塞那肽后用于治疗 2 型糖尿病的第二个胰高血糖素样肽-1 类似物药物，其结构与天然人胰高血糖素样肽-1 具有 97% 的同源性，化学名称为：$Arg_{34}Lys_{26}$-{N-ε-[γ-Glu(N-α-十六酰基)]}-GLP-1，在利拉鲁肽的第 26 位赖氨酸上通过谷氨酸连接了 16 碳棕榈脂肪酸侧链，并用精氨酸置换了第 34 位赖氨酸。分子式 $C_{172}H_{265}N_{43}O_{51}$，相对分子质量为 3751.20。属于基因重组多肽药物。为无色透明液体。其稳定性高于天然胰高血糖素样肽-1，皮下注射半衰期为 13 h，仅需每日 1 次皮下注射。由丹麦诺和诺德生物技术公司研发，并于 2009 年和 2010 年分别在欧盟和美国上市，2011 年在中国上市。给药剂型为预充式注射笔，给药途径为皮下注射。

该药通过基因重组工程菌解脂耶氏酵母（*Yarrowia lipolytica*）发酵获得；也可由多肽固相合成方法，Fmoc-氨基酸为原料，Fmoc-Gly-Wang 树脂为载体，按照氨基酸序列从 C 端到 N 端进行依次偶合得 Arg_{34}GLP-1（7-37），经由谷氨酸介导的肽链棕榈酰化，通过高效液相色谱纯化得到利拉鲁肽。

该药具有胰高血糖素样肽-1 受体激动剂作用，可以增加细胞内环磷酸腺苷水平，以血糖依赖性方式降低胰高血糖素的分泌，并延迟胃排空；能够改善胰岛 B 细胞功能，促进 B 细胞分泌胰岛素，减少 B 细胞凋亡，促进其增殖分化；能激活下丘脑食欲中枢的胰高血糖素样肽-1 受体，减少饥饿感、抑制食欲、减轻体重。

临床上主要用于成人 2 型糖尿病患者控制血糖；适用于单用二甲双胍或磺酰脲类药物最大可耐受剂量治疗后血糖仍控制不佳的患者，可与二甲双胍或磺酰脲类药物联合应用；对 1 型糖尿病或糖尿病酮症酸中毒者无效。

常见不良反应有胃肠道不适、恶心、腹泻、呕吐、便秘、腹痛和消化不良；也可导致头痛和上呼吸道感染；与磺酰脲类药物联用时，应减少磺酰脲类药物的剂量，降低发生重度低血糖的风险；具有免疫原性，患者在使用利拉鲁肽治疗之后可能会产生抗利拉鲁肽抗体；长期使用可能会导致胰腺炎、血降钙素升高、甲状腺肿瘤和甲状腺肿。有甲状腺髓样癌既往史或家族史患者以及 2 型多发性内分泌肿瘤综合征患者禁用；若用药后出现持续、严重的腹痛，应立即停药检查是否发生胰腺炎。

（罗晓星　薛小燕）

kǎpéilìtài

卡培立肽（carperitide）　由 28 个氨基酸组成的环状多肽药物。又称基因重组心房肽、卡哌利汀、人脑利钠肽。氨基酸序列为 Ser-Leu-Arg-Arg-Ser-Ser-Cys-Phe-Gly-Gly-Arg-Met-Asp-Arg-Ile-Gly-Ala-Gln-Ser-Gly-Leu-Gly-Cys-Asn-Ser-Phe-Arg-Tyr-OH。分子式为 $C_{127}H_{203}N_{45}O_{39}S_3$，相对分子质量约为 3080，由日本 Daiichi Suntory Pharma 公司研发，1995 年获日本厚生劳动省批准上市，是最早应用于急性心力衰竭治疗的多肽药物。属于基因重组多肽药物。

制备方法分为两类：一是利用基因重组技术在宿主细胞中进行表达来生产制备；二是采用液相或固相多肽合成的方法，经过化学合成将氨基酸在固相或者液相基质中进行连接。

卡培立肽通过静脉注射进入血液后，可以发挥与内源性心房利钠肽相似的作用，由心室肌细胞合成释放，然后通过冠状动脉分布全身，作用于血管平滑肌及肾脏等组织中，与鸟苷酸环化酶偶联受体 A 结合，活化鸟苷酸环化酶，使环-磷酸鸟苷增多，发挥血管扩张和利尿作用。临床上主要适用于急性心力衰竭，以及慢性心力衰竭的急性发作的治疗。

不良反应发生率为 5.1%，主要是血压下降、低血压休克及心动过缓引起的头晕、头痛、乏力等症状。有时可有眩晕、胸部不适、呼吸困难等。可使血小板减少、白细胞升高和血细胞比容变化，乳酸脱氢酶、总胆红素、尿素氮、肌酸酐、尿酸升高，血浆蛋白减少，血浆电解质变化，尿蛋白增加等。也可有消化系统症状如嗳气、呕吐等，但均轻微。引起心动徐缓、低血压时应停药，并用阿托品等对症处理；使用时应监测心率、血压、尿量、电解质，尽可能监护动脉楔压、右房压和心搏量等；给药后 60 min，如未见血流动力学和临床症状改善，应改用其他治疗方法；无长期应用经验，原则上应避免超过 24 h 用药；低血压、脱水、肾病综合征、血细胞比容显著升高及严重肝肾功能障碍者及老年患者慎用；孕妇及小儿尚无用药经验，其安全性尚未确立；哺乳期妇女用药期间应停止授乳。

（罗晓星 马 雪）

nàixīlìtài

奈西立肽（nesiritide；natrecor）

由 32 个氨基酸组成的环状多肽药物。又称利钠肽、脑利钠肽。氨基酸序列是 Ser-Pro-Lys-Met-Val-Gln-Gly-Ser-Gly-Cys-Phe-Gly-Arg-Lys-Met-Asp-Arg-Ile-Ser-Ser-Ser-Ser-Gly-Leu-Gly-Cys-Lys-Val-Leu-Arg-Arg-His-OH，第 10、26 位半胱氨酸残基之间形成二硫键，分子式为 $C_{143}H_{244}N_{50}O_{42}S_4$，相对分子质量约为 3464。奈西立肽是 1988 年由日本学者哲二（Tetsuji Sudoh）等从猪脑中首先发现而得名，主要在心室肌细胞中合成和分泌，是心功能紊乱时最敏感和特异的指标之一。2001 年 8 月美国 Scios 公司研发的"Natrecor®"获得美国食品药品管理局批准上市，用于治疗急性失代偿性充血性心力衰竭。

该药是利用 DNA 重组技术，在大肠杆菌表达系统中表达并纯化获得，因此，属于基因重组多肽药物。

奈西立肽的药理作用与内源性脑利钠肽相似，在体内与血管平滑肌和内皮细胞上的鸟苷酸环化酶受体结合，增加细胞内第二信使环鸟苷酸，使平滑肌松弛，动静脉扩张。

临床上用于急性失代偿性充血性心力衰竭伴休息时或轻微活动时呼吸困难的患者，降低肺毛细血管嵌楔压，改善呼吸困难症状。不良反应有低血压、心动过速、房颤、窦房结传导阻滞、注射部位反应、发热、感觉异常、嗜睡、咳嗽、咯血、出汗、腿痛性痉挛、皮疹、皮肤瘙痒、弱视、贫血等。可引起低血压；心源性休克的患者禁用；不适于心脏瓣膜狭窄、限制或阻塞性心肌病、缩窄性心包炎、心脏压塞等患者；已知或怀疑心脏充盈压低的患者避免使用；对该药及其中任何成分过敏的患者禁用；孕妇用药安全性尚未确立，慎用；是否通过乳汁分泌尚不清楚，哺乳期妇女慎用；尚无儿童应用该药安全性和有效性的研究资料；肾功能不全的患者不需调整剂量；该药的清除与患者的体重成正比，应根据患者的千克体重调整剂量；应新鲜配制，配制的药液 2～8℃可保存 24 h。

（罗晓星 马 雪）

tèlìpàtài

特立帕肽（teriparatide；forteo）

由人甲状旁腺素的 1～34 位氨基酸残基组成的多肽药物。又称为复泰奥。氨基酸序列为 H-Ser-Val-Ser-Glu-Ile-Gln-Leu-Met-His-Asn-Leu-Gly-Lys-His-Leu-Asn-Ser-Met-Glu-Arg-Val-Glu-Trp-Leu-Arg-Lys-Lys-Leu-Gln-Asp-Val-His-Asn-Phe-OH。分子式为 $C_{181}H_{291}N_{55}O_{51}S_2$，相对分子质量约为 4118。该药由美国礼来公司研制，于 2002 年获得美国食品药品管理局批准上市，是第一个获得美国食品药品管理局批准的用于治疗严重骨质疏松症的骨形成促进剂。该药是利用基因重组技术将基因序列导入工程细胞内，产物进行收集、纯化等工艺制备而成。

该药具有与内源性人甲状旁腺素相同的生物活性，可以调节骨代谢、肾小管对钙和磷的重吸收及肠道对钙的吸收，且在骨骼及其他组织不会发生蓄积。通过刺激骨形成和骨吸收，可减少绝经后妇女骨折的发生率，根据给药方式的不同，还能提高或降低骨密度。连续输注可导致人甲状旁腺素浓度持续增高，因此比仅引起血清人甲状旁腺素浓度短暂增高的每日注射法产生的骨吸收作用更强。此外，特立帕肽不抑制二磷酸腺苷诱导途径或者胶原诱导途径的血小板聚集反应。临床上用于治疗绝经期妇女具有高度骨折风险的骨质疏松，及男性的原发性或性腺功能减退所致的骨质疏松。

最常见的不良反应是恶心、腿抽筋和眩晕，会增加骨肉瘤风险。以下患者慎用：活动性或者新近发生尿石症患者；肿瘤骨转移或者有骨恶性肿瘤病史者；除骨质疏松症以外的代谢性骨病患者；骨骺开放者；佩吉特病患者；先前已有高钙血症患者；先前接受过骨骼放射治疗者；碱性磷酸酶不明原因增高者；有增加骨肉瘤基线风险的患者；正在接受洋地黄治疗的患者。此外，儿童用药安全性资料有限，应慎用；孕妇用药安全性尚不明确，应慎用；尚不明确是否泌入乳汁，因此哺乳期妇女应慎用；皮下给药时可能造成直立性低血压，患者应在坐下或躺下的条件下给予初次用量；不推荐使用超过两年。用药前后及用药时应当检查或监测：血清钙、磷及尿钙浓度；骨形成及骨吸收特异指标检测；骨矿物质密度测定；检测患者是否有甲状腺功能减退。

（罗晓星 马 雪）

huàxué héchéng duōtài yàowù

化学合成多肽药物（chemically synthesized polypeptide drugs）

采用化学合成方法按照设计的氨基酸顺序通过化学合成方法定向形成酰胺键制备的多肽药物。1953 年美国生物化学专家维格诺德（Vincent du Vigneaud）等人工合成了第一个有生物活性的多肽催产素，于 1955 年获得了诺贝尔化学奖。

生物学特性 与小分子化学药物相比，化学合成多肽药物具有活性高、用药剂量小、毒副作用低、代谢终产物为氨基酸，易从体内排出的特点；与蛋白类药物相比，较小的肽几乎没有免疫原性，可化学合成，产品纯度高，质量可控。化学合成多肽药物存在的主要缺点包括稳定性差，易被胃肠道中的蛋白质水解酶降解，体内生物半衰期短，易被快速消除或降解，脂溶性差，不易通过生物屏障，大规模合成、分离纯化难度大等。

设计思路 采用化学合成方法制备多肽，可以对天然多肽的结构进行修饰，目的是改善多肽的性能，如增加其与受体的亲和力和选择性，提高其在体内的稳定性，增强其对酶降解的抵抗力或改善其药动学特性，甚至将受体的激动剂转变为受体的拮抗剂等。此外，新技术的发展，如以多肽固相合成和组合化学为基础的组合肽库合成技术，使得在短时间内可以获得大量结构多样性的多肽化合物成为可能，使发现多肽类药物的筛选效率不断提高。

化学合成多肽药物依据与天然多肽的结构不同，有的可以称为"类似物"，也有的称为"衍生化物"。当化学合成多肽的肽链被设计成与天然多肽肽链中的氨基酸数目相同，但合成使用的个别氨基酸种类和构型有不同时，则被认为是天然多肽物质的类似物，这样的化学合成多肽药物应当具有与类似物相似的生物活性，但可能活性更高或具有稳定性更好等优点，如戈那瑞林、戈舍瑞林、那法瑞林、曲普瑞林，它们都是含有 10 个氨基酸的促性腺激素释放激素的类似物，但因它们的药理作用各不相同，在临床上有不同的用途。又如赖氨酸加压素为含 9 个氨基酸用于治疗中枢性尿崩症的环状化学合成多肽药物，鸟氨酸加压素是含 9 个氨基酸的精氨酸加压素类似物的化学合成多肽药物，其分子中用鸟氨酸取代了精氨酸加压素中第 8 位的精氨酸。对天然多肽的结构进行修饰被认为是天然多肽物质的衍生化物，可以改善多肽的性能和活性。如特利加压素因含 12 个氨基酸，是赖氨酸加压素衍生化的环肽化学合成多肽药物，是人工合成的长效的赖氨酸加压素的前体药物，其自身无活性，在体内当其三甘氨酰基被氨基肽酶切除后，可以缓慢释放活性代谢产物赖氨酸加压素。通过氨基酸替换、侧链及端基修饰、组合化学等方法进行多肽化学合成，得到多肽的类似物及衍生物，可以提高其在体内的稳定性，短时间内可以获得大量结构多样性的多肽化合物，提高多肽类药物的筛选效率。

合成方法 按照化学合成方法的不同，有传统的液相合成和固相合成方法，其主要区别在于是否使用固相载体。在此基础上，又发展了氨基酸的羧内酸酐法、液相分段合成法和组合化学法等。随着多肽固相合成技术及对产物后续处理过程中使用的高效液相色谱纯化、分析技术等的发展，许多化学合成多肽药物研发成功。

多肽固相合成法 在形成的肽链上重复添加氨基酸的过程。合成一般从肽链的 C 端（羧基端）向肽链的 N 端（氨基端）合成。固相合成法又可分为叔丁氧羰基法和 9-芴甲基氧羰基法，两种方法的根本区别在于合成中保护氨基酸的 α-氨基时使用的保护基不同。9-芴甲基氧羰基法采用了碱可脱除的 9-芴甲基氧羰基保护基，以及可用三氟醋酸脱除的叔丁氧基等侧链保护基，固相载体树脂采用的是 90% 三氟醋酸可切除的对烷氧苄醇型树脂，使最终的脱保护基过程中避免了使用强酸处理时有可能对产物的破坏。由于 9-芴甲基氧羰基法比叔丁氧羰基法存在很多优势，固相合成中大多采用 9-芴甲基氧羰基法合成。

多肽液相合成法 多肽液相合成现在仍然广泛使用，在合成短肽和多肽片段上具有合成规模大，合成成本低的显著优点，而且由于是在均相中进行反应，可以选择的反应条件更加丰富，如一些催化氢化、碱性水解等条件都可以使用，这些条件应用于固相合成中，会使反应效率降低以及副反应增加等，因此无法应用于固相合成。多肽液相合成中主要采用 BOC 和 Z 两种反应策略。是基于将单个 N-α 保护氨基酸反复加到生长的氨基成分上，合成一步步地进行，通常从合成链的 C 端氨基酸开始，接着的单个氨基酸的连接通过用 DCC，混合炭酐，或 N-carboxy 酐方法实现。

分类 化学合成多肽药物依据不同的用途或靶标，可分为八大类：①多肽疫苗。②通过调整内分泌抗肿瘤的多肽，如丙氨瑞林、布舍瑞林、亮丙瑞林、戈舍瑞林、戈那瑞林、那法瑞林、曲普瑞林、组胺瑞林、替莫瑞林，以及西曲瑞克、地加瑞克、阿巴瑞克等。③抗病毒多肽，如恩夫韦肽、胸腺喷丁。④多肽导向药物。⑤细胞因子模拟肽，如奥曲肽、伐普肽、加尼瑞克。⑥抗菌性活性肽，如特拉万星。⑦用于治疗心血管疾病的多肽，如比伐卢定、赖氨酸加压素、罗莫肽、鸟氨酸加压素、血管紧张素胺、依替巴肽。⑧其他药用小肽和诊断用多肽，如阿托西班、阿肽地尔、艾替班特、丙氨酰谷氨酰胺、缩宫素、鲑鱼降钙素、环孢素A、兰瑞肽、艾塞那肽、利西拉来、米伐木肽、普兰林肽、去氨加压素、特利加压素、五肽胃泌素、罗米地辛、依降钙素等。

应用 临床上使用的多肽药物大多是化学合成多肽药物，主要用于治疗肿瘤、代谢类疾病、心血管疾病和传染性疾病、内分泌类疾病、血液病和疼痛等。

（罗晓星 张 峰）

阿巴瑞克（abarelix） 含10个氨基酸且具有拮抗促性腺激素释放激素作用的化学合成多肽药物。氨基酸序列为 Ac-D-2-Nal-D-4-Cl-Phe-D-3-Pal-Ser-N-Me-Tyr-D-Asn-Leu-Lys（ipr）-Pro-D-Ala-NH$_2$，由美国普雷西斯（Praecis Pharmaceuticles）制药公司研制，分子式为 C$_{72}$H$_{95}$ClN$_{14}$O$_{14}$，相对分子质量为1416.08，密度为1.287g/cm^3，沸点为1688.37 ℃（在101kPa）。2003年被美国食品药物管理局批准用于临床治疗前列腺癌，2004年1月在美国上市。

该药可以通过固相多肽合成法，将氨基酸依次偶联到 Methyl-benzyhydramine（MBHA）树脂上，合成结束后以氢氟酸处理从树脂切下肽段，经高效液相色谱法纯化得到产物。

该药可与垂体促性腺激素释放激素受体结合，直接抑制黄体生成素和促卵泡激素的释放，导致血清睾酮迅速降低到去势水平，

其抑制睾酮分泌，不存在血清睾酮的一过性升高和患者病情加重，即所谓的"闪烁现象"，从而延缓前列腺癌的生长和发展。

2003年美国食品药品管理局批准阿巴瑞克用于不适用黄体生成素释放激素激动药疗法又拒绝接受手术治疗并具有下述一种或几种情况的晚期前列腺癌患者的姑息治疗：①由于肿瘤转移可能出现神经危害。②由于肿瘤的局部侵袭或转移出现输尿管和膀胱出口阻塞。③由于肿瘤骨转移而出现严重骨痛需依赖麻醉性镇痛药物。其作用特点是去势作用强而快。与亮丙瑞林相比，虽然在降低血清前列腺特异抗原和维持睾酮去势水平方面是等效的，但阿巴瑞克的作用更快、更有效。

其不良反应主要是：常见热潮红、睡眠失调、疼痛（包括背痛、胸部增大或疼痛）以及便秘。存在严重和潜在性威胁生命的过敏反应的风险，可引起急性全身性过敏反应，包括低血压和晕厥，这些症状在给药后30 min内发生，发生率为1.1%，因此患者注射该药后应至少观察30 min。体重超过102 kg（225磅）的患者，应确保严格的血浆睾酮水平监测；患者在开始接受该药治疗前，应测定血浆转氨酶水平，并在治疗期间定期检测。

（罗晓星 张 峰）

丙氨瑞林（alarelin） 含9个氨基酸的促性腺激素释放激素类似物的多肽药物。别名阿拉瑞林。属于化学合成多肽药物。氨基酸序列为 pGlu-His-Trp-Ser-Tyr-D-Ala-Leu-Arg-Pro-NHEt，分子式为 C$_{56}$H$_{78}$N$_{16}$O$_{12}$，相对分子质量为1167.3。丙氨瑞林是上海丽珠东风生物技术有限公司开发的国家

一类新药，2004年7月批准上市，为白色或类白色粉末，无臭，有引湿性。注射用丙氨瑞林为白色冻干疏松块状物或粉末。

促性腺激素释放激素是下丘脑合成的一种多肽，主要功能是促进垂体释放卵泡雌激素和黄体生成素。丙氨瑞林活性较天然黄体生成素释放激素强100倍，注射药物后，初期可刺激垂体释放黄体生成素和促卵泡激素增加，引起卵巢源性甾体激素短暂升高；重复用药约两周后，因其降调节作用，垂体进入不应期，垂体释放黄体生成素和促卵泡激素明显减少，使血中的雌二醇水平下降，达到药物去卵巢的作用，这种抑制作用可用于治疗子宫内膜异位症等激素依赖性疾病。停药后可恢复。由于内源性黄体生成素过高影响诱发排卵效果，用药使垂体释放黄体生成素明显减少后，可提高诱发排卵效果。

临床上用于治疗子宫内膜异位、子宫肌瘤、性早熟，也可用于辅助生育技术。不良反应主要为用药初期会使原有症状加重。卵巢不应期主要出现雌激素低下症状如潮热、盗汗、阴道干燥或情绪改变，个别患者出现皮疹，停药后即可消失。治疗超过6个月会造成骨量丢失。孕妇、哺乳期妇女及原因不明阴道出血者和对促性腺激素释放激素及其类似物过敏者禁用。如因雌激素低下引起的症状难以坚持治疗时，可补充少量雌激素（反向添加疗法）缓解症状；孕期用药可引起流产，用药前应除外妊娠；该药仅有短效剂型，须每日注射，连续用药时间较长，应注意每次变换注射部位；撤药时除因子宫内膜异位症引起的不孕症患者可采用突然停药外，其余患者均需采用逐步

撤药的方法；用药期间如出现淋漓出血，可咨询医生调整剂量；疗程一般不超过 6 个月，以防发生骨质丢失。

（罗晓星 张 峰）

阿肽地尔（aviptadil）

含 28 个氨基酸且具有扩张肺血管作用的化学合成多肽药物。氨基酸序列为 H-His-Ser-Asp-Ala-Val-Phe-Thr-Asp-Asn-Tyr-Thr-Arg-Leu-Arg-Lys-Gln-Met-Ala-Val-Lys-Lys-Tyr-Leu-Asn-Ser-Ile-Leu-Asn-NH$_2$，分子式为 C$_{147}$H$_{237}$N$_{43}$O$_{43}$S，相对分子质量为 3326.78。为白色粉末状。由澳大利亚 Mondobiotech 公司研制。该药被欧盟批准用于急性肺损伤、原发性肺动脉高压、慢性血栓栓塞性肺动脉高压和结节病的治疗，在美国获得批准用于原发性肺动脉高压的治疗。

阿肽地尔采用固相合成方法制备。在肽链 N 端至 C 端的氨基酸顺序中，用 Boc-His（3-Bum）-Ser[Psi（Me，Me）pro]-OH 合成 1~9 氨基酸片段，并同时合成 10~18 和 19~28 氨基酸片段，然后再将这 3 个多肽片段偶联得到阿肽地尔树脂，加入裂解液去除阿肽地尔树脂中的树脂和所有保护基，获得粗品，经反相高效液相色谱纯化后获得纯品。

该药是吸入型血管活性肠肽，属于胰高血糖素生长激素释放因子分泌超家族，可与特定的吸入型血管活性肠肽受体结合，发挥有效的抗炎和免疫调节效应。还是有效的全身性血管扩张剂和支气管扩张剂，可抑制血管和支气管平滑肌细胞的增殖并减少血小板聚集。

临床上用于治疗肺动脉高压、结节病、呼吸窘迫综合征。可诱导肺血管扩张、降低右心室负荷，同时改善氧合作用，且不影响循环血压。2007 年 Mondobiotech 公司完成用于肺结节病的 II 期临床试验；用于治疗肺动脉高压的 III 期临床试验已进入准备阶段；用于急性呼吸窘迫综合征正处于 II 期临床研究中。尚未见显著不良反应。

（罗晓星 张 峰）

阿托西班（atosiban）

含 9 个氨基酸且具有治疗早产作用的化学合成多肽药物。氨基酸序列为 Mpr-Tyr(OEt)-Ile-Thr-Asn-Cys-Pro-Orn-Gly-NH$_2$，分子式为 C$_{43}$H$_{67}$N$_{11}$O$_{12}$S$_2$，相对分子质量为 994.2。由荷兰辉凌制药公司研制，2000 年 3 月由欧洲药物管理局批准在奥利地上市，用于治疗早产的唯一具有子宫特异性的宫缩抑制剂。中国进口阿托西班注射液于 2007 年上市。阿托西班为白色固体，在水中的溶解度 ≤100 mg/ml。醋酸阿托西班注射液为无色澄清液体。

该药使用氨甲基树脂作载体，按照 Fmoc/tbu 固相多肽合成的方法将氨基酸逐个连上，再用树脂上碘氧化的方法形成二硫键，最后用三氟醋酸、三异丙基硅烷、水、和对甲苯酚的混合溶液将肽从树脂上切下，得到形成二硫键的粗品，经制备型高效液相色谱法纯化冷冻得到阿托西班成品。

阿托西班是子宫内及蜕膜、胎膜上环状肽缩宫素受体竞争性拮抗剂。通过与缩宫素竞争受体，降低缩宫素的功效，减少肌细胞的钙离子水平，抑制缩宫素引起的子宫收缩而用于治疗早产。临床上用于 18 岁以上、孕龄 24~33 周、胎儿心率正常的孕妇，可明显推迟即将出现的早产。其优点是保胎效果好，对母体及胎儿安全性高，尤其适用于对其他药物疗效不明显的先兆早产孕妇，而且还能与其他抗早产药物如利托君或硫酸镁合用。

主要不良反应为：由于其对子宫的特异性，与传统治疗方法相比，对母体的不良反应明显减轻。最常见的不良反应为恶心（发生率大于 10%），头痛、头晕、潮红、呕吐、心悸亢进、低血压、注射部位反应和高血糖症（发生率为 1%~10%）。少见的（发生率为 0.1%~1%）有发热、失眠、瘙痒和出疹。该药禁用于下列孕妇：孕龄少于 24 周或超过 33 周者，孕龄超过 30 周伴胎膜早破者，宫内胎儿生长迟缓和胎儿心率异常者，产前子宫出血、子痫和重度先兆子痫须分娩者，疑有宫内胎儿死亡者和宫内感染者，前置胎盘、胎盘分离、继续怀孕对母亲或胎儿有危险者，已知对该药的活性成分或辅料过敏者。该药对多胎妊娠或孕龄在 24~27 周的疗效尚未确定；给药时应监测宫缩和胎儿心率，应考虑到出现持续宫缩的情况，并应监测产后失血；治疗应在确诊早产后尽快开始，宫缩持续存在时应考虑替换疗法。

（罗晓星 张 峰）

艾替班特（icatibant）

含 10 个氨基酸且具有对缓激肽 B2 受体特异性拮抗作用的化学合成多肽药物。氨基酸序列为 H-D-Arg-Arg-Pro-Hyp-Gly-Thi-Ser-D-Tic-Oic-Arg-OH。分子式为 C$_{59}$H$_{89}$N$_{19}$O$_{13}$S，相对分子质量为 1304.52。该药为白色粉末状，注射用艾替班特为无色澄清液体。由美国 Shire Orphan Therapies Inc 公司研制，2008 年 11 月 7 日首先被欧盟批准用于治疗 C1 酯酶抑制剂缺乏导致的遗传性血管水肿，2011 年获得美国食品药物管理局批准用于治疗 18 岁及以上患者遗传性血管水肿（hereditary angioedema，HAE）的急性发作。

该药采用固相合成多肽技术，由 Fmoc-Arg（Pbf)-OH 和 2-氯三苯甲基氯树脂得到 Fmoc-Arg（Pbf)-CTC 树脂；利用 Fmoc-Arg（Pbf)-CTC 树脂，采用逐一将氨基酸偶联的方式合成得到艾替班特-CTC 树脂；对艾替班特-CTC 树脂进行裂解得到艾替班特粗肽，纯化得到艾替班特。

遗传性血管水肿是较罕见的遗传性疾病，其特征是身体多部位出现间歇性可预测的血管性水肿，通常持续 1~5 天，与体内 C1 酯酶抑制剂缺陷有关。C1 酯酶抑制剂主要具有调节补体系统、激肽系统和内源性凝血系统的活化的作用。其缺乏可使激肽系统活化因子 XII/激肽释放酶蛋白水解级联反应过度活化，导致缓激肽的大量生成。艾替班特主要通过与缓激肽 B2 受体结合，降低缓激肽活性，抑制缓激肽诱导的低血压、血管舒张和反射性心动过速，从而缓解遗传性血管水肿间歇性急性发作临床症状。

艾替班特临床上主要用于遗传性血管水肿治疗。静脉滴注艾替班特（0.4 和 0.8 mg/kg）4 h 后，作用可持续 6~8 h。皮下注射该药 30 mg，1~2 h 后症状可得到明显改善且患者耐受性良好。推荐剂量是一次注射 30 mg，推荐给药途径为腹部区域皮下注射。

最常见的不良反应是注射部位反应、发热、肝酶升高、眩晕和皮疹。若发生不良反应或症状复发可间隔至少 6 h 另外给药 30 mg，但在 24 h 内给药剂量不得超过 90 mg。具有安全有效、不易发生过敏反应、方便携带和使用等优势。由于艾替班特可能降低血管紧张素转化酶抑制剂的抗高血压作用，两者应避免联合使用。

（罗晓星 张峰）

àogǔguānggāntài
奥谷胱甘肽（oxiglutatione） 由谷氨酸、半胱氨酸和甘氨酸结合形成的含巯基化学合成多肽药物。简称奥胱甘肽，又名氧化型谷胱甘肽。谷胱甘肽是细胞内的天然抗氧化剂，可参与完成对自由基（主要为氧自由基）的清除，同时自身则被氧化成为氧化型谷胱甘肽，而氧化型谷胱甘肽在谷胱甘肽还原酶的作用下可被再还原为还原型谷胱甘肽，使体内两种形态的谷胱甘肽维持动态平衡。可用于青光眼手术、玻璃体手术及白内障手术时的眼部清洗。作为免疫增强剂，于 2005 年在俄罗斯批准上市，用于化学治疗、放射治疗和抗感染联合用药。

（罗晓星 张峰）

àoqǔtài
奥曲肽（octreotide） 含 8 个氨基酸的环状化学合成多肽药物。氨基酸序列为 H-D-Phe-Cys-Phe-D-Trp-Lys-Thr-Cys-Thr-ol，其中 2 个半胱氨酸之间靠巯基形成环状结构，分子式为 $C_{49}H_{66}N_{10}O_{10}S_2$，相对分子质量为 1019.3。在体内的半衰期为 2 h，大约是天然生长抑素的 30 倍。并且其抑制激素分泌的作用比生长抑素更强。该药为无色至灰白色冻干固体，沸点为 1447.228℃（在 101kPa），闪光点为 829.053℃，密度为 1.395g/cm³。1982 年瑞士山德士（Sandoz）公司化学研究人员威尔弗里德·鲍尔（Wilfried Bauer）等在对天然生长抑素结构改造的基础上，合成了其类似物奥曲肽，1988 年美国食品药品管理局批准其用于治疗转移性类癌、血管活性肠肽瘤及肢端肥大症。1993 年获准在中国上市。

按照固相合成的方法将缩醛化产物与高分子树脂键合，然后依次连接具有保护基团的氨基酸，获得带保护基的八肽树脂，同步进行脱侧链保护基团及从树脂上切肽，获得还原型奥曲肽，然后从树脂上切下后的还原型奥曲肽，制成水溶液，并在空气中自然氧化后制成奥曲肽。

该药为天然生长抑素的同系物，具有与天然内源性生长抑素类似的作用，但作用较强且持久，奥曲肽可以抑制生长激素、促甲状腺激素、胰岛素等激素的分泌；可以减少内脏血流，抑制平滑肌收缩；抑制肠壁神经丛释放乙酰胆碱以及中枢神经的活动；抑制细胞增殖、肿瘤生长、血小板聚集及免疫活性细胞的功能等。

临床上主要用于治疗：①突眼性甲状腺肿和肢端肥大症。②消化道内分泌肿瘤，例如类癌、胃泌素瘤、胰岛素瘤、胰高血糖素瘤、舒张血管肠肽瘤等；消化道非分泌性肿瘤，包括胰腺癌、结肠癌、胃癌及晚期转移性肿瘤。③上消化道出血。门脉高压引起的食管静脉曲张出血和严重消化性溃疡大出血，奥曲肽对食管静脉曲张破裂出血 24 h 的止血率为 53%~100%。④急性胰腺炎。对急性水肿性胰腺炎和重症胰腺炎的效果较好。奥曲肽通过直接和间接地抑制胰液分泌，松弛胆管口括约肌，降低胰管压力，减少胰管内胰液进入胰腺组织，减轻由此引起的胰腺自身消化。⑤系统性硬化征、肠易激综合征、癌瘤恶病质、倾倒综合征、银屑病、直立性低血压、手术中低血压等。

不良反应较轻、较少，主要有注射部位疼痛或针刺感，一般可于用药 15 min 后缓解。消化道不良反应有厌食、恶心、呕吐、腹泻、腹部痉挛疼痛等，偶见高血糖、胆石症、糖耐受异常和肝功能异常。

（罗晓星 张 峰）

bǐfálúdìng

比伐卢定（bivalirudin）含 20 个氨基酸的化学合成多肽药物。氨基酸序列为 Phe-Pro-Arg-Pro-Gly-Gly-Gly-Gly-Asn-Gly-Asp-Phe-Glu-Glu-Ile-Pro-Glu-Glu-Tyr-Leu，分子式为 $C_{98}H_{138}N_{24}O_{33}$，相对分子质量为 2180，是凝血酶直接、特异、可逆性的抑制剂。由瑞士百健（Biogen）公司研发，于 2000 年 12 月由美国食品药品管理局批准上市。该药为白色或类白色结晶性粉末。

该药用液相合成法制备，将 Fmoc-Leu-OH 溶于有机溶剂，用二环己基碳二亚胺和 1-羟基苯丙三唑做缩合剂，在 4-二甲氨基吡啶的催化下同 2g Wang 树脂反应，用吡啶和醋酐封闭过夜。脱去 Fmoc 保护基，二甲基甲酰胺、甲醇洗涤后晾干，三氟乙酸裂解，高效液相色谱法纯化，从而得到比伐卢定。

比伐卢定氨基端的 D-Phe-Pro-Arg-Pro-Gly-Gly-Gly-Gly 区域与血液循环中游离的或与血栓结合的凝血酶催化位点和阴离子结合位点发生特异性结合，直接抑制凝血酶的活性，发挥抗凝作用。但因比伐卢定多肽顺序中 Arg3 和 Pro4 间的肽键可被凝血酶水解而失活，因此对凝血酶的抑制作用可逆而短暂。比伐卢定以静脉"弹丸式"注射，5 min 药物达到峰浓度，与细胞色素 P450 系统不发生相互作用，亦不与血浆蛋白和红细胞结合，但与肝素、华法林或溶栓药物合用会增加出血的可能性。该药主要经蛋白酶水解，由肾脏排出，在肾功能正常的个体中半衰期为 25 min。

临床上主要用于：①不稳定性心绞痛及心梗患者。其抗缺血效果与肝素相同，但引起出血危险更小；可降低心梗患者出血危险性和心梗术后心肌短期缺血发生率。②经皮冠状动脉介入治疗围手术期。疗效优于普通肝素/低分子肝素和血小板糖蛋白 II a/III b 受体拮抗剂。③心脏移植。与肝素相比，心肺移植患者及经皮外周动脉介入治疗患者使用比伐卢定更为安全、有效。

与经典抗凝血药物肝素相比，比伐卢定预防治疗血栓有较强专一性，抗凝效果可以预测，抗凝防栓安全有效。它不与血浆蛋白结合，抗凝效果个体之间差异较小；它不与血小板所释放的血小板因子 4 结合，抗凝活性不受其影响，不引起抗体介导的血小板减少症；既可灭活与纤维蛋白结合的凝血酶，也可灭活血中游离的凝血酶，抗凝效果更可靠。在冠状动脉介入治疗、不稳定型心绞痛、辅助急性心肌梗死溶栓方面可替代肝素，尤其适用于肝素诱导的血小板减少症的抗栓治疗；用于外周动脉介入治疗、心肺移植手术及肾功能不全患者防栓抗栓治疗亦有良好作用。

常见的不良反应主要是出血，多见于动脉穿刺部位，其他尚有背痛、头痛、低血压。肾功能不全患者，应适当减量，并监测活化凝血时间。

（罗晓星 张 峰）

bǐng'ānxiān gǔ'ānxiān'àn

丙氨酰谷氨酰胺（alanyl gluta-mine）由丙氨酰和谷氨酰胺组成的化学合成二肽药物。分子式为 $C_8H_{15}N_3O_4$，相对分子质量为 217.22，为白色或类白色疏松块状物。用于补充谷氨酰胺患者的肠外营养，包括处于分解代谢和高代谢状况的患者。谷氨酰胺是一种重要的营养物质，是肠外营养的一个组成部分，但水溶性差，在水溶液、热消毒及长期储存时化学稳定性不足，在加热灭菌的条件下会生成有毒的焦谷氨酸和氨，所以包装好的商品复方氨基酸溶液中都不含谷氨酰胺。而丙氨酰-谷氨酰胺的半衰期很短，约为 3~8 min，进入机体后，在肝脏、血浆、肾脏、肠、骨骼肌等器官组织中，被二肽酶分解为丙氨酸和谷氨酰胺，仅有微量的二肽（摄入量的 1%~2%）从尿中排出。因此，合成的丙氨酰-谷氨酰胺二肽作为谷氨酰胺的供体，弥补了谷氨酰胺不足，扩大了其在临床上作为静脉营养制剂的应用范围。

丙氨酰谷氨酰胺的水溶解度高（568 g/L），是游离谷氨酰胺（3 g/L）的 20 倍；热稳定性好，不同的 pH 值下 120 ℃，0.5 h 加热灭菌，无焦谷氨酸和氨产生。

在水相中用 N-酸酐法可以合成高产量的丙氨酰谷氨酰胺。以高光学纯度的手性试剂 D-2-氯-丙酸为起始原料，与亚硫酰氯反应生成 D-2-氯-丙酰基氯，后者与谷氨酰胺在碱性条件下反应得到化合物 D-2-氯-丙酰基-L-谷氨酰胺，再在浓氨水中氨解得目标化合物。

临床上主要用于：①肠外营养。为接受肠外营养的患者提供谷氨酰胺。能够改善患者营养状况，提高合成蛋白质前体的谷氨酰胺在血中的浓度，促进蛋白质合成，降低其分解，改善患者营养状况。②保护肠道。禁食、手术、炎症损伤等会使肠道运动及屏障功能受损，导致内毒素血症，损害各大脏器。长期应用全胃肠外营养液将造成谷氨酰胺缺乏，对肠道功能产生不良影响，而全胃肠外营养液中添加该药后可对肠道功能改善有积极作用。该药可提供小肠吸收利用的谷氨酰胺，提供氧化利用的燃料和氮源，氮源用于合成嘌呤、嘧啶等，有助于小肠上皮细胞分裂复制；促进神经降压素、胰高血糖素等激素；最终发挥促进小肠上皮细胞增殖，防止肠黏膜萎缩。③保护肝功能。能增加肝细胞膜稳定性，防止细胞内、外水肿发生，能增加肝还原型谷胱甘肽的贮存量，减少和对抗氧自由基对肝脏的损害。

正确使用时，尚未发现不良反应。输注速度过快时可能出现寒战、恶心、呕吐，一旦发生应立即停药。严重肾功能不全（肌酐清除率 < 25 ml/min）或严重肝功能不全的患者禁用。使用过程中应监测患者的碱性磷酸酶、谷丙转氨酶、谷草转氨酶和酸碱平衡；对于代偿性肝功能不全的患者，应定期监测肝功能。

（罗晓星 张 峰）

bùshěruìlín

布舍瑞林（buserelin; suprefact; suprecur）含 9 个氨基酸的促性腺激素释放激素类似物的化学合成多肽药物。又称布赛来灵。氨基酸序列是 Pyr-His-Trp-Ser-Tyr-D-Ser（tBu）-Leu-Arg-Pro-NHEt，分子式为 $C_{60}H_{86}N_{16}O_{13}$，相对分子质量约为 1239。由德国 Hoechst AG 公司研发，1984 年在加拿大批准上市。白色粉末状，密度为 $1.43g/cm^3$。制备方法主要有两种，一种是通过液相合成工艺进行制备，工艺复杂。另一种是通过固相合成法进行人工全合成制备，2010 年深圳翰宇药业股份有限公司的固相制备布舍瑞林的方法专利获得授权，在自动合成仪中，加入各氨基酸衍生物及其他试剂进行合成，偶联后的多肽从树脂上进行裂解、乙胺化、脱保护、纯化并进行活性检测。

布舍瑞林是促性腺激素释放激素类似物，与垂体上促性腺激素释放激素受体结合而促进黄体生成素和促卵泡激素的释放，进而促进性激素的释放。给药 1 周内布舍瑞林对垂体表现为短暂的刺激作用，可以促进垂体释放黄体生成素和促卵泡激素，其促进黄体生成素和促卵泡激素释放的作用分别是天然促性腺激素释放激素的 19 倍和 16 倍。布舍瑞林连续应用 2 周以上垂体促性腺激素释放激素受体数目下调，进而导致垂体释放黄体生成素、促卵泡激素减少，最终抑制性激素的释放。布舍瑞林还能直接抑制肿瘤细胞的增殖，从而发挥抗肿瘤作用。

临床主要用于治疗晚期前列腺癌、乳腺癌、子宫肌瘤和子宫内膜异位症。开始时皮下注射，维持治疗后可采用鼻腔喷入给药。主要不良反应：患者可出现面部发热、性欲减低、心情烦躁、恶心、呕吐、腹泻、食欲降低、足部或下肢肿胀、无力、骨量减少、骨痛、排尿困难等症状，鼻部用药患者可出现头痛、鼻干、出汗等。出现过敏者应停药。孕妇、哺乳期、对苯甲醇过敏者禁用。

（罗晓星 孟静茹）

suōgōngsù

缩宫素（oxytocin; pitocin; syntocinon）含 9 个氨基酸且具有促进子宫收缩的多肽药物。又称催产素。缩宫素氨基酸序列是 Cys-Tyr-Ile-Gln-Asn-Cys-Pro-Leu-Gly-NH$_2$（1-6，二硫键），分子式为 $C_{43}H_{66}N_{12}O_{12}S_2$，相对分子质量为 1007。白色粉末，易溶于水，不溶于乙醚、石油醚，等电点为 7.7。1953 年，美国化学专家文森特（Vincent du Vigneaud）明确了天然催产素的氨基酸序列，并于当年人工合成了催产素，因此获得 1955 年的诺贝尔化学奖。缩宫素是第一个人工合成的多肽类激素。1980 年美国食品药品管理局批准美国 Parkedale Pharmaceuticals Inc. 公司的缩宫素上市。

制备方法主要有两种，一是提取法，从动物脑垂体后叶中提取，将脑垂体后叶干粉通过弱酸沉淀或用沸石与皂土吸附等方法去除杂质后获得缩宫素提取液，中国多采用此方法制备。此方法成本低，但纯度也较低。二是化学合成法，先合成 3~9 段的七肽酰胺，再合成 1~2 段二肽酰胺，最后将两个片段缩合形成缩宫素。

该药具有与天然催产素相似的药理活性。能刺激子宫平滑肌收缩，其效应与妊娠周期相关，足月妊娠时子宫对缩宫素的反应达高峰，缩宫素模拟正常分娩子宫的收缩作用，同时扩张子宫颈，发挥催产作用。缩宫素还能刺激乳腺平滑肌收缩，有利于乳汁从乳房流出，但对乳汁的分泌量没有影响。临床上主要用于引产、催产、分娩时子宫收缩无力、产后因宫缩无力或缩复不良引起的子宫出血等。

临床推荐用量下比较安全，不良反应发生较少。患者应用缩宫素时可发生心率增快、心律失常、水钠潴留、骨盆血肿、恶心、呕吐、过敏反应、高血压、蛛网膜下腔出血等。胎位不正、前置胎盘、产道异常、脐带先露或脱垂、胎儿窘迫、宫缩过强、经产妇、有剖宫产史者禁用缩宫素。

（罗晓星 孟静茹）

dìjiāruìkè

地加瑞克（degarelix；firmagon；gonax）

含 10 个氨基酸且具有促性腺激素释放激素受体拮抗作用的化学合成多肽药物。氨基酸序列为 Ac-D-2Nal-D-4Cpa-D-3Pal-Ser-4Aph（L-Hor）-D-4Aph（Cbm）-Leu-LLys-Pro-D-Ala-NH$_2$。相对分子质量为 1632，分子式为 $C_{82}H_{103}N_{18}O_{16}Cl$。为白色或类白色粉末，密度为 1.325 g/cm^3。由瑞士辉凌制药有限公司研发，2008 年 12 月美国食品药品管理局批准上市。

制备方法有两种，一种是液相合成法，合成的地加瑞克前体或其盐或溶剂化物在有机溶剂中用裂解剂处理获得地加瑞克，工艺复杂。另一种是固相合成法，利用固相树脂，加入各氨基酸衍生物及其他试剂进行合成，偶联后的多肽进行脱保护基、纯化并进行活性检测。

该药可以可逆性地与垂体促性腺激素释放激素受体结合，抑制内源性的促性腺激素释放激素与受体结合，减少促性腺激素的释放，进而抑制睾酮的释放，使睾酮水平维持在相当于睾丸切除水平即去势水平。由于睾酮对前列腺癌的持续生长具有重要作用，因此抑制睾酮的释放，维持其在去势水平，能有效地延缓前列腺癌发展和恶化。地加瑞克与戈那瑞林等促性腺激素释放激素类似物不同，从用药初始就抑制睾酮的分泌，不会出现用药初期有症状加重的表现。临床上主要用于治疗晚期前列腺癌。给药途径为皮下注射给药。

最常见的不良反应是注射部位疼痛、红疹、肿胀等，注射部位反应一般多见于首次用药后，随着给药次数增加，症状逐渐减轻。患者还可出现潮热、体重增加、乏力、转氨酶增加等。

（罗晓星 孟静茹）

ēnfūwéitài

恩夫韦肽（enfuvirtide）

由 36 个氨基酸组成的链状多肽药物。氨基酸序列是 Ac-Tyr-Thr-Ser-Leu-Ile-His-Ser-Leu-Ile-Glu-Glu-Ser-Gln-Asn-Gln-Gln-Glu-Lys-Asn-Glu-Gln-Glu-Leu-Leu-Glu-Leu-Asp-Lys-Trp-Ala-Ser-Leu-Trp-Asn-Trp-Phe-NH$_2$，分子式为 $C_{204}H_{301}N_{51}O_{64}$，相对分子质量约为 4492，几乎不溶于水。1999 年，由美国里美里斯（Trimeris）公司与瑞士罗氏（Roche）公司合作共同研制开发。2003 年 3 月，美国食品药品管理局批准上市，用于治疗成人及 6 岁以上儿童获得性免疫缺陷综合征（艾滋病）。

该药通过固相多肽合成法制备。2014 年中国成都圣诺生物制药有限公司的恩夫韦肽制备方法获得专利授权，在自动合成仪中，加入各氨基酸衍生物及其他试剂合成，偶联获得恩夫韦肽后进行脱保护基、纯化并进行活性检测。

恩夫韦肽是第一个批准上市的人类免疫缺陷病毒融合抑制剂，可与 1 型人类免疫缺陷病毒病毒膜糖蛋白 gp41 亚单位结合，阻止其构象变化，抑制病毒与 T 细胞等免疫细胞的胞膜融合，干扰融合过程的最后阶段，因而可阻止 1 型人类免疫缺陷病毒进入 T 细胞，进而防止细胞被感染以及患者免疫系统被破坏。恩夫韦肽仅对 1 型人类免疫缺陷病毒有活性，而对 2 型人类免疫缺陷病毒活性极低，所以临床上只用于 1 型人类免疫缺陷病毒感染患者。

临床上主要用于治疗成人及 6 岁以上儿童 1 型人类免疫缺陷病毒感染；与抗反转录酶药物联合应用治疗使用其他药物无效的人类免疫缺陷病毒感染患者。给药途径为皮下注射。

常见的不良反应有注射部位疼痛、硬结、红斑、囊肿、瘙痒等，绝大部分患者会在用药后第一周出现。还可出现周围神经病、失眠、抑郁、咳嗽、呼吸困难、厌食、关节痛、感染、嗜酸性粒细胞增多等。皮疹、发热、恶心、呕吐、畏寒、寒战、低血压、转氨酶升高等过敏反应偶见。6 岁以下儿童用药安全性尚未得到证实，因此禁用，肝肾功能不全者慎用。

（罗晓星 孟静茹）

fápǔtài

伐普肽（vapreotide）

含 8 个氨基酸具有控制静脉曲张出血作用的生长抑素类似物的环形化学合成多肽药物。氨基酸序列是 D-Phe-Cys-Tyr-D-Trp-Lys-Val-Cys-Trp-NH$_2$，其中第 2 位和第 7 位半胱氨酸残基之间以二硫键形成环状结构，分子式为 $C_{57}H_{70}N_{12}O_9S_2$，相对分子质量约为 1131。沸点 1540.9℃。是一种神经调节肽，能够抑制垂体分泌生长激素，通过作用于不同的生长抑素受体亚型发挥多种生物学作用。天然生长抑素在体内半衰期短，限制了其临床应用。与天然的生长抑素相比，伐普肽具有半衰期长、代谢稳定等特点。2004 年墨西哥批准瑞士的德彪（Debiopharm SA）公司和加拿大 H3 Pharma 公司研发的 Sanvar 上市。

该药通过固相多肽合成法进行制备，在自动合成仪中，加入各氨基酸衍生物及其他试剂进行合成，偶联后获得伐普肽，进行脱保护基、纯化并进行活性检测。

伐普肽能够抑制生长激素、胰岛素、表皮生长因子病理性过度分泌；能降低胃肠蠕动，降低食管内曲张静脉内的血流量和压力，减少门脉侧支血流量，降低门静脉高压，同时由于抑制胰高血糖素的分泌间接抑制血管扩张，从而有效控制静脉曲张出血。

临床上主要用于治疗食管静脉曲张破裂出血，也可用于预防内镜治疗后5天内出血的复发。还可用于治疗获得性免疫缺陷综合征（艾滋病）相关的难治性腹泻、肢端肥大症、神经内分泌肿瘤等。给药途径为静脉注射。

不良反应多见于长期用药的患者，主要表现为头痛、疲乏、血糖增高、心动过缓、食欲缺乏、恶心、呕吐、腹泻、腹痛、吸收不良、白细胞减少和中性粒细胞减少等，还可以引起注射部位红肿、疼痛。对奥曲肽等生长抑素类似物药物过敏者、糖尿病患者及肾功能不全患者慎用。

(罗晓星　孟静茹)

gēnàruìlín

戈那瑞林（gonadorelin）　人工合成的促性腺激素释放激素。又称高乐肽。促性腺激素释放激素又称促黄体激素释放激素、促黄体激素释放因子、促黄体生成素释放激素、促黄体生成素释放激素、促性激素释放素、促性释放素。含10个氨基酸，序列为 Pyr-His-Trp-Ser-Tyr-Gly-Leu-Arg-Pro-Gly-NH₂，分子式 $C_{55}H_{75}N_{17}O_{13}$，相对分子质量约1182。白色或类白色块状物或粉末，密度 $1.54g/cm^3$。由美国百特（Baxter Healthcare Corporation）公司研制，1982年9月美国食品药品管理局批准上市。临床上促性腺激素释放激素的类似物还有戈舍瑞林、那法瑞林、曲普瑞林、亮丙瑞林等。除亮丙瑞林含9个氨基酸，其余都为含10个氨基酸的化学合成多肽药物，区别主要在于戈那瑞林和促性腺激素释放激素的氨基酸数目和种类均相同，而曲谱瑞林用D-色氨酸取代了天然促性腺激素释放激素分子中第6位的L-甘氨酸，而那法瑞林和戈舍瑞林均为促性腺激素释放激素类似物。

该药通过固相合成法进行制备。在自动合成仪中，加入各氨基酸衍生物及其他试剂进行合成，偶联后获得戈那瑞林，进行脱保护基、高效液相色谱纯化并进行活性检测。

戈那瑞林能双向调节促卵泡激素和黄体生成素的分泌，使用初期能促进垂体前叶分泌促卵泡激素和黄体生成素，进而增加血浆中的性激素水平；连续使用可以引起垂体中促性腺激素释放激素受体数目减少，垂体细胞的反应性下降，垂体前叶分泌促卵泡激素和黄体生成素的能力降低，从而阻断雄激素和雌激素的合成与分泌，达到相当于性腺（睾丸或卵巢）切除的效果。

临床上通过小剂量脉冲式给药方式用作促排卵药，治疗下丘脑病因所导致的青春发育延缓、闭经和不育症、原发性卵巢功能不足，特别是对促排卵药氯米芬无效的患者。大剂量连续给药可以用于治疗激素依赖性前列腺癌、乳腺癌、子宫内膜异位症、小儿隐睾症、雄激素过多、垂体肿瘤等。还可用于诊断下丘脑-腺垂体-性腺功能障碍，正常人注射戈那瑞林后，黄体生成素升高的反应性明显高于促卵泡激素，青春期前女性促卵泡激素反应性高于黄体生成素，而促性腺激素释放激素不足患者注射后，促卵泡激素和黄体生成素分泌出现明显延迟反应，可以根据患者分泌促卵泡激素和黄体生成素及性激素水平的变化进行诊断。

不良反应主要是患者可出现头痛、头晕、面部潮红、声音嘶哑、呼吸急促、恶心、腹部不适、月经过多、性欲减退等。还可出现皮疹、荨麻疹及脸部、嘴部肿胀等过敏反应，严重者可出现呼吸困难。注射可出现瘙痒、红肿疼痛、皮疹、血栓性静脉炎等。由于戈那瑞林用药初期能够刺激促卵泡激素、黄体生成素和性激素的分泌，因此用于治疗肿瘤的开始阶段可出现患者肿瘤症状加剧的情况，可加用氟他胺或环丙孕酮。孕妇、哺乳期妇女、对苯甲醇过敏者、腺垂体瘤患者禁用。

(罗晓星　孟静茹)

gēshěruìlín

戈舍瑞林（goserelin）　氨基酸序列为 Pyr-His-Trp-Ser-Tyr-D-Ser(tBu)-Leu-Arg-Pro-Aza-Gly-NH₂ 的促性腺激素释放激素类似物。又称高舍瑞林、果丝瑞宁、性瑞林、诺雷德。属于化学合成多肽药物，分子式 $C_{59}H_{84}N_{18}O_{14}$，相对分子质量约为1269。易溶于水，较难溶于甲醇、乙醇。由英国阿斯利康医药公司研发，1989年12月美国食品药品管理局批准上市。短期应用可促进垂体分泌黄体生成素和促卵泡激素，长期应用可抑制黄体生成素和促卵泡激素分泌、引起雌激素或雄激素水平下降。

戈舍瑞林通过液相合成工艺进行制备。首先合成带有保护基的三肽和七肽，再采用叠氮法将三肽和七肽片段缩合得到戈舍瑞林，也可通过4+6或5+5片段缩合法合成，随后进行纯化、活性检测。该方法工艺复杂，成本高。

戈舍瑞林是强效的促性腺激素释放激素类似物，临床上促性腺激素释放激素的类似物还有戈那瑞林、那法瑞林、曲普瑞林、亮丙瑞林。能双向调节黄体生成素和促卵泡激素分泌，对垂体的作用取决于给药的持续时间，使用1周能兴奋垂体—性腺轴，刺激性雌激素或雄激素分泌，长期应用体内性激素水平持续高水平，破坏机体内源性的性激素反馈调节系统，性激素水平继发性降低，用药3周降到最低，达到相当性腺（睾丸或卵巢）切除的效果。临床上主要用于治疗乳腺癌、前列腺癌、子宫内膜异位症、子宫肌瘤等。还可用于治疗性早熟症及辅助生育。

不良反应主要是患者可出现骨痛、面部潮红、头痛、胃部不适、抑郁、排尿困难、体重增加、性欲减退等，偶见乳房肿胀和压痛，硬膜外脊髓压迫症状，少数患者用药初期可出现血尿、尿道阻塞症状加重的现象。有尿道梗阻、脊髓压迫倾向及有代谢性骨病的患者慎用。孕妇、哺乳期妇女禁用。

（罗晓星　孟静茹）

guīyú jiànggàisù
鲑鱼降钙素（salmon calcitonin）
人工合成的由32个氨基酸组成的多肽药物。由于其氨基酸序列与鲑鱼中提取的降钙素一致，故命名为鲑鱼降钙素。氨基酸序列为 H-Cys-Ser-Asn-Leu-Ser-Thr-Cys-Val-Leu-Gly-Lys-Leu-Ser-Gln-Glu-Leu-His-Lys-Leu-Gln-Thr-Tyr-Pro-Arg-Thr-Asn-Thr-Gly-Ser-Gly-Thr-Pro-NH$_2$（1-7，二硫键），分子式为 $C_{145}H_{240}N_{44}O_{48}S_2$，相对分子质量约为3432。为无色澄清液体。由瑞士诺华制药有限公司研制，1986年7月美国食品药品管理局批准上市。

制备鲑鱼降钙素通常有两种方法，一是通过固相多肽合成法制备，在固相树脂上依次加入各氨基酸衍生物及其他试剂进行合成，偶联后获得的鲑鱼降钙素进行脱保护基、纯化并进行活性检测，大规模生产多采用这种方法；二是采用基因工程技术制备，将鲑鱼降钙素基因导入大肠杆菌或酵母菌体内，通过发酵培养大肠杆菌或酵母，通过鲑鱼降钙素基因的表达产生鲑鱼降钙素，再通过提取和纯化获得鲑鱼降钙素。

鲑鱼降钙素可抑制破骨细胞活性，使骨吸收作用减弱，血钙浓度降低；能抑制肾小管对钙、磷的重吸收，增加尿钙、尿磷排泄，降低血钙；还具有明显的镇痛作用，对肿瘤骨转移，骨质疏松所致骨痛疗效显著。鲑鱼降钙素与受体的亲和力高于人体内源性降钙素，且作用持续时间更长。

临床上主要用于治疗佩吉特（Paget）骨病、骨质疏松症、高钙血症、伴有骨质减少的痛性骨病。鲑鱼降钙素对绝经后骨质疏松的作用比对老年性骨质疏松的作用更显著。常见不良反应有：患者可出现头晕、恶心、呕吐、面部潮红及疼痛、红肿等注射部位反应，偶见多尿、寒战、心动过速和低血压等症状。对降钙素过敏者、孕妇及哺乳期妇女禁用。含有钙、镁、铁等金属离子的药物如抗酸药、导泻药等影响鲑鱼降钙素的吸收。

（罗晓星　孟静茹）

huánbāosù A
环孢素 A（cyclosporin A，CsA；ciclosporin；sandimmune）　含11个氨基酸的具有免疫抑制作用的环状多肽药物。又称赛斯平、山地明。氨基酸序列为 D-Ala-Leu-Leu-Val-Thr-Abu-Sar-Leu-Val-Leu-Ala，第1位和第11位丙氨酸之间形成环状结构，分子式为 $C_{62}H_{111}N_{11}O_{12}$，相对分子质量约为1202。环孢素 A 为白色或类白色粉末，无臭，不溶于水，溶于有机溶剂。1983年11月美国食品药品管理局批准瑞士诺华制药有限公司的环孢素 A 上市。

该药主要采用基因工程技术将环孢素 A 基因导入真菌内，通过培养真菌使环孢素 A 基因表达，产生的环孢素 A 经提取和纯化获得纯品。也可采用人工合成方法，多采用固相多肽合成技术。

环孢素 A 主要通过降低 T 细胞活性、抑制 T 细胞功能而发挥免疫抑制作用。环孢素 A 可与 T 细胞的环孢素受体结合形成复合物，抑制钙调磷酸酶的活性，抑制 T 细胞的活化及细胞因子白介素-2 等的产生和释放，进而抑制 T 细胞介导的免疫反应。环孢素 A 还可促进 T 细胞表达转化生长因子-β。

临床上环孢素 A 主要用于器官移植术后的排异反应，如肾脏、肝脏、心脏、骨髓、角膜等组织器官的移植手术，环孢素 A 可以降低排异反应和感染的发生率，提高存活率。还可用于治疗类风湿关节炎、银屑病、系统性红斑狼疮等自身免疫性疾病和干眼症。

主要不良反应包括厌食、呕吐、腹泻等胃肠道反应，牙龈增生、溃疡、发热、胰腺炎、肾毒性、肝毒性、震颤、惊厥、精神错乱、癫痫发作、共济失调等神经系统毒性。环孢素 A 还能诱发肿瘤，引起继发感染。不良反应的严重程度与用药剂量、时间密切相关。一般不宜与具有肾毒性的药物如氨基糖苷类抗生素、呋塞米类利尿药合用，以免加重肾毒性。

（罗晓星　孟静茹）

jiāníruìkè

加尼瑞克 (ganirelix; antagon)

具有促性腺激素释放激素受体拮抗作用的化学合成多肽药物。加尼瑞克是用 D-型氨基酸或其他氨基酸置换了天然的促性腺激素释放激素的第 1、2、3、6、8 和 10 位氨基酸而获得的产物，氨基酸序列为：Ac-D-2-Nal-D-Phe (4-Cl)-D-3-Pal-Ser-Tyr-D-Lys [C(NHEt)$_2$]-Leu-Lys [C(NHEt)$_2$]-Pro-D-Ala-NH$_2$。为白色结晶性粉末。分子式为 $C_{80}H_{113}ClN_{18}O_{13}$，相对分子质量约为 1570。1999 年 7 月美国食品药品管理局批准荷兰 N. V. Organon 公司的 Antagon 上市。

加尼瑞克是促性腺激素释放激素受体拮抗剂，能迅速、完全、可逆性地抑制垂体促性腺激素释放激素受体，抑制垂体前叶分泌促性腺激素黄体生成素和促卵泡激素，对黄体生成素的抑制作用强于对促卵泡激素的抑制作用，停药 48 h 内黄体生成素和促卵泡激素的分泌恢复正常。

临床上主要用作辅助生殖治疗药物，用于接受控制性超排卵辅助生殖治疗的妇女，防止黄体生成素峰过早，防止提前排卵。一般为皮下注射给药。常见不良反应有：常见注射部位出现发红、肿胀，患者还可能出现恶心、胃肠不适及头痛、妇科腹痛、阴道出血等卵巢过度刺激综合征，偶见过敏反应。孕妇和哺乳期妇女禁用。

(罗晓星 孟静茹)

lài'ānsuān jiāyāsù

赖氨酸加压素 (lypressin; vasopressin; 8-L-lysine)

含 9 个氨基酸用于治疗中枢性尿崩症的环状化学合成多肽药物。因 8 位氨基酸为赖氨酸，且是血管加压素类似物，故命名为赖氨酸加压素。其氨基酸序列为 Cys-Tyr-Phe-Gln-Asn-Cys-Pro-Lys-Gly-NH$_2$，第 1 位和第 6 位半胱氨酸间形成二硫键。分子式为 $C_{46}H_{65}N_{13}O_{11}S_2$，相对分子质量为 1056. 22。为白色粉末状固体。按功能划分，其属于抗利尿激素，能够激动血管加压素受体，具有抗利尿和收缩血管作用。由瑞士诺华制药公司研发的该药品，1982 年获得美国食品药品管理局批准上市。

该药的制备方法包括从哺乳动物垂体后叶提取和人工合成两种方法。天然赖氨酸加压素主要由哺乳动物下视丘的视上核和视丘室旁核合成，经神经轴突输送至脑下垂体后叶储存并释放至血流中。人工合成多采用固相多肽合成技术。由于从动物中得到的活性物质结构和人体内源性的活性物质结构有一定的差异，因此对人体有一定的安全隐患，故现多采用化学合成方法。

赖氨酸加压素可以作用于肾远曲小管和集合管细胞膜上的加压素 V$_2$ 受体，增加管腔膜上的水通道，促进水的重吸收，达到抗利尿作用；也可作用于血管平滑肌的加压素 V$_1$ 受体，但作用较弱，具有一定的缩血管效应。

临床上用于抗利尿激素缺乏所致的尿崩症，单次使用抗利尿作用可维持 4~6 h。给药途径为经鼻给药，剂型为鼻腔喷雾剂，给药后 1 h 内起效，达峰时间 30~120 min，半衰期为 15min，经肾脏排泄。用于对其他治疗无效或对动物源性抗利尿激素不能耐受的患者，但对心因性尿崩症、肾疾病、低钾血症、高钙血症以及与地美环素或锂给药相关的尿崩症无效。

常见不良反应有：腹部或胃痉挛；若滴到咽部可引起胃灼热、头痛、肠蠕动、鼻痒或内部生疮、流鼻涕或鼻塞等；不慎吸入会导致持续咳嗽，呼吸急促；使用过量会引起昏迷、持续头痛、嗜睡、排尿困难及体重增加等；上呼吸道感染或过敏性鼻炎患者使用后可出现局部不适，对于病情严重的患者，治疗中可能出现重度突发性多尿。极少数患者可出现过敏反应，对其他血管加压素过敏的患者对赖氨酸加压素可能也过敏；使用后容易产生抗体，降低其抗利尿效应；上呼吸道感染或过敏性鼻炎患者，因其吸收异常应选用其他给药途径的抗利尿药；与卡马西平、氯贝丁酯联用时可能会增加其抗利尿作用。

(罗晓星 薛小燕)

lánruìtài

兰瑞肽 (lanreotide)

含 8 个氨基酸的用于治疗肢端肥大症的生长抑素类似物的环状化学合成多肽药物。其氨基酸序列为 D-β-Nal-Cys-Tyr-D-Trp-Lys-Val-Cys-Thr-NH$_2$，第 2 位和第 7 位半胱氨酸间形成二硫键。兰瑞肽的分子式为 $C_{54}H_{69}N_{11}O_{10}S_2$，相对分子质量 1096. 33。为白色粉末，沸点 1508. 2℃（在 101 kPa 下），折射率 1.689，注射用醋酸兰瑞肽为白色冻干块状粉末。由法国博福-益普生制药公司研发，1994 年首先在法国上市，2002 年获得中国国家药品监督管理部门批准上市，药物剂型为注射用醋酸兰瑞肽。2007 年兰瑞肽储库型控释注射剂获得美国食品药品管理局批准上市。

该药采用固相合成技术制备。以 4-甲苯氢胺树脂为载体，利用 1-羟基苯并三氮唑和二异丙基碳二亚胺缩合剂，将 8 个氨基酸依次缩合形成兰瑞肽多肽结构，再利用三氟乙酸-苯酚-水-茴香硫醚-EDT-TIS（80∶5∶5∶5∶3∶2）为裂解剂将粗肽从树脂上裂解下来，用20%二甲基亚砜水溶液进行氧化后经高效液相色谱分离纯化。

该药主要通过激活人生长抑素受体2和5，对多种激素产生抑制作用，包括生长激素、促甲状腺激素、胰岛素及胰高血糖素，使肢端肥大症患者生长激素和胰岛素生长因子水平恢复正常；能抑制胃动素、抑胃肽和胰多肽的基础分泌，但不影响肠促胰液素的分泌；抑制食物刺激的胰腺分泌，降低十二指肠碳酸氢盐和淀粉酶的浓度，导致胃液酸度瞬时降低。

临床上可治疗肢端肥大症，尤其适用于经外科手术或放射治疗后生长激素分泌异常的患者；用于类癌的对症治疗；绝经后的乳腺癌；神经内分泌肿瘤（特别是良性肿瘤和血管活性肠肽瘤）引发的综合征；另外，对非内分泌肿瘤同样有抑制作用。给药途径为肌内注射，每10~14天肌注1次。

常见不良反应有：注射部位有轻度疼痛，伴有局部红斑；胃肠道不适，如腹泻、恶心、胀气、厌食、呕吐等；长期使用偶可致无症状性胆结石；罕有患者出现血糖调节紊乱。肢端肥大的患者使用时需监测垂体瘤体积；类癌综合征在排除阻塞性肠道肿瘤前不宜使用；长期治疗时，建议在治疗前和治疗期间每6个月进行1次胆囊超声波检查；肝、肾功能不全的患者应定期监测肝、肾功能，用以调整剂量；糖尿病患者必须严格监测血糖水平；非糖尿病患者，治疗期间可能出现暂时性血糖升高，无需治疗。

（罗晓星　薛小燕）

àisàinàtài
艾塞那肽（exenatide）

人工合成的含39个氨基酸的第一个肠降血糖素类似物多肽药物。氨基酸序列为 His-Gly-Glu-Gly-Thr-Phe-Thr-Ser-Asp-Leu-Ser-Lys-Gln-Met-Glu-Glu-Glu-Ala-Val-Arg-Leu-Phe-IleGlu-Trp-Leu-Lys-Asn-Gly-Gly-Pro-Ser-Ser-Gly-Ala-Pro-Pro-Pro-Ser-NH_2。分子式为 $C_{184}H_{282}N_{50}O_{60}S$，相对分子质量为4186.61。该药为白色或类白色粉末，易溶于水，在二氯甲烷和乙醚中不溶，比旋度41.39℃。艾塞那肽为美洲希拉毒蜥（*Helodermasuspectum*）唾液中分离出的多肽 Exendin-4 的人工合成品，是胰高血糖素样肽-1 受体的激动剂，对胰岛素分泌和葡萄糖代谢具有调节作用，与人 GLP-1 具有53%的同源性，由美国艾米林（Amylin）制药公司生产，2005年4月被美国食品药品管理局批准用于治疗2型糖尿病，是首个通过美国食品药品管理局审批的胰高血糖素样肽-1 受体激动剂。2009年5月，获得中国国家药品监督管理部门的批准，用于2型糖尿病的治疗。

该药主要采用标准固相合成法制备，在自动合成仪中，加入各氨基酸衍生物及其他试剂合成，偶联结束后甲醇洗脱，氮气干燥，采用高效液相法纯化并进行活性检测。

艾塞那肽具有类似胰高血糖素样肽-1 的生物学特性，而且不易被二肽基肽酶Ⅳ降解，在体内模拟胰高血糖素样肽-1 的作用，包括可以促进葡萄糖依赖的胰岛素分泌和合成，改善胰岛 B 细胞功能，改善胰岛素抵抗，抑制餐后胰高血糖素分泌，降低血糖水平。艾塞那肽还具有延缓胃排空及减少肠蠕动的作用，可以激活

下丘脑核团产生饱感，抑制食欲，限制能量摄入，从而降低体重的作用。

临床上主要用于治疗2型糖尿病。对于注射部位没有特别的选择性，其降糖作用呈葡萄糖浓度依赖模式，即在高血糖环境中可促进胰岛素分泌并抑制胰高血糖素发挥作用，而在低血糖环境中并不起效，造成低血糖的风险非常低。单独使用时有较好的疗效，可能使糖尿病患者空腹及餐后血糖浓度降低，糖化血红蛋白下降，体重减轻，改善胰岛素敏感性。当2型糖尿病患者使用常规临床药物控制血糖效果不佳时，再联合艾塞那肽进行治疗可表现出明显疗效。

胃肠道反应是常见的不良反应，以短暂恶心与轻中度呕吐为主，且呈剂量依赖性。艾塞那肽不应用于严重肾功能损伤（肌酐清除率<30 ml/min）或终末期肾病患者，中度肾损伤患者（肌酐清除率为30~50 ml/min）起始用药时剂量从5g加至10g时应谨慎。如果患者应用艾塞那肽出现恶心、呕吐等症状，应注意监测肾功能，防止出现肾前性肾功能损伤。艾塞那肽注射液在2~8℃贮藏、避光保存，严禁冷冻。

（罗晓星　李明凯）

xiōngxiànpēndīng
胸腺喷丁（thymopentin）

人工合成的含5个氨基酸且与胸腺生成素Ⅱ的第32~36位氨基酸残基组成相同的具有双向免疫调节作用的多肽药物。又称胸腺五肽（TP5），氨基酸序列为 H_2N-Arg-Lys-Asp-Val-Tyr-OH。分子式为 $C_{30}H_{49}N_9O_9$，相对分子质量为679.77。胸腺喷丁在体内极不稳定，易被蛋白酶和氨肽酶降解，半衰期仅为30 s。

1985 年，胸腺喷丁在意大利上市，用作免疫调节剂。1997 年，由中国海南中和药业股份有限公司研制的胸腺喷丁上市。中国北京双鹭药业股份有限公司研发的胸腺喷丁 2010 年上市。该药可通过固相多肽合成法制备。获得的粗肽进行后处理，并经过脱盐、制备型液相色谱法循环纯化、精肽脱盐等工艺制得。

胸腺喷丁具有可诱导和促进 T 淋巴细胞及其亚群分化、成熟和活化的功能，调节 T 淋巴细胞的比例，使 CD4$^+$/CD8$^+$趋于正常，具有调节和增强人体细胞免疫功能的作用。

临床上用于：①18 岁以上的慢性乙型肝炎患者。②各种原发性或继发性 T 细胞缺陷病（如儿童先天性免疫缺陷病）患者。③某些自身免疫性疾病（如类风湿关节炎、系统性红斑狼疮等）患者。④各种细胞免疫功能低下的疾病〔严重免疫缺陷、获得性免疫缺陷综合征（艾滋病）患者、极度免疫低下或先天性胸腺功能不全或无胸腺等〕患者。⑤肿瘤的辅助治疗。⑥外科手术及严重感染手术的患者。

常见的不良反应是注射部位疼痛和硬结。个别患者用药后可见恶心、发热、头晕、胸闷、无力，偶见嗜睡、倦怠，但不影响用药。慢性乙型肝炎患者使用时可能使丙氨酸氨基转移酶水平短暂上升，如无肝衰竭预兆出现，仍可继续使用。用药后还可出现头痛、睡眠障碍、乏力、轻度胃肠不适、皮肤瘙痒、肝脏酶学指标短暂升高或白细胞计数明显下降等。妊娠、哺乳期妇女、儿童慎用；用前应作皮肤敏感性试验，有过敏反应者禁用；用药期间宜监测免疫功能；器官移植初期需

免疫抑制者禁用。

（罗晓星　李小强）

lìxīlālái

利西拉来（lixisenatide）　含 44 个氨基酸的胰高血糖素样肽-1 类似物的多肽药物。氨基酸序列为 H-His-Gly-Glu-Gly-Thr-Phe-Thr-Ser-Asp-Leu-Ser-Lys-Gln-Met-Glu-Glu-Glu-Ala-Val-Arg-Leu-Phe-Ile-Glu-Trp-Leu-Lys-Asn-Gly-Gly-Pro-Ser-Ser-Gly-Ala-Pro-Pro-Ser-Lys-Lys-Lys-Lys-Lys-Lys-NH$_2$。相对分子质量为 4858.53，分子式为 $C_{215}H_{347}N_{61}O_{65}S$，为无色透明液体。是继艾塞那肽、利拉鲁肽后第三个上市的 GLP-1 类似物药物，基于新西兰 Pharma 公司的 SIP$^{®}$ 技术合成，是在艾塞那肽的结构基础上将其 C 端的 1 个脯氨酸去掉，并在末端添加 6 个赖氨酸而得到的衍生物。利西拉来是由法国赛诺菲-安万特公司研发，2013 年 2 月首次通过欧洲药品管理局批准上市，截至 2015 年，已相继在欧洲、日本、澳大利亚和墨西哥等上市。

该药主要采用固相合成方法合成，在自动合成仪中，加入各氨基酸衍生物及其他试剂合成，偶联结束后甲醇洗脱，氮气干燥，采用高效液相法纯化并进行活性检测。

内源性胰高血糖素样肽-1 可以刺激胰腺 B 细胞分泌胰岛素，从而降低血糖浓度。利西拉来为胰高血糖素样肽-1 类似物，主要通过结合并激活人体胰高血糖素样肽-1 受体，导致细胞内环腺苷单磷酸增加，引发细胞信号传导路径变化而降低血糖浓度，且对胰腺 B 细胞具有保护作用。

临床上该药主要联合其他口服降血糖药用于治疗 2 型糖尿病。每天注射 1 次就可达到良好的降低及控制血糖等临床疗效。可以

明显降低糖化血红蛋白水平、空腹血糖及餐后 2 h 血糖浓度，并能有效改善患者的体重。

该药安全耐受性良好，不良反应主要为胃肠反应，包括恶心、呕吐、腹泻、头晕、腹胀、腹痛等反应，其中以恶心最为常见。急性胰腺炎、严重胃肠道疾病、肾受损、低血糖者等不建议使用。

（蒋建利　张雪芹）

liàngbǐngruìlín

亮丙瑞林（leuprorelin）　氨基酸序列为 pGLu-His-Trp-Ser-Tyr-D-Leu-Leu-Arg-ProNHEt 促性腺激素释放激素类似物。又称抑那通、利普安、亮脯瑞林。分子式为 $C_{59}H_{84}N_{16}O_{12}$，相对分子质量为 1209.4。能溶于水、乙醇和丙二醇中，解离常数 6.9。由日本武田药品株式会社生产，1992 年在日本上市。药物剂型为注射用醋酸亮丙瑞林微球，给药途径为皮下注射，用于治疗子宫内膜异位症和子宫肌瘤。

该药是用化学合成法合成，主要包括固相合成法、液相合成法和固液结合合成法。以固相合成法为例，采用 Wang 树脂作为原料，依次连接具有保护基团的氨基酸，然后依次脱去 Fmoc-保护基团；同步进行脱侧链保护基团及切肽，获得保护九肽树脂，最后用乙胺/1-羟基苯并三氮唑接上乙胺基，经高效液相色谱纯化获得成品。

亮丙瑞林是高活性的促性腺激素释放激素类似物，临床上促性腺激素释放激素的类似物还有戈舍瑞林、那法瑞林、曲普瑞林、戈那瑞林。亮丙瑞林对黄体生成素释放激素受体亲和性强，对蛋白分解酶的稳定性高；使用初期出现垂体-性腺系统兴奋作用，导致垂体释放促卵泡激素、促黄体

生成素、雌或雄激素升高现象，之后垂体反应性降低，抑制卵巢和睾丸对促性腺激素的反应，降低垂体释放促卵泡激素、促黄体生成素和雌或雄激素的分泌，对性激素依赖性疾病起到治疗作用。

临床上主要用于治疗前列腺癌达到全雄激素阻断治疗目的，使癌肿萎缩、消退；用于治疗子宫内膜异位，可使患者血清雌二醇抑制到近绝经水平，缓解疼痛症状、改善生育能力；治疗中枢性性早熟，可使血清中促性腺激素水平降至青春期前的水平；还可用于治疗子宫肌瘤及绝经后乳腺癌；也可用于治疗老年痴呆症，改善患者的认知能力。

不良反应主要是用药初期会一过性地促进睾酮分泌，导致骨性疼痛加剧、尿潴留和脊髓压迫症状；糖尿病患者使用期间可出现血糖升高、肝功能下降和黄疸症状；治疗前列腺癌时会导致勃起功能障碍、潮热、心血管并发症和乳房女性化症状；女性患者长期使用会出现停经后雄激素样症状，如发热和盗汗、头痛、情绪抑郁、胃肠功能、阴道不规则出血、分泌物异常、关节疼、骨重量减低、高钙血症等。治疗时须确定患者未妊娠；用药期间应注意观察肿瘤变化，临床症状未改善时应终止用药；长期用药或再次给药时应检查骨密度，以避免引起骨质丢失；对亮丙瑞林成分及其衍生物有过敏史者、孕妇或有可能怀孕者及哺乳期妇女、有异常性出血而未确诊者禁用。

（罗晓星 薛小燕）

luómòtài

罗莫肽（romurtide；muramyl；MDP-LYS-L18）含 3 个氨基酸且能刺激集落刺激因子、白介素-1 和白介素-6 的生成的胞壁酰二肽类似物的多肽药物。又称硬脂酰胞壁三肽、罗莫泰德。化学名称 N-2-（N-乙酰胞壁酰-L-丙氨酰-D-异谷氨酰胺）-N-6-硬脂酰-L-赖氨酸，分子式 $C_{43}H_{78}N_6O_{13}$，相对分子质量为 887.11。能溶解于二甲基甲酰胺、甲醇和乙醇，几不溶于水和丙酮，解离常数为 5.7。属于集落刺激因子激动剂，是第一个上市的胞壁酰肽类药物，由日本第一制药株式会社研制，1991 年在日本上市，给药途径为皮下注射，用于治疗放射治疗、化学治疗引起的白细胞减少症。

该药是通过将固相和液相多肽合成法结合使用制备的，适合工业化生产。首先通过固相合成法合成肽和糖肽，然后采用三氟甲磺酸从树脂上将合成产物切下，去除所有保护基团后，得到产率和纯度较高的目标产物罗莫肽。该药具有免疫调节作用，活性高于胞壁酰二肽，能够诱导集落刺激因子、干扰素、白介素-1、白介素-6 和白介素-12 等多种细胞因子的分泌，促进骨髓中造血干细胞的增殖与分化，使外周血液中的中性粒细胞、单核细胞、淋巴细胞和血小板增多，升高 T 细胞中集落刺激因子的产生，激活巨噬细胞功能，增强机体的细胞免疫和体液免疫功能，继而增强对感染的非特异抵抗力，与抗生素联合应用具有协同作用。

临床上用于抗肿瘤治疗（放射治疗或化学治疗）产生的继发性骨髓抑制，促进外周血白细胞和血小板数目增加，可预防患者感染，有效改善放射治疗、化学治疗效果，给药后达峰时间 1～2 h，半衰期 1.5～2.5 h，肝脏分布浓度最高，约 50% 药物通过呼吸排出体外。

常见不良反应有：短暂发热、寒冷不适感、注射部位疼痛；也可见关节痛、头痛、潮红、硬结、红肿、荨麻疹、皮疹、恶心、厌食、低血压及前胸壁痛等。对其过敏者、孕妇禁用；不适于除放射治疗或化学治疗之外，其他原因导致的白细胞减少症的治疗，使用过程中应监测细胞水平的变化；严重肝功不全、活动性肺结核患者以及血管内凝血患者慎用。

（罗晓星 薛小燕）

mǐfámùtài

米伐木肽（mifamurtide；L-MTP-PE；MLV-19835A；MTP-PE）含 3 个氨基酸且能刺激巨噬细胞，具有免疫激活作用的化学合成多肽药物。化学名为 N-乙酰胞壁酰-L-丙氨酰-D-异谷氨酰胺-L-丙氨酸 2-（1′,2′-二棕榈酰-sn-甘油基-3′-羟基磷酰氧基）乙基酰胺，分子式为 $C_{59}H_{109}N_6O_{19}P$，相对分子质量为 1237.49。米伐木肽为白色冻干粉末，加生理盐水混悬后使用。由美国 IDM Pharma 公司研制，分别于 2001 年和 2004 年被美国食品药品管理局和欧洲药品管理局批准作为治疗骨肉瘤的罕见病药物，用于治疗骨肉瘤切除术后的复发。2009 年获得欧盟批准上市，给药剂型为脂质体注射剂，给药途径为静脉注射。

该药通过固相合成方法制备，将氨基树脂与 Fmoc-D-Glu（OPG）-OH 上的羧基偶联，然后按先后顺序将 Fmoc-L-Ala-OH、保护 N-乙酰胞壁酸、H-L-Ala-OPG、脑磷脂进行酰化反应逐个偶联，随后裂解除去氨基树脂得到米伐木肽。

该药属于人工合成的胞壁酰三肽磷脂酰乙醇胺，为分枝杆菌胞壁成分，与天然产物相比，具有较长的半衰期；是免疫调节剂，能通过激活巨噬细胞及单核细胞，模拟感染症状，促炎症因子（如肿瘤坏死因子-α、白介素-6和白介素-1β）及与免疫刺激有关的物质（如C反应蛋白）明显升高，诱发体内免疫系统杀灭术后残留的瘤细胞。

临床上用于治疗非转移性可切除的骨肉瘤（多为2岁至30岁患者），提高骨肉瘤患者长期存活率。术后可与化学治疗药物多柔比星和甲氨蝶呤联合应用。

常见不良反应有：贫血、食欲不振、头痛、头晕、心动过速、高血压、低血压；也可导致呼吸困难、呼吸急促、咳嗽、呕吐、腹泻、便秘、腹痛、恶心、多汗；引发肌肉疼痛、关节痛、背痛、四肢疼痛、发热、寒战、疲劳、低温和胸痛。给药时需缓慢持续静滴1 h，禁止一次性大剂量注射；过敏患者禁用；与钙调磷酸酶抑制剂，如环孢素和他克莫司，均作用于巨噬细胞，因此禁止与此类药物联用以避免相互干扰；非甾体类抗炎药可拮抗米伐木肽的作用，联用时非甾体类抗炎药应采用较小的剂量。

（罗晓星　薛小燕）

nàfǎruìlín

那法瑞林 （nafarelin；nacenyl；nasanyl；synarel）

氨基酸序列为 Pyr-His-Trp-Ser-Tyr-D-2-Nal-Leu-Arg-Pro-Gly-NH$_2$ 的促性腺激素释放激素类似物。又称奈瑞林。分子式为 $C_{66}H_{83}N_{17}O_{13}$，相对分子质量为1322.47。由美国 GD Searle LLC 公司生产，1990 年获得美国食品药品管理局批准上市，给药途径为经鼻给药，剂型为鼻腔喷雾剂。给药后吸收迅速，达峰时间约20 min，约80%与血浆蛋白结合，生物利用度仅有3%，半衰期3~4 h。该药可通过固相多肽合成方法制备，经高效液相色谱纯化，药用为醋酸那法瑞林。

该药药理作用与天然促性腺激素释放激素的药理作用类似，活性是其200倍，而促性腺激素释放激素类似物戈舍瑞林、戈那瑞林、曲普瑞林和亮丙瑞林的活性分别是促性腺激素释放激素的100倍、1倍、70~100倍和50~80倍。那法瑞林可作用于垂体促性腺激素分泌细胞的特异受体，用于治疗中枢性性早熟、子宫内膜异位症和子宫肌瘤。初始或间断给药能刺激促黄体生成素和促卵泡激素的释放，暂时提高女性雌激素、睾酮，以及男性睾酮水平，有效地促进女性卵泡发育成熟及排卵，男性精子生成；但是连续给药后，导致垂体促性腺激素释放激素受体可逆性下调，促卵泡激素和黄体生成素水平持续显著降低，继而减少雌激素、孕酮和睾酮的合成，出现暂时性闭经和无排卵，使血清雌二醇水平维持在绝经后范围，在临床上也称为药物性卵巢切除。

临床上用于治疗小儿中枢性性早熟，可使血清黄体生成素、睾酮和雌二醇浓度恢复到青春期前的水平，抑制第二性征；治疗子宫内膜异位症，可使异位病灶萎缩和消失，缓解盆腔疼痛、痛经及性交痛症状；也可用于治疗子宫平滑肌瘤，减少子宫出血。

最常见的不良反应与低雌激素状态相关，如潮热、阴道干燥、头痛、情绪变化、性欲低下；约1%患者出现麻痹感、心悸、黄褐斑、斑丘疹、眼痛、乏力；也可能会出现肌肉疼痛、乳房减小和鼻腔内刺激性反应；长期使用导致骨密度降低。过敏、阴道出血者、孕妇、哺乳期妇女禁用；用药前两个月可引发卵巢囊肿，通常4~6周后自行缓解；如果规范治疗后仍有月经或少量阴道出血，需在医生指导下调整治疗方案或给药剂量。

（罗晓星　薛小燕）

niǎo'ānsuān jiāyāsù

鸟氨酸加压素 （ornipressin）

用鸟氨酸取代了第8位精氨酸的精氨酸加压素类似物。又称鸟氨加压素、8-鸟氨酸加压素。属于化学合成多肽药物。氨基酸序列为 Cys-Tyr-Phe-Gln-Asn-Cys-Pro-Orn-Gly-NH$_2$，第1位和第6位半胱氨酸间形成二硫键。与去氨加压素所不同的是鸟氨酸加压素氨基酸序列的第8位为鸟氨酸。分子式为 $C_{45}H_{63}N_{13}O_{12}S_2$，相对分子质量为1042.19。由荷兰辉凌制药公司和瑞士山德士（Sandoz Pharma）公司生产，1972年由南非药品委员会批准在南非注册上市，无色透明溶液，主要组分包括醋酸，醋酸钠，氯化钠，鸟氨酸加压素和水，每毫升含有5 IU的鸟氨酸加压素，pH 为3.7，给药途径为注射给药。具有较强的缩血管作用，用于手术部位局部麻醉或止血。鸟氨酸加压素可通过多肽固相合成技术制备，经高效液相色谱纯化。

鸟氨酸加压素的血管收缩作用强，静注给药3 min起效，作用维持1 h以上；可减少术中失血并延长局麻药作用时间；小剂量能升高动脉压，无儿茶酚胺的副作用（如氧张力下降），也不延迟伤口愈合时间。具有一定的抗利尿和刺激小肠平滑肌作用，但作用强度弱于精氨酸加压素和赖氨酸加压素。

临床上作为缩血管药物，可用于各种外科手术止血，可与氟烷（一种麻醉剂）同时使用；在吸入麻醉剂时，其不诱发心律失常，安全性高于肾上腺素。要注意的是鸟氨酸加压素用于手术麻醉，可能导致外周血管阻力和血压升高，降低心输出量。作为外周血管收缩剂使用时有导致心肌缺血的风险，儿童或冠脉储备已下降的患者应谨慎使用。

（罗晓星 薛小燕）

pǔlánlíntài

普兰林肽（pramlintide）

人工合成的由 37 个氨基酸残基组成的具有胰岛淀粉样多肽作用的多肽药物。可降低胰岛素依赖和非依赖患者的餐后血糖，用于辅助治疗 1 型和 2 型糖尿病。其序列为 Lys-Cys-Asn-Thr-Ala-Thr-Cys-Ala-Thr-Gln-Arg-Leu-Ala-Asn-Phe-Leu-Val-His-Ser-Ser-Asn-Asn-Phe-Gly-Pro-Ile-Leu-Pro-Pro-Thr-Asn-Val-Gly-Ser-Asn-Thr-Tyr-NH$_2$，第 2 位和第 7 位半胱氨酸间形成二硫键。分子式为 $C_{171}H_{267}N_{51}O_{53}S_2$，相对分子质量为 3949.4。药用为醋酸普兰林肽，白色粉末，溶于水中 pH 约为 4.0。属于人工合成的人淀粉不溶素。人淀粉不溶素是一种胰岛 B 细胞分泌的神经内分泌激素，也称为胰岛淀粉样多肽（islet amyloid polypeptide，IAPP）类似物，与天然胰岛淀粉样多肽相比，其结构中第 25、28 和 29 位被脯氨酸取代。由美国艾米林（Amylin）公司生产，2005 年获得美国食品药品管理局批准上市，用于辅助治疗糖尿病。给药途径为皮下注射，绝对生物利用度为 30% ~ 40%，达峰时间约为 20 min，半衰期约为 50 min，主要经肾脏代谢和排泄。

普兰林肽采用 9-芴甲氧羰基固相多肽合成法制备。以 Rink Amide-AM 树脂做载体，按照氨基酸的序列，逐步缩合得到全保护的线性普兰林肽树脂，用裂解液脱除保护基团并将多肽链从树脂上脱下后，分别采用空气、二甲基亚砜、双氧水氧化，使两个半胱氨酸的巯基形成一对二硫键，该粗产物使用半制备反相高效液相色谱法纯化。

普兰林肽与天然胰岛淀粉样多肽作用类似，可延迟胃排空但不影响营养物质的总吸收，可延缓葡萄糖的吸收，抑制胰高血糖素的分泌，产生饱胀感并抑制热量摄取，减少肝糖生成和释放，减轻体重，降低糖尿病患者体内血糖波动频率和波动幅度，改善患者总体血糖控制。

普兰林肽临床上用于 1 型和 2 型糖尿病的辅助治疗药物，主要用于单用胰岛素以及联合应用胰岛素和磺脲类药物或二甲双胍仍无法取得预期疗效的糖尿病患者；可与胰岛素合用，但不能取代胰岛素。

最常见的不良反应为低血糖，尤其是与胰岛素联用治疗 1 型糖尿病患者，注射给药后 3 h 内有发生严重低血糖的风险。此外，静脉用药可致心动过速；呼吸系统反应如咳嗽和咽炎；中枢神经系统反应如头痛、头晕、乏力；胃肠道反应恶心、呕吐、食欲缺乏、腹痛。对胰岛素治疗依从性差、自我监测血糖依从性差以及糖尿病病情控制较差的患者禁用；治疗期间反复出现不明原因低血糖时需停药；胃轻瘫综合征患者慎用；不可与影响胃肠蠕动的药物（如抗胆碱能药物阿托品）联用；禁止和胰岛素混合注射或在同一部位注射给药，以免影响其药动学。

（罗晓星 薛小燕）

qǔpǔruìlín

曲普瑞林（triptorelin）

用 D-色氨酸取代天然促性腺激素释放激素分子中第 6 位 L-甘氨酸的多肽药物。氨基酸序列为 5-oxo-Pro-His-Trp-Ser-Tyr-D-Trp-Leu-Arg-Pro-Gly-NH$_2$。分子式为 $C_{64}H_{82}N_{18}O_{13}$，相对分子质量为 1311.5。化学合成产物为白色或微黄色冻干粉，重组表达产物呈乳白色。曲普瑞林用 D-色氨酸取代了天然促性腺激素释放激素分子中第 6 位的 L-甘氨酸，使其对酶稳定性增强，血浆半衰期延长。由瑞士 Debiopharm S. A. 公司开发，1986 年首次在德国批准上市，2000 年美国食品药品管理局批准上市。

该药采用常规的固相合成技术制备。在含有 Fmoc-Gly-OH、肽偶联剂、酰胺键形成促进剂和有机碱的体系中加入树脂，进行偶联反应，形成第一个氨基酸与树脂的结合物 Fmoc-Gly-树脂。加入脱帽试剂反应后，加入保护氨基酸 Fmoc-Pro-OH、肽偶联剂、酰胺键形成促进剂和有机碱，进行偶联反应形成 Fmoc-Pro-Gly-树脂；循环重复上述步骤，依次连接另外 9 个氨基酸。加入切割液，使合成的十肽与树脂分离，最后纯化而得。

曲普瑞林是促性腺激素释放激素激动剂类似物。临床上促性腺激素释放激素的类似物还有戈舍瑞林、那法瑞林、戈那瑞林、亮丙瑞林。曲普瑞林可以促进垂体促性腺激素的合成和释放，产生短暂的兴奋作用后，垂体进入失敏感期，促性腺激素的分泌减少，进而引起性激素的分泌减少。其控释注射剂一次注射的疗效可维持约 30 天，停药后垂体的失敏感性可迅速逆转，不产生永久性抑制效应。

临床上主要适应证为晚期前列腺癌、中枢性性早熟及子宫内膜异位症，还可用于子宫肌瘤和乳腺癌等需将性激素水平降低到去势水平的疾病。曲普瑞林是治疗中枢性性早熟最理想的药物，能迅速有效地抑制第二性征的成熟和身体直线生长的速度，停药后青春期发育的自然过程不受影响。给药途经为肌内注射。

不良反应主要有：男性为性欲减退、阳痿；女性为阴道干涩、闭经；男女均易出现潮红，潮红发生率高。治疗前列腺癌时，少数患者可能会因血清睾酮的一过性升高而加重病情，如排尿困难或骨痛，治疗过程中应定期监测血清睾酮水平，同时应用抗雄激素药物可预防这些反应的发生。少见的不良反应有骨痛、头痛、注射局部疼痛、高血压、疲乏、瘙痒、呕吐、腹泻、眩晕和失眠等。当出现过敏性休克、血管神经性水肿时，应立即停药并给予适当的支持和对症护理。另外需要注意的是：孕妇和对该药过敏患者禁用。女性患者在应用曲普瑞林期间不得同时服用含雌激素类药物。在用药期间出现闭经，如月经继续来潮，应进一步检查原因。治疗子宫肌瘤时，应定期B超检查监测子宫和肌瘤的大小，如果子宫缩小的程度超过肌瘤缩小的速度，则有引起出血的可能。用药患者高血糖、糖尿病、心梗、猝死和中风的易感风险增加。

(罗晓星 侯 征)

qù'ānjiāyāsù

去氨加压素（desmopressin）

含 9 个氨基酸的精氨酸加压素类似物的环状多肽药物。氨基酸序列为 SCH₂CH₂CO-Tyr-Phe-Gln-Asn-Cys-Pro-D-Arg-Gly-NH₂，第 1 位和第 6 位半胱氨酸间形成二硫键。它与精氨酸加压素的区别，主要是对半胱氨酸作脱氨基处理和以 D-精氨酸取代了 L-精氨酸。这些结构改变后，使临床剂量的去氨加

压素的作用时间延长，而不产生加压的副作用。常温下为白色无嗅的粉末，分子式为 $C_{46}H_{64}N_{14}O_{12}S_2$，相对分子质量为 1069.2。1978 年美国食品药品管理局批准 Sanofi Aventis US 公司合成的去氨加压素上市，已有口服固体制剂、注射剂及鼻喷雾剂等多种剂型。

制备技术 去氨加压素采用常规的固相合成技术制备。由 Fmoc-Gly-OH 和 Sieber Amide 树脂进行偶联，得到 Fmoc-Gly-Sieber Amide 树脂。然后采用逐一偶联的方式，将 Fmoc-Gly-Sieber Amide 树脂与后续氨基酸依次偶联合成，得到线性去氨加压素-Sieber Amide 树脂。采用固相氧化合成去氨加压素-Sieber Amide 树脂，裂解得到粗肽；经过高效液相纯化、冻干得到醋酸去氨加压素。

药理作用 去氨加压素是血管加压素 V2 受体的特异激动剂，可通过升高肾集合管的环磷酸腺苷，舒张肾血管，降低血浆渗透压，减少尿排出，从而发挥抗利尿作用。另外，它可使血浆中凝血因子Ⅷ的活性增加，增加血管性血友病因子和纤维蛋白溶酶原激活剂的浓度，并显著增加血小板的黏附性。与精氨酸加压素相比，去氨加压素在血友病患者和Ⅰ型冯·维勒布兰德病中，增加因子Ⅷ血浆水平的作用更强。

临床应用 临床上适用于凝血因子Ⅷ凝血活性水平大于 5% 的 A 型血友病和Ⅰ型轻中度血管性血友病患者，以及夜尿症、尿崩症的抗利尿治疗。对于 A 型血友病和Ⅰ型血管性血友病患者，术前 30 min 使用去氨加压素可维持外科手术术中和术后的止血效果；也应用于阻止这些患者的自发性或创伤性损伤引起的出血，如关节积血、肌内血肿或黏膜出

血。主要用于中枢性尿崩症、颅外伤或手术所致的暂时性尿崩症，对肾源性尿崩症无效。

不良反应 少部分患者出现头痛、恶心、轻度腹部痉挛和外阴疼痛，减少去氨加压素用量可使上述症状消失。注射给药时，可致局部红斑、肿胀、烧灼痛。偶尔可引起面部潮红、轻度血压升高或暂时性血压降低伴反射性心跳快速。罕见过敏性休克、水潴留性低钠血症及血栓（急性脑血管血栓形成、急性心肌梗死）。与奥昔布宁和丙咪嗪合用可引起低钠抽搐。

注意事项 该药应慎用于冠状动脉供血不足、高血压和曾患或易患血栓的患者。对于囊性纤维化、心衰、肾功能障碍、婴幼儿、老年人、颅内压增高等导致的电解质紊乱、低钠血症患者，应谨慎使用，防止体液蓄积。治疗 A 型血友病和冯·维勒布兰德病时，应监测凝血因子Ⅷ凝血活性、血管假性血友病因子和血管性血友病因子抗原水平、活化部分凝血活酶时间以及皮肤出血时间。用于治疗尿崩症时，应监测患者尿量和渗透压。该药与一些可释放抗利尿激素的药物合用时，如三环类抗抑郁药氯丙嗪、拉莫三嗪、卡马西平等，可增加抗利尿作用并有引起体液潴留的危险。去氨加压素过敏、中重度肾功能不全（肌酐清除率低于 50 ml/min）和低钠血症患者禁用。

(罗晓星 侯 征)

tèlāwànxīng

特拉万星（telavancin） 对革兰

阳性菌具有杀菌活性的万古霉素半合成衍生物。按结构划分属于脂糖肽类抗生素，按来源划分属于化学合成多肽药物。化学名：N-3″-2-(癸基氨基)乙基-29-〔(N-膦

酰基甲基）氨甲基〕万古霉素盐酸盐。分子式 $C_{80}H_{106}Cl_2N_{11}O_{27}P$，相对分子质量 1755.6。亲脂性高、微溶于水。由美国治疗先锋（Theravance）公司和日本安斯泰来（Astellas）制药公司合作研发，美国食品药物品管理局于 2009 年批准其上市，欧盟于 2011 年批准其上市。

制备技术 特拉万星制备分为两个部分，首先制备脂糖肽部分，以癸胺、乙二醛二甲基缩醛为原料经还原胺化反应，用氯甲酸-9-芴甲酯保护亚氨基、盐酸水解缩醛制得 N-（9-芴基甲氧羰基）-癸基氨基乙醛。然后将盐酸万古霉素与上述产物发生还原胺化反应，再脱 9-芴甲氧羰基保护基、与氨甲基膦酸进行反应合成目标产物特拉万星。

药理作用 特拉万星具有抑制细菌细胞壁合成和破坏细菌细胞膜功能的双重抗菌作用机制。一方面，与肽聚糖前体（包括脂质Ⅱ）结合，干扰肽聚糖的交联和聚合、抑制细菌细胞壁的合成。另一方面，直接作用于细菌细胞膜，增加其通透性、破坏其屏障功能。特拉万星对革兰阳性菌具有浓度依赖性杀菌活性，当特拉万星的血清浓度降至最低抑菌浓度以下时，对细菌的抑制作用依然能维持 1~6 h。

临床应用 临床上主要用于治疗成人革兰阳性菌感染引起的复杂性皮肤及皮肤组织感染。主要包括甲氧西林敏感或耐药金黄色葡萄球菌、化脓性链球菌、无乳链球菌、咽峡炎链球菌群（咽峡炎链球菌、中间链球菌和星座链球菌）及万古霉素敏感粪肠球菌所致的感染。还可用于治疗由甲氧西林敏感或耐药金黄色葡萄球菌引起且不适于其他药物治疗的成人医院获得性和呼吸机相关性细菌性肺炎。

不良反应 主要不良反应有：肾毒性较大，可引起肾功能损害或恶化已受损的肾功能，因此在整个治疗期间需密切监测肾功能指标（如血清肌酐，肌酐清除率），并根据检测值及时调整注射剂量。患者伴有中重度肾功能不全（肌酐清除率≤50 ml/min）时，特拉万星治疗医院获得性和呼吸机相关性细菌性肺炎的致死率增加、复杂性皮肤及皮肤组织感染疗效下降。在输液时，其输液时间应维持在 60 min 以上，否则易引发红人综合征样反应，上身发红、荨麻疹、皮肤瘙痒和皮疹，停止或减慢输液速度可避免这些反应。

注意事项 特拉万星具有胎儿发育毒性，一般不能用于妊娠妇女，有生育能力的妇女在使用特拉万星之前应进行血清妊娠试验。在第一次使用和后续使用时均可发生严重或致死性的超敏反应，因此对万古霉素敏感的患者应谨慎使用。会导致心肌 QT 间期延长，故先天性长 QT 综合征、失代偿性心力衰竭和严重左心室肥厚者应避免使用。特拉万星虽不干扰机体凝血反应，但可影响某些凝血试验结果，如延长凝血酶原时间和活化部分凝血激酶时间。

（罗晓星 侯 征）

tèlìjiāyāsù

特利加压素（terlipressin）

人工合成的由含 12 个氨基酸的赖氨酸加压素衍生化环肽药物。化学名为三甘氨酰赖氨酸加压素，其氨基酸组成序列为 Gly-Gly-Gly-Cys-Tyr-Phe-Gln-Asn-Cys-Pro-Lys-Gly-NH_2，第 4 位和第 9 位半胱氨酸间形成二硫键。分子式为 $C_{52}H_{74}N_{16}O_{15}S_2$，相对分子质量为 1227.4。为清亮、无色溶液。20 世纪 80 年代，由瑞士辉凌制药有限公司首先研制上市。

制备技术 特利加压素采用常规的固相合成技术制备。以 RinkAmide 树脂为起始原料，以 Fmoc 保护的氨基酸为单体，进行缩合，然后依次逐个接上序列中的氨基酸，然后加入切割剂将肽链从树脂上切割、乙醚沉淀，获得还原型粗品。再加入碱性物质，在 pH 为 7.5~10.0 的条件下空气氧化，获得氧化型粗品，最后采用高效液相 C18（或 C8）柱进行分离，获得纯品。

药理作用与作用机制 特利加压素是天然赖氨酸加压素衍生物，是人工合成的长效的赖氨酸加压素的前体药物，其自身无活性，在体内当其三甘氨酰基被氨基肽酶切除后，可以缓慢释放活性代谢产物赖氨酸加压素。特利加压素能与 V1 和 V2 型血管加压素受体选择性结合发挥生理活性。V1 型受体主要分布于血管平滑肌，也分布于脾脏、肝细胞、肠系膜、子宫肌层和膀胱等；V2 型受体主要分布于肾集合管和血管内皮细胞。特利加压素主要与 V1 受体相结合，收缩全身内脏血管平滑肌，使内脏血流转向体循环分布。从而有效地改善动脉血容量，减少血浆肾素和血管紧张素Ⅱ的产生，增加肾脏血流灌注、减轻肾血管收缩，最终改善肾小球滤过率。适量特利加压素对动脉血压影响小，也不增加纤维蛋白的溶解作用。

临床应用 主要用于肝硬化食管、胃底静脉曲张破裂出血的止血，还可治疗非静脉曲张的上消化道出血，以及泌尿生殖道出血，如功能性或其他原因引起的子宫出血、生产或流产等引起的出血、术后出血，特别是腹腔和盆腔区域的出血。临床广泛应用于肝肾综合征、肝硬化腹水、感染性休克、烧伤、急性肝功能衰竭、心脏骤停等的治疗。治疗心血管疾病和休克时，其主要应用于儿茶酚胺抵抗的感染性休克、创伤性休克等，可显著增加外周血管阻力、升高平均动脉压，但并不增加心输出量和心率。

不良反应及注意事项 常见不良反应有头痛、心动过缓、外周血管缺血、脸色苍白、高血压、腹痛、腹泻。少见不良反应有心脏疾病（房颤、心室期外收缩、心动过速、胸痛、心梗）；血管疾病（肠缺血、周围性发绀、潮热）；消化疾病（恶心、呕吐）；低钠血症、呼吸窘迫或衰竭、注射部位坏死。另外特利加压素能增强非选择性 β-受体阻滞剂的门静脉降压作用；其引起的血压升高可反射性兴奋迷走神经，与丙泊酚或舒芬太尼合用，可加重心脏抑制作用。

治疗期间应监测患者血压、心率和体液平衡。为避免注射部位局部组织坏死，可给予静脉注射。哮喘、高血压、进行性动脉硬化、冠状动脉功能不全、心律失常和肾功能不全患者应谨慎使用。因对妊娠和胎儿产生有害影响，怀孕、哺乳期妇女及脓毒败血症休克患者禁用。

（罗晓星　侯　征）

wǔtàiwèimìsù

五肽胃泌素（pentagastrin）　氨基酸序列为 Boc-β-Ala-Trp-Met-Asp-Phe-NH$_2$ 的多肽药物。分子式为 $C_{37}H_{49}N_7O_9S$，相对分子质量为 767.89。为白色或类白色粉末，在二甲基甲酰胺和稀氨水中溶解，在乙醇中微溶，在水中不溶。1974 年由美国食品药品管理局批准上市。

五肽胃泌素采用固相合成法制备。以 Rink Amide-AM 树脂为固相载体，以依次连接具有 Fmoc-保护的苯丙氨酸等，得到联有五肽的树脂后，进行脱侧链保护基、并将肽链从树脂上切割，粗品产物经反相高效液相色谱法纯化后、冷冻干燥。

五肽胃泌素是天然胃泌素的类似物，能够促进胃酸、胃蛋白酶及内因子的分泌。可采用皮下注射、肌内注射或静脉滴注的给药方式。当大剂量肌肉内注射给药时，除促进胃酸、胃蛋白酶及内因子的分泌外，还能促进胰液分泌、增强胃肠道平滑肌的蠕动、收缩胃窦并延迟胃排空。另外，还能引起胃黏膜血流量增加，抑制回肠部水和电解质的吸收，促进钠离子和氯离子的排泄而利尿。

临床上用于胃酸分泌功能的评估，是诊断胃十二指肠疾病的重要辅助手段。对于胃酸缺乏患者，可能考虑恶性贫血、萎缩性胃炎或胃癌。对于胃酸分泌过多患者，可能考虑十二指肠球部溃疡、术后吻合口溃疡或胃泌素瘤（卓-艾综合征）等。

常见不良反应：恶心、潮红、头痛、眩晕、腹部痉挛及低血压等。与抗酸剂、抗胆碱药、组胺 H$_2$ 受体拮抗剂或奥美拉唑合用，药理活性下降。有活动性肝、胆、胰疾病患者慎用，过敏和消化性溃疡急性穿孔者禁用。

（罗晓星　侯　征）

xīqǔruìkè

西曲瑞克（cetrorelix）　氨基酸序列为 Ac-D-Nal-D-Cpa-D-Pal-Ser-Tyr-D-Cit-Leu-Arg-Pro-D-Ala-NH$_2$ 的具有拮抗促性腺激素释放激素作用的化学合成多肽药物。分子式为 $C_{70}H_{92}ClN_{17}O_{14}$，相对分子质量为 1431.06。与天然促性腺激素释放激素的结构 pGlu-His-Trp-Ser-Tyr-Gly-Leu-Arg-Pro-Gly-NH$_2$ 相比，西曲瑞克的分子在 1、2、3、6 和 10 位氨基酸位置上用 D-构型氨基酸替代了 L-构型的氨基酸。为白色或类白色粉末，注射剂为醋酸西曲瑞克，溶于水。由德国 Asta Medica 公司研制，1999 年由瑞士 Ares-Serono 公司在德国联邦药物和医疗器械管理局注册首次批准上市。2000 年美国食品药品管理局批准该药在美国上市，用于抑制妇女排卵。

西曲瑞克采用固相合成法制得，以 Rink Amide-AM 树脂为固相载体，按照固相合成的方法，依次连接具有 9-芴甲氧羰基保护基团的氨基酸，得到侧链保护的十肽树脂后，进行脱侧链保护基、并从树脂上切割下来，粗产物采用制备型反相高效液相色谱法进行纯化，最后冷冻干燥。

西曲瑞克是促性腺激素释放激素的受体拮抗剂，与内源性促性腺激素释放激素可以竞争垂体细胞膜上的促性腺激素释放激素受体，从而直接抑制内源性黄体生成素及促卵泡激素的释放，推迟女性黄体生成素峰的出现，从而抑制排卵。起效迅速，几乎能立即抑制黄体生成素和促卵泡激素的分泌。通过连续治疗来维持药效，对黄体生成素的抑制效果强于促卵泡激素，停药后黄体生成素和促卵泡激素的释放可恢复正常。

临床上主要用于接受进行控制性促排卵辅助生殖治疗的妇女，防止过早出现黄体生成素峰及控制随后的排卵。对各类激素依赖性疾病，如前列腺肥大、卵巢癌、前列腺癌、子宫内膜异位症及子宫肌瘤等，可通过抑制下丘脑-垂体-性腺途经依赖性激素的分泌，从而间接抑制肿瘤生长。此外，也能够直接抑制肿瘤细胞的增殖和转移。其给药途经为皮下注射。

常见不良反为：约 3.5% 的女性出现卵巢过度刺激综合征，表现为四肢肿大、腹部疼痛和肿大、气短、体重增加、恶心、呕吐。其他不良反应有暂时性恶心、头痛、注射部位局部发红、肿胀、瘙痒或瘀斑。罕见过敏反应有：呼吸困难、咽喉阻塞、荨麻疹、唇、舌、面部水肿和死胎。该药需用专用溶剂溶解后立即使用。对西曲瑞克、外源性多肽激素及甘露醇过敏者禁用。对胎儿有影响，妊娠妇女禁用。哺乳期妇女和严重的肝肾功能损害者禁用。

（罗晓星　侯　征）

血管紧张素胺（angiotensinamide）

与血管紧张素 II 氨基酸组成类似的 C 末端酰胺化的化学合成多肽药物。其氨基酸序列为 Asn-Arg-Val-Tyr-Val-His-Pro-Phe-NH$_2$，相对分子质量为 1031.2，分子式为 C$_{49}$H$_{72}$N$_{15}$O$_{10}$。采用固相合成法制备，以 Rink Amide-AM 树脂为固相载体，按照固相合成的方法，依次连接具有 9-芴甲氧羰基保护基团的氨基酸，得到八肽树脂后，进行脱侧链保护基、并与树脂切割，反相高效液相色谱纯化后、冷冻干燥。

该药可引起血管收缩、升高血压，选择性增加肿瘤组织血流量，提高肿瘤组织抗肿瘤药物浓度。可与抗肿瘤药物多柔比星、氟尿嘧啶、丝裂霉素合用，治疗胃癌。常见不良反应可有头痛、腹胀、心律失常、胸闷、胸痛、心悸、眩晕、耳鸣、精神紧张、局部刺激症状等。该药仅限于胃癌治疗；高血压患者需降压后使用；用药后若出现血压升高应对

症进行降压处理，治疗过程应控制平均动脉压的范围在 18.6～20.0 kPa。心、肺功能不全、严重心律失常、急性脑出血及孕妇、哺乳期妇女禁用。不可与全血和血浆混合，否则易于降解。

（罗晓星　侯　征）

依降钙素（elcatonin）

由 31 个氨基酸残基组成的与人体降钙素类似的多肽药物。其活性结构主要是将鳗鱼降钙素，由鳗鱼中分离而来，与人体内的降钙素结构和功能类似，但其结构中的二硫键被取代为烯键，使其分子结构稳定性明显增强。其序列为 Ser-Asn-Leu-Ser-Thr-Asu-Val-Leu-Gly-Lys-Leu-Ser-Gln-Glu-Leu-His-Lys-Leu-Gln-Thr-Tyr-Pro-Arg-Thr-Asn-Val-Gly-Ala-Gly-Thr-Pro-NH$_2$，分子式为 C$_{148}$H$_{244}$N$_{42}$O$_{47}$，相对分子质量为 3363.78。为白色或类白色粉末、质轻、无臭；极易在水中溶解。1982 年，由日本旭化成工业株式会社研发的依降钙素在日本上市，给药途经为肌内注射。

依降钙素采用常规的固相合成技术制备。以 Rink Amide-AM 树脂为起始原料，首先将侧链保护的脯氨酸共价连接在固相载体上，再依次将其余氨基酸与已接在固相载体的第一个氨基酸的氨基反应形成肽键，使肽链从 C 端向 N 端生长，直至达到所需要的肽链长度。经切割后脱去保护基、并与树脂分离，再经高效液相色谱分离纯化，最后冷冻干燥得到产物。依降钙素主要作用是抑制破骨细胞活性、减少骨吸收、防止骨钙丢失，能促进骨形成，对骨组织学、力学均有改善作用。广泛用于骨质疏松症引起的疼痛、高钙血症、变形性骨炎等的治疗。

消化系统不良反应有恶心、

呕吐、食欲不振，偶见腹痛、口渴、胃灼热等。循环系统不良反应有出现颜面潮红、心悸、踝部水肿等。神经系统不良反应有头痛、眩晕、耳鸣等。另外还可出现谷丙转氨酶一过性升高、抽筋、注射部位疼痛。长期用药者需定期监测尿沉渣，有过敏史者用药前先做皮试；肝功异常者、易发生皮疹等过敏反应及支气管哮喘患者慎用；高钙血症、孕妇、哺乳期妇女禁用。

（罗晓星　侯　征）

依替巴肽（eptifibatide）

含有 1 个巯基丙酰基和 6 个氨基酸残基的环状七肽药物。属于化学合成多肽药物，可以抑制血小板凝集和血栓地形成。氨基酸序列为 Mpr-Har-Gly-Asp-Trp-Pro-Cys-NH$_2$，其中 Har 为高精氨酸，高精氨酸结构中含有 Lys 残基。分子式为 C$_{35}$H$_{49}$N$_{11}$O$_9$S$_2$，相对分子质量为 831.96。其注射液是无色透明溶液。1998 年美国食品药品管理局批准美国千年制药（Millennium Pharmaceuticals）公司的依替巴肽上市。通过液相多肽合成法生产，并通过制备型反相液相色谱法纯化、冷冻干燥。

依替巴肽含 Lys-Gly-Asp 氨基酸序列，该序列与纤维蛋白原、血浆血管性血友病因子结合 GP IIb/IIIa 受体的位点类似，能特异性地与血小板 GP IIb/IIIa 受体结合，是 GP IIb/IIIa 受体的竞争性拮抗剂。通过选择性、可逆性地抑制血小板聚集的最终共同途径——血浆凝血因子 I 与 GP IIb/IIIa 结合，抑制血小板凝集和血栓形成。

临床上用于治疗急性冠脉综合征及经皮冠状动脉介入治疗。给药途经为静脉注射。依替巴肽与受体的亲和力低，解离速率快，

血浆半衰期短，停止输注后 4～8 h 内血小板聚集功能恢复到基线水平。当静脉给药时，能够以剂量/浓度依赖的方式抑制血小板聚集，停药后依替巴肽从血小板解离，其抑制作用可逆性消失。

出血是最常见的并发症，如瘀斑、血肿、血尿。尽量少用动静脉穿刺、肌内注射、导尿管、经鼻气管插管和鼻饲管。应避免心导管插入、胃肠道和泌尿生殖道检查。还可导致血小板减少，当血小板减少至 $100×10^9/L$ 时，停止使用依替巴肽和肝素。因会增加出血的风险，应避免与抗血小板药、血栓溶解剂、肝素、阿司匹林和慢性非甾体抗炎药合用；避免与血小板受体糖蛋白 Ⅱ b/Ⅲ a 受体的其他抑制剂联合应用。用药前 30 日内有异常出血或有出血倾向者；有出血性脑卒中病史或近 30 日内发生脑卒中的患者；难以控制的严重高血压患者，收缩压大于 26.7 kPa（200 mmHg）或舒张压大于 14.7 kPa（10 mmHg）；近 6 周内做过大手术的患者；同时胃肠外使用其他糖蛋白 Ⅱ b/Ⅲ a 抑制药者；肾透析患者；对该药过敏者。

（罗晓星　侯　征）

zǔ'ānruìlín

组胺瑞林（histrelin）　氨基酸序列为 5-oxo-Pro-His-Trp-Ser-Tyr-D-His-Leu-Arg-N-Pro-NH₂ 的直链九肽药物。属于化学合成多肽药物，分子式为 $C_{66}H_{86}N_{18}O_{12}$，相对分子质量为 1323.50。1991 年，美国食品药品管理局批准维勒拉制药（Valera Pharmaceuticals）公司的组胺瑞林长效植入剂上市，用于姑息治疗晚期前列腺癌，给药途经为皮下埋植给药，推荐植入时间为 12 个月，植入部位为上臂的内侧面。

组胺瑞林可以通过固相合成法制备。将树脂与 BOC 保护的甘氨酸偶合，然后连上下一个氨基酸，洗涤，脱保护。循环重复上述步骤，依次连接其他氨基酸。当全部氨基酸偶联上后，加入苯甲醚，再在 0℃ 加入氢氟酸，使产物从树脂上脱下，并脱去保护基。减压除去氟化氢，用 0.1% 的乙酸萃取除去树脂，冷冻得到粗品，再用离子交换树脂纯化而得。该药品采用 Hydron 植入剂制备技术，制成长效植入剂，可持续 12 个月释放。组胺瑞林是促性腺激素释放激素激动剂，持续给药时可抑制脑垂体促黄体激素及促性腺素的释放。其皮下埋植剂可持续抑制血清睾酮及前列腺特异性抗原水平。

最常见的不良反应为潮热、疲劳、植入部位反应和睾丸萎缩。在治疗第一周，血清睾酮水平暂时增加，可能会导致肿瘤症状恶化。对于有尿路梗阻和脊髓压迫症状的患者，可导致瘫痪或肾功能损害。可能发生植入物丢失或无法定位的情况。需要监测血糖水平，避免高血糖与糖尿病的发生。监测心血管疾病，避免心梗、猝死和中风等心血管疾病的发生。对促性腺激素释放激素或其类似物过敏的患者禁用。

（罗晓星　侯　征）

luómǐdìxīn

罗米地辛（romidepsin）　由 D-缬氨酸、D-半胱氨酸、脱氢 α-氨基丁酸和 L-缬氨酸和 3-羟基-7-巯基-4-庚烯酸组成的，含有酰胺和酯键的二环缩酚酸肽药物。属于化学合成多肽药物，具有稳定的疏水结构，其结构中特有的二硫键是发挥活性的关键基团。罗米地辛室温下是白色粉末，分子式为 $C_{24}H_{36}N_4O_6S_2$，相对分子质量为

540.71。由英国 Gloucester 制药公司开发，2009 年美国食品药品管理局批准上市。是继皮肤 T 细胞淋巴瘤治疗药伏立诺它之后在美国获准上市的第二个组蛋白去乙酰化酶抑制剂。

该药最初是由日本藤泽药品工业株式会社从青紫色素杆菌中分离得到的天然的双环四肽。截至 2015 年，主要采用全合成或半合成的方法来制备。全合成方法是以 Fmoc-P-CTC 树脂为载体，从 C 端到 N 端逐一偶联上带有 Fmoc 保护基的氨基酸，再通过裂解、分子内反应、液相缩合，脱除保护基得到罗米地辛。

罗米地辛是小分子组蛋白去乙酰化酶抑制剂，在细胞内其分子结构中二硫键被谷胱甘肽还原成巯基，能特异性地与组蛋白去乙酰化酶结合，抑制其活性，催化组蛋白或非组蛋白（如转录因子）中已被乙酰化的赖氨酸残基脱乙酰基，导致乙酰化组蛋白蓄积，扰乱肿瘤细胞增殖周期、促进肿瘤细胞凋亡。

临床上作为罕见病用药主要用于接受其他药物全身性治疗期间或之后仍恶化、复发、无效的皮肤 T 细胞淋巴瘤；也用于接受过治疗而未获满意疗效的外周 T 细胞淋巴瘤。

常见不良反应包括胃肠功能紊乱（恶心、呕吐、腹泻和便秘）；一般反应（疲乏、感染、发热、低血压）；血液系统反应（血小板减少、中性粒细胞减少和贫血）；代谢和营养障碍（厌食和低镁血症）；神经系统反应（味觉障碍或头痛）等。严重不良反应包括败血症、肺炎、室上性心律失常、白细胞减少症、高尿酸血症、低蛋白血症、低磷血症和呼吸困难等。还可引起肝谷草/丙转氨酶

升高、肌酸磷酸激酶升高、低钙血症、心电图改变，有心脏病史者使用时，应定期监测电解质和心电图，以减少用药风险。

合用抗凝药华法林可导致凝血酶原时间延长和国际标准化比值升高，合用香豆素类衍生物时应定期监测凝血酶原时间和国际标准化比值。罗米地辛主要经肝药酶 CYP3A4 代谢，强效的 CYP3A4 抑制药，如酮康唑、伊曲康唑、克拉霉素、阿扎那韦、茚地那韦、奈法唑酮、奈非那韦、利托那韦、沙奎那韦、泰利霉素、伏立康唑等，均可使其血药浓度升高，故应避免同时使用。与 CYP3A4 诱导药，如地塞米松、卡马西平、苯妥英钠、利福平、利福喷汀、苯巴比妥等合用，可降低其血药浓度，应避免同时使用。罗米地辛是外排转运蛋白 P-糖蛋白的作用底物，与 P-糖蛋抑制剂合用可升高其血药浓度，应慎用。

（罗晓星 侯 征）

tìmòruìlín

替莫瑞林（tesamorelin） 由 44 个氨基酸残基组成的生长激素释放因子类似物多肽药物。氨基酸序列为trans-3-hexenoyl-Tyr-Ala-Asp-Ala-Ile-Phe-Thr-Asn-Ser-Tyr-Arg-Lys-Val-Leu-Gly-Gln-Leu-Ser-Ala-Arg-Lys-Leu-Leu-Gln-Asp-Ile-Met-Ser-Arg-Gln-Gln-Gly-Glu-Ser-Asn-Gln-Glu-Arg-Gly-Ala-Arg-Ala-Arg-Leu-NH$_2$。分子式为 $C_{221}H_{366}N_{72}O_{67}S$，相对分子质量为 5135.9。白色至灰白色、不含防腐剂的冻干粉末；用无菌水稀释后，其溶液呈透明无色。由加拿大 Theratechnologies Inc. 公司研发，2010 年美国食品药品管理局批准上市，用于治疗脂肪代谢障碍。

替莫瑞林采用 9-芴甲氧羰基固相合成法人工合成，以林克氨甲基树脂或林克 4-甲苯氢胺树脂为起始原料，依次连接具有 9-芴甲氧羰基保护基团的氨基酸和反式己烯酸，合成得到侧链全保护的替莫瑞林的树脂，同步进行脱侧链保护基团、并与树脂分离，获得替莫瑞林粗肽，并经 C18 或 C4 柱进行分离纯化，再经冷冻干燥得到产品。因该药物水溶液不稳定，所以一般制剂为冻干粉剂，冻干粉末复溶后若未及时使用应弃去。替莫瑞林作用于垂体生长激素细胞，可与生长激素释放因子受体结合，刺激脑垂体生长激素细胞，诱导内源性生长激素的合成和释放，与多种靶细胞（软骨细胞、成骨细胞、肌细胞、肝细胞和脂肪细胞）的特异性受体相互作用，调节脂肪的合成和分解代谢。天然生长激素释放因子因 N 端前两个氨基酸的肽键易于断裂造成整个分子的失活，替莫瑞林的 N 端酪氨酸与（E）-3-己烯酰基连接后，在保持天然生长激素释放因子活性的同时，可以显著增加其对二肽基肽酶的稳定性。这也是化学合成制备替莫瑞林的目的之一。替莫瑞林的生物降解速度显著减慢，在多种动物及人体血浆中的稳定性高、半衰期长；该药虽然是生长激素释放因子的类似物，但与人生长激素释放因子受体结合的能力与天然生长激素释放因子的结合能力相当，但增加患者体内胰岛素样生长因子 1 水平更为明显。

替莫瑞林是美国食品药品管理局批准的首个用于治疗脂肪代谢障碍的药物。可用于治疗人类获得性免疫缺陷病毒感染患者因脂肪代谢障碍所致的腹部脂肪过多，推荐注射部位为腹部，给药途经为皮下注射。2.0 mg 替莫瑞林可引起受试者生长激素分泌量生理性增加，显著降低躯干脂肪质量，但不改变肢体和皮下脂肪含量；还能改善脂质异常，且不影响受试者的血糖水平。

常见不良反应有过敏反应（如皮疹、荨麻疹）和生长激素所致不良反应（如关节痛、四肢疼痛、血管神经性水肿、高血糖症和腕管综合征）。注射部位可出现红斑、瘙痒、疼痛、荨麻疹、过敏、红肿和出血等。为了减少注射部位不良反应的发生率，应变换腹部注射区域。

替莫瑞林治疗前应慎重考虑其增加人类获得性免疫缺陷病毒阳性患者出现恶性肿瘤的风险，恶性病患者应在不活动期或完成原有治疗后才能应用替莫瑞林。如患者有持续胰岛素样生长因子-1 升高，应考虑停止使用。替莫瑞林可导致葡萄糖耐受不良，用药前应仔细评估葡萄糖状态，定期检查葡萄糖代谢变化，降低发生糖尿病的风险。多重意外创伤或急性呼吸衰竭等急性危重患者出现并发症后，应用替莫瑞林可增加死亡率，因此急性危重患者慎用。

（罗晓星 侯 征）

bànhéchéng duōtài yàowù

半合成多肽药物（semisynthetic polypeptide drugs） 以来自于动物、植物或微生物的天然产物为起始原料，通过基因重组、天然产物降解等方法获得各种生物活性多肽片段后，再采用化学合成方法连接一定的结构片段后获得的具有生物活性的多肽药物。半合成多肽药物在 20 世纪 60 年代多肽固相合成技术建立以后有了迅速的发展。截至 2015 年，上市的棘白菌素类药物卡泊芬净、米卡芬净和阿尼芬净均是半合成多

肽药物，且均属于棘白菌素类全身性抗真菌药物。这 3 个半合成的药物使用的起始原料不同，但均来自天然产物的优势骨架，通过半合成的方法引入了不同的侧链后，克服了棘白菌素类天然产物具有较大毒性的问题。

分类 半合成多肽药物可根据多肽所含氨基酸数目进行分类，比如卡泊芬净是六肽。也可根据半合成多肽生理功能的不同分为调节激素的多肽药物以及抗菌肽、抗癌肽、抗病毒肽、神经活性肽、免疫活性肽、细胞因子模拟肽、多肽疫苗、诊断用多肽等。

生物学特性 所使用的原料来源于天然产物或者基因重组产物，通常已具备了最终产物的基本骨架及其多数官能团，甚至已具备最终产物所需的构型，因此具有原料简单易得且药效高、毒副作用低、不易蓄积、用途广泛等优势。另外，半合成方法还可以解决一部分传统多肽类药物来源不足的问题，使生产成本得到降低，最大限度地保留相关多肽的生物活性，使相对分子质量较大的多肽药物生产成为可能。另一方面由于是多肽药物，仍具有半衰期短、清除率高、易受体内酶和体液的破坏、非注射给药方式生物利用度低和具有免疫原性等缺点。

应用 临床上半合成多肽药物可用于临床疾病的治疗、预防和诊断。半合成多肽药物与多肽药物相同，可以参与细胞生长与分化、激素调节、神经递质释放及免疫调节等诸多生理、病理过程；还可治疗多种疾病，如代谢性疾病、感染性疾病等。此外，还可防止肿瘤发生和用于抗病毒治疗。其在诊断试剂中最主要的用途是用作抗原检测病毒、细胞、支原体、螺旋体等微生物和囊虫、锥虫等寄生虫的抗体。

（罗晓星 马 雪）

ānífēnjìng

阿尼芬净（anidulafungin；ecalta；eraxis）

半合成棘白菌素类的抗真菌环状六肽药物。是两性霉素 B 的衍生物。基本结构是半合成的环状六肽，环氨基酸的一个氨基带有一个脂肪酰基，该脂肪酰基形成一个侧链，这种结构使得阿尼芬净较其他棘白菌素类抗真菌药具有更大的分布容积和更广谱的抗菌活性。阿尼芬净分子式为 $C_{58}H_{73}N_7O_{17}$，相对分子质量约为 1140。

阿尼芬净由美国辉瑞公司生产，于 2006 年 12 月获得美国食品药品管理局的批准上市，用于治疗食管念珠菌感染（念珠菌病）、血流念珠菌感染（念珠菌血症）和念珠菌感染引起的腹腔脓肿和腹膜炎等。是继卡泊芬净、米卡芬净后获批上市的第三个棘白菌素类抗真菌药物。

阿尼芬净主要通过半合成的方法制备，以环肽类棘白菌素类抗真菌药（构巢曲霉或相近种系的脂肽的发酵产物）为原料，通过酶反应的脱酰基作用除去棘白菌素类抗真菌药结构中环外酰胺的酰基，再通过液相反应在游离胺上连接侧链，得到半合成抗真菌药。

阿尼芬净通过抑制真菌细胞壁中 β-1,3-D-葡聚糖合成酶的活性，进而抑制真菌细胞壁中的主要成分 β-1,3-D 葡聚糖的合成，干扰真菌细胞壁的合成，导致真菌死亡。阿尼芬净具有强大的体内外抗真菌活性，如抗白色念珠菌、光滑念珠菌和热带念珠菌活性。且不存在交叉耐药性。临床上主要用于治疗食管念珠菌病、念珠菌菌血症及念珠菌感染引起的腹腔脓肿和腹膜炎等。给药途径为静脉注射给药。

最常见的不良反应是轻度腹泻、恶心呕吐、发热、头痛、皮疹和静脉炎、肝功能受损、低血钾以及深静脉血栓形成等。已知对阿尼芬净或其他棘白菌素类过敏者禁用。接受阿尼芬净治疗的健康志愿者和患者可出现肝功能检测指标异常，故应对接受治疗出现肝功能异常者进行监测。

（罗晓星 马 雪）

kǎbófēnjìng

卡泊芬净（caspofungin）

由真菌 Glarealozovensis 发酵产物纽莫康定 B_0（Pneumocandin B_0）为原料，经半合成制备的棘白菌素类抗真菌多肽药物。是葡聚糖合成酶抑制剂，非竞争性地抑制真菌细胞壁的主要成分 β-1,3-D-葡聚糖的合成，从而干扰真菌细胞壁的合成而发挥杀菌作用。卡泊芬净是氮杂环六肽类化合物（图），属于棘白菌素类的大环脂酰肽，相对分子质量约为 1093，

图 卡泊芬净结构式

分子式为 $C_{52}H_{88}N_{10}O_{15}$，白色粉末，具有吸湿性，可溶于水和甲醇，微溶于乙醇和乙酸。

1974 年，德国化学专家奈菲勒（Nyfeler R）等发现一系列新的环肽类化合物——棘白菌素类，该类药物的共同特点是都有一个六元环肽，其中包括一个稳定的缩胺醛位点和一个与 N 相连的长脂肪链，通过竞争性抑制真菌细胞壁的主要成分 $\beta\text{-}1,3\text{-}D\text{-}$葡聚糖的合成而表现出抗真菌活性。随后几种以棘白菌素类为母核的半合成抗真菌药相继被报道，其中纽莫康定 B_0 的衍生物卡泊芬净作为首个该类药物由美国默克公司研发，2001 年 11 月美国食品药品管理局和欧洲药品管理局批准上市，成为第一个用于临床的棘白菌素类抗真菌药，用于两性霉素 B 治疗无效或不能耐受两性霉素 B 的侵袭性曲霉病患者。

卡泊芬净主要通过半合成的方法制备，以真菌 *Glarealozoyensis* 发酵产物纽莫康定 B_0 为原料，再通过化学合成方法制备获得。

卡泊芬净主要作用的部位在真菌细胞壁。真菌细胞壁主要由 $\beta\text{-}1,3\text{-}D\text{-}$葡聚糖组成，主要作用是保持真菌细胞壁完整性并使其渗透压保持稳定，从而维持真菌的正常生理功能和细胞生长。卡泊芬净通过非竞争性抑制细胞壁 $\beta\text{-}1,3\text{-}D\text{-}$葡聚糖的合成，破坏真菌细胞壁的完整性，使真菌细胞内渗透压不稳定，最终导致真菌细胞溶解。由于 $\beta\text{-}1,3\text{-}D\text{-}$葡聚糖只在卡氏肺孢子虫及真菌原体上存在，因此不会对哺乳动物产生类似两性霉素 B 样的细胞毒性。卡泊芬净具有广谱抗真菌活性，对曲霉属如烟曲霉、黄曲霉、土曲霉、白色念珠菌、热带念珠菌、光滑念珠菌、克柔念珠菌及吉利蒙念珠菌等均有显著的抗菌活性，对耐氟康唑、两性霉素 B 或氟胞嘧啶的念珠菌及曲霉属等也具有体外抗菌活性。

临床上适用于对其他治疗无效或不能耐受的侵袭性曲霉菌病的治疗；也可用于对疑似真菌感染的中性粒细胞减少症伴发热患者的经验治疗；对口咽及食道念珠菌病、侵袭性念珠菌病、包括中性粒细胞减少症及非中性粒细胞减少症患者的念珠菌血症、其他类型的念珠菌感染、包括腹腔脓肿、腹膜炎和腹腔感染等的治疗。由于卡泊芬净相对分子质量大，口服不易被吸收，给药途径为静脉注射给药。

常见的不良反应是发热、头痛、轻度腹泻、恶心呕吐、肝酶水平升高、贫血、皮疹和静脉炎；常见的实验室检查异常有血清氨基转移酶、胆红素、碱性磷酸酶、血肌酐、血尿素氮升高。使用时应单独输注，不宜与其他静脉注射剂混合。在葡萄糖溶液中不稳定，故不能用葡萄糖注射液稀释。尚无药物过量报告，已使用的最大剂量 100 mg 耐受良好。卡泊芬净不能被透析清除。对卡泊芬净过敏的患者禁用。

（罗晓星　马雪）

mǐkǎfēnjìng

米卡芬净（micafungin；fungard；mycamine）

对真菌 *Coleophomaempetri* 的天然发酵产物进行改造，通过化学合成得到的棘白菌素类抗真菌药物。又称咪克芬净。米卡芬净是氮杂环六肽类化合物，属于棘白菌素类的大环脂酰肽，相对分子质量约为 1270，分子式为 $C_{56}H_{71}N_9O_{23}S$。

米卡芬净由日本藤泽公司开发，于 2002 年 12 月在日本批准上市，用于治疗曲霉菌病、念珠菌病、预防造血干细胞移植受体的念珠菌及曲霉菌病感染等。2005 年 3 月通过美国食品药品管理局批准，2008 年 4 月通过欧盟批准，用于治疗食管念珠菌感染，以及骨髓移植及退行性成人脊柱侧凸患者中性粒细胞减少症的预防治疗。

该药是以真菌 *Coleophomaempetri* 的天然发酵产物为原料进行改造，通过半合成的方法制备获得。也可采用固相-液相多肽合成方法，以 Fmoc-P-CTC 树脂为载体，从 C 端到 N 端逐一偶联上带有 Fmoc 保护基的氨基酸，再通过裂解、分子内反应、液相缩合、脱除保护基得到米卡芬净。米卡芬净通过竞争性抑制真菌细胞膜中 $\beta\text{-}1,3\text{-}D\text{-}$葡聚糖合成酶，进而抑制真菌细胞壁的必需成分 $\beta\text{-}1,3\text{-}D\text{-}$葡聚糖的合成发挥抗真菌作用。对深部真菌感染的主要致病真菌曲霉菌属和念珠菌属具有广谱抗菌活性，对耐氟康唑与依曲康唑的念珠菌亦有作用。对白色念珠菌、光滑念珠菌、克柔念珠菌、近平滑念珠菌及热带念珠菌有较好的抑制作用，对曲霉菌属可抑制孢子发芽和菌丝生长。在播散性念珠菌病及肺曲霉病中性细胞减少小鼠模型中，米卡芬净的抗菌效果优于氟康唑及伊曲康唑。

临床上适用于对其他抗真菌药不能耐受或已产生耐药菌的真菌感染患者，预防造血干细胞移植患者的真菌感染，治疗消化道念珠菌病。各种真菌对该药的敏感性顺序为：白色念珠菌＞平滑假丝酵母＞热带念珠菌＞葡萄牙甲丝酵母＞克鲁斯假丝酵母＞近平滑假丝酵母。与两性霉素 B 联合给药，可以显著增加药物对新型隐球酵母菌的抗菌活性，还可以使两性霉素 B 的抗菌谱增宽。由于米卡芬净相对分子质量大，口服大约只有 3% 可以被吸收，所以给药途径为静脉注射给药。

常见的不良反应是肝脏和肾功能改变，还可出现皮疹、瘙痒、面部肿胀、血管扩张、静脉炎和血栓性静脉炎，偶见过敏、休克、严重溶血和溶血性贫血。米卡芬净的儿童用药安全性尚未评价；进行性肾功能异常患者在使用期间应监测肾功能。

（罗晓星 马雪）

dòng-zhíwùyuánxìng hùnhétài yàowù

动植物源性混合肽药物（flora and fauna derived mixed peptide drugs）

将动物和植物中的成分分别通过降解、分离、提取等方法得到的生物活性多肽按照一定比例混合后获得的多肽药物。可用于临床预防和治疗多种疾病。2010年10月中国哈尔滨誉衡药业股份有限公司研发的动植物源性混合多肽药物鹿瓜多肽获得中国国家药品监督管理部门批准上市，用于治疗各种类型骨折、创伤修复、风湿、类风湿关节炎、强直性脊柱炎、骨质疏松等。

可根据生理功能的不同分为调节激素的多肽药物以及抗菌肽、抗癌肽、抗病毒肽、神经活性肽、免疫活性肽、细胞因子模拟肽、多肽疫苗、诊断用多肽等。动植物源性混合肽药物来自动植物天然组分，可以参与细胞生长与分化、激素调节、神经递质释放及免疫调节等诸多生理、病理过程。与传统多肽相比，由于动植物源性混合肽药物是分别从动植物中分离、提取等获得的混合活性药物，原料来源广泛，这样可以降低生产成本，最大限度的保留相关多肽的生理活性，使生产分子质量较大的多肽药物成为可能。

动植物源性混合肽药物能有效治疗多种疾病，如过敏、哮喘、关节炎、冠状动脉综合征、心绞痛、糖尿病、胃肠功能紊乱、免疫疾病、感染性疾病、肥胖、癌症、骨质疏松症等，还可应用于临床疾病的诊断，如肿瘤成像等。

（罗晓星 马雪）

lùguāduōtài

鹿瓜多肽（cervus and cucumis polypeptide）

将分别从鹿科动物梅花鹿的骨骼和葫芦科植物甜瓜的干燥成熟种子中提取的多肽成分等按照一定的比例混合后制成的动植物源性混合肽药物。又称松梅乐、欣梅乐。属于复方制剂，含有多种游离氨基酸和骨诱导多肽类生物因子。为类白色或浅黄色的疏松状物或粉末。

该药是将从鹿科动物骨骼和葫芦科植物甜瓜种子中分别提取的多肽类物质等成分与赋形剂按一定比例混合、冻干后获得的类白色块状物或无定形粉末，易溶于水。其重量份数为多肽类物质5~100、赋形剂20~90，pH值为3.5~9.0。鹿瓜多肽中骨诱导多肽类生物因子可有效促进机体内影响骨形成和骨吸收的骨源性生长因子的合成，包括骨形态发生蛋白、转化生长因子-β、成纤维细胞生长因子等，具有促进细胞有丝分裂、分化作用、趋化作用和溶骨活性。骨形态发生蛋白是一组低分子酸性糖蛋白，具有很强的骨诱导活性，能诱导间充质干细胞向成骨细胞和软骨细胞分化，从而诱导新骨形成，促进骨折修复；还可调节细胞外基质成分的改变，并通过与转化生长因子-β和成纤维细胞生长因子相互之间的协调作用更好地诱导新骨形成，促进骨组织成熟。转化生长因子-β对成骨细胞及成软骨细胞分化具有双重调节作用，与多种因子如细胞外基质和其他分化调节生长因子一起协同参与对细胞分化的调节，可促进细胞外基质合成，抑制细胞外基质的降解；转化生长因子-β既能促进组织修复缓解炎性反应的破坏性，又能协助巨噬细胞来源的白介素-1等细胞因子在细胞组织修复中发挥作用。成纤维细胞生长因子是一组肝素黏合多肽，可刺激细胞的趋向移动、增殖和分化，增加合成胶原细胞的数量，促进骨胶原蛋白及非胶原蛋白的合成，增加骨钙素的合成。

甜瓜籽提取物能降低骨折局部毛细血管通透性，减少炎性渗出，改善局部血液循环；还能抑制前列腺素释放，具有止痛作用；在骨折早期愈合过程中，甜瓜籽提取物与骨诱导多肽类生物因子具有协同作用，促进骨源性生长因子的合成。此外，鹿瓜多肽中富含的多种游离氨基酸可为骨细胞合成骨形态发生蛋白、转化生长因子-β、成纤维细胞生长因子等骨源性生物因子提供原料，促进骨源性生物因子的合成。

临床上用于治疗风湿、类风湿关节炎、强直性脊柱炎、骨关节炎、各种类型骨折、创伤修复及腰腿疼痛等。主要为肌内或静脉给药。临床应用过程中不良反应较少发生，使用过程中如出现发热或皮疹，请酌情减少用量或停药。通过静脉滴注给药时，宜单独使用，不宜与其他药物同时滴注。过敏体质患者慎用。

（罗晓星 马雪）

dànbáizhì yàowù

蛋白质药物（protein drugs）

由50个及以上氨基酸通过肽键连接而成的具有较强生理活性的生物药物。可用于临床治疗、预防和诊断。蛋白质药物是呈两性解离的电解质，其离子基团除末端氨基和末端羧基外，还有侧链上的酸性或碱性基团。在等电点时，蛋白质分子所带正电荷和负电荷总数相等，即净电荷为零。此时蛋白质溶解度最小，不稳定，易于从溶液中沉淀析出，造成蛋白质水溶液药物的失效。加热、紫外光、超声波等物理因素或酸、碱、重金属盐、有机溶剂等化学因素，会使蛋白质严格的空间结构被破坏，引起由蛋白质变性导致的蛋白质药物失活。20世纪后开始出现纯化的单一组分的蛋白质药物。临床上使用的蛋白质类药物主要是从动物脏器、组织及血液中分离获得。20世纪70年代以后，随着基因重组技术迅速发展，开始采用微生物细胞、动物细胞或植物细胞来表达生产基因重组蛋白质类药物，但从天然原料提取的蛋白质类药物仍占有一定的市场份额。

分类　蛋白质药物根据来源可以分为人及动物源性蛋白质药物、植物源性、微生物源性蛋白质药物，如胰岛素属于人及动物源性蛋白质药物，天花粉蛋白属于植物源性蛋白质药物，纤维素酶属于微生物源性蛋白质药物。根据制备方式也可分为，由天然生物药物分离纯化技术制备的为天然蛋白药物，如尿促性腺激素、植物血凝素等；由基因工程制药技术制备的为基因工程蛋白药物，如链激酶、重组人生长激素等；由蛋白质药物化学合成技术制备的为化学合成蛋白质药物，如缩宫素、替莫瑞林等。根据其生理功能的不同，又可分为酶药物，包括消化酶药物、消炎酶药物、心脑血管疾病治疗酶药物、抗肿瘤酶药物以及氧化还原酶药物等；激素，如胰岛素等；细胞因子药物，如骨形成蛋白、表皮生长因子等；抗体药物，如曲妥珠单抗、

阿法赛特、免疫球蛋白等；血浆蛋白制品，如人血白蛋白等；毒素，如蓖麻毒蛋白等和其他类，如黏蛋白、胶原蛋白等。其中抗体药物类和血浆蛋白制品类与其他天然蛋白质类药物在蛋白质分子的大小、空间结构的差异等方面有很大不同。

生物学特性　蛋白质药物主要参与细胞生长与分化、激素调节、神经递质释放及免疫调节等诸多生理、病理过程。与传统小分子化学药物相比，蛋白质药物具有效能大、选择性高、特异性强、毒性低等优点。由于蛋白质的降解产物为氨基酸，发生全身毒性反应的风险小。

蛋白质药物的主要劣势有：①稳定性差，易变性，一般需低温保存。②在体内半衰期短，从血中消除较快，因此在体内的作用时间较短。③相对分子质量大，因此一般只有注射给药一种方式。④很多天然蛋白质药物原材料稀缺或需要复杂的制备、纯化工艺，生产成本高。⑤蛋白质具有免疫原性，即具有刺激机体形成特异性抗体或致敏淋巴细胞的能力，应用时需关注是否会引起致敏反应或机体的抗药免疫反应。⑥一些人及动物来源的蛋白质药物，因可能被病毒等致病微生物污染，应用时存在一定的安全风险。

功能或应用　蛋白质药物可通过替代体内缺乏或异常的蛋白质调节机体的代谢反应、神经内分泌功能、免疫功能、细胞增殖和分化等诸多生物过程，从而有效治疗多种疾病，如胰岛素可用于糖尿病治疗、生长激素可用于内源性生长激素缺乏所致的儿童生长缓慢的治疗、链激酶可用于血栓栓塞病的溶栓治疗等。蛋白

毒素可直接杀伤肿瘤细胞，用于肿瘤治疗。

（何金生　张丽姝）

niào cù xìngxiàn jīsù
尿促性腺激素（urogonadotropin）

从绝经期妇女尿中提取的含促卵泡成熟激素和促黄体生成激素两种活性成分的混合蛋白制剂。又称人绝经期促性腺激素（human menopausal gonadotropin，HMG）。促卵泡成熟激素和促黄体生成激素为垂体前叶分泌的糖蛋白激素，两者协同刺激卵巢或睾丸中生殖细胞的发育及性激素的生成和分泌。促卵泡成熟激素和促黄体生成激素相对分子质量分别为35 000和28 800，均由α及β两条肽链通过非共价键组合而成，并含有糖基。糖占促性腺激素分子的15%~30%，主要有唾液酸、L-果糖等，糖与蛋白以共价键结合。

尿促性腺激素从绝经期妇女尿中提取。最常用的是高岭土-丙酮法，即以高岭土吸附粗蛋白，然后通过机溶剂沉淀获得粗蛋白。再用乙酸铵进行盐析获得尿促性腺激素粗品。粗品可进一步采用柱层析纯化，常用的层析方法有离子交换纤维素柱层析、葡聚糖凝胶过滤层析、亲和层析、羟基磷灰石层析或磷酸钙层析等；也可使用等电聚焦电泳进一步纯化。

临床上还有从绝经期妇女尿中提取的活性成分为促卵泡成熟激素单一组分的制剂，称为尿促卵泡素。促卵泡成熟激素在女性促进卵巢中卵泡的生长和发育，在男性则促进睾丸曲细精管中精子的生成。促黄体生成激素对卵巢的主要作用为选择性诱导排卵前的个别卵泡迅速长大，触发排卵并使排卵后的卵泡壁转化为黄体及分泌黄体酮。对男性，促黄体生成激素可作用于睾丸的间质

细胞，刺激雄性激素的生成和分泌，因此促黄体生成激素又称促间质细胞激素。

临床上常与绒毛膜促性腺激素联用，用于促性腺激素分泌不足所致的原发性或继发性闭经、无排卵所致的不孕症或助孕技术中的超促排卵。对于男性可用于促性腺激素功能低下型无精或少精症的治疗。

不良反应为：可能发生卵巢过度刺激综合征、多胎妊娠；可增加发生动脉栓塞的危险性；可出现恶心、呕吐、腹泻、腹水、颅内积液、少尿、低血压等症状；男性在尿促性腺激素-绒毛膜促性腺激素联合治疗中偶见女性化乳房发育。治疗中如出现重度卵巢过度刺激综合征，应立即停药。哮喘、心脏病、癫痫、肾功能不全、垂体肿瘤或肥大、甲状腺或肾上腺皮质功能减退患者慎用。

(何金生　张丽妹)

shēngzhǎng jīsù

生长激素 (growth hormone，GH)

从垂体组织提取的由腺垂体含有嗜酸性颗粒的生长激素分泌细胞分泌的促进动物和人体发育的蛋白质药物。它是含有 191 个氨基酸残基的单链肽，相对分子质量为 22 124。1956 年，美国加利福尼亚大学学者李浩初 (Choh Hao Li) 和哈洛德 (Harold Papkoff) 及塔夫斯大学的莫里斯·拉本 (Maurice Raben) 分别从人垂体中成功提取出人生长激素。1958 年莫里斯·拉本 (Maurice Raben) 将提取的人垂体生长激素用于一个患有生长激素缺陷的 17 岁男孩的治疗。1960 年，临床试验已经清楚显示了人垂体生长激素对生长激素缺陷儿童的良好治疗效果。1960 年美国专门成立了国家垂体局来管理垂体源性生长激素的采购、分配及使用。1963～1985 年间，全球约有 27 000 重症生长激素缺陷儿童接受了从尸体脑垂体中提取的生长激素的治疗。因为尸体来源的生长激素来源有限，且在 1985 年，发现有接受生长激素治疗的患者罹患克－雅病，克－雅病是传染性海绵状脑病的一种，病理学特征包括以小脑和大脑皮层为主的海绵样变性和朊病毒的出现，美国食品药品管理局全面禁用了人垂体源性的生长激素应用于人体，已经彻底退出市场。1981 年，美国基因泰克公司成功应用大肠杆菌表达了基因重组的生长激素。1985 年，美国食品药品管理局批准基因泰克公司的基因重组生长激素上市，用于生长激素缺陷患者的治疗。

制备技术　生长激素提取过程要在低温下进行。垂体组织经粉碎后先经高速离心沉淀法获得生长激素粗提物，然后经硫酸铵分级沉淀、DEAE-纤维素离子交换层析、葡聚糖凝胶过滤层析纯化获得高纯生长激素。基因重组生长激素一般采用导入人生长激素基因的大肠杆菌作为宿主细胞来生产生长激素。

药理作用与作用机制　人生长激素可补充生长激素不足或缺乏，调节成人的脂肪代谢、骨代谢和心肾功能。刺激骨骺端软骨细胞分化增殖、软骨基质细胞增长和成骨细胞分化增殖，促进骨骼生长；促进肌肉和肝脏对氨基酸的摄取和利用，促进全身蛋白质合成；刺激免疫球蛋白合成，刺激巨噬细胞和淋巴细胞的增殖，增强抗感染能力；促进心肌蛋白合成，增加心肌收缩力，降低心肌耗氧量，调节脂肪代谢，降低血清胆固醇、低密度脂蛋白的水平等。

应用及不良反应　主要用于内源性生长激素缺乏、慢性肾衰及特纳综合征等所致儿童生长缓慢、成人的生长激素不足、重度烧伤的治疗。也可用于获得性免疫缺陷综合征（艾滋病）相关的肌肉萎缩的治疗。人类生长激素也可在慢性阻塞性肺疾病、重症颅脑损伤、急性胰腺炎等疾病的治疗中取得疗效。

生长激素副作用比较轻微，如注射部位有局部一过性反应（疼痛、发麻、红肿等）和体液潴留的症状（外周水肿、关节痛或肌痛），使用中的注意事项有：①在医生指导下用于明确诊断的患者。②使用该药的糖尿病患者可能需要调整抗糖尿病药物的剂量。③对由脑瘤造成的生长激素缺乏患者或有颅内伤病史的患者，必须严密监测其潜在疾病的进展或复发的可能性。④同时使用皮质激素会抑制生长激素的促生长作用，因此促肾上腺皮质激素缺乏的患者应适当调整其皮质激素的用量，以避免其对生长激素产生的抑制作用。⑤少数患者在用生长激素治疗过程中可能发生甲状腺功能低下，应及时纠正，以避免影响生长激素的疗效，因此患者应定期进行甲状腺功能的检查，必要时给予甲状腺素的补充。⑥患内分泌疾病的患者（包括生长激素缺乏症）可能容易发生股骨头骺板滑脱，在生长激素的治疗期若出现跛行现象应注意评估。⑦有时生长激素可导致过度胰岛素状态，因此必须注意用药患者是否出现葡萄糖耐量减低的现象。⑧切忌过量用药，一次注射过量的生长激素可导致低血糖，继之出现高血糖。长期过量注射可能导致肢端肥大症状与体征以及其他与生长激素过量有关的反应。

⑨注射部位应常变动以防脂肪萎缩。⑩2～8℃避光保存（由于温度太高或太低，生长激素容易变质），生长激素常见剂型为注射剂，溶解后的药液可置于2～8℃冰箱冷藏48 h，切勿冻结。

（何金生　张丽妹）

yídǎosù

胰岛素（insulin）

胰腺中胰岛B细胞分泌的由51个氨基酸组成的促进合成代谢的小分子蛋白质激素药物。胰岛素由A、B两条肽链组成，A链含21个氨基酸，B链含30个氨基酸，两条肽链间有两个二硫键，A链内部也有一个二硫键，任何一个二硫键断裂都能使胰岛素失去活性。相对分子质量为5808。胰岛素化学本质上是蛋白质，凡能改变蛋白质结构的理化因素如高温、强酸、强碱和蛋白酶等均可使胰岛素失活。1921年加拿大籍学者弗雷德里克·格兰特·班廷（Frederick Grant Banting）与约翰·詹姆斯·理查德·麦克劳德（John James Richard Macleod）合作首次成功提取了胰岛素，并于1922年将牛胰岛素首次应用临床并取得成功，并为此荣获了1923年诺贝尔生理学医学奖。随后的60年中，主要来源于牛和猪的动物胰岛素制剂广泛应用于临床。1978年，重组人胰岛素制剂成功制备，这是第一个通过生物技术生产的人类蛋白质。1996年后，可以更好地模拟人胰岛素分泌模式及生理作用的第三代胰岛素——胰岛素类似物上市。胰岛素在调节机体糖代谢、脂肪代谢和蛋白质代谢方面都具有重要作用，外源性胰岛素临床上主要用于糖尿病治疗。

制备技术　从牛或猪胰腺制备动物胰岛素的方法较多。酸醇提取减压浓缩法和分级提取锌盐沉淀法是较多使用的方法。为了获得高纯胰岛素，可通过凝胶过滤层析、离子交换层析进行纯化，以进一步降低胰岛素原的含量并去除部分杂质。动物胰岛素与人胰岛素氨基酸序列不完全相同，因而用动物胰岛素做药物使用会存在一定的免疫原性，可能在人体产生抗体而致过敏反应。以猪胰岛素为原料通过酶促合成的方法可以将猪胰岛素第30位丙氨酸置换成与人胰岛素相同的苏氨酸，这种胰岛素制剂通常称为半合成人胰岛素，可以降低免疫原性的风险。

药理作用与作用机制　胰岛素是机体内唯一降低血糖的激素，也是唯一同时促进糖原、脂肪、蛋白质合成的激素。胰岛素能促进全身组织对葡萄糖的摄取和利用，并抑制糖原分解为葡萄糖，抑制非糖物质转变为糖。胰岛素能促进脂肪的合成与贮存，使血中游离脂肪酸减少，同时抑制脂肪的分解氧化。胰岛素一方面促进细胞对氨基酸的摄取和蛋白质的合成，一方面抑制蛋白质的分解，因而有利于生长。对于糖尿病患者胰岛素制剂主要通过促进血液中葡萄糖的利用而降低血糖。

应用及不良反应　胰岛素是治疗胰岛素依赖型糖尿病的唯一药物，对胰岛素缺乏的各型糖尿病均有效。胰岛素还可用于非胰岛素依赖型糖尿病经饮食控制或用口服降血糖药未能控制者、糖尿病发生各种急性或严重并发症者以及合并重度感染、消耗性疾病、高热、妊娠、创伤以及手术的各型糖尿病患者。胰岛素口服能被胃肠消化酶分解而失效，因而必须制成注射液。胰岛素的临床不良反应主要有过敏反应、胰岛素过量所致的低血糖症及胰岛素耐受。过敏反应多数为使用牛胰岛素所致，一般反应轻微而短暂，偶尔可引起过敏性休克。急性胰岛素耐受常由于并发感染、创伤、手术、情绪激动等应激状态所致，此时血中抗胰岛素物质增多，或因酮症酸中毒时血中大量游离脂肪酸和酮体的存在妨碍了葡萄糖的摄取和利用所致。

（何金生　张丽妹）

sōngchísù

松弛素（relaxin）

哺乳类动物卵巢黄体分泌的具有松弛耻骨韧带，抑制子宫收缩、软化子宫颈，刺激乳腺发育，影响乳汁分泌等多种生理功能的蛋白质药物。又称耻骨松弛素。松弛素是碱性较强的蛋白质，是含53个氨基酸的蛋白类激素，由通过二硫键连接的A和B两条肽链组成，B链含有受体结合位点。相对分子质量约6000。pH值9.0以上容易分解，在不含氧化剂的中性、酸性溶液中较稳定。溶于酸、碱性溶液，微溶于水，不溶于无水乙醇、乙醚、丙酮、石油醚和苯。1926年美国动物学专家弗雷德里克（Frederick Hisaw）发现将妊娠豚鼠或兔子的血清注入从未受孕过的豚鼠体内可引起耻骨韧带的明显松弛，从而发现了松弛素。1930年弗雷德里克（Frederick Hisaw）和他的同事从猪的黄体中提取了这种激素并正式命名为松弛素。人类松弛素主要由黄体分泌，但心房肌细胞、心室肌细胞和脑也能少量分泌，松弛素还能通过远距分泌、旁分泌和自分泌作用调节心血管系统、呼吸系统和消化系统的功能。

　　天然松弛素蛋白主要从动物组织（如猪卵巢）分离纯化制备。还可自猪睾丸、人胎盘、仓鼠胎盘中分离纯化获得。猪怀孕后期卵巢中松弛素活性很高，以猪卵巢为材料，采用酸性丙酮法抽提猪卵巢松弛素，再经葡聚糖Sephadex G-50凝胶柱及CM-纤维素柱层析纯化，可获得较高纯度的猪松弛素。提取过程中如加入蛋白酶抑制剂可使猪松弛素得率进一步提高。

松弛素在妊娠期的主要生理作用是影响结缔组织，使耻骨间韧带扩张，抑制子宫肌层的自发性收缩，防止未成熟的胎儿流产。在分娩前，松弛素分泌增加，能使产道和子宫颈扩张柔软，有利于分娩。在雌激素的作用下，松弛素还可促进乳腺发育。同时，松弛素不仅可以调节生殖系统功能，还可参与神经垂体激素的分泌、大脑发育和心血管系统功能稳态等广泛生理过程的调节，在器官组织纤维化、肿瘤的发展和转移及心血管疾病发病中也具有重要的病理生理作用。

临床上可用于子宫镇痛、预防流产和早产以及诱导分娩等。瑞士诺华制药有限公司研发的新药重组人松弛素-2在2012年完成了Ⅲ期临床试验，显示可使急性心衰患者受益。无不良反应发现。

(何金生　张丽姝)

niàoyìwèisù

尿抑胃素 (urogastrone)

从健康孕妇尿或哺乳动物孕尿中提取获得的具有抑制胃酸分泌的低分子量糖蛋白药物。属于蛋白质药物。为浅黄色无定形粉末，无臭、无味，等电点为5~7。易溶于水，溶于甲醇、乙二醇，微溶于乙醇、丙酮。浓的水溶液呈金黄色。1938年，美国学者戴维·桑德维斯（David Sandweiss）注意到孕妇的消化性溃疡发病率很低，用其尿提取物治疗狗的实验性溃疡

有效，故将尿中具有抗溃疡、抗胃酸分泌的物质称为尿抑胃素。20世纪70年代，序列比较分析证实尿抑胃素与表皮生长因子为同一物质，是由53个氨基酸组成的单链多肽，相对分子质量约6000。尿抑胃素主要从尿中提取，资源有限，含量低，因而限制了该药的应用。

尿抑胃素为胃酸分泌抑制因子，具有较强的抑制胃分泌作用，能明显减少胃液量，并略降低胃酸浓度，对胃蛋白酶浓度无影响。此外，对溃疡创面有促进上皮组织再生、肉芽形成及血管增生等作用，从而可促进溃疡组织修复。临床上主要用于治疗消化性溃疡和急慢性胃炎。主要不良反应可见口干、便秘、腹泻和皮肤瘙痒等。若用药两个月病情未见改善，应改变治疗方法。

(何金生　张丽姝)

yìtàiméi

抑肽酶 (aprotinin)

具有丝氨酸蛋白酶抑制功能的蛋白质药物。其相对分子质量为6512，由58个氨基酸残基组成。抑肽酶分子内的6个半胱氨酸形成了3对二硫键。等电点为10~10.5。对高温、酸和碱都很稳定。1930年德国学者克劳特（Kraut H）等首次从牛腮腺分离出抑肽酶，称为激肽释放酶失活剂。1936年美国学者库尼兹（M. Kunitz）等作为胰蛋白酶抑制剂再次从牛的胰腺分离出抑肽酶。1959年，抑肽酶首先在德国上市用于治疗胰腺炎。1987年荷兰学者范·奥弗伦（Van Oeveren）首次在体外循环中应用大剂量抑肽酶，明显减少了手术失血和库血用量。此后抑肽酶的应用范围进一步延伸至其他外科手术。抑肽酶口服易被灭活，静脉给药后的半衰期为150 min。抑

肽酶在肾脏被分解成较短的肽和氨基酸后排出。1993年，德国拜耳公司的抑肽酶注射液被批准上市，用于胰腺炎及其他外科手术。由于使用抑肽酶注射剂可引起过敏反应、过敏性休克、心悸、胸闷、呼吸困难、寒战、发热、恶心、呕吐等，拜耳公司于2007年11月停止抑肽酶注射液在全球的销售。

抑肽酶可以从牛腮、胰、肺等组织中提取。可通过硫酸铵盐析、三氯乙酸去除杂蛋白后获得粗提物；粗提物再经透析、脱盐、沉淀等操作不断被纯化。也可采用凝胶过滤层析、亲和层析等方法纯化。抑肽酶是广谱的丝氨酸蛋白酶抑制剂。丝氨酸蛋白酶是以丝氨酸为活性中心的重要蛋白水解酶，在生物有机体中具有重要的生理作用，特别是在消化、凝血和补体系统方面。抑肽酶的基本作用机制是通过与多种丝氨酸蛋白酶，如胰蛋白酶、糜蛋白酶、纤溶酶、激肽释放酶等相互作用，形成可逆的抑制物-酶复合物，抑制蛋白酶的催化活性。对胰蛋白酶、糜蛋白酶、凝血酶、纤溶酶以及各种组织或血浆激肽释放酶有广谱抑制作用，并能拮抗纤溶酶原的活化，也可直接抑制凝血因子XII和XI的活化。

临床上可用于急性胰腺炎、产后大出血及抗休克治疗。用于体外循环心脏直视手术或其他手术，抑制纤溶蛋白，减少术中、术后渗血和术后肠粘连。用于弥散性血管内凝血引起的继发性纤溶亢进症。

常见不良反应多为过敏反应，如胃肠不适、呼吸困难、支气管痉挛、心动过速、低血压、皮疹。个别患者出现过敏性休克甚至死亡。多次接受治疗的患者过敏反

应发生率较高。偶见血栓性静脉炎、荨麻疹。过敏体质者慎用，发生过敏反应时应立即停药，并予以相应治疗。如出现过敏性休克，需使用肾上腺素并进行扩容等急救处理。对抑酞酶过敏者和弥散性血管内凝血患者（有明显的反应性纤维蛋白溶解除外）禁忌使用。妊娠最初 3 个月不宜使用。

（何金生　张丽姝）

wèimósù

胃膜素（gastric mucin）　从猪胃黏膜中提取的以黏蛋白为主要成分的抗胃酸蛋白质药物。又称胃黏膜素。黏蛋白是黏多糖与蛋白质分子结合形成的不均复合蛋白质。胃膜素为淡黄色至淡灰黄色粉末或微小颗粒，吸水后膨胀为黏浆，并具黏附力，呈微溶状态，略带类蛋白胨臭味，遇酸即沉淀，遇热不凝固。胃膜素水溶液能被 60% 以上乙醇或丙酮沉淀。胃膜素的多糖组分包含葡萄糖醛酸、甘露糖、乙酰氨基葡萄糖和乙酰氨基半乳糖。其中氨基己糖（如乙酰氨基葡萄糖和乙酰氨基半乳糖）的总量为 5%~8%。胃膜素的等电点为 pH 3.3~5。胃膜素的制备方法有多种，如可通过胃黏膜消化，三氯甲烷或乙醚脱脂、丙酮沉淀、干燥制得。也可以由 pH 6.5 的 NaH_2PO_4、EDTA 和盐酸胍制备的溶液为提取液，从猪胃黏膜中提取，再经高速离心、透析、等密度梯度离心制得。胃膜素中的黏蛋白能抵抗胃蛋白酶的消化并吸附胃酸。具有极强的黏附作用，可直接作用于内壁，在胃及十二指肠溃疡面形成一层保护膜，减少胃酸、胃蛋白酶和胆汁的渗透、侵蚀，有利于黏膜的再生和溃疡面的愈合，减少患者痛苦。可以保护溃疡创面，阻止创面消化性侵蚀，预防溃疡发作。另一方面胃膜素也有润滑作用，使进入消化道的食物易于在消化道内移行，有利于减轻对溃疡面的刺激。临床上还有由胃膜素、碳酸镁、碱式碳酸铋、碳酸钙和维生素 U 组成的复方胃膜素制剂，集成了胃膜素、抗酸剂、铋剂的抗酸、收敛、保护溃疡面等作用。

临床上主要用于胃、十二指肠溃疡和胃酸过多症的治疗。与氢氧化铝合用时，效果比单独应用更好。不良反应少见，主要表现为头痛、头晕、恶心等。一般不影响继续服药，无需特殊处理。

（何金生　张丽姝）

jiāoyuán dànbái

胶原蛋白（collagen）　动物体内的胶原经水解、分离、纯化获得的蛋白质类生物药物。胶原是动物体内的细胞外蛋白质，广泛分布于人体的真皮层、硬骨、肌腱、筋膜、器官被膜、纤维性软骨等组织中，以胶原纤维的形式存在，主要提供组织所需的强度及柔软性。在皮肤方面，它与弹力纤维合力构成网状支撑体，对维持皮肤的弹性和张力起主要作用。胶原蛋白的分子呈现独特的三螺旋结构。胶原肽链的氨基酸组成中缺少胱氨酸和色氨酸；甘氨酸含量几乎占了 1/3；含有羟赖氨酸和羟脯氨酸；胶原中脯氨酸和羟脯氨酸含量在各种蛋白质中最高。

明胶是最常见的胶原蛋白产品，广泛用于医药领域，可制成多种药用辅料、代血浆或直接作为药品保健品应用于临床。常用的明胶类药物有以牛皮为原料制备的黄明胶、阿胶、新阿胶。阿胶是以灰驴皮为原料经特殊的传统工艺产出来的，古时因首先产于山东省东阿县而得名。1976 年，山东平阴阿胶厂研制成功了以猪皮为原料精制而成的新型阿胶，命名为新阿胶，所含成分与驴皮制的阿胶相似，其功能作用、形状与驴皮制的阿胶相同。

胶原蛋白是从动物组织中提取的结构和相对分子质量都发生了变化的胶原。可溶于水，可被蛋白酶降解。经过加热处理变性，其三螺旋形式的高级结构被破坏。具有免疫原性低、可生物降解等优点。从性能上讲，胶原蛋白能形成膜，膜具有较好的柔韧性、弹性和强度。

临床上胶原蛋白的主要应用有：①药用辅料，可制成胶原海绵、胶原膜、人工皮肤和胶囊等。②明胶代血浆，明胶类代血浆的胶体渗透压与人血浆白蛋白相近，输入血管后依赖其胶体渗透压可起到代替和扩张血容量的作用。常用的制品有脲联明胶代血浆、琥酰明胶代血浆等。③药品保健品，如明胶、阿胶、新阿胶。阿胶功善补血，黄明胶则长于止血养血、润肠通便。

（何金生　张丽姝）

míngjiāo

明胶（gelatin）　动物的皮、骨、腱与韧带经适度水解、纯化得到的具有滋阴润燥、养血止血的蛋白质药物。又称黄明胶、牛皮胶。明胶是胶原蛋白产品，但不是均一的蛋白质，具有热可逆性，遇热呈溶液状态，经冷却则呈凝冻状态。这种转变迅速并且可以多次反复进行，而产品的基本特性不发生任何改变。明胶有很强的乳化能力，可以促进不同相态之间的分散及悬浮。明胶在水中能与自身重量 10 倍的水分相结合，吸水膨胀，这种能力可以避免产品渗水或者脱水收缩。明胶作为中药在《神农本草经》和《本草纲目》中均有记载。

以牛皮为原料，经过清水浸洗、反复熬煮、明矾沉淀等多步传统工艺后取清汁，最后加入黄酒或冰糖等辅料收胶，冷却后切成小块，晾干而制成明胶。

明胶功能为滋阴润燥，养血止血。《本草纲目》记载其能"治吐血、衄血。下血、血淋，下痢，妊妇胎动血下，风湿走注疼痛，打扑损伤，汤火灼疮，一切痈疽肿毒，活血止痛，润燥，利大小肠。"《医林纂要》记载其"补肺清金，滋阴养血，行水，利大肠。"动物实验中，用20%明胶液0.5 ml/只给小鼠灌胃，每日1次连续11天，可使血红蛋白量明显增加。

明胶主要用于滋阴润燥；养血止血；活血消肿；解毒。主虚劳肺痿；咳嗽咯血；吐衄；崩漏；下痢便血；跌打损伤；痈疽疮毒；烧烫伤。

用药时饮食宜清淡，忌食辛辣、生冷、油腻食物；有高血压、心脏病、糖尿病、肝病、肾病等慢性病严重者应在医师指导下服用。儿童、孕妇、年老体弱者应在医师指导下服用。

(何金生　张丽姝)

yújīngdànbái

鱼精蛋白（protamine） 从鱼类（如蛙鱼、鳟鱼、鲱鱼等）的新鲜成熟精子中提取的临床上主要用于治疗肝素注射过量引起出血的碱性蛋白质药物。常用其硫酸盐，即硫酸鱼精蛋白。鱼精蛋白是鱼类成熟精子细胞核中的DNA结合蛋白，结构简单，相对分子质量较小，4000~10 000，仅由30~50个氨基酸残基组成，碱性氨基酸含量丰富，一般在50%以上，等电点在pH 10~12。结构稳定，耐酸碱，耐高温，在120℃ 20 min

仍不失活。

鱼精蛋白的提取主要以硫酸或盐酸为提取剂，然后用柠檬酸盐或有机溶剂为纯化剂将鱼精蛋白粗品沉淀出来。也有在硫酸或盐酸抽提液中不用有机溶剂作纯化剂而用聚磷酸盐将鱼精蛋白以磷酸盐的形式沉淀出来，然后溶解在高浓度的硫酸铵中，再形成鱼精蛋白硫酸盐。鱼精蛋白粗品可采用葡聚糖凝胶柱层析法或聚丙烯酰胺等电聚焦纯化。

硫酸鱼精蛋白属于碱性蛋白，具有强碱性基团，在体内可与强酸性的肝素直接结合，形成无活性的稳定复合物，使肝素失去抗凝活性。

临床上主要用于治疗肝素注射过量而引起的出血及其他自发性出血（如咯血等）。此外，心血管手术、体外循环或血液透析过程中应用肝素者，在结束治疗时可用硫酸鱼精蛋白中和体内残余肝素。

对硫酸鱼精蛋白有不耐受史或不良反应史者禁用。硫酸鱼精蛋白快速静脉注射可引起低血压、心动过缓、肺动脉高压、呼吸困难、短暂面部潮红及温热感。缓慢静脉注入，10 min内不超过50 mg，可避免上述不良反应。对鱼肉过敏者，过去曾接受过该药或含鱼精蛋白的胰岛素（如中性鱼精蛋白胰岛素）者，易发生抗鱼精蛋白抗体介导的过敏反应。某些男性不育症或输精管切除者易发生对鱼精蛋白过敏反应。盐酸或硫酸鱼精蛋白给药后即需作凝血功能检查。

(何金生　张丽姝)

zhíwù xuèníngsù

植物血凝素（phytohemagglutinin，PHA） 存在于豆类种子中，对红细胞具有凝集作用的相对分

子质量较大的糖蛋白类药物。又称植物血球凝集素。是由低聚糖（由D-甘露糖、氨基葡萄糖酸衍生物所构成）与蛋白质构成的复合物。不同的植物血凝素在相对分子质量大小、氨基酸组成及三维结构方面各不相同。植物血凝素通常是由4个亚基通过非共价键结合形成的四聚体糖蛋白，包含两种亚基分子，即L亚基和E亚基，因此有5种异构体，分别是L4、L3E1、L2E2、L1E3和E4。L亚基植物血凝素具有较强的促有丝分裂活性及白细胞凝集活性，而红细胞凝集活性较低。PHA-E具有较强的红细胞凝集活性，而促有丝分裂活性较低。植物血凝素易溶于蒸馏水、盐水或缓冲溶液，不耐热，煮沸可被破坏而失效。植物血凝素具有非特异性活化免疫细胞的作用。

植物血凝素传统提取工艺为水溶液浸提法。其他提取方法有冻融法、反胶束萃取法。水溶液浸提法常用的浸提溶液有蒸馏水、生理盐水、稀酸、缓冲液（如碳酸氢铵缓冲液、磷酸缓冲液）等。从浸提效果看，蒸馏水的效果最差，生理盐水和稀酸使用较多。反复浸提后，将浸提液离心、萃取、浓缩、纯化、干燥得植物血凝素。

植物血凝素能促使淋巴细胞转化为淋巴母细胞，继而分裂增殖，释放淋巴因子，并能提高巨噬细胞的吞噬作用。能促进骨髓造血功能，提升白细胞水平；对病毒侵染的细胞有杀伤作用，并能诱导产生干扰素。在体外能抑制人体食管癌及肝癌细胞株增殖，亦可抑制艾氏腹水瘤生长，可延长带瘤小鼠的生存期。

临床上主要作为肿瘤的辅助治疗剂，与放射治疗、手术及抗

肿瘤药物合用，可提高疗效。与自体或异体瘤苗或卡介苗合用，对绒毛膜上皮癌、恶性葡萄胎、乳腺癌等有一定疗效。对免疫功能受损的疾病，如肿瘤、再生障碍性贫血、慢性迁延性肝炎等有效。少数患者用药后可出现一过性过敏反应，如喉水肿、荨麻疹，可应用抗过敏药等处理。偶见过敏性休克。注意用药前作过敏试验。对植物血凝素过敏者禁用。

（何金生　张丽妹）

tiānhuāfěn dànbái

天花粉蛋白（trichosanthin）　从葫芦科植物栝楼的根中分离的由224个氨基酸组成的用于中期妊娠、死胎、过期流产孕妇的引产的蛋白质药物。相对分子质量约18000。对光、热、潮湿都不稳定，变性后即失去生物活性。明李时珍所著《本草纲目》中已记载中药天花粉有"通月水"，"治胞衣不下"的功效。民间天花粉复方由天花粉、牙皂、细辛、白芷、山柰、甘松、狼毒等7味生药组成，用于孕妇引产。20世纪50、60年代，中国上海生物生化研究所通过对此古方中7味生药的深入研究，确定其有效成分为天花粉蛋白；在70年代，进一步研制成功了注射用天花粉蛋白并在临床试验中取得了很好的疗效。1987年经中国卫生部批准，天花粉蛋白注射液在上海金山制药厂正式生产。注射用精制天花粉蛋白能溶于生理盐水，呈澄清溶液，pH呈中性。

天花粉蛋白是从新鲜栝楼的块根中提取，因其热不稳定，其需低温下操作。精制天花粉蛋白可由新鲜天花粉原汁采用乙醇、丙酮或盐分级沉淀法提取。

天花粉蛋白用于中期妊娠引产，不论是肌内注射或羊膜腔注射，都能引起胎盘非常严重的病变，使胎盘滋养叶细胞发生广泛的急性凝固坏死，同时还出现绒毛膜间隙闭塞，纤维蛋白大量沉着的现象。胎盘形态和功能遭到严重损伤，破坏了母体和胎儿之间正常的内分泌关系，如绒毛膜促性腺激素和孕激素下降到流产水平。

临床上主要用于中期妊娠、死胎、过期流产孕妇的引产。对宫外孕、葡萄胎及绒毛膜上皮癌也有一定疗效。常见副作用有发热、头痛、咽喉痛、关节痛、颈项活动不便等。肌内注射可出现局部疼痛、皮肤红肿、注射侧腹股沟淋巴结肿大，并有压痛，一般2~3天可逐渐自行消退。易发生过敏反应，必须经皮试呈阴性者再作试探性小剂量肌注，无反应后才用全量，且必须在具备严密监护和抢救条件下使用。既往已有天花粉蛋白引产史者不宜再用该药。心、肝、肾功能不全者及严重贫血和凝血功能障碍者、精神病、智力障碍者禁用。天花粉蛋白溶液的稳定性较干粉为差，故使用时宜新鲜配制。

（何金生　张丽妹）

bìmádú dànbái

蓖麻毒蛋白（ricin）　自大戟科植物蓖麻的成熟种子分离获得的毒性蛋白质药物。又称蓖麻毒素。相对分子质量约65 000，是异二聚体糖蛋白，由A链和B链两条多肽链组成，两条链都有糖基化侧链，两者间由二硫键连接。A链是毒性链，由267个氨基酸残基组成，是N-糖苷水解酶，可直接参与抑制蛋白合成。B链由259个氨基酸残基组成，可与细胞表面上的受体结合，协助A链通过细胞膜进入细胞，起导向作用。蓖麻毒蛋白为白色粉末状或结晶状固体，无味，溶于酸性稀释液或盐类水溶液，不溶入乙醇、乙醚、三氯甲烷、甲苯等有机溶剂。1887年迪克森（Dixson）从蓖麻籽中提取出毒蛋白。1888年，斯蒂尔马克（Stillmark）从蓖麻籽中分离得到一种对红细胞有强烈凝集活性的蛋白质，并命名为蓖麻毒素，它的毒性作用机制主要是抑制蛋白质的合成。自20世纪80年代后，美国等国家展开对蓖麻毒蛋白的研究并取得了一定进展。制备时将剥壳的蓖麻子放入乙醚中搅拌浸泡脱脂，在磷酸盐缓冲溶液冰浴中搅拌提取2 h，经60%硫酸铵沉淀得粗蓖麻毒蛋白。粗蓖麻毒蛋白经透析除盐。可进一步经分子筛层析和亲和层析等处理进行进一步提纯。

蓖麻毒蛋白属于细胞毒制剂，能抑制蛋白质合成。蓖麻毒蛋白依靠B链上的半乳糖结合位点与细胞表面含末端半乳糖残基的受体结合，促进整个蛋白分子进入细胞质，随后蛋白链间二硫键被还原裂解，游离出A链。A链是N-糖苷水解酶，作用于真核细胞核糖体60S大亚单位的28S核糖体RNA，可催化移除核糖体RNA上的一个腺嘌呤，导致蛋白质合成受到抑制，最终导致细胞死亡。此外，蓖麻毒蛋白还能与巨噬细胞相互作用，诱导肿瘤坏死因子等细胞因子产生，而且诱导产生自由基和活性氧，引起脂质过氧化作用。蓖麻毒蛋白也能诱导靶细胞凋亡。蓖麻毒蛋白对所有哺乳动物真核细胞都有毒性作用，而对某些恶性肿瘤细胞毒性更强。蓖麻毒蛋白抗癌谱广，对小鼠艾氏腹水瘤细胞、LD12白血病、B16黑痣瘤和列文斯肺癌细胞均有明显的抑制作用。

临床上蓖麻毒蛋白冷霜或软

膏对于子宫颈癌、皮肤癌具有较好的临床治疗效果，并对顽癣、湿疹等有明显疗效。蓖麻毒蛋白对肿瘤强大的杀伤能力使之在肿瘤分子靶向药物研发中备受关注。可能用药后会出现腹痛、呕吐、虚脱等症状。

（何金生 张丽妹）

méiyàowù

酶药物（enzyme drugs）

具有催化作用的药物。又称治疗酶。大多数临床上使用的酶药物是从动物组织中提取制备而得，通过重组工程菌表达制备也是其重要的来源，而通过分子设计对天然酶的改造并通过基因工程生产优化新酶药物品种正成为新型酶药物研发的热点。

分类 截至2015年，中国药典收藏的酶类药物已超过100种，英美药典收载的酶药物也有十余种。根据其用途可以分为：①消化酶药物，如胃蛋白酶、胰蛋白酶、木瓜蛋白酶、脂肪酶和纤维素酶等，由于酶药物大多都是蛋白质，异种蛋白质进入人体会产生抗体，酶药物抗体的产生会减弱酶药物的疗效作用。酶药物的多次使用会降低其疗效而产生耐药性，只有治疗消化不良性疾病的酶药物因不进入血液，所以不产生抗体，反复使用不会引起药效作用下降。②消炎酶药物，如溶菌酶、菠萝蛋白酶等。③心脑血管疾病治疗酶药物，如链激酶、尿激酶、纤溶酶、抗凝血酶Ⅲ、组织型纤溶酶原激活剂等。④抗肿瘤酶药物，如门冬酰胺酶、蛋氨酸酶、组氨酸酶等。⑤可以催化底物进行氧化还原反应的氧化还原酶药物。⑥治疗酶缺乏的酶药物，如腺苷脱氨酶、β-葡萄糖脑苷酶、α-半乳糖苷酶。⑦其他酶药物，如青霉素酶用于治疗青

霉素过敏，透明质酸酶用作药物扩散剂，弹性蛋白酶用于降血脂、防治脂肪肝。

根据酶药物的本质不同还可以分为蛋白酶药物和核酸药物，蛋白酶药物本质为蛋白质，如胃蛋白酶、胰蛋白酶、木瓜蛋白酶等。核酸药物是具有催化活性的DNA或RNA分子，如核酸药物中的核酶是具有生物催化活性的RNA分子。

药理作用与作用机制 酶具有催化活性，在特定条件下，可改变其所参加的特定化学反应的反应速度。酶药物种类繁多，每种酶药物的药理作用与作用机制各不相同，都有各自的特点。如，治疗消化不良的消化酶药物，是通过补充消化液中这类酶，提高对所进食中的蛋白质、糖类和脂肪类的消化分解；而治疗肿瘤的酶药物，如治疗白血病的L-天冬酰胺酶，是通过L-天冬酰胺酶快速消耗细胞外天冬酰胺，使得不能合成天冬酰胺的肿瘤细胞因缺乏天冬酰胺而死亡。核酸酶类是具有催化活性的DNA和RNA分子。如核酶是具有生物催化活性的RNA分子。通过定点切割特定的mRNA靶分子，阻断特定基因地表达而发挥生物学作用。酶药物如果是在细胞内起作用，通常参与到一个酶系中发挥药效，比如在线粒体上，氧化还原酶（如细胞色素C）需要与辅酶辅因子等一起才能起作用。而在细胞外起作用的消化酶类通常不需要辅酶，但存在酶寿命的问题。这类蛋白质酶药物在消化过程中会受到胰蛋白酶、胃蛋白酶的降解而失效。

应用 酶药物可用于治疗多种疾病，如：链激酶可用于防治急性心肌梗死、脑梗死、深部静

脉血栓、肺梗死、动脉栓塞、血液透析（溶解血凝块）、分流梗阻和胸膜粘连；凝血酶用于小血管或毛细血管渗血的局部止血，如用于手术中不易结扎的小血管止血、外伤出血等。酶药物对许多药物具有增强治疗效果的作用，如胰凝乳蛋白酶能够增强肠道对四环素地吸收，增强四环素的作用，也对红霉素、巴龙霉素、氯霉素等多种抗生素有增强作用。某些酶药物对激素的治疗有增效作用，如胰凝乳蛋白酶与泼尼松联用可以治疗炎症。某些酶药物（如胰蛋白酶）与抗肿瘤治疗药物（如环磷酰胺）联合使用，可增强抗肿瘤药物的细胞毒作用，提高治疗肿瘤的疗效。

（姚冬生）

xiāohuàméi yàowù

消化酶药物（digestive enzyme drugs）

可以水解和消化食物中成分的酶药物。主要有胰酶、胰蛋白酶、胰凝乳蛋白酶、弹性蛋白酶、脂肪酶、胃蛋白酶、透明质酸酶、淀粉酶、纤维素酶、木瓜蛋白酶、麦芽淀粉酶、半乳糖苷酶和消食素等，可促进食物中糖、脂肪、蛋白质的水解，以便被人体吸收利用。人体内消化酶不足既可引起广泛的消化不良症候群，如胃肠胀气、胃饱胀、恶心、腹痛、腹泻、厌食等症状，还影响营养物质地消化和吸收，造成低蛋白血症、脂肪性腹泻、脂溶性维生素缺乏、内分泌紊乱等。

1833年首次从麦芽汁提取物中发现了消化酶药物淀粉酶。1896年，日本学者高峰让吉首先从米曲霉中制得了高峰淀粉酶，开创了有目的地进行酶生产和应用的先例。1949年，用液体深层培养法进行细菌淀粉酶的发酵生

产开始了近代酶工业。1978 年，铃木固定化细胞生产 α-淀粉酶研究成功。消化酶中的透明质酸酶最初发现于 1929 年，透明质酸酶-Hyal-1 于 1997 年首次分离纯化。消化酶药物的制备主要有从动植物组织中提取和微生物发酵法。微生物发酵方法制备主要包括固体发酵和液体深层发酵两种方法。发酵产物经过盐析、离心、超滤、层析等方法，可得到纯化。

临床上应用的消化酶药物从来源上可分动物源性、植物源性和微生物源性三种。如纤维素酶、淀粉酶等为植物源性蛋白质，胃蛋白酶为动物源性蛋白质，脂肪酶等为微生物源性蛋白质。消化酶药物可用于补充内源消化酶的不足，促进食物中蛋白质、脂肪、糖类的消化吸收，治疗消化器官疾病和由其他各种原因所致的食欲不振、消化不良。临床上把胃蛋白酶、胰蛋白酶、胰脂肪酶、胰淀粉酶等多种消化酶适量混合，制成既能在胃内又能在肠中起消化作用的复合酶制剂，以达到对食物中的蛋白质、脂肪、淀粉和纤维素进行综合性消化的目的，从而治疗消化系统疾病。新型消化酶制剂可防止胃蛋白酶或胰蛋白酶的水解和胃酸对消化酶的破坏，增加其活性和稳定性。

临床上广泛用于以下症状：老年性消化不良、慢性胰腺炎、慢性肝病肝硬化、原发性肝癌、胆囊炎胆石症、慢性胃炎、消化性溃疡、胃肠道功能紊乱、慢性酒精中毒、胰腺癌、肿瘤引起的胰管或胆管堵塞、胃肠肝胆胰腺等术后的腹部不适、食欲减退、易饱、恶心、排气过多、腹泻等各种原因引起的胰腺外分泌不足，患者手术后及康复期间的消化功能紊乱、急性胰腺炎和慢性胰腺炎、慢性胰腺炎腹痛等。口服补充消化酶是较接近生理学途径的治疗方法，不仅可以缓解各种原因引起的消化不良症状，同时也是间接向机体提供各种营养，改善患者营养状况以及维护胃肠道功能的主要辅助治疗措施。如常见的消化酶药物中的脂肪酶用于脂肪性消化不良；纤维素酶可与其他酶配合使用，有助于纤维素性物质的消化；胃蛋白酶临床上主要用于因胃蛋白酶缺乏所导致的疾病。不良反应主要有呕吐、泄泻、软便；可能发生口内不快感及胃肠紊乱等。

（姚冬生　刘　忠）

yíméi

胰酶（pancreatin）　从动物胰脏中提取的主要用于治疗消化不良的混合消化酶药物。又称胰酵素。为白色或者微淡黄色无定形粉末，具有特殊臭味和吸湿性。主要包括胰蛋白酶、胰淀粉酶与胰脂肪酶，此外还含有糜蛋白酶、羧肽酶和弹性蛋白酶等蛋白水解酶以及核糖核酸酶等二十余种酶。胰酶溶于水以及低浓度的乙醇中，不溶于高浓度乙醇、丙酮和乙醚等有机溶剂。水溶液 pH 2～3 时稳定，pH 6 以上时不稳定，Ca^{2+} 可增加其稳定性。胰酶遇酸、热以及重金属、鞣酸等蛋白质沉淀剂则产生沉淀。

胰酶的制备多采用 25% 乙醇、10% 丙酮或 7.5% 异丙醇等低浓度有机溶剂提取，然后用高浓度有机溶剂沉淀分离，经去脂、绞碎、提取、活化、干燥等过程而得。提取前将胰脏静放 2～3 天，胰酶含胰蛋白酶和胰淀粉酶较多，胰脂肪酶的活力则很低，多种浓度的乙醇则会使脂肪酶失活，因此制备时应避免高浓度乙醇。胰酶制备关键是胰酶的激活，其中胰酶激活主要考虑胰蛋白酶的活性，胰淀粉酶和胰脂肪酶不需要激活，需在制备中避免其损失（应避免高温、强酸强碱处理）。由于胰酶是多种酶的混合物，各组成酶的理化性质不同，分子质量相差较大。制备过程中为提高胰酶的活性，需采用蛋白质沉淀方法去除胰酶中的杂蛋白。胰酶的质量指标是以胰蛋白酶、胰淀粉酶及胰脂肪酶的活力指标来衡量的。

胰酶主要的作用是促进蛋白质和淀粉消化，对脂肪亦有一定的消化作用。脂肪酶和胰蛋白酶主要在糜蛋白酶作用下被水解，该过程主要在十二指肠、空肠中进行，约 60% 的胰酶可到达空肠，20% 到达回肠。由于淀粉酶对于酶的水解有抗性，故淀粉酶相对稳定，大部分能到达末端回肠。食物中的高蛋白、低脂肪可以减少脂肪水解，高纤维素则在胰酶替代治疗中会加重吸收不良的症状。

临床上主要用于治疗消化不良、食欲不振及肝、胰腺疾病引起的消化障碍。临床上使用的胰酶制剂主要有非肠衣性胰酶制剂、肠衣片和肠溶微型片剂等。胰酶治疗的适应证包括慢性胰腺炎、囊性纤维化、急性胰腺炎、胰腺癌、先天性胰腺疾病、术后产生的胰酶分泌不足等胰腺疾病以及消化性溃疡、空腔脏器病变、炎症性肠病、慢性胆囊疾病、胃切除、消化不良、施瓦赫曼（Schwachman）综合征、约翰松-布利泽德（Johanson-Blizzard）综合征等非胰腺疾病。

胰酶制剂的不良反应主要包括因药物来源而致的速发型过敏反应、因含大量嘌呤而导致的尿酸增高和泌尿系结石、可与叶酸形成不溶性复合物干扰叶酸盐的吸收以及可引起颊部及肛门周围痛及消化道的任何部位出血。故急性胰腺炎早期患者及对猪蛋白及其制品过敏者禁用。胰酶制剂常被沙门菌属污染，虽不影响酶的活性，但可使人感染。此外，胰酶与阿卡波糖或米格列醇合用时会导致后者的药效降低，故应避免同时使用。

（姚冬生 刘 忠）

淀粉酶（amylase；AMY；AMS）

diànfěnméi

催化淀粉中糖苷键水解的具有促进消化功能的消化酶药物。为淡黄色非结晶形粉末或半透明的鳞片，微臭，无味。在水中部分溶解成浑浊液，在乙醚中几乎不溶。几乎所有的动物、植物和微生物都含有淀粉酶。1833年法国化学专家帕扬（Payen）和佩索兹（Persoz）从麦芽汁提取物中首次发现了淀粉酶。1896年，日本学者高峰让吉首先从米曲霉中制得了高峰淀粉酶，开创了有目的地进行酶生产和应用的先例。1949年，用液体深层培养法进行细菌淀粉酶的发酵生产开始了近代酶工业。1978年，铃木固定化细胞生产α-淀粉酶研究成功。淀粉酶在《中国药典》《英国药典》《欧洲药典》和《印度药典》均有收载。据酶水解产物异构类型的不同可分为α-淀粉酶、β-淀粉酶、γ-淀粉酶以及异淀粉酶。α-淀粉酶为内切葡糖苷酶，随机作用于淀粉链内部的α-1,4糖苷键；β-淀粉酶可以从非还原性末端逐次以麦芽糖为单位切断α-1,4-葡聚糖链；γ-淀粉酶是外切酶，可以从淀粉分子非还原端依次切割α（1→4）链糖苷键和α（1→6）链糖苷键，逐个切下葡萄糖残基，与β-淀粉酶类似；异淀粉酶可以水解支链淀粉或糖原的α-1,6-糖苷键，生成长短不一的直链淀粉（糊精）。

淀粉酶主要依靠微生物发酵进行生产。制备α-淀粉酶的微生物有枯草芽胞杆菌、地衣芽胞杆菌、米曲霉和黑曲霉等。制备β-淀粉酶的微生物有蜡状芽胞杆菌、巨大芽胞杆菌、凝结芽胞杆菌和多黏芽胞杆菌等。制备γ-淀粉酶的微生物有泡盛曲霉和臭曲霉等，制备异淀粉酶的微生物有产气杆菌、假单胞菌属和芽胞杆菌属等。

淀粉酶可以催化糖原、糊精等的糖苷键水解，进而起到促进消化作用。临床上用于治疗消化功能紊乱症状，例如淀粉酶口服溶液能直接使淀粉性食物分解成糊精与麦芽糖，促进胃肠的消化作用，用于改善消化不良、食欲缺乏等症状。用于胰腺肿瘤引起的胰腺导管阻塞、胰腺脓肿、胰腺损伤、肠梗阻、胃溃疡穿孔、流行性腮腺炎、腹膜炎、肺炎、肺癌等疾病治疗。尚未见有关不良反应的报道。淀粉酵素及淀粉酶口服液等若长期放置，会导致效力降低，故宜用新制产品，并且应贮存于冷暗处，密闭避湿。

（姚冬生 刘 忠）

脂肪酶（lipase）

zhīfángméi

能够催化天然油脂水解，用于治疗脂肪性消化不良的消化酶药物。又称三酰基甘油酰基水解酶、酰基甘油水解酶。

脂肪酶是一种糖蛋白，通常只有一条多肽链，糖基部分约占相对分子质量的2%～15%，以甘露糖为主。整个分子由亲水部分和疏水部分组成，活性中心靠近分子的疏水端。所有的脂肪酶都属于α或β型水解酶家族（典型的α或β水解酶折叠为一个八链的平行的α或β结构）。脂肪酶的结构有两个特点：一是不同来源的脂肪酶都包含有一个同源区段，组成为组氨酸-X-Y-甘氨酸-Z-丝氨酸-W-甘氨酸-或Y-甘氨酸-组氨酸-丝氨酸-W-甘氨酸（其中X，Y，W，Z指非特异性氨基酸）；二是绝大多数脂肪酶的活性中心都由丝氨酸和组氨酸参与组成，它们与另外一个氨基酸一起构成脂肪酶催化活性中心的三元组。不同物种来源的脂肪酶其氨基酸组成数目从270～641不等，其相对分子质量为29 000～100 000。该酶可催化天然油脂水解生成脂肪酸、甘油和甘油单酯或二酯，也可水解三酸甘油酯，进而产生单甘油酯、脂肪酸、双甘油酯以及甘油。在有机溶剂中，也可以催化一些逆水解反应，例如：酯化、氨解、交酯化、交流酯化、肽解等反应。脂肪酶在《英国药典》和《美国药典》中均有收载。

脂肪酶的制备方法包括化学合成法、生物提取法和微生物发酵法，但通过微生物发酵生成脂肪酶的方法要远远优于化学合成和生物提取的方法，而且微生物脂来源的肪酶种类多，具有比动植物来源的脂肪酶具有更广的作用pH范围、作用温度范围以及对水解油脂的专一性，便于进行工业化生产和获得高纯度制剂。

脂肪酶具有多种催化能力，可以催化三酰甘油酯及其他一些水不溶性脂类的水解、醇解、酯化、转酯化等，还表现出其他一些酶的活性，如磷脂酶、溶血磷脂酶、胆固醇酯酶、酰肽水解酶活性等。

在临床上主要用于治疗脂肪性消化不良与食欲不振，还可用于胰腺炎和胰腺纤维囊病等引起的胰液分泌不足的脂泻治疗。主要不良反应为腹痛、粪便异常、咳嗽、眩晕、气胀、头痛和体重减轻。

（姚冬生　刘　忠）

胃蛋白酶（pepsin）

wèidànbáiméi

由胃黏膜主细胞分泌的可以将蛋白分解为肽和氨基酸的蛋白消化酶药物。药用胃蛋白酶是粗酶制剂，含有胃蛋白酶、组织蛋白酶、胶原酶等。结晶胃蛋白酶呈针状或板状，其组成元素包括 N、C、O、S、H、P 和 Cl，相对分子质量为 34 500，等电点为 pH 1.0，可溶于 70% 乙醇和 pH 4 的 20% 乙醇。胃蛋白酶在酸性环境中具有较高活性，其最适 pH 值约为 3.0。在中性或碱性 pH 值的溶液中，胃蛋白酶会发生解链而丧失活性。胃蛋白酶吸湿性强（在空气中能吸收水分），易溶于水，难溶于乙醇、三氯甲烷、乙醚等有机溶剂。胃蛋白酶最早于 1864 年载入《英国药典》，随后世界多个国家都将其作为消化药收录进药典。主要剂型有胃蛋白酶片、含糖胃蛋白酶散、胃蛋白酶颗粒、胃蛋白酶口服液等。

胃蛋白酶主要是应用有机溶剂提取法、盐析法或利用胃蛋白酶和其底物酪蛋白的亲和性从动物组织（主要为猪、羊或牛的胃黏膜）中进行分离提取获得。

胃蛋白酶可以分解蛋白质中由苯丙氨酸或酪氨酸与其他氨基酸形成的肽键，产生蛋白胨及少量的多肽和氨基酸。胃蛋白酶在酸性环境中稳定，最适 pH 1.8，常与稀盐酸合用配成口服合剂。在酸性条件下，胃蛋白酶可水解胰酶；在中性或碱性条件下，胰酶则可水解胃蛋白酶。硫糖铝的药理作用与胃蛋白酶拮抗，故二者不宜合用。

临床上主要用于因摄入蛋白性食物过多所致的消化不良、病后恢复期消化功能减退、慢性萎缩性胃炎、胃癌、恶性贫血等导致的胃蛋白酶缺乏。

十二指肠溃疡等消化性溃疡疾病患者要避免使用胃蛋白酶。忌与碱性药物配伍，不宜与抗酸药物同服。胃蛋白酶水溶液遇鞣酸、没食子酸或多数重金属溶液即发生沉淀。吸潮后胃蛋白酶的蛋白消化力降低，如已吸潮或变性则不宜服用。

（姚冬生　刘　忠）

胰蛋白酶（trypsin）

yídànbáiméi

由胰腺分泌的可以将蛋白质分解为小肽的蛋白消化酶药物。属于肽链内切酶，主要切断多肽链中赖氨酸和精氨酸残基的羧基侧。含有223个氨基酸残基，相对分子质量约为23 300，等电点约为 pH 10.8，最适 pH 7.6~8.0，在 pH 3 时最稳定，低于此 pH 时易变性，在高于 pH 5 时易自溶，钙离子对胰蛋白酶有稳定作用，重金属离子、有机磷化合物能抑制胰蛋白酶的活性。胰蛋白酶在《中国药典》《英国药典》《美国药典》《欧洲药典》均有收载。

胰蛋白酶具有肽链内切酶的作用，能选择性地水解蛋白质中赖氨酸或精氨酸的羧基端肽键，将蛋白分解成小肽，再由羧基肽酶将这些小肽裂解成单个氨基酸。消化溶解变性蛋白质，对未变性的蛋白质无作用。因此，胰蛋白酶能提高组织通透性、抑制水肿和血栓周围的炎症反应；此外，胰蛋白酶能使脓、痰液、血凝块等分解、变稀，易于引流排除，加速创面净化，促进肉芽组织新生；抗炎作用；溶解血凝块、渗出液、坏死组织；分解痰液、脓液等黏性分泌物；促使局部药液迅速扩散吸收。

从动物胰脏中提取胰蛋白酶时，一般是用稀酸溶液将胰腺细胞中含有的酶原提取出来，然后调节 pH 以沉淀除去大量的酸性杂蛋白以及非蛋白杂质，再以硫酸铵分级盐析将胰蛋白酶原等（包括大量糜蛋白酶原和弹性蛋白酶原）沉淀析出。经溶解后，加入极少量活性胰蛋白酶，通过自催化使其酶原转变为有活性的胰蛋白酶（糜蛋白酶和弹性蛋白酶同时也被激活），被激活的酶溶液再以盐析分级的方法除去糜蛋白酶及弹性蛋白酶等组分。收集含胰蛋白酶的级分，并用结晶法进一步分离纯化。

临床主要用于治疗脓胸、血胸、外科炎症、溃疡、创伤性损伤、瘘管等所产生的局部水肿、血肿及脓肿等。喷雾剂用于呼吸道疾病。也可用于治疗毒蛇咬伤。肌内注射或体腔注射有时会出现对异体蛋白的过敏反应，如寒战、发热、呼吸急促、心跳加快、头晕、胸痛、腹痛、腹泻等。注射部位有疼痛感或出现硬结。如粉末敷撒创面，敷撒部位有烧灼感。不可用于急性炎症和出血空腔中。有肝、肾损伤、凝血功能异常者（特别是有出血倾向者）忌用。

（姚冬生　刘　忠）

胰凝乳蛋白酶（chymotrypsin）

yíníngrǔdànbáiméi

由胰腺分泌的能够分解蛋白质、具有抑制炎症作用的丝氨酸蛋白消化酶药物。又称糜蛋白酶。属于肽链内切酶，主要切断多肽链中的芳香族氨基酸残基的羧基侧。胰凝乳蛋白酶为白色或微黄色结晶性无定形粉末，牛 α-胰凝乳蛋白酶的氨基酸数为 245 个，相对分子质量约 25 000，易溶于水，也易失活，等电点 8.1~8.6，最适 pH 8.0，在 pH 3.0~3.5 环境稳定，在大于 pH 3.5 的环境不稳定。胰凝乳蛋白酶在《中国药典》《英国药典》《美国药典》《欧洲药典》均有收载。

胰凝乳蛋白酶可从动物的胰腺组织中提取制得。主要有两种方法，一种是直接采用亲和层析法从胰腺组织的提取物中纯化出胰凝乳蛋白酶；另一种是先用亲和层析法吸附提取物中的胰蛋白酶以除去部分杂蛋白，再将胰凝乳蛋白酶粗品经多步离子交换层析方法纯化获得胰凝乳蛋白酶纯品。胰凝乳蛋白酶可以分解炎症部位纤维蛋白的凝结物，溶解血凝块、脓性分泌物及坏死组织；还可提高组织通透性，抑制炎症反应，消除炎症过程引起的纤维素沉淀，促进肉芽组织新生，达到治疗效果。

临床上主要用于治疗创伤和术后创面愈合、痤疮、腱鞘囊肿、慢性咽炎、盆腔炎、重症肺炎、结核性脓胸、皮肤慢性溃疡、压疮、疱疹性口炎（与抗病毒药物联用）、老年慢支、哮喘、急性鼻窦炎、牙周脓肿、溃疡性结肠炎、腹部切口脂肪液化等。主要不良反应有：个别患者可能会出现异源蛋白进入体后引起的抗原抗体反应，如在给药前先用抗组胺类药物，可以防治或减轻反应。眼内压高或伴有角膜变性的白内障患者以及玻璃体有液化倾向者禁用。胰凝乳蛋白酶不能与青霉素合用，不能与肾上腺素、过氧化氢配伍。

（姚冬生　刘　忠）

tánxìng dànbáiméi

弹性蛋白酶（elastase） 由胰腺分泌的水解不溶性弹性硬蛋白的肽链内切蛋白水解酶药物。又称胰肽酶 E。弹性蛋白酶呈针状结晶，由 240 个氨基酸组成的单一肽链，分子内有 4 对二硫键，相对分子质量为 25 000，溶于水，不溶于乙醇。最适 pH 值 7.8，最适作用温度为 25℃，等电点为 9.5。截至 2015 年，弹性蛋白酶在国内外药典中尚未收载。

主要以胰酶和猪胰脏为原料进行提取、分离、纯化来制备弹性蛋白酶。提取溶剂可用 pH 4.5、0.1 mol/L 的醋酸钠或 1%~2% 盐的醇性溶剂。提取液用 Amberlite CG-50 柱层析进行吸附，弹性蛋白酶被吸附。后经洗脱液洗脱并经丙酮沉淀，收集、干燥后得弹性蛋白酶粗品。之后进一步将弹性蛋白用纤维素合成的亲和介质进行亲和层析纯化，即可得纯的弹性蛋白酶。

弹性蛋白酶最初以酶原的形式存在，可被胰蛋白酶和肠激酶激活。其成药制剂一般以活性酶的形式存在。激活的弹性蛋白酶能水解结缔组织蛋白质中肽键以及酰胺和酯结合的弹性蛋白。能够分解乳糜微粒，切断酸性黏多糖和脂蛋白的结合，活化磷脂酶 A，降低血清胆固醇，从而改善血清脂质，降低血浆胆固醇极低密度脂蛋白、甘油三酯，升高高密度脂蛋白，阻止脂质在动脉壁沉积，增大动脉弹性，因而具有抗动脉粥样硬化及抗脂肪肝作用。

临床上主要用于高血脂症、动脉粥样硬化、脂肪肝、慢性气管炎及其他结缔组织纤维增生性疾病等防治。外用时可用于去除烫伤、皮肤溃疡的坏死组织、皮肤碎屑、促进肉芽生长、创伤愈合和使瘢痕软化等。另外，由于弹性蛋白酶不仅能降解弹性蛋白，而且对酪蛋白、明胶、血纤维蛋白、血红蛋白、白蛋白等多种蛋白质都能分解，是广谱的肽链内切酶，因而也广泛应用于分子生物学、药理学等科研中。主要不良反应为腹胀、食欲减退、过敏反应、肝区疼痛、口干、嘴唇发麻等。对弹性蛋白酶过敏者和有组织损伤者禁用。

（姚冬生　刘　忠）

xiānwéisùméi

纤维素酶（cellulase） 能够将纤维素降解为葡萄糖的消化酶药物。为灰白色粉末或液体。大多数是糖蛋白，含糖的比例各不相同。相对分子质量约为 58 700。最适 pH 值为 4~5，最适温度为 40℃~60℃。纤维素酶常见的抑制剂有纤维二糖、葡萄糖和甲基纤维素。一些蛋白质试剂，如卤素化合物、重金属、去垢剂和染料等，均能使纤维素酶失活。而某些试剂，如 NaF、Mg^{2+}、Ca^{2+} 和中性盐类等，能使纤维素活性增强。在 2010 年版《中华人民共和国药典》中收录了纤维素酶 4000 和黑曲霉菌纤维素酶。

一般采用微生物发酵方法制备，包括固体发酵和液体深层发酵两种方法。生产原料有麸皮、秸秆粉、玉米粉和废纸等。工业生产纤维素酶的粗酶制剂时常采用硫酸铵盐析法、乙醇沉淀法、单宁沉淀法和离心喷雾干燥法等。通过发酵生产的纤维素酶，经过盐析、离心、超滤、层析等方法，可得到纯化的纤维素酶。此外，利用生物技术，如物理诱变育种技术、原生质融合技术和 DNA 体外重组技术可以获得更加优良的菌种进行发酵生产。

在体内，纤维素酶可使纤维素转化成葡萄糖。纤维素酶主要包括三种酶：①内切 β-1,4-葡聚糖酶（即 Cx 酶），随机作用于天然结晶纤维素中的某些 β-1,4-糖苷键，将纤维素切成较短的链。②β-1,4-葡聚糖纤维二糖水解酶（即 C1 酶），作用于 Cx 酶所切成的短链非还原末端，逐个切下纤维二糖。③β-葡萄糖苷酶（即纤维二糖酶），可以将纤维二糖水解为葡萄糖。

临床上纤维素酶可作为消化剂与其他酶配合使用，有助于纤维素性物质的消化。用于各类消化不良症状，老年人消化不良。治疗胰酶分泌不足，在肠液中起促进消化作用，可增强食欲。不良反应为偶有腹泻及软便。对纤维素酶过敏者、急性胰腺炎患者禁用。

（姚冬生　刘　忠）

mùguā dànbáiméi

木瓜蛋白酶（papain）　番木瓜中含有的可以水解蛋白质和多肽中的精氨酸和赖氨酸的羧基端并具有消炎促消化作用的蛋白酶药物。又称木瓜酶。它对动植物蛋白有很强的分解能力，并有水解酰胺键和酯键的特性。是由番木瓜蛋白酶、蛋白水解酶、胰凝乳蛋白酶组成的混合酶。木瓜蛋白酶属巯基蛋白酶，相对分子质量为 23 406，由一条单肽链组成，含有 212 个氨基酸残基。木瓜蛋白酶的活性中心含半胱氨酸，具有酶活高、热稳定性好、天然卫生安全等特点。

木瓜蛋白酶在酸性、中性、碱性环境下均能分解蛋白质。外观为白色至浅黄色的粉末，微有吸湿性；溶于水和甘油，水溶液为无色或淡黄色，有时呈乳白色；几乎不溶于乙醇、氯仿和乙醚等有机溶剂。对动植物蛋白、多肽、酯、酰胺等有较强的水解能力，但几乎不能分解蛋白胨。最适合 pH 值 6~7，在中性或偏酸性时亦

有作用，等电点为 8.75；最适合温度 55~65℃，耐热性强，在 90℃ 时也不会完全失活；受氧化剂抑制，还原性物质激活。1873 年罗伊（G. C. Roy）最先研究了木瓜蛋白酶的活性，《美国药典/国家处方集》收录了木瓜蛋白酶外用制剂，第七版《欧洲药典》、2010 版《英国药典》均有收录。《中国药典》未见收录。

木瓜蛋白酶由木瓜的未成熟果实，经提取乳液、凝固、沉降、干燥而成粗制品，纯度高的产品需经过层析法精制得到。

木瓜蛋白酶可水解蛋白质为多肽、酰胺和酯类，更易水解碱性氨基酸、亮氨酸、甘氨酸，使肽键断裂产生低分子肽，从而使炎症部位的蛋白质降解，能有效减轻各种组织中的炎症和水肿。还可降解食物中的脂肪和蛋白质起到健胃消食促消化的作用。

临床上主要用作清创剂，也可与胰蛋白酶、胶原酶联用作为抗炎剂；与胃蛋白酶、胰脂肪酶联用作为助消化剂。该药较少发生不良反应，严重溃疡，肝炎患者慎用。

（姚冬生　蒲含林）

tòumíngzhìsuānméi

透明质酸酶（hyaluronidase，HA）　从动物组织或微生物培养液中提取制备的用于降低细胞间质黏度的酶药物。透明质酸酶最初发现于 1929 年，杜兰·雷纳尔斯（Duran Reynals）在哺乳动物睾丸及其他组织提取物中发现一种可促进疫苗、染料、毒素等扩散的"扩散因子"，随后被鉴定为透明质酸酶。

人体内有 6 种透明质酸酶。透明质酸酶 Hyal-1 于 1997 年被美国加州大学医学院的弗洛斯特（Frost GI）等首次分离纯化，是

人体内的主要透明质酸酶，在哺乳动物体内 Hyal-1 主要分布在肝、肾、脾和心脏中，也是唯一存在于人血浆和尿液中的透明质酸酶。血浆中 Hyal-1 的相对分子质量为 57 000。是由一条糖基化多肽链组成。透明质酸酶制剂为白色或浅黄色絮状冻干物，无臭，易溶于水，不溶于乙醇、丙酮和乙醚，最适 pH 值 4.5~6.0。冻干物于 4℃ 保存 1 年，活力无明显下降；42℃ 条件下，加热 60 min 活力不变；100℃ 加热 5 min 保留 80% 活力；低浓度水溶液易失活，加入 NaCl 可增加其稳定性；遇热易变质。抑制剂有重金属离子、酸性有机染料、胆盐、多聚阴离子和高分子量的多聚糖如硫酸软骨素 B、肝素、硫酸乙酰肝素；激活剂为多聚阳离子。2005 年 12 月，美国食品药品管理局批准了合成的基因重组的人透明质酸酶上市。2009 版《英国药典》《美国药典/国家处方集》、第七版《欧洲药典》均有收载。中国未见收录标准。

透明质酸酶的生产工艺分为以动物组织为原料的提取法和细菌发酵法两类。提取原料主要是羊睾丸、鸡冠、人脐带和动物眼球，将乙酸提取液用硫酸铵初步沉淀，经透析后再次用硫酸铵、乙醇分级沉淀，精制后得产品。发酵法是用链球菌为菌种在培养液中发酵，发酵完成后，过滤除去菌体，向滤液中加入乙醇使透明质酸析出。

属于内切糖苷酶，主要水解透明质酸中的 N-乙酰-β-D-葡糖胺和 D-葡萄糖醛酸之间的 β-1,4-键，产生四糖残基，不释放单糖。还可催化降解软骨素和硫酸软骨素。能降低细胞间质的黏性，促进局部组织水肿或血肿消散。

临床主要用作药物渗透剂，可用来加速肌肉、皮下注射药液的吸收，减轻注射部位疼痛，促进局麻药的浸润，有利于促进手术及创伤后局部水肿或血肿的消散；用作皮下灌注液的添加剂，用于缓解老年患者出现的脱水症状；也可用于泌尿道造影时促进造影剂的再吸收。副作用轻微，长期使用可导致脂肪组织萎缩，偶会引起过敏反应。

(姚冬生　蒲含林)

麦芽淀粉酶（malto-amylase）

màiyá diànfěnméi

促进淀粉水解为易于人体吸收的糊精和麦芽糖发挥促消化作用的酶药物。根据作用的方式可分为α-淀粉酶与β-淀粉酶。α-淀粉酶广泛分布于动物的唾液、胰脏等器官、植物（如麦芽、山萮菜）及微生物中，1947 年由梅耶（Meyer K）等从猪的胰腺得到结晶。α-淀粉酶可催化多糖链内部的α-糖苷键水解，产生 3 个或更多由 α-1，4 连接的 D-葡萄糖单位，该酶是糖蛋白，由 475 个氨基酸残基组成，相对分子质量为 50 000 左右，含有两个游离的巯基、4 个二硫键桥，含有 1 个钙离子。α-淀粉酶通常在 pH 5.5～8.0 稳定，在 pH 4.0 以下易失活，其作用的最适 pH 为 5.0～6.0，温度对酶的活性影响很大，温度升高酶的活性增大，但温度过高会造成酶的失活；α-淀粉酶是金属酶，每分子酶含有一个钙离子，钙离子可使酶分子保持相当稳定的构象，以及酶的活性和最大稳定性。β-淀粉酶的最适 pH 为 5.0～6.0，在 20℃，pH 4～9 时能保持稳定 24 h。β-淀粉酶主要见于高等植物中如大麦、小麦、甘薯、大豆等，1940 年由美国学者修贺（Schoch）和 1946 由美国学者哈尔斯（Haworth）等纯化得到，1991 年 β-淀粉酶被克隆到大肠杆菌表达。大多 β-淀粉酶是单体酶，马铃薯中的 β-淀粉酶是四聚体，由 4 个相同的亚单位组成。β-淀粉酶能从多糖链的非还原端水解 α-1，4 糖苷键释放出麦芽糖，不能水解带有直链的多糖，如糖原和支链淀粉。该酶药物在第七版《欧洲药典》，《中国药典》1963 年版二部和 2010 版《英国药典》上有收载。

麦芽淀粉酶的制备方法是由黑曲霉、米曲霉、米根霉、木霉等变种细菌、霉菌在一定的条件下培养，再采用过滤或离心方法对母液进行处理，干燥而得。纯品需将粗品经层析纯化得到。麦芽淀粉酶可以随机切开淀粉分子内部的 α-1，4-糖苷键，分解直链淀粉、支链淀粉和环状糊精，使淀粉水解成易于吸收的糊精、麦芽糖或几个单糖组成的寡糖片段，进而促进在胃肠道的消化。临床上主要用于治疗淀粉酶缺乏或使用淀粉过多，引起的消化不良、异常发酵和食欲缺乏等。少见不良反应。

(姚冬生　蒲含林)

消炎酶药物（antiphlogistic enzyme drugs）

xiāoyánméi yàowù

具有消炎作用的蛋白酶药物。具有明显的抑制血管通透性亢进作用。各种消炎酶的分子结构、作用专一性和生物活性各不相同，但都有抗炎作用，临床上主要用于抗炎消肿、清洁创面和分解黏痰脓液等。

根据药物功能不同，应用于临床的消炎酶制剂大体上可分为蛋白酶、纤溶酶和多糖类分解酶三类。在蛋白酶类中使用的有溶菌酶、糜蛋白酶、胰蛋白酶（牛）、菠萝蛋白酶以及微生物产生的各种蛋白酶。早在 1968 年，美国研究人员英纳菲尔德（Innerfield）首先发现静脉注射胰蛋白酶对人的血栓静脉炎有明显的消炎效果。马丁（Martin）等给小白鼠皮下注射糜蛋白酶，发现对水肿有显著的抑制作用。日本研究人员山崎等观察了口服各种消炎蛋白酶对实验性大鼠的抗血清水肿的抑制作用，表明口服消炎酶对实验动物有同样的抗炎作用。绝大多数消炎酶是从动物、植物和微生物提取所得。如从鸡蛋清中提取分离的溶菌酶和从菠萝中提取的菠萝蛋白酶。

机体发生炎症反应时，血液内会释放出激肽及其他能诱发炎症的物质，激肽能诱发血管通透性亢进和加速炎症反应同时，由于炎症产物的堆积（纤维蛋白沉着）可引起局部血流障碍。所以，关于消炎蛋白酶的作用机制主要有两种假设：一是直接作用，即消炎蛋白酶经静注或口服后，直接到达炎症部位，分解坏死细胞、脓液血栓等产生病灶的蛋白质，并通过分解诱发炎症的各种多肽，消除炎症反应。二是间接反应，即消炎酶能促进体内产生能抑制炎症反应的抗炎性多肽或提高血清中蛋白酶对抗物的活性从而起消炎作用。

临床上消炎酶的口服剂和注射剂有相似的疗效，主要应用于抗炎方面。可以改善毛细血管的通透性；具有抗炎症性水肿作用；可促进黏脓液的排泄；可溶解血纤维蛋白以及促进并用药物向病灶的渗透。由于消炎酶药物大都是人体的异种蛋白，注入人体后会带来产生抗体的副作用，此外，由于酶是相对分子质量很大的蛋白质，不能被肠黏膜直接吸收。

(姚冬生　蒲含林)

溶菌酶（lysozyme）

从鲜鸡蛋清中提取的能分解黏多糖，且具有抗菌、抗病毒、止血、消肿、增强抗生素疗效和加快组织损伤修复作用的消炎酶药物。该酶广泛存在于人体组织和鸟类的蛋清、哺乳动物的泪、唾液、血浆、尿、乳汁等体液以及微生物中。其中以蛋清含量最为丰富。1909年，拉希琴科（Laschtschenko）等从鸡蛋中分离得到溶菌酶，布莱克（Blake CC）等于1965年用X射线衍射法解析了溶菌酶的晶体结构。从鸡蛋清中提取分离的溶菌酶是由18种128个氨基酸残基构成的单一肽链。富含碱性氨基酸，有4对二硫键维持酶构型，其N端为赖氨酸，C端为亮氨酸。可分解溶壁微球菌、巨大芽孢杆菌、黄色八叠球菌等革兰阳性菌。为白色或微白色冻干粉，溶于水，不溶于乙醚和丙酮，相对分子质量14 000，等电点为11.0～11.35，最适pH值6.5。酸性介质中可稳定存在，碱性介质中易失活；抑制剂有碘、咪唑和吲哚衍生物、表面活性剂（十二烷基硫酸钠、醇类和碳不少于12的脂肪酸）。溶菌酶的盐酸盐在《日本药典》第十五版有收载。

溶菌酶以蛋清为原料，在pH 6.5条件下用弱酸性阳离子交换树脂732吸附后，再用硫酸铵洗脱，经透析后冷冻干燥得产品。主要通过破坏细胞壁中的N-乙酰胞壁酸和N-乙酰氨基葡糖之间的β-1,4糖苷键，使细胞壁不溶性黏多糖分解成可溶性糖肽，导致细胞壁破裂内容物逸出而使细菌溶解。溶菌酶还可与带负电荷的病毒蛋白直接结合，与DNA、RNA、脱辅基蛋白形成复盐，使病毒失活。因此，该酶具有抗菌、消炎、抗病毒等作用。

临床上作为具有杀菌作用的天然抗感染药物，具有抗菌、抗病毒、止血、消肿止痛及加快组织损伤修复等作用。用于治疗慢性鼻炎、急慢性咽喉炎、口腔溃疡、水痘、带状疱疹和扁平疣等。也可与抗菌药物合用治疗各种细菌和病毒感染。口服和肌注均有效。偶见有过敏反应，胃肠道症状和眩晕等副作用。

（姚冬生　蒲含林）

菠萝蛋白酶（bromelain）

从菠萝中提取的能将蛋白质分解成多肽或氨基酸且具有消炎作用的蛋白酶药物。简称菠萝酶，又称凤梨酶或凤梨酵素。主要成分是含巯基的蛋白水解酶，还含有过氧化物酶、碱性磷酸酶、有机活性钙等。

菠萝蛋白酶属于糖蛋白，是由巯基蛋白酶和非蛋白酶组分构成的复合物，蛋白酶构成了菠萝蛋白酶的主要成分，含有的其他酶还有磷酸酶、葡萄糖苷酶、过氧化物酶、纤维素酶，其余是糖蛋白和碳水化合物等。其外观为浅灰色粉末状，相对分子质量为30 000～33 000，等电点为9.55。微有异味，微溶于水，不溶于乙醇、氯仿和乙醚，水溶液无色至淡黄色，有时有乳白光。菠萝蛋白酶被广泛用于助消化和抗炎等作用，已有数百年的历史。德国最早批准菠萝蛋白酶用于手术引起的鼻肿胀、鼻炎和鼻窦炎，在第七版《欧洲药典》和2010版《英国药典》上均有收载。

以凤梨属植物菠萝的茎、叶、皮为原料提取，采用超滤方法进行过滤浓缩，低温冷冻干燥而得的。具体工艺为取新鲜干净的菠萝皮、刺、芯等出汁率达45%以上的下脚料，压榨，取汁滤除果屑。滤液用5%高岭土进行吸附，将高岭土吸附物用饱和碳酸钠溶液调至中性，加5%氯化钠，搅拌后压滤，滤液用盐酸调成弱酸性，加硫酸铵静置沉淀，取沉淀减压干燥制成。

菠萝蛋白酶可作用于人体皮肤上的老化角质层，促使其退化、分解、去除，促进皮肤新陈代谢，减少因日晒引起的皮肤色深现象，使皮肤保养呈现良好白嫩状态。主要作用原理是使多肽类水解为低相对分子质量的肽类，还有水解酰胺和酯类的作用。

临床上可抑制肿瘤细胞的生长，用于烧伤脱痂消炎作用；在各种组织中能有效地治疗炎症和水肿（包括血栓静脉炎、骨骼肌损伤、血肿、口腔炎、糖尿病患者溃疡及运动损伤）；与各种抗生素（如四环素，阿莫西林等）联用时，能促进抗生素在感染部位的传输，从而减少抗生素的用药量，提高其疗效；可促进营养物质的吸收。不良反应包括：①循环系统，可使心率加快，诱发心悸。②消化系统，可使食欲缺乏，恶心、呕吐、胃痛、腹泻、消化性溃疡出血。③呼吸系统，有诱发哮喘的报道。④血液系统，偶可致出血倾向，引起鼻出血、月经过多或子宫出血。⑤皮肤，偶见过敏反应（如皮疹、红斑和瘙痒）。

（姚冬生　蒲含林）

心脑血管疾病治疗酶药物（enzyme drugs for the treatment of cardiovascular and cerebrovascular diseases）

直接或间接发挥溶栓作用，用于心脑血管疾病治疗的蛋白质药物。主要用于治疗各种血栓和血栓栓塞以及因纤维蛋白沉着引起的各种病症。

链激酶是世界上最早发现的纤维蛋白酶原激活剂，也是最早作为临床药物治疗血栓性疾病的溶栓酶，属于第一代溶栓剂。1933 年美国学者蒂利特（Tillett WS）等发现 β-溶血性链球菌的培养滤液能产生可以溶解人血凝块的物质，1952 年美国学者约翰娜（Johnaon AJ）等首次利用动物进行了链激酶的体内溶血栓实验，1997 年由美国食品药品管理局批准链激酶上市。纤溶酶原激酶为第二代溶栓剂，由美国学者阿斯楚普（Astrup T）和佩尔曼（Permin PM）等在 1947 年首次发现，并命名为组织型纤溶酶原激活物，截至 2015 年，已有三代重组组织型纤溶酶原激活物类产品上市，分别为阿特普酶、瑞替普酶和替奈普酶。第三代溶栓剂蚓激酶，是日本学者美原恒（Hisashi Mihara）等 1983 年最先从粉正蚓中提取出一组具有纤溶酶活性的酶，1995 年获中国国家医药管理局批准上市，用于缺血性脑血管病的预防和治疗。

分类 按研究进展先后顺序可以分为三类：以链激酶和尿激酶为代表的第一代溶栓药；以纤溶酶原激活剂、重组组织型纤溶酶原激活剂、尿激酶原、阿尼普酶、重组葡激酶及其衍生物为代表的第二代溶栓药；蚓激酶、瑞替普酶、替尼普酶、兰替普酶、安地普酶、普替酶等为代表的第三代溶栓药。

药理作用 以纤溶酶、蚓激酶、激肽释放酶等为代表的心脑血管疾病治疗酶药物是直接发挥溶栓作用。如纤溶酶使纤维蛋白和纤维蛋白原肽链中赖氨酸-精氨酸之间的肽键裂解，使其被分割成许多可溶性的小肽，从而溶解血栓；再如激肽释放酶具有丝氨酸蛋白酶活性，参加血液凝固、纤维蛋白溶解的过程。

以链激酶、纤溶酶原激酶、尿激酶等为代表的心脑血管疾病治疗酶药物间接发挥溶栓作用。如纤溶酶原激酶通过活化纤溶酶原转变为纤溶酶，后者可以降解血栓中的水不溶纤维蛋白形成水溶性降解产物，使血栓溶解血管再通。链激酶本身无酶活性，它不直接激活血纤维蛋白溶酶原，而是首先以 1：1 的分子比与血纤维蛋白溶酶原前激活物形成复合物，此复合物使血纤维蛋白溶酶原构象发生变化，成为有活性的复合物，再催化血纤维蛋白溶酶原转变为血纤维蛋白溶酶（即纤溶酶），引起血栓内部的崩解和血栓表面的溶解。凝血酶则能够使纤维蛋白原水解成为纤维蛋白并具有血液凝固作用。

应用 心脑血管疾病治疗酶药物具有防止血栓形成、降低血液黏度、增加血流速度、增加缺血区域血流灌注、消除微血栓、改善微循环、促进侧支循环建立等的功能。可用于治疗周围动静脉血栓、肺栓塞、冠状动脉闭塞、急性心肌梗死、脑血栓形成及脑血管血栓栓塞、视网膜静脉血栓及视网膜动脉栓塞；急性脑梗死、暂时性脑缺血发作、椎基底动脉供血不足、脑梗死溶栓治疗后或复发性脑梗死、恢复期脑血栓或脑血栓后遗症；以及心内科疾病冠心病、心绞痛、急性心肌梗、急性心肌梗死等。截至 2015 年，已应用于临床的心脑血管疾病治疗酶药物有链激酶、蚓激酶、纤溶酶、纤溶酶原激酶、尿激酶等。

（姚冬生 马 又）

纤溶酶（plasmin） 能专一降解纤维蛋白，具有防止血栓形成作用的蛋白水解酶药物。又称纤维蛋白溶解酶。纤溶与凝血是机体内两个相互依存的系统，机体内一旦发生凝血，也同时激活了纤溶系统，通过降解血液凝固过程中形成的纤维蛋白，可使体内多余的血栓移去。纤溶酶是由两对二硫键连接的肽链。轻链为纤溶酶原的 C 端部分，共有 230 个氨基酸残基，酶的活性部位即为轻链；重链的 N 端为赖氨酸或缬氨酸，C 末端为纤溶酶原激活时肽键断裂处的精氨酸，重链由 5 个相似环状结构组成，称为"环饼"结构。

1933 年，美国学者威廉（William S.）、蒂利特（Tillett WS）和加纳（Garner RL）在溶血链球菌培养基中发现了纤维蛋白溶解成分；20 世纪 50 年代，纤溶酶作为具有潜在临床意义的溶栓药物受到广泛关注。2001 年，美国学者马德尔（Victor J. Marder）等发现纤溶酶止血安全方面优于组织型纤溶酶原激活剂。最早的中国产纤溶酶药物是由中国北京四环空港药业科技有限公司生产的注射用纤溶酶，于 2002 年由国家药品监督管理部门批准上市。

药理作用与作用机制 纤溶酶的作用是使纤维蛋白和纤维蛋白原肽链中赖氨酸-精氨酸之间的肽键裂解，使其被分割成许多可溶性的小肽，从而溶解血栓，这些降解物还具有一定的抗凝作用。纤溶酶还可以分解凝血因子 V、Ⅷ、Ⅸ、肾上腺皮质激素、生长因子和胰岛素等物质，并可激活补体系统和诱导血小板的凝集和释放。

制备技术 外源性的纤溶酶在动植物及微生物中都有发现，纤溶酶主要从蝮蛇蛇毒和产纤溶酶微生物中分离提取。从蝮蛇蛇毒中提取纤溶酶的工艺是先通过分子筛对蛇毒进行层析处理获得纤溶酶粗品，然后经过离子交换层析方法对粗品进行提取浓缩，最后经过亲和层析即可得到纯度为90%以上的纤溶酶。微生物来源纤溶酶的制备工艺主要包括筛选、诱变挑选出或通过基因工程技术构建高效表达的纤溶酶的菌株，然后通过优化发酵工艺，获得大量纤溶酶表达产物，再通过离心过滤、超滤浓缩、离子交换层析、柱层析、凝胶过滤等方法分离纯化出高浓度的纤溶酶。

应用 纤溶酶是首个直接作用于血栓前体蛋白的降解纤维蛋白药物，此外还能适度溶解纤维蛋白原，因此临床使用纤溶酶具有溶解血栓和降黏抗凝双重作用，具有防止血栓形成、降低血液黏度、增加血流速度、增加缺血区域血流灌注、消除微血栓、改善微循环、促进侧支循环建立等功能。临床上可用于治疗血栓性疾病，如治疗神经内科疾病急性脑梗死、暂时性脑缺血发作、椎基底动脉供血不足、脑梗死溶栓治疗后或复发性脑梗死、恢复期脑血栓或脑血栓后遗症等；心内科疾病冠心病、心绞痛、急性心肌梗死等；血管外科疾病下肢静脉血栓、血栓闭塞性脉管炎、急性肢体动脉栓塞和血栓形成、术后卧床1周以上伴有高凝血状态患者等的治疗。

不良反应与注意事项 注射用纤溶酶是一种蛋白酶制剂，有一定的抗原性，使用之前需用0.9%氯化钠注射液稀释成1 U/ml进行皮试，15 min观察结果，阳性反应者禁用。可发生创面、注射部位、皮肤及黏膜出血；可引起头痛、头晕或氨基转移酶升高，极少量患者可致过敏反应。

(姚冬生 马 义)

xiānróngméiyuán jīméi

纤溶酶原激酶（plasminogenkinase，PAs） 催化无活性的纤溶酶原转化为有活性的纤溶酶，用于治疗血栓栓塞性疾病的酶药物。又称纤溶酶原激活物、纤溶酶原激活剂。血浆中纤溶酶原激活物按其免疫特性分为两类：组织型纤溶酶原激酶（t-PA）和尿激酶型纤溶酶原激酶（u-PA），两者同属于丝氨酸蛋白酶家族。t-PA是由527个氨基酸组成，相对分子质量为72 000的单链丝氨酸蛋白水解酶。有单链和双链两种形式，单链t-PA在活化过程中，由限制性血浆蛋白水解酶将其精氨酸-异亮氨酸联结处切断，将其变成成熟的由二硫键联结的双链激活物。t-PA分子包括四个区：47末端氨基酸残基区（F区）、50~87氨基酸残基（E区）、87~176及76~262氨基酸残基组成的K1、K2区、276~527氨基酸残基组成的丝氨酸蛋白水解酶区。t-PA主要由血管内皮细胞合成，单核细胞、巨噬细胞、血管平滑肌细胞、间皮细胞、肥大细胞、心脏成纤维细胞、神经元和神经胶质细胞也能产生和分泌。

u-PA主要存在于人的尿液中，刚合成的u-PA由411个氨基酸组成，有三个不同结构域：表皮生长因子结构域、与纤维蛋白无亲和力的单铰链结构域和蛋白酶结构域。无活性的单链u-PA转化为有活性的双链u-PA的主要内切位点在赖氨酸（158）和异亮氨酸（159）间。

1947年，美国学者阿斯楚普（Astrup T）和佩尔曼（Permin PM）等在组织中首次发现了纤溶酶原激活物，并命名为组织型纤溶酶原激活物（t-PA）；1959年英国学者托德（Todd A. S.）用组织化学技术证明t-PA主要存在于血管内皮细胞；美国学者彭尼卡（Pennica D）等1983年最先用基因工程方法生产出t-PA；自1981年荷兰学者威玛（Weimar W）报道t-PA作为溶栓剂治疗肾移植2年后患者获得成功以来，美国、德国等已将t-PA作为溶栓药物应用于临床。截至2015年，国外已有三代重组t-PA类产品上市，第一代是由美国基因泰克公司研制的重组天然t-PA产物（阿特普酶），于1987年获得美国食品药品管理局批准在美国上市；第二代是由德国Boehringer Mannabeim公司研发的t-PA缺失变异体（Reteplase，瑞替普酶），于1996年在欧洲上市；第三代是由美国基因泰克公司研制的新一代点突变t-PA（Tenecteplase，替奈普酶），2000年获美国食品药品管理局批准在美国上市。

药理作用 其在体内的生物学功能是活化纤溶酶原转变为纤溶酶，后者可以降解血栓中的水不溶纤维蛋白形成水溶性降解产物，使血栓溶解血管再通。其中t-PA具有纤维蛋白选择特异性好，溶栓效率高的优点，主要溶解已形成的纤维蛋白血栓，而对血浆中纤维蛋白原的降解作用较弱。u-PA能激活细胞外基质中丰富的纤溶酶原生成纤溶酶，从而催化细胞外基质降解，对纤溶、癌细胞浸润及扩散等一系列生理和病理过程中发生的细胞外蛋白水解起重要调节作用。

制备技术 t-PA的生产要通过以下三个步骤：①首先通过分

子生物学技术构建具有良好的体外培养生产特性和高效表达重组 t-PA 的工程细胞，可用于表达重组 t-PA 的动物细胞包括中国仓鼠卵巢细胞、鼠乳腺瘤细胞 C127、鼠骨髓瘤细胞、人黑素色瘤细胞和果蝇细胞等，规模化生产的工程细胞主要是重组中国仓鼠卵巢细胞和 C127 细胞。②对这两种工程细胞进行大规模培养。③从细胞中提取、纯化 t-PA，纯化采用离子交换色谱、特异性抗体或配基亲和色谱及凝胶色谱等多种纯化方法的合理组合进行。u-PA 用硅藻土吸附法或树脂吸附法、硅胶吸附法制备粗品，再经过解析、714 树脂脱色、超滤处理、CM-S 交换凝胶从人尿中纯化等得到尿激酶。

应用　主要用于治疗血栓栓塞性疾病，如深部静脉栓塞、肺栓塞等，以及急性心肌梗死的早期治疗。其中 t-PA 是美国食品药品管理局认证的用于临床治疗急性心脑血管血栓性梗死的溶栓药物。u-PA 可激活纤溶酶原转变为纤溶酶，u-PA 及其受体与肿瘤细胞的侵袭和转移密切相关。u-PA 及其受体是评价肿瘤恶性程度以及临床预后的重要指标，它们的表达与诸多恶性肿瘤的侵袭性成正相关，是反映肿瘤进展和生物学特性的指标。对于 u-PA 及其受体的抑制一直是临床抗肿瘤治疗研究的热点。

不良反应及注意事项　最常见的不良反应是出血，可分为内脏出血和浅表或体表出血。由于纤维蛋白被溶解，可能引起新近的注射部位出血，所以溶栓治疗期间，必须仔细观察所有潜在的出血点，如大血管不可压迫的穿刺应尽量避免，用药期间，应尽量避免肌内注射和非必需的搬动。

有活动性内出血、脑血管意外史、已知有出血倾向、严重的未控制的高血压等患者禁用。

（姚冬生　马义）

niàojīméi

尿激酶（urokinase，UK）　从新鲜人尿里提取获得的酶类溶血栓药物。它能激活纤溶酶原转换为有活性的纤溶酶，纤溶酶能使不溶性的纤维蛋白转化为可溶性小肽，从而使血栓溶解。由相对分子质量分别为 33 000 和 54 000 两部分组成。是由 411 氨基酸组成的单链糖蛋白，含两个二硫键，不具有丝氨酸蛋白酶活性，其 N 末端包含与受体结合的氨基端片段和 1 个含有水解催化活性的丝氨酸蛋白酶片段。该氨基端片段本身包含了 N 端表皮生长因子结构域和 1 个 kringle 结构域。尿激酶为白色或类白色的冻干块状物或粉末。

1947 年首先由英国学者麦克法兰（Macfarlane RG）报道了在人的尿中含有纤溶活性物质；1951 年英国学者威廉斯（Willams DI）肯定了这一活性物质能激活纤溶酶原使其转变为纤溶酶；1952 年美国学者索贝尔（Sobel H）证实在人体内和一些动物尿中存在有纤溶酶原的激酶，并正式定名为尿激酶；1958 年美国学者索卡尔（Sokal JE）将其用于临床研究治疗血栓形成性疾病，证实其在体内具有溶血栓的作用。尿激酶药物于 1982 年由美国食品药品管理局批准上市。

药理作用与作用机制　主要作用于纤溶酶原使之激活为纤溶酶，纤溶酶溶解纤维蛋白发挥溶栓作用，使冠状动脉血流再通。还能提高血管二磷酸腺苷酶活性、抑制二磷酸腺苷诱导的血小板聚集、预防血栓形成。

制备技术　尿激酶主要是从尿液中提取，提取方法主要有三种：①发泡法，向尿液中通气发泡，收集泡沫，滴加消泡剂使泡沫液化，使尿液得以浓缩，加入沉淀剂使尿液激酶沉淀得到粗品。②沉淀剂法，向尿液中加入沉淀剂，得到尿激酶沉淀粗品。③吸附法，用适当的吸附剂选择性吸附尿激酶。将收集的尿激酶真空冷冻干燥，即得到纯度较高的尿激酶冻干粉。

应用　临床上用于治疗各种血栓形成和血栓栓塞以及因纤维蛋白沉着引起的各种病症，如周围动静脉血栓、肺栓塞、冠状动脉闭塞、急性心肌梗死、脑血栓形成及脑血管血栓栓塞、视网膜静脉血栓及视网膜动脉栓塞、眼前房出血等眼科出血疾病以及其他与纤维蛋白沉着有关的病症，如人工肾、风湿性关节炎等。尿激酶对脑栓塞、深部静脉血栓、周围动静脉血栓、肺栓塞、心肌梗死、网状动静脉血栓等各种血栓栓塞均有效。

不良反应及注意事项　尿激酶临床应用罕有过敏反应报道，鉴于尿激酶会增加纤溶酶活性，降低血循环中的未结合型纤溶酶原和与纤维蛋白结合的纤溶酶原，因此可能出现严重的出血危险。轻度出血如皮肤、黏膜、肉眼及显微镜下血尿、血痰或小量咯血、呕血等，采取相应措施后症状可缓解。若发生严重出血，如大量咯血或消化道大出血，腹膜后出血及颅内、脊髓、纵隔内或心包出血等，应中止使用。急性内脏出血、陈旧性脑梗死、颅内肿瘤、动静脉畸形或动脉瘤等患者禁用该药。用药期间应密切观察患者反应，如脉率、体温、呼吸频率和血压、出血倾向等，至少每 4 h

记录 1 次；静脉给药时，要求穿刺一次成功，以避免局部出血或血肿；动脉穿刺给药时，给药毕，应在穿刺局部加压至少 30 min，并用无菌绷带和敷料加压包扎，以免出血。

（姚冬生　马　义）

yǐnjīméi

蚓激酶（lumbrokinase）　从蚯蚓中提取的具有纤溶或纤溶酶原激活作用的丝氨酸蛋白酶类药物。又称蚯蚓纤溶酶（earthworm fibrinolytic enzyme，EFE），广泛分布于蚯蚓的消化道内腔中。1983 年日本学者美原恒（Hisashi Mihara）等最先从粉正蚓中提取出一组具有纤溶酶活性的酶，并命名为蚓激酶。蚓激酶共有 7 种同工酶，相对分子质量为 45 000。蚓激酶热稳定性好，可在 55℃ 以下放置 1 h，而酶活力基本不变，60℃ 时酶活力迅速下降，70℃ 时完全失活。其作用的 pH 范围也较宽，pH 4 ~ 11 内活力变化较小，pH 8 ~ 9 范围内稳定性最好，活力较高。由中国江中药业股份有限公司生产的蚓激酶肠溶胶囊，1995 年获中国国家药品监督管理部门批准上市，用于缺血性脑血管病的预防和治疗。

蚓激酶在心脑血管疾病治疗中的作用主要是作为溶栓剂，其机制表现在与纤维蛋白原有特殊的亲和力，可降解纤维、蛋白原、抑制血小板聚集、激活体内纤溶系统和直接溶栓等。蚓激酶的作用机制主要是：①不仅与纤维蛋白具有特殊亲和力，而且还与纤维蛋白原具有特殊的亲和力。②对纤维蛋白原有明显的降解作用。③不仅可水解富含纤溶酶原的纤维蛋白，还可水解不含纤溶酶原的纤维蛋白。④间接激活纤溶酶原形成纤溶酶，起到纤溶酶原激活物的作用。⑤水解凝血因子 I，能抑制血小板聚集，并随着蚓激酶浓度升高，抑制血小板聚集率也明显加强。蚓激酶具有良好的纤溶、抗凝、溶栓和改善血流变等药理作用。

将蚯蚓破碎匀浆后离心取匀浆液上清，然后通过超滤、亲和层析、离子交换及分子筛等技术组合，提纯有活性的蚓激酶。

蚓激酶具有药源广泛、不易引起基因突变、生物活性较尿激酶强、不良反应小、安全性高、疗效较显著、生产成本低等优势。蚓激酶作为第三代新型的溶血栓药物，蚓激酶片剂、胶囊剂、粉针注射剂已初步显示其溶栓能力，是临床预防和治疗缺血性脑血管病和心血管病的常用药。蚓激酶还具有降低血液黏稠度、减少血小板聚集、改善微循环、心肌保护作用等功能。此外，单用或将蚓激酶联合其他药物使用可用于原发性高血压、冠心病、心绞痛等心血管疾病的治疗，并取得了很好的临床效果。蚓激酶可致 3% 左右患者出现轻度头痛、头晕、便秘、恶心等不良反应。

（姚冬生　马　义）

liànjīméi

链激酶（streptokinase）　由 β-溶血性链球菌产生的可以催化纤溶酶原转化为纤溶酶使血栓溶解的糖蛋白酶类药物。又称溶栓酶。能与血浆纤溶酶原结合成复合物，使其暴露活性部位，催化纤溶酶原转化为纤溶酶，进而使血栓溶解。是最早发现的纤溶酶原激活剂，临床上用于血栓性疾病的治疗，属于第一代溶栓剂。链激酶为单链蛋白，相对分子质量为 47 000 ~ 50 000，由 414 个氨基酸残基组成，含有天冬氨酸、谷氨酸、不含半胱氨酸。其活性中心分别是天冬氨酸和组氨酸，没有丝氨酸残基位点。它的氨基端为异亮氨酸，羧基端为赖氨酸，其等电点为 4.0 ~ 6.0。链激酶在生理 pH 及温度下可以折叠成球状链激酶，含有 3 个主要的区域分别为 α（1 ~ 150 残基）、β（151 ~ 287 残基）、γ（288 ~ 414 残基），必须 3 个区域同时和纤溶酶原连接才能激活纤溶酶原。链激酶在 40℃ 时活性最高，随 pH 值活性下降，分子稳定性降低，且蛋白质 C 端较 N 端热稳定性强。链激酶在体内以完整分子形式代谢，主要经肝脏分泌至胃肠道，在体内清除迅速，半衰期仅 15 min。

研究简史　1933 年美国学者蒂利特（Tillett WS）等发现 β-溶血性链球菌的培养滤液能产生可以溶解人血凝块的物质；1945 年美国学者克里斯坦森（Christensen LR）等发现该物质能激活纤维蛋白酶原并转变为纤维蛋白酶，因而命名为链激酶；20 世纪 50 年代初由于所制得的链激酶制品不纯，只能用作清创消炎用；1952 年美国学者约翰娜（Johnaon AJ）等首次利用动物进行了链激酶的体内溶血栓实验，1959 年他们又利用链激酶进行了人体实验，证实了它有促进血栓溶解的作用；1972 年印度学者雷迪（Reddy KN）阐明了链激酶的作用机制，是可将纤溶酶原激活为纤溶酶，使具有丝氨酸蛋白酶活性的纤溶酶能降解血栓骨架的纤维蛋白，从而起到溶解血栓的作用；1995 年中国台湾的研究人员杨（Young KC）等发现切除链激酶分子 N 端的 15 个氨基酸后，该分子链比整个长链的链激酶分子更容易在大肠杆菌中表达；1997 年韩国学者李始炯（Sihyoung Lee）等利用基因重组法得到链激酶，去掉 N 端

13 个氨基酸后也在大肠杆菌中得到了表达产物，提高了链激酶的产量和活性；2003 年印度学者拉克希米（Lakshmi V）等对链激酶的氨基末端的 1~59 残基进行了研究分析，结果表明链激酶在无纤维蛋白作用下通过非蛋白质水解来激活底物纤溶酶原。链激酶药物 1997 年由美国食品药品管理局批准上市。最早的国产链激酶药物是由上海凯茂生物医药有限公司生产的注射用链激酶，于1998 年获中国国家药品监督管理部门批准上市。

药理作用和作用机制 链激酶作为溶栓药物，本身无酶活性，它不直接激活血纤维蛋白溶酶原，而是首先以 1∶1 的分子比与血纤维蛋白溶酶原前激活物形成复合物，此复合物使血纤维蛋白溶酶原构象发生变化，成为有活性的复合物，再催化血纤维蛋白溶酶原转变为血纤维蛋白溶酶（纤溶酶），引起血栓内部的崩解和血栓表面的溶解。

制备技术 天然的链激酶是从病原性 β-溶血性链球菌培养液中提纯精制而成的高纯度酶，所以有一定的抗原性，易于引起全身纤溶从而增加出血的危险。基因重组的链激酶抗原性弱于天然的链激酶，安全高效。工业制备工艺是提取野生型链激酶基因，通过对基因修饰改造，构建高效表达的基因工程菌；该基因工程菌经大规模培养后，裂解后经亲和层析，凝血酶切后，再经离子交换层析及凝胶过滤层析得到纯的链激酶。

应用及不良反应 临床主要通过激活纤溶酶来发挥溶血栓的作用，主要用于临床治疗心肌梗死、外周动脉栓塞、肺栓塞等疾病。链激酶对人体有副作用，易于引起全身纤溶从而增加出血的危险，此外制备中残存的细菌溶血素对心肌和肝脏都有损害。因此市场上的链激酶药品多为重组链激酶或修饰后的链激酶，降低了链激酶的免疫原性，增强了其稳定性和活性，如酰化的纤溶酶原-链激酶复合物具有专一性强、与纤维蛋白亲和力高、副作用小、半衰期长、高效溶栓等特点，能促进体内纤维蛋白溶解系统的活力，使纤维蛋白溶酶原转变为有活性的纤维蛋白溶酶，致使血栓溶解，血管再通。

（姚冬生　马　义）

níngxuèméi

凝血酶（thrombin） 能够使纤维蛋白原水解成为纤维蛋白并具有血液凝固作用的酶药物。是"胰蛋白酶样"的丝氨酸蛋白酶。凝血酶是机体凝血系统中的天然成分，是生成于损伤处血管内皮细胞的多功能蛋白酶，参与凝血过程各个环节反应的关键酶。凝血酶是由 308 个氨基酸组成的蛋白酶，相对分子质量为 36 000。人体内被激活的凝血酶由 A、B 两个亚基通过二硫键共价连接组成，其中 A 链含有 36 个氨基酸，B 链含有 259 个氨基酸，A 链对凝血酶整体结构的完整性起稳定作用，B 链具有酶的活性位点及所有的功能结构域。B 链内有 3 个二硫键起到稳定凝血酶结构的作用。最早的国产凝血酶药物是由中国上海莱士血液制品股份有限公司生产的人凝血酶原复合物，于1995 年由中国国家药品监督管理部门批准上市。

药理作用与作用机制 凝血酶存在于动物血液中，正常血液中凝血酶以无活性的酶原形式存在，因血液中不含或只含很低浓度的凝血酶，因此血液不发生凝固。当组织损伤或血管内膜破损时，发生一系列凝血因子的释放和活化，生成活化的因子 X，在 Ca^{2+} 存在时可激活凝血酶原生成凝血酶。凝血酶主要生理功能是参与血液凝固。首先凝血酶原（凝血因子 II）被蛋白水解酶切除以生成凝血酶，凝血酶转而作为丝氨酸蛋白酶，使可溶性的纤维蛋白原转变为不溶性的纤维蛋白，而血纤维蛋白经 Ca^{2+} 和转酰酰胺酶作用即凝结成块，即血液凝固，发生于组织创伤时，有止血作用；发生于血管病变时，易形成血栓，血栓发生在脑血管中则称脑血栓，可导致瘫痪，血栓发生在冠状动脉中可导致部分心肌坏死（心肌梗死）。凝血酶还有刺激细胞增殖、诱导释放纤溶酶原激活物，促进溶解血栓以及促进脂蛋白代谢多种生理功能。

制备技术 主要从动物血浆及人血浆中制备凝血酶原，再经激活物激活而成为凝血酶，制备工艺主要包括无机盐吸附工艺和离子交换吸附工艺。无机盐吸附法是最早的凝血酶原制备方法，主要采用磷酸钙、氢氧化铝和硫酸钡等作为吸附剂，从经过试剂乙二胺四乙酸抗凝后的血浆中吸附制得；离子交换层析工艺包括批式吸附工艺、半流动吸附工艺和扩张床吸附工艺。

应用 凝血酶在临床上应用广泛，常以干粉或溶液局部涂于伤口及手术处，控制毛细血管血液渗出，多用于骨出血、扁桃腺摘除和拔牙时出血等。也可口服，用于胃和十二指肠出血。凝血酶局部止血效果好，且无副作用。凝血酶的应用范围由单纯的局部外敷发展到外科手术、耳鼻喉、口腔、妇产、泌尿及消化道等部位出血止血，亦可作为多种外用止血药物的重要原料。凝血酶偶可致过敏反应，应及时停药，且严禁作血管内、肌内或皮下注射，以防引起局部坏死甚至形成血栓而危及生命。

（姚冬生　马　义）

jītài shìfàngméi

激肽释放酶（kallikrein，KLK）

可催化释放生物活性肽的丝氨酸蛋白酶。又称血管舒缓素。激肽释放酶在生物体内以无活性的前体形式——前激肽释放酶存在于组织和体液中，其本身是肽链内切酶，特异性地可在肽链的羧基末端切割底物肽，可裂解激肽原以释放具有活性的激肽，由激肽发挥对心血管系统及肾脏功能的调节作用。激肽释放酶主要分为两大类，即血浆激肽释放酶和组织激肽释放酶，血浆激肽释放酶又称费莱彻（Fletcher）因子，特异性地在肝细胞表达，是一种高分子量糖蛋白，以高分子量激肽原为底物。组织激肽释放酶相对分子质量范围是 25 000 ~ 45 000，主要分布在肺、肾、血管、脑、肾上腺组织。1930 年德国学者克劳特（Kraut H）等在胰腺中发现了高浓度的此物质，命名为"Kallikrein"，即激肽释放酶。之后研究人员相继在血浆、唾液腺以及肾脏中都发现了类似的酶。激肽释放酶于 1999 年由中国国家药品监督管理局批准上市。

药理作用与作用机制　血浆激肽释放酶最早是在哺乳动物的血浆中被发现的，参与血液凝固、纤维蛋白溶解、激肽生成和炎症反应等。它具有丝氨酸蛋白酶活性，由肝细胞特异性表达，其功能是在调节血管收缩程度和炎症反应过程中通过释放舒缓激肽参加血液凝固、纤维蛋白溶解。组织激肽释放酶即腺激肽释放酶，

最初是在人体的尿中被发现的，是一种降血压物质，属于酸性糖蛋白；具有高度的底物特异性。组织激肽释放酶可以使毛细血管和动脉血管舒张以及通透性增加，使冠状动脉、脑、视网膜处的血流供应增加，适用于高血压冠状血管以及动脉血管硬化等症的治疗，对心绞痛、血管痉挛、血栓性闭塞性脉管炎、冻疮以及创伤等症也有作用。糖尿病、高血压、心力衰竭、心肌梗死及左心室肥厚等疾病的发生与激肽释放酶的活性降低有关。

制备技术　激肽释放酶存在于哺乳动物的组织和体液中，市场上常用的激肽释放酶药物为胰提取物。其提取分离方法有：有机溶剂分级沉淀法、吸附法、离子交换法、制备电泳法和亲和层析法等。

应用　激肽释放酶已被应用于治疗心脑血管疾病，改善脑血管循环，降低血液黏度，可治疗脑血栓形成。改善微循环，用于治疗眼底视网膜动脉硬化，供血不足引起的缺血性视网膜乳头病，视神经萎缩和糖尿病性视网膜病。还可用于治疗血栓闭塞性脉管炎、结节性血管病、多发性大动脉炎、慢性下肢溃疡等周围血管病，疗效显著。尚未见不良反应。

（姚冬生　马　义）

kàngzhǒngliú méiyàowù

抗肿瘤酶药物（antineoplastic enzyme drugs）

用于治疗肿瘤的酶药物。主要根据正常细胞与肿瘤细胞之间代谢差异而选择性地破坏肿瘤细胞所需要的营养物质，从而达到抑制或杀灭肿瘤细胞的目的。临床上使用的抗肿瘤酶药物多从动物组织和微生物中提取。生物组织和细胞经破碎后，根据酶的等电点、pH、温度、激活剂、

抑制剂、稳定性等性质，采用水溶液法、有机溶剂法和表面活性剂法进行提取，所得粗酶需进一步纯化而得。临床上使用的抗肿瘤酶药物根据不同用途可以分为门冬酰胺酶、蛋氨酸酶、酪氨酸氧化酶、丝氨酸脱水酶、苯丙氨酸氨解酶、亮氨酸脱氢酶、米曲溶栓酶等。

抗肿瘤酶药物的药理作用机制通常是通过切断肿瘤细胞生长所需的营养物质或阻断其代谢途径而达到抑制或杀灭肿瘤细胞的目的。如在正常细胞中，可以利用 L-天冬酰胺、L-谷氨酰胺和 α-酮基琥珀酸酰胺等物质直接合成自身生长所需要的 L-天冬酰胺，而在白血病肿瘤细胞中则因缺乏合成 L-天冬酰胺的酶，只有通过血液循环从正常细胞获取 L-天冬酰胺，因而当切断 L-天冬酰胺的外源供应，并加入 L-天冬酰胺酶时即可达到"饿死"白血病细胞，从而达到治疗白血病的目的。此外，还有一些酶药物的作用机制是通过刺激免疫系统抑制肿瘤生长，如重组人锰超氧化物歧化酶和神经氨酸苷酶等。

临床上使用的抗肿瘤酶药物可以有效治疗多种肿瘤，如白血病、淋巴肉瘤等。如谷氨酰胺酶可用于治疗多种白血病、实体瘤等；门冬酰胺酶可用于治疗急性粒细胞性白血病、急性单核细胞性白血病、慢性淋巴细胞性白血病、霍奇金病及非霍奇金病淋巴瘤和多发性骨髓瘤等疾病。此外，某些复合酶制剂在动物和人体内均显示出比单一酶制剂具有更强的抗肿瘤活性。如由假单胞菌分离的谷氨酰胺酶-天冬酰胺酶可治疗对天冬酰胺酶产生耐药性的淋巴瘤，对各种白血病也均有疗效，且该酶制剂与谷氨酰胺拮抗剂联

用时可增强抗肿瘤活性。抗肿瘤酶在治疗中的主要问题是具有抗原性、体内半衰期短和无法预测的神经毒性等。

（姚冬生 刘 忠）

méndōngxiān'ànméi

门冬酰胺酶（asparaginase, ASNase）

催化水解门冬酰胺具有抗肿瘤作用的酶药物。又称天冬酰胺酶、天门冬酰胺酶或 L-门冬酰胺酶。为白色结晶性粉末，易溶于水，不溶于乙醇、丙酮、氯仿、乙醛、苯等到有机溶剂，微有湿性，对热稳定。相对分子质量为 295.35。1922 年，金文泰（Clementi）首先发现在豚鼠血清中含有高活力的 L-门冬酰胺酶，1961 年美国学者布鲁姆（JD Broome）确定了该酶是豚鼠血清的抗肿瘤有效成分，1966 年首先将其应用于临床。L-门冬酰胺酶是治疗儿童急性淋巴白血病和淋巴肉瘤的有效药物。门冬酰胺酶可催化门冬酰胺发生脱酰胺基反应，使其水解为 L-门冬氨酸和氨，因该酶也可以水解谷氨酰胺生成 L-谷氨酸和氨，因此大多数的门冬酰胺酶也被称为谷氨酰胺酶-门冬酰胺酶，但其催化水解谷氨酰胺的活性比催化水解门冬酰胺的活性低 10 倍。大肠杆菌源性门冬酰胺酶包括 I 型和 II 型门冬酰胺酶，I 型门冬酰胺酶，没有抗肿瘤活性；II 型门冬酰胺酶有抗肿瘤活性。

从微生物中分离的门冬酰胺酶是获取这类酶最主要的来源。工业上，一般从大肠杆菌（E. coli）或欧文杆菌（E. carotovora）等微生物中筛选优良菌种，通过发酵、提取、精制等一系列过程，最终制备成无菌冻干酶制剂。

门冬酰胺是细胞合成蛋白质及增殖生长所必需的氨基酸，人体内的正常细胞都具有合成门冬酰胺的能力，但某些肿瘤细胞如急性淋巴细胞白血病细胞不表达门冬酰胺合成酶，依赖于机体供给大量的门冬酰胺而复制生长。门冬酰胺酶能够将 L-门冬酰胺分解成门冬氨酸和氨，从而耗尽细胞外液中的这种氨基酸，抑制肿瘤细胞的蛋白质合成、细胞分裂与细胞生长，最终导致细胞程序性死亡，而正常细胞却不受影响。

主要用于治疗急性淋巴细胞白血病。也用于治疗急性粒细胞性白血病、急性单核细胞性白血病、慢性淋巴细胞性白血病、霍奇金病及非霍奇金病淋巴瘤、多发性骨髓瘤等疾病。

用门冬酰胺酶治疗患急性淋巴细胞白血病的儿童，会引起血液凝固障碍、肠胃系统紊乱、中枢神经系统病症、导致体温上升，引发急性胰腺炎，还会损伤肝脏功能。过敏症和耐药性也是影响门冬酰胺酶临床应用的重要原因。

（姚冬生 刘 忠）

dàn'ānsuānméi

蛋氨酸酶（methioninase, MGL）

参与机体含硫氨基酸代谢，特异地裂解细胞内外的蛋氨酸，抑制肿瘤细胞的生长并诱发其凋亡的抗肿瘤酶药物。从 1953 年德国弗里德里希席勒-耶拿大学的学者魏森丹格（Weisendanger S.）等在瘤胃细菌中发现此酶开始，大量研究者对此酶的纯化、生化特征以及治疗作用进行了研究。1974 年，美国加利福尼亚大学的哈尔彭（Barbara C. Halpern），发现有些肿瘤细胞依赖蛋氨酸酶，蛋氨酸酶在各国药典中尚未见收载。

蛋氨酸酶是 5′-磷酸吡哆醛依赖酶，属于 γ-蛋白家族，相对分子质量为 170 000，由 4 个大小为 40 000~48 000 的同型亚基按一定空间结构结合组成，具有多种生物学功能。它能降解 L-蛋氨酸及其类似物生成甲硫醇、α-酮丁酸和氨，还可以降解 L-半胱氨酸及其类似物如胱氨酸、同型半胱氨酸、胱硫醚等。金属螯合剂对其活性无影响，羰基试剂如 L-环丝氨酸、羟胺、DL-青霉胺和 DL-炔丙基甘氨酸能完全抑制其活性，是蛋氨酸酶强烈的不可逆抑制剂。硫醇试剂如碘乙酰胺、对氯汞基苯甲酸、5，5′-二硫基-2-硝基苯甲酸能显著抑制其活性。

最初主要从微生物中分离纯化，例如乳球菌、假单胞菌、芽胞杆菌、气单胞菌属、柠檬酸杆菌属、扩展短杆菌等，而在酵母和哺乳动物细胞中并未发现。2005 年，日本盐野义公司的高仓（Tomoaki Takakura）等将恶臭假单胞杆菌的蛋氨酸酶基因连接到改变启动子、SD 序列及启始密码子的表达质粒上，对菌株进行诱导表达，得到了占总蛋白含量 43% 的可溶性蛋氨酸酶，为其大量制备及工业化生产提供条件，为其临床应用提供保障，满足抗肿瘤治疗的需要。

蛋氨酸酶具有多种功能，能催化降解多种底物，可催化降解其主要底物 L-蛋氨酸生成 a-丁酮酸、甲硫醇和氨，从而降低机体的蛋氨酸水平。肿瘤细胞缺失蛋氨酸合成酶，需摄取细胞外环境的蛋氨酸，因此肿瘤生长具有蛋氨酸依赖性。蛋氨酸酶造成人体内环境中蛋氨酸的缺乏，从而抑制了肿瘤的生长，而正常细胞生长代谢却不受影响。蛋氨酸酶抗肿瘤作用广泛、特异性强、毒性小、效果良好。且对机体的副作用较小，从而对蛋氨酸依赖性肿瘤起到抑制作用。

蛋氨酸酶和一些化学治疗药物之间具有协同作用，与化学治疗药物联合使用，能有效地治疗神经细胞瘤、黑色素细胞瘤、前列腺癌、乳腺癌以及视网膜母细胞瘤等。

蛋氨酸酶是非常重要的酶类生物药物，在肿瘤治疗上具有非常广泛的应用前景。然而由于蛋氨酸酶相对分子质量大，多次注射后机体易出现过敏性休克，使其应用受限。另外，重组蛋氨酸酶的免疫原性、蛋白降解以及活性残基的氧化和辅酶因子的丢失均影响酶在血浆中的稳定性。因此，如何降低蛋氨酸酶的免疫原性，便于长期反复使用，对于其临床应用具有重要的意义。

（姚冬生　刘　忠）

yǎnghuà-huányuánméi yào wù

氧化还原酶药物（oxidoreductases）

可以催化底物进行氧化还原反应的酶药物。其中能催化物质被氧气氧化的酶称为氧化酶，能催化从物质分子脱去氢的酶称为脱氢酶。主要存在于细胞中。

氧化还原酶通常按照习惯分类法分为五类：超氧化物歧化酶、多酚氧化酶、过氧化酶、葡萄糖氧化酶和环氧合酶。其中超氧化物歧化酶是最为重要的抗氧化酶，可防止超氧阴离子自由基的危害，具有抗炎和抗衰老的功能。多酚氧化酶是自然界中分布极广的金属蛋白酶，可以催化邻-苯二酚氧化成邻-苯二醌，也能作用于单酚单加氧酶的底物。过氧化酶为褐色冷冻干粉，可用于标记抗体或其他蛋白质。葡萄糖氧化酶是从特异青霉等霉菌和蜂蜜中发现的酶，临床上常用作诊断酶。氧合酶分为环氧合酶和血红素氧合酶。环氧合酶是花生四烯酸代谢的限速酶，具有环氧合酶和过氧化物酶功能的双重酶，与肿瘤的发生发展、肿瘤新生血管的形成以及肿瘤的转移有密切关系；血红素氧合酶是血红素降解的限速酶，具有抗氧化、抗炎、抗凋亡、信号传导和免疫调节以及抑制黏附分子表达活性等作用。氧化还原酶通过催化底物的氧化或还原调节细胞的代谢，进而发挥其作用。氧化还原酶需要在辅酶烟酰胺腺嘌呤二核苷酸或神经元发育相关蛋白以及黄素腺嘌呤二核苷酸或核黄素-5-磷酸的帮助下发挥功效。也有的酶不需要辅酶或辅基的参与，直接以氧作为电子的传递体发挥功效，如葡萄糖氧化酶。

部分氧化还原酶可用作某些疾病的诊断，如L-乳酸辅酶Ⅰ氧化还原酶，不同类型的该酶含量的升高或降低，均可以作为诊断某种疾病的依据。如L-乳酸辅酶Ⅰ氧化还原酶-5升高，可能预示着急性肝炎、慢性肝炎等肝病疾病；如红细胞溶酶体中红细胞谷胱甘肽还原酶参与细胞代谢，保持正常的生理功能。重度遗传性该酶缺乏患者摄食蚕豆时可导致溶血。机体摄入的异型生物质，包括合成药物、天然毒药和抗生素，是在这一系列异型生物质代谢酶的作用下被去毒化。有些氧化还原酶如超氧化物歧化酶还具有抗衰老及抗炎的作用，可用来治疗类风湿关节炎、心血管病及抗肿瘤等疾病。

（姚冬生）

chāoyǎnghuàwù qíhuàméi

超氧化物歧化酶（superoxide dismutase，SOD）

通过歧化反应把超氧化物催化转化为氧气和过氧化氢的金属蛋白酶药物。超氧化物歧化酶参与了细胞的生理代谢过程，主要是清除细胞代谢过程中产生的自由基，与人类的衰老和多种疾病有关。

超氧化物歧化酶最早是1938年英国学者从牛血红蛋白中分离出一种含铜的蛋白质（最初命名为血铜蛋白），直到1969年，美国生化专家维奇（Irwin Fridovich）和他的学生从牛的红细胞中重新发现这种蛋白，并报告SOD有清除自由基的作用。1998年诺贝尔生理医学奖获得者，美国学者罗伯特·佛契哥特（Robert F. Furchgott）、费瑞·穆拉德（Ferid Murad）和路易斯·伊格纳罗（Louis J. Ignarro）在20世纪70年代末发现了一氧化氮在神经系统、免疫系统等的功能中起重要作用，一氧化氮与超氧阴离子自由基发生快速反应，生成过氧亚硝基，可引起正常组织细胞损伤，同时消耗大量一氧化氮，引起病理变化，证明自由基与人类很多疾病的发生有关。1980年，日本医学博士丹羽靭负指出：关节神经痛、白内障、黄褐斑、癌症等多种疾病与过量的自由基有关，SOD可以有效清除自由基。到了1985年，全世界一百多个国家的数百位学者一致公认SOD是体内唯一以自由基为底物的清除剂。SOD临床应用主要集中在抗炎症方面（以类风湿以及放射治疗后引起的炎症患者为主），此外对某些自身免疫性疾病（如红斑狼疮、皮肌炎）、肺气肿、抗癌和氧中毒等都有一定疗效。

制备技术　主要是从动物血液中提取。首先是对动物血液中的SOD进行粗提取，粗提液的制备主要包括分离和除去血红蛋白两个步骤。分离血红细胞后，通过适当的方法（超声波处理、冻融处理、溶菌酶处理等）将血红细胞破碎，释放出SOD及其他血红蛋白及杂蛋白，因SOD是热稳定性较好的酶，而其他酶及杂蛋白在55℃就可以变性，因此一般采用热变性法对SOD和其他蛋白进行分离。

药理作用 细胞内多种生理代谢的中间产物自由基非常活泼，化学反应性极强，可参与一系列的连锁反应。其中超氧阴离子自由基（·O_2^-），具有极强的氧化能力，能引起细胞生物膜上的脂质过氧化，破坏了膜的结构和功能，还能引起蛋白质的交联和变性，使酶及激素失去生物活性，从而导致机体的免疫、神经、运动等系统功能下降，同时它还能破坏核酸结构，最终使机体发生病变。SOD是可以清除细胞内的自由基、抑制自由基反应的抗氧化酶，它能清除超氧化物自由基，解除自由基氧化体内的某些组成成分而造成的损害。

应用 ①可高效治疗结肠炎。SOD可以降低自由氧的生成和氧化应激，抑制内皮活化。②用于辐射病与辐射预防。SOD作为辐射防腐剂时，效果比用做治疗辐射病的效果好，因此可对有可能受到电离辐射的人员进行注射SOD预防。③治疗和预防老年型白内障。在进入老年期前开始经常服用SOD，可有效预防老年性白内障地发生，对老年性白内障患者注射SOD治疗也有一定的效果。④治疗和预防自身免疫性疾病。SOD对各种自身免疫性疾病，如类风湿关节炎、甲状腺炎、重症肌无力等有较好疗效。可能引起的不良反应主要为异体蛋白反应，注射后少数人可出现局部疼痛、荨麻疹和蛋白尿等反应。

（姚冬生）

xuèyè zhìpǐn

血液制品（blood products） 源自人类血液或血浆的治疗产品。

血液是人类赖以生存的命脉，血液与血液制品具有医疗产品和药品的双重特性，是医疗急救的基本用品，素有"救命药"之称。血液制品在重症急救、遗传性疾病、感染性疾病、自身免疫性疾病等防治中发挥着重要的作用。

最早记载的血液疗法是1492年的经口注入，随后经历了动物到人、人与人的输血，均以失败告终。1900年奥地利医生卡尔·兰德施泰纳（Karl Landsteiner）发现了基于红细胞表面抗原的ABO血型系统，1916年血液保存液的发明以及之后不断改良，大大提高了输血的安全性和可行性，进而出现了全血制品，并在第一次世界大战中广泛应用于伤员救治。第二次世界大战期间伤员救治需求大量的血浆制品，为血液成分制品地发展提供了契机，第一种血浆蛋白制品——人血白蛋白诞生。20世纪70年代初期塑料工业的发展和大型冷冻离心机的制造成功，为血液成分的分离提供了物质基础，成分输血具有可节约血液资源，降低输血反应的优越性，极大地促进了血液成分制品的发展与应用。之后血浆蛋白制品陆续被开发出来，如白蛋白、脂蛋白、人免疫球蛋白、凝血因子、抗凝蛋白、蛋白酶抑制剂、血浆转运蛋白、酶蛋白等。

分类 根据血液制品的加工分离程度，分为全血制品、血液成分制品和血浆蛋白制品，通常也将动物来源的抗毒素药物和抗血清药物也划归血液制品。从管理上看，中国将血液制品明确划分为临床用血制品和药用血液制品。临床用血制品包括全血制品和血液成分制品，其中血液成分制品主要包括红细胞制品、白细胞制品、血小板制品和血浆制品等，用于医院患者的临床输注；药用血液制品在中国习惯上称为血液制品，主要包括白蛋白、人免疫球蛋白和凝血因子等。

生物学特性或药理作用 血液制品是来源于健康人群的特殊医疗产品或药品，鉴于其在体内的特殊功能和治疗效果，具有其他药物无法比拟的安全性和有效性。全血制品含有全部血液成分和添加的抗凝剂，需要在（4±2）℃保存，但其中的白细胞、血小板多在1~2天即失活，不稳定的凝血因子活性也随保存时间下降。红细胞制品通常在（4±2）℃保存，也有冷冻红细胞制品，其主要药理作用是携氧；血小板制品需在（22±2）℃保存，也有深低温保存的血小板制品，其主要功效是止血；血浆制品既可冷冻保存也可冻干保存，其中含有维持胶体渗透压的白蛋白、具有免疫功能的各类免疫球蛋白、具有止血功能的凝血因子以及其他多种功能蛋白和电解质。血浆蛋白制品主要包括转输蛋白类、免疫球蛋白类、凝血系统蛋白类和蛋白酶抑制物等制品，在免疫、凝血和抗凝血以及激素、药物、营养物质传递等方面发挥着重要作用。

血液制品应用中最大的潜在隐患是输血传染病的传播，所以血源筛查和血液病原体灭活备受重视，使血液制品的安全风险已经降至极低，部分产品如人血白蛋白的疾病传播可能性甚至已经趋于零风险。

（章金刚 赵 雄）

quánxuè zhìpǐn

全血制品（human whole blood products） 应用静脉穿刺技术将健康人血液采集到含有血液保存液的血袋内制成的血液制品。具有体内运输、调节、免疫、防御及止血功能的功能，主要成分包括红细胞、白细胞、血小板和血浆。但由于4℃保存过程中白细胞可以破碎崩解，血小板激活已没有治疗功效。

全血制品的使用可以追溯到1818年，英国生理学专家兼妇产科医生布伦德尔（James Blundell）首次将人的血液输给严重出血的产妇取得了良好的治疗效果。1900年奥地利病理学专家卡尔·兰德施泰纳（Karl Landsteiner）发现了ABO血型，1914年比利时医生艾伯特（Albert Hustin）和美国医生理查德（Richard Lewisohn）等先后报道了枸橼酸盐的抗凝血作用，随后美国军方由此发明了血液保存液，为全血制品的应用奠定了基础。全血制品在第一次世界大战和第二次世界大战中挽救了无数伤员的生命。国际上一般以450 ml为1单位全血制品，中国以200 ml为1单位全血制品。

全血制品来源于健康人血液，通过静脉穿刺技术采集到含有血液保存液的血袋中，边采集边轻轻摇动血袋，使血液与保存液充分混匀。全血制品放于2~8℃条件下保存。

由于全血中的各成分需要的保存条件不同，全血在保存过程中一些成分无法避免地会受到损伤，因此输注的全血只起到正常血液的部分功能，如体内物质的运输、扩容及部分凝血功能。全血制品中的红细胞成分具有运输氧气和二氧化碳的生理功能；血浆在调节酸碱平衡、维持胶体渗透压、运输营养物质、凝血与抗凝血方面发挥较为重要的作用。

随着对输血科学性认识的提高，20世纪80年代开始提倡成分输血，需要输注全血制品的适应证越来越少，主要包括三个方面：①急性大量出血时，当失血超过全身血容量的1/3时，除了需要迅速纠正电解质紊乱，补充晶体和胶体液外，还需要补充红细胞、白蛋白与不稳定的凝血因子。②体外血液循环时，如心肺手术，需要用全血制品作体外血液循环机泵的底液。③换血时，如患有严重新生儿溶血病患者，需要通过换血去除胆红素、抗体及抗体致敏的红细胞。

全血制品和血液成分制品的使用中均存在传播病毒的风险，通过实施对病毒核酸的检测等病毒筛查措施和血浆病毒灭活措施等新技术的应用可以大大降低此风险，使得血液制品得以大量应用。输注全血制品不良反应发生率最高约为0.88%，常见的不良反应包括发热、过敏反应、溶血反应、输血相关性移植物抗宿主病、输血相关急性肺损伤、输血后紫癜、循环负荷过重、枸橼酸盐中毒以及肺微血管栓塞。其中，发热和过敏反应较为常见，输血相关性移植物抗宿主病是最严重的不良反应。输注全血制品的禁忌证包括心功能不全或心力衰竭的贫血患者、长期反复输血的患者、对血浆蛋白致敏的患者以及实施骨髓移植或其他器官移植者，这是因为器官移植的患者输全血可以因产生的同种抗体而易发生对移植器官的排斥反应。

（章金刚 骆 群）

xuèyè chéngfèn zhìpǐn

血液成分制品（blood component products） 由全血制品经分离或直接采用血细胞分离机采集的用于成分输血的血液制品。与全血制品相比，具有疗效好、安全、便于保存等优点。

第二次世界大战期间，战创伤急救需要大量的输血，而当时全血制品只能保存7~10天，由于全血制品供应不足，不得不将全血制品分离成血浆和血细胞两部分使用。由于应用血浆进行抗休克治疗救治了大量失血休克伤员，被广泛用于战场急救。血浆成分的应用促进了血细胞成分的分离保存的发展。20世纪50年代血袋的发明，60年代血细胞分离机的问世以及70年代大型冷冻离心机的制造成功为血液成分制品的发展奠定了基础。鉴于血液成分制品具有一血多用、针对性强、疗效好、副作用小、便于保存和运输的优点，输注全血制品的比例不断降低。

根据血液成分制品含主要成分的不同主要可以分为红细胞制品、白细胞制品、血小板制品和血浆制品。

血液成分制品来源于健康人血液，在体外每种血液成分制品活性难以长时间保存，因此，血液成分制品需要特殊的保存条件。①红细胞制品的保存关键在于防止凝固，因此需要添加红细胞代谢所需要的能量，增加红细胞携氧能力。红细胞制品在（4±2）℃条件下最长能够保存35天，在-80℃条件下能够保存10年。②白细胞制品应在（22±2）℃下保存，保存时间不超过8h，采集后应尽快输注。③血小板制品由于离体数小时内会发生变形、破裂，输注后在体内寿命会缩短，影响其功能，保存条件中最重要因素是温度和pH值，因此，血小板制品保存条件为22℃震荡保存3~5天。④血浆制品在-20℃以下能够保存5年。但是，随着保存时间的延长，血浆制品中的凝血因子活性会大大降低，如凝血因子Ⅷ在保存 1 年后活性下降 65%。

血液成分制品是血液中有效成分的高浓度、高纯度制品，针对性强，疗效好。红细胞制品用于补充红细胞数，纠正缺氧状态，是治疗贫血的有效措施；白细胞制品主要用于中性粒细胞计数低而并发感染的患者；血小板制品主要用于各种疾病引起的血小板减少，防止出血；血浆制品主要用于提高胶体渗透压，补充循环血量和各种凝血因子。

（章金刚 骆群）

hóngxìbāo zhìpǐn

红细胞制品（red blood cell products）

全血制品经物理方法去除绝大部分血浆制成的含有高浓度、高纯度红细胞的血液成分制品。包括浓缩红细胞制品、悬浮红细胞制品、少白细胞红细胞制品、洗涤红细胞制品、冷冻红细胞制品和年轻红细胞制品等，其中，悬浮红细胞制品应用最广泛。红细胞由骨髓中的造血干细胞分化增殖、成熟后释放到外周血循环，平均寿命 120 天。红细胞直径 7 μm 左右，呈双凹圆盘状。红细胞的主要成分是细胞膜和血红蛋白，以血红蛋白为主。血红蛋白是一种结合蛋白，属色蛋白类，由 1 个珠蛋白和 4 个血红素辅基结合而成，是携氧的载体。

制备技术　各种红细胞制品主要通过离心法制备。浓缩红细胞制品由全血制品 5000 g 离心 7 min 制成。悬浮红细胞制品是在浓缩红细胞的基础上添加各种红细胞保存液制成的。少白细胞红细胞制品主要成分是红细胞，但其中仍含有少量白细胞，通过过滤或离心的方法去除白细胞制成。洗涤红细胞制品是用生理盐水反复洗涤红细胞，尽可能去除白细胞和血浆蛋白制成。冷冻红细胞制品是在浓缩红细胞的基础上加入冷冻保护剂（主要为甘油）在 -80℃条件下冷冻制成，使用时需要去除冷冻保护剂，年轻红细胞制品可通过特制挤压板或分离钳法（一种手工的成分血液分离技术）制成，也能通过全自动血液细胞分离机制备，富含网织红细胞。

药理作用与作用机制　红细胞的主要生理功能是在体内输送氧和少量二氧化碳。其过程为：空气中氧与红细胞中的血红蛋白结合，生成氧合血红蛋白，随血流到身体各部位，在低氧情况下，氧合血红蛋白分解，释放氧气，重新变成血红蛋白。血红蛋白还可以与组织中的部分二氧化碳结合，将其运输到肺部，排出体外。每分子血红蛋白含 4 个血红素分子，即 1 分子血红蛋白能结合 4 分子氧。

应用　主要用于纠正因血红蛋白水平降低所导致的供氧不足，适用于各种创伤、手术等原因导致的急性失血和各种病理因素引起的慢性贫血。去白细胞红细胞制品用于非溶血性发热反应的患者，或防止产生白细胞抗体的输血（如器官移植）的患者；洗涤红细胞制品主要应用于对异体血浆蛋白过敏的患者，适用于对血浆蛋白有过敏反应的贫血患者、自身免疫性溶血性贫血患者、阵发性睡眠性血红蛋白尿症患者，以及高钾血症患者及肝肾功能障碍需要输血者；年轻红细胞制品对长期依赖输血的贫血患者，重型珠蛋白生成障碍性贫血患者疗效较好。冷冻红细胞制品适于稀有血型 Rh（-）患者的急救输血。血红蛋白达到 100 g/L 即可完全满足生理需求，故一般按此标准计算红细胞输注量，输注后 24 h 复查患者血红蛋白值并计算血红蛋白恢复率，以此评估红细胞输注的疗效。

不良反应与注意事项　不良反应主要包括发热、过敏反应、溶血反应、输血相关性抑制物抗宿主病、输血相关急性肺损伤、输血后紫癜、循环负荷过重、枸橼酸盐中毒以及肺微血管栓塞等。红细胞制品的输注速度由病情决定，输注时开始速度要慢，15~20 min 后可适当加快速度。一般成人的输注速度为每小时 1~3 ml/kg，心血管疾病患者及儿童输注速度不宜超过每小时 1 ml/kg，急性失血患者输注速度应加快。

（章金刚 骆群）

báixìbāo zhìpǐn

白细胞制品（leucocyte products）

由全血制品经物理方法制备的富含白细胞的血液成分制品。又称浓缩白细胞制品。白细胞共分为三类，即粒细胞、单核细胞和淋巴细胞，其中粒细胞又分为中性粒细胞、嗜酸性粒细胞、嗜碱性粒细胞。中性粒细胞是白细胞中数量最多且最重要的（占 50%~70%），浓缩白细胞的输注实际上是输注中性粒细胞。

白细胞是一类有核的血细胞，在血液中一般呈球形，根据形态差异可分为颗粒和无颗粒两大类，正常人白细胞总数在（4.0~10.0）×10⁹/L。粒细胞、单核细胞、淋巴细胞在骨髓内由多能造血干细胞分化产生。白细胞从生成到成熟要经历原始、幼稚和成熟三个阶段。成熟的淋巴细胞由骨髓产生的原始淋巴细胞移行至淋巴器官（如淋巴结、脾脏、胸腺等）发育而成，并释放到外周血和组织中。白细胞在外周血中的存活时间较短，一般 3~5 天，而粒细胞的生物半存活期约为

8 h。衰老的白细胞由肝、脾内的巨噬细胞吞噬破坏、分解。

制备技术 粒细胞多由血细胞分离机单采而得，一次可获得高达（1.5～3.0）×10^{10}粒细胞，供患者一次输注。另外，还可用手工法（羟乙基淀粉沉降法和离心挤白膜法）制备浓缩白细胞，但该方法制备的中性粒细胞含量低（白细胞总数为$1.0×10^{9}$个），很难达到治疗的剂量，自2000年后已趋向淘汰。浓缩粒细胞应在（22±2）℃下保存，保存时间不超过8 h，采集后应尽快输注。

药理作用与作用机制 白细胞的主要作用是吞噬细菌、防御疾病。中性粒细胞具有吞噬和分解微生物的功能，是机体急性炎症时的主要反应细胞，当中性粒细胞数显著减少时，机体发生感染的机会明显增高；嗜酸性粒细胞具有吞噬和溶菌的功能，是寄生虫和变态反应的主要反应细胞；嗜碱性粒细胞具有产生组胺和肝素的功能；单核细胞具有强大的吞噬作用，并可激活免疫应答反应；淋巴细胞分为T淋巴细胞和B淋巴细胞，T淋巴细胞参与细胞免疫释放细胞因子，对微生物及其毒性物质进行杀灭和清除；B淋巴细胞参与体液免疫反应，分泌相应的抗体，中和微生物和有毒物质。

应用 白细胞制品主要用于中性粒细胞计数低而并发感染的患者（粒细胞绝对数在$0.5×10^{9}$/L以下，伴有明显感染而应用适当的抗生素治疗48 h无效者），如白血病、肿瘤患者进行放射治疗或化学治疗时，白细胞明显减少并导致抗生素难以控制的严重感染，则考虑配合输注白细胞；手工分离出患者的白细胞经体外培养后（如自然杀伤细胞或树突状细胞）再回输到患者体内是免疫治疗肿瘤的方法之一。

不良反应与注意事项 中性粒细胞是白细胞中数量最多的，浓缩白细胞的输注实际上是输注中性粒细胞。输注粒细胞除一般的输血不良反应外，主要包括畏寒、发热、血压下降、呼吸窘迫等，出现反应时可减慢输注速度，严重反应时必须停止输注。另外，输注粒细胞还有其特有的反应，如非溶血性输血发热反应，肺部并发症及病毒感染（特别是巨细胞病毒和人T细胞白血病病毒的感染）；粒细胞制剂中若混有活性淋巴细胞，还可引起移植物抗宿主病，故对输注粒细胞应特别慎重。自21世纪以来，用重组粒细胞集落刺激因子刺激患者粒细胞生长的方法在临床已经大量使用，以减少粒细胞的输注。

（章金刚 檀英霞）

xuèxiǎobǎn zhìpǐn
血小板制品（platelet product）
由全血制品经物理方法制备而成的含有高浓度和高纯度血小板具有止血作用的血液成分制品。血小板制品主要包括机采血小板、少白细胞血小板、富含血小板血浆、洗涤血小板、添加液血小板和辐照血小板，其中机采血小板应用最为广泛。血小板来源于骨髓巨核细胞，正常含量为（100～300）×10^{9}/L，存活期为8～11天。血小板呈两面微突的圆盘状，含有多种糖蛋白和各种受体，如胶原受体、凝血酶受体、二磷酸腺苷受体等。这些受体与其对应的配体结合后，血小板被激活，发生形态变化、血小板聚集和脱颗粒等一系列反应。

制备技术 血小板制品有三种制备方法。最常用的方法是血细胞分离机直接分离法，每袋为1个单位（1个治疗剂量），含血小板数量超过$250×10^{9}$/L。其余两种方法分别是富血小板血浆法和白膜回浆法，均是通过离心方法分离，在血小板数量上难以控制。三种方法中，血小板分离机直接分离法获得的制品中红细胞和白细胞污染量少，可减少免疫反应；白膜回浆法较富血小板血浆法收率低，但血小板中红细胞和白细胞污染量较富血小板血浆法少。

药理作用与作用机制 血小板在止血和凝血过程中均发挥重要作用，其主要生理功能是可发生黏附、聚集和释放反应，另外也参与凝血、血块回缩和血管收缩。止血过程中，血小板黏附在受损血管胶原组织和基底膜上，发生聚集和释放反应，促使更多的血小板聚集，达到初步止血的目的。血小板膜能够使花生四烯酸过氧化，转变为血栓素A，后者可进一步促进血小板聚集，并且能够使血管收缩，促进止血。在凝血过程中，血小板表面可以吸附多种凝血因子，提供磷脂，促进凝血反应。

应用 主要适应证是血小板生成障碍引起的血小板减少或血小板功能障碍。当血小板计数少于$20×10^{9}$/L时，就应该输注血小板制品以防止出血。血小板功能异常，如巨大血小板综合征、血小板无力症以及血小板病等，亦应输注血小板制品。输注剂量取决于患者输注前血小板计数和预期要达到的血小板计数以及临床情况，输注速度宜快，以患者耐受为准。

不良反应与注意事项 血小板制品输注无效是输血领域所关注的焦点。由于免疫因素或其他因素（发热、严重感染及脾肿大等）使输注的血小板被破坏，从而令输注效果不佳或完全失效，采取的对策包括输注人类白细胞抗原配型相合的血小板制品、输注少白细胞血小板等。血栓性血小板减少性紫癜是输注血小板制品的禁忌证，会引起严重的微血管栓塞。特发性血小板减少性紫癜一般也不应输注血小板制品。

（章金刚　方迟）

xuèjiāng zhìpǐn

血浆制品 （plasma products）

由全血制品经物理方法去除绝大部分红细胞、白细胞和血小板制成的具有维持胶体渗透压功能的液体血液成分制品。根据制备方法和血浆来源不同，血浆制品分为新鲜液体血浆制品、新鲜冰冻血浆制品、普通液体血浆制品和普通冰冻血浆制品。血浆是全血的液体部分，呈淡黄色，由91%～92%的水、6.5%～7.5%的血浆蛋白以及无机盐、有机物质组成。血浆中的蛋白质成分达百种之多，它们在血浆内以单独或复合形式存在，发挥不同的生理功能。

制备技术　血浆制品主要通过离心法制备。在采血后 4～6 h 内经两次相对离心力 5000×g 离心 7 min 分离出来的液体即为新鲜液体血浆制品。新鲜冰冻血浆制品是由新鲜液体血浆在−50℃条件下速冻制成，从采血到冰冻的过程应在 6～8 h 内完成。普通冰冻血浆制品是从采血到冰冻的过程超过 8 h 的血液制品。新鲜冰冻血浆保存 1 年后即为普通冰冻血浆。全血在保存期间或过期 5 天内自然沉降或离心后分出上层血浆，即为普通液体血浆制品，于 (4±2)℃ 冰箱暂时保存，但必须于 24 h 内输用。由于制备方法是非密闭性的，有可能发生细菌污染，所以普通液体血浆制品采供血机构基本不再制备。

药理作用与作用机制　血浆具有十分广泛的生理功能，包括营养、维持胶体渗透压、维持酸碱平衡、运输体内物质和调节、免疫以及凝血与抗凝血作用。血浆蛋白与组织蛋白直接存在动态平衡，可以相互转化，起到营养的作用。血浆中的蛋白成分能够维持其胶体渗透压，保持血管与组织之间水分的动态平衡。血浆蛋白以弱酸和弱碱形式存在，参与维持体内 pH 的相对恒定。血浆中蛋白能够与体内物质结合，如血浆中的白蛋白与胆红素、脂肪酸及多种药物结合，结合珠蛋白与血红蛋白结合，转铁蛋白与二价铁离子结合等，起到调节运输的生理功能和排除毒性作用；血浆中的免疫球蛋白能够以溶菌、聚集、抗毒素等形式发挥被动免疫作用；血浆中的凝血因子和蛋白酶抑制剂在凝血与抗凝血中发挥重要的作用。

应用　主要用于包括烧伤、创伤性休克、各种凝血因子缺乏、双香豆素类抗凝剂过量、某些如血友病等患者血浆成分的缺乏以及治疗性血浆置换术等。新鲜冰冻血浆制品在使用前必须放入 35～37℃ 恒温水浴中快速融化，避免血浆蛋白变性和不稳定的凝血因子失活。血浆制品输注剂量取决于适应证和患者具体情况。一般认为，输注新鲜冰冻血浆制品的剂量为 10～15 ml/kg，输注速度不超过 10 ml/min。

不良反应与注意事项　主要不良反应包括过敏反应和循环超负荷等。过敏反应以荨麻疹和发热反应多见，低血压、肺水肿等严重过敏反应罕见。由于血浆制品有一定扩容作用，输注血浆制品后可能加重循环负荷引起心衰，因此心脏病患者在心脏循环负荷降低时应该避免输注血浆制品。血浆制品一般不作为营养剂给患者输注。

（章金刚　马玉媛）

xuèjiāng dànbái zhìpǐn

血浆蛋白制品 （plasma protein products）

由健康人的血浆或经特异免疫的人的血浆，经分离、提纯血浆蛋白组分制备的血液制品。血浆中可以鉴定的、具有特定生理功能的蛋白成分多达二百余种，其中研究较多的有近百种，截至 2015 年，已经分离纯化并上市的血浆蛋白制品有 18 种。机体的免疫、凝血和抗凝血以及激素、药物、营养物质传递等功能均与血浆蛋白有关。

发展简史　第二次世界大战中前线伤员急需大量血液进行救治，而新鲜血液供应不足和使用时需血型匹配和需冷链保存运输的缺陷，无法满足需要，因而促进了血浆蛋白制品的发展。美国哈佛大学生物化学专家埃德温·约瑟·科恩（Edwin Joseph Cohn）的研究组接受美国军方委托，开展了安全有效、体积小便于保存运输的血浆容量扩张剂研究，在牛血浆白蛋白制备工艺的基础上，于 1939 年建立了规模化人血白蛋白生产工艺。1941～1946 年期间，科恩等制备的人血白蛋白制品在临床试用和战场上实际应用中证明，其不仅安全而且能有效恢复失血者的血容量。免疫球蛋白的制备开始于 1949 年，最早的制品为肌内注射人免疫球蛋白，用于病毒性疾病的预防与治疗。随后开发了针对某一特定病原体的特异性人免疫球蛋白，用于传染性疾病的预防。由于在肌肉内注射剂量有限，限制了疗效，静脉注射人免疫球蛋白随之成为研发目标。静脉注射人免疫球蛋白制备技术经历了3次变革和发展，分别是酶解的免疫球蛋白的制备、化学修饰的免疫球蛋白的制备和保持天然完整结构的免疫球蛋白的制备，形成了上市的产品。人纤维蛋白原是最早研发的凝血因子类产品，但因病毒安全性问题在20世纪70年代后期曾被美国食品药品管理局中止上市，病毒灭活工艺的发展和完善又使其在国内外重新获批；第二种研发的凝血因子产品是人凝血因子Ⅷ，为甲型血友病患者带来福音；第三种研发的凝血因子产品是人凝血酶原复合物，含有Ⅱ、Ⅶ、Ⅸ、Ⅹ等4种凝血因子。随着血浆蛋白分离纯化工艺的不断发展，其他凝血因子制品、蛋白酶抑制剂、抗凝蛋白制品，如人凝血因子Ⅶ、Ⅸ、Ⅺ、ⅩⅢ、α1抗胰蛋白酶、抗凝血酶、蛋白C等陆续被规模化制备，并开发成产品上市。

分类 已经分离纯化用于临床的血浆蛋白制品有20余种，按照生理功能，可以分为转输蛋白类、免疫球蛋白类、凝血系统蛋白类和蛋白酶抑制物等制品。按照原料来源与技术途径，可以分为血浆蛋白制品和重组血浆蛋白制品。按照临床病症类群，可分为凝血障碍类（如凝血因子Ⅷ、Ⅸ、Ⅹ以及vW因子等）、重症监护类（如凝血酶原复合物、纤维蛋白原、抗凝血酶、白蛋白、C1-酯酶抑制剂等）、免疫防治类（如肌肉、静脉、皮下注射免疫球蛋白和各种特异性人免疫球蛋白等）、肺病治疗类（如α1-抗胰蛋白酶等）和创伤愈合类（如纤维蛋白胶、纤维蛋白贴、人凝血因子ⅩⅢ等）等。此外，脂蛋白是特殊的血浆蛋白制品，带有脂肪链修饰的蛋白质。

功能或应用 自从第一个血浆蛋白制品白蛋白上市以来，不同产品的临床应用范围正在不断扩大，需要指出的是，血浆蛋白制品的病毒安全性一直是最受关注的问题，获得性免疫缺陷综合征（艾滋病）可经血液传播的事实曾一度限制、甚至阻碍了血浆蛋白制品的研发和应用。随着原料血浆质量的控制不断加强、通过物理、化学方法灭活（或除去）血浆蛋白制品中可能存在的病毒的方法的应用，包括有机溶剂（或表面活性剂）处理、低pH孵放、辛酸处理、巴氏消毒法、干热法、蒸汽处理、纳米膜过滤和层析等方法血浆蛋白制品已经成为较为安全的生物制品。

（章金刚 马玉媛）

báidànbái

白蛋白（albumin，Alb） 维持血浆胶体渗透压和物质转运的人源性多肽蛋白药物。又称清蛋白。根据来源不同白蛋白又可分为人血白蛋白和人胎盘血白蛋白。人血白蛋白属于球蛋白的一种，主要存在于血浆中，为血浆中含量最多的蛋白质，属于血浆蛋白制品。人胎盘血白蛋白为来源于胎盘血的白蛋白，属于胎盘制品。白蛋白制品诞生于第二次世界大战期间，1941年，哈佛大学医学院的埃德温·约瑟·科恩（Edwin Joseph Cohn）受命于美国军方的委托建立了经典的低温乙醇法分离血浆蛋白的生产工艺，1942年美国食品药品管理局批准了人血白蛋白制剂作为药物应用于临床，并被美国药典、欧洲药典、日本药典、中国药典等收录。

结构和理化性质 白蛋白分子由585个氨基酸残基组成，相对分子质量约为66 450，等电点为4.9，沉降系数为4.6 s。其多肽链紧密折叠而成，由3个螺旋结构域构成，分子中包含35个半胱氨酸残基，形成17个二硫键。许多水溶性差的物质，包括胆红素、长链脂肪酸、胆汁酸盐、前列腺素、类固醇激素、金属离子（如Cu^{2+}、Ni^{2+}、Ca^{2+}）、药物（如阿司匹林、青霉素等）等均可通过与白蛋白的结合而被运输。

制备技术 制备白蛋白制品的常见纯化方法有盐析法、利凡诺沉淀法、凝胶层析法、聚乙二醇沉淀法、选择性变性法、亲和层析法、低温乙醇法等。20世纪40年代由美国哈佛大学医学院的埃德温·约瑟·科恩（Edwin Joseph Cohn）教授发明的低温乙醇血浆蛋白分离工艺，即Cohn法，已成为白蛋白分离的经典方法，是国际上通用的血浆白蛋白分离工艺的基础。低温乙醇血浆蛋白分离工艺的主要原理是将中性有机溶剂乙醇加入血浆蛋白水溶液中，降低水分子的活度和溶液的介电常数，使蛋白分子周围排斥水分子，蛋白分子之间通过极性基团的相互作用，在范德华力作用下发生凝聚。由于血浆溶液中加入乙醇时，乙醇与水混合释放热量，容易引起白蛋白的变性，因此，该工艺必须在低温下进行，严格控制操作条件。

药理作用 白蛋白的药理作用与其生理功能是一致的：①具有维持血管和组织之间的血液胶体渗透压的作用。②具有结合并参与多种小分子物质的运输作用，如脂肪酸、激素、微量金属离子、酶、维生素和药物等。③具有可帮助代谢产物解毒和再加工的作用，如白蛋白能结合有毒物质，运送至解毒器官，然后排出体外。

④白蛋白还是机体内重要的营养物质，在血浆中不断地进行代谢更新，血浆白蛋白分解产生的氨基酸，可用于合成组织蛋白，其氧化分解也可供应能量或转变成其他含氮物质。⑤此外还具有抗氧化及清除自由基的功能。

应用　白蛋白临床应用比较广泛，包括大面积烧伤后，急性创伤、失血性休克，成人急性呼吸窘迫综合征，血液置换治疗，偶尔用于肾透析，严重的低蛋白血症腹水，急性肝功能衰竭伴肝昏迷等。

不良反应及注意事项　使用白蛋白一般不会产生不良反应，偶尔可出现寒战、发热、颜面潮红、皮疹、恶心呕吐等症状，快速输注可引起血管超负荷导致肺水肿，偶尔有过敏反应。白蛋白不宜与氨基酸混合输注，可能引起蛋白沉淀。(20~25) g/dl 白蛋白是高渗溶液，不宜与红细胞混合使用。患者血容量正常或轻度减少时，5 g/dl 白蛋白输注速度为 (2~4) ml/min，而 25 g/dl 白蛋白为 1 ml/min，儿童是成人速度的 1/2~1/4；对白蛋白有严重过敏者禁用；高血压、急性心脏病患者、正常容量和高血容量心力衰竭患者禁用；严重贫血患者、肾功能不全者禁用；孕妇或可能怀孕的妇女慎用，如必须使用，应在医师指导和严密观察下使用；白蛋白在某些特殊情况下，如肝硬化腹水、器官移植、肾病综合征、血浆置换时，可作为首选药物，但前提是其浓度低于 25 g/L。

(章金刚　吕茂民)

zhīdànbái

脂蛋白（lipoprotein）　血浆中带有脂肪链修饰的蛋白质。属于血浆蛋白制品。脂蛋白是血脂在血液中存在、转运及代谢的形式，

脂蛋白中脂质与蛋白质之间多数是通过脂质的非极性部分与蛋白质组分之间以疏水性相互作用而结合在一起，而没有共价键结合。由于三酰甘油和胆固醇具有强疏水性，无法直接溶于血液中，因此必须与水溶性强的蛋白质、磷脂结合形成脂蛋白才能在血浆中转运。

血浆脂蛋白有多种，根据其所含的脂类和蛋白质的比例不同，理化性质（密度、颗粒大小、表面电荷、电泳速度及免疫性等）也不同，应用超速离心法得到的血浆脂蛋白可分为五类：乳糜微粒、极低密度脂蛋白、低密度脂蛋白、中间密度脂蛋白和高密度脂蛋白（highdensity lipoprotein，HDL）。高密度脂蛋白是血浆中主要脂蛋白之一，密度最高、颗粒直径最小，组成成分中蛋白质、磷脂、胆固醇分别约占 50%、30% 和 20%。人类高密度脂蛋白颗粒大小为 7.2~12.9 nm，相对分子质量为 200 000~400 000，主要由肝脏产生，小肠也可合成，主要由肝脏分解。高密度脂蛋白的成分非常复杂，其中含量最高的为载脂蛋白（apolipoprotein，Apo）A-Ⅰ，此外还有 ApoA-Ⅱ、ApoA-Ⅳ、ApoC-Ⅱ、ApoC-Ⅲ、Apo E、Apo M、血清淀粉状蛋白 A 和血清淀粉状蛋白 A-Ⅳ 等。高密度脂蛋白有抗动脉粥样硬化的作用，血浆高密度脂蛋白水平降低是冠心病的危险因素。除了其本身的生理功能，高密度脂蛋白作为药物载体也极具优势：具有良好的生物相容性和生物安全性。

制备技术　有多种物理或化学方法可用于分离血浆中的高密度脂蛋白，包括密度梯度超速离心法、硫酸右旋糖酐沉淀法、磷钨酸钠法、低温乙醇法和层析法

等，均需要大量血浆作为原料，因此天然高密度脂蛋白存在来源稀缺、制备程序繁琐的缺点，因而难以大规模生产应用，而重构人高密度脂蛋白则具有可规模化生产的显著的优势。制备重构人高密度脂蛋白涉及基因工程制药技术、发酵技术和蛋白纯化技术等，首先制备 rhApoA-Ⅰ、rhApoA-Ⅱ、rhApoC-Ⅰ、rhApoE 等载脂蛋白，然后按照天然高密度脂蛋白的组分比例，利用胆酸钠法将各种载脂蛋白和脂质进行组合，形成重构人高密度脂蛋白颗粒。

药理作用　高密度脂蛋白能促进胆固醇从外周组织（包括动脉粥样硬化斑块）转运到肝脏进行再循环或以胆酸的形式排泄，因而具有抗动脉粥样硬化和血管保护活性，可减少心血管疾病的发生。高密度脂蛋白颗粒在血液循环运行过程中，与其他脂蛋白或细胞膜之间不断地进行脂质成分或载脂蛋白的交换，从而实现逆向转运胆固醇的目的。高密度脂蛋白还有抗氧化、抗炎、防止并纠正内皮功能紊乱、促纤溶、刺激一氧化氮产生以调节血管张力等多项生理功能。因此，增加心血管疾病患者血液循环中的高密度脂蛋白对减轻症状和治疗疾病具有积极意义，而提高高密度脂蛋白水平的措施中，最有效的莫过于直接输注高密度脂蛋白。输注重构高密度脂蛋白能够增加血液中高密度脂蛋白浓度，并改善血管的反应性。

应用　2013 年澳大利亚健康与医学研究所的斯蒂芬·尼科尔斯（Stephen Nicholls）研究发现，诱导高密度脂蛋白前体 ApoA1 生成的新药 RVX-208 对动脉粥样硬化消退没有明显作用，但直接注射高密度脂蛋白可以引起动脉粥

样硬化迅速消退，重构人高密度脂蛋白类药物还有待于大规模、多中心临床试验的评价。截至2015年脂蛋白还没有成药。

（章金刚 方 迟）

rénmiǎnyìqiúdànbái

人免疫球蛋白（human immunoglobulin）

由人血浆经分离纯化、病毒灭活等获得的具有抑制病原体感染或增强人体自身免疫功能的血浆蛋白制品。由于人血中的免疫球蛋白大多数为丙种球蛋白（γ-球蛋白），因此曾称人血丙种球蛋白。免疫球蛋白由德国细菌和免疫学专家贝林（Emil Adolf von Behring）于1890年首次发现，1891年其成功地用动物血清来源的白喉抗毒素治愈了一例白喉患者，因此于1901年获得第一个诺贝尔生理学或医学奖。1940年，美国哈佛大学医学院的埃德温·约瑟·卡恩（Edwin Joseph Cohn）等采用低温乙醇盐析的方法从人血浆中成功地制备出人免疫球蛋白，用于预防和治疗感染性疾病。1952年，美国医生奥格登·布鲁顿（Ogden Bruton）等首次将人免疫球蛋白应用于治疗自身免疫性疾病。

人免疫球蛋白有五类，分别以IgG、IgA、IgM、IgD和IgE表示。它们的基本结构相似，都是由4条多肽链组成的对称性结构，其中包括两条相同的重链（H链，相对分子质量60 000~80 000）与两条相同的轻链（L链，相对分子质量20 000~30 000），这些多肽链之间通过二硫键连接。血浆中IgG的含量最高，约占血浆免疫球蛋白总量的75%，以单体形式存在，主要由脾和淋巴结中的浆细胞合成，是唯一能通过胎盘的免疫球蛋白，使胎儿在宫内获得被动保护而减少感染的概率。根据人免疫球蛋白的功能效应，可以分为正常人免疫球蛋白和特异性人免疫球蛋白两类。正常人免疫球蛋白是健康人血浆制得的可提高人体自身免疫功能的血浆蛋白制品，特异性人免疫球蛋白是针对特定病原体或抗原的人免疫球蛋白制品。

免疫球蛋白具有重要的免疫和生理调节作用。人免疫球蛋白主要由IgG组成，可以结合特异性抗原、活化补体以及结合Fc受体产生抗体依赖的细胞介导的细胞毒作用和调理吞噬作用，发挥抑制病原微生物和毒素、提高机体自身免疫力的功能。免疫球蛋白中IgG聚合物程度是影响其药物作用的关键因素，聚合物含量过高会导致人体严重的过敏反应。人免疫球蛋白的生物半衰期一般为16~24天。

正常人免疫球蛋白主要应用于治疗原发性免疫球蛋白缺乏症、继发性免疫球蛋白缺乏症以及自身免疫性疾病等，对预防病毒性传染病如麻疹、传染性肝炎、腮腺炎等也有明显的效果。特异性人免疫球蛋白主要应用于特定微生物感染性疾病的治疗。

（陈 薇 徐俊杰）

zhèngcháng rénmiǎnyìqiúdànbái

正常人免疫球蛋白（humannormal immunoglobulin）

用于提高人体自身免疫功能，发挥被动免疫作用的血浆蛋白制品。1952年，美国医生奥格登·布鲁顿（Ogden Bruton）首次将正常人免疫球蛋白应用于治疗先天性丙种球蛋白缺乏症。

正常人免疫球蛋白的组分有五类，分别以IgG、IgA、IgM、IgD和IgE表示，其中IgG的含量最高。根据临床使用时的注射途径，可以分为肌内注射人免疫球蛋白、静脉注射人免疫球蛋白和皮下注射人免疫球蛋白三大类，其制备方法、体内药动学特征及适应证均有所不同。

注射免疫球蛋白是被动免疫疗法，可以将免疫球蛋白内含有的大量抗体输入患者体内，使其从低或无免疫状态很快达到暂时免疫保护状态。免疫球蛋白可以直接中和病原微生物的毒力因子，对预防细菌、病毒性感染有一定的作用。IgG的Fc段可与吞噬细胞上的Fc受体结合，使其不能与自身抗体以及相应的细胞因子结合，抑制吞噬细胞激活，保护机体组织和细胞不受破坏。此外，免疫球蛋白可提高机体抗感染能力，大量IgG可与患者血液中的抗原结合，改变其比例，可以使免疫复合物分子变小，使得其不易沉积，从而避免补体激活沉积后产生的免疫性血管内炎症，发挥治疗自身免疫性疾病的作用。

该制品主要应用于治疗原发性免疫球蛋白缺乏症、继发性免疫球蛋白缺乏症以及自身免疫性疾病（如川崎病、慢性B淋巴细胞白血病等），也用于预防病毒性传染病，如麻疹、传染性肝炎、腮腺炎、获得性免疫缺陷综合征（艾滋病）等。由于人免疫球蛋白中包含了大量抗体，为了避免其中可能含有的特异性抗体的干扰，注射人免疫球蛋白3个月后才能接种某些减毒活疫苗，如脊髓灰质炎、麻疹、风疹、腮腺炎以及水痘病毒疫苗等。在非紧急状态下，已经接种了这类疫苗的患者至少在接种后3~4周才能注射人免疫球蛋白；如果在接种后3~4周内使用了人免疫球蛋白，则应在最后一次注射免疫球蛋白后3个月重新接种疫苗。

（陈 薇 徐俊杰）

jīnèi zhùshè rénmiǎnyìqiúdànbái
肌内注射人免疫球蛋白 （human immunoglobulin for intramuscular injection，IMIG）

以肌内注射方式使用的正常人免疫球蛋白制品。早期上市的正常人免疫球蛋白由于纯度和生物活性不能满足静脉注射要求，因此仅可用于肌内注射。与静脉注射人免疫球蛋白相比，肌内注射人免疫球蛋白的注射剂量受限，大部分的免疫球蛋白在进入血液循环前被酶解，使得其利用率较低。但是，肌内注射人免疫球蛋白制备工艺具有相对简单，并且具有使用方便、价格低廉、不良反应轻等特点，因而一直在临床实践中广泛使用。

肌内注射人免疫球蛋白的制备方法是：取一定数量的健康供血浆者的新鲜血浆或保存期不超过两年的冰冻血浆，经冷乙醇沉淀工艺或经批准的其他分离法对血浆蛋白进行分级分离，提取免疫球蛋白组分，经超滤或冷冻干燥脱去乙醇后再经浓缩和灭活病毒处理等工序，可制成液体或冻干制剂。

肌内注射人免疫球蛋白治疗的原理是把免疫球蛋白内含有的大量抗体注射进患者体内，使之从低或无免疫状态很快达到暂时免疫保护状态。注射进的抗体可与患者体内的抗原相互作用，直接杀死病原微生物或中和毒素，因此免疫球蛋白制品对预防细菌、病毒性感染有一定的作用。

该制品主要应用于病毒性疾病的预防或紧急治疗，如甲型肝炎、乙型肝炎、麻疹等。若与抗生素合并使用，可提高对某些严重细菌和病毒感染的疗效。

肌内注射人免疫球蛋白一般无不良反应，在临床使用中少数人会出现皮疹、发热、寒战、恶心、瘙痒、心跳加速、注射部位红肿疼痛等反应，一般无需特殊处理，可自行恢复。对免疫球蛋白过敏或有其他严重过敏史者、人免疫球蛋白 IgA 缺乏症患者禁用。注射人免疫球蛋白 3 个月后才能接种某些减毒活疫苗，如脊髓灰质炎、麻疹、风疹、腮腺炎以及水痘病毒疫苗等。

(陈 薇 徐俊杰)

jìngmài zhùshè rénmiǎnyìqiúdànbái
静脉注射人免疫球蛋白 （human immunoglobulin for intravenous injection，IVIG）

以静脉注射方式使用的正常人免疫球蛋白制品。静脉注射免疫球蛋白可以经静脉大剂量输入人体，即刻在血液中达到最高浓度，且随血液循环几乎可全部到达靶部位，因而其抗感染的疗效优于肌内注射人免疫球蛋白。

静脉注射免疫球蛋白的制备方法是：采用冷乙醇沉淀工艺或结合辛酸沉淀、聚乙二醇沉淀、层析等工艺，从一定数量的健康供血浆者的新鲜血浆或保存期不超过两年的冰冻血浆中获得免疫球蛋白组分，同时又引入了两步病毒灭活工艺，使得制品在输注安全上有了很大提高，并且通过添加麦芽糖或甘氨酸等辅料作为保护剂制备而成。

该制品主要通过抗体补充和免疫调节作用对多种疾病起到治疗作用。药理作用主要包括通过抗原抗体相互作用，预防细菌或病毒性感染，通过使免疫复合物分子变小治疗自身免疫性疾病。免疫调节作用来源于对细胞产物如细胞因子、趋化因子等的直接中和或调节。

主要用于治疗原发性免疫球蛋白缺乏症、继发性免疫球蛋白缺乏症以及自身免疫性疾病（川崎病、特发性血小板减少性紫癜等）、细菌性和病毒性感染、周期性自发性流产、癌症以及预防过多胶原积聚等。美国食品药品管理局批准的适应证包括：同种异体骨髓移植、慢性淋巴细胞白血病、特发性血小板减少性紫癜、儿童获得性免疫缺陷综合征（艾滋病）、原发性免疫缺陷、川崎病、慢性炎症性脱髓鞘性多发性神经病变（仅美国 Talecris 公司制造的"Gamunex"商标药品于2008 年根据美国罕见病药物法律条款被批准应用于此病）、肾移植（在受供方具有高抗体或者与捐献者 ABO 不相容的情况下可以使用）。2004 年，美国食品药品管理局批准了 Cedars-Sinai 静脉注射免疫球蛋白疗法，该疗法可以成功清除肾移植受供方血液中约90%～95% 的抗体，因而可以接收从任意 ABO 血型和组织匹配情况的健康供体取出的肾脏进行移植并存活。

较常见的不良反应是过敏反应，包括面部潮红和肿胀、呼吸急促、恶心、呕吐、腹痛、头痛、皮肤炎（通常是手掌与脚底的皮肤剥离）等；使用后，使患者血液黏滞度增强，有可能导致老年心血管患者出现中风或心梗等。

(陈 薇 徐俊杰)

píxià zhùshè rénmiǎnyìqiúdànbái
皮下注射人免疫球蛋白 （human immunoglobulin for subcutaneous injection，SCIG）

以皮下注射方式使用的正常人免疫球蛋白制品。1952 年，美国医生奥格登·布鲁顿（Ogden Bruton）等首次用于治疗原发性免疫缺陷患者。美国食品药品管理局分别于2006 年和 2010 年批准了美国 ZLB Bering 公司的 SCIG 制品（Vivaglobin）和美国 CSL 公司的 SCIG 制品（Hizentra）上市。截至 2015 年，中国无 SCIG 品种上市。

皮下注射用人免疫球蛋白的制备是采用与肌内注射人免疫球蛋白相似的制备工艺，包括血浆蛋白分级分离、病毒灭活等工序。

皮下注射免疫球蛋白属于被动免疫疗法，通过抗体补充和免疫调节作用对多种疾病起到治疗作用。足够剂量的 SCIG 能有效提高血清中 IgG 抗体的水平，保护免疫缺陷患者免受病原体感染，但和静脉注射人免疫球蛋白具有不同的药动学特征，正常人免疫球蛋白由静脉注射到人体后，IgG 抗体浓度在血清中会立即升高，在接下来的几天内又会迅速下降。而皮下注射后，免疫球蛋白首先在皮下组织局部扩散，随后逐步扩散到血管和血管外液，血清中 IgG 抗体的浓度较为平稳。在低丙种球蛋白血症患者体内，SCIG 的半衰期可达到 41 天，略高于静脉注射人免疫球蛋白的半衰期（34~37 天）。SCIG 的优点是能够在室温保存，易于携带使用，尤其适于静脉通路差或对静脉注射反应较大的患者。SCIG 的不足之处是它在人体皮下组织的吸收量和吸收速率有限，通常一周需要注射 1~2 次以达到有效浓度，而静脉注射人免疫球蛋白仅需 3~4 周注射一次。

美国食品药品管理局批准的 SCIG 适应证为治疗原发性免疫缺陷病，是静脉注射用人免疫球蛋白的安全和有效的替代品。发展趋势是进一步提高输注的速率、单次输注的体积以及制备高浓度的 SCIG，从而更好地满足临床应用的要求。

SCIG 不良反应较少，常见的不良反应是局部注射部位反应、头痛、呕吐、疼痛和疲劳等。也可能引起超敏反应。

（陈 薇 徐俊杰）

tèyìxìng rénmiǎnyìqiúdànbái

特异性人免疫球蛋白（specific human immunoglobulin）

针对特定病原体或抗原的人免疫球蛋白制品。通过采集用特定疫苗或抗原免疫后的健康供血浆者血浆，或采集自然感染者血浆，通过分离纯化、病毒灭活等处理制备而成。是一种人多克隆抗体制品。多克隆抗体是指抗原刺激机体后由机体的浆细胞合成并分泌的与抗原有特异性结合能力的一组球蛋白。特异性人免疫球蛋白是高度特异性、含高效价抗体的被动免疫制剂。被动免疫指机体因被动接受抗体、致敏淋巴细胞或其产物后所获得的特异性免疫能力。

特异性人免疫球蛋白的制备工艺与肌内注射人免疫球蛋白或静脉注射人免疫球蛋白基本相同，不同的是原料要用特定疫苗或抗原免疫后的健康供血浆者的血浆，或自然感染者的血浆，其制备的关键点和难点是为了获得含高滴度特异性抗体的原料血浆，要建立快速、准确地对血浆原料中特异性抗体筛查的方法。

按针对的病原体或抗原种类不同，特异性人免疫球蛋白可以分为四类：抗病毒类特异性人免疫球蛋白，如甲型肝炎人免疫球蛋白、乙型肝炎人免疫球蛋白、狂犬病人免疫球蛋白、巨细胞病毒人免疫球蛋白、呼吸道合胞病毒人免疫球蛋白、水痘-带状疱疹人免疫球蛋白、痘苗人免疫球蛋白等；抗细菌类特异性人免疫球蛋白，如炭疽杆菌人免疫球蛋白等；抗毒素类特异性人免疫球蛋白，如破伤风人免疫球蛋白、肉毒人免疫球蛋白等；其他特异性人免疫球蛋白，如抗 D 人免疫球蛋白等。

特异性人免疫球蛋白中含高效价针对特定病原体或抗原的抗体。特异性抗体可与相应病原体或抗原结合，使其不能再与宿主细胞结合而起到阻断感染的作用。特异性抗体 IgG 分子的 Fab 段可与抗原结合，而 Fc 段与吞噬细胞上的 Fc 受体结合，从而促进吞噬细胞对病原体的吞噬作用；IgG 与抗原结合后又能激活补体，发挥调理作用，而吞噬细胞有补体 C3 受体，病原物质就更加容易被吞噬。与来源于动物的抗毒素药物及抗血清药物相比，特异性人免疫球蛋白制品在使用时不会发生因注射异种蛋白而产生的严重的过敏反应，并且在患者体内半衰期较长，疗效更好。

主要用于预防和治疗特定病原体感染或特定抗原性疾病。一般采用肌内注射的方式，也有静脉注射的特异性人免疫球蛋白产品。与肌内注射相比，静脉注射可以使患者体内特异性抗体迅速达到峰值，可用于预防和治疗一些发病率高、感染后果严重、无特效治疗方法的病原体感染。

（陈 薇 张 军）

jiǎxíng gānyán rénmiǎnyìqiúdànbái

甲型肝炎人免疫球蛋白（human hepatitis A immunoglobulin, HHAIG）

针对甲型肝炎病毒的特异性人免疫球蛋白。甲型肝炎病毒属于微小 RNA 病毒科，于 1973 年首次用免疫电镜技术在急性期患者的粪便中发现。自 1940 年起有研究认为人免疫球蛋白对预防甲型肝炎有效，但使用一段时间发现使用血浆来源的免疫球蛋白在预防甲型肝炎上存在一定风险（主要是有潜在的病毒感染的风险），因此发达国家和地区已不再使用免疫球蛋白来预防甲型肝炎，但在发展中国家，甲型肝炎人免疫球蛋白仍被广泛应用。截至2015年，中国还没有甲型肝炎人免疫球蛋白产品上市。

甲型肝炎人免疫球蛋白的制备使用的是通过筛选获得的含高效价甲型肝炎病毒抗体的健康供血浆者血浆，经分离纯化、病毒去除和灭活等处理工序制成。甲型肝炎人免疫球蛋白作为特异性人免疫球蛋白，其主要活性成分为针对甲型肝炎病毒的高滴度IgG，其能够通过与甲型肝炎病毒特异性结合，阻断或消除甲型肝炎病毒对人体的致病作用，起到被动免疫保护的作用。

主要用于甲型肝炎病毒感染的预防。HHAIG能够明显降低甲型肝炎发病率。此外，还可以提高抗甲型肝炎病毒血清抗体阳转率，但效果低于甲型肝炎疫苗。针对那些与甲型肝炎患者接触者，HHAIG能够显著降低甲型肝炎发病率。由于免疫球蛋白的功效快速，因此HHAIG特别适用于短期前往甲型肝炎高危地区的人士预防甲型肝炎，一般需要提前4~10天接受注射，若需要延长受保护的时间，可于4~5个月后进行第二次注射。未观察到明显严重的不良反应事件，约有13%~30%的患者在注射部位出现疼痛、红肿、硬结或肿胀等局部反应，部分患者会出现流感样症状，一般会自行消失。对血浆蛋白有过敏反应的患者，在使用前需先征询医生意见。

（陈 薇 徐俊杰）

yǐxíng gānyán rénmiǎnyìqiúdànbái

乙型肝炎人免疫球蛋白

（human hepatitis B immunoglobulin, HHBIG） 针对乙型肝炎病毒的特异性人免疫球蛋白。20世纪70年代，法国用乙型肝炎疫苗对志愿献血者进行免疫，获得制备HHBIG所需的人免疫血浆。之后美国和其他欧洲国家相继开发出HHBIG，并得到广泛应用。中国从20世纪80年代后期开始研制HHBIG，1999年开始有产品上市。

该制品需使用经乙肝疫苗免疫的供血浆者血浆作为原料进行制备。原料血浆均需经过乙肝表面抗原、丙型肝炎抗体、人类免疫缺陷病毒（艾滋病病毒）抗体和梅毒抗体筛查，以保证未受到污染。通常采用低温乙醇蛋白分离法提取免疫球蛋白，并经纯化后得到纯品。在生产进程中必须通过两种以上经过验证的灭活或去除方法来进行产品的灭活或去除病毒，如巴氏消毒法、有机溶剂（或去污剂）灭活病毒法、低pH孵放法等，从而保证在临床使用上的安全性。

HHBIG作为特异性人免疫球蛋白，其主要活性成分为针对乙肝病毒的特异性抗体，可结合乙肝病毒形成免疫复合物，并通过抗原递呈细胞增强乙肝病毒特异性T细胞的增殖，中和循环中的乙型肝炎病毒，保护急性感染者免受乙肝病毒感染，起到被动免疫（机体被动接受抗体、致敏淋巴细胞或其产物所获得的特异性免疫能力）的作用。乙肝表面抗原阳性的孕妇在注射HHBIG时，抗体可通过胎盘到达胎儿体内，使胎儿在宫内获得被动保护而减少乙肝感染的概率。HHBIG对体内乙肝病毒感染引起的免疫缺陷状态也具有调节作用，经HHBIG治疗后，人体γ干扰素和白介素-12的水平显著增高，从而可提高机体抵抗乙肝病毒感染的能力，有利于清除体内的乙肝病毒。

临床上主要用于阻断乙肝病毒母婴垂直传播以及意外感染人群和易感人群的预防。新生儿出生后立即注射HHBIG可显著降低婴儿表面抗原携带率。结合乙型肝炎疫苗使用HHBIG是预防输血后乙型肝炎感染的有效措施。使用HHBIG可治疗慢性乙肝病毒携带者，减少乙型肝炎造成的肝硬化和暴发性肝炎。

一般不会出现不良反应，少数人有一过性头痛、心慌、恶心及局部红肿、疼痛感等，多数轻微无需特殊处理，可自行恢复。只限肌内注射，不得静脉输注。对该制品过敏或有其他严重过敏史者禁用。另外，对丙种球蛋白有相互作用的药物可能会与该制品产生相互作用。

（陈 薇 徐俊杰）

kuángquǎnbìng rénmiǎnyìqiúdànbái

狂犬病人免疫球蛋白 （human rabies immunoglobulin, HRIG）

针对狂犬病毒的特异性人免疫球蛋白。狂犬病又名恐水症，是由狂犬病毒所致的人兽共患急性传染病，临床表现为恐水怕风、咽肌痉挛、进行性瘫痪等。HRIG工业化生产始于1974年，由美国CUTTER研究室研制并获美国食品药品管理局批准上市。在美国主要有两个HRIG制品，分别为美国Talecris公司生产的Hyper-Rab S/D和法国安万特（Aventis）公司生产的ImogamRabies-HT。

人用狂犬病疫苗对健康供血浆者进行主动免疫后，定期采集原料血浆。每批生产应由100名以上免疫供血浆者的血浆混合，用低温乙醇蛋白分离法等分段沉淀提取免疫球蛋白组分，经超滤或冷冻干燥、灭活病毒处理等工序制得，其免疫球蛋白纯度大于90%，狂犬病抗体效价每1ml不低于 100 国际单位。

作为特异性人免疫球蛋白，HRIG 主要活性成分为高效价的狂犬病抗体，能特异地中和狂犬病病毒，起到被动免疫作用。与狂犬病疫苗相比，HRIG 的优势在于能够快速起到保护作用，但是 HRIG 保护性的持续时间不如狂犬病疫苗。HRIG 体内半衰期为 21~28 天。为了防治狂犬病，通常将 HRIG 与狂犬病疫苗联合使用以提供最大的保护。

临床上主要用于预防和治疗狂犬病。临床上对于狂犬病的治疗通常采用注射狂犬病免疫球蛋白和接种狂犬病疫苗的联合方式。一般无不良反应。少数人有红肿、疼痛感，无需特殊处理，可自行恢复。对人免疫球蛋白过敏或有其他严重过敏史者禁用。狂犬病人免疫球蛋白不得用作静脉注射。注射时不需做过敏试验，如有异物或摇不散的沉淀，安瓿出现裂纹或过期失效等情况不得使用。另外，与狂犬病疫苗联用时，疫苗的首次注射部位不能与 HRIG 的注射部位相同，否则会影响疫苗的效果。HRIG 一般在疫苗注射前使用，在疫苗注射 7 天后不推荐使用。使用 HRIG 后，3 个月内不能接种麻疹等活病毒疫苗，因为其中的某些抗体可干扰疫苗免疫应答。HRIG 为人血液制品，尽管经过筛检及灭活病毒处理，仍不能完全排除含有病毒等未知原体而引起血源性疾病传播的可能。

（陈 蔗 于 蕊）

shuǐdòu-dàizhuàngpàozhěn
rénmiǎnyìqiúdànbái

水痘-带状疱疹人免疫球蛋白

（ human varicella-zoster immuno-globulin，HVZIG） 针对水痘-带状疱疹病毒的特异性人免疫球蛋白。其主要成分为 IgG。可以有效避免罹患水痘或者使水痘/带状疱疹症状减轻，特别是对免疫力低下或免疫缺陷的人群具有较好的效果。1978 年，美国学者萨雅（Zaia JA）等对大量正常健康献血员血浆进行了高通量的筛选，对其中约 15% 为抗水痘-带状疱疹病毒抗体阳性的样品，采用低温乙醇沉淀法制备了含有高滴度水痘-带状疱疹病毒抗体的特异性免疫球蛋白，即水痘-带状疱疹人免疫球蛋白。1981 年 HVZIG 在美国由马萨诸塞州公共卫生生物实验室生产。2006 年 HVZIG 改由加拿大 Cangene 公司生产。Cangene 公司的产品为 125 IU /瓶的冻干制品，包括肌内注射和静脉注射两种剂型。此外，德国 Biotest 制药厂也生产 HVZIG，其产品为静脉注射制剂。截至 2015 年，中国没有 HVZIG 产品上市。水痘-带状疱疹人免疫球蛋白通过筛选含有高滴度抗水痘-带状疱疹病毒抗体的健康人血浆，经过低温乙醇沉淀法、阴离子交换柱层析、硫酸铵提取或者聚乙二醇沉淀等方法制备。

作为特异性人免疫球蛋白，HVZIG 含高效价的抗水痘-带状疱疹病毒抗体，能特异地中和水痘-带状疱疹病毒，起到被动免疫作用。可以有效地避免或减轻水痘进展，并减轻带状疱疹引发的神经疼痛。临床上主要用于对水痘、带状疱疹易感者，如：免疫缺陷者、白血病或淋巴瘤患者、接受免疫抑制治疗者、母亲患水痘后 5~6 天出生的新生儿等，或因与水痘病毒有明显接触史而有水痘感染的高度风险者。使用 HVZIG 越早，其保护效果越好。使用 HVZIG 的最高暴露时限为 96 h，若超过这个时间但仍在

10 日之内，HVZIG 仅能起到减轻水痘症状的作用。一般无不良反应症状。对水痘-带状疱疹病毒有免疫力的个体、对免疫球蛋白有过敏史、IgA 缺陷以及对免疫球蛋白制剂中的添加成分有过敏史或不良反应史的人群应当禁用。

（陈 蔗 于 蕊）

hūxīdào hébāobìngdú
rénmiǎnyìqiúdànbái

呼吸道合胞病毒人免疫球蛋白

（ human respiratory syncytial virus immunoglobulin，HRSVIG） 针对呼吸道合胞病毒的特异性人免疫球蛋白。临床上常以静脉注射方式使用。1996 年，美国食品药品管理局正式批准美国 Med Immune 公司生产的静脉注射用 HRSVIG（RespiGam©）应用于预防严重的由呼吸道合胞病毒引起的下呼吸道。截至 2015 年，在中国尚无 HRSVIG 产品上市。

静脉用呼吸道合胞病毒免疫球蛋白是含高浓度特异性抗呼吸道合胞病毒中和抗体的免疫球蛋白制品，其主要成分为 IgG，含有微量的 IgA 和 IgM。它可以抗呼吸道合胞病毒的 A、B 两个亚型的病毒株，半衰期是 22~28 天。与一般商品化的静脉注射人免疫球蛋白相比，HRSVIG 的中和抗体效价大约高 6 倍。HRSVIG 的作用机制可能是直接作用于病毒表面糖蛋白 G 和 F。HRSVIG 可抑制细胞内呼吸道合胞病毒的复制、阻断呼吸道合胞病毒吸附细胞，并能直接灭活呼吸道合胞病毒，从而保护患儿免于呼吸道合胞病毒感染，减轻感染后疾病的严重性。由于 HRSVIG 含有抗多种病原体的抗体，因此也能够预防其他病原体感染，如降低中耳炎等病的发病率等。

临床上主要用于防治因呼吸

道合胞病毒引发的婴幼儿呼吸道感染，属于被动免疫疗法。在呼吸道合胞病毒感染预防中，静脉用呼吸道合胞病毒人免疫球蛋白和帕利珠单抗是仅有的两种抗体类药物。

HRSVIG 安全、耐受性良好，副作用小。其副作用主要是干扰麻疹、流行性腮腺炎、风疹疫苗及水痘疫苗等的免疫活性，疫苗要推迟至 HRSVIG 最后一次注射后的 9 个月后再接种。

（陈 薇 于 蕊）

jùxìbāobìngdú rénmiǎnyìqiúdànbái

巨细胞病毒人免疫球蛋白（human cytomegalovirus immunoglobulin）

针对巨细胞病毒的特异性人免疫球蛋白。临床上主要用于防治孕妇、新生儿以及器官移植手术中可能引发的巨细胞病毒感染。巨细胞病毒是疱疹病毒科 β 属的 DNA 病毒，由巨细胞病毒引起的孕妇、新生儿、器官移植患者、免疫抑制者感染死亡率可达 50%~80%。普通人群中的巨细胞病毒自然感染率可达 80% 以上。美国马萨诸塞州公共卫生生物实验室生产的巨细胞病毒人免疫球蛋白，1998 年首先由加拿大卫生部批准上市。截至 2015 年，在中国尚无巨细胞病毒人免疫球蛋白产品上市。该制品使用筛选出的含高滴度巨细胞病毒中和抗体的健康人血浆，合并后采用低温乙醇法或层析法分离提取免疫球蛋白组分，经超滤、病毒灭活等工序后分装制成成品。

巨细胞病毒人免疫球蛋白用于巨细胞病毒暴露者，可以通过提高体内巨细胞病毒抗体水平来预防巨细胞病毒感染或减轻巨细胞病毒疾病的严重程度，起到被动免疫作用，其特异抗体效价高于普通的人免疫球蛋白 2~3 倍。

临床上主要用于预防和治疗孕妇原发或继发巨细胞病毒感染，肝、肾、心等器官移植患者、骨髓移植患者、接受化学治疗的肿瘤患者、急性淋巴细胞白血病及非霍杰金淋巴瘤患者、获得性免疫缺陷综合征（艾滋病）患者、早产儿及新生儿的巨细胞病毒感染。巨细胞病毒人免疫球蛋白制品副作用较小，偶见的不良反应包括：面部潮红、出汗、肌肉痉挛、背部疼痛、恶心、呕吐、哮鸣、寒战和发热等。

（陈 薇 于 蕊）

dòumiáo rénmiǎnyìqiúdànbái

痘苗人免疫球蛋白（human vaccinia immunoglobulin，VIG）

用于预防或治疗全身性牛痘病毒感染的特异性人免疫球蛋白。主要包括肌内注射和静脉注射两种剂型。加拿大 Cangene 公司生产的肌内注射痘苗人免疫球蛋白最初是作为天花疫苗接种方案的重要组成部分，于 2002 年被纳入美国国家战略储备，2005 年 5 月被美国食品药品管理局批准上市，2007 年被加拿大卫生部批准在加拿大上市。此外，美国 Dyn Port Vaccine Company LLC 公司生产的静脉注射痘苗人免疫球蛋白于 2005 年 2 月被美国食品药品管理局批准上市。截至 2015 年，在中国尚无痘苗人免疫球蛋白产品上市。

痘苗人免疫球蛋白制品通过采集并筛选经牛痘疫苗免疫后的志愿者血浆，经离子交换层析对免疫球蛋白进行分离纯化，经纳滤（介于反渗透和超滤之间的压力驱动膜分离过程，纳滤膜的孔径范围在几纳米左右。）和有机溶剂/去污剂混合物（S/D）法病毒灭活后，添加保护剂调制而成。临床上主要用于治疗牛痘病毒感

染和天花疫苗接种后罕见并发症，包括进行性发痘、全身性发痘及种痘后脑炎等严重并发症。主要不良反应包括腰痛、畏寒、头痛、肌肉痛、关节痛、瘙痒、乏力、发热、恶心、呕吐、腹部绞痛、面色潮红、胸闷、出汗、血压变化、头晕、面色苍白、气短和喘息。少数出现皮疹。

（陈 薇 张 军）

tànjūgǎnjūn rénmiǎnyìqiúdànbái

炭疽杆菌人免疫球蛋白（human anthrax immunoglobulin，AIG）

用于防治炭疽杆菌感染的特异性人免疫球蛋白。20 世纪晚期，美国 DynPort Vaccine Company LLC 公司、Emergent Biosolutions 公司以及加拿大 Cangene 公司开始炭疽杆菌人免疫球蛋白的研制，其 AIG 制品先后进入临床研究阶段。其中 Emergent Biosolutions 公司的静脉注射 AIG 产品 Anthrivig™ 于 2010 年完成临床试验，2006 年 12 月由美国食品药品管理局批准可在紧急情况下使用。2007 年，作为美国生物防御计划（即 2004 年美国国会通过的《生物盾牌计划》法案，以支持药品和疫苗等研发用于应对生物和化学恐怖袭击）的项目之一，加拿大 Cangene 公司（2013 年 11 月被美国 Emergent Biosolutions 公司收购）生产的 AIG 被纳入美国国家战略储备。截至 2015 年，中国尚无炭疽人免疫球蛋白产品上市。

美国批准的炭疽杆菌人免疫球蛋白制备工艺是用炭疽疫苗对健康献血者进行免疫，在预定的间隔时间采集固定次数血浆，对采集到的血浆用酶联免疫吸附试验和体外细胞毒性试验测定抗炭疽杆菌抗体，经检验合格后的血浆以冷乙醇沉淀-辛酸沉淀-离子交换层析相结合的工艺分离纯化

免疫球蛋白，经病毒灭活后添加保护剂调制而成。

临床上炭疽杆菌人免疫球蛋白制品可以与抗生素联合使用，采用静脉注射、肌内注射或皮下注射形式，用于治疗 18～65 岁出现系统症状的重症炭疽感染患者，或用于高危人群的预防。

不良反应主要为注射部位出血、血压升高、呼吸频率加快等。静脉连续使用可能会出现呼吸困难、发热、肌肉痛、腰痛、恶心或呕吐，调整给药速度后会得到改善。IgA 缺乏症患者或有严重特免球蛋白过敏史的患者、肾功能不全者禁用。

（陈薇 张军）

pòshāngfēng rénmiǎnyìqiúdànbái
破伤风人免疫球蛋白（human tetanus immunoglobulin，HTIG）

预防和治疗破伤风的特异性人免疫球蛋白制品。20 世纪 60 年代，欧美等国开始将破伤风人免疫球蛋白用于预防和治疗破伤风，并逐步取代来源于马血清的破伤风抗毒素。2002 年以来，中国已有多家药厂的破伤风人免疫球蛋白产品经中国国家药品监督管理部门批准上市。

破伤风人免疫球蛋白制品的制备要首先对健康供血浆者进行破伤风类毒素免疫并采集含高效价破伤风抗体的血浆。每批最少应由 100 名以上免疫供血浆者的血浆混合，经低温乙醇蛋白分离法，或经批准的其他分离法分离纯化，并经病毒灭活处理制成，含适宜稳定剂，不含防腐剂和抗生素，有液体和冻干两种剂型。原料血浆均需经过乙肝表面抗原、抗丙型肝炎病毒、抗人类免疫缺陷病毒（艾滋病病毒）抗体、抗梅毒抗体筛选，以确认没有被这些病毒所感染。采用的低温乙醇或层析工艺对可能残留在血浆中的破伤风类毒素病原体能起到一定的杀灭、去除作用。

HTIG 含有高效价的破伤风抗体，主要为 IgG，能中和破伤风毒素，发挥预防和治疗破伤风梭菌感染的作用。注射后，破伤风抗体自注射部位缓慢释放到血液循环系统中，2～4 天达到最大血药浓度。破伤风人免疫球蛋白半衰期为 3～4 周，随后 IgG 或 IgG 复合物被免疫系统消除。

临床上主要用于预防和治疗破伤风，尤其适用于对破伤风抗毒素有过敏反应者。采用肌内注射，不需作皮试，不得用作静脉注射。开放性外伤有感染破伤风危险者，在应用破伤风人免疫球蛋白作被动免疫的同时，可使用破伤风类毒素进行主动免疫。已出现破伤风或可疑症状者，在进行外科处理及其他疗法的同时，应及时使用人破伤风免疫球蛋白。

一般无不良反应。极少数人有红肿、疼痛感，无需特殊处理，可自行恢复。对人免疫球蛋白类制品有过敏史者禁用。应用 HTIG 作被动免疫的同时，可使用吸附破伤风疫苗进行主动免疫，但注射部位和用具应分开。免疫球蛋白制品中的抗体可能干扰活病毒疫苗（如麻疹、腮腺炎、脊髓灰质炎和疱疹疫苗）的反应，所以建议应在注射破伤风人免疫球蛋白大约 3 个月后再使用这些疫苗。

（陈薇 于蕊）

ròudú rénmiǎnyìqiúdànbái
肉毒人免疫球蛋白（human botulism immunoglobulin）

含有肉毒毒素抗体的特异性人免疫球蛋白。肉毒杆菌产生的肉毒毒素具有神经和细胞毒性质的外毒素，根据其抗原结构可分为 7 型，其中以 A、B 型最为常见。肉毒中毒分为四种类型：食物中毒型、婴儿肉毒中毒、创伤性肉毒中毒和成人的婴儿型肉毒中毒。2003 年 10 月，美国食品药品管理局批准了美国 Baxter Healthcare 公司和加拿大 Cangene 公司的肉毒人免疫球蛋白上市，用于治疗 A 型或 B 型婴儿型肉毒中毒。截至 2015 年，中国还没有该品种注册上市。

美国上市的肉毒人免疫球蛋白是从接种过五价（A-E）肉毒杆菌类毒素的健康人血浆中获得，在采集血浆前加强免疫以获得高滴度的免疫血浆。原料血浆经分离纯化、病毒灭活处理后制成冻干制剂，每 50 mg 含有 ≥15 IU 抗 A 型肉毒毒素中和抗体和 ≥4 IU 抗 B 型肉毒毒素的中和抗体。

肉毒人免疫球蛋白进入人体后能够迅速中和循环血液中的肉毒毒素，并且可在血液中保持一定数量的中和抗体长达约 6 个月，以使被损坏的神经末梢有足够的时间进行重生。

临床上静脉注射肉毒人免疫球蛋白对婴儿型肉毒中毒有特异性治疗效果，可迅速中和血循环中的肉毒杆菌毒素。未见明显副作用。

（陈薇 于蕊）

kàng D rénmiǎnyìqiúdànbái
抗 D 人免疫球蛋白（human anti-D immunoglobulin，RhIG）

具有一定血型抗体的特异性人免疫球蛋白。用于中和妊娠及分娩期间进入 Rh 阳性血型的母体血液的 RhD 阳性胎儿红细胞，减少母体抗 RhD 抗体的产生。美国血液学专家和医学博士菲利普（Philip Levine）研究发现人类血液中的具有血型抗原包括 ABH 抗原和 Rh 抗原。若 RhD 阴性的妇女生下第一个健康的孩子，之后出生的第二个孩子可能会发生新生儿溶血性疾病，这是由母亲血液中的抗 Rh 抗体与婴儿的红细胞不相容导致的。1968 年，美国强生公司旗下的奥索临床诊断公司（Kedrion Biopharma, Inc.）的 RhIG 被英国和美国药品管理部门批准上市，成为第一个治疗 HDN 的人免疫球蛋白产品。随后美国 Talecris 公司的相应产品（Hyper RHO）上市。由于中国 Rh 阴性血所占人口比例很少，RhIG 在国内临床应用较少，截至 2015 年，中国尚无产品上市。

采集被 D 抗原免疫的 RhD 阴性人群血浆，经低温乙醇蛋白分离法，或经批准的其他分离法分离纯化，如辛酸沉淀后经层析方法分离纯化，并经病毒灭活处理制成的冻干制剂。

临床上主要用于预防 Rh 血型母婴不合导致的新生儿溶血病和 Rh 血型不相容输血引起的不良反应。常见不良反应有发热、恶心、呕吐、畏寒、头痛，可能与静脉注射抗-D 免疫球蛋白后前炎性细胞因子/炎症趋化因子的释放有关，皮下用药或用药前给予激素或对乙酰氨基酚可以减少其发生。此外，少见严重不良反应包括溶血性贫血（血管外溶血、血管内溶血）、急性肾功能不全、血红蛋白血症/血红蛋白尿、弥散性血管内凝血。IgA 缺乏者禁用。抗 D 人免疫球蛋白对一些活疫苗制剂（麻疹、腮腺炎、脊髓灰质炎或风疹疫苗等）的效果有一定影响，因此注射后 3 个月内尽量不要使用活疫苗制剂免疫。

（陈薇 张军）

níngxuèyīnzǐ

凝血因子（blood coagulation factor） 含参与凝血过程酶原的血浆蛋白制品。可由健康人血浆分离或由重组 DNA 技术制备获得。这类制品含适量稳定剂，不含防腐剂和抗生素。凝血因子通常以酶原的形式存在于血浆中，当发生凝血反应时被激活为酶，进而发生一系列级联反应，最后发生血液凝固。凝血因子类药物通过补充体内缺失的凝血因子，激活凝血途径而发挥作用。已上市销售的凝血因子包括人纤维蛋白原、人凝血酶、人凝血酶原复合物、人凝血因子Ⅶa、人凝血因子Ⅷ、人凝血因子Ⅸ、人凝血因子Ⅺ和人凝血因子ⅩⅢ，其中人凝血酶原复合物是人凝血因子Ⅱ、人凝血因子Ⅶ、人凝血因子Ⅸ和人凝血因子Ⅹ的混合物。最早研发成功的凝血因子产品是人纤维蛋白原，于 20 世纪 40 年代应用于临床。随后人凝血因子Ⅷ、人凝血酶原复合物等产品陆续应用于临床。最早研制成功的重组人凝血因子产品是重组人凝血因子Ⅷ，于 1992 年由美国食品药品管理局批准上市。随后重组人凝血因子Ⅸ、重组活化人凝血因子Ⅶ等产品陆续上市。

在工业生产中，按照原料来源和技术途径，凝血因子可以分为血浆来源和重组来源。血浆凝血因子是从健康人血浆中提取，重组凝血因子的原料来源是工程细胞株或转基因动物，重组人凝血因子Ⅷ是第一个上市的重组凝血因子类药物。人纤维蛋白原、人凝血酶原复合物和人凝血因子Ⅺ为血浆来源，人凝血因子Ⅶa 为重组来源，人凝血酶、人凝血因子Ⅷ、人凝血因子Ⅸ和人凝血因子ⅩⅢ既有血浆来源又有重组来源。与凝血因子类药物相关的不同凝血因子的主要理化和生物学特性（表）。

凝血因子主要用于相应凝血因子先天性或获得性缺乏的治疗。除此之外，凝血因子类药物还可以用于其他出血相关疾病的治疗。人凝血酶用于局部渗血毛细血管和小血管的少量出血。人凝血因子Ⅶa 的适应证包括先天性凝血因

表　与凝血因子类药物相关的凝血因子主要理化和生物学特性

凝血因子名称	相对分子质量	氨基酸残基数	碳水化合物含量	等电点	半衰期（h）	血浆浓度（mg/L）	参与凝血途径
人纤维蛋白原（凝血因子Ⅰ）	340 000	2964	3%~5%	5.5	90	2000~4000	共同途径
人凝血酶原（凝血因子Ⅱ）	72 000	579	8%	4.1	60	80~90	共同途径
人凝血因子Ⅶ	50 000	406	9%~10%	4.0~4.6	6~8	0.4~0.6	外源途径
人凝血因子Ⅷ	330 000	2332	5.8%	6.9	12	0.1	内源途径
人凝血因子Ⅸ	56 000	415	17%	4.0~4.6	24~48	3~5	内源途径
人凝血因子Ⅹ	58 000	448	15%	4.1~4.6	24~72	6~8	共同途径
人凝血因子Ⅺ	160 000	1214	5%	8.9~9.1	48~84	4~6	内源途径
人凝血因子ⅩⅢ	320 000	2744	4.9%	5.2	72~120	25	共同途径

子Ⅶ缺乏引起出血的预防和治疗，有凝血因子Ⅷ抑制物的甲型血友病出血的预防和治疗。对于战创伤引起的严重失血，人凝血因子Ⅶa也具有良好的止血作用。人凝血因子ⅩⅢ除用于先天性凝血因子ⅩⅢ缺乏的常规预防处理外，对于创伤愈合也有一定促进作用。

（章金刚 赵 雄）

rénxiānwéidànbáiyuán

人纤维蛋白原（human fibrino-gen, Fg）

主要含纤维蛋白原的凝血因子类药物。又称人凝血因子Ⅰ。由健康人血浆经分离制成，人纤维蛋白原制品含适宜的稳定剂，不含防腐剂和抗生素。

早在 20 世纪 40 年代，采用卡恩（Cohn）低温乙醇法分离出来的人纤维蛋白原就已经应用于临床；但是当时的生产工艺中尚不含对制品的病毒灭活处理，这导致了患者在输注后引起病毒性肝炎的危险性很大，1978 年，美国食品药品管理局已禁止其使用。2009 年，经过加热法灭活病毒的人纤维蛋白原产品在美国重新上市。

结构和理化性质 纤维蛋白原由 2964 个氨基酸组成，相对分子质量为 340 000，血浆中浓度为（2~4）g/L，等电点为 pH 5.2～5.6。纤维蛋白原由两个相同的亚单位组成，每个亚单位有三条不同的多肽链，分别为 α 链（含 610 个氨基酸，相对分子质量为 66 000）、β 链（461 个氨基酸，相对分子质量为 52 000）和 γ 链（411 个氨基酸，相对分子质量为 46 000），多肽链间以二硫键相连。

制备技术 人纤维蛋白原的制备原料可以是新鲜冰冻血浆，也可以是低温乙醇法处理后的血浆组分和冷沉淀处理后的血浆。

制备方法包括用硫酸钡沉淀、甘氨酸沉淀、低温乙醇沉淀和层析法等从血浆中获得纤维蛋白原。常用的人纤维蛋白原制备工艺是低温乙醇沉淀法或低温乙醇沉淀与层析工艺相结合的方法。由此获得的人纤维蛋白原粗品经纯化，并经病毒去除和灭活处理、冻干形成产品。

药理作用 凝血的第三阶段，在凝血酶的作用下，先由 α 链脱去 A 肽，继而 β 链脱去 B 肽，纤维蛋白原被水解成纤维蛋白单体。在此过程中，由于释放了酸性多肽，负电性降低，单体易于聚合成纤维蛋白多聚体，但此时单体之间借氢键与疏水键相连，尚可溶于稀酸和尿素溶液中。进一步在 Ca^{2+} 与凝血因子ⅩⅢ的作用下，单体之间以共价键相连，交联成稳定的不可逆的多聚体，完成凝血过程。

应用 人纤维蛋白原的适应证主要包括先天性纤维蛋白原减少血症、先天性异常纤维蛋白原血症、先天性纤维蛋白原缺乏症的出血和严重肝脏损伤、肝硬化、弥散性血管内凝血、产后大出血和因大手术、外伤或内出血等引起的纤维蛋白原缺乏而造成的凝血障碍。

不良反应及注意事项 偶有过敏反应、发绀、心动过速发生。静脉输注速度宜慢，快速过量输入可发生血管内凝血。反复多次输注可产生抗纤维蛋白原抗体，少数人可形成血栓。该药品一旦被溶解后，应立即使用。溶解后应为澄清并略带乳光的溶液，允许有微量细小的蛋白颗粒存在，输注时应使用带有过滤网的输血器。血栓静脉炎、动脉血栓形成、心肌梗死、心功能不全者忌用。

（章金刚 方 迟）

rénníngxuèméi

人凝血酶（human thrombin, Tb）

主要含凝血酶的凝血因子类药物。由健康人血浆通过分离、冻干制成，也可由重组 DNA 技术制备。凝血酶为活化的凝血因子Ⅱ，产品含适宜稳定剂，不含防腐剂和抗生素。上海莱士血液制品股份有限公司的血浆来源的凝血酶于 2003 年在中国批准上市。2007 年，美国食品药品管理局批准 OMRIX 生物制药有限公司生产的 OMRIX biopharmaceuticals Ltd. 上市，该重组来源的凝血酶由中国仓鼠卵巢细胞表达；2008 年批准 Zymo Genetics, Inc. 上市。

凝血酶是由凝血酶原在活化的凝血因子Ⅹ和凝血因子Ⅴ等组成的复合物作用下生成的蛋白水解酶。凝血酶是由 308 个氨基酸组成的双链蛋白，相对分子质量 36 000，其中 A 链含 49 个氨基酸残基，相对分子质量为 4600，又称轻链；B 链含 259 个氨基酸残基，相对分子质量为 32 000，又称重链。凝血酶 A 链的功能尚待进一步研究，B 链是其活性中心所在部位，能够水解多种凝血酶因子，参与凝血过程。

血浆来源的凝血酶制备原料为新鲜冰冻血浆在低温条件下分离冷沉淀得到的血液成分或低温乙醇工艺中的组分Ⅲ沉淀。获得的人凝血酶粗品经纯化，并经病毒去除和灭活处理、冻干形成产品。重组人凝血酶表达系统包括原核表达系统（大肠杆菌）和真核表达系统（中国仓鼠卵巢细胞等）。2008 年，美国食品药品管理局批准第一个重组凝血酶产品上市，该产品采用经过基因修饰过的中国仓鼠卵巢细胞为表达细胞株，其化学结构、功能与人凝血酶相类似。

在凝血过程中，凝血酶一方面水解纤维蛋白原，使其转变为可溶性的纤维蛋白单体，另一方面能够激活凝血因子Ⅻ。在凝血因子Ⅻa的作用下，纤维蛋白单体相互交联形成不溶性的纤维蛋白，从而达到止血目的。凝血酶还能够激活凝血因子Ⅴ、Ⅷ以及血小板，促进止血。除止血作用外，凝血酶还能够与血管内皮细胞、神经细胞、平滑肌细胞、白细胞和成纤维细胞上的凝血酶受体结合，加速上皮细胞、神经细胞等的有丝分裂，缩短创面愈合时间，促进组织修复。

人凝血酶为局部用药，其适应证是渗血或毛细血管和小血管少量出血的止血，对外科方法无效或难以实施的软组织出血也有一定的控制作用。使用剂量取决于出血部位的尺寸、出血量和使用方法。人凝血酶的应用范围正在由单纯的局部外敷发展到外科手术、耳鼻喉、口腔、妇产、泌尿及消化道等部位出血的止血，亦可作为多种外用止血药物的重要原料。进行局部止血时，通常用灭菌注射用水将凝血酶稀释成 250 IU/ml，按 1 ml 溶液：10cm² 创面的比例涂布于创面。

一般无明显不良反应，对凝血酶过敏者严禁使用，动脉及大静脉大出血者禁用以免延误处理。使用时，严禁注射或以其他任何方式进入大血管，否则会导致广泛地血管内凝血甚至死亡。避免与酸、碱及重金属等能够降低凝血酶效价的药物配伍使用。

（章金刚 赵 雄）

rénníngxuèméiyuán fùhéwù

人凝血酶原复合物（human pro-thrombin complex，PCC） 主要含凝血因子Ⅱ、Ⅶ、Ⅸ、Ⅹ的凝血因子类药物。由健康人血浆经分

离制成。人凝血酶复合物制品含适宜稳定剂，不含防腐剂和抗生素。1959 年，法国国立输血中心以去钙血浆为原料，以磷酸钙吸附法制备的 PCC 首次应用于临床。由于采血技术复杂，1969 年制备 PCC 的原料更换为加入乙二胺四乙酸抗凝剂的血浆。鉴于乙二胺四乙酸具有潜在的肾脏损害，1979 年制备 PCC 的原料更换为以枸橼酸盐为抗凝剂的血浆。截至 2014 年，PCC 的常用制备工艺是以枸橼酸钠为抗凝剂的血浆为原料，采用层析工艺制备。

PCC 中的凝血因子Ⅱ、Ⅶ、Ⅸ、Ⅹ都属于维生素 K 依赖的凝血因子，即分子中均含有 γ 羧基谷氨酸，可以与钙离子结合后发生构象改变，进而与磷脂膜结合，参与血液的凝固过程。凝血因子Ⅱ、Ⅶ、Ⅸ均为单链糖蛋白。凝血酶因子Ⅱ相对分子质量 72 000，由 579 个氨基酸组成，血浆含量150～200 mg/L。凝血因子Ⅶ相对分子质量 50 000，由 406 个氨基酸组成，血浆含量 0.4～0.6 mg/L。凝血因子Ⅸ相对分子质量 56 000，由 415 个氨基酸组成，血浆含量3～5 mg/L。凝血因子Ⅹ为双链糖蛋白，相对分子质量58 000，由轻链（相对分子质量为 17 000）和重链（相对分子质量 49 000）由二硫键连接而成，其血浆含量为 7～10 mg/L。

制备技术 PCC 的制备原料可以是新鲜冰冻血浆、去冷沉淀血浆、低温乙醇工艺中的组分Ⅰ上清和组分Ⅲ沉淀。PCC 早期的制备工艺是无机盐吸附法，主要采用磷酸钙、氢氧化铝和硫酸钡等作为吸附剂从经过乙二胺四乙酸抗凝的血浆中吸附这些因子，洗脱后，经低温乙醇沉淀制得。由于原料血浆多采用枸橼酸钠为

抗凝剂，会影响无机盐的吸附，而且制品有污染钡离子和铝离子的危险，离子交换层析成为 PCC 的主要制备工艺。常用的阴离子层析介质有 DEAE Sephadex A-50、DEAE-琼脂糖和 DEAE-纤维素，其中 DEAE Sephadex A-50 结合力强，吸附时间短，凝血因子的回收率高，是规模化制备 PCC 首选的离子交换层析介质。粗产品需经纯化，并经病毒去除和灭活处理、冻干制成人凝血酶原复合物制品。

药理作用和作用机制 PCC 的主要成分是维生素 K 依赖的、在肝脏合成的凝血因子Ⅱ、Ⅶ、Ⅸ、Ⅹ。因此，PCC 能够通过补充凝血因子Ⅱ、Ⅶ、Ⅸ、Ⅹ，治疗维生素 K 缺乏和严重肝脏疾病导致的凝血障碍。

应用 PCC 的适应证包括乙型血友病、各种因素引起的维生素 K 依赖性凝血因子缺乏或减少症、严重的肝脏疾病出血、口服香豆素类抗凝剂（如华法林）过量引起的出血等。另外，PCC 对长期输注凝血因子Ⅷ机体产生抗体的甲型血友病也有一定的治疗作用。PCC 为静脉输注，使用剂量随凝血因子缺乏程度而不同。首次剂量为输注（10～20）IU/kg体重，之后凝血因子Ⅸ缺乏患者每隔 24 h 输注，凝血因子Ⅱ和凝血因子Ⅹ缺乏患者每隔 24～48 h输注，凝血因子Ⅶ缺乏患者每隔 6～8 h 输注，可减少或酌情减少剂量输用，历时 2～3 天。

不良反应 PCC 的不良反应包括头痛、恶心呕吐、关节痛和低血压等，发生率大于 2.8%。严重的不良反应是形成血栓。PCC引起血栓的主要原因是在生产过程中激活的凝血因子和其中所含的促凝活性磷脂等杂质，通常会

引起心肌梗死、弥散性血管内凝血、动脉栓塞和深部血管凝血。

（章金刚　赵　雄）

rénníngxuèyīnzǐ VIIa

人凝血因子VIIa（human coagulation factor VIIa，FVIIa）

可启动外源性凝血途径或通过活化人凝血因子IX而参与内源性凝血的凝血因子药物。是活化的凝血因子VII，属于促凝血类药物。1996 年，由瑞士诺和诺德公司研发的重组FVIIa 被欧洲药品管理局批准上市，1999 年美国食品药品管理局也批准其上市，用于产生了抑制物的血友病患者的替代治疗。

结构和理化性质　凝血因子VII（FVII）是维生素 K 依赖性的血浆糖蛋白，属丝氨酸蛋白酶家族，由肝脏实质细胞分泌，在血浆中以酶原形式存在。凝血因子VII活化前为单链，经活化成活性凝血因子VII即 FVIIa 后，Arg152～Ile153 之间的肽键裂解，转变为双肽链形式。轻链为 N 端部分 1～152 位的氨基酸残基，相对分子质量为 20 000，重链为 C 端部分153～406 位的残基，相对分子质量为 30 000，含有具催化作用的功能区，亦称丝氨酸蛋白酶区。凝血因子VII在血浆中的半衰期非常短，在 5～7 h 之间。

制备技术　早期的凝血因子VII制剂以新鲜冰冻血浆为原料，经过硫酸钡吸附并通过多步层析纯化制得。随着 DEAE-sephadex A-50 凝胶的应用，逐步转变为以 A-50 凝胶吸附为主，经多步层析纯化制备。由于血浆中凝血因子VII含量很低，为 200～400 ng/ml，使得血源性凝血因子VII的制备非常困难且成本较高。因而发展了应用基因工程的方法生产重组凝血因子VII，其工艺为将人凝血因子VII的 cDNA 基因导入哺乳动物如小鼠、仓鼠或牛的细胞中进行体外表达，表达产物经两步离子交换层析纯化而获得的。

药理作用　在血管壁损伤处局部，凝血因子VII与组织因子（tTF）相结合而激活凝血因子VII为 FVIIa，形成复合体 TF/FVIIa 之后，激活下游凝血因子IX，继而启动凝血级联反应，使凝血酶原活化为凝血酶，最终使纤维蛋白原转化为纤维蛋白，形成凝血块。此外，凝血因子VIIa 还能通过活化凝血因子IX而参与内源性凝血。

应用　主要用于先天性和获得性凝血因子VII缺乏或因产生凝血因子VII抑制物的血友病患者出血的治疗；用于血小板输注无效或效果不佳的血小板无力症患者的治疗；还可用于颅内出血、肝硬化引起的出血、创伤性出血等的止血；以及外科手术或其他存在创伤操作中的出血预防。

不良反应和注意事项　人凝血因子VIIa 具有良好的安全性和有效性。妊娠与哺乳期妇女、动脉粥样硬化、缺血性心脏病、外科手术后、挤压性损伤、血栓形成性疾病、硬化性疾病、败血症患者慎用。对非血友病脑出血老年患者，可能增加发生动脉血栓栓塞的危险。配液过程需严格无菌操作，药液溶解后，应在 2～5 min 内静脉推注完毕，可置冰箱2～8℃保存，不得超过 24 h。用药期间应监测患者血相和凝血指标。不宜与其他药物合用。因重组人凝血因子VII制品中可能含有小鼠、仓鼠或牛等动物血清，对其过敏者禁用。

（章金刚　方　迟）

rénníngxuèyīnzǐ VIII

人凝血因子VIII（human coagulation factor VIII，FVIII）

血液凝固过程中起启动凝血作用的血浆大分子糖蛋白。又称抗血友病球蛋白。属于凝血因子类药物。人凝血因子VIII的纯化制备始于 1956 年，以卡恩（Cohn）沉淀工艺中组分 I 为原料纯化获得了凝血因子VIII-血浆血管性血友病因子（coagulation factor VIII-von willebrand factor，FVIII-vWF），1964 年发现人凝血因子VIII主要存在于冷沉淀中，70 年代制备出中纯人凝血因子VIII，80 年代通过抗体亲和层析的方法制备出了高纯人凝血因子VIII。1966 年 Baxter 公司研制的人血浆来源的人凝血因子VIII获得美国食品药品监督管理局批准并上市销售，1972 年美国食品药品监督管理局又批准了 CSL Berhing 公司的高纯血源性人凝血因子VIII的上市；1992 年美国百特（Baxter）公司研制的重组人凝血因子VIII由美国食品药品监督管理局批准上市，用于治疗血友病。此后由德国拜耳公司和美国惠氏公司研制的重组人凝血因子VIII也陆续获得美国食品药品监督管理局批准上市，中国药品监督管理部门也批准了上述产品在中国以进口药品上市。

结构和理化性质　凝血因子VIII是血浆大分子糖蛋白，相对分子质量 330 000，糖含量 5.8%。其体内的生物半衰期为 8～12 h，血浆中含量为 0.1 mg/L，是血浆所有凝血因子中含量最低的。凝血因子VIII的合成无需维生素 K 的参与，可能的合成部位有肝脏、肾脏、脾脏、血管内皮细胞等。

制备技术　人凝血因子VIII制品分为血源性人凝血因子VIII冻干制剂和重组人凝血因子VIII制品。血源性人凝血因子VIII冻干制剂是由健康人新鲜血浆分离、提纯、经病毒灭活、冻干制成，分离提纯方法主要有甘氨酸沉淀法、离子交换层析法及免疫亲和层析法等。重组人凝血因子Ⅷ制品是通过基因工程制药技术将人凝血因子Ⅷ基因导入中国仓鼠卵巢细胞株中或幼仓鼠肾细胞系中表达，表达产物分泌到细胞培养的上清液中，然后通过多种层析方法将重组人凝血因子Ⅷ纯化出来，进而制备出相应制品。国外产品以重组人凝血因子Ⅷ制品为主。

药理作用 凝血因子Ⅷ作为内源性凝血过程的凝血启动辅助因子，在 Ca^{2+} 和磷脂存在下，与激活的凝血因子Ⅸ共同参与凝血因子Ⅹ的激活，从而启动内源性凝血过程。对凝血因子Ⅷ缺乏所致的凝血功能障碍具有纠正作用，以保证正常的凝血过程。

应用 主要用于防治甲型血友病和获得性凝血因子Ⅷ缺乏而致的出血症状及这类患者的手术出血治疗。对于缺乏凝血因子Ⅷ所致的凝血功能障碍具有纠正作用。

不良反应和注意事项 大量反复输入人凝血因子Ⅷ制品时，可能会出现过敏反应、溶血反应及肺水肿，对有心脏病的患者尤应注意；人凝血因子Ⅷ制品溶解后，一般为澄清略带乳光的溶液，允许微量细小蛋白颗粒存在，为此用于输注的输血器必须带有滤网装置，但如发现有大块不溶物时，则不可使用；人凝血因子Ⅷ制品对于因缺乏凝血因子Ⅸ所致的乙型血友病，或因缺乏凝血因子Ⅺ所致的丙型血友病均无疗效，故在用前应确诊患者系属凝血因子Ⅷ缺乏，方可使用；人凝血因子Ⅷ制品不得用于静脉外的注射途径；一旦被溶解后应立即使用，未用完部分必须弃去。重组产品中可能含有小鼠、仓鼠或牛等动物血清，对其过敏者禁用。

（章金刚 王 方）

rénníngxuèyīnzǐ IX

人凝血因子IX（human coagulation factor IX，FIX）

血液中由肝脏分泌的以丝氨酸蛋白酶原形式存在的糖蛋白。又称 Christmas 因子。属于凝血因子类药物。凝血因子Ⅸ被激活成为活化的凝血因子Ⅸ后与 Ca^{2+}、磷脂、凝血因子Ⅷa 形成的复合物，可将凝血因子Ⅹ激活成活化凝血因子Ⅹ，从而参与内源性凝血途径。其遗传性缺乏可导致乙型血友病发生，乙型血友病属于 X 隐性遗传，男性患病远多于女性。

对于凝血因子Ⅸ缺乏引起的疾病可进行替代治疗，最初用新鲜冰冻血浆治疗，但新鲜冰冻血浆治疗特异性低，输注体积大，血栓形成及病毒传播风险高。20 世纪50 年代采用凝血酶原复合物进行替代治疗，该方法在治疗特异性方面有所提高，但依然存在血栓形成、病毒传播等不良反应，在凝血酶原复合物中加入肝素抗凝并随着病毒灭活技术的发展，上述不良反应大幅减少。20 世纪 70~80 年代，血浆蛋白分离纯化技术大幅提高，离子交换层析、免疫亲和层析等技术应用于血源性人凝血因子Ⅸ制品的生产，同时伴随基因工程制药技术的发展，重组人凝血因子Ⅸ应运而生。在替代治疗中，相比于使用血浆和凝血酶原复合物，使用血源性人凝血因子Ⅸ和重组人凝血因子Ⅸ有以下优点：凝血因子Ⅸ恢复速度快，清除率较慢，半寿期延长，诱发血栓形成风险低。因重组人凝血因子Ⅸ不含血浆成分，因此在防止血源性病毒传播方面有独到的优势。截至 2015 年，美国食品药品管理局批准上市的人凝血因子Ⅸ制品共 5 种，其中两种血源性人凝血因子Ⅸ产品，分别由合资公司 Grifols（Alphanine）和 Aventis Behring（Mononine）于 1990、1992 年上市。重组人凝血因子Ⅸ有 3 种产品，分别由美国的 Wyeth（BeneFIX）、Baxter（Rixubis）、Biogen Idec（Alprolix）3 家公司于 1997、2013、2014 年上市。

结构和理化性质 凝血因子Ⅸ是由肝细胞产生的单链糖蛋白，相对分子质量约为 55 000，血浆浓度为 3~4 mg/L，由 415 个氨基酸组成，半衰期为 12~24 h，它是维生素 K 依赖性凝血因子。凝血因子Ⅸ有四个蛋白结构区域，从 N 端至 C 端分别是 γ 羧基谷氨酸结构域、两个串联的表皮生长因子样结构域和催化结构域。

制备技术 血源性人凝血因子Ⅸ的制备方法：先用离子交换介质从血浆中粗提蛋白，再用亲和介质对粗蛋白中的人凝血因子Ⅸ做进一步精细纯化。而制备重组人凝血因子Ⅸ时，可将人凝血因子Ⅸ基因导入中国仓鼠卵巢细胞或人胚肾细胞进行表达，表达产物分泌到细胞培养的上清液中，然后通过多种层析方法将其纯化出来，进而制备出相应制品。

作用机制 正常人血浆中凝血因子Ⅸ是以酶原形式存在，无酶解活性，在 Ca^{2+} 参与下被凝血因子Ⅺa 或人凝血因子Ⅶa-组织因子复合物激活成为凝血因子Ⅸa，凝血因子Ⅸa、Ca^{2+}、磷脂及凝血因子Ⅷa 形成复合物后将凝血因子Ⅹ激活成为凝血因子Ⅹa，从而进入共同凝血途径。

应用 人凝血因子Ⅸ制品除可用于预防和治疗乙型血友病外，还可用于维生素 K 缺乏症、严重的肝脏功能衰竭、弥散性血管内凝血的治疗。其不良反应有血栓形成、免疫性疾病的发生及病毒性疾病（如乙型肝炎、丙型肝炎、获得性免疫缺陷综合征）的传播。禁忌证包括血栓性疾病和易栓患者等禁用，对存在凝血因子Ⅸ抗体的患者也应慎用。

（章金刚　皇甫超济）

人凝血因子Ⅺ（human coagulation factor Ⅺ, FⅪ）　由肝细胞和巨核细胞合成，在血液循环中与糖蛋白高分子量激肽原形成非共价复合物的丝氨酸蛋白酶原。又称血浆凝血活酶前质（plasma thromboplastin antecedent, PTA）。属于凝血因子类药物。它在内源性凝血途径中起重要作用。美国医生罗伯特（Robert Rosenthal）等于1953年首次报道了凝血因子Ⅺ缺陷症，是一种常染色体隐性遗传性出血病，曾被称为血友病C。1984年英国的生物制品实验室制备了人凝血因子Ⅺ浓缩剂，并应用门诊治疗。1993年法国血液制品和生物技术实验室也生产出了人凝血因子Ⅺ浓缩剂。2007年，人凝血因子Ⅺ被美国食品药品管理局列为孤儿药（罕见病用药）。

凝血因子Ⅺ的相对分子质量约为160 000，等电点为8.9～9.1，由两条相同分子质量（相对分子质量约为80 000）的多肽链通过二硫键连接形成二聚体，在血液循环中以酶原形式存在。凝血因子Ⅺ多肽链羧基端是一个胰蛋白酶样丝氨酸蛋白酶结构域，氨基端则是由4个90～91个氨基酸残基组成的球型结构域组成，依次被命名为A1～A4。凝血因子Ⅺ储存稳定，具有肝素结合位点。人凝血因子Ⅺ浓缩剂是采用人血浆进行制备的，并通过干燥加热（80℃，72 h）灭活病毒，配有一定含量的肝素和抗凝血酶以防止残余凝血因子Ⅺa的存在。

凝血因子Ⅺ被凝血酶激活，活化的凝血因子Ⅺ可以促进凝血酶的大量持续形成，进一步激活由凝血酶激活的纤溶抑制物而抑制纤溶系统。凝血因子Ⅺ还可被活化的凝血因子Ⅻ激活，并在钙离子存在下激活凝血因子Ⅸ，从而导致血液凝固。抗凝血因子Ⅺ和抗纤溶抑制物治疗与溶栓药物有协同作用。对凝血因子Ⅺ缺陷症患者出血的治疗包括用人凝血因子Ⅺ替代治疗及抗纤溶治疗。凝血因子Ⅺ缺陷症患者出血时，最早是应用新鲜冷冻血浆进行治疗，截至2015年，仍广泛使用。20世纪80年代人凝血因子Ⅺ浓缩剂出现并应用于临床。与新鲜冷冻血浆相比，人凝血因子Ⅺ浓缩剂能缩短输注的时间，并能避免引起其他凝血因子水平的增高。

使用人凝血因子Ⅺ浓缩剂的副作用是易形成血栓，尤其是老年患者更易出现，因此有血栓形成风险的人群中使用时需特别注意。凝血因子Ⅺ严重缺乏的患者需手术治疗时可选择人凝血因子Ⅺ替代治疗，以预防出血。一般情况下，治疗的目的是把患者的凝血因子Ⅺ水平提高至正常值水平。新鲜冷冻血浆在使用前必须经病原菌灭活，而凝血因子Ⅺ严重缺乏的患者需输注较大剂量的新鲜冷冻血浆。出现凝血因子Ⅺ抑制物是凝血因子Ⅺ缺陷症患者接受替代治疗后发生的一种少见并发症，特别是在一些无义突变患者（如Glu117Stop）中，其发生率约为33%。

（章金刚　尹惠琼）

人凝血因子ⅩⅢ（human coagulation factor ⅩⅢ, FⅩⅢ）　具有转谷氨酰胺酶活性，在生理性止血、组织修复和痊愈中起着重要作用的凝血因子。又称纤维蛋白稳定因子（fibrin stabilizing factor）。

1948年，美国学者拉基（Elj Laki）和罗兰（Lorand L）发现凝血因子ⅩⅢ具不耐热特性，将其命名为纤维蛋白稳定因子。1957年，洛伊（Loewy AG）纯化出了人凝血因子ⅩⅢ，并证实其具有酶特性。1960年，证实凝血因子ⅩⅢ可溶解血栓。1963年，凝血因子ⅩⅢ被国际血液凝血因子委员会命名。2011年美国食品药品管理局批准上市了美国CSL Behring LLC公司研制的冻干人凝血因子ⅩⅢ浓缩剂，作为孤儿药（罕见病用药）用于预防罕见遗传性先天性凝血因子ⅩⅢ缺乏症出血。2013年美国食品药品管理局批准上市了丹麦诺和诺德公司研制的重组人凝血因子ⅩⅢA，用于先天性凝血因子ⅩⅢA亚基缺乏症患者出血事件的常规预防。

结构和理化性质　血浆中的凝血因子ⅩⅢ相对分子质量约为320 000，半衰期为9～14天，是由两个酶原亚单位（A亚基）和两个载体蛋白亚单位（B亚基）通过非共价键结合的异源四聚体（A2B2）。血小板中的凝血因子ⅩⅢ为两个A亚基（相对分子质量约为83 000）组成的二聚体分子。

制备技术　冻干人凝血因子ⅩⅢ浓缩剂是利用人血浆通过乙醇沉淀、沉淀/吸附、离子交换层析、热处理（60℃，10 h）、无菌过滤、冻干而制备的，所用血浆使用前进行了乙型肝炎病毒表面抗原、人类免疫缺陷病毒-1/2和丙型肝炎病毒抗体免疫学检测和B19核酸检测，且丙型肝炎病毒、人类免疫缺陷病毒-1、甲型肝炎病毒、乙型肝炎病毒核酸检测结果均为阴性，分馏池B19含量不得超过10^4 IU/ml。重组人凝血因子ⅩⅢA亚基是通用酵母细胞真核表达，并经进一步纯化制备而成的。

药理作用与作用机制　有活性的凝血因子ⅩⅢ的转谷氨酰胺酶活性可催化纤维蛋白 α 链和 γ 链之间的交联，形成稳固的纤维蛋白多聚体，使纤维蛋白不易被纤溶酶降解，从而发挥凝血作用。此外，活化的凝血因子ⅩⅢ可催化 α2-纤溶酶抑制剂，使之交联到纤维蛋白 α 链上，形成的血凝块对纤溶酶有较强的抵抗性。

应用　冻干人凝血因子ⅩⅢ浓缩剂可用于预防性治疗先天性凝血因子ⅩⅢ缺陷症，其有效性取决于维持约 5%~20% 的凝血因子ⅩⅢ活性水平。没有对照试验证明冻干人凝血因子ⅩⅢ浓缩剂对治疗出血症有直接疗效。重组人凝血因子ⅩⅢA 亚基用于凝血因子ⅩⅢA 亚基缺陷患者，不能用于凝血因子ⅩⅢB 亚基缺陷患者。

不良反应及注意事项　冻干人凝血因子ⅩⅢ浓缩剂和重组人凝血因子ⅩⅢA 亚基均有可能引发变态反应、出疹、瘙痒症、红斑等超敏反应，必要时可中止注射，并制定合理的治疗方案。使用人凝血因子ⅩⅢ后可检测到抑制性抗体，如果在注射人凝血因子ⅩⅢ后，未达到预期凝血因子ⅩⅢ活性水平或发生突然性出血，应该检测凝血因子ⅩⅢ抑制性抗体浓度。注射人凝血因子ⅩⅢ有发生血栓事件的报道，因此要权衡人凝血因子ⅩⅢ疗效与发生血栓的风险。冻干人凝血因子ⅩⅢ浓缩剂是来源于人血浆，存在携带感染性因子如病毒、克-雅病病原的风险。

（章金刚　尹惠琼）

kàngníng dànbái

抗凝蛋白（anticoagulant protein）　在机体内发挥抗凝血作用的蛋白药物。属于血浆蛋白制品。抗凝蛋白包括蛋白 C 和抗凝血酶。

1997 年血浆来源的抗凝血酶由美国食品药品管理局批准上市，之后重组抗凝血酶于 2009 年获批上市。血浆来源蛋白 C 于 2001 年由欧洲药物管理局批准上市，2007 年由美国食品药品管理局批准在美国上市。重组蛋白 C 于 2001 年由美国食品药品管理局批准上市，2011 年由于疗效的不确定性等原因而退市。

按照原料来源和技术途径，抗凝蛋白可以分为血浆来源和重组来源两种。血浆抗凝蛋白是从健康人血浆中提取获得，重组抗凝蛋白的原料来源是工程细胞株或转基因动物。血浆中的抗凝蛋白包括抗凝血酶、蛋白 C 系统、组织因子途径抑制物等，抗凝血酶与蛋白 C 均有上市产品。截至 2015 年，组织因子途径抑制物的实验室重组制品处于研究之中。

蛋白 C 为维生素 K 依赖性的丝氨酸蛋白酶，在血浆中大部分以无活性的酶原形式存在，当凝血酶将激活肽段从丝氨酸蛋白酶区域的 N 端切掉后即转变为活化蛋白 C，具有抗凝作用。可用于治疗严重先天性蛋白 C 缺乏症，预防和治疗先天性蛋白 C 缺乏症引起的暴发性紫癜，重组蛋白 C 制品在退市之前适应证为严重脓毒血症。抗凝血酶是一种广谱的丝氨酸蛋白酶抑制剂，在血浆中对凝血酶有抑制作用。可用于先天性和获得性抗凝血酶缺乏所致的静脉血栓和肺栓塞。

（章金刚　马玉媛）

dànbái C

蛋白 C（protein C）　以无活性的酶原形式存在于血液中的维生素 K 依赖性的丝氨酸蛋白酶药物。是血液中的一种抗凝蛋白，其活化形式具有抗凝作用。1960 年，美国学者西格斯（Seegers WH）

等首次发现蛋白 C 的抗凝特性并命名为 autoprothrombin II-a。1976 年，瑞典学者斯滕夫卢（Stenflo J）首次从牛血浆中分离出该蛋白并命名为蛋白 C。2001 年 11 月美国食品药品管理局批准美国礼来公司生产的重组人活化蛋白 C 上市，其适应证为严重脓毒血症，产品名称为 Drotrecoginalfa（activated），由于疗效的不确切性以及可增加出血风险，2011 年礼来公司宣布该产品全球退市。2007 年 3 月美国食品药品管理局批准了人蛋白 C 浓缩物［美国百特国际有限公司（Baxter International）公司生产］上市，其适应证为先天性蛋白 C 缺乏症。

未活化的蛋白 C 含 419 个氨基酸，其在结构上分多个区域，即 N 端的 γ-羧基谷氨酸区域（结合钙离子所必需的区域）、α 螺旋的芳香氨基酸区域、两个表皮生长因子同源区域（凝血酶-血栓调节素复合物激活蛋白 C 所必需的区域）、激活肽段和 C 端的丝氨酸蛋白酶区域（蛋白 C 的活性区域）。血浆中 85%~90% 的蛋白 C 以酶原形式存在，无任何生物学作用，当凝血酶将激活肽段从丝氨酸蛋白酶区域的 N 端切掉后即转变为活化蛋白 C。活化蛋白 C 由一条重链与一条轻链通过二硫键相连组成，具有抗凝作用。

由于蛋白 C 在血浆中的含量很低，又与其他维生素 K 依赖的丝氨酸蛋白酶理化性质接近，分离较为困难。分离纯化血浆蛋白 C 多采用生物亲和层析法或免疫亲和层析法。上市产品 Ceprotin 由冰冻血浆制备获得，首先经过几步离子交换层析，最后一步利用基于小鼠抗人蛋白 C 单抗制备的层析柱进行亲和层析纯化。而 Xigris 则通过基因重组技术制备并纯化获得。

活化蛋白 C 与其辅助因子蛋白 S 共同作用，使凝血因子Ⅴa 和凝血因子Ⅷa 失活，不能形成凝血酶原复合物来阻断血栓的形成，还可通过抑制纤溶酶原活化抑制物 1 和血栓活化的纤溶抑制物来增强纤溶活性，加速纤溶酶原依赖的血栓溶解。此外，活化蛋白 C 通过抑制肿瘤坏死因子的产生及阻断选择素介导的白细胞黏附，从而发挥抗炎作用。

Ceprotin 被批准用于治疗严重先天性蛋白 C 缺乏症，可预防和治疗先天性蛋白 C 缺乏症引起的暴发性紫癜，并可用于先天性蛋白 C 缺乏症的替代疗法。Xigris 则仅被用于高死亡风险的严重脓毒血症（即合并急性器官衰竭的脓毒血症）。2011 年，由于发现应用 Xigris 并不能明显降低严重脓毒血症患者的死亡率，且有较高的出血风险，因此礼来公司宣布该产品全球退市，严重脓毒血症患者不宜再使用该产品。

Ceprotin 基本没有副作用，最严重和最经常的副作用为红斑、瘙痒和轻度头痛。Xigris 的 Ⅲ 期临床试验中（排除具高出血风险的患者），28 天时间内使用 Xigris 的患者中有 25%发生了至少 1 次出血，主要是瘀斑或胃肠道出血，使用安慰剂的对照组发生出血的比例是 18%；使用 Xigris 的患者中有 2.4%发生了严重出血，如颅内出血、任何危及生命的出血、连续两天每天使用 3 单位浓缩红细胞治疗的出血。未见其他不良反应。

（章金刚　马玉媛）

dànbáiméi yìzhìjì

蛋白酶抑制剂（protease inhibitor）

通过抑制蛋白酶的生物活性参与凝血、纤维蛋白溶解、补体激活、炎症反应等活动的一组功能蛋白药物。属于血浆蛋白制品。

1894 年德国学者克劳迪奥·费米（Claudio Fermi）和利昂（Leone Pernossi）最先提出人血浆中存在有抑制蛋白酶活性的物质，自此人们开始了对人血浆中蛋白酶抑制剂的研究，研究主要集中在血浆蛋白酶抑制剂的数量、类型、浓度、作用机制及生理功能几个方面。截至 2015 年，美国食品药品管理局批准上市的蛋白酶抑制剂有 α1 抗胰蛋白酶、抗凝血酶Ⅲ、C1 酯酶抑制剂三种制品。其中 α1 抗胰蛋白酶上市的产品均是以血浆为原料制备的，而抗凝血酶Ⅲ、C1 酯酶抑制剂既有血浆源制品又有重组制品。血源 C1 酯酶抑制剂常用的制备工艺为冷沉淀血浆经 DEAE-葡聚糖凝胶柱层析去除凝血酶原复合物蛋白等后，再经 60%硫酸铵沉淀、QAE-葡聚糖凝胶柱层析、苯基琼脂糖凝胶疏水层析等步骤纯化而成。重组抗凝血酶Ⅲ是将人抗凝血酶Ⅲ基因导入山羊乳腺 DNA 序列中，在乳汁中表达纯化制备而成。

存在于血浆中的蛋白酶抑制剂主要有 α1 抗胰蛋白酶、α2 巨球蛋白、抗凝血酶Ⅲ、C1 酯酶抑制剂、α2 抗纤维蛋白溶酶、α1 抗胰凝乳蛋白酶、内部 α 蛋白酶抑制剂、β1 抗胶原酶、α 半胱氨酸蛋白酶抑制剂等，其中对 α1 抗胰蛋白酶、α2 巨球蛋白、抗凝血酶Ⅲ、C1 酯酶抑制剂的生物学特性、生理功能、应用的研究较为深入。

α1 抗胰蛋白酶是人血浆中主要的蛋白酶抑制剂，血浆总蛋白酶抑制活性的 70%来源于 α1 抗胰蛋白酶。它可通过抑制凝血酶和纤维蛋白溶酶参与出凝血平衡，通过抑制激肽释放酶而影响激肽系统。可用于 α1 抗胰蛋白酶缺乏伴肺气肿患者的替代治疗。

α2 巨球蛋白与蛋白酶结合后形成的复合物会迅速被肝、脾和骨髓的单核巨噬细胞吞噬清除，加速蛋白酶在体内的清除，从而阻止蛋白酶对机体的损伤。此外 α2 巨球蛋白还具有抗辐射及促进造血组织恢复再生以及抑制肿瘤生长的作用。临床主要用于放射治疗所致的各种放射性损伤以及角膜炎、角膜化学性烧伤的治疗。

抗凝血酶Ⅲ是一种广谱的丝氨酸蛋白酶抑制剂，对血浆中凝血酶有抑制作用。当血浆中抗凝血酶Ⅲ的浓度<正常值的 70%时，血栓形成的危险性就会增加，此外，还可用于先天性和获得性凝血酶Ⅲ缺乏所致的静脉血栓和肺栓塞。C1 酯酶抑制剂通过抑制 C1 酯酶的活性来调控补体激活过程，此外它还参与凝血系统、纤溶系统和激肽系统的相互作用。C1 酯酶抑制剂对遗传性血管神经性水肿有良好的治疗效果。

（章金刚　皇甫超济）

α1 kàngyídànbáiméi

α1 抗胰蛋白酶（alpha-1 antitrypsin，AAT）

血浆中能够保护正常组织不受酶解损伤，具有较强抗炎、抗凋亡和免疫调节作用的丝氨酸蛋白酶抑制剂。属于蛋白酶抑制剂。α1 抗胰蛋白酶不仅能够维持蛋白酶-抗蛋白酶系统的平衡，而且还具有治疗多种疾病的潜在价值。1894 年，德国学者克劳迪奥·费米（Claudio Fermi）和利昂（Leone Pernossi）最早发现人类血浆具有蛋白酶抑制活性；1955 年，德国血液学专家舒尔茨（Schultze HE）从 α1 球蛋白中首次分离出一种能够抑制胰蛋白酶的糖蛋白，并命名为 α1 抗胰蛋白酶；1963 年，瑞典马尔默医院的医生卡尔贝蒂尔（Carl-Bertil Laurell）与埃里克森（Sten Eriksson）通过研究揭示了 α1 抗胰蛋白酶缺乏症；随后的一系列研究，证实了 α1 抗胰蛋白酶缺乏症与肝脏疾病之间的关系。1987 年，德国拜耳（Bayer）公司研发的无菌冻干 α1 抗胰蛋白酶制剂获美国食品药品管理局批准上市。截至 2015 年，中国尚无自己生产的 α1 蛋白酶抑制剂相关产品上市。

结构组成及理化性质 α1 抗胰蛋白酶是由 394 个氨基酸和 3 条寡糖侧链构成的单链糖蛋白，含糖量约为 12%。活性中心位于肽链第 358~359 位的 Met-Ser 区域，Met 被氧化后，α1 抗胰蛋白酶抑制蛋白水解酶的能力下降。α1 抗胰蛋白酶分子内部不含二硫键，仅在 232 位有 1 个半胱氨酸残基。α1 抗胰蛋白酶呈球状，具有 9 个 α 螺旋和 3 个 β 折叠。α1 抗胰蛋白酶的相对分子质量约为 52 000，血管通透性强，等电点为 4.4~4.7，体内半衰期为 3~5 天。当 pH 8.5 时，A1 抗胰蛋白酶对胰蛋白酶的抑制能力最强，pH 4~5 时，活性基本丧失。

制备技术 血浆 α1 抗胰蛋白酶的制备是利用生物分离技术从人血浆或卡恩（Cohn）低温乙醇分级沉淀的组分中分离纯化 α1 抗胰蛋白酶。上市的 6 种产品均以卡恩组分Ⅳ为起始原料，经不同的纯化工艺制备获得，截至 2015 年无基因重组产品上市。

药理作用和作用机制 α1 抗胰蛋白酶可抑制胰蛋白酶、糜蛋白酶、组织蛋白酶 G、蛋白酶-3、弹性蛋白酶、血浆素、凝血酶、组织激肽释放酶、血浆纤溶酶原等多种丝氨酸蛋白酶的活性，保护正常组织不受酶解损伤。除此以外，还能抑制半胱氨酸蛋白酶

的活性，α1 抗胰蛋白酶可直接进入肝、肺组织细胞和胰岛 B 细胞，阻止半胱氨酸蛋白酶启动的细胞凋亡。α1 抗胰蛋白酶发挥抑制效应的分子基础是由 3 个 β 折叠（A、B、C）和暴露在分子表面的可迁移反应环构成，反应环作为假底物可通过与靶蛋白酶结合，引起 α1 抗胰蛋白酶构象发生不可逆的改变，最终封闭靶酶的活性中心。α1 抗胰蛋白酶具有较强的抗炎活性，可抑制促炎因子白介素-1β、白介素-6、白介素-8 和肿瘤坏死因子-α 的产生，促进抗炎因子白介素-10 的分泌。

临床应用及不良反应 α1 抗胰蛋白酶主要用于先天性 α1 抗胰蛋白酶缺乏且具有临床肺气肿症状患者的治疗。常见的不良反应包括注射部位疼痛出血、咽炎、咳嗽、上呼吸道感染、发热、头晕、头痛、四肢无力等流感样症状。过敏反应、呼吸困难、消化不良、背痛、胸痛、腹痛、腹泻、皮肤瘙痒、心动过速、低血压、高血压等比较少见。所有症状均为轻度到中度。α1 抗胰蛋白酶制剂为血浆蛋白制品，采用血浆筛查、多步病毒灭活（或去除）工艺尚不能完全消除其传播疾病的风险，临床医生需要观察接受静脉输注的患者是否出现病毒感染的症状，及时采取相应措施。免疫球蛋白 A 缺乏的患者用药后可能会出现严重的过敏反应，临床使用需慎重，若出现急性过敏反应，立即停止用药，及时救治。

（章金刚　张晋超）

α2-jùqiúdànbái

α2 巨球蛋白 （α2-macroglobulin，α2-M）

可抑制大多数蛋白酶的生物活性，并具有促进体内蛋白酶清除作用的人血浆蛋白酶抑制剂。又称甲 2-巨球蛋白。

20 世纪 50 年代研究发现，向经辐照后小鼠体内注射绵羊脾脏提取的蛋白后能有效抑制辐照致白血病地发生，经过对该蛋白的进一步分离分析证实，只有含有 α2 巨球蛋白的成分才具有抗辐射作用。1967 年，美国学者汉纳（Michael G. Hanna）等研究证实，α2 巨球蛋白可有效促进辐照后小鼠造血组织地恢复。20 世纪 90 年代以来，塞尔维亚学者德桑卡（Desanka Bogojevic'）等开展了 α2 巨球蛋白抗辐射作用的研究，并取得积极的效果。1970 年，中国皮肤病学专家翁志根将 α2 巨球蛋白应用于肿瘤放射治疗部位手术切口坏死崩裂、黏膜溃疡的患者，总有效率达到 70%。1994 年，中国眼病学专家鲍玉洲等将 α2 巨球蛋白用于难治性角膜化学性酸碱烧伤、细菌性角膜炎、病毒性角膜炎的治疗上，总有效率 87%。α2 巨球蛋白曾收入《中国生物制品规程》（一部 1990 年版试行规程），主要用于治疗放射性照射所致的皮肤和黏膜局部损伤、放射治疗部位手术创口崩裂、组织坏死、溃疡及放射治疗后引起的直肠出血等。

20 世纪 90 年代以来，对 α2 巨球蛋白的研究更多集中在 α2 巨球蛋白与细胞因子相互作用及 α2 巨球蛋白作为疾病诊断的生物标志物等方面。α2 巨球蛋白能够与白介素-1β、白介素-6、血小板源性生长因子等细胞因子相互作用并影响其生理功能，同时 α2 巨球蛋白在糖尿病、胰腺炎、肝纤维化等患者体内会显著升高，因此 α2 巨球蛋白可以作为这些疾病诊断或疾病分期的生物标志物。截至 2015 年，尚无治疗用 α2 巨球蛋白上市。

结构和理化性质 α2 巨球蛋

白相对分子质量约为 720 000，等电点约为 5.4，血清中的浓度为 1.5 ~ 4.2 g/L，沉降系数为 19.6 S。它是由 4 个相同的亚单位组成的大分子糖蛋白，每个亚单位由 1451 个氨基酸组成。主要由肝细胞合成分泌，也有少量由巨噬细胞、成纤维细胞、肾上腺皮质细胞合成。α2 巨球蛋白可与一些细胞因子（白介素-6、白介素-1β、碱性成纤维细胞生长因子、血小板源性生长因子等）结合，扮演转运蛋白的角色。

药理作用 ①清除体内蛋白酶。α2 巨球蛋白与蛋白酶结合形成复合物后，内部的受体结合区暴露，被细胞受体识别后，进而迅速被肝、脾和骨髓的单核巨噬细胞吞噬清除。与其他蛋白酶抑制剂不同的是，α2 巨球蛋白并不会封闭蛋白酶的活性位点，而是通过空间屏蔽的作用阻碍蛋白酶与大分子底物的作用，由此蛋白酶可以丧失对大分子底物的水解活性，但仍保持对小分子底物的水解活性。②抗辐射及促进造血组织恢复和再生。α2 巨球蛋白抗辐射作用的机制可能与其能够抑制氧自由基的产生有关。③抑制肿瘤生长。

制备技术 20 世纪 70 年代确立了依沙吖啶的方法纯化 α2 巨球蛋白，主要工艺包括沉淀、解离、加温、浓缩和除菌分装，所需设备简单，操作周期短，回收率较高，但依沙吖啶残余量的测定以及其安全性等都存在一定的问题，20 世纪 90 年代中国禁止使用该方法。后来对 α2 巨球蛋白的制备多先采用聚乙二醇或硫酸铵对原料血浆进行沉淀，再结合亲和层析及凝胶过滤等方法进一步纯化。

应用 α2 巨球蛋白主要用于治疗放射性所致的皮肤和黏膜局

部损伤、放射治疗部位手术创口崩裂、组织坏死、溃疡及放射治疗后引起的直肠出血、放射性脊髓病、放射性纤维性病变等。尚无关于使用 α2 巨球蛋白后不良反应的报道，但作为一种血浆蛋白制品，在使用时应注意预防过敏反应，具有严重心肾功能不全患者在静脉输注 α2 巨球蛋白时应严格控制蛋白摄入量，以免加重心肾负担。

（章金刚　皇甫超济）

kàngníngxuèméi

抗凝血酶（antithrombin，AT）

由 432 个氨基酸组成的、在血浆中起到主要抗凝作用的糖蛋白。又称肝素辅助因子、抗凝血酶Ⅲ（antithrombinⅢ，AT-Ⅲ）。内源性的抗凝血酶由肝脏产生，根据功效分类属于血浆蛋白酶抑制剂。抗凝血酶是肝素依赖的丝氨酸蛋白酶抑制剂，其抗凝作用占生理抗凝作用的 70% ~ 80%，通过抑制丝氨酸蛋白酶的凝血活性来发挥抗凝血作用，维持血凝平衡。20 世纪 50 年代早期，美国血液学专家沃尔特（Walter Seegers）等陆续发现了抗凝血酶Ⅰ ~ Ⅴ，但研究发现只有抗凝血酶Ⅲ在临床上是有意义的，因此后来常以抗凝血酶代指抗凝血酶Ⅲ。1991 年，美国 Talecris 生物治疗公司从制备的血浆源抗凝血酶获得美国食品药品管理局批准，用于先天性抗凝血酶缺乏症患者的围手术期、围产期或患血栓时的治疗。2009 年，美国 GAI-Tronics Corporation 生物治疗药物公司和 OVATION 制药公司联合生产的重组抗凝血酶Ⅲ获得美国食品药品管理局批准，用于遗传性抗凝血酶缺乏患者围手术期和围产期血栓栓塞事件的预防。

结构和理化性质 抗凝血酶

为 α-2 单链糖蛋白，主要由肝脏和血管内皮细胞合成，相对分子质量为 582 000。抗凝血酶有 3 个与其空间折叠密切相关的分子内二硫键，从而保证其结构和功能的稳定。抗凝血酶在血浆中以 α 和 β 两种形式存在。α 抗凝血酶在血浆中约占 90%，有 4 个糖基化位点，与肝素的亲和力相对较弱。β-抗凝血酶的 Asn135 没有糖基化，只有 3 个糖基化位点，与肝素的亲和力约为 α-抗凝血酶的 3 ~ 10 倍。抗凝血酶存在 9 个 α 螺旋、3 个 β 折叠和 1 个反应中心环。

制备技术 抗凝血酶既可从哺乳类动物的血浆中进行分离纯化制备，也可经 DNA 重组技术表达制备。2009 年，美国批准的冻干重组抗凝血酶Ⅲ是利用转基因山羊乳腺反应器纯化制备的。将人抗凝血酶基因导入山羊基因组 DNA 序列中，使人抗凝血酶直接表达在山羊乳汁中，再经纳米膜过滤、灭菌消毒、终末加热处理和冻干制备。所用山羊需经美国农业部确认，无羊瘙症和特定病原体。

药理作用 抗凝血酶直接抗凝作用较弱较慢，但抗凝血酶与肝素结合后其抗凝血酶活性显著增强。抗凝血酶结合肝素后可发生构型变化，暴露出的活性中心可与丝氨酸蛋白结合形成复合物，使抗凝血酶失去活性，从而发挥抗凝作用。

应用 冻干重组抗凝血酶-Ⅲ可用于预防遗传性抗凝血酶缺陷患者在手术中和围产期的血栓事件，不能用于治疗遗传性抗凝血酶缺陷患者的血栓事件。

不良反应和注意事项 重组抗凝血酶Ⅲ在临床试验中最普遍的副作用是出血和注射部位局部

反应，用药前应测定血浆中抗凝血酶Ⅲ活性。使用重组抗凝血酶Ⅲ可能发生过敏反应和超敏反应，其禁忌人群为对山羊及山羊奶蛋白有超敏反应的患者，出现过敏和超敏症状应该停止使用。重组抗凝血酶Ⅲ抗凝效果与其使用剂量相关。通过抗凝试验确定合适的使用剂量，以避免超量使用或不足量使用重组抗凝血酶Ⅲ。在开始使用或停止使用的前几个小时以及使用周期后需跟踪患者的出血或血栓情况。

(章金刚 尹惠琼)

C1 zhǐméi yìzhìjì

C1 酯酶抑制剂 (C1 esterase inhibitor，C1INH)

对补体、凝血、纤溶、激肽释放等蛋白酶激活系统有重要抑制作用的多功能蛋白酶抑制剂。C1 酯酶抑制剂在临床上主要用于血管神经性水肿的治疗。最初由美国血液学专家奥斯卡 (Oscar Ratnoff) 和欧文 (Irwin Lepow) 于 1957 年在血清中发现。德国、比利时等欧洲国家自 1979 年开始使用血浆纯化的 C1 酯酶抑制剂作为遗传性血管神经性水肿的治疗手段，欧洲的主要上市产品为德国 CSL Behring 公司的静脉注射剂，该产品在美国于 2009 年被美国食品药品管理局批准。美国的另一常见商品是美国 Viro Pharma 公司的冻干粉针，于 2008 年获得美国食品药品管理局批准。而由 Stantarus 公司和 Pharming 集团共同研发的重组 C1 酯酶抑制剂药物则在 2010 年 8 月 11 日被欧洲药品管理局授权上市。

结构和理化性质 C1 酯酶抑制剂属于丝氨酸蛋白酶抑制剂家族，血浆含量约为 220 mg/L，主要由肝脏细胞合成，成纤维细胞、单核细胞和内皮细胞也能合成。C1 酯酶抑制剂是一种高度糖基化的血浆蛋白，含糖量高达 35% ~ 49%，肽链上连接有约 20 个侧糖链，多数糖基位于 N-端 1 ~ 120 肽段内。C1 酯酶抑制剂为单肽链糖蛋白，由 478 个氨基酸残基组成，相对分子质量为 104 000，链内有两对二硫键，分别为 Cys101-Cys406 和 Cys108-Cys183。

制备技术 1961 年，美国血液学专家杰克·彭斯基 (Jack Pensky) 首先提出用饱和硫酸铵法从血清中提取 C1 酯酶抑制剂并以离子交换层析法进行纯化制备。之后经过了数代改进，截至 2015 年，常用的制备工艺为冷沉淀血浆经 DEAE-葡聚糖凝胶柱层析去除凝血酶原复合物等蛋白后，再经 60% 硫酸铵沉淀、QAE-葡聚糖凝胶柱层析、苯基琼脂糖凝胶疏水层析等步骤纯化，并经 60℃ 处理 10 h 以灭活病毒。

药理作用 血管神经性水肿是因血浆中血管渗透性增强所致的疾病，C1 酯酶抑制剂作为补体组分 C1 唯一的抑制剂，是活化凝血因子Ⅻ的主要抑制剂，其缺乏将导致补体系统和接触系统活化的调节失衡，C1 酯酶抑制剂缺乏使得 C1 的异常活化，进而使得 C2 分解出激肽，进而引起血管通透性升高和组织水肿。

应用 C1 酯酶抑制剂主要应用于血管神经性水肿治疗中，采用 C1 酯酶抑制剂制剂静脉输注，使血液 C1 酯酶抑制剂的水平迅速得到提高，恢复其对补体活化、接触系统活化的调节功能，以迅速控制病情。C1 酯酶抑制剂还可抑制活化凝血因子Ⅻ、活化凝血因子Ⅺ、激肽释放酶及纤溶酶，因而其在凝血、激肽和纤溶系统中也有重要的调节作用。此外 C1 酯酶抑制剂还具有抗炎和抗凋亡作用。C1 酯酶抑制剂对脓毒症、心肌缺血等疾病也有治疗作用。

注意事项及不良反应 C1 酯酶抑制剂的严重不良反应为加剧遗传性血管神经性水肿引发的疼痛；常见不良反应包括继发遗传性血管神经性水肿发作、头痛、腹痛、恶心、肌痉挛、疼痛、腹泻和呕吐。对 C1 酯酶抑制剂产生致命性过敏反应病史者，禁用 C1 酯酶抑制剂药物。

(章金刚 方迟)

xuèjiāng zhuǎnyùn dànbái

血浆转运蛋白 (plasma transport protein)

血浆中有运输营养物质、代谢产物、金属离子、激素、维生素和药物等功能的血浆蛋白。又称血浆运输蛋白。截至 2015 年，只有人血白蛋白制剂作为药物开始了临床应用，其他血浆转运蛋白还有待进一步试验评价。根据不同理化性质，血浆转运蛋白主要包括转铁蛋白、结合珠蛋白、铜蓝蛋白、白蛋白、血红素结合蛋白、维生素 B_{12} 运输蛋白、甲状腺素结合蛋白、性激素结合蛋白等。各种血浆转运蛋白有其不同的理化性质。如转铁蛋白的相对分子质量为 80 000，血浆浓度为 2.8 g/L，具有运载铁的功能。结合珠蛋白的相对分子质量为 85 000 ~ 400 000，血浆浓度为 0.3 ~ 2.9 g/L，可以运输血红蛋白。铜蓝蛋白相对分子质量为 132 000，血浆浓度为 0.4 g/L，可以运载铜。白蛋白相对分子质量为 66 000，血浆浓度为 35 ~ 55 g/L，最主要功能为运输蛋白。

不同的血浆转运蛋白有不同的生物学特性，其中转铁蛋白、结合珠蛋白、铜蓝蛋白、白蛋白等有如下的生理功能和应用。转铁蛋白在肝脏内合成，其主要功能是转运铁，还可以促进细胞生长和增殖、抑制细菌生长等。由于转铁蛋白的转运功能，已作为药物载体处于临床试验阶段。还可以用转铁蛋白制品治疗先天性无转铁蛋白血症。此外，血浆运铁蛋白含量的变化对许多疾病有诊断或鉴别诊断的价值。结合珠蛋白在肝脏内合成，其主要作用是运输血红蛋白，还可以抑制前列腺素合成、抑制细菌作用和抗氧化活性等。铜蓝蛋白在肝脏内合成，主要生理功能是调节胃肠道对铜的吸收并担负铜在体内的转运。肝豆状核变性（Wilson病）、营养不良、肝损害等情况下血清铜蓝蛋白含量降低；各种急慢性炎症、组织损伤、硅沉着病的患者血清铜蓝蛋白含量升高，检测血清铜蓝蛋白含量有助于临床诊断和病情观察。白蛋白是最重要的转运蛋白，具有多种重要的生理学功能，包括结合并参与脂肪酸、激素、微量金属离子、酶、维生素和药物等多种小分子物质的运输；维持血管和组织之间的血液胶体渗透压；代谢产物解毒和再加工等。因此，白蛋白临床应用也比较广泛，包括大面积烧伤后，急性创伤、失血性休克，血液置换治疗，偶尔用于肾透析，严重的低蛋白血症腹水，急性肝功能衰竭伴肝昏迷等。

（章金刚　王延琳）

jiéhézhūdànbái

结合珠蛋白（haptoglobin，Hp）

由两条 β 链和两条 α 链组成的能结合游离血红蛋白的酸性糖蛋白。又称触珠蛋白。属于血浆转运蛋白。1938 年法国学者马克斯（Polonovski Max）和热勒（Jayle Max-Fernand）首先发现结合珠蛋白。1955 年美国学者奥利弗（Oliver Smithies）等将其分为 Hp1-1、Hp2-1 和 Hp2-2 三种类型。2003 年荷兰学者斯梅茨（Smeets Mirjam-B）研究发现，在关节炎和肿瘤组织中有结合珠蛋白表达，同时伴有铁缺乏。2006 年奥地利学者克尔默齐（Körmöczi Günther F）研究发现，检测结合珠蛋白含量能够发现并评估溶血性贫血，并区别于其他类型的贫血。2011年韩国学者姜石闵（Kang Suk-Min）研究发现，结合珠蛋白的 β链可以作为人类肺癌的生物标志物。

内源性结合珠蛋白广泛存在于人类和许多哺乳动物的血清及其他体液中，其合成和降解主要在肝脏进行，血浆含量达 0.3 ～ 2.9 g/L。结合珠蛋白是由两条 α链和两条 β 链组成的四聚体，α链的遗传变异可造成其结构的多态性。结合珠蛋白有三种主要表现型，分别为结合珠蛋白 1-1（由两条 α1 链和两条 β 链组成）、结合珠蛋白 2-1（由一条 α1 链、一条 α2 链和两条 β 链组成）和结合珠蛋白 2-2（由两条 α2 链和两条 β 链组成），相对分子质量分别为 85 000、200 000 和 400 000。结合珠蛋白作为一种急性期蛋白，参与宿主抗感染、损伤组织的修复及内环境稳定的过程，其血清含量在感染、创伤、炎症、肿瘤、心肌梗死等病理状态时显著升高。

以血浆副产品卡恩（Cohn）组分Ⅳ为原料，利用低温乙醇法分离制备静脉注射结合珠蛋白浓缩制剂。

结合珠蛋白是一种载体蛋白，可与游离的血红蛋白结合形成稳定的结合珠蛋白-血红蛋白复合物，将血红蛋白运至肝中代谢，从而避免血红蛋白和铁从肾脏流失，避免对肾脏的损伤，同时防止血红蛋白对组织的氧化损伤。结合珠蛋白还是一种多功能蛋白，可以降低前列腺素合成酶的活性，抑制前列腺素合成；对生长和繁殖过程中需要亚铁血红素的致病菌有抑制作用和抗氧化活性；抑制 T、B 淋巴细胞有丝分裂和增殖、抑制自然杀伤细胞的杀伤活性，具有免疫抑制功能；促进新生血管的内皮细胞生长和分化。

测定血清结合珠蛋白浓度有助于临床诊断、病情观察和判断预后，动脉硬化、溶血性贫血、肝细胞损害时血清结合珠蛋白显著降低，机体有炎症、损伤、传染病、白血病、风湿病、缺血性心脏病、淋巴肉芽肿、系统性硬皮病、各种恶性肿瘤以及放射病等时，其血清结合珠蛋白水平明显升高。此外，静脉输注结合珠蛋白或用固相化结合珠蛋白体外循环去除血液中的游离血红蛋白可用于防治溶血性肾衰竭。

（章金刚　王延琳）

zhuǎntiědànbái

转铁蛋白（transferrin，TF）

脊椎动物的体液和细胞中能转运 Fe^{3+} 的 β_1 球蛋白。又称嗜铁蛋白。属于血浆转运蛋白。1945 年瑞典学者霍姆博格（Holmberg CG）等首次在人血清中发现了这种非血红素结合铁的转铁蛋白，此后又在哺乳动物以及鱼类、两栖类及爬行类的血清中分别发现了转铁蛋白的存在。由于转铁蛋白在抗菌、杀菌以及在肿瘤和癌症防治等方面的突出作用，已开展了转铁蛋白作为药物载体的大量研究。2002 年日本学者饭沼久惠（Iinuma Hisae）研究转铁蛋白作为药物载体用于胃癌的治疗。商业化生产的转铁蛋白主要用于细胞培养和生化试剂。截至 2015 年，转铁蛋白-转铁蛋白受体介导的定向药物转运系统已接近临床阶段。

结构和理化性质　转铁蛋白是一种急性期蛋白，主要在肝合成，此外在脑、睾丸、哺乳期乳腺以及发育时的某些胎儿组织中也可以合成转铁蛋白。转铁蛋白是由一条含 679 个氨基酸残基的肽链和两个相同的糖支链组成的单链糖基化蛋白，共有 19 对二硫键，每个糖支链通过共价键与肽链的天冬氨酸残基相连。转铁蛋白有两个类似的结构域，分别称为 N-和 C-端结构域，每个结构域含有一个结合 Fe^{3+} 的部位。转铁蛋白的相对分子质量约 80 000，等电点为 5.8，血浆中含量为 2~3 g/L，含糖量约 6%。转铁蛋白有三类，分别称为血清转铁蛋白（或嗜铁蛋白）、卵转铁蛋白（或伴清蛋白）和乳（或转）铁蛋白，它们都具有两个 Fe^{3+} 结合位点。

制备技术　大规模制备转铁蛋白的生产工艺是以血浆为原料，利用利凡诺-低温乙醇法分离转铁蛋白，或先经硫酸铵盐析法再通过色谱法（离子交换色谱或亲和色谱）、电泳等方法制备转铁蛋白。此外，转铁蛋白在许多重组系统中也可表达，如在哺乳动物乳仓鼠肾细胞、微生物系统和植物中表达全分子全长，在真核生物表达系统和原核生物表达系统中表达 N-或 C-端分子片段，重组转铁蛋白主要用于分析结构蛋白和功能蛋白。

药理作用　转铁蛋白的主要功能是结合和运输 Fe^{3+}，将铁从吸收和贮存部位运输到成红细胞处供合成血红蛋白用，或输送到机体其他需铁的部位，转铁蛋白还可将多余的铁运送到贮存部位暂时贮存。转铁蛋白有抑菌作用，由于转铁蛋白具有结合铁的能力，而铁是许多细菌和病毒生长的重要因子，因此转铁蛋白通过与细菌竞争摄入铁可抑制细菌的生长。

转铁蛋白还是细胞生长和增殖所必需的生长因子。除铁以外，转铁蛋白还参与运输许多种金属，如铝、锰、铜和镉，但铁与转铁蛋白的亲和力最大，铁可取代其他被转铁蛋白运输的金属。

应用　作为金属药物的载体，可以转运譬如治病用金属离子（铋、钌、钛等）、诊断肿瘤用放射性同位素（镓、铟等）；作为治疗肿瘤化学治疗药物的载体，让转铁蛋白在肿瘤组织中集聚，对各种肿瘤细胞株显示出选择毒性；此外，血浆运铁蛋白含量的变化对许多疾病有诊断或鉴别诊断的价值；还可以用转铁蛋白制品治疗先天性无转铁蛋白血症。

（章金刚　王延琳）

méidànbái

酶蛋白（zymoprotein）　具有酶学活性的血浆蛋白制品。最早研发成功的血浆酶蛋白类产品是纤维蛋白原，于 20 世纪 40 年代应用于临床。随后凝血因子Ⅷ、凝血酶原复合物等产品陆续应用于临床。最早研制成功的重组血浆酶蛋白产品是重组凝血因子Ⅷ，于 1992 年由美国食品药品管理局批准上市。随后多个血浆酶蛋白类制品和重组血浆酶蛋白类制品陆续获得批准上市。截至 2015 年，获得上市批准的凝血因子类酶蛋白有人纤维蛋白原、人凝血酶、人凝血酶原复合物、活化人凝血因子Ⅶ、人凝血因子Ⅷ、人凝血因子Ⅸ、人凝血因子Ⅺ和人凝血因子ⅩⅢ。胆碱酯酶和羧肽酶 N 处于研发阶段，尚未上市。

酶蛋白类制品根据其特性可分为凝血因子和血浆中特有的胆碱酯酶、羧肽酶 N 等。按照原料来源和技术途径，血浆酶蛋白可以分为血浆来源和重组来源。血浆来源酶蛋白是从健康人血浆中

提取，重组血浆酶蛋白的来源是基因工程细胞株或转基因动物，粗产品均需经纯化及活化、并经病毒去除和灭活处理、冻干制成。

凝血因子类酶蛋白通常以酶原的形式存在于血浆中，当发生凝血反应时被激活为酶蛋白，进而发生一系列级联反应，最后发生血液凝固；凝血因子类药物通过补充体内缺失的凝血因子，激活凝血途径而发挥作用。血浆中特有的胆碱酯酶能够水解胆碱能神经的递质——乙酰胆碱，主要用于有机磷类中毒的治疗；羧肽酶 N 能够水解舒缓激肽，在改善与舒缓激肽释放相关的疾病症状方面能够发挥作用。

临床上凝血因子类酶蛋白制剂主要用于相应凝血因子先天性或获得性缺乏的治疗，还可以用于其他出血相关疾病的治疗；胆碱酯酶主要用于有机磷类中毒的治疗；羧肽酶 N 在改善与舒缓激肽释放相关的疾病症状方面能够发挥作用。

（章金刚　吕茂民）

dǎnjiǎnzhǐméi

胆碱酯酶（cholinesterase）　以多种同工酶形式存在于体内的具有水解胆碱酯类能力的糖蛋白。是一种酶蛋白。一般可分为乙酰胆碱酯酶（又称为真性胆碱酯酶）和拟胆碱酯酶（又称为假性胆碱酯酶或血清胆碱酯酶）。乙酰胆碱酯酶由于来源受限没有药物开发价值，未见研发的报道；血清胆碱酯酶的研制始于 1993 年，由美陆军防化医学研究所和沃尔特里德研究所研制，2009 年 1 月，美军完成来源于人血浆的天然人丁酰胆碱酯酶的美国食品药品管理局临床Ⅰ期试验。2008 年，由美军资助的加拿大 Athene 公司，完成了转基因羊乳腺反应器生产重

组人丁酰胆碱酯酶实验研究，并于2010年9月完成了临床Ⅰ期研究。但截至2015年，未有相关产品上市。

结构和理化性质　血清胆碱酯酶相对分子质量为348 000，是由4个单体组成的四聚体，含糖23.9%，等电点约为3.9，在血浆中的含量约为10 mg/L。胆碱酯酶蛋白分子表面有两个活性中心能与乙酰胆碱结合，即带负电荷的阴离子部位和酯解部位。

内源性乙酰胆碱酯酶主要存在于胆碱能神经末梢突触间隙，特别是运动神经终板突触后膜的皱褶中聚集较多；也存在于胆碱能神经元内和红细胞中，一般常简称为胆碱酯酶。拟胆碱酯酶广泛存在于神经胶质细胞、血浆、肝、肾、肠中，对乙酰胆碱的特异性较低。但拟胆碱酯酶可水解其他胆碱酯类，如琥珀胆碱。

制备技术　乙酰胆碱酯酶主要存在于胆碱能神经末梢突触间隙、胆碱能神经元内和红细胞中，原料的来源受限制，因此胆碱酯酶的制备通常指血清胆碱酯酶的制备。血清胆碱酯酶的制备多以卡恩（Cohn）法组分Ⅳ为起始原料，采用多步层析技术分离获得，纯化技术主要包括DEAE-离子交换层析技术、普鲁卡因胺亲和层析技术以及利凡诺分级沉淀分离技术等。

药理作用　乙酰胆碱是胆碱能神经重要的神经递质，其在神经末梢内合成，通常集中贮存在囊泡内，当神经冲动沿轴突到达末梢时，囊泡内结合型乙酰胆碱转变为游离型，释放入突触间隙并与受体结合，引起生理效应，从而起到神经信号的传递作用；正常情况下，突触间隙中的胆碱酯酶很快将乙酰胆碱水解成胆碱

和乙酸，信号传递结束；如此往复，完成神经冲动对肌肉运动的指挥作用。当胆碱酯酶的活性被有机磷化合物（如神经毒剂沙林或有机磷农药）抑制时，会使乙酰胆碱聚集于受体上不能水解，造成乙酰胆碱的蓄积，进而产生肌肉痉挛、心律失常等中毒症状。胆碱酯酶可通过水解乙酰胆碱发挥其作用，过程可分为三个步骤：①乙酰胆碱分子结构中带正电荷的季铵阳离子头，以静电引力与胆碱酯酶的阴离子部位相结合；同时乙酰胆碱分子中的羰基碳与胆碱酯酶酯解部位的丝氨酸的羟基以共价键形式结合，形成乙酰胆碱和胆碱酯酶的复合物。②乙酰胆碱与胆碱酯酶复合物裂解成胆碱和乙酰化胆碱酯酶。③乙酰化胆碱酯酶迅速水解，分离出乙酸，酶的活性恢复。

应用　可以用于有机磷类中毒的治疗，特别适用于常规治疗无效的有机磷中毒严重的患者，补充血清胆碱酯酶可能是唯一的救治方案。血清胆碱酯酶还具有水解其他胆碱酯类的能力，如琥珀胆碱，因此亦可用于琥珀酰胆碱麻醉后过长窒息的救护。有机磷杀虫剂中毒患者越早应用该药越好。被有机磷杀虫剂抑制超过36 h已老化的胆碱酯酶的复能作用效果甚差。对慢性有机杀虫剂中毒抑制的胆碱酯酶无复活作用。

（章金刚　吕茂民）

suōtàiméi N

羧肽酶 N（carboxypeptidase N, CPN）　可以水解多肽C末端碱性氨基酸、对人体内多种活性多肽具有水解灭活作用的酶蛋白。又称过敏毒素灭活剂。它在维持机体生理平衡中起重要调节作用，属羧基肽酶。截至2015年，尚未有获得批准的羧肽酶N制品，也

未见临床应用的报告。

结构和理化性质　羧肽酶N为相对分子质量约280 000的四聚体，含糖17%，等电点约为3.8，在血清中的浓度为30 mg/L。羧肽酶N分子是由两个相对分子质量约50 000的酶性亚型单位和两个相对分子质量约83 000的调节亚单位组成的锌脂样金属蛋白酶。羧肽酶N由肝脏产生，能水解进入血流的激肽、血管舒张素、血小板因子等生物活性多肽羧基末端的精氨酸和赖氨酸残基，也可水解补体C3a和C5a羧基末端的精氨酸。

制备技术　通常，以DAGE-SpehadexA50吸附法制备凝血酶原复合物时，可得到一个亚组分，该亚组分富含前白蛋白、α1抗胰蛋白酶、铜蓝蛋白、补体C1抑制剂、羧肽酶N、C3和C4。该亚组分进一步经多步杂蛋白沉淀、最后经Sepharose-Arg静态吸附，洗脱后即可获得纯化的羧肽酶N。

药理作用　血浆中的羧肽酶N可水解舒缓激肽，通过断裂舒缓激肽C末端精氨酸而使其失去活性。舒缓激肽是具有使血管壁通透性增高，血管平滑肌收缩，兴奋痛觉神经感受器，吸引白细胞使白细胞聚集和引起支气管壁及胃肠道平滑肌痉挛等作用的生理效应极强的多肽。正常人体内舒缓激肽生成后，很快被羧肽酶N灭活，但是在炎症、烧伤、感染性休克等病理过程中会导致大量的舒缓激肽被释放出来，造成回心血量减少、心输出量下降等后果。因此，羧肽酶N制品在改善与舒缓激肽释放相关的疾病症状方面能够发挥作用。

羧肽酶N还可以水解补体激活途径中产生的C3a、C5a的C末端的精氨酸而迅速将其灭活，故

又被称为过敏毒素灭活剂。羧肽酶N灭活C3a和C5a的作用，也是人体调节补体系统激活过程的组成部分，当疾病发生过程破坏了这种调节，产生大量C3a和C5a不能及时被灭活时，会使机体发生剧烈的炎症反应并造成组织损伤，甚至引起过敏性休克样发作。因此羧肽酶N也可用于免疫复合物病和内毒素性休克。

应用 截至2015年，尚未有获得批准的羧肽酶N制品，也未见临床应用的报告，但根据羧肽酶N的生物学性质，可望将其用作与舒缓肽释放相关的疾病，也可以用作与C3和C5过敏素相关的疾病，特别是用作治疗免疫复合物病和内毒素及过敏性休克。

（章金刚　吕茂民）

kàngdúsù yàowù

抗毒素药物 （antitoxin drugs）

进入体内后能与特定的毒素或病原因子结合从而中和其毒性的血浆蛋白制品。可用于细菌感染及毒素中毒等的预防和治疗。由细菌外毒素或类毒素免疫动物所得的血浆经胃酶消化后制成。

1890年，德国学者贝林（Emil Adolf von Behring）等发现给豚鼠注射白喉毒素，并逐渐加大剂量后，其血清中产生一种能抵抗白喉的特异性物质，具有中和毒素的作用，因此命名为抗毒素；并于1891年成功用白喉抗毒素治疗白喉患儿，开创了血清疗法，获1901年首届诺贝尔生理及医学奖。贝林还发明了破伤风抗毒素，成功用于破伤风患者的治疗。抗毒素是最早的生物制品之一，是现代医学创立初期对抗感染及中毒特定有效的药物，在20世纪早期获得了很大地发展。但其副反应多，对于某些疾病的有效性差，逐步被疫苗和抗生素取代，但在细菌毒素、生物毒素及某些病毒的防治方面仍是不可替代的。

抗毒素制备工艺的发展可大致分为三个阶段：第一阶段开始于19世纪末期，直接使用免疫动物分离的血清用于治疗，此法引起的副反应极多。而后，抗体（免疫球蛋白）被发现是其活性成分，遂采用免疫球蛋白进行治疗。从20世纪初期到30年代期间为第二阶段，采用基于不同浓度的硫酸铵或硫酸钠二次沉淀的生产工艺，从血浆中分离出抗毒素作为药物使用。由于是完整IgG，且含有白蛋白等杂质，容易引起早期副反应。随后发现IgG分子的$F(ab')_2$片段是具有抗毒活性的功能区，而Fc片段不具有抗毒活性，可由胃酶消化除去，以减小异种球蛋白的抗原性，降低副反应的发生率。第三阶段是英国学者波普（Pope CG）等于1939年建立了生产精制抗血清的经典方法。该方法通过胃蛋白酶在酸性条件下消化血浆以去除Fc片段，然后通过加热灭活及硫酸铵二次沉淀，沉淀物通过过滤或离心的方法分离，二次沉淀重新溶解后通过透析法脱盐以除去硫酸铵。制得的精制抗血清的主要成分是纯化的免疫球蛋白$F(ab')_2$片段，但还含有完整IgG及其他杂质。

根据其所针对的细菌和毒素等病原因子进行命名分类，可分为破伤风抗毒素、白喉抗毒素、肉毒抗毒素、气性坏疽抗毒素等。抗毒素主要来源于马血浆，但也有来源于兔、羊等动物血浆，也可通过其生产动物来源进行分类。抗毒素药物起效的过程属于被动免疫过程。因抗毒素主要来源于马血浆，与使用特异性人免疫球蛋白制品相比，由于是异种蛋白，临床使用该制剂中常见过敏反应，使用前需进行皮试。试验结果为阳性者，则应进行脱敏注射。主要用于细菌感染及毒素中毒等的预防和治疗。如破伤风梭菌感染引起的破伤风毒素中毒、白喉棒状杆菌感染、肉毒毒素中毒、气性坏疽等。

（孙志伟　杨涛　范志和）

pòshāngfēng kàngdúsù

破伤风抗毒素 （tetanus antitoxin）

用于预防和治疗破伤风梭菌感染的抗毒素球蛋白制剂。该制剂由破伤风类毒素免疫动物所得血浆，经胃酶消化后制成。破伤风（tetanus）是由破伤风梭菌引起的特异性感染，可发生在创伤后及不洁条件下分娩的产妇和新生儿。1890年，德国学者贝林（Emil Adolf von Behring）和日本学者北里柴三郎发现注射过破伤风毒素的豚鼠或家兔，其血清中能产生一种抵抗破伤风的特异性物质，称之为破伤风抗毒素。破伤风抗毒素是最早的生物制品药物之一。之后不断改进，一直在临床上应用。

结构和理化性质 破伤风抗毒素是由破伤风类毒素免疫动物产生的多克隆抗体，即破伤风类毒素刺激机体后由机体的浆细胞合成并分泌出的与抗原有特异性结合能力的一组球蛋白，进入体内后能与破伤风毒素结合，中和其毒性。抗毒素主要来源于马血浆，纯化的免疫球蛋白$F(ab')_2$片段成为制品的主要成分，但还含有完整IgG及其他杂质，Fc片段不具有抗毒活性，由胃酶消化除去，以减小异种球蛋白的抗原性，降低副反应的发生率。

制备技术 使用破伤风类毒素免疫马匹，采取血浆。通过胃蛋白酶消化，硫酸铵沉淀，过滤分离，透析脱盐的工艺进行生产。

20 世纪 80 年代末用超滤技术取代透析法，沉淀分离采用压滤取代了过滤。2009 年采用了层析纯化工艺，提高了产品质量标准。

药理作用 破伤风梭菌产生的外毒素可致使神经系统中毒，当毒素作用于脑干和脊髓后，产生特异性的肌肉痉挛。患者可因惊厥发作引起窒息而死亡，或因频繁的强烈的肌痉挛导致心力衰竭而死亡。破伤风抗毒素含特异性抗体，属被动免疫制剂，进入机体后通过特异性结合破伤风毒素发生作用。

应用 破伤风抗毒素包括液体和冻干两种剂型，又可分为预防用（1500 IU/瓶）和治疗用（10 000 IU/瓶）两种规格，分别用于预防和治疗破伤风。已出现破伤风或其可疑症状时，应及时使用抗毒素治疗，开放性外伤有感染破伤风的危险时，应及时进行预防。一般预防采用皮下或肌内注射，治疗并确认无反应的情况下采用静脉注射法。

不良反应与注意事项 使用抗毒素需特别注意防止过敏反应。注射前必须先做过敏试验并详细询问既往过敏史。主要的过敏反应包括：过敏性休克，可在注射中或注射后数分钟至数十分钟内突然发生。可注射肾上腺素、抗过敏药物等进行治疗；血清病，一般在注射后 7~14 天发病，亦有在注射后 2~4 天发病，可使用钙剂或抗组胺药物治疗。

（孙志伟　杨　涛　范志和）

báihóu kàngdúsù

白喉抗毒素（diphtheria antitoxin）

用于预防和治疗白喉的抗毒素球蛋白制剂。1890 年，德国学者贝林（Emil Adolf von Behring）等发现给豚鼠注射白喉毒素，并逐渐加大剂量后，其血清中可产生一种能抵抗白喉的特异性物质，具有中和毒素的作用，称之为抗毒素，这是第一个发现的抗毒素；于 1891 年成功地用白喉抗毒素治疗白喉患儿，开创了血清疗法，该成果获得 1901 年首届诺贝尔生理及医学奖。由于疫苗技术地发展和基础免疫技术地普及，白喉抗毒素临床应用已较少。纯化的免疫球蛋白 F(ab')$_2$ 片段是该制品的主要成分，是白喉类毒素刺激机体后由机体的浆细胞合成并分泌出的与抗原有特异性结合能力的产物，也称多克隆抗体。但含有完整 IgG 及其他杂质，其中 Fc 片段不具有抗毒活性，可由胃酶消化除去，以减小异种球蛋白的抗原性，降低副反应发生率。

该制品使用白喉类毒素免疫马匹，采取血浆。通过胃蛋白酶消化，硫酸铵沉淀获得含免疫球蛋白 F(ab')$_2$ 片段等蛋白成分，再通过过滤分离，透析脱盐的工艺获得产品。20 世纪 80 年代末用超滤技术取代透析法，沉淀分离采用压滤取代了过滤。

白喉是由白喉棒状杆菌引起的呼吸道传染病，主要临床表现为上呼吸道炎症，常常表现在咽部，有时在鼻腔、喉部和气管，并由细菌产生的外毒素对其他器官如心肌、神经系统和肾脏造成损伤。在 20 世纪前是对儿童威胁非常大的传染病。白喉抗毒素含特异性抗体，属被动免疫制剂，进入机体后通过特异性地与白喉毒素结合，中和其毒性。该制品包括液体和冻干两种剂型，又分为预防用和治疗用两种规格，分别用于预防和治疗白喉。使用剂量根据病程发展确定。已出现白喉症状者应及早注射治疗。未经白喉类毒素免疫注射或免疫史不清者，如与白喉患者有密切接触，可注射白喉抗毒素进行紧急预防。预防采用皮下或肌内注射，治疗时采用扁桃体内注射。

使用抗毒素须特别注意防止过敏反应。注射前必须先做过敏试验并详细询问既往过敏史。主要的过敏反应包括：过敏性休克，可在注射中或注射后数分钟至数十分钟内突然发生。可注射肾上腺素、抗过敏药物等进行治疗；血清病（由于注射免疫血清后所并发的免疫复合物性疾病，其表现主要有皮疹、发热、关节痛、淋巴结肿大等），一般在注射后 7~14 天发病，亦有在注射后 2~4 天发病，使用钙剂或抗组胺药物治疗。

（孙志伟　杨　涛　范志和）

ròudú kàngdúsù

肉毒抗毒素（botulinum antitoxin）

用于预防和治疗肉毒中毒的抗毒素球蛋白制剂。由肉毒梭菌毒素或类毒素免疫动物所得血浆，经胃酶消化后纯化制成。1963 年，世界卫生组织制定了 A、B、C、D、E 各型的国际标准；1965 年又追补了 F 型的标准。2013 年美国食品药品管理局批准了七价肉毒抗毒素（HBAT），该产品由美国军队传染病医学研究所开发。该产品是唯一可中和所有血清型肉毒毒素的产品，取代了以前的肉毒抗毒素。已知的 7 种肉毒毒素是通过抗血清分型的，相互间不具有交叉保护作用。纯化的免疫球蛋白 F(ab')$_2$ 片段成为制品的主要成分，但还含有完整 IgG 及其他杂质。

使用肉毒类毒素免疫马匹，采取血浆，通过胃蛋白酶消化，纯化制备而成。中国产品主要是单价抗毒素，于 20 世纪 50 年代成功研制并生产。美国生产的肉毒抗毒素有单价、二价（BAT-AB 或 Baby-

BIG）和三价（TBAT，针对 A、B、E 型）。

肉毒毒素是已知毒性最强的毒素之一。肉毒毒素被神经细胞吸收结合后，通过阻断乙酰胆碱释放从而导致肌肉麻痹，该过程是不可逆的。神经轴突的恢复往往需要数周乃至数月时间。肉毒抗毒素是针对肉毒毒素的多克隆抗体，进入体内后能与尚未与神经细胞结合的毒素作用，中和其毒性。

用于预防和治疗肉毒中毒。肉毒抗毒素仍是治疗肉毒毒素中毒唯一有效的方法，抗生素疗效不佳而且可导致肉毒梭菌在患儿体内释放更多毒素。预防采用皮下注射或肌内注射，亦可酌情增量或采用静脉注射。对已发病的患者，在中毒型别未确定之前，暂用混合抗毒素肌内或静脉注射，一旦中毒型别确定，立即改用该单价抗毒素。以后视病情减量或延长间隔时间。

使用抗毒素须特别注意防止过敏反应。注射前必须先做过敏试验并详细询问既往过敏史。主要的过敏反应包括：过敏性休克，可在注射中或注射后数分钟至数十分钟内突然发生。可注射肾上腺素、抗过敏药物等进行治疗；血清病，一般在注射后 7~14 天发病，亦有在注射后 2~4 天发病，可以使用钙剂或抗组胺药物治疗。

（孙志伟 杨涛 范志和）

qìxìnghuàijū kàngdúsù

气性坏疽抗毒素（gas-gangrene antitoxin） 用于预防和治疗梭菌感染所致气性坏疽的多价抗毒素球蛋白制剂。由梭状芽胞杆菌毒素或类毒素免疫动物所得血浆，经胃酶消化后纯化制成。该制品包括液体和冻干两种剂型。

法国学者在 1898 年发现通过注射抗毒素可对豚鼠和兔起保护作用，但当时对气性坏疽的了解很少。第一次世界大战中气性坏疽的严重性受到关注，于 1916 年制成了二价抗毒素，1917 年法国学者魏因贝格（Weinberg）等制成了三价抗毒素，临床使用证明了抗毒素的有效性。导致气性坏疽的病原菌较多，当时未能明确的分离鉴定，导致各研制单位使用的抗原及产品标准不一致，抗毒素只用于辅助治疗。中国在 20 世纪 50 年代成功开发了气性坏疽抗毒素。抗毒素种类主要包括 A 型产气荚膜梭菌、A 型诺氏梭菌与败毒梭菌三种主要病原菌的抗毒素。气性坏疽抗毒素防治效果一般，且有引起过敏反应的风险，在抗生素大量应用后，已很少应用。

纯化的免疫球蛋白 F(ab')$_2$ 片段成为该制品的主要成分，但还含有完整 IgG 及其他杂质。

使用气性坏疽免疫马匹，采取其血浆，通过胃蛋白酶消化以去除不具有抗毒活性的 Fc 片段，纯化制备而成。中国与日本的生物制品规程都规定可增加溶组织梭菌抗毒素。抗毒素原液混合的比例为：产气荚膜梭菌抗毒素：水肿梭菌抗毒素：败毒梭菌抗毒素＝2：2：1，必要时可加入 1 份溶组织梭菌抗毒素。

气性坏疽抗毒素是免疫动物产生的针对气性坏疽的多克隆抗体，进入体内后能与毒素结合，中和其毒性。引起气性坏疽的主要病原菌有 A 型产气荚膜梭菌、A 型诺氏梭菌与败毒梭菌。从病灶中还常能检出溶组织梭菌、双酶梭菌及谲诈梭菌。气性坏疽可能是某一种病原菌的单纯感染或是多种病原菌的混合感染。感染

局部病变的发展一般相当迅猛，以致不可能待细菌学检验及菌种鉴定得出结果，才开始使用抗毒素进行预防或治疗。因此气性坏疽抗毒素均系多价混合制品，即可预防或治疗多种导致气性坏疽的病原菌的制品。

当受严重外伤，有发生气性坏疽的危险或不能及时施行外科处置时，应及时注射该品预防。一旦病症出现，除及时采取其他措施外，要尽快速使用大量抗毒素进行治疗。用于预防时采用皮下注射或肌内注射，亦可酌情增量或采用静脉注射。对已发病的患者，采用静脉注射，同时注射适量于伤口周围健康组织内，以后视病情减量或延长间隔时间。

使用抗毒素须特别注意防止过敏反应。注射前必须先做过敏试验并详细询问既往过敏史。主要的过敏反应包括：过敏性休克，可在注射中或注射后数分钟至数十分钟内突然发生。可注射肾上腺素、抗过敏药物等进行治疗；血清病，一般在注射后 7~14 天发病，亦有在注射后 2~4 天发病，可以使用钙剂或抗组胺药物治疗。

（孙志伟 杨涛 范志和）

kàngxuèqīng yàowù

抗血清药物（antiserum） 用于预防和治疗相应疾病的液体抗毒球蛋白制剂。由一种或多种毒素或病毒抗原免疫动物所得血浆中的多克隆抗体经纯化制成。生物制品中抗炭疽血清、抗狂犬病血清、抗蛇毒血清等，均属于抗血清。生物制品中抗血清一般指含有针对特定的毒素或病毒抗原的多克隆抗体，包括用于治疗的免疫球蛋白制剂和用于检测的抗体。

根据其所针对的毒素和病毒等病原因子进行命名分类，如抗

蛇毒血清、抗狂犬病血清、抗炭疽血清、抗严重急性呼吸器官综合征病毒血清等。抗血清主要来源于免疫马血浆，但来源于免疫兔、羊等动物的血浆。抗血清药物是由免疫动物产生的多克隆抗体，属被动免疫制剂，进入体内后能与特定的毒素或病原因子结合，中和其毒性。与使用特异性人免疫球蛋白制品相比，抗血清是异种蛋白，临床使用中过敏反应常见，使用前需进行皮试。试验结果为阳性者，则应进行脱敏注射。主要用于病毒感染及毒素中毒等的预防和治疗。如抗狂犬病血清可以预防狂犬病毒感染引起的狂犬病，抗蛇毒血清用于治疗蛇毒中毒等。

（孙志伟　杨　涛　范志和）

kàngshédú xuèqīng

抗蛇毒血清（antivenom）　具有中和蛇毒作用的抗血清制剂。由一种或多种特定的蛇毒免疫动物所得血清或血浆经纯化精制而成。是临床疗效最好的蛇毒治疗药物。

1894 年，法国学者阿尔贝（Albert Calmette）等发明了通过使用小剂量蛇毒免疫并逐渐增加免疫剂量的方法免疫兔和豚鼠，获得的抗毒血清在治疗蛇毒中毒的动物实验中获得成功。法国学者塞泽尔（Césaire Phisalix）等于同年获得了类似的结果。1895 年用免疫马生产的抗蛇毒血清成功地用于印度眼镜蛇中毒的人体治疗，抗蛇毒血清也由此命名。

全世界约有 20 多个国家有能力生产抗蛇毒血清，生产各种抗蛇毒血清有一百多种。20 世纪 60、70 年代，由中国上海生物制品研究所与广东蛇毒研究所、浙江医科大学等单位合作开发了抗蝮蛇毒血清等 6 种抗蛇毒血清，1999 年后转由上海赛伦生物技术

有限公司生产 4 种抗蛇毒血清。台湾地区可生产类似内地蛇种的 4 种抗蛇毒血清。

由于各种蛇毒成分不同，必须针对各种毒蛇研制不同的抗蛇毒血清以获得疗效，但在没有特定血清的情况下，会使用相近毒蛇的血清。抗蛇毒血清根据其所针对的不同蛇毒进行分类，如中国的抗蝮蛇毒血清、抗五步蛇毒血清、抗银环蛇毒血清、抗眼镜蛇毒血清等。

抗蛇毒血清是针对特定蛇毒毒素的多克隆抗体，进入体内后能与相应的毒素结合，中和其毒性。抗蛇毒血清主要来源于马血浆，由于是异种蛋白，临床使用中过敏反应常见，使用前需进行皮试。试验结果为阳性者，则应进行脱敏注射。

抗蛇毒血清的主要成分是抗体 IgG 和 $F(ab')_2$ 片段，具有较长的半衰期，在血液中存在的时间较长，对于相对分子质量较大、能长时间存在于血液中的毒素中和效果较好；低相对分子质量的神经毒素容易快速分布到目标组织中，采用小相对分子质量的 Fab 片段抗毒素则更适于治疗此类蛇伤，但因其半衰期较短，需要短时间多次注射。蛇毒是酶、小分子多肽、糖蛋白和金属离子等组成的混合物。其中酶和多肽会对人体造成多方面的影响。凝血因子类毒素能影响凝血，引起局部和系统性的出血，蛋白酶类毒素能引起组织坏死，或损伤脏器功能，心血管抑制剂因子会减少心脏输出，神经毒素可阻断神经脉冲。多数蛇毒可能影响多个脏器。抗蛇毒血清注射入人体后能中和相应的蛇毒，某些情况下也能中和相近种类的蛇毒。

抗蛇毒血清是用于毒蛇咬伤

中毒治疗的急救药物，使用越早越好。通常采用静脉注射，也可作肌内或皮下注射。抗蛇毒血清的应用关键是知道致伤的蛇种和估计注毒量。从体液中检测蛇毒的方法多数不够敏感，且耗时较长，难于实际应用，临床使用抗蛇毒血清时多凭经验判断。

（孙志伟　杨　涛　范志和）

kàngfùshédú xuèqīng

抗蝮蛇毒血清（*Agkistrodon Halys* antivenin）　用于治疗被蝮蛇咬伤的抗蛇毒血清。由蝮蛇毒或脱毒蝮蛇毒免疫动物所得的血浆，经胃酶消化后纯化制成。

蝮蛇（*Agkistrodon Halys*）在中国分布较广，南方以短尾蝮为主，北方为中介蝮为主，其余亚种如乌苏里蝮、高原蝮等相对较少。1970 年中国上海生物制品研究所与浙江医科大学协作制成精制抗蝮蛇毒血清，1973 年正式投产供应。1979 年版《生物制品规程》收载了精制抗蝮蛇毒血清。

抗蛇毒血清主要来源于免疫马血浆，纯化的免疫球蛋白 $F(ab')_2$ 片段成为制品的主要成分，但还含有完整 IgG 及其他杂质，其中 Fc 片段不具有抗毒活性，需要由胃酶消化除去，以减小异种球蛋白的抗原性，降低副反应的发生率。

该血清使用蝮蛇毒素或脱毒蝮蛇毒素免疫马匹，采取血浆。通过胃蛋白酶消化 Fc 片段后，用硫酸铵沉淀，过滤分离，透析脱盐的工艺进行生产。20 世纪 80 年代末用超滤技术取代透析法，沉淀分离采用压滤取代了过滤。

抗蝮蛇毒血清是针对蝮蛇毒素的多克隆抗体，进入体内后能与毒素特异结合，中和其毒性。蝮蛇毒为混合毒素，含血循环毒素及神经毒素。其中神经毒素主

要作用于外周神经，阻断神经-肌肉接头传递，从而引起呼吸肌麻痹，继发性呼吸中枢抑制。血循毒素在磷脂酶 A2 的协同作用下，可直接损害心肌，导致心功能不全和急性循环衰竭。此外，蝮蛇毒中尚有缓激肽酶，促使激肽原分解为缓激肽，这些组分均可促使毛细血管扩张，通透性增加，而导致局部（患肢）高度肿胀，并使大量血液分布在末梢血管床，血容量相对不足，引起血压下降，出现休克。蛇毒对肾脏有直接的损害作用，导致急性肾功能衰竭。抗蝮蛇毒血清含特异性多克隆抗体，进入机体后通过特异性结合蝮蛇毒素发生作用。

该血清主要用于毒蛇咬伤中毒治疗的急救药物，使用越早越好。使用抗血清须注意防止过敏反应，注射前必须先做过敏试验并详细询问既往过敏史。在临床急救中，应优先考虑抢救患者生命，必要时可采用脱敏疗法。

（孙志伟 杨涛 范志和）

kàngwǔbùshédú xuèqīng

抗五步蛇毒血清（*Agkistrodon Acutus* antivenin）

用于治疗被五步蛇咬伤者的抗蛇毒血清。由五步蛇毒或脱毒五步蛇毒免疫动物所得的血浆，经胃酶消化后纯化制成。

五步蛇（*Agkistrodon Acutus*）在中国南方及东南亚分布，学名尖吻蝮，又称百步蛇、蕲蛇等。1973 年，中国上海生物制品研究所、浙江省中医研究所、浙江医科大学协作研制成功精制抗尖吻蝮蛇毒血清。1979 年版《生物制品规程》收载精制抗五步蛇毒血清。台湾地区也有类似的抗蛇毒血清生产。

抗五步蛇毒血清主要来源于免疫马血浆，纯化的免疫球蛋白 F(ab')$_2$ 片段成为制品的主要成分，但含有完整 IgG 及其他杂质，其中 Fc 片段不具有抗毒活性，由胃酶消化除去，以减小异种球蛋白的抗原性，降低副反应发生率。

该血清使用五步蛇毒素或脱毒五步蛇毒素免疫马匹，采取血浆。通过胃蛋白酶消化 Fc 片段，硫酸铵沉淀，过滤分离，透析脱盐的工艺进行生产。20 世纪 80 年代末用超滤技术取代透析法，沉淀分离采用压滤取代了过滤。

抗五步蛇毒血清是针对五步蛇毒素的多克隆抗体，进入体内后能与毒素特异结合，中和其毒性。尖吻蝮蛇毒素主要为出血毒素，会引起严重的出血，致死率很高，全身性出血及局部组织坏死是致死主要原因。抗五步蛇毒血清含特异性多克隆抗体，进入机体后通过特异性结合五步蛇毒素发生作用。

主要用于毒蛇咬伤中毒治疗的急救药物，使用越早越好。使用抗血清须注意防止过敏反应，注射前必须先做过敏试验并详细询问既往过敏史。在临床急救中，应优先考虑抢救患者生命，必要时可采用脱敏疗法。

（孙志伟 杨涛 范志和）

kàngyínhuánshédú xuèqīng

抗银环蛇毒血清（*Bungarus Multicinctus* antivenin）

用于治疗被银环蛇咬伤者的抗蛇毒血清。由银环蛇毒或脱毒银环蛇毒免疫动物所得的血浆，经胃酶消化后纯化制成。

银环蛇（*Bungarus Multicinctus*）分布在中国南方及东南亚等地区，又称雨伞节、金钱白花蛇、白节蛇等。1975 年，中国广州医学院药理学教研室和上海生物制品研究所协作研制成功精制抗银环蛇毒血清。1979 年版《生物制品规程》收载精制抗蛇毒血清。台湾地区也有类似的抗蛇毒血清生产。

抗蛇毒血清主要来源于免疫马血浆，纯化的免疫球蛋白 F(ab')$_2$ 片段成为制品的主要成分，但含有完整 IgG 及其他杂质，其中 Fc 片段不具有抗毒活性，由胃酶消化除去，以减小异种球蛋白的抗原性，降低副反应发生率。

该血清使用银环蛇毒素（bungarotoxin，BGT）或脱毒银环蛇毒素免疫马匹，采取血浆。通过胃蛋白酶消化 Fc 片段，硫酸铵沉淀，过滤分离，透析脱盐的工艺进行生产。20 世纪 80 年代末用超滤技术取代透析法，沉淀分离采用压滤取代了过滤。

抗银环蛇毒血清是针对银环蛇毒素的多克隆抗体，进入体内后能与毒素特异结合，中和其毒性。银环蛇毒素非常复杂，其中含 α-BGT、β-BGT、κ-BGT、γ-BGT 等神经毒素和磷脂酶 A 等酶类，还存在心脏毒素、心脏毒素样碱性蛋白以及神经毒素类似物。其中神经毒素为主要成分，有神经肌肉阻断作用，引起横纹肌弛缓性瘫痪，可导致外周型呼吸麻痹，是临床上主要致死原因。毒素也可作用于自主神经系统，抑制颈动脉窦化学感受器使缺氧加重，亦可直接抑制呼吸中枢，引起呼吸衰竭。抗银环蛇毒血清含特异性多克隆抗体，进入机体后通过特异性结合银环蛇毒素发生作用。

主要用于毒蛇咬伤中毒治疗的急救药物，使用越早越好。使用抗血清须注意防止过敏反应，注射前必须先做过敏试验并详细询问既往过敏史。在临床急救中，应优先考虑抢救患者生命，必要时可采用脱敏疗法。

（孙志伟 杨涛 范志和）

kàngyǎnjìngshédú xuèqīng

抗眼镜蛇毒血清（*Najaatra* anti-venin）

用于治疗被眼镜蛇咬伤者的抗蛇毒血清。由眼镜蛇毒或脱毒眼镜蛇毒免疫动物所得的血浆，经胃酶消化后纯化制成。

眼镜蛇（*Najaatra*）在亚洲和非洲均有分布，世界上首次将抗蛇毒血清用于人体治疗即 1895 年使用的抗印度眼镜蛇毒血清。南非、印度、泰国、伊朗、巴基斯坦、印尼等国家有单位生产针对眼镜蛇不同亚种的抗蛇毒血清。由于应用范围狭小，受经济效益等因素影响，生产抗蛇毒血清的单位在全球范围正在减少。

中国分布的主要是舟山眼镜蛇，又称饭匙倩、扁头风、琵琶蛇等。1978 年，中国上海生物制品研究所与广州医学院药理学教研室、中国科学院昆明动物研究所协作研制成功精制抗眼镜蛇毒血清，于 1983 年正式投产供应。台湾地区也有类似的抗蛇毒血清生产。

抗蛇毒血清主要来源于免疫马血浆，纯化的免疫球蛋白 F（ab′）$_2$ 片段成为制品的主要成分，但含有完整 IgG 及其他杂质，其中 Fc 片段不具有抗毒活性，由胃酶消化除去，以减小异种球蛋白的抗原性，降低副反应发生率。

该血清使用眼镜蛇毒素或脱毒眼镜蛇毒素免疫马匹，采取血浆。通过胃蛋白酶消化 Fc 片段，硫酸铵沉淀，过滤分离，透析脱盐的工艺进行生产。20 世纪 80 年代末用超滤技术取代透析法，沉淀分离采用压滤取代了过滤。

抗眼镜蛇毒血清是针对眼镜蛇毒素的多克隆抗体，进入体内后能与毒素特异结合，中和其毒性。眼镜蛇毒素较为复杂，含神经毒素、心脏毒素及磷脂酶 A2，

神经毒素是眼镜蛇毒中最主要的致死成分，其主要作用是选择性的与骨骼肌运动神经终板上的乙酰胆碱受体结合，从而起拮抗乙酰胆碱的作用。抗眼镜蛇毒血清含特异性多克隆抗体，进入机体后通过特异性结合眼镜蛇毒素发生作用。

主要用于毒蛇咬伤中毒治疗的急救药物，使用越早越好。使用抗血清须注意防止过敏反应，注射前必须先做过敏试验并详细询问既往过敏史。在临床急救中，应优先考虑抢救患者生命，必要时可采用脱敏疗法。

（孙志伟　杨　涛　范志和）

kàngtànjū xuèqīng

抗炭疽血清（anthrax antiserum）

用于预防和治疗炭疽病的抗血清制剂。由炭疽杆菌抗原免疫动物所得的血浆，经胃酶消化后纯化制成。

炭疽（anthrax）是人畜共患的急性传染病，由炭疽杆菌所致，主要发生于与动物及畜产品加工接触较多及误食病畜肉的人员。炭疽散布于世界各地，尤以牧区较多见，呈地方性流行，为自然疫源性疾病。19 世纪 70 年代，德国学者罗伯特·科赫（Robert Koch）首次分离炭疽芽胞杆菌并发现其传染致病性。1881 年法国学者巴斯德（Louis Pasteur）发明兽用炭疽疫苗。1895 年法国学者马尔舒（Émile Marchoux）和意大利学者斯克拉沃（Achille Sclavo）分别发明了炭疽抗血清，起初用于动物治疗，但很快斯克拉沃将其用于临床。在 20 世纪初至 40 年代获得了较好的疗效，1943 年列入美军医疗产品供应清单。随着抗生素的发明和大量应用，炭疽已很少致命。通过使用炭疽杆菌抗原免疫马匹，采取血浆。通

过胃蛋白酶消化，硫酸铵沉淀，过滤分离，透析脱盐的工艺进行生产。20 世纪 80 年代末用超滤技术取代透析法，沉淀分离采用压滤取代了过滤。

炭疽可分为皮肤炭疽、肺炭疽、肠炭疽、脑膜型炭疽、败血型炭疽等类型，自然感染的炭疽大多数为皮肤炭疽。炭疽的毒力由致死因子和水肿因子决定，而通过保护抗原进入细胞发挥毒力。抗炭疽血清是针对炭疽杆菌的多克隆抗体，其具有针对保护抗原的特异抗性，因而能提供有效的保护作用，另外其对于炭疽芽胞蛋白也有特异活性，可在阻止其早期感染中发挥作用。截至 2015 年，对易感染人群，接种炭疽杆菌减毒活菌苗或四联菌苗（炭疽杆菌、土拉杆菌、鼠疫杆菌和布鲁菌）有效，加上磺胺、青霉素、链霉素等抗生素在临床治疗上的有效使用，抗炭疽血清治疗已少用。对毒血症严重者除抗生素治疗外，可同时应用抗炭疽血清。炭疽疫苗是通过刺激自身免疫系统而使人获得抗体，到达在一定时期内获得对炭疽的抵抗。抗炭疽血清是用于抗细菌内、外毒素的作用，本身就有抗毒作用，其作用时间较炭疽疫苗短。

（孙志伟　杨　涛　范志和）

kàngkuángquǎnbìng xuèqīng

抗狂犬病血清（rabies antise-rum）

用于配合狂犬病疫苗预防狂犬病的抗血清制剂。由狂犬病病毒固定毒免疫动物所得的血浆，经纯化制得。

狂犬病（rabies）即疯狗症，又名恐水症，是一种侵害中枢神经系统的急性病毒性传染病，多由染病的动物咬人而得。导致狂犬病的病原体是弹状病毒科狂犬病病毒属的狂犬病病毒。一旦感

染发病，临床上还没有有效的治疗方法，几乎百分之百死亡，是所有传染病中死亡率最高的，因此加强狂犬病的预防尤为重要。

1885 年法国学者巴斯德（Louis Pasteur）发明了狂犬病疫苗，并试用成功，狂犬病疫苗开始大量用于狂犬病预防。1889 年，罗马尼亚学者维克多（Victor Babes）首次采自经狂犬病疫苗免疫的人或狗的全血治疗被疯狗严重咬伤的患者。关于抗狂犬病血清的效果一直存在争议，但后来的研究证明，当伤者接触感染动物，有感染狂犬病毒风险时，除使用狂犬病疫苗外仍需注射被动免疫制剂。20 世纪 50 年代世界卫生组织开始临床推广抗狂犬病血清疗法，但由于该血清来源于免疫马血清，含有异种蛋白等杂质，造成血清反应率高，20 世纪 70 年代，在发达国家被人狂犬病免疫球蛋白所替代。

抗狂犬病血清主要来源于免疫马血浆，早期制品的主要成分为完整 IgG。现在的精制产品主要成分为纯化的免疫球蛋白 F(ab′)₂ 片段，但还含有完整 IgG 及其他杂质，Fc 片段不具有抗毒活性，由胃酶消化除去，以减小异种球蛋白的抗原性，降低副反应的发生率。

采取灭活的狂犬疫苗免疫马匹的血浆，通过胃蛋白酶消化去除 Fc 片段，纯化制备而成。早期未纯化的抗狂犬病血清副反应高达 40%，经酶切及精纯后的副反应发生率可低至 1%~2%。

抗狂犬病血清是针对狂犬病毒的多克隆抗体，进入体内后能与病毒特异结合，中和其毒性。鉴于狂犬病毒的潜伏期及疫苗免疫的时效，世界卫生组织建议在被动物咬伤或抓伤，有感染狂犬

病毒风险时，应联合使用抗狂犬病血清和狂犬病疫苗。中国狂犬病诊断标准及处理原则中也做了同样的要求。

在被动物咬伤有感染风险时应尽快使用抗血清，需特别注意防止过敏反应。注射前必须先做过敏试验并详细询问既往过敏史。不应超剂量使用，因其可能会对疫苗产生的抗体有拮抗作用。必须缓慢地进行肌内注射。如果部位允许，使用剂量应尽可能多的用于伤口内和伤口周围的浸润处理，其余剂量应进行一次性肌内注射。对于某些部位的伤口进行浸润处理时，应特别谨慎以免引起组织内压力增高（肌腔隙综合征）。

（孙志伟　杨涛　范志和）

kàngyánzhòng jíxìng hūxī
zōnghézhēng bìngdú xuèqīng

抗严重急性呼吸综合征病毒血清（anti-severe acute respiratory syndrome-CoV serum）

用于预防和治疗严重急性呼吸器官综合征的抗血清制剂。由灭活的严重急性呼吸器官综合征病毒免疫动物所得的血浆，经胃酶消化后纯化制得。

严重急性呼吸综合征，即传染性非典型肺炎，是严重的急性呼吸道传染病，起病急、传播快、病死率高。在中国 2002 年冬和 2003 春发生后，数月内传播 32 个国家和地区。全球累计发病例数为 8422 例，病死率高达 10.9%。世界卫生组织在 2003 年 3 月发出关于非典型肺炎的全球性警告，并命名为严重急性呼吸综合征（severe acute respiratory syndrome, SARS）。引起 SARS 的病原体为一种新的冠状病毒，并命名为 SARS 冠状病毒（SARS-CoV）。尚未发现针对 SARS 病毒的特异性药物，

利巴韦林等常用抗病毒药对其没有明显治疗效果。

中国人民解放军军事医学科学院微生物流行病研究所、中山大学等单位将分离得到的 SARS-CoV 毒株通过培养、收集、灭活及纯化获得免疫抗原，研制了马抗 SARS-CoV 免疫球蛋白，具有很好的中和、抑制 SARS-CoV 的效果。由于研制了相关非典疫苗和防止感染的治疗方式，非典型肺炎疫情在 2003 年中期被有效控制，所以该制品并未进行生产及临床应用。

SARS-CoV 病毒为正链 RNA 病毒，感染可引起致命的呼吸系统疾病及其他并发症，其血清型和抗原变异性还不完全清楚。被动免疫治疗是较有效的方法，抗 SARS-CoV 免疫球蛋白为针对含特异性多克隆抗体，在体外实验中能有效与 SARS-CoV 病毒（BJ-01 株及 GZ-01 株）中和，抑制病毒活性。

（孙志伟　杨涛　范志和）

tāipán zhìpǐn

胎盘制品（placenta component）

由胎盘中提取的营养物质或活性成分的生物制品。胎盘（placenta）是母体与胎儿间进行物质交换的器官，胎儿依赖胎盘从母体获得营养并排出废物。胎盘由羊膜、叶状绒毛膜和底蜕膜构成，富含多种营养物，含多种蛋白因子、激素、酶及氨基酸等。胎盘又叫胞衣、胎衣、胎膜、紫河车。人胎盘素即人胎素，指人体胎盘中含有的物质。干制的胎盘，中药称为紫河车，为滋补药物，中国民间长期把胎盘作为医疗、保健、美容、抗衰的药物。胎盘的成分复杂，含有多种细胞因子：白介素、干扰素、人胎盘免疫调节因子等；还含有多种激素：人

绒毛膜促腺激素等、促肾上腺皮质激素、促甲状腺激素、β-内啡肽、多种甾体激素和雌酮等；还含有多种酶：如溶菌酶、组胺酶、碱性磷酸酶等；此外还有红细胞生成素，磷脂，多种氨基酸、微量元素与维生素等。除胎盘血中提取的生物制品成分相对明确外，胎盘制品含多种混合成分，其中多种细胞因子有提高免疫力的作用，激素成分可能导致副作用，应视情况而决定如何使用。

胎盘制品根据主要成分和加工方法的不同分为以下品种：经过炮制处理制成的胎盘片，应用酸水解等技术制成的人胎盘组织液，经酶水解提取主要成分为胎盘脂多糖和核酸的人胎素脂多糖注射液，从胎盘中萃取相对分子质量为 3000~5000 小分子活性功能多肽的胎盘多肽注射液。另外还有用人类胎盘血制备的人胎盘血白蛋白、人胎盘血丙种球蛋白等生物制品。

胎盘制品主要用于提高人体免疫力、加强营养、保健、抗衰、美容等。胎盘片主要用于补气、养血、益精。人胎盘组织液主要用于治疗妇科、皮肤科一些慢性炎症，手术后粘连、瘢痕挛缩以及气管炎等慢性病。人胎素脂多糖注射液具有增强机体对多种细菌和病毒的非特异性免疫力的作用。胎盘多肽注射液，适应证为用于细胞免疫功能降低或失调引起的疾病、术后愈合、病毒性感染引起的疾病及各种原因所致的白细胞减少症。截至 2015 年，由于各制品的质量标准不统一，胎盘的来源和管理尚未形成体系，制成的中药缺乏病毒检测等问题，使其安全性和疗效在临床使用中存在很多争议。

（孙志伟 杨涛 范志和）

réntāipánxuè bǐngzhǒngqiúdànbái
人胎盘血丙种球蛋白（human placenta γ-globulin） 由健康人胎盘血浆或血清经低温乙醇法提取的免疫球蛋白制剂。用于常见病毒性感染的被动免疫，主要用于预防麻疹和传染性肝炎。

人血中的免疫球蛋白大多数为丙种球蛋白（γ-球蛋白），丙种球蛋白也被称为免疫球蛋白。丙种球蛋白含有人血清中所具有的各种抗体，注入体内能维持 2~3 周，可增强机体免疫力以预防感染。丙种球蛋白按不同的来源可分为两种：来源于健康人静脉血的人血丙种球蛋白和来源于胎盘血的人胎盘血丙种球蛋白。人胎盘丙种球蛋白中丙种球蛋白含量以及纯度均较人血丙种球蛋白低。

人胎盘血丙种球蛋白的制备，通常采用低温乙醇分级沉淀分离的方法，1962 年开发了 Kistler-Nitschmann 法。20 世纪 80 年代后期逐步用超滤法取代冻干去除乙醇，90 年代中后期将原来的固-液分离由离心法改为压滤法。截至 2015 年，采用投浆监测期及病毒灭活工艺以提高安全性，人胎盘血丙种球蛋白采用 60℃ 10 h 加温灭活工艺。

人胎盘血丙种球蛋白是一种被动免疫制剂。它将大量抗体输给受者，使之从低或无免疫状态很快达到暂时免疫保护状态。通过抗体与抗原相互结合起到中和毒素与杀死细菌和病毒的作用，因此对预防细菌、病毒感染有一定的作用。

人胎盘血丙种球蛋白主要用于预防传染性肝炎、麻疹等病毒感染，治疗先天性丙种球蛋白缺乏症，与抗生素合并使用，可提高对某些严重细菌性和病毒性疾病感染的疗效。

除专供静脉注射剂型外，人胎盘血丙种球蛋白制剂只限于肌内注射。注射丙种球蛋白制剂时，可能发生类过敏反应，如不适、荨麻疹、咳嗽、发热，严重者出现过敏性休克等副作用，其原因可能是制剂中含有微量 IgG 聚合体，活化补体后可引起嗜碱性粒细胞释放组胺等生物活性物质，或是在感染时体内的抗原与制剂中的抗体形成免疫复合物，激活补体所致。

（孙志伟 杨涛 范志和）

kàngtǐ yàowù
抗体药物（antibody drugs） 可与相应抗原发生特异性结合从而实现疾病的诊断或治疗的免疫球蛋白药物。抗体药物针对相应抗原具有高特异性、高亲和力的特性，使得其在疾病的诊断和治疗中显示出其他类型药物无可比拟的优势：比传统生物药物产品开发过程更快捷，疾病治疗的靶点特异性高、副作用低；患者治疗依从性好；此外，抗体药物具有携带各种药物或毒素等到达靶细胞、组织或器官的能力，以及诱导针对疾病的免疫反应的能力。

第一代抗体药物源于动物多价抗血清，主要用于一些细菌感染性疾病的早期被动免疫治疗。虽然具有一定的疗效，但非人源性蛋白引起的较强的人体免疫反应限制了这类药物的应用，因而逐渐被抗生素类药物所代替。第二代抗体药物是利用杂交瘤技术制备的单克隆抗体及其衍生物。1975 年，英国剑桥大学的乔治（Georges Köhler）和塞萨尔（César Milstein）首次用小鼠杂交瘤技术制备出单克隆抗体。单克隆抗体最早被用于疾病治疗是在 1982 年，美国斯坦福医学中心学者罗纳德（Ronald Levy）等利用制备的抗独特型单克隆抗体治疗B细胞淋巴瘤。1986年，美国食品药品管理局批准了世界上第一个单克隆抗体治疗性药物——抗CD3单克隆抗体OKT3进入市场，用于器官移植时的抗排斥反应。第三代，即基因工程抗体药物。1984年美国哥伦比亚大学、斯坦福大学的莫里森（Morrison SL）等研制成功第一个基因工程抗体人-鼠嵌合抗体。1997年美国食品药品管理局批准了第一个嵌合抗体药物 RITUXAN©/美罗华（rituximab，基因泰克），主要用于治疗CD20+B细胞非霍奇金淋巴瘤。20世纪90年代后，这一技术不断发展，陆续出现人源化抗体、单价小分子抗体（Fab、单链抗体、单域抗体、超变区多肽等）、多价小分子抗体（双链抗体、三链抗体、抗体融合蛋白如免疫毒素、免疫粘连素）及特殊类型抗体（双特异抗体、抗原化抗体、细胞内抗体、催化抗体、免疫脂质体）等。用于制备新型抗体的噬菌体抗体库展示技术成为继杂交瘤技术之后生命科学研究中又一突破性进展，在此基础上，又发展了核糖体抗体库展示技术等。此外，在基因组学和蛋白质组学基础上建立了抗原表位组学与抗体组学是新兴领域，由此出现了抗体组药物，这是在基因工程药物、基因组药物和传统的抗体药物的研究与开发的基础上，应用基因组学、蛋白质组学、免疫组学、抗体组学、抗原表位组学和系统生物学的最新成果来研制抗体药物。例如美国人类基因组科学公司和剑桥抗体技术公司研发的贝利木单抗（Benlysta，Belimumab），于2011年被美国食品药品管理局批准上市，用于治疗有活动性，且正在接受标准治疗的自身抗体-阳性狼疮（全身性红斑狼疮），标准治疗包括使用了皮质激素、抗疟药、抗炎药和非甾体抗炎药。

与第二代单抗相比，第三代基因工程抗体具有如下优点：①通过基因工程制药技术的改造，可以降低甚至消除人体对抗体的排斥反应。②基因工程抗体的相对分子质量较小，可以部分降低抗体的鼠源性异源蛋白引起人体免疫反应，更有利于穿透血管壁，进入病灶的核心部位。③可根据治疗的需要，制备新型抗体。④可以采用原核细胞、真核细胞和植物等多种表达体系，大量表达抗体分子，大大降低了生产成本。采用噬菌体抗体库技术筛选抗体不必进行动物免疫实验，易于制备稀有抗原的抗体、筛选全人源性抗体和高亲和力抗体。利用核糖体展示技术筛选抗体的整个过程均可在体外进行，不必经过大肠杆菌转化的步骤，因此可以构建高容量、高质量的抗体库，更易于筛选高亲和力抗体，并采用体外进化的方法对抗体性质进行改造。如中国百泰生物药业有限公司研制的于2008年上市的靶向表皮生长因子受体的人源化抗体药物尼妥珠单抗，试用于与放射治疗联合治疗表皮生长因子受体表达阳性的Ⅲ/Ⅳ期鼻咽癌。

分类 抗体药物按照用途分为两大类：①诊断性抗体药物，以与疾病相关的蛋白为抗原，主要用于疾病筛选和诊断。②治疗性抗体药物，以与疾病相关的蛋白为抗原，主要用于疾病治疗的抗体药物。

抗体药物按照结构可分为四类：①抗体，或称裸抗体。根据其人源化的程度，又可分为鼠源性抗体药物、嵌合抗体药物、人源化抗体药物、全人抗体药物。②抗体片段，也称片段抗体药物。包括 $F(ab')_2$、重组单链抗体、双链抗体、三链抗体、微型抗体等。③抗体偶联物，或称免疫偶联物。由抗体或抗体片段与"弹头"药物链接而成。可用作"弹头"的药物有放射性核素、化学治疗药物与毒素。这些"弹头"药物与抗体连接形成的抗体偶联物分别构成了放射免疫偶联物、化学免疫偶联物与免疫毒素。④抗体融合蛋白，由抗体片段和活性蛋白两个部分构成（见抗体融合蛋白药物）。

生物学特性或药理作用 生物学特性表现在：①抗体药物的特异性，表现在针对特定的单一抗原表位，具有高度的特异性，这是抗体药物发挥治疗作用的重要基础。主要表现为可特异性结合、选择性杀伤靶细胞、体内靶向性分布和具有更加强的疗效。②抗体药物的多样性，主要表现在靶抗原的多样性、抗体结构的多样性和作用机制的多样性等方面。③抗体药物制备的定向性，即抗体药物可定向制造，根据需要，制备具有不同诊断性和治疗作用的抗体药物。④抗体药物的免疫原性，由于人体正常组织细胞中存在相同或相似的抗原决定簇，抗体类药物可能会与非靶器官外的其他组织或细胞结合，从而产生严重的副作用。因此单克隆抗体类药物的免疫交叉反应在生物药物临床前的安全性评价中非常重要。抗体药物的免疫交叉反应常常采用正常成人组织或相应的细胞株进行免疫组织化学或免疫细胞化学试验。其药理作用表现在：抗体药物是针对特定的分子靶点定向制造的。可针对特定的靶分子，定向制备相应的抗体；也可根据需要选择相应的"效应分子"，制备相应的免疫偶联物或融合蛋白作为抗体药物；许多抗体药物可以通过产生抗体免疫介导的效应功能起到治疗作用，这种抗体免疫介导效应功能，包括抗体依赖性细胞介导的细胞毒性反应和补体依赖性细胞毒性反应。如单抗药物与肿瘤细胞靶抗原分子特异性结合后，其Fc段可以与自然杀伤细胞、巨噬细胞和中性粒细胞等效应免疫细胞表面的Fc受体结合，激活细胞内信号，使这些细胞发挥效应功能。自然杀伤细胞可通过释放细胞毒性颗粒（穿孔素和颗粒酶）导致靶细胞的凋亡；也可通过释放细胞因子和趋化因子抑制细胞的增殖及血管生成。巨噬细胞可以通过吞噬肿瘤细胞，释放蛋白酶、活性氧和细胞因子等加强细胞毒性反应作用。此外，一些偶联抗体还可以通过连接细胞毒药物或放射性药物来杀伤肿瘤细胞，如抗体-小分子药物偶联药物、TDM1（trastuzumabemtansine）、替伊莫单抗（Zevalin）等。

抗体在体内的作用机制有：①通过中和抗原起阻断效用。②诱导机体产生抗体依赖的细胞介导的细胞毒作用。③通过补体依赖的细胞毒作用等免疫效应调节作用发挥疗效。④作为靶向治疗的载体，将化学治疗药物、放射性同位素、毒素等细胞毒性物质特异性地运送到目标部位，而选择性杀伤靶细胞。

功能或应用 抗体分子是生物学和医学领域用途最为广泛的蛋白质分子。当以肿瘤特异性抗原或肿瘤相关抗原、抗体独特型决定簇、细胞因子及其受体、激素及一些癌基因产物等作为靶分子时，可以利用传统的免疫方法

或通过细胞工程制药技术、基因工程制药技术等技术制备出相应的抗体分子，即多克隆抗体、单克隆抗体、基因工程抗体，广泛应用在疾病诊断、治疗及科学研究等领域。抗体药物主要有以下几种用途：器官移植排斥反应的逆转；肿瘤免疫诊断；肿瘤免疫显像；肿瘤靶向治疗；哮喘、银屑病、类风湿关节炎、红斑狼疮、急性心肌梗死、脓毒症、多发性硬化症及其他自身免疫性疾病的治疗；抗独特型抗体作为分子疫苗治疗肿瘤；多功能抗体（双特异抗体、三特异抗体、抗体细胞因子融合蛋白、抗体酶等）的特殊用途。

（李 郁 崔洪勇）

zhěnduànxìng kàngtǐ yào wù

诊断性抗体药物（diagnostic antibody drugs） 以疾病相关蛋白为抗原，主要用于疾病筛选和诊断的抗体药物。被广泛用于多种以免疫学方法为基础的体内外诊断试剂盒。这些免疫学方法有蛋白质免疫印迹、夹心ELISA法、免疫荧光法、免疫组织化学染色等等。可用于对疾病相关蛋白质进行定性和定量分析。常用的诊断性抗体如抗癌胚抗原单抗、抗甲胎蛋白单抗、抗白细胞分化抗原CD20单抗、沙妥莫单抗、抗前列腺特异性膜抗原单抗、抗黄体生成素单抗、抗糖类抗原CA19-9单抗、抗细胞角蛋白19单抗、抗糖类抗原CA125单抗、抗糖类抗原CA15-3单抗、抗糖类抗原CA72-4单抗、抗绒毛膜促性腺激素β亚单位单抗、抗神经元特异性烯醇化酶单抗、抗脑钠肽前体单抗、抗促卵泡成熟激素单抗、抗骨钙素单抗、抗促肾上腺皮质激素单抗、抗催乳素单抗、抗铁蛋白单抗以及抗β-胶原特殊

序列单抗等。

生物学特性或药理作用 诊断性抗体具有以下三方面的特点：特异性强，不出现交叉反应，不出现假阳性，以保证诊断的准确性；灵敏度高，能测出微量反应物质和轻微的异常变化，有利于早期诊断和排除可疑病例；应用简便、快速、安全。

功能或应用 诊断性抗体主要用于以下三个方面：①免疫组织化学、免疫细胞化学诊断。该方法简便、易行、直观、结果稳定，不但扩展了形态学的观察，而且把结构和功能结合起来，为肿瘤的分类，尤其是判断组织来源提供了科学依据。临床用于妇科恶性肿瘤的诊断，鉴别良恶性、原发与继发。常用的靶分子（即被作用的分子）有：肿瘤相关抗原CA125、CEA、AFP、SCC等蛋白质分子，可用于相关肿瘤的诊断；细胞结构抗原：中间微丝蛋白、S-100蛋白、肌红蛋白、上皮细胞抗原、甲状腺球蛋白；激素受体：雌、孕激素受体等，如雌激素受体、孕激素受体及人表皮生长因子受体的抗体，可用于乳腺癌的诊断；另外，由于CD147在上皮来源的恶性肿瘤（肝癌、肺癌、食管癌、胃癌、结直肠癌、乳腺癌、卵巢癌、宫颈癌）中有分布与表达，因此HAb18G/CD147单抗可用于检测由福尔马林固定、石蜡包埋的人体病理组织切片的诊断。②血清学诊断。常用的靶分子有：人绒毛膜促性腺激素、CA125、CEA、CA19-9、CA15-3、CA242等蛋白质分子。如抗甲胎蛋白抗体可用于检测血清中的甲胎蛋白浓度。③放射免疫显像。利用抗原抗体结合的特异性，用同位素标记抗体注入人体后，能特异性浓聚在相应的抗原上，在

用 γ 照相扫描患者疾病部位时，可以识别待测物的位置，范围和特性。常用的同位素有：碘-131、碘-123、铟-111 等。锝标记的抗体因其半衰期短，对人体损害小，且价廉，故应用最广。截至 2015 年，美国已有同位素铟-111 标记的 B72.3 试剂盒的临床应用，中国正在试制标记高锝-99（^{99m}Tc）卵巢癌单克隆抗体试剂盒。

（李 郁 崔洪勇）

kàng'áipēikàngyuán dānkàng

抗癌胚抗原单抗（anti-carcinoembryonic antigen monoclonal antibody，anti-CEA mAb）

特异性识别癌胚抗原的诊断性抗体药物。用于大肠癌、胰腺癌、胃癌、乳腺癌、甲状腺髓样癌等疗效判断、病情发展监测和预后估计。由于癌胚抗原的特异性不强，因此对肿瘤早期诊断作用不明显。

癌胚抗原（cacinoembryonic antigen，CEA）由加拿大麦吉尔大学的菲尔·金（Phil Gold）和塞缪尔（Samuel O. Freedman）于 1965 年从结肠癌患者血清中发现，是一种具有人类胚胎抗原特性的酸性糖蛋白。相对分子质量为 200 000，存在于内胚层细胞分化而来的癌细胞表面，是细胞膜的结构蛋白。

癌胚抗原最初发现于成人结肠腺癌或胎儿消化道组织中，是结肠癌和直肠癌的特异性肿瘤标识物。在 36 个月的胎儿消化道中可找到，到胚胎发育后期及出生后，其在血中很快消失，当有恶性肿瘤时血中的癌胚抗原可明显升高。癌胚抗原在消化道以外的肿瘤患者如肺癌、乳癌、甲状腺癌、胰腺癌等的血中也可明显升高。结直肠癌患者血中癌胚抗原表达最高，其血中癌胚抗原水平升高的患者比例也高，达 60%~

90%。由于结肠癌和直肠癌早期症状比较隐匿，血清癌胚抗原的检测不适合用于结肠癌和直肠癌的早期诊断，但术后测定血清癌胚抗原可用于监测肿瘤情况和治疗反应，对早期发现复发或转移十分有效，使其成为结直肠癌最重要、最常用的肿瘤标志物。

采用非平衡竞争性放射免疫分析方法测定人血清中癌胚抗原的含量。首先将待测血清、含癌胚抗原的标准品分别与抗癌胚抗原单抗温育反应，同时再分别加入碘-125-癌胚抗原，同待测血清或标准品中的癌胚抗原与有限的抗癌胚抗原单抗竞争结合，结果是一部分碘-125-癌胚抗原与抗体结合为复合物，另一部分为游离状态。加入分离试剂，离心，使复合物部分与游离部分分离，弃去上清液，测定沉淀物的碘-125 放射性计数，从标准曲线上可查出血清中癌胚抗原含量。

由于血清癌胚抗原升高主要见于结肠癌和直肠癌、胃癌、肝癌、肺癌、胰腺癌、乳癌、卵巢癌、子宫及子宫颈癌、泌尿系统肿瘤等。其他恶性肿瘤也有不同程度的阳性检出率。因此抗癌胚抗原单抗主要用于上述疾病的疗效判断、病情发展监测和预后估计。

（李 郁 崔洪勇）

kàngjiǎtāidànbái dānkàng

抗甲胎蛋白单抗（anti-alpha fetoprotein monoclonal antibody，anti-AFP mAb）

特异性识别甲胎蛋白用于原发性肝细胞肝癌及胎儿神经管发育异常的辅助诊断及疗效检测的诊断性抗体药物。胎儿神经管发育异常疾病，如脊柱裂、脑积水。

甲胎蛋白（α-fetoprotein，αFP/AFP）是 1956 年由瑞典学者伯格斯特朗德（C. G. Bergstrand）

和比尔吉特（Birgit Czar）在人胎儿血清中发现的一种专一性的甲种球蛋白。其相对分子质量为 70 000。甲胎蛋白在妊娠 30 周的胎儿血清中含量达到最高峰，以后逐渐下降，在胎儿出生约两周后甲胎蛋白从血液中消失，因此正常人血清中甲胎蛋白的含量低于 20 μg/L。甲胎蛋白的明显增高见于肝细胞性肝癌和畸胎瘤。肝癌时由于肝细胞分化不良，出现幼稚化，故又恢复了合成甲胎蛋白的能力。对于肝细胞癌，甲胎蛋白的确定诊断作用，仅次于病理细胞学检查。

用表达纯化的人甲胎蛋白抗原免疫 BALB/c 小鼠，采用 B 淋巴细胞杂交瘤技术进行细胞融合、筛选后可得到杂交瘤细胞株，用以制备人甲胎蛋白单克隆抗体。

采用第二抗体+聚乙二醇沉淀法放射免疫分析试验原理：将血清样品和含碘-125 标记的甲胎蛋白与抗甲胎蛋白单抗反应以形成抗原抗体复合物。反应后的体系中分别加入二抗及聚乙二醇，使免疫复合物沉淀，离心，测沉淀物中放射性计数。通过标准曲线可得到样本中甲胎蛋白的浓度。

将甲胎蛋白抗体制备成为检测试剂盒，可以检测血清中甲胎蛋白水平，主要用于：①原发性肝细胞癌的诊断和监测。甲胎蛋白的测定为原发性肝细胞癌的早期诊断和监测及肝癌流行病调查和理论研究提供了重要依据，是最有用的肿瘤标志物之一。②通过血清及羊水甲胎蛋白的检测对先天性胎儿畸形的早期诊断有实用价值。

抗甲胎蛋白单抗监测到血清甲胎蛋白升高时，应考虑以下几种可能：①肝癌患者血清中甲胎蛋白会升高，通常以 400 μg/L 为标准，高于此数值应该考虑肝癌的可能性。②妊娠妇女和新生儿也会出现甲胎蛋白的一时性升高。③甲胎蛋白偏高可能与非恶性疾病，如急、慢性肝炎，重症肝炎恢复期，肝硬化，先天性胆管闭塞，畸形胎儿等疾病有关。④甲胎蛋白偏高可能与生殖细胞肿瘤有关。⑤病毒性肝炎。慢性肝炎活动期甲胎蛋白有轻度、中度升高。⑥新生儿肝炎。30%新生儿肝炎可测出甲胎蛋白，发生率随病情的严重度而增加，大多明显增高。此可与先天性胆管闭锁鉴别，后者甲胎蛋白大多正常。⑦其他原因造成。肝损伤、充血性肝大、共济失调、毛细血管扩张症、先天性酪氨酸病、孕妇（孕3～6个月）、睾丸或卵巢胚胎性肿瘤（如精原细胞瘤、恶性畸胎瘤、卵巢癌等）也常有甲胎蛋白增高。

（李 郁 崔洪勇）

kàngbáixìbāo fēnhuà kàngyuán CD20 dānkàng

抗白细胞分化抗原 CD20 单抗

（anti-CD20 monoclonal antibody, anti-CD20 mAb） 特异性识别白细胞分化抗原 CD20，用于诊断淋巴细胞增生性疾病的诊断性抗体药物。

白细胞分化抗原（cluster of differentiation，CD）是指血细胞在分化、成熟过程中的细胞表面标记。CD20 是人类 B 淋巴细胞表面特有的标识，表达于早期 B 细胞和成熟 B 细胞阶段，分化为浆细胞后 CD20 表达消失。CD20 可通过钙通道启动细胞内信号，调节 B 细胞的增殖和分化。CD20 由 297 个氨基酸组成，相对分子质量为 33 000～37 000，属于非糖基化磷蛋白。CD20 在 B 细胞淋巴瘤、非霍奇金淋巴瘤和多发性骨髓瘤等疾病中的表达量异常增高。95%的

B 细胞淋巴瘤患者的瘤细胞膜上有 CD20 分子表达，且表面密度很高，是诊断和治疗非霍奇金淋巴瘤的理想靶抗原。由福州迈新生物技术开发有限公司研发的 CD20 检测试剂盒（属于免疫组化类检测原理）于 2011 年被中国国家药品监督管理部门批准上市。

将表达纯化的人 CD20 抗原免疫 BALB/c 小鼠，采用 B 淋巴细胞杂交瘤技术进行细胞融合、筛选后得到杂交瘤细胞株，用以制备 CD20 单克隆抗体。

抗白细胞分化抗原 CD20 单抗可以协助淋巴细胞增生性疾病（包括慢性淋巴细胞性白血病、骨髓瘤）的诊断和鉴别诊断，对淋巴系统肿瘤世界卫生组织分型（即国际血液学和血液病理学对造血和淋巴肿瘤的世界组织分类法）、预后判断和治疗方案的制定有辅助价值，特别是拟采用 CD20 单抗等靶向免疫治疗的患者，治疗前更应该进行瘤细胞表面 CD20 等表面抗原的检测。在淋巴细胞增生性疾病的诊断中，对诊断性抗体的选择是建立在对形态初步判断基础上的。选择的诊断性抗体是为证实形态学的判断或辅助形态学进行鉴别诊断。

（李 郁 崔洪勇）

shātuǒmò dānkàng

沙妥莫单抗（satumomab） 特异识别肿瘤相关糖蛋白抗原 TAG-72 的铟-111 标记导向的放射诊断结肠癌和卵巢癌的诊断性抗体药物。主要用于癌症的初期诊断，子宫癌症疾病手术后复发的诊断，肿瘤标准上升的直肠癌的诊断。美国食品药品管理局 1992 年批准美国赛托根（Cytogen）公司的单克隆抗体诊断剂 OncoScint，包括 OncScint OV103 和 OncoScint CR103，用于测定卵巢、结肠、

直肠癌的部位和程度。

沙妥莫单抗是 IgG1 型抗体，可特定识别肿瘤相关糖蛋白抗原，该抗原高表达于结肠癌和卵巢腺癌细胞表面。沙妥莫单抗自身与二乙烯三胺五乙酸衍生物喷地肽相连使用，喷地肽是放射性同位素铟-111 的螯合剂。半衰期为（56±14）h。

沙妥莫单抗可与分布在肿瘤细胞膜蛋白中的糖蛋白抗原 TAG-72 结合，像"弹头"一样将其荷载的放射性同位素铟-111 输送到肿瘤部位，从而起到诊断肿瘤作用。给药途径为静脉注射。

该单抗药物可用于辅助诊断结肠癌和卵巢癌。通过免疫闪烁法来扫描静脉注射该单抗药物后患者的结肠直肠癌和卵巢癌，从而有助于确定疾病的程度及位置，而且有助于评估发生恶性病变的患者术前可切除概率。

不良反应主要有发热、发冷、腹泻、头晕、皮肤发红、头痛、关节疼痛、恶心、紧张、胸部疼痛、混乱、高血压、低血压、体温过低、皮疹。对鼠源抗体过敏的患者也有可能对本产品过敏。不推荐孕妇及哺乳期妇女使用，因胎儿有暴露于辐射的风险；必须使用时，应将放射性药物的剂量减少到尽可能低的量。

（李 郁 呼和牧仁）

kàngqiánlièxiàn tèyìxìng mókàngyuán dānkàng

抗前列腺特异性膜抗原单抗

（anti-prostate specific membrane antigen monoclonal antibody，anti-PSMA mAb） 针对前列腺上皮细胞膜抗原分子上特定单个抗原决定簇的鼠源性单克隆诊断性抗体药物。前列腺特异性膜抗原（prostatespecific membrane antigen，PSMA）含有 750

个氨基酸，是Ⅱ型跨膜糖蛋白，相对分子质量约110 000。可特异性表达于前列腺上皮细胞表面，尤其高表达于晚期及转移性前列腺癌中，是前列腺癌诊断和治疗的重要靶分子，因此抗PSMA单抗可用于临床前列腺癌的病理诊断和判断预后。美国赛托根（Cytogen）公司研发的抗前列腺特异性膜抗原的单克隆抗体CYT-356于1996年由美国食品药品管理局批准上市。该单抗能识别前列腺特异性膜抗原分子细胞内部分。随后，针对前列腺特异性膜抗原细胞外部分的单抗，如J591、J415、J533和E99等相继问世，但截至2015年，只申请了专利，无产品上市。

运用基因工程方法表达、纯化PSMA蛋白，并作为抗原免疫Balb/c小鼠，应用杂交瘤技术可以制备抗PSMA单克隆抗体。

此抗体与前列腺膜抗原可以特异性结合，可用作体内和体外的诊断试剂。其用法是将PSMA试剂盒通过用纯化的人PSMA抗体包被微孔板，制成固相抗体，往包被单抗的微孔中依次加入PSMA，再与辣根过氧化物酶标记的PSMA抗体结合，形成抗体-抗原-酶标抗体复合物，经过彻底洗涤后加底物3，3′，5，5′-四甲基联苯胺显色。3，3′，5，5′-四甲基联苯胺在辣根过氧化物酶的催化下转化成蓝色，并在酸的作用下转化成最终的黄色。颜色的深浅和样品中的PSMA呈正相关。用酶标仪在450 nm波长下测定吸光度，通过标准曲线计算样品中人PSMA浓度。

该抗体作为检测前列腺特异性膜抗原表达水平的各种免疫学诊断、免疫组化病理诊断、体内外前列腺癌细胞靶向诊断试剂，用于临床前列腺癌的病理诊断和判断预后。

（李郁 郭旭）

kànghuángtǐshēngchéngsù dānkàng

抗黄体生成素单抗（anti-luteinizing hormonemonoclonal antibody） 针对黄体生成素抗原分子上特定单个抗原决定簇的鼠源性单抗隆诊断性抗体药物。黄体生成素（luteinizing hormone，LH），是由垂体前叶分泌的糖蛋白，由α亚单位和β亚单位构成，相对分子质量约28 000。其分泌主要受下丘脑促性腺激素释放激素的调节，同时还受月经周期的影响。应用抗黄体生成素单抗测定血清中黄体生成素的含量有助于判断下丘脑-垂体-性腺轴功能状态，预测排卵时间。截至2015年，无相关产品上市。利用淋巴细胞杂交瘤技术制备。用黄体生成素为抗原免疫BALB/C小鼠，通过免疫小鼠脾细胞和小鼠脾骨髓瘤细胞小鼠骨髓瘤细胞的融合，产生可分泌抗黄体生成素单克隆抗体的杂交瘤细胞，将此杂交瘤细胞接种于BALB/C小鼠腹腔诱生腹水，从腹水中可以得到纯化制备的抗黄体生成素单克隆抗体。此抗体可以特异性地与黄体生成素相结合，因此将其制成酶联免疫测定试剂盒可以检测血清中黄体生成素的含量。临床上主要利用抗黄体生成素单抗酶联免疫测定试剂盒，用于检测生育期妇女尿液中促黄体生成素的分泌峰值期，用以预测排卵时间。

（李郁 郭旭）

kàngtánglèi kàngyuán CA19-9 dānkàng

抗糖类抗原CA19-9单抗（anti-carbohydrate antigen 19-9 monoclonal antibody，anti-CA19-9 mAb） 针对糖类抗原CA19-9分子上特定单个抗原决定簇的鼠源性单克隆诊断性抗体药物。CA19-9是细胞膜上黏蛋白型的糖类蛋白肿瘤标志物。美国病毒免疫学专家希拉里（Hilary Koprowski）等于1979年用人的结肠癌细胞株作为免疫原，应用杂交瘤技术制备了编号为1116NS19-9的单克隆抗体，该抗体识别的抗原为一类肿瘤相关糖类抗原，故该抗原命名为糖类抗原CA19-9。CA19-9为唾液酸化的乳-N-岩藻戊糖Ⅱ，相对分子质量大于5 000 000。CA19-9分布于正常胎儿胰腺、胆囊、肝、肠和正常成年人胰腺、胆管上皮等处，在血清中以唾液黏蛋白形式存在，高表达于胰腺癌、肝胆系癌、胃癌、结直肠癌等消化系统恶性肿瘤。故抗CA19-9单抗可用于上述恶性肿瘤诊断和监测复发。截至2015年，无相关产品上市。

主要运用基因工程方法表达纯化CA19-9糖蛋白，应用杂交瘤技术制备抗CA19-9单克隆抗体。临床上抗CA19-9单抗主要用于检测血清中的CA19-9水平，进行胰腺癌、肝胆系癌、胃癌、结直肠癌等消化系统肿瘤的临床诊断、复发和预后判断，为改善预后提供重要的依据。CA19-9与甲胎蛋白、癌胚抗原联合检测，有助于提高胃肠道肿瘤的诊断效率。需要注意的是，非肿瘤性疾病如慢性胰腺炎、胆石症、肝硬化、肾功能不全、糖尿病等也可出现CA19-9低浓度增高、一过性增高的现象。

（李郁 郭旭）

kàngxìbāo jiǎodànbái 19 kàngtǐ

抗细胞角蛋白19抗体（anti-cytokeratin 19 monoclonal antibody，anti-CK19 mAb） 针对角蛋白19抗原分子上特定单个抗原决定簇的鼠源性单克隆诊断性抗体药物。

细胞角蛋白 19（CK19）是细胞角蛋白家族重要成员，是细胞骨架中间纤维成分，相对分子质量为 40 000，等电点为 5.2，主要分布在单层和假复层上皮细胞。1992 年，德国学者海因茨（Heinz Bodenmüller）等采用杂交瘤技术，制备出 BM19.21 和 KS19.1 两株单抗（mAb），能够特异性地识别血清中的细胞角蛋白 19 可溶性片段（CYFRA21-1）。因肺癌、食管癌等上皮起源的肿瘤患者血清中 CYFRA21-1 水平有升高，因此抗 CK19 单抗可用于上述肿瘤的诊断、预后判断和复发监测。截至 2015 年，无相关产品上市。主要运用基因工程方法表达纯化 CK19，应用杂交瘤技术制备抗 CK19 单克隆抗体。

CK19 高表达于肺癌、食管癌等上皮起源的肿瘤细胞的胞质中，由于肿瘤细胞的坏死溶解可使其可溶性片段 CYFRA21-1 释放，使血中含量增高，抗 CK19 单抗可以特异性识别结合血清中可溶性片段 CYFRA21-1，检测该片段的含量水平，能够有效反映肿瘤的预后和治疗疗效。临床上主要用于血清中 CYFRA21-1 水平检测，用于肺癌、食管癌等上皮细胞起源的肿瘤诊断、预后判断和复发监测。单独使用 CK19 诊断肺癌准确性可达到 64.9%，CK19 与癌胚抗原联合检测，诊断非小细胞肺癌符合率可达到 78%。

（李 郁 郭 旭）

kàngtánglèi kàngyuán CA125 dānkàng

抗糖类抗原 CA125 单抗（anti-carbohydrate antigen 125 monoclonal antibody，anti-CA125 mAb）

针对糖类抗原 CA125 分子上特定单个抗原决定簇的鼠源性单克隆诊断性抗体药物。1983 年美国学者罗伯特（Robert C. Bast Jr）

等用卵巢囊腺癌的上皮细胞株作为免疫原，应用杂交瘤技术制备抗卵巢癌上皮细胞的单克隆抗体，该抗体识别的抗原是具有黏蛋白特性的跨膜糖蛋白，命名为 CA125，相对分子质量为 200 000 ~ 1 000 000。CA125 表达于成人胸膜、腹膜间皮细胞、输卵管内皮、子宫及宫颈内皮中。健康成人 CA125 的浓度小于 35 U/ml。在由内胚层细胞分化而来的多种上皮细胞类恶性肿瘤患者血清中含量均可增高，而且许多良性疾病患者 CA125 也有不同程度升高。

该单抗是运用基因工程方法表达纯化 CA125 后，应用杂交瘤技术制备。制备成的试剂盒 CanAg CA125 EIA 可用于定量检测人血清中 CA125 的含量。通过检测 CA125 血清水平，用以卵巢癌、子宫内膜癌等由内胚层细胞分化而来的多种上皮细胞类恶性肿瘤的诊断和复发监测。

（李 郁 郭 旭）

kàngtánglèi kàngyuán CA15-3 dānkàng

抗糖类抗原 CA15-3 单抗（anti-carbohydrate antigen 15-3 monoclonal antibody，anti-CA15-3 mAb）

针对糖类抗原分子上特定单个抗原决定簇的鼠源性单克隆诊断性抗体药物。1984 年荷兰学者约翰（John Hilkens）等从人乳脂肪球膜上糖蛋白 MAM-6 制成的小鼠单克隆抗体（115-DB）；1984 年利用肝转移乳腺癌细胞膜制成单克隆抗体 DF-3，这些抗体可识别 CA15-3 抗原。抗 CA15-3 单抗所识别的抗原定位在人乳腺癌细胞，被认为是恶性乳腺上皮细胞的分化抗原。CA15-3 相对分子质量超过 400 000，正常健康者血清 CA15-3 含量小于

28 kU/L。30% ~ 50% 的乳腺癌患者中 CA15-3 明显升高，其含量的变化与治疗效果密切相关，所以 CA15-3 是乳腺癌患者诊断和监测术后复发、观察疗效的最佳指标。抗 CA15-3 单抗药物用于动态监测 CA15-3 的水平，有助于乳腺癌患者治疗后复发和转移的早期发现和预后判断。

CA15-3 抗原是细胞膜上的黏液性糖蛋白，包括 1 个跨膜区，1 个胞内区和 1 个富含糖基的包外区。当细胞癌变时，细胞膜上蛋白酶和唾液酸酶活性增高，使细胞骨架破坏，导致细胞表面抗原脱落，血清中 CA15-3 进而增高。抗 CA15-3 单抗可以有效检测血清中 CA15-3 水平。

运用基因工程方法表达、纯化的 CA15-3 糖蛋白作为抗原免疫 Balb/c 小鼠，应用杂交瘤技术制备 CA15-3 单克隆抗体。

主要利用抗 CA15-3 单抗检测乳腺癌患者血清中 CA15-3 水平，用于监测乳腺癌复发和转移。在治疗后的 13 ~ 40 个月监测中，CA15-3 单抗用于检测乳腺癌复发的临床灵敏度为 44% ~ 77%，特异性为 94% ~ 98%，阳性预测值 41% ~ 92%。另外，如果癌胚抗原与抗 CA15-3 单抗联合应用于检测乳腺癌复发和转移，其灵敏度可增至 80%。

（李 郁 郭 旭）

kàngtánglèi kàngyuán CA72-4 dānkàng

抗糖类抗原 CA72-4 单抗（anti-carbohydrate antigen 72-4 monoclonal antibody，anti-CA72-4 mAb）

可特异性识别糖类抗原 CA72-4，用于胃肠道肿瘤及卵巢癌等诊断的鼠源性单克隆诊断性抗体药物。CA72-4 是 1981 年美国国立癌症研究所细胞与分子生

物学实验室科氏（David Colcher）等用乳腺癌肝转移的癌细胞膜成分免疫小鼠后，所得 IgG1 型单克隆抗体 B72.3 所识别的肿瘤相关糖蛋白抗原（TAG-72）。从结肠癌培养细胞产生的 TAG-72 抗原为免疫原制备的单克隆抗体 CC49 也特异性识别 TAG-72。两株单抗识别 TAG-72 的位点不同，因此联合应用单克隆抗体 B72.3 和 CC49 建立的双位点放射免疫分析法检测的体内 TAG-72 抗原被命名为 CA72-4。CA72-4 的相对分子质量大于 1 000 000，属于黏蛋白类癌胚胎抗原，对胃癌、卵巢黏液性囊腺癌和非小细胞肺癌具有相对较高的敏感度和特异度。截至 2015 年，无相关产品上市。制备方法为将表达、纯化的人 TAG-72 抗原免疫 BALB/c 小鼠，采用 B 淋巴细胞杂交瘤技术进行细胞融合、筛选后得到杂交瘤细胞株，用以制备 CA72-4 单克隆抗体。

CA72-4 是诊断胃癌的最佳肿瘤标志物之一，对胃癌具有较高的特异性，其敏感性可达 28%～80%，若与 CA19-9 及 CEA 联合检测可以监测 70% 以上的胃癌。抗 CA72-4 单抗可特异性识别结合 CA72-4 抗原，该单抗被制备成检测试剂盒，可用于诊断胃癌和判断预后。CA72-4 的检测对其他胃肠道癌、乳腺癌、肺癌、卵巢癌也有意义。CA72-4 与 CA125 联合检测，诊断原发性及复发性卵巢肿瘤的特异性可达 100%。

（李 郁 汪世婕）

kàngróngmáomó cùxìngxiànjīsù β yàdānwèi dānkàng

抗绒毛膜促性腺激素 β 亚单位单抗（anti-β human chorionic gonadotrophinmonoclonal antibody, anti-β-HCG mAb） 可特异性识别绒毛膜促性腺激素 β 亚单位抗原，用于早期妊娠及妊娠相关疾病和肿瘤诊断的单克隆诊断性抗体药物。人绒毛膜促性腺激素（human chorionic gonadotrophin, HCG）是人类受孕后胎盘滋养层细胞分泌的一种糖蛋白激素，由 237 个氨基酸组成，相对分子质量为 36 700。HCG 包含 α 和 β 两个亚基，其单个亚基不具有生物活性，当连接成完整化合物时具有活性。

HCG 从胎盘滋养层通过血液循环进入卵巢，可刺激黄体分泌黄体酮维持黄体功能，使子宫内膜保持合适胚胎着床发育的状态，即在维持早孕妇女的黄体功能和促进妊娠进行、防止母体排斥妊娠产物等方面具有重要的生理功能。正常妇女受孕 0～13 天其有明显升高，妊娠 8～10 周达到高峰，然后下降，维持在较高水平上直至足月分娩，胎儿出生后 2 周降至正常水平。1976 年美国罗斯威尔公园纪念研究所医学系萨尔曼（Salman Gailani）等报道了非滋养层肿瘤细胞异位表达，即肿瘤细胞表达的异位人绒毛膜促性腺激素与肿瘤发生、发展有关。许多不同类别的组织来源的肿瘤细胞都能不同程度地表达异位 HCG。肿瘤细胞自分泌的异位 HCG 具有生长因子活性，能促进和调控肿瘤细胞的增殖、分化和生长，使肿瘤细胞在其微环境中自我生长。因此采用特异性抗 HCG 单克隆抗体不仅对早期妊娠诊断具有重要的意义，并且对与妊娠相关疾病、滋养层细胞肿瘤等疾病的诊断、鉴定和病程观察等有一定的价值。

制备方法：用人 β-HCG 抗原免疫 BALB/c 小鼠，采用 B 淋巴细胞杂交瘤技术进行细胞融合、筛选后得到杂交瘤细胞株来制备 β-HCG 单克隆抗体。

临床上抗 HCG 单抗主要应用于监测血清中 HCG 水平，用以诊断早孕、异位妊娠；用于先兆流产动态观察及其预后判别。也可用于辅助诊断葡萄胎、绒毛膜上皮细胞癌、睾丸非精原细胞瘤、肺癌、畸胎瘤、胚胎性肿瘤等，判别术后疗效。该抗体还能够用于尿液样本的检测，但其敏感性低于血液样本。

（李 郁 汪世婕）

kàngshénjīngyuán tèyìxìng xīchúnhuàméi dānkàng

抗神经元特异性烯醇化酶单抗（anti-neuron specific enolase monoclonal antibody） 可特异性识别神经元特异性烯醇化酶，用于诊断神经元和神经内分泌细胞起源肿瘤的鼠源性单克隆诊断性抗体药物。神经元特异性烯醇化酶（neuron-specific enolase, NSE）是烯醇化酶超家族成员之一，由 α、γ 亚基组成的二聚体同工酶，由 434 个氨基酸残基组成，相对分子质量为 78 000，等电点为 4.7，是一种酸性蛋白酶，主要参与糖酵解，正常生理情况下特异地分布于神经元和神经内分泌细胞。由于其在神经内分泌肿瘤细胞中过量表达并释放入血，所以被作为神经细胞瘤的肿瘤标志物。此外，1982 年英国国家癌症研究所卡尼（Desmond N Carney）等首先报道，小细胞肺癌的大多数患者显示血清中 NSE 活性明显增高。因此 NSE 是一个具有高特异性和高灵敏性的肿瘤标志物，用于小细胞肺癌诊断。应用抗神经元特异性烯醇化酶单抗药物监测血清 NSE 水平，可以辅助诊断神经内分泌肿瘤和小细胞肺癌等肿瘤。

用纯化的 NSE 融合蛋白免疫

BALB/c 小鼠，应用杂交瘤技术制备抗 NSE 单克隆抗体。

通过监测血清 NSE 水平，可用于小细胞肺癌与非小细胞肺癌的鉴别诊断，监测小细胞肺癌的临床分期、疗效评价和预测复发；用于监测神经细胞瘤、神经内分泌细胞肿瘤的早期诊断、病情变化及预后判断。对于嗜铬细胞瘤、胰岛细胞瘤、甲状腺髓样癌、黑素瘤、成视网膜细胞瘤等的诊断也具有参考价值。

（李　郁　汪世婕）

kàngnǎonàtài qiántǐ dānkàng

抗脑钠肽前体单抗（anti-N terminalpro-brain natriuretic peptide monoclonal antibody）

可特异性识别脑钠肽前体，用于与心血管功能相关疾病的诊断的鼠源性单克隆诊断性抗体药物。

脑钠肽又称脑利钠肽、B 型尿钠肽或 B 型利钠肽，1988 年日本宫崎医学院的哲二（Tetsuji Sudoh）等首次在猪脑中发现具有利钠排尿作用的肽类物质-脑钠肽，但其后的研究很快发现这种肽的主要合成和分泌部位在心室。脑钠肽前体含 108 个氨基酸，经心肌细胞膜结合蛋白酶作用，裂解成含 76 个氨基酸的无活性的氨基端片段——N 末端脑钠肽前体和 32 个氨基酸的有生物活性的羧基端片段。N 末端脑钠肽前体是心血管功能性标志物，在维持人体循环系统的容量、渗透压和压力稳态方面起着极其重要的作用。导致心肌细胞张力增加和（或）血容量增加（绝对增加或者相对增加）的因素都可以导致 N 末端脑钠肽前体水平增加，药物也可能通过影响 N 末端脑钠肽前体的代谢而影响其水平。因此应用抗脑钠肽前体单抗药物监测 N 末端脑钠肽前体水平，可以用于诊断

和筛查（早期）心功能不全，并对多种疾病的预后、危险度分层、手术时机选择也有较高的价值。

制备方法为用纯化的 N 末端脑钠肽前体蛋白免疫 BALB/c 小鼠，应用杂交瘤技术制备抗 N 末端脑钠肽前体单克隆抗体。应用抗 N 末端脑钠肽前体单抗检测 N 末端脑钠肽前体水平，用以评价心功能衰竭、心肌梗死、急性肺栓塞预后；用以确定心功能衰竭患者选择心脏移植手术时机和主动脉瓣狭窄患者换瓣手术时机等；在应用心脏毒性药物时，可用来监测心功能变化和早期心肌损害。

（李　郁　汪世婕）

kàngcùluǎnpāo chéngshú jīsù dānkàng

抗促卵泡成熟激素单抗（anti-follicle stimulating hormone monoclonal antibody）

可特异性识别卵泡成熟激素 β 亚基，用于与生殖相关疾病诊断的单克隆诊断性抗体药物。促卵泡成熟激素（follicle-stimulating hormone，FSH；follitropin）是由垂体分泌的一种糖蛋白激素。与黄体生成素统称促性腺激素，具有促进卵泡发育成熟的作用，与黄体生成素一起促进雌激素分泌，引起排卵；并能协调睾酮促进睾丸精曲小管的生成及精子形成。通过测定 FSH 的分泌水平可以对下丘脑-垂体-性腺轴的功能做出评价，间接了解下丘脑及卵巢的功能状态、预测排卵时间，因此 FSH 是重要的内分泌及生殖生物标记物。FSH 由 α 亚基和 β 两个非共价结合的多肽亚单位构成，α 亚基含 92 位氨基酸残基，而 β 亚基含有 118 位氨基酸残基，具有独特的生物学和免疫学活性，负责与卵泡刺激素受体的相互作用。因此，抗 FSH 单抗是特异性针对 FSH β 亚

基制备的抗体药物。

以人工合成的 FSH β 蛋白抗原决定簇多肽为免疫原，采用脾内包埋法免疫 Balb/c 小鼠，应用杂交瘤技术制备抗 FSH β 亚基抗体。应用 FSH 单抗对 FSH 水平进行监测，用以诊断性腺功能的缺失。在男性精子数量不足的病症中 FSH 水平低下尤为典型。在女性中 FSH 水平的改变表现为生育周期的停止。同时还能应用于多囊卵巢综合征、闭经、先天性卵巢发育不全、肺癌等疾病的辅助诊断；FSH 水平降低，见于雌激素和黄体酮治疗、继发性性功能减退症、垂体功能减退症、希恩综合征、多囊卵巢综合征、晚期腺垂体功能减退症等。FSH 水平升高，见于睾丸精原细胞瘤、克兰费尔特综合征、特纳综合征、原发性闭经、先天性卵巢发育不全、使用肾上腺皮质激素治疗后、原发性生殖功能减退症、卵巢性肥胖、早期腺垂体功能亢进症、巨细胞退行性肺癌等。

（李　郁　汪世婕）

kànggǔgàisù dānkàng

抗骨钙素单抗（anti-N-MID-osteocalcin monoclonal antibody）

可特异性识别氨基端和中段骨钙素，用于衡量骨代谢的鼠源性单克隆诊断性抗体药物。用于体外测定人血清、血浆及相关体液样品中骨钙素的含量，以确定人体内骨骼的更新和代谢。骨钙素诊断试剂盒由德国罗氏公司研发，由中国国家食品药品监督管理局于 2004 年 7 月 19 日批准上市。骨钙素（osteocalcin），又称 γ-羧基谷氨酸蛋白 [bone gamma-carboxyglutamic acid（gla）protein，BGP]，是钙离子结合蛋白，相对分子质量约为 52 000～58 000。其表达具有组织特异性和发育阶段

特异性，主要由骨和牙齿中的成骨细胞合成并分泌，是骨基质中主要的非胶原蛋白。骨钙素的主要功能是维持骨的正常矿化速率，抑制异常羟基磷灰石的形成，抑制生长软骨矿化的速度。

抗骨钙素单抗试剂盒由三部分组成：*M：链霉亲和素包被的微粒（透明瓶盖）1瓶，6.5 ml；粒子浓度 0.72 mg/ml，生物素结合能力为 470 ng 生物素/mg 粒子；含防腐剂。*R1：生物素化的抗 N-MID 骨钙素单克隆抗体（灰盖）1瓶，10 ml；浓度 1.5 mg/L，磷酸缓冲液 0.01 mol/L，pH 6.0；含防腐剂。R2：Ru（bpy）32⁺化的抗 N-MID 骨钙素单克隆抗体（黑盖）1瓶，10 ml，浓度 1.3 mg/L，磷酸缓冲液 0.1 mol/L，pH 6.0；含防腐剂。此试剂盒含针对骨钙素蛋白不同氨基酸位点的两个抗体。

抗骨钙素单抗试剂盒检验原理为氨基端和中段骨钙素酶联免疫吸附分析试剂盒是基于运用两种高度特异的抗人骨钙素单克隆抗体的诊断试剂一个是识别骨钙素中部（氨基酸 20~29）的生物素标记抗体，用于抗原抗体复合物的捕获；一个是识别氨基端（氨基酸 10~16）的过氧化酶偶联抗体，用于检测。因为应用两种抗体检测了同一个检测项目（也就是骨钙素）的不同表位，所以除可以检测完整骨钙素（氨基酸 1~49）之外，氨基端和中部片段（氨基酸 1~43）也同时可以被检测。主要用于骨质疏松的监测和诊断，尤其是监测妇女绝经前后以及抗骨吸收治疗时的骨代谢情况。其临床意义在于，通过对骨代谢水平的检测，预测患者的骨质情况，预防骨质疏松，同时，能够对骨肿瘤的检测和筛查提供相关信息。此试剂盒应用于罗氏诊断的全自动免疫分析仪系统，用于检测人体血清、血浆标本中的骨钙素。样品无特殊要求，无特殊注意事项，满足一般检验标本的要求即可。

(李 郁 张梦瑶 吴晓东)

kàngcùshènshàngxiàn pízhì jīsù dānkàng

抗促肾上腺皮质激素单抗

（anti-adrenocorticotropic hormone monoclonal antibody, anti-ACTH mAb） 可特异性识别人促肾上腺皮质激素（adrenocorticotropichormone, ACTH），主要用于先天性肾上腺皮质增生症、垂体前叶受损、肾上腺皮质肿瘤的诊断和预后判断的鼠源性单克隆诊断性抗体药物。ACTH 是由脑垂体前叶分泌的激素，具有刺激肾上腺皮质发育和功能的作用，由 39 个氨基酸组成，相对分子质量约为 4500，等电点为 4.65~4.70，在碱性条件下易变性。诊断试剂盒由中国天津德普诊断产品有限公司制造，于 2004 年获得国家食品药品监督管理局批准上市。该试剂盒组成为：①ACTH 检测单位，每个条形码标记的检测单位有一包被有单克隆鼠 ACTH 抗体的包被珠。②ACTH试剂楔，蛋白缓冲液/血清基质，碱性磷酸酶标记的多克隆兔抗 ACTH 抗体缓冲液。③ACTH校正品，低值和高值的冻干的含 ACTH 的牛蛋白基质。采用免疫化学发光原理，用于丘脑下部脑垂体肾上腺轴分泌异常的诊断。

ACTH 水平增高伴糖皮质醇升高多见于烧伤后、大手术后、低血糖症等，还见于垂体-肾上腺外肿瘤，下丘脑-垂体功能紊乱等疾病。ACTH 增高伴糖皮质醇浓度降低多见于原发性肾上腺皮质功能减退症、肾上腺双侧全切除或次全切除术后的尼尔森综合征、先天性肾上腺皮质增生症。ACTH 降低多见于垂体瘤或鞍旁肿瘤、垂体前叶受损、肾上腺皮质肿瘤等。因此，该试剂盒的临床意义在于，可用于丘脑下部-脑垂体-肾上腺轴分泌异常的诊断。由抗 ACTH 单抗为主要成分的 ACTH ELISA 检测试剂盒，用于双抗夹心法测定标本中 ACTH 水平。以人 ACTH 标准品绘制标准曲线。通过标准曲线计算样品中人 ACTH 浓度。主要用于丘脑下部-脑垂体-肾上腺轴分泌异常的诊断。诊断脑垂体和肾上腺疾病。

(李 郁 张梦瑶 吴晓东)

kàngcuīrǔsù dānkàng

抗催乳素单抗 （anti-prolactin monoclonal antibody） 可特异性识别催乳素，用于肿瘤等疾病诊断的鼠源性单克隆诊断性抗体药物。可以用于制备放射免疫、酶联免疫等诊断试剂盒，对多种疾病的临床诊断具有重要意义。截至 2015 年，尚无催乳素单抗产品上市。

催乳素（prolactin, PRL）别名促乳素或催乳激素，是由垂体前叶腺嗜酸细胞分泌的蛋白质激素，由 199 个氨基酸残基组成的单一肽链，含有 3 个二硫键，其结构和生长激素有很强的同源性。催乳素能与乳腺上皮细胞的受体结合，能够刺激乳腺腺泡发育和促进乳汁的生成与分泌，同时刺激卵巢黄体分泌黄体酮。病理状态下如出现创伤、系统性疾病或肿瘤如颅咽管瘤、生殖细胞瘤、下丘脑转移癌以及脑膜瘤时，催乳素水平也会发生上调。因此，催乳素水平检测对临床疾病诊断以及肿瘤预后判断都具有的重要意义。

一般实验室的催乳素单抗检测试剂盒制备过程为，利用体内纯化的催乳素蛋白免疫小鼠，应用杂交瘤技术制备抗催乳素单克隆抗体，并制成临床诊断用酶联免疫吸附剂测定检测试剂盒。主要用于下丘脑转移癌与生殖细胞瘤等典型伴催乳素水平升高的肿瘤的辅助临床诊断和预后判断。由于癫痫发作后血清中催乳素水平会明显高于正常，故可用于有效地鉴别癫痫发作与心理性非癫痫发作。

（李 郁 张梦瑶 吴晓东）

kàngtiědànbái dānkàng

抗铁蛋白单抗（anti-ferritin monoclonal antibody）

特异性识别铁蛋白用于肿瘤早期诊断与预后判断的鼠源性单克隆诊断性抗体药物。用于体外检测人血清、血浆及相关体液样本中铁蛋白含量。铁蛋白检测试剂盒由西门子医学诊断产品（上海）有限公司制造。2010 年由中国国家药品监督管理部门批准上市，用于定量检测血清中的铁蛋白。铁蛋白（ferritin）是体内广泛存在的贮存铁的蛋白，在哺乳类动物的肝和脾中含量最多，正常人血清中含有少量铁蛋白，急慢性肝脏损害和肝癌、肺癌、胰癌、白血病患者血清铁蛋白水平也升高。由于在多种病理情况下均会出现铁蛋白水平升高，故该检测试剂盒可以用于肿瘤患者的临床筛查和辅助检查。

从肝癌患者癌组织中提纯铁蛋白抗原，应用杂交瘤技术制备单克隆抗体，制备 ELISA 检测试剂盒。试剂盒包括：铁蛋白包被珠（L2FE12）：包被珠包装带有条形码。1 个包装 200 个，包被有单克隆鼠抗铁蛋白抗体。L2KFE2：1 包，L2KFE6：3 包；铁蛋白试剂楔（L2FEA2）：试剂楔带有条形码。每瓶 11.5 ml 与多克隆绵羊抗铁蛋白抗体结合的碱性磷酸酶（小牛小肠）缓冲液，含防腐剂。L2KFE2：1 个，L2KFE6：3 个；铁蛋白校正品（LFEL，LFEH）：两瓶（低浓度和高浓度），每瓶 2.5 ml 含铁蛋白的人蛋白质基质，含防腐剂。L2KFE2：1 套，L2KFE6：2 套。产品有效期：在 2～8°C 的环境中保存，有效期 12 个月。

抗铁蛋白单克隆抗体 ELISA 检测试剂盒应用经典的一步法酶联免疫检测法。该方法使用两种高度特异性的单克隆抗体，利用经典的 ELISA 双抗体夹心法进行检测，用酶标仪测量吸光度，通过标准曲线得到铁蛋白含量。主要用于定量检测血清中的铁蛋白。由于在多种病理情况下均会出现铁蛋白水平升高，故该检测试剂盒可以用于肿瘤患者的临床筛查和辅助检查。

（李 郁 张梦瑶 吴晓东）

kàng β-jiāoyuán tèshū xùliè dānkàng

抗 β-胶原特殊序列单抗（anti-β-crosslaps monoclonal antibody，β-CTx mAb）

特异性识别 β-胶原特殊序列用于骨质疏松诊断的鼠源性单克隆诊断性抗体药物。相对于传统的 X 射线诊断仪测量骨密度法，该抗体的检测方法拥有更好的灵敏性、特异性以及准确性。其原理在于可检测人血清、血浆及相关体液样本中 β-胶原特殊序列含量。该血清诊断试剂盒由德国罗氏公司研发，可以应用在罗氏诊断的全自动免疫分析仪系统，2004 年 7 月 19 日被批准在中国上市。此试剂盒由三部分组成：*M：链霉亲和素包被的微粒（透明瓶盖），1 瓶，6.5 ml。链霉亲和素包被的微粒浓度 0.72 mg/ml，生物素结合能力：470 ng 生物素/mg 粒子。含防腐剂。*R1：生物素化的抗 β-CrossLaps 单克隆抗体（灰盖），1 瓶，10 ml。*生物素化的抗 β-CrossLaps 单克隆抗体，浓度 2.5 mg/L，磷酸缓冲液 0.1 mol/L，pH 7.2。含防腐剂。

β-胶原特殊序列（β-CTx）是 I 型胶原 C 端肽分解片段，含有 Glu-Lys-Ala-His-β-Asn-Gly-Gly-Arg 八肽（EK-AHD-β-GGR），是评价骨代谢很有价值的生化指标。过去评价骨重吸收的指标如尿羟脯氨酸（Hyp）、脱氧吡啶啉（Dpd）等，必须用尿液测定，存在着生理变异大且要用尿中的肌酐含量表示，测定方法繁琐，易受干扰等缺点，而 β-CTx 抗体检测具有简便、快速、稳定和结果重现性好等特点，也能够克服传统检测方法中 X 射线对患者的辐射。作为诊断试剂盒，必须配合罗氏诊断分析仪使用，可检测人体血清、血浆标本。

主要用于骨质疏松的诊断。抗 β-胶原特殊序列单抗作为一种全新的、特异的、准确的骨质疏松诊断性抗体，其临床应用意义深远。作为体外检测试剂盒，配合罗氏全自动免疫分析仪使用中无需特别的人为操作，血清、血浆满足一般检验要求的标准即可。

（李 郁 张梦瑶 吴晓东）

zhìliáoxìng kàngtǐ yàowù

治疗性抗体药物（therapeutic antibody drugs）

用于疾病治疗的单克隆抗体药物。治疗性抗体药物的研制经历了鼠源抗体、人-鼠嵌合抗体、人源化抗体和全人源抗体四个阶段。鼠源抗体药物具有靶向性、特异性、专一性高等优势，已被广泛用于肿瘤等疾病的治疗；人-鼠嵌合抗体有效降低了人抗鼠抗体反应，与人源化抗体相比，制备技术较为成熟，操作相对简单；人源化抗体是在人鼠嵌合抗体的基础上进一步减少鼠源成分，在体内的半衰期长，大大提高了药效；全人抗体药物具有高亲和力、高特异性、低排斥性的特点，但尚存在抗体亲和力成熟的问题、全人源杂交瘤细胞分泌抗体的稳定性问题、抗体的大规模生产的问题等。1986年，美国食品药品管理局批准全球第一个治疗性鼠源性单克隆抗体OKT3上市，由此拉开了单抗药物治疗疾病的序幕；人-鼠嵌合抗体；1997年，瑞士罗氏公司的赛尼哌（Zenapax）作为第一个人源化单抗药物于投放市场；1999年，中国最早上市的单抗是武汉生物制品研究所生产的T淋巴细胞CD3抗原单抗；2002年，雅培公司的修美乐（Humira）作为全球第一个全人源化抗体于上市；2006年，中国中信国健公司研发的重组人Ⅱ型肿瘤坏死因子受体抗体融合蛋白（益赛普）上市。截至2012年，美国批准上市了45个单抗治疗性药物。

分类 根据氨基酸序列组成可以分为鼠源性抗体药物、人源化抗体药物、全人抗体药物、抗体融合蛋白药物、片段抗体药物、双功能抗体药物、三功能抗体药物、单域抗体药物和拟抗体药物。由于鼠源性抗体可能会引起人抗鼠抗体反应，从而使疗效降低，甚至引起过敏反应，由此发展了基因工程抗体和人源化（或人源）抗体。具有代表性的鼠源性抗体药物包括莫罗单抗CD3、替莫伊单抗等。人源化抗体药物不仅因为抗体中鼠源性成分的减少降低了机体的免疫排斥反应，还在于人源化抗体中FC段能够诱发机体的效应功能——募集效应因子或

效应细胞，后者对靶细胞具有杀伤作用。具有代表性的人源性抗体药物包括曲妥珠单抗、尼妥珠单抗等。抗体融合蛋白药物是将抗体与其他活性蛋白融合而制备的具有多种生物学功能的药物，具有高度特异性，可发挥靶向治疗的作用。

生物学特性 治疗性抗体药物的应用依赖于抗原抗体的特异性结合。利用这一特点，再凭借对抗体Fc段进行药物交联或对Fc段进行抗体依赖的细胞介导的细胞毒性作用改造，使得抗体拥有了治疗作用，成为一种治疗性药物。治疗性抗体药物的作用机制主要包括：①抗体能够特异性识别侵入机体的病毒等异物抗原，并与之结合，起到阻断病毒进入细胞或中和毒素的作用。②发挥调理作用，促进单核吞噬细胞对异物抗原的吞噬、杀伤。③激活补体的溶解靶细胞作用。④参与抗体依赖细胞介导的杀伤异物等作用。

应用 治疗性抗体药物在临床上的应用主要体现在肿瘤治疗方面，如抗乳腺癌药物HERCEPTIN（曲妥珠单抗）、抗直肠癌药物VECIBIX、抗非霍奇金淋巴瘤药物BEXXAR等。随着技术的不断进步，抗体Fc段交联抗肿瘤药物，如阿巴西普、依那西普等，放射性核素等肿瘤治疗药物，如替莫伊单抗、托西莫单抗等，在疾病治疗领域有重要应用。

（李 郁 张梦瑶 吴晓东）

shǔyuánxìng kàngtǐ yàowù

鼠源性抗体药物（mouse monoclonal antibody drugs）

抗体可变区和恒定区氨基酸序列为鼠源的单克隆治疗性抗体药物。具有良好的抗体亲和力和特异性，可用于临床治疗、预防和诊断。由于

鼠源性抗体全部为鼠源性氨基酸序列，在临床治疗中可产生人抗鼠抗体反应，导致鼠源性抗体药物无法在临床上长期使用。

1986年，美国食品药品管理局批准了世界上第一个鼠源性单抗治疗性药物——美国奥托（Ortho）公司生产的抗CD3单抗OKT3（莫罗单抗CD3）进入市场，用于器官移植后的抗排斥反应。之后，嵌合型抗体和人源化抗体迅速发展，鼠源性抗体药物一直处于低迷状态。2002年美国食品药品管理局批准美国IDEC生物工程制药公司研发的放射免疫治疗药物鼠源性抗体替莫伊单抗（Zevalin）和2003年美国Corixa公司研发的托西莫单抗（Bexxar）上市，用于治疗非霍奇金淋巴瘤。之后国内外对鼠源性单克隆抗体从免疫学和药理学两个方面进行改造研究，以更好地用于临床。

分类 鼠源性抗体药物可根据抗原决定簇的单一与否分为鼠源性多克隆抗体药物和鼠源性单克隆抗体药物。前者源于动物多价抗血清，主要用于一些细菌感染性疾病的早期被动免疫治疗，虽然具有一定的疗效，但是异源性蛋白引起的较强的人体免疫反应限制了这类药物的应用，因而逐渐被抗生素类药物所代替；后者包括莫罗单抗CD3、替莫伊单抗、托西莫单抗等，是由鼠来源的B淋巴细胞杂交瘤产生，只针对复合抗原分子上某一单个抗原决定簇的特异性抗体组成，具有良好的均一性和高度的特异性。

生物学特性 鼠源性抗体药物在体内发挥广泛的调理作用，可促进单核吞噬细胞对异物抗原的吞噬、杀伤；激活补体的溶解靶细胞作用，即补体依赖的细胞毒效应；参与抗体依赖细胞介导

的杀伤作用等。鼠源性单克隆抗体药物具有靶向性、特异性、专一性高等优势，已被广泛用于肿瘤、自身免疫性疾病等的治疗。其劣势在于：①免疫原性强，能诱发强烈的人抗鼠抗体反应。②制备技术复杂，价格较高。

功能及应用 由于鼠源性抗体在人体内反复应用会引起人抗鼠抗体反应，从而降低疗效，甚至可引起过敏反应。因此，可以一方面在抗体形式和给药途径上改进，如使用片段抗体、交联同位素、局部用药等使鼠源性抗体用量减少，增强其疗效；另一方面，积极发展基因工程抗体和人源化（或人源）抗体。鼠源性抗体药物主要有以下几种用途：防治器官移植免疫排斥反应；肿瘤免疫诊断；肿瘤免疫显像；肿瘤导向治疗；哮喘、银屑病、类风湿关节炎、红斑狼疮、急性心肌梗死、脓毒症、多发性硬化症及其他自身免疫性疾病；抗独特型抗体作为分子瘤苗治疗肿瘤。

（李 郁 耿杰杰）

móluódānkàng CD3

莫罗单抗CD3（muromonab-CD3；anti-CD3 mab；OKT-3 antibody）靶向人T淋巴细胞CD3抗原，用于抑制肾、心脏和肝等器官移植后排异反应的单克隆鼠源性抗体药物。其通过与成熟的T细胞的相互作用可以有效地抑制淋巴细胞的功能。由美国Ortho公司研发的Orthoclone OKT-3，1986年美国食品和药品管理局批准上市，用于防治器官移植时的免疫排斥反应，是世界上第一个鼠源性治疗性单抗药物。该单抗采用杂交瘤技术制备。由于有新型小分子免疫抑制剂的使用，急性排斥反应发生率下降，莫罗单抗CD3临床应用日益减少。

莫罗单抗-CD3是一种纯化的针对CD3抗原的T细胞抑制药物，是IgG2a免疫球蛋白，仅与人和高等灵长类动物（如黑猩猩）的成熟T细胞发生反应。其作用原理，一方面可以结合T细胞受体CD3复合物的抗原，从而阻止T细胞识别外来抗原的功能。另一方面通过与T细胞CD3分子特异性结合，经免疫调理和抗原调变作用（由于宿主免疫系统攻击肿瘤细胞，致使表面肿瘤抗原表位减少或丢失，从而逃逸免疫系统识别和杀伤的现象），达到抑制T细胞的功能，发挥免疫抑制的作用。

临床主要用于治疗器官移植后的急性排斥反应。在高剂量的类固醇和（或）抗胸腺细胞球蛋白常规治疗的情况下，应用10~14天可逆转急性肾移植、肝移植、肾胰联合移植和心脏移植的免疫排斥反应。与硫唑嘌呤和（或）环孢素、低剂量的类固醇联合治疗可有效地预防和治疗急性肾、肝和心脏移植后的排斥反应。还可有效地防止或逆转骨髓移植患者的移植物抗宿主病。不良反应有：①可能发生包括发热、寒战、胃肠障碍、肌痛、震颤和呼吸困难在内的急性综合征，继续给药，不良反应的出现频率和严重性都会减轻。②体内可产生针对莫罗单抗-CD3的中和抗体，导致疗效下降，限制了药物的重复使用。长时间使用莫罗单抗-CD3，移植后淋巴增殖性疾病的危险性增加。③还可能发生脑水肿、类似无菌性脑膜炎的综合征，伴有头痛、发热、颈硬和畏光。④还可能发生癫痫和可逆性肾功能受损。⑤高敏反应包括全身过敏反应。⑥可能增加感染的危险性和恶性肿瘤的发生。禁用于对莫罗单抗CD3过敏的患者。

（李 郁 耿杰杰）

tìmòyīdānkàng

替莫伊单抗（ibritumomab tiuxetan） 用放射性核素铟-111或钇-90标记的抗B细胞表面CD20的单克隆鼠源性抗体药物。世界上第一个放射性标记的单克隆抗体由美国IDEC生物工程制药公司生产的替莫伊单抗（zevalin），2002年在美国上市，被美国食品药品管理局批准用于治疗难治性（或复发性）、低度恶性的滤泡性B细胞非霍奇金淋巴瘤，2009年又批准用于治疗那些通过化学治疗已经取得部分或者完全缓解的滤泡性非霍奇金淋巴瘤患者的继续治疗。

结构和理化性质 Zevalin是由抗CD20鼠源单抗和连接螯合剂tiuxetan经硫脲共价键结合并标记放射性同位素铟-111或钇-90而成。CD20单抗是用中国仓鼠卵巢细胞生产制备的，是鼠类IgG1。铟-111或钇-90放射纯β射线，具有较强的射线能量，但不产生γ射线，对医护人员及患者家属非常安全，因此美国食品药品管理局批准Zevalin可用于门诊患者治疗，无需隔离防护。Zevalin的平均血浆消除半衰期为30 h，平均活性持续时间为39 h，使用该药7天后，7.2%的给药剂量以活性形式从尿中排出。

药理作用 CD20单抗与表达CD20的成熟B细胞及B系肿瘤细胞相结合，准确地把放射源带到肿瘤细胞团中。由于淋巴瘤细胞对放射线较为敏感，铟-111或钇-90所释放的射线可以与单克隆抗体联合，深入肿瘤内部杀死细胞。另外，CD20抗体本身可能通过抗体依赖的细胞毒作用、补体依赖性细胞毒性反应和细胞凋亡等机制引起细胞死亡，这些反应可降低体内的 B 细胞水平，从而促进淋巴干细胞分化成健康的 B 细胞。

临床应用 主要用于治疗复发或难治低度、滤泡性或转化性 B 细胞非霍奇金淋巴瘤，包括利妥昔单抗治疗效果不佳的滤泡性非霍奇金淋巴瘤。

不良反应 ①全身症状：乏力、感染、寒战、发热、腹痛、头痛、咽喉痒痛、背痛、皮肤或皮肤黏膜反应、潮红、过敏、肿瘤痛、继发肿瘤。②循环系统：低血压、心动过速。③消化系统：恶心、呕吐、腹泻、食欲不振、腹胀、便秘、消化不良、黑便、消化道出血、呕血。④血液系统：全血减少、血小板减少、嗜中性粒细胞减少、贫血、瘀斑。⑤代谢：外周水肿、血管性水肿。⑥肌肉骨骼：关节痛、肌痛。⑦呼吸系统：呼吸困难、咳嗽加重、鼻炎、支气管痉挛。⑧皮肤：瘙痒、皮疹。另外，可引起循环中的 B 细胞减少，使用 4 周后，循环中的 B 细胞降为 0，约 12 周后开始恢复，9 个月时恢复至正常范围 $[（32\sim340）\times10^6/L]$。血浆 IgG、IgA 水平保持正常，IgM 水平下降至正常水平以下，但 6 个月后恢复正常。具有放射性，可能有致癌和致畸性，用药期间应避孕，直至停药后 12 个月。患者在接受该药治疗时如出现严重皮肤或皮肤黏膜反应，应停用并应尽快接受医学评估。对小鼠蛋白、利妥昔单抗（Rituximab）、铟-111 或钇-90 过敏的患者禁用。

（李　郁　耿杰杰）

tuōxīmòdānkàng

托西莫单抗（tositumomab） 用放射性核素碘-131 标记的抗 B 细胞表面 CD20 的单克隆鼠源性抗

体药物。具有抗肿瘤和放射免疫治疗功能。由美国 Corixa 公司研发，2003 年，美国食品药品管理局批准上市，用于治疗 CD20 阳性的小囊性非霍奇金淋巴瘤化学治疗复发的患者。托西莫单抗为抗 CD20 的鼠 IgG2aγ 单克隆抗体，由两条各含 451 个氨基酸的鼠 γ 2a 重链和含 220 个氨基酸的 γ 轻链组成，其相对分子质量约为 150 000。托西莫单抗通过共价键与碘-131 结合形成放射碘化衍生物。碘-131 标记抗体可用于动态观察淋巴瘤放射性药物靶向性分布及淋巴瘤的分期，利于对治疗效果和预后评估，但发射的 γ 射线穿透力强，碘-131 标记抗体在肿瘤细胞内吞后被降解，导致碘-酪氨酸、游离碘释入血循环，可造成对正常组织、家庭成员和医务工作者的不必要的辐射损伤。

托西莫单抗是鼠源 IgG2aλ 单克隆抗体，能与 CD20 抗原特异结合（人 B 淋巴细胞耐受分化抗原，Bp35 或 B1）。该抗原在发育成熟的 B 淋巴细胞中浓度高，也在 90%以上的 B 细胞非霍奇金淋巴瘤上表达。作用机制可能包括：诱导细胞凋亡，补体依赖细胞毒性，抗体依赖性细胞介导的细胞毒作用。托西莫单抗能准确地把放射源带到肿瘤细胞团中，利用碘-131 放射的 γ 射线将肿瘤细胞杀死。托西莫单抗在肿瘤负荷高、脾脏大或骨转移的患者中具有清除率加快、消除半衰期短、表观分布容积大的特点。碘-131 的消除经衰变由肾脏排出。5 天后 67%注射剂量被清除，其中 78%从尿中排出。

临床主要用于治疗表达 CD20 抗原的复发性或难治性低分度滤泡性或转化性的非霍奇金淋巴瘤，包括那些对利妥昔单抗无应答的

难治性非霍奇金淋巴瘤。托西莫单抗可致大多数患者血细胞（血小板、白细胞以及红细胞）计数严重下降。约一半的患者发生感染，1/8 的患者出血，近 1/4 的患者需要支持性医护。其他与输液有关的较轻的不良反应包括发热、寒战、出汗、恶心、低血压、呼吸短促和呼吸困难。在给予托西莫单抗后，可能会增加患甲状腺功能低下的风险。

（李　郁　耿杰杰）

zhùshèyòng kàngrén T xìbāo CD3 shǔdānkàng

注射用抗人 T 细胞 CD3 鼠单抗（mouse monoclonal antibody against human CD3 antigen of T lymphocyte for injection） 抗人 T 淋巴细胞 CD3 抗原的单克隆鼠源性抗体药物。用于治疗和预防器官移植患者的急性排斥反应。该抗体由中国武汉生物制品研究所研发，2002 年被批准在中国上市。其与美国 Ortho 公司研发的莫罗单抗-CD3 同为鼠源性抗人 T 淋巴细胞 CD3 抗原单克隆抗体，均具有免疫抑制作用。制备方法为应用杂交瘤技术由人 T 淋巴细胞免疫 BALB/c 小鼠后，取脾细胞与 BALB/c 小鼠骨髓瘤细胞融合，得到稳定分泌 CD3 特异性抗体的杂交瘤细胞，将此杂交瘤细胞接种于 BALB/c 小鼠腹腔诱生腹水，从腹水中可以得到，进一步纯化制备得到注射用抗人 T 细胞 CD3 鼠单克隆抗体。

该药可结合于 T 细胞膜上的 CD3 分子，从而影响该分子传递活化信号的功能，导致细胞因子释放，并阻断效应细胞的增殖和功能，抑制急性同种异体排斥反应。临床主要用于治疗和预防器官移植（包括肾脏移植、肝脏移植、小肠移植等）患者的急性排

斥反应。少数患者出现以下不良反应：发热、皮疹、肺部感染、白细胞下降、单纯疱疹、恶心呕吐、胃部痉挛、腹泻、鼻塞四肢发酸等，其中有的不良反应可能与联合使用的其他免疫抑制剂有关。在抗 CD3 单抗治疗的前两天发生不良反应的比例较常规治疗为多。另外少数患者出现其他不良反应，包括呼吸困难、胸痛、哮喘及震颤等。

（李 郁 耿杰杰）

kàngrénbáijièsù-8 shǔdānkàng
抗人白介素-8 鼠单抗乳膏
（ mouse monoclonal antibody against human interleukin-8 cream）

以抗人白细胞介素-8 鼠源性单克隆抗体为有效成分的用于治疗寻常型银屑病、亚急性湿疹的外用乳膏。属于鼠源性抗体药物。该药为白色无味乳膏剂（水包油型乳膏），每克乳膏含有鼠单抗 45 μg。该单抗药物由加拿大 YES 生物技术研究有限公司研制，由中国大连亚维药业有限公司生产，1999 年 6 月由中国国家药品监督管理部门批准开展临床试验，2003 年批准上市。

寻常型银屑病是伴有炎性细胞浸润及表皮角质细胞过度增生的具有特征性皮损的慢性易复发的炎症性皮肤病。银屑病、湿疹病灶皮肤中各种炎性细胞因子表达异常，推测其可能是病灶早期形成的因素之一。白介素-8 主要由表皮细胞与巨噬细胞分泌，是一种高效的表皮细胞生长因子，同时又是一种较强的中性白细胞趋化因子。银屑病与湿疹患处白介素-8 的表达量明显高于正常组织，且病情进行期较静止期明显上升。白介素-8 主要引起银屑病患处异常的角质形成、细胞过度增生及在病灶中产生强的炎症反应。患处使用抗人白介素-8 单克隆抗体乳膏可以中和局部组织的白介素-8，降低中性粒细胞的聚集，从而减轻患处炎症反应。

主要用于寻常型银屑病与亚急性湿疹的治疗，用药前应清洗病变部位皮肤，尽量去除皮屑后，将该药适量涂于皮损处，揉搽数分钟，每日两次。外用局部给药未见人抗鼠单抗阳性反应。寻常型银屑病患者使用后，第一周约 4% 患者可见局部瘙痒、烧灼感、红斑等皮肤刺激反应，一般不影响治疗。亚急性湿疹患者使用后，不良反应发生率 4.42%，主要表现为轻至中度瘙痒、瘙痒加重、丘疱疹、红斑、红斑加重、局部灼热、局部疼痛等，多数可缓解，不影响治疗用药。在局部外用的情况下也可能产生局部过敏反应，应密切观察；肾脏、心脏功能异常者，孕妇、哺乳期妇女应慎用；最大涂药面积不得大于自身体表面积的 20%。

（李 郁 梦瑶）

diǎn-131 měituǒxīdānkàng
碘-131 美妥昔单抗（iodine [131I] metuximab）
偶联碘-131 的抗人 HAb18G/CD147 抗原的鼠单克隆抗体 Fab 片段抗体药物。属于鼠源性抗体药物。主要用于治疗不能手术切除或术后复发的原发性肝癌，以及不适宜作动脉导管化学栓塞或经动脉导管化学栓塞治疗后无效、复发的晚期肝癌患者。美妥昔单抗为鼠抗人 HAb18G/CD147 单克隆抗体的 Fab'段，由中国第四军医大学和成都华神集团联合研发的世界首个肝癌靶向抗体药物。2007 年 5 月获中国国家药品监督管理部门批准上市。

HAb18G/CD147 是高表达于肝癌等上皮来源恶性肿瘤组织的跨膜糖蛋白，可以诱导细胞外基质金属蛋白酶的表达从而促进肝癌的侵袭转移。碘-131 美妥昔单抗可以特异性地结合肝癌细胞表面的 HAb18G/CD147 抗原，其共价偶联碘-131 可以通过放射性靶向杀伤肝癌细胞。

制备方法为碘-131 美妥昔单抗首先用哺乳动物连续灌流细胞培养生产，从细胞培养上清液纯化得到完整抗体，利用胃蛋白酶切抗体制备 Fab 片段，利用疏水柱纯化分离得到抗体的 Fab 片段，经低温冻干成粉剂，并于使用前标记放射性碘-131。

临床主要用于不能手术切除或术后复发的原发性肝癌，以及不适宜做动脉导管化学栓塞或经动脉导管化学栓塞治疗后无效、复发的晚期肝癌患者。II 期临床研究结果显示碘-131 美妥昔单抗对晚期原发性肝癌的控制率（CR+PR+MR+SD）超过 80%。主要不良反应为血小板减少、谷丙转氨酶升高、谷草转氨酶升高、白细胞降低、直接胆红素升高、血红蛋白减低、中性粒细胞减少、蛋白尿、总胆红素升高、人抗鼠单抗反应以及体温升高。需注意：必须在具有相关资质条件的医院由有经验的医师使用，用药前，需先进行皮试，阴性者方可使用。使用过程应严格按照 GB/8703-88《辐射防护》有关条款进行，碘-131 美妥昔单抗经标记后应置于铅制容器中运送。其存放应在铅容器内，置于贮源室的贮源柜内，由专人负责保管，并建立完善的使用登记制度。尽量减少对工作人员接触射线的时间，注意公众防护。

（李 郁 梦瑶）

qiànhé kàngtǐ yàowù
嵌合抗体药物（chimeric antibody drugs）
含有不同种属来源抗体片段的融合型抗体药物。嵌合抗体属于融合蛋白，通常是利用基因重组技术，融合不同种属的抗体可变区与恒定区。人鼠嵌合型单抗药物，是将特异性的鼠源单克隆抗体的抗原结合区的可变区基因与人源抗体的恒定区 C 区基因连接，导入基因载体并转染工程细胞后所生产的融合抗体药物。

1984 年美国哥伦比亚大学生物学专家莫里森（Morrison SL）利用基因重组技术，构建出由抗胆碱磷酸的小鼠抗体可变区基因与人抗体恒定区基因融合的表达载体，表达出抗胆碱磷酸的人鼠嵌合抗体，成功开发出人鼠嵌合抗体融合表达技术。1994 年，美国食品药品管理局批准了强生公司旗下子公司森特克奥斯生物科技公司开发的用于抗血栓治疗的人鼠嵌合抗体药物阿昔单抗上市，是全球首个获批的嵌合抗体药物。截至 2015 年，全球上市的嵌合抗体药物均为人鼠嵌合型抗体，如利妥昔单抗、巴利昔单抗、西妥昔单抗、英夫利西单抗、碘-131 肿瘤细胞核人鼠嵌合单克隆抗体注射液、司妥昔单抗、抗白细胞分化抗原 CD30 单抗等。

鼠源性单抗会引起人抗小鼠抗体效应，导致抗体半衰期降低、治疗效果减弱甚至失效，个别情况下甚至引起自身严重的过敏反应危及生命。为了降低人抗小鼠抗体效应，鼠源的抗体人源化应运而生，嵌合抗体就是在这一思路下利用基因重组技术生产的第一代基因重组抗体。

嵌合抗体具有以下优点：①有效降低了人抗小鼠抗体效应。由于 90% 的人抗小鼠抗体效应是针对抗体的 C 区，而嵌合抗体的 C 区来源于人抗体，相比于鼠源抗体，可以有效降低人抗小鼠抗

体效应，使抗体在血清中的半衰期有效延长。②可以有效介导依赖于 Fc 段的生物学效应，如抗体依赖性细胞介导的细胞毒作用、补体依赖性细胞毒作用等。③与人源化抗体相比，制备技术较为成熟，操作相对简单。④保留完整的鼠源的 V 区使得抗体的特异性与亲和力都得到了保证。

作为第一代基因工程抗体药物，嵌合抗体药物也有其缺点：由于存在鼠源的 V 区，依然无法完全避免人抗小鼠抗体效应。与抗体药物类似，嵌合抗体药物也可以用于治疗和预防多种疾病，如用于治疗癌症、关节炎、心血管疾病、免疫疾病、抗血栓、抗免疫排斥等。

（李郁梦瑶）

āxīdānkàng

阿昔单抗（abciximab） 特异性结合人血小板糖蛋白 IIb/IIIa 受体的人鼠嵌合抗体 Fab 片段抗体药物。又名抗血小板凝聚单克隆抗体或 c7E3 Fab。属于人鼠嵌合抗体药物，相对分子质量为 47 615，由美国强生公司旗下子公司森特克奥斯生物科技公司研发，1994 年由美国食品药品管理局批准用于临床抗血栓治疗，是被批准用于临床的首个嵌合抗体药物。由特异性结合抗人血小板糖蛋白 IIb/IIIa 受体的鼠源单克隆抗体的抗原结合区（Fab）的可变区与人源抗体的可结晶区 C 区（Fc）构成，并最终通过木瓜蛋白酶去除抗体 Fc 段，生成阿昔单抗。

该抗体抗血栓的机制为选择性阻断血小板糖蛋白 IIb/IIIa 受体，使血小板不被激活，从而阻止纤维蛋白原、血小板凝集因子、玻璃体结合蛋白及纤维蛋白结合素与激活的血小板结合，抑制血栓形成。其阻断作用主要靠结合

到受体后，阻断大分子进入受体与受体结合。阿昔单抗经静脉注射 30 min 后开始从血浆中清除，2 h 后 80% 的血小板糖蛋白 IIb/IIIa 受体被阿昔单抗阻断时，可以观察到最大的血小板抑制作用，同时伴有延长出血时间。24 h 对血小板糖蛋白 IIb/IIIa 受体的阻断率降至 50%。

阿昔单抗用哺乳动物连续灌流细胞培养生产，通过一系列特殊的灭活和去除病毒的步骤，从细胞培养上清液中纯化得到完整抗体，用木瓜蛋白酶从抗体上切除 Fc 段，利用柱层析的方法，分离得到抗体的 Fab 片段。主要用于临床上接受经皮穿刺冠状血管成形术或动脉粥样硬化切除术后的患者，可由静脉滴注阿昔单抗用于预防冠状血管堵塞。由于阿昔单抗具有很强的抗凝作用，其主要副作用为导致不同程度出血，出血从自发性肉眼血尿、自发性呕血到胃肠道出血、泌尿生殖道出血、颅内出血等。此外，还易引起血小板减少症的发生。由于其易致出血的危险，在使用时要严格遵循抗凝剂指南，注意与其他抗凝药的联用；依据患者体重调整阿昔单抗的推注和输注量，小心处理手术伤口与输液时血管穿刺部位。还可能导致假性血小板减少症的发生，这可能是由于与阿昔单抗一起使用的抗凝剂乙二胺四乙酸改变了血小板表面糖蛋白 IIb 的构象，暴露出抗原决定簇而引起抗体攻击血小板产生凝集。而在假性血小板减少症得到控制后，仍可进行抗凝与抗血小板的治疗。

（李郁梦瑶）

lìtuǒxīdānkàng

利妥昔单抗（rituximab） 抗人 CD20 蛋白的用于治疗复发或耐药

的 B 淋巴细胞型非霍奇金淋巴瘤的人鼠嵌合型单克隆抗体药物。是一种人鼠嵌合抗体药物，可溶于水。该抗体由特异性结合人 CD20 蛋白的鼠源单克隆抗体的抗原结合区（Fab）的可变区（包含鼠源的重链与轻链）与人源抗体的可结晶区 C 区（Fc）构成。

由美国百健艾迪（Biogen IDEC）公司研发的利妥昔单抗，1997 年被美国食品药品管理局批准用于临床治疗复发或耐药的 B 淋巴细胞型的非霍奇金淋巴瘤。2010 年，被欧盟委员会批准用于滤泡性淋巴瘤的初次治疗后的维持性治疗。

制备技术　该药利用 DNA 重组技术，将特异性结合人 CD20 蛋白的鼠源单克隆抗体的抗原结合区的可变区 V 区基因与人源抗体的恒定区 C 区基因连接，导入基因载体并转染工程细胞后所生产出的融合抗体药物。

药理作用与作用机制　CD20 抗原位于前 B 淋巴细胞和成熟 B 淋巴细胞的表面，而造血干细胞、前 B 细胞、正常浆细胞或其他正常组织不表达 CD20，95% 以上的 B 细胞性非霍奇金淋巴瘤细胞表达 CD20。利妥昔单抗结合于表达 CD20 的 B 淋巴细胞时，可以引起细胞的死亡。B 细胞溶解的可能机制包括：补体依赖的细胞毒作用和抗体依赖细胞介导的细胞毒作用。CD20 不以游离抗原的形式在血浆中循环，因此不可能与抗体竞争性结合。第一次输注利妥昔单抗后，外周 B 淋巴细胞计数明显下降，低于正常水平，6 个月后开始恢复，治疗完成后 9 ~ 12 个月之间恢复正常。

应用　由于对 B 淋巴细胞的特异性杀伤作用，利妥昔单抗可以用于治疗因 B 淋巴细胞过多或异常分化所造成的疾病，包括淋巴瘤、白血病、移植排斥和某些自体免疫疾病。还可用于治疗复发或耐药的滤泡性中央型淋巴瘤；先前未经治疗的 CD20 阳性 Ⅲ ~ Ⅳ 期滤泡性非霍奇金淋巴瘤，患者同时接受标准 CVP 化学治疗，即环磷酰胺、长春新碱和泼尼松，共 8 个周期联合；治疗 CD20 阳性弥漫大 B 细胞性非霍奇金淋巴瘤，同时采用标准 CHOP 化学治疗，即环磷酰胺、多柔比星、长春新碱、泼尼松，8 个周期联合治疗。

不良反应和注意事项　利妥昔单抗属于人鼠嵌合型抗体药物且相对分子质量较大，可能导致过敏反应，并且对 B 淋巴细胞具有广泛的杀伤作用，因此其主要的严重不良反应有：①输注相关反应，如低血压、发热、畏寒、寒战、荨麻疹、支气管痉挛、舌或喉部肿胀感（血管性水肿）、恶心、疲劳、头痛、瘙痒、呼吸困难、鼻炎、呕吐、颜面潮红和病变部位疼痛等。②细菌或病毒性感染。③血液学事件，如白细胞减少、中性粒细胞减少，贫血及血小板减少等。④心血管事件，如血管性水肿、低血压或高血压、血栓栓塞、心律失常以及心脏疾病等。利妥昔单抗治疗时，应严密监测患者是否发生过敏反应，考虑定期进行全血细胞计数，包括血小板数。由于利妥昔单抗静脉注射时可能导致低血压，对部分患高血压的患者应考虑停用抗高血压药物，对有心脏疾病史的患者应严密监测。

（李郁梦瑶）

bālìxīdānkàng

巴利昔单抗（basiliximab）　特异性结合人白介素-2 受体 α 链的用于预防器官移植术后早期急性排斥的人鼠嵌合抗体药物。可溶于水。该抗体由特异性结合人白介素-2 受体 α 链的鼠源单克隆抗体的抗原结合区（Fab）的可变区与人源抗体的可结晶区 C 区（Fc）构成。由瑞士诺华公司研制的巴利昔单抗，1998 年获得美国食品药品管理局批准上市。该药利用 DNA 重组制药技术，将特异性结合人白介素-2 受体 α 链的鼠源单克隆抗体的抗原结合区的可变区 V 区基因与人源抗体的恒定区 C 区基因连接，导入基因载体并转染工程细胞后所生产出的融合抗体药物。

临床上最常见的急性排斥反应主要由细胞免疫介导，而 T 细胞在细胞免疫介导的急性排斥反应发生发展过程中起主导作用。白介素-2 是免疫应答过程中的重要因子，能够与被抗原激活的 T 细胞表面的白介素-2 受体特异性的结合，启动被抗原激活的 T 细胞的克隆扩增。白介素-2 受体的 α 链（CD25 抗原）对白介素-2 受体功能起着重要作用。巴利昔单抗则能特异性地与激活的 T 细胞上的 CD25 抗原结合，从而阻断白介素-2 与白介素-2 受体的结合，进而抑制 T 细胞的增殖，发挥抑制免疫排斥反应的作用。在血浆巴利昔单抗浓度超过 0.2 μg/ml 时，就能完全和稳定地阻断白介素-2 受体，手术前后经静脉给药可以发挥 4 ~ 6 周的免疫抑制作用。当血药浓度降至 0.2 μg/ml 以下时，T 细胞膜表面上的 CD25 抗原约在 1 ~ 2 周内回复到治疗前水平。巴利昔单抗不会造成细胞因子释放或骨髓抑制。

临床上主要用于预防肾移植术后的早期急性器官排斥，可使肾移植术后的急性排斥率及激素不敏感的排斥反应的发生率降低。主要不良反应为罕见的过敏反应，发生率<1/1000，包括皮疹、荨麻疹、喷嚏、喘息支气管痉挛、肺水肿、心衰、呼吸衰竭、毛细血管渗漏综合征等。妊娠妇女禁用，除非巴利昔单抗对母亲的预期益处超过对胎儿的潜在危险。哺乳期应避免进行母乳喂养，直至使用最后一剂巴利昔单抗4个月后。

（李郁梦瑶）

xītuǒxīdānkàng

西妥昔单抗（cetuximab）

由鼠抗表皮生长因子受体抗体和人IgG1的重链和轻链的恒定区域组成的拮抗表皮生长因子（epidermal growth factor receptor，EGFR）的嵌合单克隆抗体药物。

由美国英克隆系统（ImClone Systems）公司与施贵宝公司联合开发的西妥昔单抗，于2003年12月首次在瑞士上市，2004年2月获美国食品药品管理局批准上市，用于治疗直肠癌，特别是转移性直肠癌。2006年美国食品药品管理局批准该药物与放射治疗联用，治疗不能通过外科手术切除的头颈部鳞状细胞癌，还被批准单用治疗那些尽管使用标准化学治疗但仍然扩散（转移）的头颈癌。

制备技术 制备过程包括从杂交瘤细胞中提取总RNA，反转录成cDNA，扩增轻链、重链的V区基因，克隆测序分析，插入含信号肽及人Ig重链、轻链C区基因的真核表达载体，酶切鉴定，测序分析，转染小鼠脾骨髓瘤细胞以及检测抗体特异性与人源性，制备腹水生产抗体。西妥昔单抗是重组的人/小鼠嵌合单克隆抗体，可以特异性地与人表皮生长因子受体的细胞外结构去结合。西妥昔单抗是由一种鼠类抗人表皮生长因子受体抗体的Fv区与人IgG1重和kappa轻链恒定区组成

的，属于嵌合抗体药物。

药理作用与作用机制 可与多种癌细胞表面表皮生长因子受体特异性结合并刺激后者的降解，使表皮生长因子受体的表达下调，从而阻断其酪氨酸激酶磷酸化以及细胞内信号转导途径，进而抑制癌细胞增殖，诱导癌细胞凋亡，减少基质金属蛋白酶和血管内皮生长因子的产生。

应用 该药物主要用于治疗转移型结肠直肠癌和头颈部癌症以及非小细胞肺癌，与化学治疗、放射治疗联合应用亦可提高疗效。

不良反应 人体对西妥昔单抗的耐受性好，不良反应大多可耐受，包括痤疮样皮疹、疲劳、腹泻、恶心、呕吐、腹痛、发热和便秘等。少数患者可能发生严重过敏反应、输液反应、败血症、肺间质疾病、肾衰、肺栓塞和脱水等。其中皮肤反应是西妥昔单抗治疗中最常见的不良反应，超过80%的病患身上会出现痤疮状红疹，严重者可引起细菌感染造成的蜂窝性组织炎，甚至发展至败血症。通常皮肤不良反应会在前三个星期的治疗后出现，并且停药之后通常可以缓解，不会留下后遗症。

注意事项 使用前应进行过敏试验，静脉注射20 mg，并观察10 min以上，结果呈阳性的患者慎用，但阴性结果并不能完全排除严重过敏反应的发生。发生重度皮肤毒性反应者，应酌情减量；孕妇及育龄妇女慎用；哺乳期妇女慎用；儿童禁用。后续用药阶段应在医师监护下用药，避免发生严重的输液反应。发生轻至中度输液反应时，可减慢输液速度或服用抗组胺药物，若发生严重的输液反应需立即停止输液，静脉注射肾上腺素、糖皮质激素、

抗组胺药物并给予支气管扩张剂及输氧等治疗。

（李郁付之光）

yīngfūlìxīdānkàng

英夫利西单抗（infliximab）

由鼠抗α肿瘤坏死因子抗体和人IgG1的重链和轻链的恒定区域组成的可以特异性阻断α肿瘤坏死因子的人鼠嵌合型单克隆抗体药物。相对分子质量为1 491 100。由美国纽约大学医学院维尔切克（Jan Vilcek）等研发，由美国杨森公司生产的英夫利西单抗，于1998年5月获美国食品药品管理局批准，用于治疗对常规保守治疗无效、活动性瘘管形成以及中至重度克罗恩病患者。2006年，该药被美国食品药品管理局批准用于治疗类风湿关节炎、强直性脊柱炎和银屑病性关节炎。

制备技术 嵌合抗体的制备技术路线主要包括：从杂交瘤细胞中提取总RNA，反转录成cDNA，扩增轻链、重链的V区基因，克隆测序分析，插入含信号肽及人Ig重链、轻链C区基因的真核表达载体，酶切鉴定，测序分析，转染小鼠脾骨髓瘤细胞以及检测抗体特异性与人源性，制备腹水生产抗体。英夫利昔单抗是嵌合式单抗，其抗体结构中可变区的CDR1、CDR2和CDR3为鼠源性序列，其余部分均为人IgG序列，属于嵌合抗体药物。

药理作用与作用机制 在类风湿关节炎、克罗恩病和强直性脊柱炎患者的相关组织和体液中可测出高浓度的肿瘤坏死因子-α。肿瘤坏死因子-α是主要由巨噬细胞和单核细胞产生的促炎细胞因子，并参与正常炎症反应和免疫反应。肿瘤坏死因子-α在许多病理状态下产生增多，包括败血症、恶性肿瘤、心脏衰竭和慢性炎性

疾病。英夫利昔单抗可以与跨膜型和可溶型肿瘤坏死因子-α 高特异性结合，从而抑制肿瘤坏死因子-α 与受体结合，达到中和其生物学活性的目的，阻断炎症反应；还可以激活补体依赖的细胞溶解和抗体依赖性细胞介导的细胞毒作用，引起 T 淋巴细胞和单核细胞的死亡；通过降低趋化因子和黏附分子水平而抑制炎性细胞迁移到炎症部位。

应用　主要用于治疗活动性强直性脊柱炎；常规治疗效果不佳的中重度克罗恩病、瘘管性克罗恩病；与甲氨蝶呤合用，治疗中至重度活动性类风湿关节炎；中重度慢性斑块型银屑病和关节病型银屑病；常规治疗效果不佳的溃疡性结肠炎。

不良反应及注意事项　英夫利西单抗的不良反应发生多与患者的体质（是否为过敏体质）、药物浓度与剂量、输注速度有关。主要以皮肤瘙痒、荨麻疹、皮疹等过敏反应为主，其次为输液反应，表现为胸闷、心悸等。使用该药物时，感染发生率会有所增高，特别是肺结核。对本药或鼠源蛋白质过敏者，有严重的临床活动性感染者以及中至重度充血性心力衰竭者禁用。慢性或复发性感染史者，以往或新近中枢神经系统脱髓鞘疾病的患者，以往或新近癫痫患者，老年人、儿童、孕妇以及哺乳期妇女慎用。

（李　郁　付之光）

diǎn-131 zhǒngliú xìbāohé rén-shǔqiànhé dānkèlóng kàngtǐ zhùshèyè
碘-131 肿瘤细胞核人鼠嵌合单克隆抗体注射液（iodine[131I] neoplasticcellular nuclei human-mouse chimeric monoclonal antibody injection）　放射性碘-131 标记的靶向肿瘤细胞核的人鼠嵌合单克隆抗体药物。属于放射免疫治疗药物，其抗体部分为肿瘤细胞核人鼠嵌合单抗；其放射部分为放射性碘-131。肿瘤细胞核人鼠嵌合单克隆抗体相对分子质量约为 150 000，碘-131 的相对分子质量为 127。由中国上海美恩生物技术有限公司研发，2007 年由中国药品监督管理部门批准上市。

制备技术　主要是应用基因工程技术制备肿瘤细胞核人鼠嵌合单克隆抗体注射液，继而标记放射性碘-131，放射性浓度约为 370 MBq/ml（10 mCi/ml）。辅料为 0.02 mol/L 磷酸缓冲液（pH 7.4）、0.15 mol/L 氯化钠、4% 人血清白蛋白，属于嵌合抗体药物。

药理作用与作用机制　该单抗药物靶向作用于肿瘤坏死区中变性、坏死细胞的细胞核，将其荷载的放射性碘-131 输送到实体瘤坏死部位，通过其局部放射性而对实体瘤组织细胞产生杀伤作用。该药物可以深达肿瘤乏氧区，进入膜结构不完整的变性坏死细胞内，与变性 DNA 单链复合体牢固地结合在一起。结合在变性坏死细胞上的药物分子中的放射性核素碘-131 不断发射出 β 射线，可以将周围有活力的肿瘤细胞杀死，形成新的坏死区，然后再结合到新形成的变性坏死区，周而复始使肿瘤坏死区不断扩大，由内向外逐层摧毁肿瘤，加之放射性核素不断积聚可以提高内放射治疗效果。而正常组织细胞膜完整，没有坏死组织，因此不与肿瘤细胞核人鼠嵌合单克隆抗体特异性结合，故其与肿瘤细胞结合特异性高、靶向性强。

应用　碘-131 肿瘤细胞核人鼠嵌合单克隆抗体注射液适用于放射治疗、化学治疗不能控制或复发的晚期肺癌患者。具体要求归纳如下：① 有可评价的肿瘤病灶，瘤体内有坏死区域存在。② 血常规，白细胞 ≥ 4×10⁹/L，中性粒细胞 ≥ 2×10⁹/L，血红蛋白 > 80 g/L，红细胞 > 3.5×10¹²/L，血小板 > 100×10⁹/L。③ 没有鼠源性抗体接触史或血人抗嵌和抗体、人抗鼠抗体试验阴性。④ 碘过敏试验阴性。⑤ 卡氏（Karnofsky）评分 ≥ 60 分，预计生存期大于 3 个月。⑥ 甲状腺功能、肝肾功能、心电图等检查基本正常。⑦ 无急性或慢性炎症。

不良反应及注意事项　骨髓抑制是该药最主要的不良反应。主要表现为白细胞明显降低。因是放射性制剂，必须在有开放性核素工作许可证和核医学医师执业证的单位使用，患者不得自行使用。停用后应注意随访患者甲状腺功能。以下患者禁用：肝肾功能异常者、心肌损害或有充血性心衰者；孕妇、哺乳期妇女、未成年患者；碘过敏患者或抗肿瘤细胞核人鼠嵌合单克隆抗体反应阳性者；曾用过鼠源性抗体者；造血功能不良者，近期化学治疗、放射治疗患者，需要依靠造血恢复药物维持外周血患者，白细胞、血小板等血细胞计数低于正常范围者；有明显胸腹水者，或者肿块表面红肿热痛伴有白细胞 > 10×10⁹/L 者；各种急性或慢性炎症患者；80 岁以上患者。

（李　郁　付之光）

sītuǒxīdānkàng
司妥昔单抗（siltuximab）　靶向白细胞介素-6 的人-鼠嵌合单克隆抗体药物。属于人 G1κ 抗体。相对分子质量为 145 000。由美国强生公司旗下的杨森生物技术（Janssen Biotech）公司应用基因重组技术研发的司妥昔单抗，2014 年 4 月由美国食品药品管理局批准用于治疗人类免疫缺陷病毒阴性和人类疱疹病毒-8 阴性的多中心型巨大淋巴结增生症，是全球首个用于治疗多中心型巨大淋巴结增生症的靶向药物。同年 5 月，欧洲药品管理局批准其上市。

多中心型巨大淋巴结增生症患者血清、淋巴结发生中心的 B 细胞及部分滤泡树突状细胞中的白介素-6 表达异常增加。而白介素-6 在人体内参与多种正常生理过程，如：促进淋巴细胞、浆细胞的生长。多中心型巨大淋巴结增生症患者的系统性表现与患者体内的白介素-6 过度产生密切相关。司妥昔单抗可特异性地与白介素-6 结合，阻断白介素-6 与其膜受体及可溶性受体的结合，抑制其功能活性。

主要用于治疗人类免疫缺陷病毒和人类疱疹病毒-8 阴性的多中心型巨大淋巴结增生症患者。主要不良反应为皮肤瘙痒、体重增加、皮疹、高尿酸血症和上呼吸道感染，此外可能出现腹泻、肢体疼痛和疲乏等反应。其他不良反应包括同时存在的活动性严重感染、输液反应和超敏反应等。需注意该药的使用可能掩盖急性炎症体征和症状，包括发热和急性期反应物抑制（如 C-反应性蛋白），对有严重感染的患者在感染控制前不可使用，对于接受司妥昔单抗治疗的患者应严密监视感染。另外，由于白介素-6 抑制作用可能干扰对新抗原的正常免疫反应，因此使用期间不可接种活疫苗。如果患者有发生过敏性反应的相应体征应停止输注。如果患者发生轻至中度输液反应停止输注。如反应消失，可采取较低的输注速率重新开始输注。考虑使用抗组胺药、对乙酰氨基酚和糖皮质激素进行干预。此外，对

胃肠道穿孔风险可能增加的患者应慎重使用。

（李 郁 尚润泽）

kàngbáixìbāo fēnhuà kàngyuán CD30 dānkàng

抗白细胞分化抗原 CD30 单抗

（anti-CD30 monoclonal antibody, anti-CD30 mAb） 特异性识别白细胞分化抗原 CD30 用于治疗霍奇金淋巴瘤和系统性间变性大细胞淋巴瘤的抗体药物。由日本武田药品工业株式会社和美国西雅图遗传学公司联合研发的靶向 CD30 的抗体偶联药物 Brentuximab Vedotin 由美国食品药品管理局于 2011 年 8 月批准上市，并获得加拿大卫生部的有条件核准。其适应证包括：自体造血干细胞移植失败的霍奇金淋巴瘤；至少两次多药化学治疗方案失败且不能进行自体造血干细胞移植的霍奇金淋巴瘤；至少 1 次多药化学治疗方案失败的系统性间变性大细胞淋巴瘤。欧盟于 2012 年 10 月签发了有条件上市许可，用于两个适应证：一是治疗自体造血干细胞移植后复发或难治 CD30 阳性成人霍奇金淋巴瘤患者，或无法选用自体造血干细胞移植或多药化学治疗时，先前至少用过两种药物的复发或难治 CD30 阳性成人霍奇金淋巴瘤患者；二是治疗复发或难治系统性间变性大细胞淋巴瘤成人患者。截至 2015 年，已有 45 个国家的监管部门签发了上市许可。

由三个组分组成：①嵌合 IgG1 抗体 cAC10，对人 CD30 特异性结合。鼠单抗 AC10 的 VH 被连接到人的 γ1 恒定区；鼠单抗 AC10 的 VL 被连接到人的 κ 恒定区。②微管的破坏剂——甲基澳瑞他汀 E。③1 个将甲基澳瑞他汀 E 共价附着在 cAC10 上的蛋白酶

可裂解的连接物，该连接物在血流中保持稳定，但被表达 CD30 的肿瘤细胞摄入后能够被蛋白酶切割从而释放出甲基澳瑞他汀 E。Brentuximab Vedotin 相对分子质量约 153 000。每个抗体分子上附着约 4 个分子甲基澳瑞他汀 E。

anti-CD30 mAb 是抗体和小分子组分的化学结合产物。其制备方式为通过哺乳动物中国仓鼠卵巢细胞制备 cAC10 抗体部分，通过化学合成生成小分子组分甲基澳瑞他汀 E。其抗癌活性是由于该抗体偶联药物结合至 CD30 表达细胞，接着抗体偶联药物-CD30 复合物内化，通过蛋白水解裂解释放甲基澳瑞他汀 E。在细胞内甲基澳瑞他汀 E 结合至微管破坏微管网络，随后引起细胞周期停止和细胞的凋亡。

主要用于治疗自体造血干细胞移植失败的霍奇金淋巴瘤；至少两次多药化学治疗方案失败且不能进行自体造血干细胞移植的霍奇金淋巴瘤；至少一次多药化学治疗方案失败的系统性间变性大细胞淋巴瘤。常见的不良反应有中性粒细胞减少，周边感觉神经病变，疲劳，胃肠不适，贫血，上呼吸道感染，发热，皮疹，血小板减少，咳嗽，输液反应，伴有黏膜损害的重型大疱性多形红斑（Stevens-Johnson 综合征）、进行性多灶性白质脑病的可能。

（李 郁 崔洪勇）

rényuánhuà kàngtǐ yàowù

人源化抗体药物（humanized antibody drugs）

非人来源的单克隆抗体应用 DNA 重组技术改造后部分氨基酸序列为人源序列的治疗性抗体药物。该抗体药物基本保留了亲本单克隆抗体的亲和力和特异性，又降低了其异源性。通常所指的人源化抗体是在人鼠嵌

合抗体的基础上进一步减少鼠源成分，及保留鼠抗体 CDR 区，其余全部替换为人抗体相应部分的抗体，使人源成分达到 90%以上。

1984 年，美国学者莫里森（Morrison SL）等首次报道了从杂交瘤细胞中获得了鼠源性抗体可变区基因，并克隆到重组的人抗体恒定区基因的表达载体中，转染哺乳动物细胞后成功地表达出抗半抗原磷酸胆碱的人鼠嵌合抗体，开创了抗体人源化改造的先河。

人源化抗体的发展顺序是：嵌合抗体、改型抗体和表面重塑抗体三个阶段。嵌合抗体是利用 DNA 重组技术，将异源单抗的轻、重链可变区基因插入含有人抗体恒定区的表达载体中，转化哺乳动物细胞表达出嵌合抗体。改型抗体也称为 CDR 移植抗体，抗体可变区的 CDR 是抗体识别和结合抗原的区域，直接决定抗体的特异性。将鼠源单抗的 CDR 移植至人源抗体可变区，替代人源抗体 CDR，使人源抗体获得鼠源单抗的抗原结合特异性，同时减少其异源性。表面重塑抗体是指对异源抗体表面氨基酸残基进行人源化改造，该方法的原则是仅替换异源抗体表面氨基酸残基中与人抗体表面氨基酸残基差别明显的区域，在维持抗体活性并兼顾减少异源性的基础上选用与人抗体表面残基相似的氨基酸进行替换。

由人源化抗体制成的药物被称为人源化抗体药物。人源化抗体药物不仅因为抗体中鼠源性成分的减少降低了机体的免疫排斥反应，还在于人源化抗体中 FC 段能够诱发机体的效应功能——募集效应因子或效应细胞，后者对靶细胞具有杀伤作用。此外，人源化抗体在体内的半衰期长，大大提高了药效。人源化抗体药物在肿瘤、器官移植排斥反应、病毒感染、血液性疾病、自身免疫性疾病、超敏反应性疾病等方面的治疗和临床诊断中显示出越来越大的应用前景。

截至 2015 年，已经上市的人源化抗体药物主要包括广谱抗肿瘤药物，如 ERBITUX［2004 年，英克隆系统公司（ImClone Systems），美国］、AVSTIN（2004 年，基因泰克，美国）等；特异性抗肿瘤药物，如抗乳腺癌药物 HERCEPTIN（ado-曲妥珠单抗 emtansine）（1998 年，基因泰克，美国）、抗直肠癌药物 VECIBIX（2006 年，安进，美国）等；抗类风湿药物 Humira［2003 年，雅培（Abbott），美国］、抗非霍奇金淋巴瘤药物 BEXXAR（2003 年，Corixa，美国）等。治疗多种肿瘤的贝伐珠单抗，治疗鼻咽癌、头颈部肿瘤等实体瘤的贝妥珠单抗，预防和治疗器官移植后的急性排斥反应和多发性硬化症的达利珠单抗，治疗急性髓性白血病的吉妥珠单抗，治疗年龄相关性黄斑变性的雷珠单抗等。

（李 郁 付之光）

qǔtuǒzhūdānkàng

曲妥珠单抗（trastuzumab） 以人表皮生长因子受体 2 为靶点用于肿瘤治疗的人源化单克隆抗体药物。是第一个以人表皮生长因子受体 2（human epidermal growth factor receptor 2，HER2）受体为靶点的单克隆抗体药物。20 世纪 90 年代初，美国基因泰克公司（2009 年由瑞士罗氏公司收购）制备了能有效抑制 HER2+细胞生长与增殖的单抗 4D5，并对该抗体进行人源化改造以减少鼠源抗体在人体中可能引起的免疫反应。改造后的抗体命名为曲妥珠单抗，包含人免疫球蛋白 Gl 抗体的框架区（95%），及能与 HER2 结合的鼠抗-p185 HER2 抗体的互补决定区（5%），共含有 1328 个氨基酸，相对分子质量约为 148 000，属于人源化抗体药物。人源化的曲妥珠单抗与 HER2 的亲和力比鼠源抗体的亲和力提高了 3 倍。1998 年美国食品药品管理局批准曲妥珠单抗用于治疗转移性乳腺癌，2000 年在欧洲上市，2011 年在中国上市。

作用机制 曲妥珠单抗抑制肿瘤的机制主要包括：①通过与 HER2 的结合拮抗整个 HER2 信号通路，或者通过促进 HER2 受体的细胞内吞和降解从而降低 HER2 信号通路介导的细胞生长、分裂、凋亡等作用。②通过抗体依赖细胞介导细胞毒性作用增强免疫细胞攻击和杀伤肿瘤靶细胞。③下调血管内皮生长因子和其他血管生长因子，从而抑制肿瘤血管生成。④阻碍放射治疗或化学治疗后肿瘤细胞修复 DNA 损伤的能力。

制备技术 将鼠源 HER2 抗体的互补决定区基因嵌入人免疫球蛋白 Gl 抗体的框架区的基因中，构建表达载体并转染到中国仓鼠卵巢细胞进行表达。中国仓鼠卵巢细胞所表达的抗体利用亲和色谱法和离子交换法纯化。注射用曲妥珠单抗为白色至淡黄色冻干粉剂，配制成溶液后可供静脉输注。

临床应用 曲妥珠单抗在用于治疗前必须对患者的 HER2 水平进行检测，所采用的检测方法有免疫组织化学检测和荧光原位杂交检测方法。美国食品药品管理局批准曲妥珠单抗用于临床的适应证包括：一是乳腺癌，1998 年美国食品药品管理局批准作为二线药物用于 HER2 阳性转移性乳腺癌，接受过 1 次或者多次化学治疗药物的患者或与紫杉醇联用作为 HER2 阳性转移性乳腺癌患者的一线治疗手段。2006 年美国食品药品管理局批准曲妥珠单抗作为包含多柔比星、环磷酰胺、紫杉醇或者多西他赛联合治疗方案的一部分，用于辅助治疗淋巴结阳性、HER2 阳性乳腺癌患者。二是转移性胃癌，2010 年美国食品药品管理局批准曲妥珠单抗与顺铂、卡培他滨或者 5-氟尿嘧啶联合治疗未接受过转移性治疗的 HER2 阳性胃癌患者或者胃食管连接部腺癌患者。

不良反应和注意事项 一般患者对曲妥珠单抗的耐受性都较好。第一次输注该药时，少数患者会出现轻或中度的寒战和（或）发热等的症候群。可用解热镇痛药如对乙酰氨基酚或抗组胺药如苯海拉明治疗。其他较少出现的症状和（或）体征包括：恶心、呕吐、疼痛、寒战、头痛、眩晕、呼吸困难、低血压、皮疹和乏力。个别患者可能出现严重的过敏反应和死亡。心脏功能障碍是最为普遍的严重反应，而且与其他药物联合用药出现心脏功能障碍的概率要大于曲妥珠单抗单独用药，因此不建议曲妥珠单抗与蒽环类抗生素联用。

(谢秋玲)

ado-qūtuǒzhūdānkàng emtansine

ado-曲妥珠单抗 emtansine

（ado-trastuzumab emtansine）靶向人表皮生长因子受体 2 （human epidermalgrowth factor receptor 2，HER2），用于治疗 HER2 阳性晚期转移性乳腺癌的人源化抗体-药物偶联物。为曲妥珠单抗-emtansine 偶联物（T-DM1），曲妥珠单抗与化学合成抗肿瘤药美登素衍生物 DM1，是一种微管

抑制剂，通过硫醚连接子（MCC）连接而成，emtansine 代表 DM1-MCC 复合物。其中曲妥珠单抗通过中国仓鼠卵巢细胞生产，而小分子组分（DM1 和 MCC）通过化学合成生产。由瑞士罗氏集团旗下基因泰克公司研制的 kadcyla，2013 年 2 月 22 日美国食品药品管理局批准上市，为白色至灰白色无菌冻干粉，用于先前使用曲妥珠单抗或其他抗 HER2 治疗药物及常用的乳腺癌治疗一线化学治疗药物紫杉烷类治疗无效的患者。

Kadcyla 是一种靶向 HER2 的抗体药物偶联物。在 HER2 阳性乳腺癌中，HER2 蛋白数量的增加可导致癌细胞的生长和生存。Kadcyla 结合至 HER2 受体的亚结构区 IV，由受体介导进行内化并在溶酶体中降解，导致含美登素衍生物 DM1 的细胞毒素降解产物在细胞内释放。DM1 结合至微管蛋白破坏细胞内微管网络，促使细胞周期停滞和凋亡性细胞死亡。此外，与曲妥珠单抗相似，Kadcyla 抑制 HER2 受体信号，介导抗体依赖性细胞介导的细胞毒性和在 HER2 过表达的人乳癌细胞中抑制 HER2 细胞外结构域的脱落。

主要用于转移乳腺癌，既往接受曲妥珠单抗和紫杉烷类抗癌药治疗无效的 HER2 阳性的晚期乳腺癌患者或完成辅助治疗期间或 6 个月内疾病复发的患者。常见不良反应是疲乏、恶心、肌肉或关节痛、血小板减少、转氨酶水平升高、头痛和便秘。也可引起肝脏和心脏不良反应，甚至致死，而且还能导致用药者的新生儿致命缺陷。Kadcyla 具有肺毒性，患者有间质性肺病或肺炎应永久终止使用；输液、注射期间和注射后应监视体征，如发生输注相关反应或超敏性反应，减慢

或中断输注和给予适当医学治疗，对产生危及生命的输注相关反应时应永久终止使用；每次给予 Kadcyla 时监视血小板计数并适时调整剂量；对经受 3 级或 4 级周围神经病变患者暂时不予用药。

(李郁 恽喻喻)

dálìzhūdānkàng

达利珠单抗（daclizumab）

以人白介素-2 受体为靶点的免疫抑制性人源化单克隆抗体药物。又称达克珠单抗。该抗体可以特异性地抑制 T 淋巴细胞介导的免疫反应，用于预防和治疗器官移植（尤其是肾脏移植）后的急性排斥反应和多发性硬化症。1997 年瑞士罗氏公司研发的达利珠抗体在美国批准上市，是美国食品药品管理局批准的第一株治疗性抗体，1999 年经欧洲药品评价局批准在欧洲上市。然而，由于市场需求的减少，分别在 2008 年和 2009 年停止在欧洲和美国市场的生产。

白介素-2 是免疫应答过程中发挥重要作用的细胞因子，其受体由 α、β 和 γ 三个亚基组成，其中 α 亚基是白介素-2 的特异性受体，在几乎所有激活的 T 细胞上高表达。达利珠单抗是在骨髓瘤细胞 NS0 中重组生产的抗白介素-2α 亚基受体的人源化单克隆抗体，其含 90% 人序列和 10% 的鼠序列。人序列来自于 G 亚型免疫球蛋白抗体，而可变区序列则来自于鼠抗白介素-2 α 亚基受体抗体的 CDR 区。相对分子质量约为 144 000，属于人源化抗体药物。

制备技术 将含有鼠源抗白介素-2 受体的单克隆抗体中与白介素-2 结合表位 p55（或者 Tac 表位）可变区的基因（10%）与人源 G 亚型免疫球蛋白抗体基因（90%）构建成重组载体，转染鼠骨髓瘤细胞 NS0，获得重组表达

该人源化抗体的细胞株。经培养后，表达上清经亲和层析和离子交换层析等方法获得重组抗体。

药理作用机制 达利珠单抗Fab片段的互补决定区与白介素-2α亚基受体可以发生较强的亲和作用，与白介素-2识别白介素-2α亚基受体区域有很大程度上的重叠，而且和白介素-2相比，达利珠单抗与白介素-2α亚基受体具有更强的相互作用，可以竞争性地结合白介素-2α亚基受体，因此达利珠单抗的功能类似于白介素-2受体拮抗剂。通过与白介素-2受体结合，抑制白介素-2介导的淋巴细胞激活，从而抑制了器官移植后排斥反应过程中的细胞免疫反应。达利珠单抗还可以扩增和激活免疫调节性CD56自然杀伤细胞，调整先天的淋巴样细胞的发育。

临床应用 达利珠单抗被美国食品药品管理局批准用于预防肾脏移植后产生的急性免疫排斥反应，可与包含环孢素和皮质类固醇激素的免疫抑制方案一起使用。使用达利珠单抗可以减少急性排斥反应的概率和程度，且不会引起机会性感染。还可以在肾脏移植后初期取代环孢素或他克莫司等免疫抑制药物，避免肾脏受到这些药物的细胞毒性伤害。但对于心脏移植后的免疫排斥预防作用不是很理想，虽然移植后应用该药急性细胞排斥率较低，但患者死亡率较高。

美国食品药品管理局1999年批准开始了达利珠单抗对中枢神经系统多发性硬化症慢性炎症的Ⅰ/Ⅱ期临床实验，取得很好的效果。之后开展了对复发-缓解型多发性硬化症的研究，2006年进入Ⅱ期临床阶段，2013年进入Ⅲ期临床阶段。

不良反应和注意事项 不良反主要包括失眠、发抖、头痛、高血压、呼吸困难、肠道不良反应以及水肿。极少会引发严重的过敏反应。对达利珠单抗严重过敏者和哺乳期妇女禁止使用。

（谢秋玲）

bèifázhūdānkàng

贝伐珠单抗（bevacizumab） 可特异性识别结合血管内皮生长因子，抑制肿瘤新生血管形成，用于肿瘤治疗的人源化单克隆抗体药物。1993年，美国基因泰克公司制备了一株鼠源性的抗血管内皮生长因子（vascular endothelial growth factor，VEGF）单克隆抗体A.4.6.1，可以抑制肿瘤血管生成，1997年鼠源性单抗A.4.6.1人源化完成，2004年2月被美国食品药品管理局批准作为结肠直肠癌的一线治疗药物，是第一个被批准用于抑制肿瘤血管生成的单克隆抗体药物。2006~2010年，美国食品药品管理局又相继批准贝伐珠单抗单用或联合其他药物用于肺癌、乳腺癌、肾脏肿瘤以及脑癌等多种肿瘤的治疗。

贝伐珠单抗为免疫球蛋白G1型抗体，由两条同源的轻链和两条重链组成，其中轻链含有214个氨基酸，重链含有453个氨基酸，含有1个N-糖基化位点，相对分子质量约为149 000。是由鼠源的VEGF抗体经人源化所得，含有93%人源抗体部分以及7%鼠源抗体可变区，属于人源化抗体药物。贝伐珠单抗可以与VEGF-A的各种亚型相结合，其亲和活性与相应的鼠源抗体相似，但不能中和VEGF-B和VEGF-C。VEGF的第88个氨基酸-甘氨酸部分是与贝伐珠单抗结合的关键氨基酸。贝伐珠单抗在人体中半衰期为17~21天。

制备技术 通过对人免疫球蛋白1抗体框架进行定点突变，将鼠源VEGF抗体A.4.6.1的相应组分嵌入到人源抗体的互补决定区和某些框架区。将该基因构建重组载体后，转染中国仓鼠卵巢细胞，在中国仓鼠卵巢细胞中进行重组表达。收取培养上清，经Protein A亲和层析、阴离子交换层析、阳离子交换层析以及超滤四步纯化获得。

药理作用与作用机制 贝伐珠单抗可以与VEGF结合，阻止VEGF与肿瘤细胞上的VEGF受体相结合，使之不能发挥其生理功能，抑制肿瘤血管的生成，促使肿瘤血管退化，并使存活的血管正常化，从而使得肿瘤细胞由于营养、氧气的缺乏以及废物的累积而不能存活。

临床应用 贝伐珠单抗已被批准用于多种肿瘤的一线或二线治疗，包括结直肠癌，2004年贝伐珠单抗被美国食品药品管理局批准作为一线药物联合标准化学治疗方案或联合5氟尿嘧啶/叶酸（FOLFOX-4）方案二线治疗转移性结直肠癌。2013年美国食品药品管理局又批准贝伐珠单抗与氟嘧啶-依立替康或者氟嘧啶-奥沙利铂共同治疗转移性结直肠癌，用于使用包含贝伐珠单抗在内药物治疗后肿瘤仍有进一步生长的患者。2006年贝伐珠单抗被美国食品药品管理局批准为联合顺铂/紫杉醇治疗非小细胞肺癌的一线药物。2009年贝伐珠单抗被美国食品药品管理局批准用于转移性肾细胞癌。同一年又被批准作为二线药物用于治疗胶质瘤。2008年贝伐珠单抗被美国食品药品管理局批准一线治疗转移性乳腺癌，但未能显著提高总生存率，其有效性和安全性不适用于乳腺癌治疗，2011 年美国食品药品管理局撤销了该适应证。

不良反应和注意事项 由于血管生成是人体在出现伤口或者侧支循环堵塞等病症时自我修复和维持的正常生理过程，因此抑制血管生成的贝伐珠单抗使用时可能会引起胃肠穿孔、伤口开裂综合征、高血压、出血等症状，有时候也会发生肾病综合征、充血性心力衰竭。

(谢秋玲)

nítuǒzhūdānkàng

尼妥珠单抗（nimotuzumab；h-R3） 抗人表皮生长因子受体，用于肿瘤治疗的人源化单克隆抗体药物。可用于治疗鼻咽癌、头颈部肿瘤、神经胶质瘤、结直肠癌、胰腺癌、食管癌、肝癌、非小细胞肺癌等实体瘤。是中国第一个治疗恶性肿瘤的基因重组人源化单克隆抗体药物。1997 年由古巴分子免疫中心研究开发，中国百泰生物药业有限公司与古巴分子免疫中心合作开发上市，2008 年中国国家药品监督管理部门批准获得新药证书，2009 年被推荐进入中国版美国国家综合癌症网络头颈部肿瘤指南，已在包括中国、巴西、印度等二十多个国家上市。2004 年，该药已经通过了美国食品药品管理局及欧盟药监局的双重认证，获批为晚期神经胶质瘤孤儿药（罕见病用药）资格，在美国、欧洲和日本正在进行临床试验，但截至 2015 年，尚未获得美国食品药品管理局和欧盟药监局的上市许可。尼妥珠单抗属于人源化免疫球蛋白 G1 型单克隆抗体。人源化比率达到 95%，相对分子质量为 151 000，在 Fc 区含有一个糖基化位点。

制备方法为首先利用纯化的富含人表皮生长因子受体的人胎盘组织免疫小鼠，采用杂交瘤技术获得鼠源的抗人表皮生长因子受体抗体，之后将其互补决定域转移至人的抗体结构。尼妥珠单抗是在小鼠骨髓瘤细胞株 NS0 中生产的，采用灌注培养工艺。属于人源化抗体药物。

表皮生长因子受体在多种实体瘤如结直肠癌、乳腺癌、胰腺癌、神经胶质瘤等中过度表达，在头颈部鳞状细胞癌、子宫颈癌中过表达更是可高达 80%～100%。表皮生长因子受体的过度表达与肿瘤的高侵袭力、高转移性、不良预后以及放射治疗和化学治疗耐受高度相关。尼妥珠单抗可以与表皮生长因子受体胞外结构域Ⅲ区结合，抑制表皮生长因子受体与其配体表皮生长因子和转化生长因子 α 结合，阻断其下游信号通路，从而发挥抗肿瘤增殖的功能。此外，还具有抗血管生成和促进肿瘤细胞凋亡的特性，可以增强肿瘤细胞放射敏感性，提高放射治疗疗效。

临床主要联合放射治疗、化学治疗鼻咽癌、头颈部肿瘤、神经胶质瘤、结直肠癌、胰腺癌、食管癌、肝癌、非小细胞肺癌等实体瘤。尼妥珠单抗具有很好的临床耐受性，主要不良反应包括中度或轻微的发热、高血压或低血压、恶心、头晕、皮疹。轻度不良反应一般自行缓解，不影响治疗，或使用常规剂量的镇痛药和（或）抗组胺药物予以治疗。

(谢秋玲)

chóngzǔ kàng CD25 rényuánhuà dānkèlóng kàngtǐ zhùshèyè

重组抗 CD25 人源化单克隆抗体注射液（recombinant humanized anti-CD25 monoclonal antibody injection） 特异性识别白细胞分化抗原 CD25，用于治疗肾移植后排斥反应的人源化单克隆抗体药物。属于 IgG1/k 型抗体。由中国上海中信国健药业股份有限公司研发的重组抗 CD25 人源化单克隆抗体，为无色、澄清、透明液体，2011 年 4 月由中国国家药品监督管理部门批准上市，用于预防肾移植后急性排斥反应的发生。

采用 NS0 工程细胞表达重组抗 CD25 人源化单克隆抗体，在细胞反应器中进行批次培养。CD25 是白介素-2 受体复合物 α-亚单位。该抗体药物作为白介素-2 受体拮抗剂，特异性结合白介素-2 受体复合物的 α-亚单位（Tac 抗原），与白介素-2 竞争，从而抑制白介素-2 介导的淋巴细胞激活，抑制了移植排斥反应过程中细胞免疫的关键通路。

主要适用于预防肾移植后急性排斥反应的发生，可与含钙调素抑制剂和皮质类固醇激素的免疫抑制方案联用。用前先稀释至氯化钠注射液中，然后静脉输注，15 min 输完。首剂应在移植前 24 h 内给药，然后隔 14 天给药 1 次，2 次为 1 个疗程。

该药安全性良好，不增加感染发生率，不增加免疫抑制方案的毒性。已知对该药物具有超敏反应的患者禁止使用。比较常见的不良事件包括肝损、高血脂、高血压、高尿酸、血小板减少、白细胞减少、贫血、寒战发热等，这些不良事件多与免疫抑制剂的使用有关。不得与其他药物在同一溶液中稀释和输注。

(李 郁 袁 林)

jítuǒzhūdānkàng

吉妥珠单抗（gemtuzumab；gemtuzumab ozogamicin） 人源化抗 CD33 单克隆抗体与强效抗肿瘤抗生素-乙酰刺胞霉素偶联而成，用于 CD33 抗原阳性的急性髓性白血病的治疗性抗体药物。属于人源化抗体药物，是免疫球蛋白 IgG4 型抗体。相对分子质量为 153 000。

由美国惠氏公司研发的美罗他格（Mylotarg），美国食品药品管理局于 2000 年 5 月 17 日通过快速审批获准其上市。美国辉瑞公司出于对美罗他格药物安全性的考虑和缺乏临床试验有效的证据，于 2010 年 6 月 21 日宣布美罗他格撤市。

CD33 在 90% 急性髓系白血病的原始细胞表面表达，为急性髓系白血病的特异性治疗提供了理想靶点。CD33 单抗通过补体介导的细胞毒作用和抗体介导的细胞毒作用产生抗肿瘤效应，并且通过与放射性核素、细胞毒药物偶联形成免疫复合物，从而增强了对白血病细胞的杀伤作用。

吉妥珠单抗适用于首次复发的 60 岁以上 CD33 抗原阳性的急性髓细胞性白血病或不宜用细胞毒性药物治疗的 CD33 阳性的急性粒细胞白血病患者。吉妥珠单抗作为一线药物治疗老年急性髓系白血病和高危骨髓增生异常综合征，其单药疗效不及化学治疗。采用流式细胞术分析患者骨髓或外周血标本的免疫表型，CD33 在急性髓系白血病中的表达率与急性淋巴细胞性白血病相比表达率高。因此，CD33 单抗也可以用于急性髓系白血病与急性淋巴细胞性白血病的鉴别诊断。

主要不良反应为：①全身反应，包括腹痛、乏力、背痛、寒战、发热、头痛、败血症、肿瘤溶解综合征等。②循环系统不良反应，包括低血压、高血压、心律失常。③消化系统不良反应，包括食欲不振、恶心、呕吐、便秘、腹泻、腹胀、消化不良，胃炎、肝毒性、肝静脉血栓。④血液系统不良反应，包括骨髓抑制（较严重）、贫血、血小板减少、出血（鼻出血、脑出血等）、弥漫性血管内凝血。⑤代谢系统不良反应，包括低钾血症、低镁血症、乳酸脱氢酶升高、高血糖。⑥肌肉骨骼不良反应，包括关节痛。⑦神经系统不良反应，包括抑郁、失眠、眩晕。⑧呼吸系统不良反应，包括呼吸困难、低氧血症、肺炎、咳嗽加重、咽炎、鼻炎。⑨皮肤及附属物不良反应，包括单纯疱疹、皮疹、局部反应、周围水肿。该药仅供静脉输注，不做快速静脉注射。为了减少输注反应，最好通过大静脉于 2 h 内输完。储存及使用过程中均需避光。

（李 郁 呼和牧仁）

ālúnzhūdānkàng
阿仑珠单抗（alemtuzumab）

人源化抗人 CD52 单克隆抗体药物。又称阿仑单抗。属于人源化抗体药物。该抗体是 IgG1 型 kappa抗体，其可变区和恒定区为人源，互补决定区为鼠源。半衰期约 288 h，相对分子质量150 000。具有抗体依赖性细胞介导的细胞毒作用和补体依赖的细胞毒作用。阿仑珠单抗可识别由成熟 CD52 蛋白的羧基端四个氨基酸及带负电的 GPI 锚区的一部分所构成的表位。因为其显著的细胞毒作用，能够在体内消减 CD52 阳性细胞，于 2001 年，被美国食品药品管理局批准德国拜耳生产的阿仑珠单抗用于慢性淋巴细胞白血病的一线及三线治疗。

阿仑珠单抗生产自悬浮培养的中国仓鼠卵细胞，所用培养基需要新霉素，终产物中检测不到新霉素。该单抗与表达 CD52 的细胞结合后，可以通过抗体介导的溶解作用破坏白血病细胞。CD52 表达于所有 B 细胞、T 细胞、自然杀伤细胞、多数单核巨噬细胞、部分粒细胞表面，而红细胞和造血干细胞不表达。皮肤细胞和男性生殖器（附睾、精子、精囊）细胞也表达 CD52。成熟精子表达 CD52，但是精原细胞和不成熟精子不表达。

阿仑珠单抗为抗细胞表面 CD52 抗原的单克隆抗体，美国食品药品管理局批准此药用于治疗对烷化剂和氟达拉滨耐药的进展期慢性淋巴细胞性白血病。此外，还包括非霍奇金淋巴瘤、多发性硬化症及其他自身免疫性疾病、实体器官移植及骨髓移植后移植抗宿主病等。

不良反应主要有：①输液相关副作用，包括寒战、发热、恶心、呕吐、低血压、皮疹、乏力、荨麻疹、呼吸困难、瘙痒、头痛、腹泻。②全身副作用，包括发热、乏力、疼痛、衰弱、水肿、脓血症、单纯疱疹、念珠菌病、病毒感染和其他病原菌感染。③血液系统不良反应，包括全血减少、骨髓增生低下、贫血、中性粒细胞减少、血小板减少、淋巴细胞减少、紫癜。④循环系统不良反应，包括低血压、高血压、心律失常（心动过速）。⑤中枢和外周神经系统痫疾不良反应，包括头痛眩晕、颤抖。⑥消化系统不良反应，包括食欲不振、呕吐、腹泻、胃炎、溃疡性口炎、黏膜炎、腹痛、消化不良、便秘。⑦肌肉骨骼不良反应，包括肌痛、骨痛、背痛、胸痛。⑧精神病变，包括失眠、抑郁、嗜睡。⑨呼吸系统不良反应，包括呼吸困难、咳嗽、支气管炎、肺炎、咽炎、鼻炎、支气管痉挛。⑩皮肤病变，包括皮疹、斑丘疹、红斑疹、多汗。因静脉注射药物的浓度较静脉点滴大，该药只能静脉点滴，不能静脉注射或者静脉冲击给药。全身活动性感染、免疫缺陷症（如HIV血清学检查阳性）、已知对阿仑珠单抗和其他添加成分有Ⅰ型超敏反应和过敏史的患者禁用。

(李 郁 呼和牧仁)

léizhūdānkàng

雷珠单抗（ranibizumab）

特异性识别人血管内皮生长因子的人源化Fab片段抗体药物。属于人源化抗体药物。该抗体是其亲本抗体贝伐珠单抗的Fab片段。由瑞士罗氏（Roche）公司旗下基因泰克公司和瑞士诺华公司联合研发，并于2006年由美国食品药品管理局批准在美国上市，用于治疗年龄相关黄斑变性，其他国家和地区由瑞士诺华公司生产上市。2012年中国国家药品监督管理部门批准在中国上市，用于治疗年龄相关性黄斑变性。

该抗体药物应用基因重组单克隆抗体技术制备，由大肠杆菌E.coli在含四环素的培养液中生产。由于眼内新生血管的生长，而新生血管很脆弱，容易出血、渗漏、水肿，最终导致瘢痕形成，造成失明。雷珠单抗是一种血管生成抑制剂，结合于血管内皮细胞表面的血管内皮生长因子-A1和血管内皮生长因子-A2受体，减少内皮细胞增生、血管渗漏、新血管形成、减轻水肿，从而稳定或提高视力。主要用于治疗新生血管湿性年龄相关黄斑变性、黄斑水肿、脉络膜新生血管膜形成、视网膜新生血管、视网膜静脉阻塞和新生血管性青光眼等疾病。最常见的不良反应是结膜出血、眼痛、飞蚊症、眼内压升高和眼内炎症。可能引起眼内感染、出血、视网膜脱离和视网膜色素上皮撕裂等。一般不建议孕妇注射抗血管生成药物。

(李 郁 袁 林)

yīfǎzhūdānkàng

依法珠单抗（efalizumab）

人源重组IgG1κ同种型抗CD11a重组单克隆抗体药物。是一种新型免疫抑制剂。属于人源化抗体药物。相对分子质量大约150 000。由中国仓鼠卵巢细胞经过基因工程技术合成，含有人遗传的局部序列及鼠类轻链和重链互补决定区序列。依法利珠单抗是美国基因泰克（Genetech）公司和美国的XOMA公司联合开发的抗CD11a重组人源化单克隆抗体，通过抑制淋巴细胞相关抗原-1与细胞间黏附因子的结合，影响T淋巴细胞的活化、黏附、迁移及数量，从而抑制免疫反应。2003年，美国食品药品管理局批准依法利珠单抗用于治疗中度和重症斑状银屑病。因其有产生渐进性多病灶脑白质病的风险，基因泰克公司于2009年将该药撤出美国市场。

该抗体可与淋巴细胞相关抗原-1的1个亚单位CD11a特异性结合，由此降低CD11a在细胞表面的表达淋巴细胞相关抗原-1和细胞间黏附分子有助于启动和维持多种过程，包括激活T淋巴细胞、T淋巴细胞与内皮细胞黏附、T淋巴细胞向炎症位点包括皮损区的迁移，而这些过程在慢性斑块型银屑病病理生理中起重要作用。该抗体可抑制淋巴细胞相关抗原-1与细胞间黏附分子结合，由此干扰淋巴细胞与其他类型细胞结合，影响T淋巴细胞的活化、黏附、迁移及数量，从而抑制免疫反应。

适用于对环孢素、甲氨蝶呤、光动力疗法或其他全身性治疗无效或禁忌或不耐受的成人中重度慢性斑块型银屑病患者。依法利珠单抗治疗肾移植免疫排斥反应也具有明显的效果。最常见不良反应是首剂反应导致的复杂综合症状，包括头痛、发冷、发热、恶心、注射后两天内出现肌肉痛等。最严重的不良反应是严重感染、恶性肿瘤、血小板减少（症）、溶血性贫血、关节炎、银屑病恶化或变异。这些反应的发病率和严重性与剂量水平有关，可轻可重，变异较大。18岁以下患者未建立相关安全性和疗效评价资料不宜使用；孕妇及哺乳期妇女不宜使用；肝、肾功能损害者慎用；在使用期间若出现感染应进行监测，严重时应停用；使用期间若发生过敏反应、银屑病性关节炎等应停用。

(李 郁 李海燕)

àomǎzhūdānkàng

奥马珠单抗（omalizumab）

用于治疗过敏性哮喘的重组人源化IgE单克隆抗体药物。相对分子质量约为149 000，能降低过敏原诱导的动物模型的速发相和迟发相超敏反应。该药由美国基因泰克公司研发，于2003年被美国食品药品管理局批准上市。

该药是用人IgE免疫小鼠后，从小鼠脾脏分离B细胞，再与骨髓瘤细胞融合，获得杂交瘤细胞。通过杂交瘤技术，获得抗IgE抗体。奥马珠单抗去除了决定抗原性的鼠抗IgE单克隆抗体的恒定区，保留了与IgE特异性结合的互补决定区。将后者插入人IgG结构框架，构建成重组人源化抗IgE单克隆抗体。因此，该人源化单克隆抗体可以有效避免发生过敏反应。

奥马珠单抗对IgE的C_3功能区特定表位具有高亲和力，该表位即 IgE 与 FcR I 的结合位点。因为奥马珠单抗不与已经与效应细胞结合的 IgE 结合，所以奥马珠单抗与游离 IgE 结合后即可阻断游离 IgE 与效应细胞结合，从而不再致敏肥大细胞和嗜碱性粒细胞。奥马珠单抗具有以下特性：①与游离 IgE 结合，不与 IgG 或 IgA 结合。②阻断 IgE 与其高亲和力受体结合。③不与结合在肥大细胞或嗜碱性粒细胞上的 IgE 结合。④抑制 IgE 培养细胞合成 IgE。

主要用于治疗过敏性哮喘。不仅对哮喘的速发相阶段起作用，对迟发相阶段也起抑制作用。也可用于使用吸入式皮质甾类药物及长效肾上腺素 β2 受体激动剂类药物无效的成年和青少年的严重过敏性哮喘病患者，以阻止哮喘加剧和控制症状。能够减少哮喘患者急性发作，降低吸入激素量，改善哮喘症状、肺功能以及生活质量。另外，还可减轻过敏性鼻炎和眼结膜炎患者的鼻、眼症状，减少其抗过敏药物的使用。不良反应主要表现为：①中枢神经系统，可出现头痛、眩晕、疲乏。②呼吸系统，可见哮喘加重及急性而轻微的哮喘发作（与该药的关系均不明确）、上呼吸道感染、病毒性感染、鼻窦炎和咽炎。③皮肤，偶可出现风疹样皮疹。④过敏反应，出现于皮下给药 2 h 内。⑤其他。可见皮下注射部位反应。接受该药治疗的哮喘及其他过敏性疾病患者，发现有 0.5% 出现恶性肿瘤。

（李　郁　李海燕）

nàtāzhūdānkàng

那他珠单抗（natalizumab）　能够与人 α-4 整合素相结合的具有免疫调节、免疫抑制的重组人源化 IgG4k 单克隆抗体药物。那他珠单抗产自小鼠骨髓瘤细胞，含有人体架构组织和互补决定区，为鼠抗体与 α4 · 整合素的结合物。作用于中枢神经系统，具有单克隆抗体的靶向作用。相对分子质量 149 000。属于人源化抗体药物。

由美国百健艾迪（Biogen Idec）与爱尔兰伊兰（Elan）制药公司联合研发，2004 年美国食品药品管理局批准用于多发性硬化急性发作期的治疗，在克罗恩病的治疗中也证实有效，但之后出现一种严重且罕见的脑部病毒感染——进行性多灶性脑白质病，其中 2 例患者死亡。2005 年 2 月，百健艾迪公司和伊兰公司撤回了该药，同时美国食品药品管理局暂停该药的临床试验。2006 年 6 月，美国食品药品管理局对其风险、效益重新进行评价，发现进行性多灶性脑白质病发生率不及 1‰，因此做出了批准其重返市场的决定，适应证为：其他治疗都无效的复发性多发性硬化症患者以及中度至重度活动期克罗恩病患者。

整合素是保持细胞与其周围环境之间相互作用的机械稳定性黏附分子，也起到细胞感受器和信号传导作用，所有整合素均由 α 和 β 两个亚单位通过非共价键连接构成，α 亚单位与 β1 或 β7 亚单位中之一形成二聚体。α4 · 整合素在复发缓解型多发性硬化和继发进展型多发性硬化患者的周围血淋巴细胞和脑脊液 T 细胞均比对照增高 3～4 倍。那他珠单抗的作用机制是能直接拮抗 α4 · 整合素，从而阻止免疫细胞对血管内皮的黏附和淋巴细胞在组织中的趋化；通过抑制 α4β7 · 整合素（除中性粒细胞外，所有白细胞均有表达）与血管细胞黏附分子-1 的结合而减轻炎症反应；阻止炎症细胞穿过血脑屏障，减轻对脑神经的损伤。其药效学主要是通过抑制白细胞向血管外转移而增加血液循环中的白细胞数量，如淋巴细胞、单核细胞、嗜酸性粒细胞、嗜碱性粒细胞等，但不增加中性粒细胞数量。

主要用于治疗复发型多发性硬化、克罗恩病和风湿性关节炎。主要严重不良事件有感染（包括肺炎）、其他不严重的感染（如呼吸系统感染、尿路感染和阴道感染）、高敏反应（包括过敏和或类过敏反应）、抑郁（包括自杀倾向）、胆石症；头痛、眩晕、乏力和瘙痒；关节痛、月经不调和（或）痛经。可导致淋巴细胞、单核细胞、嗜酸性粒细胞、嗜碱性粒细胞以及有核红细胞增加。对该药物持续产生抗体的患者更容易发生与输液相关的反应。

（李　郁　李海燕）

yīkùzhūdānkàng

依库珠单抗（eculizumab）　由两条含 448 个氨基酸的重链及两条含 214 个氨基酸的轻链组成的重组人抗补体 C5 单克隆抗体药物。由鼠骨髓瘤细胞制备而来，相对分子质量 148 000。属于人源化抗体药物。由美国 Alexion 制药有限公司研发的依库珠单抗（Soliris），2008 年被美国食品药品管理局和欧洲医疗产品管理委员会用于治疗阵发性睡眠性血红蛋白尿（paroxysmal nocturnal hemoglobinuria，PNH），PNH 为后天获得性的红细胞膜缺陷引起的对补体激活异常敏感的慢性血管内溶血，常睡眠时加重，可伴间歇性血红蛋白尿和全血细胞减少症或反复血栓形成。2011 年被美国食品药品管理局和欧洲医疗产品管理委员会批准用于治疗非典型溶血性尿毒（atypical hemolytic uremic syndrome，aHUS）。aHUS是一种罕见的慢性血液病，可导致肾衰竭，也与死亡和中风风险增加相关，Soliris 是获准用于治疗该疾病的首个药物。

该药物与补体 C5 结合后可防止 C5 转化酶将其裂解为 C5a 及 C5b，由于 C5 转化酶之后的补体活化过程为各补体活化途经的共同通路，因此，依库珠单抗可抑制补体活化过程及其终末产物生成，阻止细胞溶解。主要用于减缓甚至阻断多种免疫性疾病的病理进程，改善临床症状及预后，已成功应用于治疗阵发性睡眠性血红蛋白尿和非典型溶血性尿毒，其在治疗补体相关性肾脏疾病方面得到越来越多的应用，如膜增生性肾小球肾炎和 C3 肾病等。最常见的不良反应包括头痛、鼻咽炎、背痛及恶心，偶见危及生命的剥脱性皮炎及脓毒血症。

（李 郁 李海燕）

sàituǒzhūdānkàng

赛妥珠单抗（certolizumab）

聚乙二醇人源化 Fab 片段的抗肿瘤坏死因子的单克隆抗体药物。由含 214 个氨基酸的轻链和含 229 个氨基酸的重链组成，相对分子质量约 91 000。属于人源化抗体药物。2009 年，美国食品药品管理局批准比利时优时比制药公司研发的赛妥珠单抗用于治疗中度至重度活动期类风湿关节炎患者。

肿瘤坏死因子是一种能够诱导细胞增殖和分化的促炎细胞因子，在体内大量产生和释放会引起机体免疫失衡，与其他炎性因子一起产生多种病理性损伤，它在炎症性肠病发生过程中起重要作用。赛妥珠单抗可中和膜相关性和可溶性的人类肿瘤坏死因子，

进而抑制炎症及病理性损伤。主要适用于减轻克罗恩病的体征和症状、常规治疗对活动性疾病效果不佳的成年患者；治疗有中度至严重活动性类风湿关节炎成年患者；治疗有活动性银屑病关节炎成年患者。常见的不良反应为上呼吸道感染、泌尿道感染、结核病和条件致病菌感染，还可引发严重感染、败血症，条件致病菌感染包括致命感染；关节痛、腹泻、肠梗阻、恶性肿瘤、过敏反应。罕见的过敏反应：血管性水肿、过敏性皮炎、体位性头晕、呼吸困难、面潮红、低血压、皮疹、血清病等）。

（李 郁 李海燕）

pàlìzhūdānkàng

帕利珠单抗（palivizumab）

靶向呼吸道合胞病毒表面 F 蛋白的人化小鼠单克隆抗体药物。由两条重链和两条轻链构成，相对分子质量为 148 000。由 95% 人抗体及 5% 鼠抗体序列构成：其人重链序列由人 lg G1 恒定区和 V（H）基因 Cor 及 Cess 不同构架组织区衍生得到；人轻链序列则由 Cκ 恒定区和 V（L）基因 K104（含 Jκ-4）不同构架组织区衍生得到；其鼠抗体序列源自鼠单克隆抗体 Mab1129，并将其互补决定区植入人抗体架构组织中。属于人源化抗体药物。1998 年获得美国食品药品管理局批准用于预防不足 35 周早产儿的先天性心脏病或肺部疾病，由德国 Boehringer Ingelheim 公司生产，2008 年美国食品药品管理局批准美国的 MedImmune 公司和 Ross 产品公司联合开发上市，在其他国家由美国雅培公司代理上市。

该药物能够结合呼吸道合胞病毒的糖蛋白融合蛋白 F 的 A 抗原决定簇的表达，抑制病毒进入

细胞，从而抑制呼吸道合胞病毒的复制。主要用于预防儿童呼吸道合胞病毒的下呼吸道感染。不良反应有：①呼吸系统不良反应，可有鼻炎、咽炎、喘息、咳嗽等上呼吸道感染症状。②肝脏不良反应，有肝功能异常的报道，如谷丙转氨酶、谷草转氨酶升高等。③胃肠道不良反应，腹泻、呕吐。④过敏反应，该药物引起的过敏反应较少见。⑤其他，肌内注射可引起注射部位反应及皮疹、发热。

（李海燕）

wéiduōzhūdānkàng

维多珠单抗（vedolizumab）

靶向整合素 α4β7 的人源化单克隆抗体药物。属于人源化抗体药物。由日本武田制药的子公司 Millennium Pharmaceuticals 研发，2014 年 5 月由欧洲人用药品委员会批准用于治疗有中度至严重的活动性成年溃疡性结肠炎或克罗恩病且已对常规治疗或对肿瘤坏死因子-α 拮抗剂反应不适当或耐受性成年患者。2014 年 4 月 20 日美国食品药品管理局批准注射用维多珠单抗治疗中度至重度溃疡性结肠炎和中度至重度克罗恩病成年患者。

黏膜地址素细胞黏附分子-1 主要在肠道内皮细胞中表达，并在 T 淋巴细胞归巢至肠道淋巴组织中起至关重要作用。整合素 α4β7 与黏膜地址素细胞黏附分子-1 的相互作用在溃疡性结肠炎和克罗恩病的发病中发挥重要作用。维多珠单抗可与整合素 α4β7 特异性结合并阻断其与黏膜地址素细胞黏附分子-1 的相互作用和抑制记忆 T-淋巴细胞跨越内皮进入胃肠道炎症实质组织的迁移，从而抑制溃疡性结肠炎和克罗恩病的发病进程。主要用于治疗中

度至重度活动性活动性成年溃疡性结肠炎和中度至重度活动性克罗恩病成年患者。最常见不良反应：咽炎、头痛、关节炎、恶心、发热、上呼吸道感染、疲乏、咳嗽、支气管炎、流感、背痛、皮疹、瘙痒、鼻窦炎、口咽痛和肢体疼痛。最严重风险包括严重感染、超敏性和输注相关反应和肝毒性。如发生过敏反应或其他严重过敏反应应终止使用该药治疗；有活动性严重感染患者建议不用该药治疗直至感染被控制。需关注患者任何新神经学体征和症状或恶化。

（李 郁 高 露）

pàtuǒzhūdānkàng

帕妥珠单抗（pertuzumab） 特异性结合人表皮生长因子受体2（human epidermal growth factor receptor-2，HER2）蛋白的胞外二聚化结构域，用于治疗 HER2 阳性的晚期（转移性）乳腺癌的人源化单克隆抗体药物。由瑞士罗氏子公司美国基因泰克研发并通过生物工程方法制备而成。2012年6月8日由美国食品药品管理局批准，用于一线治疗人表皮生长因子受体2蛋白阳性或局部复发而不能手术切除的乳腺癌患者。属于人源化抗体药物。

HER2 与其他 HER 家族（如表皮生长因子受体、HER3、HER4）发生异二聚反应，将触发细胞的跨膜信号转导。由 HER2 触发的信号转导通路包括丝裂原活化蛋白激酶、磷脂酰肌醇3激酶、蛋白激酶 C 以及信号转导因子和转录激活因子。这些激酶激活后，将促进细胞增殖和生长，并通过抑制细胞凋亡通路促进细胞存活。该抗体药物通过结合 HER2，阻滞 HER2 与其他 HER 家族的异二聚体化，从而抑制 HER2 阳性的乳

腺癌的生长。

联合曲妥珠单抗和多西他赛，用于 HER2 阳性、局部晚期、炎性或早期乳腺癌（直径大于2cm或淋巴结阳性）且事先未接受抗 HER2 治疗或化学治疗的患者的辅助治疗。该单抗可显著延长无进展生存期，且心脏毒性没有增加。

最常见的不良反应为中性粒细胞减少、腹泻、脱发、皮疹、黏膜炎症、口腔炎症、肌痛、疲乏、恶心、呕吐。该药具有胚胎毒性，妊娠和哺乳期妇女不应使用；左心室功能障碍者输液时应严格监控左心室射血分数并控制输液剂量，必要时终止给药；输液时也应密切关注患者症状及体征，一旦发生重大输液反应，应减缓或中断输液并进行治疗；如发生超敏反应，必须立即停止输液及时予以治疗。

（李 郁 衡先超）

àonúzhūdānkàng

奥奴珠单抗（obinutuzumab） 糖基化的抗人 CD20 的人源化单克隆抗体药物。属于 IgG1 亚类抗体。该药与利妥昔单抗均可选择性靶向 B 细胞上的 CD20 蛋白。该抗体的相对分子质量约为150 000。由瑞士罗氏制药旗下全资子公司 GlyArt AG 利用其专有的抗体糖基化修饰技术开发，2013年11月1日被美国食品药品管理局批准与苯丁酸氮芥（chlorambucil）联用治疗既往未治疗过的慢性淋巴细胞性白血病。截至2015年末在中国上市。

奥奴珠单抗靶向结合前 B-细胞和成熟 B-淋巴细胞的表面上表达的 CD20 抗原。通过糖基化修饰增加了该抗体与受体 FcγR Ⅲ a 的亲和力，从而导致抗体依赖的细胞毒性增加。奥奴珠单抗介导 B-细胞溶解主要是通过两条途径：

一是参与免疫效应细胞，主要作用机制包括导致产生抗体-依赖细胞毒性作用和抗体-依赖细胞吞噬作用；二是通过直接激活细胞内死亡信号通路和（或）激活补体级联反应而产生药效。

该药与苯丁酸氮芥联用，可用于治疗既往未治疗过的慢性淋巴性白血病。不良反应主要为可引起乙型肝炎再激活、进行性多灶性白质脑病、输注反应、肿瘤溶解综合征、感染、中性粒细胞减少、血小板减少等。最常见的不良反应有输注反应、中性粒细胞减少、血小板减少、贫血、发热、咳嗽和肌肉骨骼疾病；用药后还可发生低钙血症、高钾血症、低钠血症、肌酐增加、低白蛋白血症、碱性磷酸酶升高。使用奥奴珠单抗治疗前应测定乙肝表面抗原和乙肝核心抗体，应监视对乙型肝炎病毒抗病毒治疗。当接受治疗的患者发生乙型肝炎病毒再激活时，应立即终止治疗，并开始适当治疗乙型肝炎病毒感染。发生进行性多灶性白质脑病的患者应终止奥奴珠单抗治疗。对有任何四级输注反应患者，应停止奥奴珠单抗输注。治疗期间和 B细胞恢复期间建议不用活病毒疫苗进行免疫接种。

（李 郁 师 媛）

mògélìzhūdānkàng

莫格利珠单抗（mogamulizumab） 作用于 CC 趋化因子受体4的重组人源化单克隆抗体药物。是一种糖蛋白，相对分子质量约149 000，由219个氨基酸残基组成的两条轻链和由449个氨基酸残基组成的两条重链组成。属于人源化抗体药物。由日本协和发酵麒麟株式会社研发，2012年3月30日首次通过日本厚生劳动省审批，用于治疗复发性或难治

性的 CC 趋化因子受体 4 阳性成人 T 细胞白血病/淋巴瘤。2014 年 3 月 17 日再次通过厚生劳动省审批，用于治疗复发性或难治性的 CC 趋化因子受体 4 阳性外周 T 细胞淋巴瘤和皮肤 T 细胞淋巴瘤。

CC 趋化因子受体 4 在各种恶性 T 细胞内过表达，包括成人 T 细胞白血病/淋巴瘤、外周 T 细胞淋巴瘤、皮肤 T 细胞淋巴瘤细胞。该抗体通过结合到这些细胞表面的 CC 趋化因子受体 4，增强抗体依赖的细胞介导的细胞毒性作用，促使巨噬细胞、自然杀伤细胞等效应细胞结合到抗体上，进而杀死这些细胞。

主要用于治疗复发性或难治性的 CC 趋化因子受体 4 阳性成人 T 细胞白血病/淋巴瘤、外周 T 细胞淋巴瘤和皮肤 T 细胞淋巴瘤。最常见的不良反应为淋巴细胞、白细胞、中性粒细胞和血小板减少；发热、寒战、心动过速、皮疹、急性输血反应。由于中性粒细胞等减少，因此需避免发生感染，一旦出现感染必须立即停止注射并进行相关治疗；如出现皮疹等皮肤病，可使用糖皮质激素、抗过敏剂、抗组胺剂治疗；若出现严重的皮肤疾病，应立即停止输液并采取适当治疗措施；如发生输血反应，应减缓或中断输液并进行治疗；肝炎病毒感染或有肝炎史患者注射，可能导致肝炎病毒生长；肝功能不全患者注射亦可能出现肝功能障碍。

(李 郁 衛先超)

tuōzhūdānkàng

托珠单抗（tocilizumab） 抗人白介素-6 受体人源化单克隆抗体药物。是一种免疫球蛋白 IgG1 类单抗，含有典型的 H2L2 多肽样结构。每条轻链由 214 个氨基酸组成，重链由 418 个氨基酸组成，

相对分子质量大小约为 148 000。由中国仓鼠卵巢细胞通过 DNA 重组技术制得。属于人源化抗体药物。由瑞士罗氏和日本中外制药株式会社联合研发，于 2005 年 6 月在日本上市，用于治疗巨大淋巴结增生症。2010 年 1 月，美国食品药品管理局批准托珠单抗用于治疗类风湿关节炎。2011 年美国食品药品管理局批准托珠单抗用于治疗活动期全身型青少年特发性关节炎，适用年龄为两岁及两岁以上。2013 年 11 月，中国国家药品监督管理部门批准托珠单抗正式在中国上市，用于对抗风湿药物治疗应答不足的中到重度活动性类风湿关节炎成年患者的治疗。

作用机制 白介素-6 是类风湿关节炎患者血清和滑膜含量最丰富的细胞因子之一，在类风湿关节炎的病理生理过程中发挥多重作用，可以介导急性炎症发展为慢性炎症，刺激适应性免疫细胞的分化和成熟，并破坏骨、软骨组织致关节损伤。托珠单抗可以特异性的结合可溶性及膜结合的白介素-6 受体，抑制白介素-6 与受体结合，阻断白介素-6 介导的信号转导，减少炎症反应和关节破坏，从而有效改善患者的全身症状。

临床应用 主要用于治疗对改善病情的抗风湿药物治疗应答不足的中到重度活动性类风湿关节炎的成年患者和两岁及以上儿童的活动性全身型幼年特发性关节炎。由于托珠单抗用于患有全身型幼年特发性关节炎以外疾病患儿的疗效和安全性尚未确定，尚未在两岁以下儿童中进行研究。

不良反应 最常见的副作用是上呼吸道感染（如普通感冒、鼻咽炎等）、头痛和高血压。部分

患者会出现血脂（总胆固醇、低密度脂蛋白、高密度脂蛋白、甘油三酯）的升高，使用降脂药物治疗可有效降低血脂水平。少数患者会出现血清谷丙转氨酶升高，但并不伴随有临床表现的肝炎或肝功能不全。严重不良反应包括胃肠道穿孔和过敏性休克，但较为罕见。

注意事项 对于感染活动期（包括局部感染）的患者不得给予托珠单抗。对于慢性或复发性感染、暴露于结核病、有严重或机会性感染史、居住在或到地方性结核病或地方性真菌病地区旅行以及患有可使其易感的基础病的患者，在开始托珠单抗治疗前应进行利益风险评估。接受托珠单抗治疗的患者如合并使用甲氨蝶呤或皮质类固醇等免疫抑制剂，其发生严重感染的风险会升高，可导致住院或死亡，因此在使用过程中发生严重感染应立即停药，直到感染得到控制才可继续服药。托珠单抗治疗类风湿关节炎过程中可伴有肝功能、血细胞计数及血脂水平的变化，应在治疗开始后 4～8 周进行常规监测，根据结果进行药物调整。

(杨向民 郭 娜)

quánrén kàngtǐ yàowù

全人抗体药物（human mono-clonal antibody drugs） 通过细胞工程技术和基因工程技术制备的抗体序列全部是人源氨基酸的单克隆治疗性抗体药物。

20 世纪 90 年代初建立了噬菌体抗体库展示技术，使人们能在体外制备特异性抗体。为了进一步制备高亲和力的人源抗体，1997 年美国 Abgenix 公司使用酵母人工染色体法等转基因技术成功地制备出了含人免疫球蛋白基因的转基因小鼠 Xenomouse。2001

年英国剑桥大学亚伯拉罕·卡帕斯（Abraham Karpas）教授从人多发性骨髓瘤细胞中筛选出了一株在体外具有稳定扩增能力的细胞株，可以与人 B 细胞发生融合，为筛选出由人类免疫系统所产生的最有效的治疗性抗体提供了基础。这些技术的建立使得全人源单克隆抗体的制备成为可能。2002 年，由英国剑桥抗体技术公司与美国雅培公司联合研制的第一个全人源化抗体阿达木单抗获美国食品药品管理局批准上市。截至 2015 年，全球已有 9 个应用噬菌体展示文库及转基因小鼠技术制备的全人抗体药物被批准为肿瘤或自身免疫性疾病等的治疗药物。

制备技术 全人抗体药物制备的基因工程抗体制备技术包括：抗体库制备技术、转基因小鼠抗体制备技术、人-人杂交瘤技术、EB 病毒转化人 B 淋巴细胞技术和单个 B 细胞抗体制备技术等。使用最多的是噬菌体抗体库展示技术和转基因小鼠抗体制备技术。抗体库制备技术的出现开创了一条简便快捷的基因工程抗体生产路线，为人源抗体的制备开辟了新途径，可视为抗体工程史上的里程碑。抗体库制备技术主要包括噬菌体抗体库展示技术和核糖体展示技术。如阿达木单抗就是应用噬菌体抗体库展示技术制备的第一个全人抗体药物。噬菌体抗体库展示技术的优点是不需要经过免疫系统和免疫步骤而直接得到人源抗体，但得到的抗体亲和力较低，需要进一步改造加强。

另一个制备全人源抗体的主要方法是转基因小鼠抗体制备技术，其优点是解决了抗体库技术中抗体亲和力不高的问题，缺点是转基因通常有体细胞突变和其他独特的序列，而且产生的单抗具有鼠的糖基化模式，所以也会存在一定的副作用。已上市的戈利木单抗和帕尼单抗均由转基因小鼠抗体制备技术制备而成。

生物学特性 全人抗体药物具有高亲和力、高特异性、低排斥性的特点，已经成为治疗性抗体药物发展的必然趋势。但是全人源抗体的研究仍有许多问题等待解决，如：抗体亲和力成熟的问题、全人源杂交瘤细胞分泌抗体的稳定性问题、抗体的大规模生产的问题等。随着其制备技术的完善和成熟，全人源抗体必将成为当今以及未来的生命科学及生物技术研究热点和产业化增长点。

临床应用 这类药物已用于临床治疗感染性疾病、肿瘤、器官移植、血液性疾病、变态反应性疾病、自身免疫性疾病等。如阿达木单抗主要用于抗风湿性药物治疗无效的中至重度成年患者类风湿关节炎、多关节型幼年特发性关节炎和全身型幼年特发性关节炎的治疗；帕尼单抗主要用于治疗表皮生长因子受体表达阳性化学治疗失败的结直肠癌；戈利木单抗主要用于治疗中度至严重活动期类风湿关节炎、活动期银屑病关节炎和强直性脊柱炎患者；优特克单抗主要用于治疗银屑病关节炎；奥法木单抗主要用于氟达拉滨和阿仑珠单抗治疗无效的顽固性慢性淋巴细胞白血病的治疗；地诺单抗主要用于预防实体瘤骨转移患者骨骼相关性事件；贝利木单抗主要用于活动性、自身抗体阳性（系统性红斑狼疮）且正在接受目标治疗（包括类固醇皮质激素、抗疟药、免疫抑制剂和非甾体抗炎药）的狼疮患者；易普单抗主要用于治疗晚期、无法手术的或转移性黑素瘤；卡那单抗主要用于治疗儿童和成人冷吡啉相关周期性综合征。雷莫芦单抗主要用于化学治疗失败的胃癌、胃食管连接处腺癌；瑞西巴库用于预防和治疗吸入性炭疽病。

（杨向民 郭 娜）

ādámùdānkàng

阿达木单抗（adalimumab）

继英夫利昔单抗和依那西普后的第三代抗人肿瘤坏死因子-α 的第一个完全人单克隆抗体药物。是一种重组人 IgG1 单克隆抗体，相对分子质量约为 148。阿达木单抗由英国剑桥抗体技术（Cambridge Antibody Technology）公司与德国巴斯夫股份公司旗下诺尔制药公司于 1993 年开始合作研发，是肿瘤坏死因子抑制剂，是美国食品药品管理局批准的第一个完全人源化单克隆抗体药物，即全人抗体药物。2002 年被批准用于治疗中到重度类风湿关节炎。2003 年 1 月首次在美国上市，随后相继在德国、英国和爱尔兰上市。其后美国食品药品管理局批准阿达木单抗的适应证不断增加：银屑病关节炎（2005 年）、强直性脊柱炎（2006 年）、克罗恩病（2007 年）、斑块型银屑病和幼年特发性关节炎（2008 年）、中重度溃疡性结肠炎（2012 年）。

制备技术 应用噬菌体抗体库展示技术和融合蛋白质技术得到特定表位的肿瘤坏死因子抗体，经过人源化加工处理后，获得全人源化阿达木单抗。

作用机制 人肿瘤坏死因子是由激活的单核巨噬细胞产生的具有多种生物活性的细胞因子，可以通过激活细胞因子网络系统而诱发全身炎性反应，与多种疾病的发生发展密切相关。在类风湿关节炎患者的关节滑膜液中肿瘤坏死因子-α水平明显升高，并在病理性炎症和关节破坏中起到重要的作用。阿达木单抗可以特异性地结合游离的以及膜结合的肿瘤坏死因子-α，抑制肿瘤坏死因子-α与细胞表面肿瘤坏死因子受体（p55和p75）的相互作用，阻断其生物效应。

临床应用 主要用于缓解抗风湿药物治疗无效的结构性损伤的中至重度类风湿关节炎成年患者的体征与症状。可以单用，也可以与重要的控制性抗风湿药物甲氨蝶呤联用。也用于治疗银屑病关节炎、强直性脊柱炎、克罗恩病、斑块型银屑病、幼年特发性关节炎和中重度溃疡性结肠炎等自身免疫性疾病。

不良反应 最常见的不良反应包括注射部位反应（红、肿、皮疹、瘙痒和瘀青）、上呼吸道感染（包括鼻窦感染）、头痛、皮疹以及恶心。最严重的不良反应包括重度感染、神经功能影响以及淋巴系统的某些恶性肿瘤等。其他可能的严重副作用还包括乙肝病毒携带者的乙肝感染、过敏反应、某些包括狼疮样综合征在内的免疫反应以及心力衰竭或银屑病的新发和加重等。

注意事项 作为肿瘤坏死因子拮抗剂类药物，阿达木单抗对免疫系统有一定的抑制作用，能够降低机体抵御感染的能力。使用阿达木单抗可引发严重的感染和败血症，甚至可能致死。部分患者在使用阿达木单抗后出现结核病和侵入性机会性真菌感染的概率增加。因此，患者在开始使用阿达木单抗之前应先接受结核病唐氏筛查，存在结核病唐氏风险的患者应该先接受抗结核病唐氏的药物治疗，并且在接受治疗的过程中密切监控结核病唐氏的

症状和体征。慢性或局部感染的活动性感染患者不应使用该药物治疗。

（杨向民　郭　娜）

pànídānkàng

帕尼单抗（panitumumab） 抗人表皮生长因子受体的全人源化单克隆抗体药物。是一种 IgG2κ 型单克隆抗体，相对分子质量为 147 000。帕尼单抗是由美国安进公司运用美国 Abgenix 公司的人源化基因小鼠 Xenomouse（即经过遗传工程变异获得的可以合成具有人类蛋白质序列抗体的实验鼠）技术研制，为完全人源化的 IgG2 型单克隆抗体，即全人抗体药物。2006 年 9 月由美国食品药品管理局批准上市，主要用于治疗 KRAS 野生型转移性结肠癌患者。2007 年欧盟批准用于单一疗法治疗失败、伴有人表皮生长因子受体表达及非突变型 KRAS 基因的转移性结肠癌患者的治疗。以人表皮生长因子受体为抗原免疫转人 Ig 基因小鼠而制备。

作用机制 人表皮生长因子受体是表皮生长因子受体家族成员之一，为原癌基因 c-erbB1 的表达产物，是一种具有酪氨酸激酶活性的跨膜蛋白。正常生理情况下，人表皮生长因子受体的胞外部分可以与其配体结合，形成二聚体后激活胞内酪氨酸激酶活性，启动下游分子 KRAS 和 BRAF 的活化，引起细胞增殖。在许多实体肿瘤（包括结直肠肿瘤等）中存在人表皮生长因子受体的高表达或异常表达，与肿瘤细胞的增殖、侵袭转移密切相关。帕尼单抗是人表皮生长因子受体配体的竞争性抑制剂，可以特异性地与肿瘤细胞的人表皮生长因子受体胞外部分结合，阻止其与人表皮生长因子或转化生长因子-alpha

结合，影响人表皮生长因子受体信号转导通路，从而抑制肿瘤细胞的生长、侵袭和转移，诱导细胞凋亡。

临床应用 主要用于治疗表皮生长因子受体表达阳性且在含氟尿嘧啶、奥沙利铂和伊立替康的化学治疗方案后病情仍然进展或转移的结直肠癌。可以单独使用，也可与其他化学治疗药物联合使用。

不良反应 常见不良反应包括皮肤皮疹、低镁血症、疲乏、腹痛、恶心和腹泻等。严重不良反应包括肺纤维化、肺栓塞、严重皮肤学毒性并发感染后遗症和败血症、药物注射反应（如过敏反应、气管痉挛、发热、寒战和低血压）、腹痛、呕吐和便秘等。

注意事项 在使用帕尼单抗治疗前需检测患者的人表皮生长因子受体蛋白的表达水平，为选择合适的患者提供依据。在用于 KRAS 野生型转移性结肠癌患者时，KRAS 基因突变或 KRAS 野生型患者发生 BRAF 基因突变会导致帕尼单抗疗效降低或消失。因此，美国临床肿瘤学会明确提出，在开始帕尼单抗治疗之前，需要检测患者的 KRAS 和 BRAF 基因状态。RAS 基因突变或 RAS 状态未知的患者使用含有奥沙利铂的化学治疗药物时禁止联用帕尼单抗治疗，因为其效果低于化学治疗药单药治疗。在帕尼单抗治疗期间应定期监测血清电解质，且治疗结束后持续 8 周，观察有无低镁或低钙血症，必要时应给予电解质补充。患者如果出现严重不良反应立即停药。

（杨向民　郭　娜）

gēlìmùdānkàng

戈利木单抗（golimumab） 抗人肿瘤坏死因子-α 的全人源化单克

隆抗体药物。是一种人 IgG1κ 型全人单克隆抗体，相对分子质量约为 150 000~151 000，属于全人抗体药物。

戈利木单抗由美国强生旗下子公司 Centocor 公司和美国先灵葆雅公司采用 Medarex 公司 HuMAb-Mouse™ 技术研制。2009 年 4 月，加拿大在全球率先批准戈利木单抗上市，主要用于治疗中度至重度活动期类风湿关节炎、活动期银屑病关节炎和强直性脊柱炎。同年，美国食品药品管理局也批准该药上市。截至 2015 年，该药尚未在中国上市。制备方法为：采用 HuMAB-Mouse™ 技术在小鼠体内转入人肿瘤坏死因子-α 抗体基因簇，经抗原免疫后产生。

作用机制　人肿瘤坏死因子-α 是一种促炎症细胞因子，主要由活化的单核细胞和巨噬细胞产生，少量由 T 细胞产生，它可通过激活细胞因子网络系统而诱发全身炎性反应，导致血流动力学改变、微血管损伤及急性肺间质损伤等。多种慢性炎症性疾病如类风湿关节炎、银屑病关节炎、强直性脊柱炎等患者的血清、滑膜和关节液中均存在肿瘤坏死因子-α 水平的异常升高。人肿瘤坏死因子-α 是关节炎症的重要介质，可以通过诱导免疫细胞的活化增殖、多种细胞因子和酶的释放等多种炎症反应，参与强直性脊柱炎等疾病的发生发展过程。戈利木单抗可以靶向结合游离的以及膜表面的人肿瘤坏死因子-α，抑制人肿瘤坏死因子-α 与其受体结合，阻断其生物效应，包括降低细胞间黏附分子、血管细胞黏附分子、E 选择素等细胞黏附蛋白的表达以及抑制白介素-6、白介素-8、粒细胞集落刺激因子、粒细胞巨噬细胞集落刺激因子等炎性细胞因子的分泌，从而减缓骨、软骨以及组织的炎症和损伤。

临床应用　主要用于治疗中度至重度活动期类风湿关节炎、活动期银屑病关节炎和强直性脊柱炎患者。戈利木单抗可以单用，也被美国食品药品管理局及加拿大卫生部批准与甲氨蝶呤联用，来减少中度至重度活动期类风湿关节炎、中度至重度活动期银屑病关节炎、改善常规药物治疗无效的强直性脊柱炎成人患者的症状和体征。此外，美国食品药品管理局于 2013 年 5 月批准了戈利木单抗用于治疗对既往治疗抵抗或需要持续类固醇激素治疗的中度至重度溃疡性结肠炎患者。

不良反应　最常见的不良反应包括上呼吸道感染、注射部位红肿、尿路感染和鼻咽炎。少见的严重不良反包括严重感染（结核杆菌感染）、侵袭性真菌感染、过敏性反应、乙型肝炎病毒感染、淋巴瘤、代偿性心力衰竭和神经系统疾病等。

注意事项　对于患有严重感染的患者（如败血症、肺结核与机会性感染）和对戈利木单抗过敏的患者禁忌使用。对于慢性或复发性感染、暴露于结核病、有严重或机会性感染史以及患有可使其易感的基础病的患者，在治疗前应进行利益风险评估。戈利木单抗作为人肿瘤坏死因子-α 抑制剂，对免疫系统有一定的抑制作用，如合并使用甲氨蝶呤或皮质类固醇等免疫抑制剂，导致机会感染的概率增加，因此在使用过程中应检测患者的症状和体征，如有严重感染迹象，应立即停止治疗。此外，戈利木单抗不能与肝炎疫苗同时注射。

（杨向民　郭　娜）

yōutèkèdānkàng
优特克单抗（ustekinumab）　抗人白介素-12 和人白介素-23 的全人源化单克隆抗体药物。是针对白介素-12 和白介素-23 的共有亚基 p40 的单克隆 IgG1 型抗体。由 1326 个氨基酸组成，相对分子质量大小约为 148 000~149 000。属于全人抗体药物。优特克单抗是由美国强生旗下子公司 Centocor 生物技术公司研发，采用美国 Medarex 公司 UltiMab 平台技术，以白介素-12 和白介素-23 的共有亚基 p40 抗原免疫转基因小鼠制备而成，2009 年 9 月被美国食品药品管理局和欧盟批准上市，主要用于治疗银屑病关节炎。

作用机制　白介素-12 和白介素-23 属于同一细胞因子白介素的家族成员。白介素-12 由 p40 和 p35 两个亚单位组成，具有诱导幼稚的 CD4+T 细胞向 Th1 细胞分化及调节 γ 干扰素表达的功能。白介素-23 则由 p40 和 p19 两个亚单位组成，能够诱导幼稚的 CD4+T 细胞分化为 Th17 细胞及调节白介素-17A、白介素-17F 等细胞因子的表达。白介素-12/γ 干扰素与白介素-23/白介素-17 在自身免疫性疾病银屑病的发生发展过程中发挥着关键的作用。优特克单抗作为靶向白介素-12 和白介素-23 的人源化单克隆抗体药物，可以与白介素-12 和白介素-23 共有的亚基 p40 发生特异性结合，进一步抑制这两种细胞因子与 T 细胞、自然杀伤细胞以及抗原提呈细胞表面的白介素-12 受体 β1 结合，从而抑制炎症级联反应。优特克单抗可有效改善银屑病皮肤损害及银屑病的其他临床症状，包括传统缓解病情抗风湿药物治疗无效的中轴关节炎，同时可有效抑制骨破坏的进展。优特克单抗还可有效改善患者健康评定量表残疾指数及皮肤病生活质量指数评分。

临床应用 主要用于治疗18岁及以上对非生物疾病修饰抗风湿药反应不足的活动性银屑病关节炎的患者，可以单用也可以与甲氨蝶呤联合使用。对于部分肿瘤坏死因子拮抗剂疗效不佳或不能耐受肿瘤坏死因子拮抗剂的患者，可以选用以白介素-12和白介素-23为靶点的优特克单抗进行治疗。此外，优特克单抗对中重度克罗恩病（尤其是英夫利西单抗治疗不佳的患者）亦有一定的治疗作用。优特克单抗半衰期平均长达14~45天，患者可间隔12周给药1次，相对于其他单克隆抗体生物制剂更为方便持久。

不良反应 最常见的不良反应主要包括关节痛、咳嗽、头痛、疲劳、注射部位出现红斑、鼻咽炎和上呼吸道感染。最严重的不良反应主要包括重度感染、心血管疾病和某些恶性肿瘤等，但出现概率极小。其他可能的严重副作用包括严重过敏反应以及可逆性后部白质脑病综合征，一旦发现应立即停药。

注意事项 优特克单抗使用会增加患者病毒、细菌（结核杆菌）、真菌等机会病原菌的感染以及恶性肿瘤的风险，尤其对于合并使用免疫抑制剂的患者更应警惕。对于慢性或复发性感染患者、暴露于结核病患者、有严重或机会性感染史以及患有可使其易感的基础病的患者在治疗前应进行利益风险评估。

(杨向民 郭 娜)

àofǎmùdānkàng

奥法木单抗 （ofatumumab；Hu-Max-CD20） 抗人B细胞CD20的全人源单克隆抗体药物。是全人源IgG1κ单克隆抗体。相对分子质量149 000。属于全人抗体药物。由美国葛兰素史克公司和丹麦Genmab公司联合研发，于2009年由美国食品药品管理局批准用于治疗对氟达拉滨和阿仑珠单抗治疗无效的慢性淋巴细胞白血病，于2010年由欧盟药品审评管理局批准上市。

制备时需首先获得鼠单抗重轻链可变区的基因片段，然后将其分别连接克隆载体，并对鼠源可变区编码基因进行聚合酶链反应定点突变，最后构建真核表达系统由哺乳动物细胞表达产生。CD20分子表达于成熟及未成熟的正常B淋巴细胞以及慢性淋巴细胞白血病的B细胞。奥法木单抗与CD20分子胞外段结合，通过补体依赖的细胞毒作用和抗体依赖性细胞介导的细胞毒性途径诱导细胞凋亡。

奥法木单抗主要用于治疗对氟达拉滨和阿仑珠单抗治疗无效的慢性淋巴细胞白血病患者。还对非霍奇金淋巴瘤、类风湿关节炎、多发性硬化症、滤泡淋巴瘤和弥漫性大B细胞淋巴瘤等疾病有潜在疗效。

奥法木单抗主要不良反应包括中性粒细胞减少、肺炎、发热、咳嗽、腹泻、贫血、乏力、呼吸困难、皮疹、恶心、支气管炎和上呼吸道感染。较严重的不良反应为感染（包括肺炎和白血症）、中性粒细胞减少和发热。感染是导致治疗中止的最常见不良反应。输液前需制定好针对严重输液反应的抢救措施。任何严重输液反应均应停药。奥法木单抗治疗可导致肠梗阻，如果治疗中怀疑梗阻需要停药并进一步诊断评估。孕妇及哺乳期妇女慎用。

(李 郁 郭慧芳)

dìnuòdānkàng

地诺单抗 （ denosumab；AMG-162） 特异性靶向核因子κB受体活化因子配体的全人源化单克隆抗体药物。是IgG2单抗。相对分子质量为147 000。属于全人抗体药物。通过基因工程由美国安进公司的转基因小鼠Xenomouse生产。由美国安进公司研制，2010年5月获欧盟委员会批准用于治疗绝经后妇女骨质疏松症和前列腺癌患者激素抑制相关骨丢失；美国食品药品管理局2010年6月批准其用于治疗绝经后女性骨质疏松症，11月批准其用于预防癌症已经转移并且损害骨质的肿瘤患者，2013年6月批准其用于治疗不适合手术切除的成人或骨发育成熟青少年的骨巨细胞瘤。

地诺单抗可以特异性地结合核因子-κB受体活化因子配体，阻止核因子-κB受体活化因子配体和其受体结合，抑制破骨细胞形成及存活，从而降低溶骨，增加骨密度和骨强度。能显著降低骨重塑率，降低骨折的发生率。在骨肿瘤与癌症骨转移患者骨微环境中，肿瘤细胞分泌多种因子刺激基质细胞和成骨细胞大量表达和分泌核因子-κB受体活化因子配体，它与表达于破骨细胞前体及成熟破骨细胞表面的核因子-κB受体活化因子结合，可促进破骨细胞分化、维持破骨细胞功能及其生存，而破骨细胞释放的生长因子进一步促进肿瘤生长，最终形成骨破坏和肿瘤细胞增殖的恶性循环，核因子-κB受体活化因子配体是该恶性循环的关键因素。地诺单抗与核因子-κB受体活化因子配体结合可以抑制其与其受体结合，打破恶性循环，减少骨破坏。

临床上主要用于治疗绝经后

妇女的骨质疏松症；预防癌症转移并且骨质损伤的肿瘤患者，包括癌症所致病理性骨折、高钙血症、骨的手术或放射治疗、脊髓压迫；治疗不适合手术切除的成人或骨发育成熟青少年的骨巨细胞瘤。但不适用于多发性骨髓瘤或其他白血病患者。

不良反应主要包括骨关节疼痛、头痛、恶心、疲劳、背痛等。最常见不良反应为疲劳虚弱，低钙血症及恶心。最严重的不良反应为低钙血症、颌骨坏死和骨髓炎。钙和维生素 D 可以治疗或预防低钙血症。特殊人群使用：可能引起胎儿损害，孕妇慎用；乳腺发育和哺乳可能受损，因此或终止药物使用或终止哺乳；儿童患者尚未确定安全性和有效性；会引起肾损害，肌酐清除率低于 30 ml/min 或接受透析的患者有低钙血症风险，需适当补充钙和维生素 D。需贮藏在 2~8℃，不要冻结，从冰箱取出后不要暴露在温度 25℃ 以上，避光保存，于 14 天内使用。

(李　郁　郭慧芳)

bèilìmùdānkàng

贝利木单抗（belimumab）　特异性靶向 B 淋巴细胞刺激因子的全人源化单克隆抗体药物。是 IgG1λ 单抗。相对分子质量 147 000，仅用于静脉滴注，不可静脉推注给药。这是因为静脉推注虽然可迅速达到较高的血药浓度，达到快速起效的目的，但可能会引起心脏等器官的不适，而滴注可在一段时间内保持血药浓度，且一般而言滴注的量较大。属于全人抗体药物。由人类基因组科学公司和英国葛兰素史克公司联合开发，于 2011 年 3 月被美国食品药品管理局批准用于系统性红斑狼疮的治疗，是美国食品药品管理局批准的第一个治疗红斑狼疮的靶向药物。同年被欧洲药品管理局批准上市。

制备时，首先从人单链抗体噬菌体文库筛选出与 B 淋巴细胞刺激因子具有高亲和力的单链抗体，在其中选择具有显著抑制 B 淋巴细胞刺激因子活性的抗体，应用高通量测序获得这些单链抗体重链轻链可变区序列，并将其克隆到含有 IgG1 重和轻链恒定区序列的表达载体而得到。

贝利木单抗是 B 淋巴细胞刺激因子的特异性抑制剂。B 淋巴细胞刺激因子又称为 B 细胞活化因子，属于肿瘤坏死因子超家族成员，存在于多种类型免疫细胞膜上，如单核细胞、激活的中性粒细胞、T 细胞及树突状细胞等，各种炎性细胞因子均可使其表达或分泌提高，离开细胞膜后，成为可溶性 B 淋巴细胞刺激因子三聚体，它是 B 细胞激活的共刺激因子，也是 B 细胞存活的关键因子，在体液免疫中起重要的作用。B 淋巴细胞刺激因子为 B 细胞生长所必需，可与 B 细胞上相应的受体结合从而刺激 B 细胞的生长分化，因此其过度表达与系统性红斑狼疮的发病密切相关。贝利木单抗通过结合可溶性 B 淋巴细胞刺激因子三聚体可特异性阻断其与 B 细胞上受体结合，抑制 B 细胞的生存和 B 细胞向浆细胞的分化，从而达到减轻系统性红斑狼疮症状的作用。贝利木单抗不与表达于细胞膜上的 B 淋巴细胞刺激因子结合。

临床上用于成人红斑狼疮患者中正在接受标准治疗（包括类固醇皮质激素、免疫抑制剂和非甾体抗炎药）的活动性、自身抗体阳性的系统性红斑狼疮的治疗。不良反应主要有恶心、腹泻、发热、鼻咽炎、支气管炎、失眠、肢体疼痛、抑郁、偏头痛和咽炎。最常见的输液反应为头痛、恶心和皮肤反应。为预防输液反应和超敏性反应，给药前应考虑预防给药。对贝利木单抗有过敏反应者禁止使用。

(李　郁　郭慧芳)

yipǔdānkàng

易普单抗（ipilimumab；MDX-010；MDX-101）　特异性结合并抑制细胞毒 T 淋巴细胞相关抗原 4，激活人体免疫系统，用于治疗转移性黑色素瘤及其他肿瘤的 IgG1 型全人单克隆抗体药物。属于全人抗体药物。由美国百时美施贵宝公司研发。于 2011 年 3 月被美国食品药品管理局批准上市，用于治疗已经发生转移或无法手术切除的晚期黑色素瘤。2012 年 2 月，易普单抗被加拿大卫生部批准用于治疗无法切除或转移、且不能耐受其他系统治疗或治疗无效的黑色素瘤。同年 11 月，欧盟批准用于转移性黑色素瘤的二线治疗。

易普单抗是一个重组的、全人单克隆抗体，通过中国仓鼠卵巢细胞培养而生产的。

细胞毒 T 淋巴细胞是机体内能够识别并杀伤肿瘤细胞的一类免疫细胞，但机体内也存在着抑制其杀伤作用的机制。细胞毒 T 淋巴细胞相关抗原 4 是 T 细胞激活的负性调控子，当细胞毒 T 淋巴细胞细胞表面的 T 淋巴细胞相关抗原 4 被激活时，细胞毒 T 淋巴细胞杀伤肿瘤细胞的作用便受到抑制，使肿瘤细胞得以存活。易普单抗能够结合 T 淋巴细胞相关抗原 4，关闭其抑制作用，从而使细胞毒 T 淋巴细胞能够持续杀伤肿瘤细胞。

对晚期黑色素瘤，易普单抗

治疗可延长患者的生存期。截至2015年底，接受易普单抗治疗的患者约有20%生存期长于3年，有报道的生存期最长的1例已达到10年。除了黑色素瘤，易普单抗在临床试验中也显示出对非小细胞肺癌、胰腺癌及前列腺癌的治疗效果。易普单抗除作为单药使用外，也可与其他药物进行联合应用，如美国临床肿瘤学会2014年年度会议报告了第一个联合易普单抗和尼鲁单抗治疗晚期黑色素瘤的Ⅰ期临床试验，结果显示患者的两年生存率可达79%。由于可诱导T细胞激活和增殖，易普单抗可引发与免疫反应相关的严重的或威胁生命的不良反应，包括肠炎、肝炎、皮炎、神经系统炎症（可能导致瘫痪）、某些腺体炎症或眼炎，可能出现的症状包括：胃痛、腹胀、便秘或腹泻、便血、皮肤或眼睛发黄、恶心呕吐、皮疹、不寻常的肢体无力、手足麻痹、复视等。与来氟米特或维罗非尼联合使用可能会增加对肝脏的毒性。激素类药物在使用易普单抗治疗前应避免服用，但可用于治疗易普单抗引起的免疫相关的副作用。与抗凝血剂联用有增加胃肠道出血风险的可能。

(徐　静　余　璐)

kǎnàdānkàng

卡那单抗（canakinumab）　抗人类白细胞介素-1β的全人源化IgG1/κ单克隆抗体药物。相对分子质量145 157。由小鼠骨髓瘤细胞Sp 2/0表达，该细胞来源于携带有人类免疫球蛋白谱的基因工程小鼠。属于全人抗体药物。由瑞士诺华公司研制，于2009年6月，由美国食品药品管理局批准用于治疗冷吡啉相关周期性综合征中的穆-韦综合征和家族性寒冷性自身炎症性综合征；于2009

年7月由瑞士药监局批准用于治疗同类冷吡啉相关周期性综合征和新生儿发病多系统炎症病；截至2015年，该药已在包括美国、日本、瑞士、欧盟等在内超过60个国家和地区获得批准用于治疗冷吡啉相关周期性综合征。

冷吡啉相关周期性综合征是一种罕见的遗传性自身免疫性疾病，冷吡啉相关周期性综合征包括家族性寒冷性自身炎症性综合征和穆-韦综合征。该疾病的症状包括发热、寒战、皮疹、疲劳、关节痛和眼睛发红。由于Nalp3/Cias1基因突变而导致炎性因子如白介素-1β过度释放引发炎症。白介素-1β参与调节多种炎症过程，如在痛风急性发作时，尿酸结晶会激活NOD样受体蛋白3炎症反应，导致白介素-1过度释放，这是痛风急性发作的原因之一。另外白介素-1也是类风湿关节炎的主要介质，可使滑膜细胞和软骨细胞合成和释放胶原酶及其他蛋白溶解酶，并抑制软骨细胞合成蛋白多糖，同时白介素-1本身也是一种破骨细胞激活因子，因此抑制白介素-1活性能防止软骨损害。卡那单抗可与白介素-1β特异性结合，可阻断其与白介素-1受体结合，中和其活性，抑制炎症反应。

该药临床上主要用于治疗儿童和成人冷吡啉相关周期性综合征。同时用于治疗三种形式的关节炎：类风湿关节炎、全身型幼年特发型关节炎和痛风关节炎。在慢性阻塞性肺疾病、糖尿病和老年性黄斑变性中也有应用。

常见不良反应包括上呼吸道感染、腹泻、流行性感冒、鼻咽炎、关节炎、支气管炎、肠胃炎、体重增加、肌痛、注射部位疼痛、头痛和恶心。极少数患者注射部

位出现疼痛、红斑、肿胀、瘙痒、瘀伤和炎症。眩晕发生比例9%～14%，继续治疗症状消失。还可发生白细胞、中性粒细胞及血小板下降及转氨酶升高。该药可发生超敏反应，禁用于对卡那单抗过敏的患者。由于肿瘤坏死因子抑制药和白介素-1抑制药合用，可造成严重感染和中性粒细胞减少，所以不推荐合用。

(李　郁　郭慧芳)

léimòlúdānkàng

雷莫芦单抗（ramucirumab）　抗人血管内皮生长因子受体2的全人单克隆抗体药物。属于人IgG1型抗体。属于全人抗体药物。由美国礼来公司用天然噬菌体展示抗体库技术研发，2014年4月21日，由美国食品药品管理局批准上市，批准的适应证为化学治疗失败的胃癌、胃-食管结合部腺癌。雷莫芦单抗可与人血管内皮生长因子受体2特异性结合，阻断血管内皮生长因子配体（血管内皮生长因子-A，血管内皮生长因子-C，血管内皮生长因子-D）与受体的结合，抑制受体激活，抑制血管内皮生长因子诱导的人内皮细胞的增殖和迁移，产生抗血管生成作用。

适用于晚期或转移性胃癌、胃-食管结合部腺癌，曾用氟嘧啶或含铂化学治疗后疾病进展患者的治疗。不良反应主要有出血、动脉血栓事件、高血压、输血相关反应、伤口不愈合、伴有Child-Pugh B或C等级的肝硬化和可逆性后部白质脑综合征等。严重出血、动脉血栓患者应停止使用，由于雷莫芦单抗为抗血管生成单抗，有增加胃肠道穿孔的风险，故胃肠道穿孔的患者也应终止使用雷莫芦单抗。严重高血压患者应暂时停用雷莫芦单抗，

直至血压控制。由于雷莫芦单抗为抗血管生成单抗，对伤口愈合有潜在不良影响，所以手术前不宜使用雷莫芦单抗，如患者在治疗期间发生伤口不愈合的并发症，终止用药直至伤口完全愈合。在有 Child-Pugh B 或 C 的肝硬化患者中只有当治疗的潜在获益超过临床恶化的风险才使用；可逆性后部白质脑综合征患者应禁用该药。

（李 郁 吴 娟）

ruìxībākù

瑞西巴库（raxibacumab） 靶向炭疽毒素保护性抗原的全人单克隆抗体药物。属于人 IgG1λ 轻链抗体。相对分子质量为 146。属于全人抗体药物。由英国剑桥抗体技术集团和美国人类基因组科学生物制药公司（于 2012 年 7 月被英国葛兰素史克公司收购）联合研发，应用重组 PA 蛋白从噬菌体抗体库中筛选获得。于 2012 年 12 月被美国食品药品管理局批准用于预防和治疗吸入性炭疽病。

在炭疽感染中起关键作用的炭疽毒素由三种成分组成：保护性抗原，致死因子和水肿因子，其中保护性抗原是与炭疽毒素细胞表面受体结合的亚基，致死因子和水肿因子则是催化毒性反应的亚基。炭疽毒素中的致死毒素是由保护性抗原和致死因子装配而成，在炭疽感染中起急性发作作用，而水肿毒素则是由保护性抗原和水肿因子装配而成，可引起感染部位发生水肿性损伤。瑞西巴库可与野生型炭疽毒素保护性抗原高亲和性结合，其平衡解离常数为（2.78±0.9）nmol/L。可抑制炭疽毒素保护性抗原与细胞受体的结合，阻止炭疽致死因子和水肿因子进入细胞内，从而中和炭疽毒素的致病作用。

在与适当的抗菌药物联合应用时可用于治疗成人和儿童患者因炭疽芽孢杆菌引起的吸入性炭疽病。也可用于预防其他疗法不可用或不合适时的吸入性炭疽。不具有直接的抗菌活性，不能穿透血脑屏障，且不能预防或治疗脑膜炎。使用时应与适当的抗细菌药联合应用。瑞西巴库无论是单用或与环丙沙星联用，均有良好的耐受性；半衰期为 20～22 天，血药浓度峰值达 988 mg/L；该药物的重复给药是安全的，不会导致免疫反应进一步发展。

最常见的不良反应是皮疹、瘙痒、肢体疼痛和嗜睡。其他不良反应包括贫血、白细胞减少、淋巴结肿大、心悸、眩晕、疲劳、输液部位疼痛、外周水肿、血淀粉酶增加、血肌酸磷酸激酶升高、凝血酶原时间延长、背部疼痛、肌肉痉挛、血管迷走性晕厥、失眠、面部潮红、免疫原性高血压等。如果上述反应发生，应延缓或中断输注，并根据反应的严重程度给予适当的治疗。术前用药及应用本药前 1 h 内给予苯海拉明可减少输液反应的风险。

（李 郁 张 玲）

kàngtǐ rónghé dànbái yàowù

抗体融合蛋白药物（antibody fusion protein drugs） 将抗体与其他活性蛋白融合而制备的具有多种生物学功能的药物。抗体融合蛋白的构建可以采用化学交联的方法，但构建的蛋白组成不均一、性能不稳定、分子大、穿透能力低、免疫原性大。随着基因工程和基因工程抗体制备技术的迅速发展，特别是 20 世纪 90 年代以来噬菌体抗体库展示技术的发展，不仅使抗体片段的筛选和制备越来越方便，而且由于基因工程抗体片段的分子小、功能强、

稳定性高、易于基因融合的特点，抗体融合蛋白的构建越来越方便。以一段多肽链连接抗体分子和功能蛋白的构建方法，使抗体融合蛋白结构稳定性高，性能可靠。可在原核生物、真核生物、哺乳类动物以及植物中得到有效的表达，使大规模生产抗体融合蛋白药物成为可能。

分类 主要分为两类：一类是含 Fc 段的抗体融合蛋白，它是利用 IgG1 的 Fc 段（可与细胞表面的 Fc 受体结合）与某些负责对抗原的特异性结合和亲和作用的蛋白融合而成，如阿法赛特中的淋巴细胞功能相关抗原-3 和阿巴西普中的细胞毒性 T 淋巴细胞相关抗原-4。另一类是将抗体 Fv 段与其他生物活性蛋白，如细胞因子、毒素、酶等结合，利用抗体的特异性识别功能将这些生物活性物质引导到特定部位。

生物学特性或药理作用 抗体融合蛋白药物具有高度特异性，可发挥靶向治疗的作用。这种靶向作用也具有多样性，主要包括靶抗原的多样性、抗体结构的多样性、作用机制的多样性以及弹头化合物的多样性。

药理作用机制 ①通过阻断或中和作用产生治疗效果，如抗肿瘤坏死因子-α 抗体治疗类风湿关节炎，抗呼吸道合胞病毒抗体治疗呼吸道合胞病毒感染。②通过抗体 Fc 部分的免疫效应机制产生治疗效果。人类免疫球蛋白 Ig 能通过其 Fc 段与多种细胞表面的 Fc 受体结合，不同类别的 Ig 可与不同的细胞受体结合，产生不同效应。IgG 的 Fc 段能与吞噬细胞、自然杀伤细胞、B 细胞等表面的 Fc 受体结合，分别介导调理作用、抗体依赖性细胞介导的细胞毒作用、胞饮作用等。此外，抗

体上 Fc 与细胞上相应受体结合增加了靶抗原上与抗体交联的分子密度。③利用抗体的靶向性，将具有细胞毒性治疗药物，如放射性核素、细胞毒药物、毒素及全药带到靶部位。

应用 已上市的常见抗体融合蛋白药物有：阿巴西普由美国百时美施贵宝公司应用基因重研发，2005 年 3 月经美国食品药品管理局批准用于治疗类风湿关节炎；阿法赛特由美国百健（Biogen）公司研发，2003 年被美国食品药品管理局批准用于治疗慢性中重度银屑病，是首个治疗寻常型银屑病的生物药品；依那西普由美国英姆纳克斯（Immunex）公司研发，1998 年 11 月首次被美国食品药品管理局批准用于治疗类风湿关节炎，是全球首个用于风湿病治疗的全人源化可溶性的肿瘤坏死因子拮抗剂；注射用重组人 II 型肿瘤坏死因子受体-抗体融合蛋白由中国上海中信国健药业股份有限公司研发，2006 年由中国国家药品监督管理部门批准用于治疗类风湿关节炎、强直性脊柱炎、银屑病性关节炎，是中国第一个上市的肿瘤坏死因子拮抗剂。

（李 郁 鞠 迪）

āfǎsàitè

阿法赛特（alefacept） 由人类淋巴细胞功能相关抗原-3 的可与 T 淋巴细胞表面 CD2 结合的细胞外部分与人类 IgG1 的 Fc 片段融合组成的全人源性抗体融合蛋白药物。相对分子质量为 91 400。阿法赛特是应用 DNA 重组制药技术在中国仓鼠卵巢哺乳动物细胞表达系统制备。由美国百健（Biogen）公司研发，2003 年被美国食品药品管理局批准上市，用于治疗慢性中重度银屑病，是首

个治疗寻常型银屑病的生物药品。

作为选择性免疫调节剂，阿法赛特可通过与 T 淋巴细胞表面抗原 CD2 特异性结合从而抑制人淋巴细胞功能相关抗原 3 与 CD2 的相互作用，进而影响记忆性 T 淋巴细胞的活化和增殖。另外，还可通过 IgG1 区与巨噬细胞和自然杀伤细胞等细胞上的 FcR III 受体结合诱导 CD4$^+$ 和 CD8$^+$ 记忆性 T 淋巴细胞的选择性凋亡。记忆性 T 细胞表面的 CD2 表达高于初始 T 细胞，因此阿法赛特能通过双重机制直接作用于人体免疫系统的记忆性 T 细胞，从而中断银屑病的发病过程，而对正常免疫功能没有影响。一方面可以通过阻断 CD2/LFA-3 协同刺激通路来选择性阻断记忆性 T 细胞的再活化，另一方面可以降低外周及皮肤中记忆性 T 细胞的数量。

主要用于治疗成人中重度慢性斑块型银屑病，可与低效价局部皮质类固醇激素一起使用。常见其他不良反应有淋巴细胞减少、恶性肿瘤发生机会增加，可引起严重感染及过敏反应。其他不良反应有咽炎、头昏、咳嗽、恶心、瘙痒、肌痛、寒战，注射部位可出现疼痛及炎症反应。使用最大剂量（0.75 mg/kg 静脉注射）后可出现寒战、头痛、关节痛、鼻窦炎等症状。部分患者出现抗-Alefacept 抗体。

由于阿法赛特是用于成年人中度或重度慢性斑块状银屑病全身或光线疗法的生物制剂，使用时应注意不与其他免疫抑制剂或光线疗法同时使用。对阿法赛特及其组分过敏者、肝肾功能不全者不能使用。尚无儿童用药安全性资料，儿童禁用。阿法赛特是免疫抑制剂，可能会增加感染复发机会和引起慢性感染，治疗中

应检测是否出现感染体征和症状，一旦出现严重感染应立即停药。可能会通过诱导凋亡或者重分步使外周血和皮肤中 CD4$^+$T 淋巴细胞的数量降低，超剂量使用应密切观察淋巴细胞和 CD4$^+$T 淋巴细胞计数。用药期间及停药 8 周内怀孕应立即告诉医生。

（李 郁 鞠 迪）

ābāxīpǔ

阿巴西普（abatacept） 由人类细胞毒性 T 淋巴细胞相关抗原-4 的胞外段和人类 IgG1 的 Fc 片段融合组成的全人源性抗体融合蛋白药物。由美国百时美施贵宝公司应用基因重组技术合成制备。2005 年 3 月经美国食品药品管理局批准在美国首次上市，用于治疗类风湿关节炎，同年在加拿大上市。截至 2015 年，还未在中国上市。

作为选择性 T 细胞共刺激调节剂，阿巴西普可通过与抗原递呈细胞上的 CD80 和 CD86 结合抑制 T 细胞的激活。激活的 T 细胞大量存在于类风湿关节炎患者的关节滑膜中，与 RA 发病相关。至少需要得到来自抗原递呈细胞的两种信号才能完全激活 T 细胞，其中 T 细胞上的 CD28 与抗原递呈细胞上 CD80 或 CD86 的相互作用就是共刺激信号传导的关键步骤。阿巴西普通过与抗原递呈细胞上 CD80 和 CD86 结合进而阻断两者与 T 细胞上的 CD28 的相互作用，从而抑制 T 细胞的激活。另外，阿巴西普还可降低单核细胞的黏附与迁移能力和滑膜巨噬细胞的炎症活性，抑制 T 细胞依赖的 B 细胞反应等。

适用于经一种或多种缓解病情抗风湿药，如甲氨蝶呤、肿瘤坏死因子阻断剂治疗但应答不足的中、重度活动性类风湿关节炎

成年患者。可延缓疾病带来的结构性损伤进程、改善患者躯体功能减轻患者体征和症状。可单独使用，或与其他药物联合治疗成人中至重度活动性类风湿关节炎，以减少疾病体征和症状，包括诱导主要临床应答、抑制关节结构损害进展和改善机体功能。

最常见的不良反应为头痛、上呼吸道感染、鼻咽炎和恶心。需要临床干预的最常见不良反应为感染，其中需要中断治疗的最常见感染为上呼吸道感染、支气管炎和带状疱疹。需要停药的最常见感染为肺炎、局部感染和支气管炎。由于阿巴西普抑制了免疫系统，因此最严重不良反应为严重感染和恶性肿瘤。不宜用于对其活性成分及其他成分过敏者，不推荐该药与肿瘤坏死因子阻断剂联用。

（鞠 迪）

yīnàxīpǔ

依那西普（etanercept） 由人类肿瘤坏死因子受体的细胞外配体结合部分与人类 IgG1 Fc 段融合组成的抗体融合蛋白药物。由 931 个氨基酸组成，相对分子质量为 150 000。由美国英姆纳克斯（Immunex）公司应用基因重组技术合成制备，1998 年 11 月被美国食品药品管理局批准用于治疗类风湿关节炎，是全球首个用于风湿病治疗的全人源化可溶性的肿瘤坏死因子拮抗剂。2000 年 6 月被美国食品药品管理局批准作为治疗中度至重度活动性类风湿关节炎一线药物，并于同年 11 月在欧洲上市。2002 年被美国食品药品管理局批准用于治疗关节病性银屑病。2010 年 3 月，获中国国家药品监督管理部门批准在中国上市。

该药可特异性地与血液或细胞外液中可溶性肿瘤坏死因子-α结合，阻断肿瘤坏死因子-α和细胞表面肿瘤坏死因子受体的相互作用，降低肿瘤坏死因子-α活性，从而在体内对肿瘤坏死因子-α介导的炎性反应有显著抑制作用。此外，还可调节肿瘤坏死因子-α诱导或介导的其他下游分子（如：细胞因子、黏附分子或蛋白酶）调控的生物反应。作为新型免疫调节蛋白，对肿瘤坏死因子-α的亲和力比单体肿瘤坏死因子受体2高 1000 倍，半衰期也长 5 倍。

中度至重度活动性类风湿关节炎的成年患者对包括甲氨蝶呤在内的改善病情的抗风湿药 DMARD 无效时，可用依那西普与甲氨蝶呤联用治疗。依那西普单独使用或与甲氨蝶呤联用时，可降低 X 射线检测时对关节的损害，并改善关节功能。重度活动性强直性脊柱炎的成年患者对常规治疗无效时可使用依那西普治疗。

主要不良反应为注射部位局部反应，包括轻至中度红斑、瘙痒、疼痛和肿胀等，注射部位反应通常发生在开始治疗的第一个月内，在随后的治疗中发生频率降低。注射部位反应平均持续 3~5 天。其他不良反应包括头痛、眩晕、皮疹、咳嗽、腹痛、白细胞计数减少、中性粒细胞减少、鼻炎、发热、关节酸痛、肌肉酸痛、困倦、面部肿胀、面部过敏、肝功能异常、肾结石、肺纤维化等。

注意该药可诱发感染，患者有反复发作的感染史，尤其是老年者，应慎重使用，如果使用过程中出现感染，应及时停药并密切观察。另外，使用中应注意包括血管性水肿、荨麻疹以及其他严重反应，根据其情况给予抗过敏药物或停药。使用期间，不可接种活疫苗。重度心衰患者、治疗前有乙型及丙型病毒感染活性者不宜使用。治疗前对有结核感染或感染可疑者应首先抗结核治疗 3 个月，再考虑使用本药。在治疗类风湿关节炎时宜与甲氨蝶呤联合应用以提高疗效。

（李 郁 鞠迪）

zhùshèyòng chóngzǔ rén II xíng zhǒngliú huàisǐ yīnzǐ shòutǐ-kàngtǐ rónghé dànbái

注射用重组人 II 型肿瘤坏死因子受体-抗体融合蛋白（recombinant human tumor necrosis factor-α receptor II: IgG Fc fusion protein for injection） 应用基因重组技术制备的由人肿瘤坏死因子受体细胞膜外配体结合部分与人 IgG1Fc 片段融合组成的用于治疗类风湿性关节炎及斑块状银屑病的抗体融合蛋白药物。由 934 个氨基酸组成，相对分子质量约为 150 000。由中国上海中信国健药业股份有限公司研发，2006 年由中国国家药品监督管理部门批准用于治疗类风湿关节炎、强直性脊柱炎、银屑病性关节炎，是中国第一个上市的肿瘤坏死因子拮抗剂。

肿瘤坏死因子是机体自然产生的一种细胞因子，参与正常的炎症和免疫反应。肿瘤坏死因子的生物学活性因与细胞表面不同受体分子（如 p55 和 p75）的结合而不同。重组人 II 型肿瘤坏死因子受体-抗体融合蛋白含有肿瘤坏死因子受体（p75）的配体结合部分，能够与肿瘤坏死因子受体竞争性结合肿瘤坏死因子，抑制肿瘤坏死因子的生物学活性。

该药主要用于中度及重度活动性类风湿关节炎，18 岁及以上成人中度至重度斑块状银屑病，活动性强直性脊柱炎等治疗。常见不良反应是在开始治疗的第一个月内注射部位出现中度红斑、瘙痒、疼痛和肿胀等，在随后的治疗中发生频率降低。其他不良反应包括头痛、眩晕、皮疹、失眠、咳嗽、腹痛、上呼吸道感染、血压升高、外周血淋巴细胞比例增多、鼻炎、发热、关节酸痛、肌肉酸痛、困倦、面部肿胀、转氨酶升高等。大部分无需处理。注意有反复发作的感染史或者有易导致感染的潜伏疾病、充血性心衰等患者应慎重使用；在使用过程中患者出现上呼吸道反复感染或有其他明显感染倾向时，应及时到医院就诊，由医生根据具体情况指导治疗；当发生严重感染如糖尿病继发感染，结核杆菌感染等时应停用；在使用过程中，应注意过敏反应的发生，包括血管性水肿、荨麻疹以及其他严重反应，一旦出现此类反应，应立刻中止治疗，并予适当处理。由于肿瘤坏死因子可调节炎症及细胞免疫反应，因此在使用时，应充分考虑到可能会影响患者的抗感染及恶性肿瘤的作用。使用期间不可接种活疫苗。败血症、活动性结核病患者、对该药物或制剂中其他成分过敏者禁用。

（李 郁 鞠迪）

piànduàn kàngtǐ yàowù

片段抗体药物

（antibody fragment drugs） 通过蛋白酶消化的方式或基因克隆技术将天然抗体分子分解为多个片段，再通过基因重组技术将抗体不同片段以多种方式组合制备的具有抗体特异性和亲和力的抗体药物。1996 年美国食品药品管理局批准由德国勃林格殷格翰公司推出的若莫单抗上市，用于治疗肺癌。2001 年12 月 11 日美国 Immunomedics 公司推出了阿西莫单抗，用于结肠

癌影像诊断。2003 年纳斯达克上市医药企业又研制开发贝妥莫单抗，用于非霍奇金淋巴瘤影像诊断。2007 年 3 月 20 欧洲药品管理局批准了瑞士诺华公司旗下 Neu Tec Pharma 公司研发的依芬古单抗的上市，用于治疗严重真菌感染。截至 2015 年，上市的片段抗体药物还有莫奥珠单抗、阿非莫单抗等。

分类 片段抗体药物主要包括抗原结合片段（Fab）、单价的单链抗体、单域抗体、分子识别单位和多价的双特异抗体、细胞内抗体等抗体药物。抗体 Fab 片段由完整轻链和重链可变区 VH 和恒定区 CH1 构成。重组 Fab 是将轻重链可变区分别与人抗体的 κ 链和重链 CH1 重组。Fab 结构稳定，制备简便，具有与完整抗体相同的抗原结合活性，但表观亲和力较低。单链抗体是用一个连接肽将抗体的重链可变区 VH 和 VL 连接而成的重组小分子抗体，是含有完整抗原结合部位的最小抗体片段。单域抗体是保留了较好的抗原结合力和特异性的 VH 小分子抗体片段，其体积约为完整抗体的 1/12。单域抗体异源性低，组织穿透性强，且经肾脏快速廓清，因此在肿瘤显影和细胞毒性制剂传递中的导向性和安全性更高。同时它也能有效地中和包括毒素、细胞因子和凝血因子在内的可溶性胞外蛋白。纳米抗体也属于单域抗体，仅由一个重链可变区组成的单域抗体（V_{HH}），它是具有完整功能的最小的抗原结合片段。纳米抗体具有高度水溶性和构象稳定性，能识别独特的抗原表位，能有效地穿过血脑屏障，因而有望成为治疗神经性疾病和脑肿瘤的新药。分子识别单位是由单个互补决定

区组成的小分子抗体片段，约为完整抗体分子的 1/80 ~ 1/70，它也具有与抗原结合的能力，且由于其穿透力强半衰期短，显像时本底低，在临床诊断中具有潜在的应用前景。双特异抗体通过基因工程操作使一个抗体分子具有两种不同的抗原特异性，其中一个抗原特异性指向体内效应细胞系统，另一个抗原特异性结合靶抗原，将激活的生物效应系统与治疗靶标相联系，可有效地改善抗体药物在体内的药动学和临床治疗效果，达到治疗的目的。细胞内抗体是 Fab、单价的单链抗体、单域抗体、分子识别单位等加上定位信号序列后的片段抗体，可使其在细胞内特定部位表达，中和或调节位于特定亚细胞部位的活性分子或者触发免疫反应。细胞内抗体主要用于疾病的基因治疗。

功能和应用 片段抗体药物可与酶、毒素、抗肿瘤药物和放射性核素等结合用于肿瘤的诊断和治疗，并可用于基因治疗及细胞内抗体技术等。片段抗体药物相对分子质量小、免疫原性弱，用于人体不易产生异源蛋白免疫反应。如阿非莫单抗药物已去除 Fc 段，只保留 F（ab'）$_2$ 片段，既保证了其抗体的活性，又降低了过敏原性，能更好地用于临床治疗脓毒症，减少死亡率。另外片段抗体药物体积小，具有很强的组织渗透性，可以结合不易与完整单抗结合的隐藏抗原表位，包括免疫逃逸病原糖蛋白和酶活性表位。如阿西莫单抗、贝妥莫单抗、若莫单抗都是标记放射性元素锝的抗原结合片段，相对分子质量小、穿透性能强、血清除快，不会对正常组织产生不利影响，与 CT 结合使用更加便捷高效。

（李 郁 鞠迪）

yīfēngǔdānkàng
依芬古单抗（efungumab） 能够特异性结合热休克蛋白90的单链可变区片段的片段抗体药物。来源于大肠埃希菌。由英国生物技术公司 Neu Tec Pharma plc 研发的依芬古单抗，美国食品药品管理局于2002年9月16日批准上市，主要用于与两性霉素B联合治疗成人念珠菌感染。

该抗体药物是重组单链抗体，由于一般抗体相对分子质量较大，在体内的穿透力差，不易进入组织中发挥作用，而用基因工程手段构建更小的具有结合抗原能力的抗体片段（Fv分子或单链蛋白），可避免这一限制，结合抗原的单链蛋白由抗体VL区氨基酸序列和VH区序列经肽连接物连接而成。

依芬古单抗能够特异性地结合热休克蛋白90的单链可变区片段，而热休克蛋白90在真菌细胞壁的形成和修复过程中起到至关重要的作用，通过结合到热休克蛋白90上，依芬古单抗封闭了这个蛋白的生物学活性，弱化了真菌细胞的细胞壁，使得真菌变得脆弱而不易生长。依芬古单抗适应证为严重真菌感染，静脉注射前需用无菌水溶解，主要用来与两性霉素B联合应用治疗严重真菌感染。

（李 郁 南 刚）

mò'àozhūdānkàng
莫奥珠单抗（oportuzumab mona-tox） 能够特异性结合上皮细胞恶性肿瘤相关分子CD326的抗肿瘤单克隆抗体。是一种融合蛋白，由上皮细胞黏附分子抗原的人源化抗体，以及绿脓杆菌外毒蛋白A所共同组成。其靶点为CD326，CD326是上皮细胞黏附分子，具有较强的肿瘤相关性，在上皮细胞恶性肿瘤中大量表达而在正常上皮组织中弱表达。莫奥珠单抗能够特异性地结合CD326，抑制肿瘤的进展。由加拿大 Viventia Biotech Inc.（Toronto，Canada）成功研发莫奥珠单抗，美国食品药品管理局于2005年1月28日批准上市，通过局部给药用作一些实体瘤的治疗。2007年又将莫奥珠单抗应用于膀胱癌的治疗。

莫奥珠单抗通过局部给药用作一些实体瘤的治疗，这些实体瘤包括头颈癌、食管癌以及前列腺癌，并且能够缓解恶性肿瘤引起的腹水，腹膜转移以及胸腔积液。其由抗体片段与抗癌作用部位的结合，进行靶向给药治疗。该药物靶向大多数头和颈部细胞表面蛋白质，对肿瘤部位直接释放强效抗癌作用，可避免损伤正常组织。莫奥珠单抗为罕用药物，用于治疗晚期、复发性头和颈部肿瘤。

莫奥珠单抗药物安全而且没有明显的毒性，在上皮细胞黏附分子阴性的患者中没有出现肿瘤缓解，而对于目标肿瘤其总有效率为53%。莫奥珠单抗有很好的药物耐受性和安全性。

（李 郁 南 刚）

āxīmòdānkàng
阿西莫单抗（arcitumomab） 标记放射性元素锝-99的特异性结合癌胚抗原癌胚抗原的鼠源性Fab′片段抗体药物。癌胚抗原表达于消化道上皮组织，并且高表达于结肠癌，75%以上为腺癌。阿西莫单抗在血液中存在的时间很短，因此能够获得较高的肿瘤－本底比值，提高早期影像的清晰度，而且在血液中与癌胚抗原形成复合物的比率很低，并且很少产生人抗小鼠抗体反应。因此阿西莫单抗主要用于联合计算机X射线断层扫描（CT）进行影像学检查，用于诊断和评估结肠癌复发。由美国 Immunomedics Inc. 公司研发阿西莫单抗，由美国食品药品管理局于1996年6月28日批准上市，用作结肠癌影像诊断产品。

该抗体药物是在杂交瘤细胞株产生的鼠源抗人癌胚抗原单克隆抗体的基础上，利用木瓜蛋白酶将抗体Fc段酶切后得到的对癌胚抗原具有特异性识别并结合的Fab′片段抗体并标记放射性元素锝-99，最终得到的标记放射性元素锝-99的特异性结合癌胚抗原的鼠源性Fab′片段抗体药物。阿西莫单抗作为一种标记放射性元素锝-99的鼠源性Fab′片段抗体药物，能够特异性结合癌胚抗原，癌胚抗原表达于消化道上皮组织，并且高表达于结肠癌，从而用作结肠癌影像诊断。阿西莫单抗联合CT进行影像学检查，主要用于原发性和转移性结直肠癌的诊断和复发评估。阿西莫单抗有相对分子质量小、穿透性能强、血清除快等优点，注射后2~5 h即可清晰成像。

（李 郁 南 刚）

bèituǒmòdānkàng
贝妥莫单抗（bectumomab） 标记放射性元素锝-99的可特异性结合白细胞分化抗原CD22的鼠源性Fab′片段抗体药物。该抗体属于Fab′片段抗体类型。白细胞分化抗原表达于B细胞、肺癌细胞以及非霍奇金淋巴瘤。贝妥莫单抗主要用于联合计算机X射线断层扫描（CT）进行影像学检查，用于诊断非霍奇金淋巴瘤。美国 Immunomedics 公司成功研发贝妥莫单抗，由美国食品药品管理局于1992年4月7日批准上市，用于非霍奇金淋巴瘤的影像学诊断。

该抗体药物是在杂交瘤细胞株产生的鼠源抗人白细胞分化抗原 CD22 单克隆抗体的基础上，利用木瓜蛋白酶将抗体 Fc 段酶切后得到的对白细胞分化抗原 CD22 具有特异性识别并结合的 Fab′ 片段抗体并标记放射性元素锝-99，最终得到标记放射性元素锝-99 的特异性结合白细胞分化抗原 CD22 的鼠源性 Fab′ 片段抗体药物。贝妥莫单抗联合 CT 进行影像学检查，主要用于诊断非霍奇金淋巴瘤，并可以更准确地评估非霍奇金淋巴瘤的分期。很少产生人抗小鼠抗体反应，但是在低分期的淋巴瘤诊断中，贝妥莫单抗的肿瘤亲和力较弱。

（李 郁 南 刚）

bǐxīdānkàng

比西单抗（biciromab）

放射性元素铟标记的特异结合纤维蛋白的鼠源性 Fab′ 片段抗体药物。主要用于诊断血栓栓塞。由美国强生公司的子公司 Centocor Ortho Biotech Inc 研发，美国食品药品管理局批准上市，但是在 1993 年 6 月 1 日 Entocor Ortho Biotech Inc 公司应股东的要求向美国食品药品管理局要求撤回上市产品。

该抗体药物是在杂交瘤细胞株产生的鼠源抗人纤维蛋白单克隆抗体的基础上，利用木瓜蛋白酶将抗体 Fc 段酶切后得到的对纤维蛋白具有特异性识别并结合的 Fab′ 片段抗体并标记放射性元素铟，最终得到标记放射性元素铟的特异性结合纤维蛋白的鼠源性 Fab′ 片段抗体药物。比西单抗能够特异性结合纤维蛋白，通过标记放射性元素铟来实现血液中纤维蛋白的生物学显影，主要用于血栓栓塞的临床诊断。另外还能够用来指示临床中的心肌损伤、心肌梗死、心脏移植排斥反应以及扩张性心肌症。

（李 郁 南 刚）

ruòmòdānkàng

若莫单抗（nofetumomab）

能够特异性结合相对分子质量为 40 000 的癌相关糖蛋白抗原，并标记放射性元素锝-99 的鼠源性 Fab′ 片段抗体药物。这种癌相关糖蛋白抗原存在于癌细胞表面并且不易散布于血液中。若莫单抗除了能在肺癌（包括小细胞肺癌和非小细胞肺癌）中发生抗原抗体反应，其在体外条件下也可与来源于乳腺、直肠、卵巢、前列腺、胰腺、肾的肿瘤发生反应。在血液中的半衰期是 1.5 h，最佳成像时间是注射后 14～17 h。德国 Dr. Karl Thomae Gmb H 公司成功研发若莫单抗，由美国食品药品管理局于 1996 年 8 月 20 日批准上市。

该抗体药物是在杂交瘤细胞株产生的鼠源抗人癌相关糖蛋白抗原单克隆抗体的基础上，利用木瓜蛋白酶将抗体 Fc 段酶切后得到的对癌相关糖蛋白抗原具有特异性识别并结合的 Fab′ 片段抗体并标记放射性元素锝-99，最终得到标记放射性元素锝-99 的特异性结合癌相关糖蛋白抗原的鼠源性 Fab′ 片段抗体药物。

若莫单抗主要应用在处于扩散期的经过活检确认之前没有治疗过的小细胞肺癌患者的影像学检测，结合单光子发射计算机断层成像术对小细胞肺癌病期分类、探测转移、良性与恶性病变的鉴别有很大价值。超敏反应或免疫中和反应所带来的免疫原性可能会妨碍若莫单抗的长期效果，其次一些单核吞噬细胞系统或者肝脏的非特异摄入会干扰若莫单抗对于肿瘤的定位以及产生剂量限制性毒性。

（李 郁 南 刚）

shuānggōngnéng kàngtǐ yàowù

双功能抗体药物（bifunctional antibody drugs）

将两种结合不同抗原的单链抗体融合表达的抗体药物。这种新型抗体能同时与两个不同的抗原结合，即抗体的一个 Fab 段与肿瘤标记物结合，另一个 Fab 段则与药物、毒素或可成为细胞毒性细胞结合，利用其偶联的药物、毒素或富集的细胞毒性细胞靶向杀伤肿瘤细胞。早在 1961 年美国马萨诸塞州布蓝代斯大学生物学系阿尔弗雷德（Alfred Nisonoff）博士等将两种兔多克隆抗体的 Fab 片段通过二硫键连接成功，制备出可识别两种抗原的双功能抗体。后来又通过化学试剂将两种单抗交联得到高产量的双功能抗体，但是此种方法得到的抗体由于产物相对分子质量较大、结构和特性不均一，会被单核吞噬系统快速消除。也可以利用细胞融合技术将两个杂交瘤细胞系融合，制备双功能单克隆抗体。但由于这种方法产生的两种抗体的所有轻重链可能发生重组，并且多为鼠源性，在临床应用受到限制。随着基因工程抗体制备技术的发展，利用此技术制备的双功能抗体既能在原核高产量表达，又不含 Fc 段，没有副作用。

分类　双功能抗体药物根据制备方法的不同分为三类。①化学交联双功能抗体药物。它是通过分别分离纯化两种不同的单克隆抗体，并使其解离为单价抗体，再使两种不同抗原特异性的单价抗体通过化学试剂交联起来，然后分离出目的抗体。此方法容易导致抗体失去活性，产物均一性差。②细胞工程双功能抗体药物。将两种分泌不同特异性单抗的杂交瘤细胞进行再次融合，产生四源杂交瘤细胞，再通过酶联免疫法筛选出分泌双功能抗体的杂交瘤细胞用于生产。此方法中的产生双功能抗体的杂交瘤细胞占整体比例为 10%~50% 不等，且稳定性差，抗体产量少，活性低，费时费力，并在临床应用时存在人抗鼠抗体免疫反应，不适用于临床治疗。③基因工程双功能抗体药物，多采用抗体分子片段（如 Fab、Fv、ScFv）经基因操作修饰后，或体外组装为双抗体，或直接表达分泌型的双功能抗体。

生物学特性 双功能抗体药物在肿瘤治疗中，以导向药物和导向细胞毒细胞最为重要。用于导向药物其效力比单抗高；以较高密度蓄积于瘤细胞，因而减少药物对患者的副作用。用于导向细胞毒细胞时，可改变细胞毒细胞靶特异性。自然杀伤细胞、细胞毒 T 淋巴细胞及淋巴因子激活的杀伤细胞均可被双功能抗体导向激活而成为细胞毒性细胞杀伤肿瘤细胞。这类药物最大优点是在自然状态时很活跃，不必为了要结合靶细胞或有效的药物而需化学上的改变。在使用前，抗体和有效的药物也不必先结合，而且小分子更容易迅速地接近靶部位，在体内被单核吞噬细胞系统清除可能性也小，抗体和小分子药物的活性也不受化学偶联而降低。

功能或应用 主要利用双功能抗体药物对肿瘤进行靶向治疗，清除亚临床病灶，减少乃至消灭肿瘤的复发和转移。如在手术前进行，一方面可使肿瘤缩小，另一方面可以消除肿瘤周围的潜在转移灶，以减少术后残留癌的危险性。由德国 Micro Met 生物技术公司研制、美国安进生产的兰妥莫单抗于 2009 年获得欧盟医药管

理局批准孤儿药（罕见病用病）资格，是第一个被批准进入临床试验的双功能抗体药物。2014 年 9 月 23 日，美国食品药品管理局接受兰妥莫单抗作为首个癌症免疫疗法药物用于治疗费城染色体阴性的复发性白血病的生物制品评审申请。

（李 郁 孙秀璇）

lántuǒmòdānkàng

兰妥莫单抗（blinatumomab）

将抗 B 细胞表面抗原 CD19 和抗 T 细胞受体复合物 CD3 单链抗体融合表达的双功能抗体药物。用于治疗复发或难治性前体急性淋巴细胞白血病和非霍奇金淋巴瘤。由德国 Micro Met 生物技术公司研制，于 2009 年欧盟医药管理局批准为孤儿药（罕见病用药）资格，是第一个被批准进入临床试验的双功能抗体药物。美国安进公司于 2012 年收购获得兰妥莫单抗药物及其他双特异性单链 T 淋巴细胞工程抗体的技术所属权。2014 年 9 月 23 日，美国食品药品管理局接受兰妥莫单抗作为首个癌症免疫疗法药物用于治疗费城染色体阴性的复发性白血病的生物制品评审申请。美国食品药品管理局于 2014 年 12 月 3 日批准兰妥莫单抗粉针剂上市，用于治疗费城染色体阴性的复发或难治性前体 B 细胞型急性淋巴细胞白血病。

结构组成 该抗体药物由结合 T 细胞表面抗原 CD3 和 B 细胞表面抗原 CD19 的单链抗体通过连接肽段融合表达形成的双特异性双功能单链抗体组成，其抗体形式为（scFv-kappa-heavy）-（scFv-heavy-kappa），由于相对分子质量较小，更易穿透肿瘤组织。

制备技术 通过 DNA 重组制药技术将抗 CD19 和 CD3 抗体的

重链和轻链可变区连接在一条多肽链上，在中国仓鼠卵巢细胞中进行表达并分泌到细胞培养上清中，利用层析技术进行纯化获得。

药理作用和作用机制 能够调动细胞毒性 T 细胞杀伤 CD19 表达阳性肿瘤细胞。兰妥莫单抗能够选择性活化患者体内 T 细胞，并利用 CD19 和 CD3 使 T 细胞与肿瘤细胞相结合，细胞毒性 T 细胞释放穿孔素和颗粒酶，使肿瘤细胞发生凋亡，从而消灭肿瘤细胞。还可通过与 T 细胞表面 CD3 受体相结合形成复合物进一步激活 T 细胞信号通路，使 T 细胞表达 CD69、CD25、上调细胞黏附分子、短暂释放炎症因子，使 T 细胞活化，并促使 T 细胞增殖。该抗体药物旨在引导人体自身的 T 细胞杀手攻击肿瘤细胞，并能够在低浓度下起作用，是一种创新的免疫治疗方法。

应用 主要用于治疗复发或难治性前体急性淋巴细胞白血病和非霍奇金淋巴瘤。在非霍奇金淋巴瘤晚期患者的临床 I 期试验中，每天以 0.06 mg/m² 的剂量，持续给药 4~8 周，7 例患者的肿瘤完全消退。在急性淋巴细胞白血病患者的临床 II 期试验中，每天以 0.015 mg/m² 的剂量，持续给药 4 周，有 75% 患者骨髓中的微小残留病灶能够被清除。

不良反应 主要表现为类流感样症状（发热、寒战、乏力、体重减轻、头痛等），其发生可能与药物引起 T 细胞活化并释放肿瘤坏死因子、白介素-6、白介素-10 等炎症因子有关。其他一些临床不良事件还包括：淋巴细胞减少、白细胞减少、C 反应蛋白（由肝脏生成的血浆蛋白，作为炎症的主要指标）升高、高血糖、血小板减少、谷氨酰转肽酶升高。

中枢神经系统或神经系统的不良事件可能导致治疗中断，表现为脑病、失语症、震颤、定向障碍、惊厥等。药物大多数不良反应经对症处理或停药后明显改善，可继续应用该药；只有少数患者因不耐受导致药物无法应用。

（李郁 孙秀璇）

sāngōngnéng kàngtǐ yàowù

三功能抗体药物 （trifunctional antibody drugs）

具有 T 淋巴细胞膜表面 CD3 分子和肿瘤细胞表面抗原两种结合位点以及完整 Fc 片段的单克隆抗体药物。除了具有与双功能抗体药物的两个不同的抗原结合位点外，其完整的 Fc 片段还可以结合有 Fc 受体的效应细胞，如单核细胞、巨噬细胞、自然杀伤细胞、树突状细胞或其他表达 Fc 受体的细胞，与经由 CD3 介导的 T 细胞一起作用于肿瘤细胞，增加了肿瘤杀伤效应，并且通过与辅助细胞（如巨噬细胞）的直接接触，为 T 细胞提供协同刺激信号。20 世纪 80 年代中期德国费森尤斯生物技术公司和垂恩制药（Trion Pharma）制药公司联合研制的全球第一个三功能抗体药物卡妥索单抗于 2009 年被欧洲药品管理局批准用于治疗恶性腹水的癌症患者。2009 年 9 月，该公司研发的厄妥索单抗被美国食品药品管理局批准用于乳腺癌患者的治疗。

三功能抗体药物主要利用基因工程技术和宿主载体表达系统来进行研发制备。已经上市和开展临床研究的三功能抗体药物有三种。①卡妥索单抗是最早的三功能抗体药物，能够靶向表皮细胞黏附分子和 CD3，2009 年欧洲药品管理局批准用于表皮细胞黏附分子阳性的恶性腹水、卵巢癌、胃癌的治疗。②厄妥索单抗，靶

向人表皮生长因子受体 2 和 CD3，用于治疗乳腺癌，处于临床试验 II 期经终止。③ Bi_2O 抗体（FBTA05）药物具有和前二者相同的 Fc 片段，能够靶向 CD20，2010 年 6 月被美国食品药品管理局批准由慕尼黑科技大学进行临床 I 期研究，用于 B 细胞恶性肿瘤的治疗。

三功能抗体可通过结合 CD3 诱导 T 细胞增强抗肿瘤能力，还可以通过结合肿瘤抗原、结合并激活 FcγR I 和 R III 阳性细胞（如树突细胞、巨噬细胞、粒细胞和自然杀伤细胞等），形成由 T 淋巴细胞、肿瘤细胞、辅助细胞构成的三细胞复合体，引发效应细胞对肿瘤细胞的有效杀伤。该类抗体药物能够同时启动免疫系统不同类型的细胞，对肿瘤细胞产生更强的免疫反应。三功能抗体药物的唯一缺点是免疫原性强，不利于大量反复注射，但该药物小剂量使用就可发挥抗肿瘤效应，可以非常有效地杀灭癌细胞。

（李郁 孙秀璇）

kǎtuǒsuǒdānkàng

卡妥索单抗 （catumaxomab）

针对肿瘤细胞表面抗原表皮细胞黏附分子和 T 细胞 CD3，能选择性结合 Fc 受体的三功能抗体药物。由德国汉堡的费森尤斯生物技术公司和德国慕尼黑的垂恩制药（Trion Pharma）制药公司联合研发的卡妥索单抗，2009 年 4 月获得欧盟批准在德国上市，用于治疗由抗表皮细胞黏附分子抗原表达阳性的上皮源性转移瘤引起的恶性腹水。

该抗体由小鼠来源抗表皮细胞黏附分子抗体（一重链和一轻链）和大鼠来源抗 CD3 抗体（一重链和一轻链）组成，抗体的 Fc 段可通过结合 Fcγ 受体与免疫辅

佐细胞（如单核细胞、巨噬细胞、树突细胞）相互作用。通过融合小鼠源性抗表皮细胞黏附分子单抗和大鼠源性抗 CD3 单抗的杂交瘤细胞系进行制备。

大部分肿瘤细胞表皮细胞黏附分子抗原过表达，该药物的一个抗原结合位点可以特异性与其结合，同时另一个抗原结合位点可以与表面表达 CD3 分子的 T 细胞结合，抗体 Fc 区可通过 Fcγ 受体和免疫辅佐细胞相互作用，使得针对肿瘤细胞的 T 细胞活化、抗体依赖细胞介导细胞毒作用、补体依赖细胞毒作用和吞噬作用得以发生，对肿瘤细胞进行有效杀伤。该药物不只针对靶抗原抗表皮细胞黏附分子，还可针对其他的肿瘤抗原，这表明诱导产生了抗个体肿瘤的全面体液免疫反应。该药物适用于标准治疗（包括饮食上限盐、限水，腹水抽取，外科手术）无效或因抗表皮细胞黏附分子阳性肿瘤所致的恶性腹水的治疗。在临床研究中，约 90% 的患者出现不良反应。普遍发生淋巴细胞减少症、腹痛、恶心、呕吐、腹泻、发热、疲劳、寒战和疼痛等不良反应（发生率 ≥ 10%）。比较罕见（发生率 ≤ 1%）的不良反应包括胃出血、肠梗阻、注射部位炎症、渗漏、导管感染、皮肤感染、惊厥、急性肾衰竭、肺栓塞、严重胸腔积液、严重过敏性皮炎、严重皮疹、严重表皮脱落、严重皮肤反应等。本抗体药物给药前，需静脉注射 1000 mg 对乙酰氨基酚以预防不良反应发生；卡妥索单抗需以 0.9% 氯化钠溶液稀释后，通过恒速输液泵腹腔内给药。分别在第 0、3、7、10 天给药，剂量分别为 10、20、50、100 mg，每次给药间隔至少两天，可根据不良反应情况适

当延长，但总的治疗时间不超过20天。

（李 郁 孙秀璇）

ètuǒsuǒdānkàng
厄妥索单抗（ertumaxomab）

针对肿瘤细胞表面抗原 HER2/neu 和 T 细胞表面抗原 CD3，并能选择性结合 Fc 受体的三功能抗体药物。该抗体由抗 CD3 的大鼠 IgG_{2a} 和抗人表皮生长因子受体 2（human epidermal growth factor receptor-2，HER2）小鼠 IgG_{2b} 组成，并能够与 I/III 型 $Fc\gamma$ 受体结合。由德国垂恩制药（Trion Pharma）制药公司与德国汉堡的费森尤斯生物技术公司研发，美国食品药品管理局批准该药开展用于转移性乳腺癌治疗的临床研究，2011 年，由于费森尤斯生物技术公司内部发展计划的改变，在评估乳腺癌治疗的 II 期临床试验时此药物被停止。通过融合大鼠源性抗 CD3 单抗和小鼠源性抗 HER2 单抗的杂交瘤细胞系进行制备。

该抗体能与靶细胞和 T 细胞结合，同时结合表达 Fc 受体的自然杀伤细胞或巨噬细胞，从而产生一系列免疫反应来杀伤肿瘤细胞。能介导辅助性 T 淋巴细胞参与强烈的免疫反应，诱发 HER2/neu⁺ 肿瘤细胞、CD3⁺ T 细胞和 $Fc\gamma^+$ 受体辅助细胞组成复杂的三细胞复合物，从而能高效消除肿瘤细胞。具体的作用机制包括三个方面。①三功能抗体介导激活 T 细胞释放细胞因子和穿孔素的裂解酶来杀伤肿瘤细胞。②由于细胞因子的释放和 T 细胞及辅助细胞的刺激因子表达的干扰导致 T 细胞无反应性。③三细胞复合体摄取、加工、呈递肿瘤相关蛋白的另外一个有效机制是肿瘤细胞通过 Fc 受体阳性细胞（如巨噬细胞、树突细胞）的吞噬

作用发挥作用的。

厄妥索单抗主要用于治疗 HER2/neu 阳性的乳腺癌，可与其他抗 HER2/ErbB 的药物（如曲妥珠单抗）一起使用对患者进行治疗。100 μg 为患者对该药的最大耐受剂量。大多数与该药物相关的不良事件为轻度和短暂的发热、僵直、头痛、恶心、呕吐；也有部分患者出现淋巴细胞减少症和肝酶升高现象；超剂量使用时可能出现严重的低血压及呼吸窘迫症和全身炎症反应综合征与急性肾功能衰竭。

（李 郁 孙秀璇）

dānyù kàngtǐ yàowù
单域抗体药物（single domain antibody drugs；nanobody drugs；heavy chain antibody drugs）

仅由重链抗体的重链可变区单结构域构成的具有较强生理活性的抗体药物。又称纳米抗体药物或重链抗体药物，约由 110 个氨基酸组成，相对分子质量为 12 000～15 000。单域抗体最初从骆驼科动物和鲨鱼的血清中分离出来，这类抗体的抗原结合位点仅由重链的可变区单结构域构成，是具有完整功能的最小抗体分子片段。单域抗体药物具有水溶性强、耐热性高和耐受变性剂的处理、较强的组织渗透力等特点，但亲和力低于传统抗体。

分类 单域抗体药物可根据来源分为骆驼科来源的单域抗体药物和非骆驼科来源的单域抗体药物。骆驼科来源的单域抗体药物主要通过聚合酶链式反应技术从骆驼科的外周血淋巴细胞、淋巴结或脾脏的 cDNA 文库中扩增获得可变区基因，通过噬菌体抗体库展示技术获得；也可通过盒式突变法（用人工合成的具有多种突变的双链寡核苷酸片段替换

靶 DNA 的对应片段）建立抗体分子的互补决定区的半合成抗体库，这利于有毒或难表达抗原的特异抗体的筛选。例如，具有 ADP 核糖转移酶 2.2（ART2.2）抑制活性的单域抗体药物，由德国汉堡市 Hamburg-Eppendorf 大学医学中心免疫学系教授弗勒贝尔（Friedrich Koch-Nolte）等从美洲驼免疫抗体库中筛选出，将其静脉注射到小鼠体内能产生抑制 T 细胞表面由烟酰胺腺嘌呤二核苷酸介导的细胞杀伤作用，抑制了 ART2.2 修饰其他细胞表面蛋白的功能；法国巴黎巴斯德研究所教授皮埃尔（Pierre Lafaye）等从免疫抗体库筛选获得淀粉样 Aβ 多肽特异的重链可变区单域抗体药物，可抑制由 Aβ 多肽引起的神经毒害作用。

非骆驼科来源（例如从鲨鱼血清来源）的单域抗体药物一般经过逆转录-聚合酶链式反应或聚合酶链式反应的方法克隆目的片段，并导入表达载体，在微生物中进行表达获得。例如，已研制出的抗人端粒酶蛋白亚基单域抗体药物、抗甲胎蛋白重链可变区单域抗体药物、人源化抗人肺癌单域抗体药物、抗前列腺特异抗原重链可变区单域抗体药物等，显示出较好的活性；抗人脑微血管内皮细胞单域抗体药物 P5 能增加血脑屏障的胞吞转运。

生物学特性 单域抗体药物分子小，组织渗透性强，可以穿透或移居进血脑屏障，也可以快速经肾脏滤过（肾脏截留值约 $60×10^3$），血液中半衰期约 2 h；具有较高的亲和力（nmol/L 级），且特异性好，可以结合一些常规抗体无法结合的抗原表位；由于骆驼单域抗体的重链可变区基因与人 VH3 家族序列高度同源，使

得单域抗体药物的免疫原性较弱，与人的生物相容性较好。除此之外，单域抗体能够形成完整的独立结合抗原的结构域，溶解性较好，很容易实现可溶性表达，即使以包涵体形式表达，也很容易复性，因此，单域抗体药物易于生产。

功能和应用 单域抗体药物被广泛应用于临床治疗。其可靶向作用于肿瘤特异抗原，将肿瘤治疗药物投放至病灶，发挥有效的肿瘤杀伤作用；其可与胞内靶抗原结合，在免疫治疗应用中与传统抗体相比显示出巨大优势，特别是针对各种细胞表面蛋白和胞内外蛋白的靶标，介导治疗性药物对各种疾病模型的治疗研究中显示出较好的疗效。

单域抗体药物 ALX-0061 是由瑞典 Ablynx 公司研发的一种抗白介素-6 受体的纳米抗体，相对分子质量仅为 26 000，能够更有效地渗透进组织，对可溶性白介素-6 受体具有很强的亲和力，能够确保快速的靶标攻击，有效地降低潜在的脱靶效应，并可能导致快速起效，同时具有非常低的免疫原性。ALX-0061 通过白介素-6 受体靶向白介素-6 信号通路，该受体在类风湿关节炎炎症过程中起着关键作用，瑞典 Ablynx 公司已于 2013 年 2 月在中度至重度活动性类风湿关节炎患者中成功完成Ⅱa 期临床试验，该药表现了强大的治疗效果和安全性数据，到 2016 年，该药正在开展Ⅱb 期临床试验。在呼吸道疾病方面，瑞典 Ablynx 公司研发的 ALX-0171 单域抗体药物主要针对呼吸道合胞病毒的治疗，该吸入性气体药物已于 2014 年开始Ⅳ期临床试验。2009 年被美国食品药品管理局批准已在临床试验阶段的由瑞

典 Ablynx 公司研发的 ALX-0081 单域抗体药物能和血管性血友病因子特异结合，用于治疗经皮冠状动脉介入治疗的急性冠状动脉综合征，截至 2015 年，该药正处于Ⅱ期临床试验阶段。

单域抗体药物还可以通过血脑屏障，和完整的抗体相比更容易渗透到大型肿瘤中，因此有可能开发出治疗脑肿瘤的药物。其他消化道疾病如炎症性肠病和大肠癌，也可能是其潜在应用场景。总之，单域抗体药物在治疗急性冠脉综合征、癌症和阿尔茨海默病等方面具有良好的应用前景。

(李 郁 冯飞)

nǐkàngtǐ yàowù

拟抗体药物（antibody mimetic drugs） 一类结构致密且热稳定，功能与抗体类似的药物。包括氨基酸、肽类、糖类、小分子药物等，相对分子质量为 5000~20 000，体积只有抗体药物的 1/5～1/10。其可变区域通过体外加工，可以产生高的与受体特异性结合能力。

生物学特性 与抗体药物类似，拟抗体药物同样能够实现高度的特异性和亲和力，具有更好的溶解性、组织穿透能力、高度的热稳定性和酶稳定性，拟抗体药物可以与绝大多数疾病靶点结合，包括化学分子、多肽和各种构型的蛋白靶点，而且其生产工艺简单，生产成本相对较低，因此，它能够避免抗体药物产业化中的关键性制约因素，如：生产繁琐，穿透性差，仅适用于部分疾病靶点，关键性技术如人源化抗体制备技术、生产、筛选文库等被国外各公司垄断，知识产权附加费高昂等。拟抗体药物是新的靶向药物的主要发展方向之一。

功能和应用 作为新的靶向型抗肿瘤药物，拟抗体药物能够

特异性地与肿瘤细胞靶点结合，而不损伤正常细胞。该类药物对组织、细胞穿透性更好，可以抑制细胞内特定通路，直接解决抗药性问题。例如，由 Adnexus Therapeutics 公司（已被美国百时美施贵宝公司收购）研发的 Angiocept（pegdinetanib，CT-322）作为血管内皮细胞生长因子受体 2 的拮抗剂，就属于拟抗体药物，可靶向作用于血管内皮生长因子，可以抑制肿瘤血管生成，主要用于治疗胶质母细胞瘤、结直肠癌和非小细胞肺癌等。由美国 AMO 眼力健公司/Molecular Partners 公司合作开发的 DARPin（AGN-150998），也属于这一类药物，同样可靶向作用于血管内皮生长因子，局部治疗湿性年龄相关性黄斑变性，正处于Ⅱa 期临床试验阶段。由美国 Dyax 公司研发的 DX890（EPI-hNE4），是一种有效的高度特异性人中性粒细胞弹性蛋白酶抑制剂，也是一种靶向作用于中性粒细胞相关炎症的新型抗炎药，已于 2014 年被美国食品药品管理局指定用于囊性纤维化治疗，欧盟专利医药产品委员会于同年 7 月指定其为孤儿药（罕见病用药）。

此外，国外已经出现了主要针对 2 型糖尿病患者的多肽类拟抗体药物。截至 2015 年，美国礼来公司的正在临床Ⅲ期试验中的每周注射型 Exenatide（联合 Amylin），正在临床Ⅱ期试验的 GLP-Fc 和 LY548806，以及正在临床Ⅰ期试验的 GLP-PEG 等；丹麦 Novo Nordisk 公司正在临床Ⅱ期试验的 NN9535；美国 Conju Chem 公司正在临床Ⅱ期试验的 PC-DAC；英国葛兰素史克公司的正在临床Ⅱ期试验的 Syncria；美国 Intarcia 公司的正在临床Ⅲ期试

验的 ITCA650。拟抗体药物还可作为中枢神经系统药物靶向治疗的载体，与其他药物交联或与载药脂质体偶联，实现跨血脑屏障转运药物，因此，中枢神经系统药物成为拟抗体药物新的研发领域。

（李　郁　冯飞）

yìmiáo

疫苗（vaccine）　通过刺激宿主产生特异性免疫反应，预防、治疗或控制传染病的生物药物。疫苗起源于公元前 590 年，古代中国人用天花患者的脓疱来预防天花。20 世纪 90 年代美国、法国及日本开始研究乙肝病毒治疗性疫苗对慢性乙肝病毒携带者的治疗作用，发现该疫苗对乙肝病毒基因转移鼠有抗病毒作用，单一应用或者与抗乙肝病毒药联合应用，对慢性乙肝病毒携带者有一定的疗效，自此人们发现了疫苗治疗疾病的新用途。截至 2015 年，国内外已有五十多种治疗性多肽疫苗进入临床试验。

根据疫苗的不同用途，可以分为预防用疫苗和治疗用疫苗。预防用疫苗主要用于预防病原体感染所诱发疾病的发生，接受者为健康个体或新生儿，如狂犬病毒灭活疫苗主要用于预防狂犬病。治疗性疫苗主要用于治疗肿瘤和病毒感染（如病毒、细菌、寄生虫感染等），接受者为患者，如心血管病疫苗主要用于治疗心血管疾病。预防用疫苗按照病原体类型又分为病毒性疫苗、细菌性疫苗以及联合疫苗。治疗性疫苗根据多肽的制备形式、疫苗的治疗对象，又分为反向遗传学疫苗、合成肽疫苗、细胞毒性 T 细胞表位疫苗、心血管病疫苗和肿瘤疫苗等。

（沈心亮　卫江波）

yùfángyòng yìmiáo

预防用疫苗（preventive vaccine）　应用疫苗制备技术，由获得的微生物或微生物的某一组分制备而成的能使机体产生免疫力，可预防由病原体感染所诱发疾病的制剂。预防用疫苗是预防传染性疾病的主要产品和技术手段。截至 2016 年 10 月，经全球疫苗监管机构共批准了 63 个疫苗品种在全球范围内广泛使用，能够预防 38 种疾病。

研究简史　疫苗起源于公元前 590 年，古代中国人开始以天花患者的脓疱来预防天花。有文字记载的人类接种疫苗预防传染病的著作是写于 1742 年的《医宗金鉴》，记载了人类预防天花的方法，包括用痘痂研磨成粉末后接种的鼻腔或让健康儿童穿天花患儿的衣服。16 世纪，印度婆罗门教徒定期接种人痘，即将患天花患者的脓疱液干燥后接种皮肤。这是人类最早的用疫苗预防传染病的方法，也是疫苗的雏形。英国医生爱德华·琴纳（Edward Jenner）通过观察得知挤奶女工通过牛痘可以预防天花。

从 1798 年疫苗开创时期到 20 世纪上半叶，有多种具有代表性的疫苗研制出来。法国学者路易斯·巴斯德研发的炭疽疫苗，是第一个细菌性疫苗也是第一个细菌减毒活疫苗。1881 年，法国路易斯·巴斯德成功制备了历史上第一个应用动物组织培养病毒的病毒减毒活疫苗。1935 年制造出安全且有效抗黄热病疫苗 17D，并在热带国家广泛应用。20 世纪 20 年代，法国卡尔梅特（Leon Charles Albert Calmette）和介兰（Jean-Marie Camille Guerin）研制了卡介苗，是具有代表性的现代细菌减毒活疫苗。1911 年，法国

巴斯德研究所的乌克兰籍学者哈夫金（Waldemar Mordecai Haffkine）使用 0.5% 苯酚作为保护剂制备了灭活的霍乱弧菌作疫苗，这是第一个细菌灭活疫苗。1924 年，法国雷蒙（Gaston Ramon）提出了类毒素的概念。1927 年雷蒙用甲醛灭活的方法可制备破伤风类毒素，并用于人体免疫后可以预防破伤风感染，利用这一方法制备了白喉类毒素疫苗在全球范围内广泛使用。1944 年美国托马斯·弗朗西斯（Thomas Francis Jr）等制成第一个流感全病毒灭活疫苗，于 1945 年在美国上市，这是第一个病毒灭活疫苗。

20 世纪下半叶，流感全病毒灭活疫苗应用后，为了降低其局部和全身反应，通过将流感病毒裂解，并经蛋白质纯化技术除去其他组分后，疫苗中的主要组分是流感病毒神经氨酸酶和血凝素，疫苗的不良反应降低，该疫苗称为流感病毒裂解疫苗，在 1963 年开始应用。为进一步降低不良反应，进一步纯化得到流感病毒亚单位疫苗，1980 年英国首次批准使用后扩展到其他国家，这是第一个病毒天然蛋白质疫苗，并且使用了蛋白质纯化技术的疫苗。1949 年美国学者安德斯（John Franklin Enders）等成功地用人单层细胞培养物培养 Lansing II 脊髓灰质炎病毒，证实能够在体外单层细胞上以安全的方式培养病毒，随后采用细胞培养技术开发了多种病毒疫苗，如脊髓灰质炎、麻疹、风疹和水痘等疫苗。1952 年，美国学者萨尔克（Jonas Edward Salk）发明了世界上第一例脊髓灰质炎灭活疫苗，于 1955 年 4 月 12 日宣告取得成功。

1935 年，美国学者亨利（Henry W. Scherp）和杰弗里

（Geoffrey Rake）发现用 A 群流行性脑膜炎奈瑟菌的低相对分子质量荚膜多糖能够诱发抗荚膜多糖抗体，但免疫原性较低。1958 年美国学者卡博特（Elvin A Kabat）和埃达（Ada E Bezer）证实脑膜炎球菌高分子量荚膜多糖能够诱发具有保护作用的抗荚膜多糖抗体。后经多次改进，1974～1982 年，A 群脑膜炎球菌单价、A+C 群脑膜炎球菌双价和 A, C, W135, Y 群四价脑膜炎球菌多糖疫苗相继得到美国食品药品管理局和欧洲药监局批准应用；1987 年，美国食品药品管理局批准了第一种白喉类毒素为蛋白质载体的 b 型流感嗜血杆菌疫苗上市，虽然该疫苗在 2006 年后美国已经不再使用这种疫苗，但这是第一个被批准的细菌多糖蛋白结合疫苗。

随着基因工程蛋白质疫苗技术的成熟，发展了基因工程蛋白疫苗，将已知的并且得到证实的病毒保护性抗原组分的基因，通过基因工程技术将其克隆到酵母、哺乳动物细胞等细胞中，通过这些细胞表达病原体的保护性抗原，经提取和纯化等步骤后制成疫苗。1986 年美国食品药品管理局批准了美国默克公司研制的第一个酵母重组乙肝疫苗，这是第一个获得成功的用基因工程技术研制的病毒基因工程蛋白质疫苗。

为了减轻疫苗免疫人群的痛苦和提高接种效率，先后研制了多种联合疫苗，包括百日咳全菌体疫苗-白喉类毒素疫苗的联合疫苗，破伤风类毒素疫苗和白喉类毒素疫苗的联合疫苗和百日咳全菌体疫苗、破伤风类毒素疫苗和白喉类毒素疫苗联合疫苗等先后在 1948 年研究成功并得到美国食品药品管理局批准，但现在已经基本停用。随着日本无细胞百日咳疫苗研制成功后，1981 年日本组织六家研究单位共同研制了无细胞百日咳-破伤风类毒素疫苗和白喉类毒素疫苗联合疫苗并得到日本药品和医疗器械评价中心批准上市，以后逐渐取代了百日咳全菌体疫苗-白喉-破伤风联合疫苗，成为研制其他联合疫苗的基础疫苗之一。

21 世纪，美国默沙东（Merck）公司利用酵母表达系统研制的重组人乳头瘤病毒疫苗于 2006 年 6 月由美国食品药品管理局批准上市，这是第一个确定的可以预防肿瘤的疫苗。随着基因组学和蛋白质组学技术地应用，在确定了 B 群脑膜炎奈瑟菌的蛋白质抗原组分（或组合组分）后，使用大肠杆菌表达的基因工程 B 群脑膜炎奈瑟菌疫苗由瑞士诺华公司研制并在 2013 年获得美国食品药品管理局批准，这是第一个使用反向疫苗学技术研制成功的疫苗，为研制广谱的肺炎链球菌蛋白质疫苗等奠定了基础。2010 年，法国巴斯德公司研制的黄热-乙脑病毒嵌合疫苗在澳大利亚注册并获得澳大利亚国家药品监督管理局批准应用；2014 年，法国巴斯德公司采用重组病毒载体技术研制的黄热/登革热疫苗完成了临床Ⅲ期研究，向欧洲药品管理局申请注册。这两个疫苗的成功将为重组载体疫苗奠定基础。2015 年，欧洲药品管理局批准法国巴斯德公司采用重组病毒技术研制的黄热/登革热疫苗上市。

分类 预防用疫苗按照病原体类型可以分为病毒性疫苗、细菌性疫苗以及联合疫苗。按照疫苗的制备工艺划分，则主要包括灭活疫苗、减毒活疫苗以及亚单位疫苗（组分疫苗）。亚单位疫苗可进一步划分为蛋白质疫苗、多糖疫苗、多糖蛋白结合疫苗、联合疫苗等。

应用 预防用疫苗主要用于预防病原体感染所诱发疾病地发生。截至 2016 年 10 月，预防用疫苗的接种人群涵盖了各年龄组人群。疫苗的免疫流程根据各类疫苗的临床试验确定后制定。在中国，疫苗按照《疫苗流通和预防接种管理条例》将疫苗分为两类，其中一类疫苗，是指政府免费向公民提供、公民应当依照政府的规定受种的疫苗，包括国家免疫规划确定的疫苗，省、自治区、直辖市人民政府在执行国家免疫规划时增加的疫苗，以及县级以上人民政府或者其卫生主管部门组织的应急接种或者群体性预防接种所使用的疫苗，属于必须接种的疫苗；二类疫苗是指由公民自费并且自愿受种的其他疫苗。

（沈心亮　卫江波）

xìjūnxìng yìmiáo
细菌性疫苗（bacterial vaccine）

用细菌全细胞或者细菌的某一组分制成的用于预防细菌性传染病的疫苗。属于一种预防用疫苗。法国学者路易斯巴斯德在 19 世纪后半叶观察到，能够导致鸡霍乱的巴斯德菌的培养物经过两周就会丢失其毒力。随后发现，将炭疽杆菌的上层培养物在 42℃～43℃培养两周，炭疽杆菌的毒力丢失。1881 年路易斯巴斯德等用这种方法制备炭疽疫苗并接种动物，发现动物得到了保护。这是第一个细菌性疫苗也是第一个细菌减毒活疫苗。20 世纪 20 年代，法国卡尔梅特（Leon Charles Albert Calmette）和介兰（Jean-Marie Camille Guerin）研制了卡介苗，是具有代表性的现代细菌减毒活疫苗。1911 年，法国巴斯德研究所的乌克兰籍学者哈夫金（Waldemar Mordecai Haffkine）使用0.5%苯酚作为保护剂制备了灭活的弧菌作疫苗，这是第一个细菌灭活疫苗。然后根据德国弗兰克尔（Fraenkel）和贝林（Emil von Behring）于1890年尝试用白喉毒素免疫豚鼠的发现，英国格伦尼（Glenny AT）和艾伦（Allen K）于1921年进行了白喉类毒素和抗毒素的测试，于1924年提出了可以用福尔马林灭活的白喉毒素免疫人体。1924年，法国雷蒙（Gaston Ramon）提出了类毒素的概念。1927年雷蒙宣布能够通过培养破伤风杆菌获得破伤风毒素，用甲醛灭活的方法可以进一步制备破伤风类毒素，并用于人体免疫后可以预防破伤风感染，利用这一方法制备了白喉类毒素疫苗在全球范围内广泛使用，这也是1926年法国批准使用的破伤风类毒素疫苗和白喉类毒素疫苗的制备方法。美国麦克斯韦（Maxwell Finland）和詹姆斯（James M. Ruegsegger）于1935年用肺炎链球菌Ⅲ型和Ⅷ型的荚膜多糖作为抗原免疫动物，发现动物能够免受同型肺炎链球菌的感染。同时也于1935年，美国亨利（Henry W. Scherp）和杰弗里（Geoffrey Rake）发现用A群流行性脑膜炎奈瑟菌的低相对分子质量荚膜多糖能够诱发抗荚膜多糖抗体，但免疫原性较低。1958年美国卡博特（Elvin A Kabat）和埃达（Ada E Bezer）证实脑膜炎球菌高分子量荚膜多糖能够诱发具有保护作用的抗荚膜多糖抗体。后经多次改进，1974~1982年，A群脑膜炎球菌单价、A+C群脑膜炎球菌双价和A, C, W135, Y群四价脑膜炎球菌多糖疫苗相继得到美国食品药品管理局和欧洲药监

局批准应用；1987年，美国批准了第一种白喉类毒素为蛋白质载体的b型流感嗜血杆菌疫苗上市，虽然该疫苗在2006年后美国已经不再使用这种疫苗，但这是第一个被批准的细菌性多糖蛋白结合疫苗。随着基因组学和蛋白质组学技术的应用，在确定了B群脑膜炎奈瑟菌的蛋白质抗原组分（或组合组分），使用大肠杆菌表达的基因工程B群脑膜炎奈瑟菌疫苗由瑞士诺华公司研制并在2013年获得美国食品药品管理局批准。截至2015年，中国重庆第三军医大学邹全明等研发的基于大肠杆菌表达的耐甲氧西林金黄色葡萄球菌蛋白质疫苗已经在中国提出临床研究申请。

分类 根据细菌性疫苗制备技术的不同，细菌性疫苗可分为细菌灭活疫苗、细菌减毒活疫苗、多糖疫苗、多糖蛋白结合疫苗、类毒素疫苗、细菌天然蛋白质疫苗、细菌核酸疫苗和细菌基因工程蛋白质疫苗等。截至2016年10月，共有23种细菌性疫苗用于预防24种细菌性病原体所致疾病。

功能和应用 细菌性疫苗接种人体后，通过激发机体的免疫系统，活化分泌特异性抗体的B淋巴细胞。活化的B淋巴细胞在人体中保持敏感状态，在人体受到该细菌攻击时，B淋巴细胞再次活化并增殖，进而大量分泌针对该细菌的特异性抗体，抗体与细菌结合后通过机体免疫系统清除，从而达到疾病的目的。

（沈心亮 卫江波）

duōtáng yìmiáo

多糖疫苗（polysaccharide vaccine） 将细菌表面的荚膜多糖经提取和纯化后制成的细菌性疫苗。属于预防用疫苗。多糖疫苗的制备工艺通常是细菌大量培养后，

通过适当的方法杀菌，如用终浓度1%~2%的甲醛溶液杀菌、加热杀菌或浓度为0.1%脱氧胆酸钠杀菌等，分离和提取多糖，并进一步纯化制备成疫苗。

肺炎链球菌和流行性脑膜炎奈瑟菌等革兰阴性细菌的荚膜多糖是其主要的致病物质。在用荚膜多糖作为疫苗的组分之前，肺炎链球菌和流行性脑膜炎奈瑟菌的疫苗都是热灭活的全细胞作为疫苗，但由于其不良反应严重而没有得到实际应用。美国麦克斯韦（Maxwell Finland）和詹姆斯（James M. Ruegsegger）于1935年用肺炎链球菌Ⅲ型和Ⅷ型的荚膜多糖作为抗原免疫动物，发现动物能够免受同型肺炎链球菌的感染。同年，美国亨利（Henry W. Scherp）和杰弗里（Geoffrey Rake）发现用A群流行性脑膜炎奈瑟菌的低相对分子质量荚膜多糖能够诱发抗荚膜多糖抗体，但免疫原性较低。1958年美国卡博特（Elvin A Kabat）和埃达（Ada E Bezer）证实脑膜炎球菌高分子量荚膜多糖能够诱发具有保护作用的抗荚膜多糖抗体。1969年美国艾米尔（Emil C. Gotschlich）等使用阳离子去污剂十六烷基三甲基溴化铵沉淀来自培养物中的多糖，经过纯化得到高分子量的荚膜多糖，临床试验表明该疫苗是安全、无不良反应并且有效的。1974~1982年，A群脑膜炎球菌单价、A+C群脑膜炎球菌双价和A, C, W135, Y群四价脑膜炎球菌多糖疫苗相继得到美国食品药品监督管理局和欧洲药监局批准应用；1977年和1984年14价和23价肺炎球菌多糖疫苗得到美国食品药品监督管理局批准应用。美国食品药品管理局于1985年批准了b型流感嗜血杆菌多糖疫苗。

之后有多种细菌的多糖疫苗进行研发，包括耐甲氧西林金黄色葡萄球菌等，但截至 2015 年还没有取得成功。

生物学特性　革兰阴性细菌的荚膜多糖的相对分子质量 80 000 ~ 90 000。荚膜多糖诱发的免疫应答为低免疫应答，多数产生的抗体类型为 IgM，免疫力不持久，在婴幼儿中比较明显，可能是因为机体对多糖产生免疫应答需要完善的脾功能，而婴幼儿脾功能还没有发育完全，因此多糖疫苗在两岁以下人群中不能产生有效的免疫应答，需要通过多糖蛋白结合疫苗进行解决。

分类　按照所预防的微生物种类分，主要代表性多糖疫苗包括常用的三种疫苗：流行性脑脊髓膜炎多糖疫苗、伤寒 Vi 多糖疫苗和肺炎链球菌多糖疫苗。

功能和应用　用于预防相应细菌感染所致疾病。细菌多糖疫苗免疫人体后，通过激发机体的免疫系统，活化分泌针对相应细菌荚膜多糖的特异性抗体的 B 淋巴细胞。活化的 B 淋巴细胞在人体中保持敏感状态，在人体受到与该细菌攻击时，B 淋巴细胞再次活化并增殖，进而大量分泌针对细菌荚膜多糖的特异性抗体，抗体与细菌表面的多糖结合，阻止细菌对人体的感染并由免疫系统加以清除，从而预防相应细菌感染所致疾病。

（沈心亮　卫江波）

liúxíngxìng nǎo-jǐsuǐmóyán duōtáng yìmiáo

流行性脑脊髓膜炎多糖疫苗

（meningococcal meningitis polysaccharide vaccine）　流行性脑脊髓膜炎球菌表面荚膜多糖抗原组分经纯化后，加入适宜稳定剂制备的用于预防流行性脑脊髓膜炎的多糖疫苗。由提取和纯化后流行性脑脊髓膜炎的荚膜多糖组成，能够诱发机体产生特异性的抗体。流行性脑脊髓膜炎球菌（Neisseria meningitides）是以人类为主要宿主的革兰阴性双球菌，可引起儿童细菌性脑脊髓膜炎和败血症，有较高的发病率和病死率。根据其荚膜抗原的结构，已经确定了 13 个血清型菌群，其中 A、B、C 群约占流行菌群的 90%。

1900 年代以前，使用灭活的流行性脑脊髓膜炎全菌体疫苗用类预防此类病原的感染，但因为没有明确的对照研究和监测效果研究，以及过度的不良反应而终止。1969 年美国艾米尔（Emil C. Gotschlich）等使用阳离子去污剂十六烷基三甲基溴化铵沉淀来自 A 群和 C 群流行性脑脊髓膜炎球菌培养物中的多糖，经过纯化得到高分子量的荚膜多糖，临床试验表明该疫苗是安全、无不良反应并且有效的。随后利用这一技术研发成功针对 A, C, W135, Y 共四个血清群的多糖疫苗。1976 年，1980 年世界卫生组织正式颁布了 A 群、C 群单价，A+C 群双价和 A, C, W135, Y 群四价的多糖疫苗。1981 年法国赛诺菲-巴斯德成功研发成功第一个 A, C, YW135 群四价多糖疫苗，于 1982 年获得美国食品药品监督管理局批准。中国在 1975 年分别由北京生物制品研究所、兰州生物制品研究所等单位研制成功 A 群流脑多糖疫苗，1982 年正式得到中国国家药品监督管理部门批准应用。由中国兰州生物制品研究所研发的 A+C 群双价多糖疫苗于 2002 年由中国国家药品监督管理部门批准上市。截至 2015 年，国际市场的疫苗主要有群特异的荚膜多糖联合疫苗 A+C 双价疫苗或 A, C, W135, Y 群四价多糖疫苗；中国有 A+C 群双价多糖疫苗和 A, C, W135, Y 群四价多糖疫苗。

制备技术　各国根据本地脑膜炎球菌流行情况确定用于疫苗制备的菌株，各型血清群多糖提取工艺大致相同。基本工艺流程为：细菌培养后用甲醛灭活或 56℃加热，然后用连续离心法除去菌体后收集上清，加入化学试剂沉淀多糖，用苯酚等纯化多糖，再经处理达到国家法规规定标准后上市。

应用　流行性脑脊髓膜炎多糖疫苗具有较高的免疫原性，接种后主要引起体液免疫。

3 岁以上接种者在接种 7 ~ 10 天后可检测出血清中的杀菌抗体和凝集抗体，2 ~ 4 周达到高峰，血清抗体阳转率达 90% 以上，保护水平可维持 3 年左右。对两岁以下婴幼儿的保护效果可维持 1 年，然而保护效果随着年龄降低而变差。C 群荚膜多糖对两岁以下儿童效果不理想。流行性脑脊髓膜炎多糖疫苗的有效性和安全性良好，注射后一般反应轻微，注射部位于接种后 6 ~ 8 h 常发生局部红晕及压痛感；少数人有短暂低热现象，在接种后 24 h 内逐步消失。

（沈心亮　张明华　任涛　　　　魏文进　卫江波）

fèiyán liànqiújūn duōtáng yìmiáo

肺炎链球菌多糖疫苗

（streptococcus pneumoniae polysaccharide vaccine）　流行性肺炎球菌表面荚膜多糖抗原组分经纯化后加入适宜稳定剂制备的多糖疫苗。用于预防肺炎链球菌引起的系统性肺炎球菌感染，主要针对两岁以上婴幼儿、年老体弱者等高危人群。由能够诱发特异性抗体的荚膜多糖抗原等比例混合组成的澄清无色液体。肺炎链球菌（streptococcus pneumoniae）普遍存在于正常人的口腔及鼻咽部，一般不致病。在人体免疫力下降时肺炎链球菌较易发病引起肺部感染，是脑膜炎、菌血症、肺炎和中耳炎等疾病的首要致病菌。肺炎链球菌的荚膜多糖是疫苗抗原的主要组分，并且是肺炎链球菌分型的主要依据，已经发现并确定的血清型共有 91 种。

美国麦克斯韦（Maxwell Finland）和詹姆斯（James M. Ruegsegger）于 1935 年用肺炎链球菌 III 型和 VIII 型的荚膜多糖作为抗原免疫动物，发现动物能够免受同型肺炎链球菌的感染。默沙东研发的 14 价肺炎多糖疫苗于 1977 年在美国正式上市，其中包括血清型 1、3、4、6A、6B、7F、8、9N、12F、14、18C、19F、20 和 23F 荚膜多糖。20 世纪 80 年代初，世界卫生组织专家组提出了能覆盖全球 85%~90% 的优势流行菌型的 23 价肺炎球菌多糖疫苗配方，包括血清型 1、2、3、4、5、6B、7F、8、9N、9V、10A、11A、12F、14、15B、17F、18C、19A、19F、20、22F、23F 和 33F 荚膜多糖。默沙东研发的 Pneumovax 和美国惠氏（已经被辉瑞制药收购）制药研发的 Pneu-Imune 23 价肺炎多糖疫苗于 1983 年投放市场。1996 年经中国国家药品监督管理部门批准 Pneu-Imune 在中国上市。中国成都生物制品研究所生产的 23 价肺炎多糖于 2006 年获得国家药品监督管理部门批准应用。所含血清型与上述 23 价相同。

制备流程 23 价多糖疫苗制备工艺流程是：获得 23 种血清型的肺炎球菌培养产物，分别提取纯化各型多糖，在每 0.5 ml 疫苗样品中配比 25 μg 每型高度提纯的多糖，并添加 0.25% 苯酚作为防腐剂。疫苗在 2~8℃ 条件下贮运，有效期两年。

应用 肺炎链球菌多糖疫苗的保护效果具有年龄相关性，对儿童免疫原性差，对健康成年人免疫原性良好。在具有免疫能力的成人中，接种 23 价肺炎链球菌疫苗可以使特异性抗体水平显著增高。该类疫苗已经在美国、英国、加拿大等三十多个国家及地区上市 14 年以上，接种后保护率可达 92%，免疫功效可维持 5 年。肺炎链球菌多糖疫苗存在一定的局限性：不能用于两岁以下的儿童，接种后随着时间推移临床保护性下降明显，复种后没有明显的加强抗体应答，不能降低鼻咽部肺炎链球菌带菌率，不能防御黏膜肺炎链球菌感染以及耐药肺炎链球菌传播。

肺炎链球菌多糖疫苗的有效性和安全性良好，可能会在注射部位出现暂时的疼痛、红肿和短暂的全身发热反应等轻微反应，一般均可自行缓解。已知对疫苗任何成分过敏、严重心脏疾病患者及妊娠期哺乳期妇女，不推荐使用该类疫苗。

（沈心亮　游哲荣　魏文进
任　涛　卫江波）

shānghán Vi duōtáng yìmiáo

伤寒 Vi 多糖疫苗（typhoid Vi polysaccharide vaccine）

采用伤寒沙门菌培养液纯化的 Vi 多糖，经用磷酸缓冲液稀释制成的用于预防伤寒的多糖疫苗。该疫苗用伤寒沙门菌培养液纯化的 Vi 多糖组成，可以诱发机体产生特异性抗体。伤寒是由肠道病原体伤寒沙门菌引发的严重的全身性感染，导致持续高热、腹部不适、全身乏力、头痛等临床症状。伤寒沙门菌经粪口途径传播，表现地方性流行，接种疫苗是最有效的预防手段。伤寒沙门菌为革兰阴性杆菌，抗原构造有 O、H 和 Vi 三种抗原。Vi 多糖是伤寒沙门菌的荚膜组分，诱发机体产生中和抗体。非变性 Vi 多糖具有较好的免疫原性，所以 Vi 多糖的制备过程不可加入导致抗原变性的试剂。

1934 年英国费利克斯（Felix A）和皮特（Pitt R）发现毒力抗原（也称 Vi 抗原），该抗原能阻止 O 抗原与相应 O 血清发生作用。在 20 世纪 80 年代以前，Vi 多糖的免疫保护作用已经得到证实，但是由于纯化工艺使得 Vi 多糖的 O-乙酰基和 N-乙酰基脱落，造成 Vi 多糖结构改变，导致其抗原性丧失。美国国立卫生研究院约翰·班纳特·罗宾斯（John Bennett Robbins）等根据流行性脑脊髓膜炎多糖疫苗制备方法的启示，使用去污剂溴化十六烷基三甲胺处理伤寒沙门菌，产生了非变性的保留 O-乙酰基和部分 N-乙酰基的纯化 Vi 多糖抗原，提取伤寒沙门菌 Vi 多糖抗原，制备出了伤寒 Vi 多糖疫苗。其后，包括中国、美国等多个国家根据这一技术研制出了伤寒 Vi 多糖疫苗。

20 世纪 90 年代初，由中国生物制品总公司组织，卫生部下属的 6 个生物制品所及中国药品生物制品检定所参与，从实验室保存的伤寒杆菌 Ty2 株中分离出 Vi 阳性菌株，制成伤寒 Vi 多糖疫苗，于 1996 年 11 月正式获得生产文号并开始投入生产。

制备技术 生产伤寒 Vi 多糖疫苗的菌种为伤寒沙门菌 Ty2 株，细菌经过发酵罐培养后，加入甲醛进行杀菌，杀菌条件以确保杀菌完全又不损伤其多糖抗原为宜。杀菌后的培养液经去除核酸、沉淀粗糖、纯化精糖等步骤后得到 Vi 多糖原液，整个过程尽可能在 15℃以下进行。

应用 伤寒 Vi 多糖疫苗尚未纳入免疫规划，仅用于伤寒高发地区的易感人群预防接种，控制局部暴发流行。伤寒 Vi 多糖疫苗对接种该疫苗的高危人群具有可靠的保护效果，提高目标人群的疫苗接种率可预防伤寒的暴发与流行，成人以及两岁以上儿童免疫单剂量的 Vi 多糖疫苗后，血清 IgG 的阳转率可达 85%～95%，3 年后阳转率降低到 50% 左右。Vi 多糖为非 T 细胞依赖性抗原，两岁以下的婴幼儿对之不产生免疫应答，Vi 多糖疫苗免疫持续期较短，因此，现有疫苗仍需进一步改进。

接种伤寒 Vi 多糖疫苗后常见短暂低热和局部压痛感等不良反应，一般可自行缓解，不需要特殊处理；个别受种者发生罕见过敏性皮疹，应及时就诊。有家族和个人有惊厥史者、患慢性疾病者、有癫痫史者、过敏体质者、哺乳期妇女慎用该疫苗。接种现场应备有肾上腺素等药物，以供偶发严重过敏反应时急救用。注射过免疫球蛋白者，应间隔 1 个月以上再接种该疫苗，以免影响免疫效果。

（沈心亮 张静飞 魏文进 卫江波）

duōtáng dànbái jiéhé yìmiáo

多糖蛋白结合疫苗 （polysaccharide-protein conjugate vaccine）

细菌表面的荚膜多糖经提纯后，与蛋白质载体偶联制成的预防用细菌性疫苗。将细菌多糖和适当的蛋白质偶联能够改善细菌多糖的免疫原性，提高免疫应答能力，因此在细菌多糖疫苗之后发展了细菌多糖蛋白结合疫苗。多糖蛋白偶联的主要方法包括还原胺法、硫醚缩合和酰胺缩合等，需要根据不同细菌荚膜多糖的结构进行选择。用于多糖蛋白结合疫苗的蛋白质载体主要包括白喉类毒素、白喉类毒素突变体的交叉反应物、破伤风类毒素、B 群流脑外膜蛋白复合物和嗜血杆菌蛋白 D。

1929 年美国学者戈贝尔 （Walther F. Goebel） 发现，即免疫原性较弱的糖类抗原和具有免疫原性的蛋白质共价结合后，蛋白质作为运送糖类抗原的载体，糖类抗原的免疫原性会提高。美国国立卫生研究院雷切尔 （Rachel Schneerson）、约翰·班纳特·罗宾斯 （John Bennett Robbins） 和朱家铺等以破伤风类毒素、白喉类毒素等多种蛋白质为载体蛋白，在 80 年代，制备了各种实验性的 b 型流感嗜血杆菌多糖蛋白结合疫苗，并在实验动物体内进行了免疫原性的比较性研究，证明了以破伤风类毒素作为载体蛋白的 b 型流感嗜血杆菌多糖蛋白结合疫苗免疫效果优于多糖疫苗；此后，使用多糖蛋白结合疫苗技术研制了多种疫苗。1987 年，美国食品药品监督管理局批准了第一种白喉类毒素为蛋白质载体的 b 型流感嗜血杆菌疫苗上市，由 Connaught laboratories 研制，但这种疫苗不能使小于 18 个月的婴儿产生稳定的免疫反应，也不推荐儿童使用，2006 年后美国已经不再使用这种疫苗。1990 年 10 月，美国惠氏制药公司开发的用无毒变异白喉毒素 CRM197 作为载体蛋白质研制的 b 型流感嗜血杆菌多糖蛋白结合疫苗获得了美国食品药品监督管理局批准，1999 年，英国和欧洲批准了美国惠氏公司、美国凯荣公司 （2006 年由瑞士诺华公司并购） 等生产的 C 群流行性脑脊髓膜炎疫苗公司的上市，这是第二个获得批准的多糖蛋白结合疫苗。2000 年，美国惠氏公司上市了第三个由辉瑞公司研发的多糖蛋白结合疫苗 7 价肺炎球菌多糖蛋白结合疫苗。2005 年，美国批准了第四个多糖蛋白结合疫苗 A, C, W135, Y 群脑膜炎球菌四价多糖蛋白结合疫苗。中国于 2003 年批准了由兰州生物制品研究所有限责任公司研制的国内第一个 b 型流感嗜血杆菌疫苗。截至 2015 年，中国先后批准了四家疫苗公司生产的 A, C, W135, Y 群脑膜炎球菌四价多糖蛋白结合疫苗，还没有肺炎多糖蛋白结合疫苗上市。

分类 按照所预防的疾病分类，主要代表性疫苗包括流行性脑膜炎奈瑟菌结合疫苗、肺炎链球菌多糖蛋白结合疫苗、伤寒 Vi 多糖蛋白结合疫苗、b 型流感嗜血杆菌结合疫苗等。

生物学特性 细菌多糖蛋白结合疫苗的主要组分是细菌荚膜多糖与蛋白质载体经化学反应后，二者之间由共价键连接形成的高分子化合物。细菌多糖蛋白结合疫苗的设计是基于：细菌的荚膜多糖是一种 T 淋巴细胞非依赖性抗原，由于婴幼儿免疫系统发育的不成熟，荚膜多糖在诱发人体产生的体液免疫应答时，不能在人体能形成免疫记忆，只能产生 IgM 类抗体，而由 IgM 类抗体介导的杀菌作用效率较低，因此多糖疫苗在两岁以下人群中不能产生有效的保护效果。通过将细菌多糖与蛋白质载体偶联后，将细菌多糖转化成 T 细胞依赖性抗原，能够形成免疫记忆，且产生的抗体由 IgM 转化成 IgG，与多糖疫苗比较，IgG 类抗体介导的杀菌作用效率较高，能够在包括两岁以下婴幼儿的人群中，获得高效的免疫保护效果。由 IgG 类抗体介导激活补体等免疫系统，从而将细菌等病原体清除。

功能和应用 细菌多糖蛋白结合疫苗主要用于流行性脑脊髓膜炎脑膜炎球菌、肺炎链球菌、伤寒杆菌、b 型流感嗜血杆菌等细菌感染所致疾病。

（沈心亮　卫江波）

liúxíngxìng nǎomóyán Nàisèjūn jiéhé yìmiáo

流行性脑膜炎奈瑟菌结合疫苗

（epidemic meningococcal meningitis Neisseria conjugate vaccine）

采用脑膜炎球菌培养液提取的多种荚膜多糖与载体蛋白共价结合后混合制备的多糖蛋白结合疫苗。用于预防由特定血清群引起的流行性脑膜炎奈瑟菌的感染。流行性脑脊髓膜炎奈瑟氏菌（epidemic meningococcal meningitis Neisseria）是细菌性脑膜炎的致病菌之一。根据脑膜炎球菌荚膜抗原的结构，已经确定 13 个血清型菌群，其中 A、B、C 群约占流行菌群的 90%，W135、Y 群主要在欧美地区流行。

从 1969 年第一个流行性脑脊髓膜炎多糖疫苗应用至 1999 年第一个 C 群脑膜炎球菌多糖蛋白结合疫苗出现以前，广泛使用多糖疫苗预防该细菌所致疾病。但多糖疫苗的主要缺陷是不能诱导 T 细胞依赖性的免疫，疫苗对年幼儿童的免疫效果差，以及不能诱导免疫记忆。根据 1929 年美国戈贝尔（Walther F. Goebel）发现，即免疫原性较弱的糖类抗原和具有免疫原性的蛋白质共价结合后，蛋白质作为运送糖类抗原的载体，糖类抗原的免疫原性会提高。1987 年，美国批准了第一种白喉类毒素为蛋白质载体的 b 型流感

嗜血杆菌多糖蛋白结合疫苗，在人体中证实了多糖蛋白结合疫苗能够改变多糖类抗原诱导的免疫方式，即变为能够诱导 T 细胞依赖性的免疫且能产生免疫记忆，进而研制了流行性脑脊髓膜炎多糖蛋白结合疫苗。1999 年，美国凯荣公司（2006 年被瑞士诺华公司收购），美国百特公司和美国惠氏公司先后在英国和欧洲各国注册上市单价 C 群流脑结合疫苗。2005 年法国赛诺菲巴斯德公司生产的第一个 A, C, W135, Y 群四价流行性脑脊髓膜炎多糖蛋白结合疫苗获得美国批准，采用白喉类毒素作为载体蛋白质。2010 年美国食品药品监督管理局批准第二个同类型疫苗，由瑞士诺华公司生产，采用白喉毒素无毒变异体 CRM197 作为载体蛋白质。

2007 年，中国罗益（无锡）生物制药有限公司研制成功国内第一个 A+C 双价流行性脑脊髓膜炎多糖蛋白结合疫苗。截至 2015 年，中国先后批准 3 家公司生产 A+C 双价流行性脑脊髓膜炎多糖蛋白结合疫苗。它们均采用破伤风类毒素作为载体。还没有中国疫苗公司生产的 A, C, W135, Y 群四价多糖蛋白结合疫苗获得应用。

制备技术 制备工艺通常为：培养流行性脑脊髓膜炎奈瑟菌后，提取和纯化荚膜多糖，然后与载体蛋白（如破伤风类毒素、白喉类毒素、无毒变异白喉毒素等）化学偶联制备疫苗。各个制造公司根据各自技术特点采用的化学偶联方法不同。多糖蛋白偶联的主要方法包括还原胺化、硫胶缩合和酰胺缩合。

药理作用和作用机制 A 群 C 群脑膜炎球菌结合疫苗是分别提取纯化 A 群流脑荚膜多糖和 C 群流脑荚膜多糖，与载体蛋白化

学偶联制备而成，形成 T 淋巴细胞依赖性抗原，可刺激机体产生保护性抗体，同时具有免疫记忆反应，再次接种能产生较高的抗体滴度，适用于婴幼儿接种免疫。结合疫苗优于多糖疫苗，能为成年人及大于 6 个月的儿童提供长期保护。

应用 用于 3 个月至 15 周岁少年儿童，最适接种人群 3 月龄至两岁婴幼儿。该疫苗有冻干剂型和液体剂型两种。其临床药理研究结果表明，脑膜炎球菌结合疫苗安全性好、全身和局部反应发生率低；在 6 月龄以上的人群中具良好免疫原性。基础免疫接种两针，每针间隔 1 月；2~15 周岁少年儿童接种 1 针，于流脑流行季节前完成。在遇有流行的情况下，可扩大年龄组作应急接种。偶有短暂发热、皮疹、头昏等不良反应，注射局部可出现压痛、瘙痒和红肿，多可自行缓解。有癫痫、脑部疾患及对破伤风类毒素过敏者等，不得使用该疫苗。

（沈心亮　陈宣洪　周富昌　卫江波）

fèiyán liànqiújūn duōtáng dànbái jiéhé yìmiáo

肺炎链球菌多糖蛋白结合疫苗

（streptococcus pneumoniae polysaccharide-protein conjugate vaccine） 采用化学方法将各血清型的肺炎链球菌荚膜多糖共价结合在蛋白载体上所制备成的多糖蛋白结合疫苗。该类结合疫苗提高了肺炎链球菌多糖抗原的免疫原性，适用于两岁以下儿童、老年人以及免疫受损者。

1929 年，美国学者戈贝尔（Walther F. Goebel）发现，免疫原性较弱的糖类抗原荚膜多糖和具有免疫原性的蛋白质共价结合后，糖类抗原的免疫原性会高，蛋白质作为运送糖类抗原的载体。

由于肺炎多糖疫苗在两岁以下儿童及老年人等肺炎链球菌所致疾病负担较重的人群中免疫效果最差，因此多家公司开始了肺炎多糖蛋白结合疫苗的研制。美国惠氏制药（2009年1月27日被美国辉瑞公司收购，此后称为辉瑞公司）研发的七价肺炎多糖蛋白结合疫苗沛儿（Prevenar，PCV7）含有4、9V、14、19F、23F、18C和6B7种血清型荚膜多糖，载体为白喉毒素无毒变异体（CRM-197），该疫苗于2000年被美国食品药品管理局批准并纳入美国扩大免疫规划，已经在包括中国在内的七十多个国家获得批准上市。该疫苗能够诱导T细胞依赖免疫反应并且降低肺炎链球菌疫苗株在鼻咽部的携带率，因此可有效预防致病菌的感染和传播。儿童接种PCV7后，对肺炎链球菌疫苗株所致疾病的保护率大于90%，保护效果至少可持续2~3年。

英国葛兰素史克公司研发的10价多糖结合疫苗Synflorix，包含有血清型1、4、5、6B、7F、9V、14、18C、19F和23F荚膜多糖，载体蛋白为流感嗜血杆菌蛋白D（PD），于2009年1月获得欧洲食品药品管理局批准。美国辉瑞公司研发的13价多糖结合疫苗Prevenar13，包含有血清型1、3、4、5、6A、6B、7F、9V、14、18C、19A、19F和23F荚膜多糖，于2010年由美国食品药品管理局批准用于婴幼儿临床使用。截至2015年，中国还没有自主研发的肺炎多糖蛋白结合疫苗进入应用。

制备技术　将各血清型肺炎链球菌分别培养，提取和纯化其荚膜多糖，再与载体蛋白质共价结合后，按照不同的比例混合后制成。已经上市的肺炎链球菌多糖蛋白质结合疫苗中已使用的载体蛋白质包括白喉类毒素、白喉类毒素突变体的交叉反应物、破伤风类毒素、嗜血杆菌蛋白D。

应用　2012年，美国免疫实践咨询委员会将23价肺炎多糖疫苗和13价肺炎多糖结合疫苗纳入了特殊人群计划免疫议程，针对人群包括免疫缺陷、无脾或脾功能丧失、脑脊髓液缺乏、耳蜗移植等患者。接种参考方案：初次免疫23价肺炎多糖疫苗，至少8周后加强免疫13价肺炎多糖结合疫苗。肺炎链球菌多糖结合疫苗的有效性和安全性良好，可能会在注射部位出现暂时的疼痛、红肿和短暂的全身发热反应等轻微反应，一般均可自行缓解。已知对疫苗任何成分过敏、严重心脏疾病等、妊娠期月经期及哺乳期妇女，不推荐使用该类疫苗。

（沈心亮　游哲荣　任涛　魏文进）

bxíng liúgǎn shìxuègǎnjūn jiéhé yìmiáo

b型流感嗜血杆菌结合疫苗

（haemophilus influenzae type b conjugate vaccine）　由b型流感嗜血杆菌荚膜多糖与蛋白载体进行偶联制备得到多糖蛋白结合疫苗。适用于3个月至5周岁儿童免疫接种。b型流感嗜血杆菌（haemophilus influenzae type b，Hib）是引起婴幼儿化脓性脑膜炎、肺炎、会厌炎、化脓性关节炎等局部和侵袭性感染的病原体。主要传播途径为空气、飞沫传播。7~24月龄婴幼儿为b型流感嗜血杆菌的易感人群。b型流感嗜血杆菌荚膜多糖为多聚核糖基核糖醇磷酸，是其保护性抗原，能够诱发机体产生抗体，防止b型流感嗜血杆菌感染。

美国于1985年上市了b型流感嗜血杆菌多糖疫苗，可对18月龄以上的婴幼儿免疫可获得90%以上的保护，但18月龄以下婴幼儿是Hib的高危人群，由于该疫苗对不足于18个月的儿童无效，于1988年这种疫苗停用。1929年美国戈贝尔（Walther F. Goebel）发现，免疫原性较弱的糖类抗原和具有免疫原性的蛋白质共价结合后，蛋白质作为运送糖类抗原的载体，糖类抗原的免疫原性会高。据此，美国国立卫生研究院雷切尔（Rachel Schneerson）和约翰·班纳特·罗宾逊（John Bennett Robbins）等以破伤风类毒素、白喉类毒素等多种蛋白质为载体蛋白，在1980年，制备了各种实验性的b型流感嗜血杆菌多糖蛋白结合疫苗，并在实验动物体内进行了免疫原性的比较性研究，证明了以破伤风类毒素作为载体蛋白的b型流感嗜血杆菌多糖蛋白结合疫苗免疫效果优于多糖疫苗。与此同时，美国罗彻斯特大学安德森（Porter Anderson）采用无毒变异白喉毒素（CRM-197）研制的实验性疫苗也获得了类似的结果。基于这些发现，多家公司研制了b型流感嗜血杆菌多糖蛋白结合疫苗。

1987年，美国批准了第一种白喉类毒素为蛋白质载体的b型流感嗜血杆菌结合疫苗上市，但这种疫苗不能使小于18个月的儿童产生稳定的免疫反应，也不能使臀尖婴儿使用。2006年后美国已经不再使用这种疫苗。1990年10月，美国惠氏制药公司开发的用无毒变异白喉毒素（CRM-197）作为载体蛋白质研制的b型流感嗜血杆菌多糖蛋白结合疫苗获得了美国食品药品监督管理局批准，截至2015年仍在应用。其他还有美国默克公司使用B群脑膜炎球菌外膜蛋白为载体的同类疫苗，于1990年12月获得美国食品药品监督管理局批准；法国赛诺菲巴斯德公司使用破伤风类毒素作为载体的同类疫苗，于1993年3月获得美国食品药品监督管理局批准。

中国兰州生物制品研究所于2003年研制成功第一个国内生产的b型流感嗜血杆菌多糖蛋白结合疫苗，以破伤风类毒素作为载体蛋白，被国家食品药品监督管理局批准。截至2015年，共有4家中国企业生产b型流感嗜血杆菌多糖蛋白结合疫苗。随着联合疫苗的研制，Hib结合疫苗还可以与DTaP（吸附无细胞百白破联合疫苗）、DTaP-IPV（吸附无细胞百白破-脊髓灰质炎联合疫苗）等疫苗制备成多联疫苗。

制备技术　经过菌种培养、发酵培养并经过对荚膜多糖的纯化制备得到b型流感嗜血杆菌荚膜多糖，将Hib荚膜多糖与载体蛋白偶联后制成结合疫苗。根据使用Hib多糖组分和蛋白质载体的类型以及结合方法的不同可分为四种，分别是25 µg平均长度多糖-白喉类毒素、10 µg寡糖-白喉类毒素突变株减毒蛋白CRM-197、15 µg平均长度多糖-b群脑膜炎球菌外膜蛋白OMP、15µg平均天然多糖-破伤风类毒素。

药理作用和作用机制　由b型流感嗜血杆菌荚膜多糖与载体蛋白偶联后制成的结合疫苗，形成了T淋巴细胞依赖性抗原，可刺激机体产生保护性抗体，同时具有免疫记忆反应。疫苗接种后，可激活人体免疫系统，产生针对b型流感嗜血杆菌荚膜多糖的中和抗体。一旦再次受到外部b型流感嗜血杆菌的侵染，机体将产生中和抗体并与病原体结合后，被免疫系统清除，从而达到保护的作用。

应用　Hib结合疫苗由于对18月龄以下婴幼儿具有良好的保护作用，可用于18个月以下婴幼儿免疫。Hib结合疫苗无中、重度不良反应。注射后一般反应轻微，接种部位可出现轻微红肿、硬结、压痛，偶有局部瘙痒感，发热（多在38.5℃以下），偶有烦躁、嗜睡、呕吐、腹泻等。一般不需特殊处理，可自行消退及缓解。在接种Hib结合疫苗时，要注意以下几点：患急性疾病、严重慢性疾病、慢性疾病的急性发作期和发热者，对疫苗的任何成分过敏者，严重心脏病、高血压、患肝脏疾病、肾脏疾病者严禁接种；家族和个人有惊厥史者、有癫痫史者、过敏体质者慎重使用。

（沈心亮　孙晓东　卫江波）

shānghán Vi duōtáng dànbái jiéhé yìmiáo

伤寒Vi多糖蛋白结合疫苗

（typhoid Vi polysaccharide protein conjugate vaccine）　采用伤寒杆菌Vi荚膜多糖与载体蛋白偶联后制成的多糖蛋白结合疫苗。是由伤寒杆菌Vi多糖和蛋白质载体经共价结合后组成的生物大分子物质，能够诱发特异性的抗体应答。

伤寒（typhoid）是由肠道病原体伤寒沙门菌引发的严重的全身性感染，导致持续高热、腹部不适、全身乏力、头痛等临床症状。经粪口途径传播。伤寒沙门菌为革兰阴性杆菌，抗原构造有O、H和Vi抗原。Vi多糖是伤寒沙门菌的荚膜组分，非变性Vi糖具有较好的免疫原性，可诱发机体产生中和抗体。最早使用的疫苗有伤寒减毒活疫苗、灭活疫苗，效果均不理想。截至2015年，正在使用的伤寒Vi多糖疫苗

为T淋巴细胞非依赖性抗原，是半抗原，在两岁以下婴幼儿和儿童中不能刺激机体产生保护性抗体，在成人中也没有免疫记忆反应，再次刺激没有明显的抗体升高。

伤寒Vi多糖蛋白结合疫苗采用伤寒Vi荚膜多糖与载体蛋白（如破伤风类毒素或白喉类毒素、霍乱毒素B亚单位、铜绿假单胞菌的重组外毒素A等）化学偶联制备而成，形成T淋巴细胞依赖性抗原，是全抗原，可刺激机体产生保护性抗体，适用于婴幼儿接种免疫，同时具有免疫记忆反应，再次接种能产生较高的抗体滴度。美国国立卫生研究院约翰·班纳特·罗宾逊（John Bennett Robbins）和陈孝生等利用纯化的伤寒杆菌天然Vi多糖与重组突变脱毒的铜绿假单胞菌的外毒素A结合制备了Vi多糖-重组铜绿假单胞菌外毒素A结合疫苗，从1998年开始在越南2~5岁人群中进行了随机、双盲、安慰剂对照的临床研究，疫苗对2~5岁儿童具有良好安全性，接种两剂的保护率为91.7%。2013年，印度Bharat Biotech公司上市了世界首个伤寒结合疫苗，该疫苗优于多糖疫苗，能为成年人及大于6个月的儿童提供长期保护。截至2015年，中国兰州生物制品研究所有限责任公司采用重组铜绿假单胞杆菌外奇素为载体的伤寒Vi结合疫苗正在进行临床研究，罗益（无锡）生物制药有限公司、云南沃森生物技术股份有限公司分别采用不同载体蛋白、不同结合方法制备的伤寒多糖蛋白结合疫苗均已完成临床前研究并递交了临床研究申请。

制备方法：培养伤寒杆菌后，提取和纯化其Vi多糖，再与载体

蛋白质共价结合后制成疫苗。伤寒 Vi 多糖蛋白结合疫苗主要用于饮食业、医务防疫人员、水上居民等，或本病流行地区的人群。上臂外侧三角肌注射。初次免疫者接种 2 针或 3 针，每针间隔 1 个月，加强免疫接种 1 针。偶有个别短暂低热、局部稍有压痛感等副反应发生，可自行缓解。已知对疫苗任何成分过敏、严重心脏疾病、高血压、肝脏疾病、肾脏疾病及活动性结核者及患急性疾病、严重慢性疾病、慢性疾病的急性发作期和发热者、妊娠期月经期及哺乳期妇女，均不得使用该疫苗。

(沈心亮 周富昌 陈宣洪)

xìjūn mièhuó yìmiáo

细菌灭活疫苗 (inactived bacterial vaccine)

用物理或化学方法灭活细菌后所制备的预防用细菌性疫苗。细菌灭活疫苗生产用毒株一般来源于从患者分离的致病菌，毒性、免疫原性和保护力都符合要求。将细菌经过培养后，采用加热灭活、丙酮灭活或者甲醛灭活细菌，用苯酚作为保护剂制成疫苗。

德国威廉 (Wilhelm Kolle) 在 1896 年推荐使用琼脂生长、热灭活的霍乱弧菌全细胞作为肠道外免疫剂。1911 年，法国巴斯德研究所的乌克兰籍学者哈夫金 (Waldemar Mordecai Haffkine) 使用 0.5% 苯酚作为保护剂制备了灭活的弧菌作疫苗，这是第一个细菌灭活疫苗。1896 年，德国理查德 (Richard Pfeiffer) 和英国莱特 (Almroth Wright) 各自用培养的伤寒杆菌经过热灭活后制备疫苗。1915 年，灭活的伤寒疫苗在欧洲和美国的军队中得到广泛使用。此后发展了更多的细菌灭活疫苗。大部分灭活疫苗的保护率为 60%~70%，免疫持久性达到 7 年。但副作用比例高，包括局部红肿、疼痛、全身高热等，在大部分国家已经停用。截至 2015 年，中国还在使用钩端螺旋体灭活疫苗。

按照所预防的微生物种类分类，细菌灭活疫苗主要包括伤寒疫苗、百日咳全菌体疫苗、钩端螺旋体疫苗以及霍乱疫苗。细菌灭活疫苗的主要组分是灭活的细菌全细胞，具有和相应的细菌相同的物质组成，失去了增殖能力，但具有诱发机体产生特异性抗体的能力。细菌灭活疫苗接种人体后，通过激发机体的免疫系统，活化分泌特异性抗体的 B 淋巴细胞。活化的 B 细胞在人体中保持敏感状态，在人体受到与该细菌攻击时，B 淋巴细胞再次活化并增殖，进而大量分泌针对该细菌的特异性抗体，抗体与细菌结合后通过机体免疫系统清除，从而预防由该细菌感染所致的疾病。用于伤寒杆菌、百日咳杆菌苗、钩端螺旋体以及霍乱弧菌感染所致的传染病。

(沈心亮 卫江波)

bǎirìké quánjūntǐ yìmiáo

百日咳全菌体疫苗 (pertussis vaccine)

将百日咳全菌体用适当灭活剂灭活后，再与佐剂配合，直接制备的疫苗。属于预防用细菌灭活疫苗。适用于 3 月龄至 6 周岁儿童免疫接种。

百日咳 (pertussis) 是百日咳杆菌引发的一种儿童急性呼吸道传染病，未获得免疫力的成年人也可感染。典型症状为突然阵发性痉咳，并带有吸气性尾声或伴有呕吐，可持续数月。百日咳主要传染对象为 6 岁以下的儿童，1 岁以内婴幼儿发病率约占总发病率的 50%，据世界卫生组织扩大免疫规划估计该病的发病率为 0.8%~1.6%，严重威胁着儿童的生命和健康。接触传播为主要传播途径，也可以通过患者咳嗽、喷嚏等分泌物形成的飞沫传播。接种疫苗是最有效的预防手段。

自 1906 年比利时细菌学专家、免疫学专家朱尔斯·包尔蒂 (Jules Bordet) 和刚格 (O. Gengou) 两人从患者的痰液中成功的分离出了百日咳杆菌，确定了百日咳是由百日咳杆菌引起的之后，在 1914 年美国食品药品管理局批准了第一个百日咳全菌体疫苗，到 1948 年美国食品药品管理局批准了百日咳全菌体疫苗与白喉类毒素疫苗和破伤风类毒素疫苗制成百日咳白喉破伤风联合疫苗使用，使得百日咳、白喉和破伤风的发病率急剧下降。中国在 20 世纪 50 年代就研制出了全细胞百日咳疫苗，用于疫苗生产的百日咳菌株主要包括 P3s10 株、18530 株。所用制备技术和国外基本相同。百日咳全菌体疫苗，被大面积推广使用后，显著降低了百日咳的发病率和死亡率，有效地阻止了百日咳流行。由于接种百日咳全菌体疫苗产生的一些不良反应，包括局部轻微的反应或极为少见的全身反应，以及公众的过度关注，导致全菌体的百日咳疫苗被抵制，因此在国际上引发了追求更安全疫苗的研究，美国在 2000 年开始使用无细胞百日咳疫苗替代全菌体疫苗，类似的转变在欧洲也有发生。中国兰州生物制品研究所于 1985 年开始研制无细胞百日咳菌苗，并于 1993 年通过了卫生部组织的国家新药品评审，于 1994 年分别获新药证书和试生产文号。

制备技术 全细胞百日咳疫苗的制备工艺各生产厂家有不同，

因此每种百日咳全菌体疫苗的成分相对不同。多数百日咳全菌体疫苗与白喉和破伤风类毒素配制成联合疫苗使用，即全细胞百白破联合疫苗。所有百日咳全菌体疫苗或全细胞百白破联合疫苗都采用铝盐作为佐剂，多数情况下，采用硫柳汞为防腐剂。该疫苗不能冰冻，需在2~8℃保存。有效期为24~36个月。

药理作用和作用机制 百日咳全菌体疫苗通常作为吸附百日咳白喉破伤风联合疫苗的一个组分使用，一般不单独用于接种。疫苗中含有经甲醛灭活的百日咳全菌体细胞，不具有致病性，能够诱发机体产生针对百日咳杆菌的抗体。疫苗接种后，激发人体产生抗百日咳杆菌的抗体，然后在受到百日咳杆菌感染后，抗体与细菌结合并被免疫系统清除，从而预防感染。

应用 在国家免疫规划中，儿童接种的百日咳疫苗通常为全细胞百白破联合疫苗或无细胞百白破联合疫苗，在多数国家，婴儿出生后的2~6月内应完成3针基础免疫接种，接种间隔时间至少1个月，通常在1~6年后再进行1次加强免疫。世界卫生组织推荐婴儿的百日咳疫苗初次免疫时间为6、10和14周，但每个国家的免疫方案各有差异。中国无细胞百日咳疫苗自3月龄开始至12月龄进行3针初次免疫，每针间隔4~6周，在基础免疫后18~24月龄进行1针加强免疫。英国从2001年起，婴儿在出生后2、3、4个月进行3针全细胞百日咳疫苗的初次免疫，在3岁半至5岁之间再进行1针无细胞百日咳疫苗的加强免疫。其他国家，如法国和德国，也进行类似的3针初次免疫接种，在婴儿为12~18月龄时加强免疫1次，以及在青少年9~17岁时再进行1次加强免疫。意大利和一些北欧国家，在婴儿6月龄之内就进行了两次免疫接种，10~18月龄时再进行加强免疫。疫苗的标准剂量为0.5ml，肌内注射，婴儿注射部位为大腿前外侧肌肉，年长人群的注射部位为三角肌。

免疫接种百日咳全菌体疫苗经常（约2~10次注射中有1次）出现一些轻微副反应，如局部红肿、发热和烦躁，长时间哭叫和惊厥较少见（<1/100），低张力低反应发作罕见（1/1000~1/2000）。局部反应发生率随着年龄和接种次数具有增加的趋势，因此，不推荐青少年和成人免疫接种用百日咳全菌体疫苗。

（沈心亮 张俊 卫江波）

gōuduānluóxuántǐ yìmiáo

钩端螺旋体疫苗（leptospira vaccine） 采用与流行地区钩端螺旋体型对应的菌株，经杀菌灭活后制备的单价或多价疫苗。属于细菌灭活疫苗。1915年日本稻田（Inada R）和井土（Ido Y）等首先发现钩端螺旋体，1916年首先试制钩体全菌体灭活疫苗。在中国，从1958年魏曦等试制成功普通疫苗开始，钩体疫苗经历了蒸馏水疫苗时期、胎盘浸液疫苗时期和综合培养基疫苗时期等三个阶段。中国曾于1958年研制成功了灭活的钩体疫苗，主要为热变性的或甲醛灭活的钩体全菌疫苗，对同型钩体感染保护率达85.34%~100%。截至2015年，其他的钩端螺旋体弱毒疫苗尚在试验研究阶段，已经研制出的商品化的钩体疫苗包括灭活钩体全菌疫苗和二价钩体外膜疫苗。中国浙江大学、南华大学等正在研制重组蛋白质钩端螺旋体疫苗。

上海生物制品研究所有限责任公司、武汉生物制品研究所有限责任公司、成都生物制品研究所有限责任公司研发的钩端螺旋体疫苗于2010年先后上市。

全球各国疫苗的制备均是采用与流行地区钩端螺旋体型对应的菌株。制备工艺是将对应的血清型菌种于含有一定动物血清的柯托夫或千尔斯基综合培养基增殖培养，加入化学灭活剂杀菌，制成单价灭活苗。根据需要将不同血清型钩端螺旋体培养灭活菌液（一般不超过5个血清型菌）按比例混合制成多价灭活疫苗。

灭活疫苗有效成分是脂多糖，通过诱发机体产生体液免疫应答而发挥作用。接种钩端螺旋体菌苗后，机体便产生了对钩端螺旋体的特异性免疫反应，其抗体通过凝集菌体作用和溶解病原体，而迅速清除血液中的钩端螺旋体。接种菌苗中的菌型与当地流行菌株一致，就能明显地降低发病，减轻临床症状。主要用于流行地区7~60岁的人群的钩端螺旋体病的预防。应在流行季节前完成注射。于上臂外侧三角肌附着处皮下注射。成人第1针0.5ml，第2针1.0ml，间隔7~10日。7~13周岁用量减半。必要时，7周岁以下小儿酌量注射，但不超过成人量的1/4。全身及局部反应一般轻微，偶有发热及局部疼痛、红肿，一般可自行缓解。发热、急性传染病、严重心脏病、高血压、肝、肾脏病、神经和精神疾病患者，孕妇、哺乳期妇女，有过敏史者禁用。月经期暂缓注射。

（沈心亮 徐悦玥）

xìjūn jiǎndú huóyìmiáo

细菌减毒活疫苗（live attenuated bacterial vaccine） 通过适当的减毒方法使细菌保持免疫原性

而无致病性制备的用于预防相应细菌感染所致疾病的疫苗。属于细菌性疫苗。细菌减毒活疫苗的疫苗株制备方法包括连续传代法和体外诱变法。细菌减毒活疫苗的制备工艺流程通常是细菌培养、收获后即制成活菌制剂，通常不使用佐剂。

19 世纪后半叶，法国学者路易斯·巴斯德观察到能够导致鸡霍乱的巴斯德菌的培养物经过两周就会丢失其毒力，随后发现，将炭疽杆菌的上层培养物在 42℃~43℃ 培养两周，炭疽杆菌的毒力丢失。1881 年路易斯·巴斯德等用这种方法制备了炭疽疫苗并接种动物，发现动物得到了保护，这是第一个细菌减毒活疫苗。20 世纪 20 年代，法国卡尔梅特（Leon Charles Albert Calmette）和介兰（Jean-Marie Camille Guerin）研制了卡介苗。1976 年瑞士伯尔尼血清疫苗研究所学者雷内（Rene Germanier）等用亚硝基胍处理 Ty2 伤寒毒株获得一株鸟苷二磷酸-半乳糖-4-差向异构酶缺失株称为 Ty21a 株，用这一减毒株制成的伤寒疫苗有较好的保护作用。

截至 2015 年，有卡介苗、伤寒沙门菌减毒活疫苗、口服福氏宋内菌减毒活疫苗、鼠疫杆菌减毒活疫苗、炭疽减毒活疫苗、皮上划痕人用布氏菌活疫苗、霍乱弧菌 01 菌株 103-HgR 疫苗等相继研发出来。这些疫苗经过大规模使用后的结果证明，疫苗使用后所预防疾病的发病率都逐渐下降。多数细菌减毒活疫苗的减毒株是通过连续传代的方法获得。

生物学特性 细菌减毒活疫苗的主要组分是减毒细菌，形态上保留了与相应细菌相同的形态，能够在体内外增殖，与相应细菌的抗原性相同，但无致病性。细菌性减毒活疫苗接种人体后，通过激发机体的免疫系统，活化分泌特异性抗体的 B 淋巴细胞。活化的 B 淋巴细胞在人体中保持敏感状态，在人体受到该病毒攻击时，该细胞再次活化并增殖，进而大量分泌针对相应细菌的特异性抗体，抗体与细菌结合后通过机体免疫系统清除，从而预防由相应细菌感染所致的疾病。

应用 疫苗用于预防相应细菌感染所致疾病。如卡介苗可预防儿童结核病，炭疽减毒活疫苗用于炭疽的免疫预防。霍乱弧菌 01 菌株 103-HgR 疫苗是减毒口服活霍乱弧菌 01 菌株 103-HgR 组成的疫苗，可以用于预防霍乱。

（沈心亮　卫江波）

kǒufú fúshì-sòngnèijūn jiǎndú huóyìmiáo

口服福氏宋内菌减毒活疫苗

［attenuated dysentery vaccine (live) of S. flexneri and S. sonnei, oral］ 通过适当的减毒方法保留有福氏、宋内菌免疫原性而无致病性制备的用以预防由痢疾杆菌引起的痢疾的口服疫苗。属于细菌减毒活疫苗。细菌性痢疾是由痢疾杆菌引起的急性肠道传染病，引起细菌性痢疾的病原体有 4 种，但主要以福氏和宋内痢疾杆菌为主。主要由粪-口途径传播，严重影响人们尤其是婴幼儿童的健康。

1896 年，日本北里研究所志贺（Kiyoshi Shiga）首次成功分离痢疾杆菌。苏联 1924 年开始使用灭活的志贺菌液作为疫苗，保护效果不详。20 世纪 60 年代，南斯拉夫 Mel. D. M 应用志贺菌链霉素依赖菌株（S^d）制备口服痢疾活菌苗获得成功，中国成都军区疾病预防控制中心军事医学研究所何斌等 1970 年代引入福氏志贺菌 2a-S^d 株并联合中国兰州生物制品研究所、北京生物制品研究所和武汉生物制品研究所制备疫苗并证明该疫苗有效。但由于在四川长寿进行的临床试验现场发现 7 例接种者被分离到非链霉素依赖型返祖菌株，且该疫苗需服用多次，剂量大且需加链霉素生产，容易造成环境污染，因此未能正式生产使用。

20 世纪 60 年代，罗马尼亚 Cantacuzino 研究所伊斯特拉蒂（Istrati）将分离的福氏 2a 野毒株在加胆盐的培养基上传代 32 代而获得的减毒株命名为 F2a-T32，用其研制的疫苗具有良好预防和治疗效果。70 年代中国第四军医大学研究员涂通今从罗马尼亚引入该菌株，并在 1978~1980 年，由中国兰州生物制品研究所制备疫苗，该疫苗安全有效。由于中国痢疾流行的优势菌株多属于 F2a 和宋内菌，1987 年，中国兰州生物制品研究所研究员王秉瑞等以 T32 菌株为受体，利用基因工程制药技术将 T32 菌株转变成表达宋内抗原和福氏抗原的杂交菌株，命名为 FS 株，利用 FS 株研制的疫苗安全有效于 1999 年获得中国新药证书。中国军事医学科学院微生物流行病研究所研发的福氏、宋内痢疾双价活疫苗 FSM-2117（汞抗性）已获得国家药品监督管理部门批准的新药证书，在服苗后的 6 个月中该疫苗可提供针对福氏 2a 和宋内痢疾的保护率分别是 61.11% 和 49.59%。

口服福氏宋内菌减毒活疫苗用表达福氏 2a 和宋内志贺菌双价菌体抗原的 FS 菌株，经培养收集菌体后，加入稳定剂冻干制成。主要成分为表达福氏 2a 和宋内痢疾杆菌双价抗原的 FS 菌株，具有复制能力但不引起人体致病，能够诱发机体产生针对福氏 2a 和宋内痢疾杆菌的抗体。该疫苗保留了宋内和志贺痢疾杆菌刺激机体免疫系统的特性，能够激活人体免疫系统，产生针对痢疾杆菌的中和抗体。病原体与中和抗体结合后，可被免疫系统清除。用于各年龄人群预防细菌性痢疾。不良反应主要包括胃肠道不适、恶心、腹痛、呕吐等胃肠道症状为主的一过性副作用。

（沈心亮　潘超　朱力）

shānghán shāménjūn jiǎndú huóyìmiáo

伤寒沙门菌减毒活疫苗〔attenuated typhoid vaccine（live, oral, strain Ty21a）〕

通过适当的减毒方法获得的伤寒弱毒菌株 Ty21a 制成的用以预防伤寒的口服疫苗。又称口服伤寒减毒活疫苗（Ty21a 株）。属于细菌减毒活疫苗。伤寒是由伤寒沙门菌造成的急性肠胃道传染病，典型的临床表现包括持续高热，全身中毒性症状与消化道症状、玫瑰疹、肝脾肿大、白细胞减少。人群对伤寒普遍易感。病后可获得持久性免疫，再次患病者极少。

伤寒减毒活疫苗是世界卫生组织推荐的两种伤寒疫苗之一，另一个是伤寒 Vi 多糖蛋白结合疫苗。1976 年瑞士博尔纳血清疫苗研究所雷内（Rene Germanier）等用亚硝基胍处理 Ty2 伤寒毒株获得一株鸟苷二磷酸-半乳糖-4-差向异构酶缺失株称为 Ty21a 株，用这一减毒株制成的伤寒疫苗有较好的保护作用。伤寒 Ty21a 菌株是细胞壁缺陷的减毒突变体，无 Vi 抗原，O 抗原不完全或缺失。用该菌株制备的疫苗 1989 年在瑞士获得注册，由瑞士血清与疫苗研究所（现为博尔纳生物技术公司）生产。截至 2015 年，中国无该疫苗的生产。

Ty21a 疫苗的耐受性好，可与其他疫苗同时使用。包括抗脊髓灰质炎疫苗、霍乱和黄热病的活疫苗，或麻疹、腮腺炎和风疹联合疫苗。在服用疫苗的前后 3 天，应避免用氯胍或抗菌素。Ty21a 疫苗可用于部分人类免疫缺陷病毒阳性的无症状者。疫苗储存温度为 2~8℃，但在 25℃ 也可保持其效力 14 天。

制备技术　该疫苗系用伤寒沙门菌的弱毒株培养制成悬液，经甲醛杀菌，用磷酸盐缓冲液稀释制成。

作用机制　该疫苗保留了伤寒沙门菌刺激机体免疫系统的特性，能够激活人体免疫系统，产生针对伤寒沙门菌的中和抗体。病原体与中和抗体结合后，被免疫系统清除。

应用　主要用于预防伤寒。该疫苗有两种剂型，冻干肠溶胶囊制剂，适用于 5 岁以上人群，需隔日口服免疫 3~4 次；液体制剂，适用于两岁以上儿童，隔日口服免疫 3 次。该疫苗液体制剂保护力稍好于肠溶胶囊制剂。该疫苗在使用后的 7 年内具有显著保护性，在第 7 年的有效性 62%~77%。该疫苗最常用以保护那些前往伤寒流行国家的旅客，但未纳入大型公共预防方案。

不良反应和注意事项　该疫苗有关的发热和全身不适发生率为 9%~34%。有罕见的过敏反应，尚无致死和致残的报告。注射部位在 24 h 内会有轻微疼痛，或有针口发炎或肿胀。对疫苗中任何成分（如苯酚、伤寒杆菌的多醣囊）有过敏反应的人群均不宜接种。

（沈心亮　王斌　朱力）

kǎjièmiáo

卡介苗（bacillus calmette-guerin vaccine，BCG）

使用活的无毒牛型结核杆菌制成的用于预防结核病的疫苗。按制备工艺划分属于细菌减毒活疫苗。

1882 年德国学者高诃（Robert Koch）首次发现结核杆菌，是人类结核病的致病菌。1908 年法国卡尔梅特（Jean-Marie Albert Calmette）和助手介兰（Leon Charles Camille Guerin），用来自于患结核性乳腺炎的牛的牛型分枝杆菌，在含有 5% 甘油的胆汁、马铃薯培养基上，经 13 年 230 代传代培养获得减毒的分枝杆菌，并经小牛和豚鼠的实验验证毒力的减弱，最终制备了卡介苗的疫苗株。1919 年移交给法国巴斯德研究所，1921 年首次使用于人体上。中国医师王良于 1933 年从法国巴斯德研究所带回卡介苗菌株并为婴儿接种，1937 年中国学者刘永纯开始在上海巴斯德研究所制造卡介苗，1948 年中央防疫处（北京生物制品研究所前身）陈正仁研究员等从丹麦引进卡介苗丹麦亚株 823 株，在中国北京生物制品研究所和上海生物制品研究所开始生产卡介苗。分别在北京和上海试制试种。1949 年后，中国政府十分重视结核病预防控制工作。20 世纪 50 年代初，新生儿 BCG 接种大多采用口服法，液体口服疫苗 10 mg/ml，由于用苗量大，接种效果差，禁忌证多，很快就改用液体 BCG 经皮法给药。

制备技术　该疫苗是用卡介菌种在综合培养液中培养后，收集菌膜，混悬于适宜的灭菌的保护液内，经冷冻干燥制成。

作用机制　该疫苗保留了结核杆菌刺激机体免疫系统的特性，能够激活人体免疫系统，产生针对结核杆菌的中和抗体。病原体与中和抗体结合后，可被免疫系统清除。

应用 截至 2015 年，卡介苗是结核病预防唯一可用的疫苗，在全球范围内广泛使用，其良好的安全性得到充分验证，但卡介苗的保护效果一直有争议。卡介苗的保护效果为 0~80%。该疫苗不能预防潜伏结核杆菌的二次感染，故对成人结核病预防效果不佳，不能有效降低结核病发病率。接种卡介苗在预防儿童结核病，特别是可能危及儿童生命的严重类型结核病，如结核性脑膜炎、粟粒性结核病等方面具有相当明显的免疫保护作用。接种卡介苗预防结核性脑膜炎和播散性结核病的平均有效率为 86%；预防结核相关死亡的有效率为 65%；预防结核性脑膜炎死亡的有效率为 64%；预防播散性结核死亡的有效率为 78%。

不良反应和注意事项 卡介苗接种后可能在注射局部形成红肿、硬结，一般持续 2~3 个月，自行吸收、结痂，留下一个永久性凹陷瘢痕，俗称卡痕，该反应是卡介苗接种后的正常反应。卡介苗接种后一般不会产生严重不良反应，但部分接种者可能会出现局部溃疡、淋巴结肿大或化脓、瘢痕疙瘩等不良反应，极个别人还出现罕见的卡介苗骨炎、过敏性紫癜、寻常性狼疮和卡介苗全身播散等严重异常反应。罕见的严重不良反应与受种者免疫功能缺陷有关。卡介苗接种后发生不良反应的原因主要有疫苗原因、接种技术、接种部位、继发感染、个体原因和被接种者年龄等。如卡介苗菌株、生产工艺和保藏运输等因素均可影响不良反应的发生概率，接种时疫苗未摇匀、注射过深或注入皮下等可能导致不

良反应增加，过敏体质者发生过敏性皮炎、休克，免疫功能缺陷会使全身性卡介苗播散的可能性增加等。

（沈心亮 朱力 魏东）

shǔyìgǎnjūn jiǎndú huóyìmiáo
鼠疫杆菌减毒活疫苗（attenuated plague vaccine, live）

通过适当的减毒方法获得的鼠疫杆菌弱毒菌株制成的用以预防鼠疫的疫苗。属于细菌减毒活疫苗。鼠疫（plague）俗名黑死病，是严重威胁人类生命的急性传染病，是中国法定的甲类传染病。人鼠疫主要有三种类型：①腺鼠疫是由鼠疫杆菌引起的局部淋巴腺（多为腹股沟淋巴结）炎症肿胀。②败血型鼠疫是因鼠疫杆菌侵入血液引起。③肺鼠疫是由腺鼠疫或败血型鼠疫继发形成。鼠疫疫苗主要分为灭活疫苗和减毒活疫苗两种。美国主要使用鼠疫灭活疫苗，其他国家主要使用鼠疫减毒活疫苗。

1897 年乌克兰哈夫金（Waldemar Mordecai Haffkine）在印度用鼠疫患者的淋巴组织加热到 70℃ 杀死其中的鼠疫菌后，制成了原始形态的鼠疫疫苗，称为哈夫金液，是最初的鼠疫灭活疫苗。其后美国和澳大利亚分离出鼠疫强毒菌株 195/p，用甲醛灭活制成死疫苗，进而逐步发展成为鼠疫灭活疫苗，1946 年首先用于人类免疫，主要在美国军队使用，越战中接种过疫苗的美军人员未发现鼠疫病例。1999 年该疫苗停产。鼠疫减毒活疫苗在 1908 年首先应用于人类，尤其在法国的殖民地和苏联，所用疫苗株不详。先后用于鼠疫减毒活疫苗研究的菌株包括 Otten 株、EV 株、Tjiwidej 株、P141 株、MII40 株、A1122 株、M23 株和 0614F 株等。

其中 A1122 株、M23 株由于免疫效果不理想或出现不良反应而逐渐被停止使用。1929 年用 Otten 株制备的减毒活疫苗在印度尼西亚的爪哇进行过较为广泛的接种。1929 年法国学者吉拉德（Girard G）和罗比克（Robic J）建立减毒株 EV 株。1935 年开始用于制备减毒活疫苗。EV 菌株在不同实验室条件下保存，可分为 EV76 巴黎株，EV76 越南株，EV 苏联株。截至 2014 年，全球正在使用的鼠疫减毒活疫苗均为 EV 株。1938 年由日本学者春日在中国分离的 MII40 株曾用于鼠疫减毒活疫苗生产。中国预防医学科学院流行病学微生物学研究所（现为中国疾病预防控制中心传染病控制所）研究员贾明和等 1970 年获得了青海喜马拉雅旱獭体内分离的 061 菌株，采用人工变异的方法获得一株减毒株命名为 0614F 株，与 EV 兰州菌株比较，对动物毒力稍强，免疫原性相当，用 0614F 株制备的疫苗未正式生产。中国于 20 世纪 40 年代，中央防疫处和西北防疫处曾经生产鼠疫灭活疫苗，1949 年后生产和使用鼠疫灭活疫苗。中国卫生部兰州生物制品研究所于 1954 年自苏联引进鼠疫 EV 减毒株，并经传代后命名为 EV 兰州株，选用皮下注射，在使用中发现副作用极大，1960 年改为皮上划痕接种。但皮上划痕接种不能保证进入体内的菌数，影响疫苗保护效果。而且由于鼠疫减毒活疫苗在减毒过程中必然会失去某些毒力因子，而使疫苗株的抗原性不够完全，无论对腺鼠疫或肺鼠疫均不能完全保护，需要对鼠疫疫苗进行改进。截至 2016 年 10 月，鼠疫亚单位疫苗和 DNA 疫苗等也已开展实验室或者临床研究。

制备技术 用鼠疫耶尔森菌的弱毒株经培养后收集菌体，加入稳定剂冻干制成。

药理作用和作用机制 主要成分为鼠疫菌弱毒菌，能刺激机体免疫系统产生针对鼠疫杆菌的中和抗体。鼠疫耶尔森菌能刺激机体免疫系统的特性，能够激活人体免疫系统，产生针对鼠疫杆菌的中和抗体。病原体与中和抗体结合后，被免疫系统清除。

应用 主要用于预防鼠疫，主要接种对象是疫区或通过疫区的人员及从事鼠疫研究的工作人员。在上臂外侧三角肌上部附着处皮上划痕接种，接种部位滴加疫苗，使菌液充分进入划痕内，接种后局部应裸露至少 5 min。反应轻微，仅有划痕局部浸润，很少见全身反应。皮下注射局部可见红肿、细胞浸润，少数人可出现体温升高或接种部位附近淋巴结肿大。这些反应 2~4 天内自行消退，不留任何后遗症。该疫苗为皮肤划痕用制剂，严禁注射。急、慢性淋巴结炎，严重皮肤病，急性传染病及活动性结核患者，有严重过敏史者，有免疫缺陷症及用免疫抑制剂治疗者，妊娠期及前 6 个月授乳期妇女禁用。疫苗接种后 10 天开始产生免疫力，1 个月抗体水平达高峰，6 个月后开始下降，1 年后免疫力降至最低，故有感染危险者应每年接种 1 或 2 次。此外，疫苗减毒活菌苗对腺鼠疫有较好的免疫力，对肺鼠疫效果不佳。

（沈心亮 朱 力 魏东）

píshànghuáhén rényòngbùshìjūn huóyìmiáo

皮上划痕人用布氏菌活疫苗

[Brucllosis vaccine (live) for percutaneous scarification] 通过适当的减毒方法获得的布鲁菌减毒株制成的用于预防布鲁菌病的皮肤划痕用疫苗。属于细菌减毒活疫苗。羊为布鲁菌病主要传染源，牧民或兽医接羔为主要传播途径。皮毛、肉类加工、挤奶等相关人员可经皮肤黏膜受染，进食病畜肉、奶及奶制品可经消化道传染。不产生持久免疫，病后再感染者多见。人群对布鲁菌普遍易感。该病临床表现变化多端，就个别患者而言，其临床表现仅为局部脓肿。

1923 年，美国巴克·科顿（Back Cotton）获得一株牛种布鲁菌（No. 19）弱毒株，动物实验有较好的保护效果。苏联 Vershilova PA 对 No. 19 菌株进一步减毒，No. 19 菌株毒力弱化以后命名为 19BA 株，用于畜间预防接种。1951 年，苏联开始使用 19BA 菌株进行人用疫苗的生产。1965 年，中国卫生部兰州生物制品研究所改用 104M 株生产人用布鲁菌活疫苗。该疫苗接种对象是与布鲁菌病传染源有密切接触者，采用在上臂外侧三角肌附着处皮上划痕接种，布氏菌素反应阳性者可不予接种。

该疫苗用布鲁菌的弱毒株经培养、收集菌体加入稳定剂后冻干制成。含有布鲁菌的弱毒菌活菌体，对人不致病。能刺激机体，诱发中和抗体的产生。该疫苗保留了布鲁菌刺激机体免疫系统的特性，能够激活人体免疫系统，产生针对布鲁菌的中和抗体。病原体与中和抗体结合后，可被免疫系统清除。用于预防布鲁菌病。此疫苗为皮肤划痕用制剂，严禁注射。患严重疾病、免疫缺陷症者及用免疫抑制剂治疗者，妊娠期及前 6 个月授乳期妇女禁用。凡与布鲁菌病传染源有密切接触者，每年应免疫 1 次。该疫苗接种后局部反应轻微，少数人划痕处会出现轻度浸润，一般不影响劳动。个别人体温稍有增高，一般可自行消退。如因使用途径错误，出现类似急性布鲁菌病症状者，要按急性布鲁菌病进行彻底治疗。

（沈心亮 朱 力 魏东）

lèidúsù yìmiáo

类毒素疫苗（toxoid vaccine）

细菌的外毒素经过甲醛脱毒处理后变成类毒素并添加佐剂制成的疫苗。属于细菌性疫苗。破伤风杆菌和白喉杆菌等厌氧菌在机体或适宜培养基上培养产生的外毒素经甲醛处理后使其失去毒性，但仍保留免疫原性，称为类毒素（toxoid）。类毒素作为疫苗的主要组分，然后加入适量磷酸铝和氢氧化铝即成吸附精制类毒素疫苗。与佐剂结合后，类毒素体内吸收慢，能长时间刺激机体，产生更高滴度抗体，从而增强免疫效果。

1883 年，德国克雷伯（Edwin klebs）发现白喉的致病菌是克雷伯白喉杆菌。1884 年德国尼可莱耶（Arthur Nicolaier）发现破伤风的致病菌是破伤风杆菌。法国巴斯德研究所鲁（Roux E）和耶尔森（Yersin A）于 1888 年发现了白喉杆菌含有可使人体产生相关症状的外毒素。用白喉和破伤风杆菌的培养液经过滤后接种动物，动物产生了和人体相同的症状，证实白喉毒素和破伤风毒素的存在，并可使人体致病。德国弗兰克尔（Fraenkel）和贝林（Emil von Behring）于 1890 年，尝试用白喉毒素免疫豚鼠。英国格伦尼（Glenny AT）和艾伦（Allen K）年于 1921 年进行了白喉类毒素和抗毒素的检测，于 1924 年提出可以用福尔马林灭活的白喉毒素免疫人体。1924 年，法国雷蒙

（Gaston Ramon）提出了类毒素的概念。1927 年雷蒙宣布能够通过培养破伤风杆菌获得破伤风毒素，用甲醛灭活的方法可以进一步制备破伤风类毒素，并用于人体免疫后可以预防破伤风感染。1930 年英国亚历山大（Alexander Glenny）发现用明矾（铝离子）沉淀的类毒素免疫效果更好。截至 2015 年，世界各国基本上都采用甲醛灭活方法制备类毒素，并用铝佐剂吸附类毒素作为免疫制剂，可有效预防白喉或破伤风等的流行；类毒素疫苗在全球范围内广泛使用，制备技术都沿用 1926 年法国批准使用的破伤风类毒素疫苗和白喉类毒素疫苗的制备方法。

按照所预防的疾病分类，类毒素疫苗主要包括破伤风类毒素疫苗和白喉类毒素疫苗两类。类毒素疫苗的主要组分为类毒素，系用甲醛灭活细菌如白喉杆菌和破伤风杆菌外毒素后制成，类毒素保留与外毒素相同的抗原属性，能够诱发人体产生特异性抗体。类毒素对人不致病。用类毒素免疫人体后，通过激发机体的免疫系统，活化分泌特异性抗体的 B 淋巴细胞。活化的 B 淋巴细胞在人体中保持敏感状态，在人体受到与相应细菌攻击时，B 淋巴细胞再次活化并增殖，进而大量分泌针对该细菌的特异性抗体，抗体与细菌结合后通过机体免疫系统清除，从而预防由相应细菌感染所致的疾病。用于预防白喉杆菌和破伤风杆菌等感染人体后所致疾病。

（沈心亮　卫江波）

dǎnguchúnzhǐ zhuǎnyùn dànbái yìmiáo

胆固醇酯转运蛋白疫苗（cholesteryl estertransfer protein vaccine）

以血浆胆固醇酯转运蛋白为靶

标设计的心血管疾病预防用疫苗。血浆胆固醇酯转运蛋白又称为血浆脂质转运蛋白，协助胆固醇酯和甘油三酯在不同脂蛋白之间的转运，在促进胆固醇逆转运过程中发挥重要作用。血浆胆固醇酯转运蛋白的活性或表达可影响机体的血脂水平，从而影响动脉粥样硬化的风险，因此，血浆胆固醇酯转运蛋白的疫苗可通过影响血脂水平而对心血管病起到预防的作用。

2003 年，美国芝加哥 Rush-Presbyterian-St. Luke's Medical Center 研究中心的迈克尔（Michael H. Davidson）等研发的 CETi-1 疫苗采用血浆胆固醇酯转运蛋白的第 461～476 位氨基酸 B 细胞表位，结合破伤风类毒素来源的辅助性 T 细胞表位（830～843 位氨基酸），在临床 I 和 II 期试验，大约在>90%的个体中成功诱导出来抗血浆胆固醇酯转运蛋白的抗体，但并没有成功增高高密度脂蛋白胆固醇的浓度，可能是抗体的滴度太低导致。2009 年进一步用辅助性 T 细胞表位（aK-Cha-VAAW-TLKAa）代替破伤风类毒素毒素表位（PADRE-CETP），使用铝佐剂免疫家兔和小鼠，发现该疫苗具有更高的免疫原性，可以诱导出 IgG2a 为主的抗体，同时使用 CPG7909 佐剂诱导出更高的抗体滴度。2011 年，中国武汉农业微生物国家重点实验室的研究人员则采用同样的 B 细胞表位，结合兔抗人三叶因子 3（TFF3）和破伤风类毒素来源的辅助性 T 细胞表位设计疫苗，主要原则为利用兔抗人三叶因子 3 帮助血浆胆固醇酯转运蛋白的 B 细胞表位在肠道消化液中不被降解，从而成功地在家兔中诱导出血浆胆固醇酯转运蛋白特异性的抗体 IgA

和 IgG，明显增高了高密度脂蛋白胆固醇水平，也使动脉脂质染色面积由 26%～28% 降低到 18% 左右。

胆固醇酯转运蛋白疫苗有多种不同的制备技术，主要包括化学合成多肽疫苗技术和通过基因重组的方式表达肽疫苗技术等。胆固醇酯转运蛋白疫苗主要通过诱导胆固醇酯转运蛋白特异性抗体，去除体内胆固醇酯转运蛋白的有效浓度，增高高密度脂蛋白在血浆中的水平，达到对心血管疾病的预防作用。主要是预防心血管病。截至 2015 年，该疫苗尚未开展临床研究。

（吴玉章　王靖雪）

pòshāngfēng lèidúsù yìmiáo

破伤风类毒素疫苗（tetanus toxoid vaccine）

将破伤风梭状芽胞杆菌产生的毒素经甲醛脱毒并加入铝佐剂制成的用于预防破伤风的疫苗。属于类毒素疫苗。

破伤风（tetanus）是严重的感染性疾病，由破伤风梭状芽胞杆菌感染引起，在厌氧条件下细菌产生大量的毒素，毒素侵害中枢神经系统，导致患者全身性肌肉强直性痉挛，形成破伤风所特有的牙关紧闭、角弓反张等症状，严重者死于窒息及全身性衰竭。破伤风不是传染性疾病，人与人之间不能互相感染，绝大多数病例是由于外伤所致，当创伤后受带有破伤风梭状芽胞杆菌的泥土或其他异物污染时，特别是较深的穿刺伤，易发生破伤风感染。此外新生儿破伤风主要是通过非科学的接生方式而感染发病。产道感染、耳道感染、手术后感染、非法注射毒品等感染途径也占有相当数量。

1927 年法国雷蒙（Gaston Ramon）宣布能够通过培养破伤

风杆菌获得破伤风毒素，并用甲醛灭活的方法可以进一步制备破伤风类毒素，并用于人体免疫后可以预防破伤风感染。但最初研制的破伤风类毒素疫苗虽然免疫效果较好的，但接种后的副反应很大，主要是由于类毒素中存在着大量的培养基中的无关蛋白成分，引起过敏反应。1930 年英国亚历山大（Alexander Glenny）发现用明矾（铝离子）沉淀的类毒素经去除培养基成分后免疫效果更好。改进后的破伤风类毒素的接种副反应显著地减少，但免疫学效果不如原制的类毒素。为了提高免疫效果，1940 年，英国霍尔特（Holt LB）用磷酸铝吸附精制的类毒素，降低了副反应并提高了免疫学效果。其后主要的改进在于疫苗纯度的提高。1962 年美国威廉（William C. Latham）用半合成培养基替代过往使用的肉汤培养基，使得类毒素的纯化效率提高。破伤风类毒素疫苗于1938 年在美国上市，1941 年在军队中实施战前预防接种后得以广泛使用。此后，应用发酵罐进行了破伤风梭状芽胞杆菌的大规模培养，提高了生产规模。

中国破伤风类毒素疫苗研制开始于 20 世纪 50 年代，从罗马尼亚引进 L58 疫苗株，使用生产用的培养基一般采用酪蛋白、黄豆蛋白、牛肉等蛋白在较温和的条件下加深水解后制成。1978 年中国武汉生物制品研究所有限责任公司采用发酵罐进行破伤风梭状芽胞杆菌的大规模培养和先纯化后再脱毒的工艺生产破伤风类毒素疫苗。截至 2015 年，中国北京天坛生物制品股份有限公司和武汉生物制品研究所有限责任公司生产的破伤风类毒素疫苗沿用了这一工艺。

制备技术 接种破伤风梭状芽胞杆菌到培养基后，用发酵罐进行培养，纯化破伤风毒素后用甲醛灭活制备破伤风类毒素（脱毒），再用磷酸铝吸附制备精制的类毒素。破伤风类毒素的生产工艺主要有两种：第一种为先脱毒后再纯化；第二种先纯化后再脱毒。第一种工艺生产的类毒素稳定性一般较好，但是在脱毒过程中，容易发生甲醛与类毒素分子的交联，提纯比较困难。此外，脱毒的物质体积大，操作不便。第二种工艺生产的类毒素纯度高，脱毒的物质体积小，便于操作且没有发现毒性逆转现象，更适合大罐培养后的生产。

药理作用和作用机制 由纯化并灭活后的破伤风类毒素组成，能够诱发人体产生针对抗破伤风梭状芽胞杆菌的抗体。疫苗接种后，诱发人体产生针对抗破伤风梭状芽胞杆菌的抗体，抗体与破伤风梭状芽胞杆菌结合后，形成免疫复合物后被免疫系统清除。

应用 世界各国基本上都采用铝佐剂吸附破伤风类毒素用于预防疾病，并与白喉类毒素疫苗、无细胞百日咳疫苗经铝佐剂吸附制成联合疫苗使用。单价破伤风类毒素疫苗主要用于发生创伤机会较多的人群，如军队官兵、农民及建筑等工地工人为重点。高危地区的育龄期妇女或孕妇接种该品可预防产妇及新生儿破伤风。免疫程序为基础免疫 3 针，第一年注射两针间隔 4~8 周，第二年注射 1 针，一般每 10 年加强注射 1 针。孕妇可在妊娠第四个月注射第一针，6~7 个月时注射第二针。

该疫苗注射后局部可有红肿、疼痛、发痒，或有低热、疲倦、头痛等，一般不需处理即可自行消退。但随着注射次数增加，局部红肿可有增大。已知对该疫苗的任何成分过敏、患有严重疾病、发热或有过敏史者及注射破伤风类毒素后发生神经系统反应者禁用。

（沈心亮　谭亚军　卫江波）

báihóu lèidúsù yìmiáo

白喉类毒素疫苗（diphtheria toxoid vaccine）

将白喉棒状杆菌产生的毒素，经甲醛脱毒后加入铝佐剂制成的用于预防白喉的疫苗。属于类毒素疫苗。

白喉（diphtheria）是由白喉棒状杆菌引起的一种急性呼吸道传染病，主要临床表现为上呼吸道炎症，常常表现在咽部，有时在鼻腔、喉部和气管，细菌产生的白喉毒素对心脏、神经系统和肾脏可造成损伤引起严重并发症。白喉杆菌是严格寄生于人类的细菌，没有中间宿主，患者及健康带菌者是唯一的传染源。传播途径主要通过呼吸道飞沫传播，也可通过被污染的器具和食物传播。人对白喉普遍易感。发达国家和许多发展中国家白喉发病率已显著降低，但在未完全施行儿童免疫规划的发展中国家，仍有很高的白喉发病率和死亡率。

1883 年，德国克雷伯（Edwin klebs）发现白喉的致病菌是克雷伯白喉杆菌。法国巴斯德研究所鲁（Roux E）和耶尔森（Yersin A）于 1888 年发现了白喉杆菌含有可使人体产生相关症状的外毒素。用白喉和破伤风杆菌的培养液经过滤后接种动物，动物产生了和人体相同的症状，证实白喉毒素和破伤风毒素的存在，并可使人体致病。德国弗兰克尔（Fraenkel）和贝林（Emil Adolf von Behring）于 1890 年，尝试用白喉毒素免疫豚鼠。英国格伦尼

（Glenny AT）和艾伦（Allen K）于 1921 年进行了白喉类毒素和抗毒素的测试，于 1924 年提出可以用甲醛灭活的白喉毒素免疫人体。1926 年法国批准使用白喉类毒素疫苗的制备方法并由巴斯德研究所制备进行应用。1963 年，英国林古德（Linggood FV）发现白喉毒素在经甲醛处理成类毒素后，重新表现出白喉毒素的活性，称为毒性逆转现象，发现用 0.05 mol/L 的赖氨酸存在下进行精制白喉毒素（经明矾沉淀后）的脱毒，所得类毒素是稳定的，不再发生毒性逆转，因此以后白喉类毒素疫苗的生产工艺都沿用了这一制备工艺。

中国白喉类毒素疫苗研制开始于 1949 年以前，但产量和质量都不满意。20 世纪 50 年代，中国组织 6 个生物制品研究所，对各单位使用的白喉类毒素疫苗生产菌种和培养基进行比较研究，选育出高表达白喉类毒素的菌株 Weissensee 株，制造工艺和上述法国工艺基本相同。同时中国还发现在精制毒素中加入酪氨酸、精氨酸、甘氨酸、苏氨酸、赖氨酸以及丙酮酸、天冬酰胺和谷氨酰胺等均可明显防止和减轻毒性逆转，以后在白喉类毒素疫苗中进行了工艺优化。截至 2015 年，白喉类毒素疫苗不作为单一品种进行应用，主要作为包括吸附百白破联合疫苗、吸附无细胞百白破联合疫苗、吸附白喉破伤风联合疫苗和吸附白喉破伤风联合疫苗（成人及青少年用）的组分之一使用。

制备技术 接种白喉杆菌疫苗株到培养基后，用发酵罐进行培养，收获上清液采用硫酸铵等盐析法精制后，用甲醛灭活制备白喉类毒素（脱毒），再用铝佐剂吸附制备白喉类毒素疫苗。

药理作用和作用机制 由纯化并脱毒后的白喉类毒素组成，能够诱发人体产生针对抗白喉杆菌的抗体。疫苗接种后，诱发人体产生针对抗白喉杆菌的抗体，抗体与白喉杆菌结合后，形成免疫复合物后被免疫系统清除。

应用 白喉类毒素疫苗已经不再用于单独免疫，主要作为包括吸附百日咳、白喉、破伤风类毒素联合疫苗，吸附无细胞百白破联合疫苗，吸附白喉破伤风联合疫苗和吸附白喉破伤风联合疫苗（成人及青少年用）的组分使用。百白破联合疫苗用于儿童预防白喉、破伤风和百日咳，基础免疫自 3 月龄开始至 12 月龄完成 3 针免疫（有些国家自 2 月龄开始），每针间隔 4~6 周，加强免疫在 18~24 月龄内注射 1 针。

疫苗接种部位为臀部或上臂外侧三角肌。注射白喉类毒素疫苗后局部可有红肿、疼痛、发痒，或有低热、疲倦、头痛等，一般不需处理即可消退。局部可能有硬结，1~2 月即可自行吸收。已知对该疫苗的任何成分过敏、患有严重疾病、发热或有过敏史及注射白喉类毒素后发生神经系统反应者禁用。

（沈心亮　谭亚军）

xìjūn tiānrán dànbáizhì yìmiáo

细菌天然蛋白质疫苗（bacterial natural protein vaccine） 细菌培养后提取蛋白质而制备的疫苗。该疫苗是将细菌的疫苗株在适宜的培养基上经过培养后，破碎细菌细胞或者直接从培养上清液中纯化抗原，得到的抗原经过适当的处理如用甲醛脱毒，然后与佐剂配制成疫苗。属于细菌性疫苗。

细菌天然蛋白质疫苗的研究开始于类毒素疫苗。法国雷蒙（Gaston Ramon）于 1924 年提出了类毒素的概念，1927 年宣布能够通过培养破伤风杆菌获得破伤风毒素，用甲醛灭活的方法可以进一步制备破伤风类毒素，并用于人体免疫后可以预防破伤风感染。类毒素疫苗现在已经作为单独的一类。截至 2015 年，细菌天然蛋白质疫苗包括无细胞百日咳疫苗和炭疽疫苗。炭疽疫苗是第一个人用的细菌天然蛋白质疫苗。1946 年苏联格拉德斯通（Gladstone GP）确认了炭疽杆菌中的保护性抗原组分可以作为疫苗的组分，将其制备成炭疽蛋白质疫苗。其后多个国家根据这一发现用相似的技术研发了本国使用的炭疽疫苗，截至 2015 年，炭疽蛋白质疫苗仍在美国、英国等国家应用。1977 年以前预防百日咳感染所用的疫苗是全细胞百日咳疫苗，由于疫苗的不良反应较大，日本和英国等先后停止使用全细胞百日咳疫苗。1981 年第一个无细胞百日咳疫苗开始在日本使用，该疫苗只含有百日咳杆菌的丝状血凝素。以后不同国家生产的无细胞百日咳疫苗中含有的疫苗抗原组分不同，但都包含丝状血凝素和百日咳毒素。

细菌天然蛋白质保持了原有蛋白质的构型、构象和免疫原性等特点，可作为细菌天然蛋白质疫苗中的成分，接种人体后能够诱发人体产生免疫应答。用于预防由百日咳杆菌、炭疽杆菌感染所致疾病。

（沈心亮　卫江波）

wúxìbāo bǎirìké yìmiáo

无细胞百日咳疫苗（acellular pertussis vaccine） 将百日咳杆菌培养后提取的百日咳毒素、丝状血凝素等有效组分经脱毒制成的疫苗。属于细菌天然蛋白质疫苗。无细胞百日咳疫苗的成分含有经脱毒的百日咳毒素、丝状血凝素、凝集原2和3、百日咳黏附素或其他有效成分中的一种或几种。百日咳（pertussis）是百日咳杆菌引发的儿童急性呼吸道传染病，未获得免疫力的成年人也可感染。百日咳主要传染对象为6岁以下的儿童，1岁以内婴幼儿发病率约占总发病率的50%，该病的发病率为0.8%～1.6%，接触传播为主要传播途径，也可以通过患者咳嗽、喷嚏等分泌物形成的飞沫传播。

百日咳疫苗的发展主要经历了百日咳全菌体疫苗和无细胞疫苗两个阶段。由于接种百日咳全菌体疫苗产生的一些不良反应，导致全菌体的百日咳疫苗被抵制，由此开始研发无细胞百日咳疫苗。

1972年，日本国立健康研究院佐藤（Hiroko Sato）分离出具有保护作用的丝状血凝素，在此基础上制成第一个无细胞百日咳疫苗，1981年该疫苗开始在日本使用，只含有百日咳杆菌的丝状血凝素。以后根据不断的科学发现，认为百日咳杆菌的百日咳毒素、丝状血凝素、百日咳菌相对分子质量为69 000的外膜蛋白，百日咳菌毛凝集原2和3也具有较好的作用。因此后续制备的无细胞百日咳疫苗在不同国家生产的无细胞百日咳疫苗中含有的疫苗抗原组分不同，但都包含丝状血凝素和百日咳毒素。这些疫苗在菌株来源、成分含量、纯化方法、灭活方法、佐剂和辅料等方面均有所不同。

制备技术　中国于1985年开始研制无细胞百日咳菌苗，用于无细胞百日咳疫苗生产的百日咳菌株是CS株，由中国北京生物制品研究所何秋民等于1957年分离

获得。中国疫苗中的成分主要是百日咳毒素和丝状血凝素，疫苗生产工艺主要是共纯化工艺。日本也采用这一工艺。欧美国家采用分别纯化抗原的工艺，然后进行疫苗抗原组分的配比制备。

根据工艺的不同，无细胞百日咳疫苗可分为无细胞百日咳共纯化疫苗和无细胞百日咳组分疫苗。无细胞百日咳共纯化疫苗是用百日咳杆菌的培养物或其上清液，经硫酸铵盐析和蔗糖密度梯度离心法提取百日咳毒素和丝状血凝素等有效成分，经脱毒制成。无细胞百日咳组分疫苗是从百日咳杆菌的培养物或其上清单独分离、纯化的百日咳各种有效组分，然后按照操作规程进行添加，各疫苗生产厂家添加组分的含量不同，最后用佐剂吸附而成。

应用　无细胞百日咳疫苗一般与白喉、破伤风组成无细胞百日咳白喉破伤风联合疫苗进行预防接种，主要用于3月龄至6周岁儿童，基础免疫共3针，自3月龄开始至12月龄，每针间隔4～6周。加强免疫通常在基础免疫后18～24月龄进行。在臀部或上臂外侧三角肌肌内注射。常见不良反应有注射部位局部可出现红肿、疼痛、发痒；全身性反应可有低热、哭闹等，一般不需处理即自行缓解。已知对疫苗任何成分过敏者，患急性疾病、严重慢性疾病、慢性疾病的急性发作期和发热者，患脑病、未控制的癫痫和其他进行性神经系统疾病者，注射百日咳、白喉、破伤风疫苗后发生神经系统反应者均不得使用。

（沈心亮　张　俊）

tànjū yìmiáo

炭疽疫苗（anthrax vaccine）　利用炭疽杆菌培养液中提取的保护

性抗原组分或未经提取的全部滤液抗原，加适宜佐剂制成的疫苗。属于细菌天然蛋白质疫苗。

炭疽是由炭疽芽胞杆菌引起的人畜共患的急性传染病，有皮肤炭疽、吸入性炭疽和胃肠道炭疽三种类型。其中保护性抗原是全球应用的炭疽蛋白质疫苗和炭疽减毒活疫苗的主要保护性抗原组分。

截至2015年，正在使用的炭疽疫苗包括美国和英国等国家的炭疽蛋白质疫苗，以及中国使用的炭疽减毒活疫苗。1881年法国巴斯德成功制备了第一代兽用炭疽活疫苗，但免疫效果不明确。1946年英国格拉德斯通（Gladstone GP）确定炭疽杆菌培养物中的保护性抗原组分可作为有效的疫苗。贝尔顿（Belton FG）和斯特朗格（Strange RE）通过改进炭疽芽胞杆菌的培养工艺，提高了保护性抗原产量以适合大规模生产，使用Sterne株制备疫苗一直在英国沿用。美国学者莱特（Wright GG）采用与英国相似的工艺制备美国使用的炭疽疫苗，于60年代由美国国防部批准使用。美国注册使用的炭疽疫苗由美国新兴生物科技（Emergent Biosolutions）公司生产。炭疽蛋白质疫苗由炭疽杆菌的培养上清中获得的除菌滤液，用氢氧化铝佐剂吸附后制成。

苏联于1954年正式投入临床使用的人用炭疽活疫苗采用无荚膜减毒株СТИ-1株生产。中国1952年由军事医学科学院研究员杨叔雅等将自炭疽病死动物分离的A16R菌株经紫外照射诱变、选育得到无荚膜水肿型减毒株A16R株，由中国兰州生物制品研究所研制炭疽减毒活疫苗，于1962年由卫生部批准，采用皮肤

划痕接种，但在使用中发现，该疫苗对肺炭疽保护效果不佳。

由于英国和美国的炭疽疫苗应用效果良好，疫苗中含有的主要组分炭疽保护性抗原组分成为各国研制第二代炭疽疫苗的首选抗原。从 2003 年 7 月，采用基因工程蛋白质表达系统研制的保护性抗原铝佐剂疫苗，由美国国防部批准开始临床实验，并于 2004 年 9 月，开始第二次临床试验，试验结果不明。其他还有炭疽 DNA 疫苗等正在进行实验室研究，炭疽芽胞杆菌由于是高致病性微生物，开展临床研究比较困难，因此多数炭疽疫苗的临床试验进展缓慢。

制备技术 炭疽天然蛋白质疫苗的制备技术为：炭疽芽胞杆菌在培养基中培养后，收获培养上清并除菌过滤，用氢氧化铝佐剂吸附后制成。炭疽减毒活疫苗的制备技术为：炭疽芽胞杆菌在培养基中培养后，收获培养物后用 50% 甘油稀释制成半成品后分装成疫苗。

药理作用和作用机制 炭疽天然蛋白质疫苗的主要组分为炭疽芽胞杆菌保护性抗原，炭疽减毒活疫苗的主要组分为减毒的炭疽芽胞杆菌，对人均不致病。两种疫苗都能诱发人体免疫系统应答，产生保护性抗体。疫苗接种人体后，产生针对炭疽芽胞杆菌的保护性抗体，在炭疽芽胞杆菌感染人体时，中和抗体与炭疽芽胞杆菌结合，进而被免疫系统清除。

应用 主要接种对象为牧民、兽医、屠宰牲畜人员，制革及皮毛加工人员，炭疽流行区的易感人群及参加防治工作的专业人员。国产炭疽减毒活疫苗的接种方式为皮上划痕接种；国外炭疽蛋白质疫苗的接种方式为肌内注射。常见的不良反应包括全身反应和局部反应，全身反应的发生率为 0.2%，明显局部反应的总体发生率为 2.8%。全身反应包括轻度全身肌肉疼痛、轻微头痛、轻到中度不适，持续 1~2 天。明显的局部反应包括硬化、直径大于 5cm 的红斑、水肿、瘙痒、局部发热和压痛。

（沈心亮 卫江波）

xìjūn jīyīn gōngchéng dànbáizhì yìmiáo

细菌基因工程蛋白质疫苗

（bacterial genetic engineering protein vaccine） 利用基因工程制药技术将病原微生物的主要保护性抗原编码基因克隆并构建表达载体，经转化工程菌高效表达后加入佐剂制成的疫苗。属于细菌性疫苗。

法国奥黛尔（Odile Puijalon）于 20 世纪 70 年代在世界上率先进行了大肠杆菌表达外源基因的试验，从此揭开了以基因重组方法表达和制备蛋白质疫苗的序幕。1986 年，美国默克公司研发的重组酵母乙肝疫苗获得美国批准上市，成为世界上第一个基因工程重组疫苗——重组乙型肝炎疫苗。1996 年，美国史密丝克莱恩比彻姆生物有限公司研发的世界上第一个细菌基因工程重组疫苗——无细胞型百日咳疫苗，获美国批准上市。

分类 根据生产疫苗的工程细胞不同，可分为大肠杆菌、酵母和昆虫细胞生产的基因工程蛋白质疫苗。如耐甲氧西林金黄色葡萄球菌蛋白质疫苗就是通过大肠杆菌生产的。

生物学特性或药理作用 该类疫苗安全性好，疫苗中不含遗传物质，接种后不会发生急性、持续或潜伏感染，可用于不宜使用活疫苗的一些情况，如妊娠；其次，该类疫苗主要包括病原体的免疫保护成分，不存在有害成分，也不需要培养大量的有害性病原微生物，不但经济高效，而且可以避免灭活疫苗或者减毒疫苗难以避免的热原、变应原、免疫抑制原和其他有害的副反应。此外，该类疫苗稳定性好，便于保存和运输，疫苗免疫后产生的免疫应答与细菌自然感染产生的免疫应答不同，更有利于预防感染。同时可以适用于无法大规模培养或者很难获得样本的病原体。

功能和应用 截至 2015 年，细菌基因工程蛋白质疫苗仍然是疫苗发展的主要方向。2000 年，美国批准美国惠氏制药公司开发的 7 价结合疫苗上市，该疫苗在美国的血清型覆盖率为 89%~93% 之间。2010 年，美国批准惠氏制药公司开发的肺炎球菌 13 价结合疫苗上市，可用于预防 13 种血清型肺炎。2013 年，英国葛兰素史克公司开发的 10 价结合疫苗获欧盟批准。瑞士诺华公司研发的五组分 B 群脑膜炎奈瑟菌疫苗，于 2008 年开始在欧盟和加拿大进行Ⅲ期临床研究，2012 年 11 月获欧盟批准上市，到 2014 年已在 34 个国家获得批准上市。2009 年 7 月美国辉瑞制药有限公司研发的肺炎球菌蛋白质疫苗获得美国食品药品管理局批准上市。中国第三军医大学邹全明等研制的首个口服重组幽门螺杆菌疫苗，于 2009 年获批准用于预防幽门螺杆菌感染。这些已上市的细菌基因工程蛋白质疫苗，都能对相应的疾病产生有效的保护作用，主要用于流行区的易感人群及参加防治工作的专业人员接种。

（邹全明）

B 群脑膜炎蛋白质疫苗 （group B meningococcal protein vaccine）

B qúnnǎomóyán dànbáizhì yìmiáo

利用基因工程制药技术表达的脑膜炎奈瑟菌 B 血清型蛋白制备的用于预防流行性脑脊髓膜炎的蛋白质疫苗。属于细菌基因工程蛋白质疫苗。美国辉瑞公司研发的 B 群脑膜炎球菌疫苗 （TRU-MENBA©），由两种不同型别 H 因子结合蛋白组成的双价疫苗，于 2014 年 10 月获美国批准，成为美国市场首个 B 型脑膜炎球菌疫苗。瑞士诺华公司研发的五组分 B 群脑膜炎奈瑟菌疫苗 Bexsero，于 2008 年开始在欧盟和加拿大进行 Ⅲ 期临床研究，2012 年 11 月获欧盟批准上市，2014 年 6 月向美国提交了 Bexsero 的生物制品许可申请，用于 10～25 岁人群预防由 B 血清群脑膜炎双球菌导致的侵袭性脑膜炎球菌病。2014 年 3 月，英国称计划将 Bexsero 引入到儿童接种计划中。该疫苗由 H 因子结合蛋白与其他 4 种蛋白组成，包括奈瑟菌黏附素 A、GNA2091-H 因子结合蛋白融合蛋白以及奈瑟菌肝素结合蛋白-GNA1030 融合蛋白。

该疫苗利用基因重组表达技术制备单个或融合的脑膜炎奈瑟菌 B 血清型抗原蛋白，采用多组分混合或与特异性多糖混合制备而成。B 群 Nm 蛋白疫苗通过选用在大多数菌株中均表达且结构保守的蛋白作为疫苗抗原成分，通过免疫诱导机体产生保护性抗体，从而预防 B 群脑膜炎奈瑟菌感染。上市的 Bexsero 疫苗抗原成分包括：奈瑟菌表面蛋白 A、奈瑟菌黏附素 A、奈瑟菌肝素结合蛋白和源于 NZ98/254 株的外膜小囊泡等。另外，H 因子结合蛋白表达于所有脑膜炎奈瑟菌表面，

氨基酸序列较保守，能特异性结合人补体调节蛋白 H 因子，减少经典补体途径的激活，从而减少补体介导的杀菌作用，有利于脑膜炎奈瑟菌的生存。疫苗均选用 H 因子结合蛋白作为抗原成分，可刺激机体产生针对 H 因子结合蛋白的抗体，激活经典补体途径杀菌作用，清除进入人体的 B 群脑膜炎奈瑟菌。

主要用于预防脑膜炎奈瑟菌 B 血清型感染引起的流行性脑脊髓膜炎。Bexsero 对婴儿使用有良好的安全性和耐受性。联合其他常规婴儿疫苗使用时，初次免疫比仅使用常规疫苗更易发生注射部位反应 （如触痛） 和发热。发热一般是轻至中度，维持时间段多数在 24 h 内。

（邹全明）

肺炎球菌蛋白质疫苗 （pneumococcal protein vaccine）

fèiyánqiújūn dànbáizhì yìmiáo

利用肺炎球菌荚膜多糖结合白喉变异蛋白制备的用于预防肺炎球菌感染导致疾病的疫苗。属于细菌基因工程蛋白质疫苗。肺炎球菌 （pneumococcus） 学名肺炎链球菌，1881 年首次由法国路易斯·巴斯德 （Louis Pasteur） 从狂犬病患儿的唾液中分离得到，是导致大叶性肺炎的最主要病原菌。肺炎球菌荚膜多糖是主要的致病物质，抗原性好，肺炎球菌疫苗主要以肺炎球菌荚膜多糖作为抗原成分。为对抗不同血清型的肺炎球菌感染，肺炎球菌疫苗均为多价疫苗。2000 年，美国批准美国惠氏制药公司开发的 7 价结合疫苗上市，该疫苗在美国的血清型覆盖率为 89%～93%。2010 年，美国批准惠氏制药公司开发的肺炎球菌 13 价结合疫苗 Prevenar13，用于出生后 6 周至 5 岁婴幼儿和儿童的

主动免疫接种，以预防 13 种血清型肺炎球菌感染。2013 年，英国葛兰素史克公司开发的 10 价结合疫苗 Synflorix 获欧盟批准。到 2015 年，Synflorix 已获得九十多个国家批准，约 40 个国家和地区已选择 Synflorix 用于其大规模疫苗接种计划，67 个国家已批准 Synflorix 用于预防婴幼儿肺炎。但 Synflorix 在美国还未获准上市。

已有的肺炎球菌蛋白质疫苗均为多糖-蛋白结合疫苗，其抗原成分是以肺炎球菌荚膜多糖结合白喉变异蛋白构成的。通过大规模发酵培养 （疫苗针对的不同血清型的） 肺炎球菌，提取荚膜多糖，将各型多糖与白喉毒素无毒变异体 CRM197 载体蛋白通过化学交联方法结合，然后吸附于磷酸铝佐剂制成。在预防接种疫苗后，荚膜多糖能诱导 B 细胞免疫，在 2～8 周开始产生抗体并达到最高水平，一般可维持 5～8 年甚至更长时间；疫苗的蛋白抗原组分能诱导 T 细胞免疫，在两岁以下儿童体内也可诱导有效的免疫应答。接种结合疫苗产生的抗体活性强，并可诱导免疫记忆。肺炎球菌蛋白疫苗用于人体主动免疫，以预防由肺炎球菌感染性疾病。其中 Synflorix 适用于出生 6 周至两岁的婴幼儿。7 价肺炎球菌结合疫苗用于 3 月龄至 2 岁婴幼儿及未接种过该疫苗 2～5 岁儿童，预防 7 种血清型 （4、6B、9V、14、18C、19F 和 23F） 肺炎球菌感染性疾病。13 价结合疫苗用于出生后 6 周至 5 岁婴幼儿和儿童的主动免疫接种，预防由 13 种血清型肺炎。不良反应主要是出现局部反应，表现为注射局部肿胀、红斑，偶尔也会有全身反应症状如低热，所有不良反应均可自行消退。应注意发生过敏反应，同

时禁用于静脉注射、避免皮内注射。

（邹全明）

nàijiǎyǎngxīlín jīnhuángsèpútaoqiújūn dànbáizhì yìmiáo

耐甲氧西林金黄色葡萄球菌蛋白质疫苗（methicillin-resistant *Staphylococcus aureus* protein vaccine）

采用基因工程制药技术表达的纯化金黄色葡萄球菌的单个或多个表面抗原或毒力因子，辅以佐剂制备的蛋白质疫苗。主要用于预防金黄色葡萄球菌（简称金葡菌），尤其是广泛流行的耐甲氧西林金葡菌感染。属于细菌基因工程蛋白质疫苗。

截至 2015 年，国内外尚无已上市的金葡菌蛋白质疫苗。但已有多家生物医药公司共计 9 个金葡菌疫苗先后进入了临床研究。进展到临床Ⅲ期的基因工程重组亚单位蛋白质疫苗以美国默克公司开发的 V710 为代表，其主要成分为铁离子相关表面决定因子 B（IsdB）。随后，英国葛兰素史克公司（2010 年）和美国 Pfizer 公司（2011 年）采用四组分金葡菌蛋白质疫苗相继开展了Ⅰ、Ⅱ期临床研究。中国重庆原伦生物科技有限公司与国家免疫生物制品工程技术研究中心联合研制的重组金黄色葡萄球菌疫苗，为国际上保护性抗原种类最多的五价金葡菌蛋白质疫苗，该疫苗于 2013 年底完成了所有临床前研究。制备方法：筛选并确定金葡菌的多个保护性抗原，在进行结构分析、分子融合设计、多组分选择、制剂配伍优化基础上，将大肠杆菌重组可溶性表达的金葡菌抗原蛋白纯化后，加入合适的佐剂混合吸附制成。金葡菌疫苗需要针对大多数金葡菌临床菌株的关键侵袭力因子，在阻断金葡菌生存代谢途径、抑制黏附定植、控制毒素扩散、打破免疫逃逸等方面发挥免疫保护作用。接种金葡菌疫苗后，可刺激机体产生对抗金葡菌感染的特异性、保护性抗体及记忆性细胞免疫应答，从而可用于预防金葡菌感染及因此引发的脓毒血症等相关疾病。

主要应用人群包括可预见的金葡菌感染高风险人群，如急需手术的患者、重症监护病房住院者、长期血液透析患者、大面积烧伤患者、糖尿病患者、将要实施体内移植手术的患者等医源性金葡菌感染高风险人群；同时还包括容易受到外伤的儿童和青少年、军人、运动员、体弱及老年者等社区源性金葡菌感染高风险人群。该疫苗为肌内注射疫苗，主要不良反应包括注射部位疼痛、瘙痒和红肿，个别可出现的全身反应包括发热、恶心和晕眩，24 h 内可自行消失。该疫苗严禁通过静脉注射或皮下注射。

（邹全明）

tónglǜjiǎdānbāojūn yìmiáo

铜绿假单胞菌疫苗（*Pseudomonas aeruginosa* vaccine）

采用基因重组技术克隆表达的铜绿假单胞菌蛋白抗原，辅以佐剂制备的用于预防铜绿假单胞菌感染的疫苗。属于细菌基因工程蛋白质疫苗。铜绿假单胞菌为革兰阴性菌，是临床上重要的条件致病菌，对于免疫缺陷、代谢性疾病、恶性肿瘤、烧伤等患者，感染的危险性较大。从 20 世纪 60 年代开始尝试通过疫苗的免疫来控制铜绿假单胞菌的感染，截至 2015 年，尚无有效的铜绿假单胞菌疫苗进入临床应用，但已有 3 种疫苗开展了Ⅲ期临床研究，包括：瑞士博纳尔生物技术（Berna Biotech）公司研发的一种多糖蛋白结合疫苗，该疫苗免疫后细菌慢性感染率较对照组下降 40%，但扩大研究人群后未得到类似的结果；奥地利 Immuno AG 公司研发的二价铜绿假单胞菌鞭毛蛋白疫苗能够诱导机体产生高效价抗体，并有效降低细菌感染率；澳大利亚 Valneva Austria GmbH 公司研发的另一种基于鞭毛蛋白的疫苗正在开展Ⅲ期临床研究。

采用基因重组的方法克隆上述候选抗原，经原核表达并纯化后与佐剂融合制备成疫苗。疫苗免疫后可诱导机体产生抗原特异性抗体和效应 T 淋巴细胞，通过抗体的中和效应和调理吞噬活性中和毒素分子，阻断细菌的黏附定植并直接对细菌发挥杀伤活性。此外，T 细胞介导的细胞免疫应答也可以参与对细菌的杀伤，并对体液免疫应答发挥一定的调节作用。有铜绿假单胞菌感染风险的人群均可接种。

（邹全明）

jiānnánsuōjūn yìmiáo

艰难梭菌疫苗（clostridium difficile vaccine）

采用基因重组技术克隆表达的艰难梭菌的毒素抗原，辅以佐剂制备的用于预防艰难梭菌感染导致疾病的疫苗。属于细菌基因工程蛋白质疫苗。艰难梭菌是革兰阳性厌氧芽胞杆菌，临床上约 10%~20% 的抗生素相关性腹泻和 100% 的假膜性肠炎与此菌有关。国内外均已出现了多重耐药菌株感染。疫苗是防治艰难梭菌感染的最理想的途径和方法。艰难梭菌的基因工程蛋白质疫苗仍处于临床前研究阶段，尚没有疫苗进入临床应用。采用的保护性抗原主要是艰难梭菌毒素 A 和毒素 B。2013 年，英国皇家霍洛威生物科学院西蒙（Simon Cutting）开始研发舌下口服而不用注射的艰难梭菌疫苗，该疫苗采用无害的芽胞杆菌携带艰难梭菌抗原，截至 2015 年其 I 期临床试验正在申请中。

该类疫苗采用基因重组的方法克隆上述候选抗原，经原核表达并纯化后与佐剂融合制备成疫苗。疫苗免疫后可诱导机体产生特异性 T 细胞及体液免疫应答，保护机体免受艰难梭菌的侵害，对艰难梭菌引起的疾病有一定的预防作用。该疫苗主要针对预防健康人感染艰难梭菌。适用于即将住院、正在或即将入住长期治疗和康复机构的成年人。

（邹全明）

yōuménluógǎnjūn yìmiáo

幽门螺杆菌疫苗 （*helicobacter pylori* vaccine）

采用基因重组技术克隆表达的幽门螺杆菌抗原，辅以佐剂制备的用于预防幽门螺杆菌感染的疫苗。属于细菌基因工程蛋白质疫苗。幽门螺杆菌（*helicobacter pylori*，*H. pylori*）是慢性胃炎、胃十二指肠溃疡的重要致病因素，与胃癌、胃黏膜相关淋巴组织淋巴瘤的发生密切相关，世界卫生组织已将其列为 I 类致癌因子。澳大利亚学者巴里·马歇尔（Barry J. Marshall）和罗宾·沃伦（J. Robin Warren）因首次发现幽门螺杆菌而获得 2005 年诺贝尔生理学或医学奖。世界人群幽门螺杆菌感染率约 50% 左右，中国感染人群超过 6 亿人，部分地区感染率高达 90%。疫苗已成为预防和控制幽门螺杆菌感染的有效手段。

由于幽门螺杆菌的感染与致病与其外膜蛋白、分泌性毒素和酶类密切相关，幽门螺杆菌疫苗的研发主要集中在以下抗原：尿素酶、黏附素、中性粒细胞激活蛋白、空泡毒素、细胞毒素相关蛋白、过氧化氢酶、外膜蛋白、热休克蛋白 A、血型抗原结合蛋白等。通过这些抗原免疫后，能够诱导机体产生全身性或局部免疫应答，产生具有保护性的免疫球蛋白、肠黏膜分泌性免疫球蛋白 A 抗体和效应淋巴细胞，有效降低幽门螺杆菌的定植并对体内定植的细菌有明显清除效果。同时，这些抗原免疫后也能够有效减轻胃部炎症反应并能减少幽门螺杆菌相关胃部疾病的发病率。

中国第三军医大学邹全明等研制出世界上首个口服重组幽门螺杆菌疫苗，2006 年 9 月完成该疫苗的 III 期临床试验，结果显示疫苗安全性良好，幽门螺杆菌感染的保护率为 72%，特异性抗体阳性率为 85%。服用疫苗一次后，机体对幽门螺杆菌的免疫力可以维持 4～5 年。2009 年获得批准用于预防幽门螺杆菌感染。该疫苗为分子内佐剂亚单位疫苗，采用大肠杆菌不耐热肠毒素 B 作为黏膜佐剂，通过基因工程的手段与尿素酶 B 亚单位制备成融合蛋白，经表达纯化后辅以胃酸中和液制备而成。疫苗通过口服的方式免疫后，胃黏膜 M 细胞摄取和运输抗原。触发黏膜免疫反应，刺激肠黏膜分泌性免疫球蛋白 A 特异的 B 细胞向其他黏膜组织迁移并分化成浆细胞，分泌肠黏膜分泌性免疫球蛋白 A 释放到黏膜表面，防止病原体感染；同时全身体液和细胞免疫应答也对细菌清除起到辅助作用。主要用于未感染幽门螺杆菌的儿童以及既往感染清除的人群，无明显不良反应。

（邹全明）

xìjūn hésuān yìmiáo

细菌核酸疫苗 （bacterial nucleic acid vaccine）

将携带细菌抗原基因的重组质粒注入机体用于防治细菌感染的核酸疫苗。被称为继灭活疫苗和亚单位疫苗之后的第三代疫苗，具有广阔的发展前景。属于细菌性疫苗。

1990 年美国威斯康星（Wisconsin）大学的沃尔夫（Jon A. Wolff）教授等发现，将携带外源基因的质粒 DNA 注入小鼠体内后能稳定地表达所编码蛋白。1991 年美国杜克（Duke）大学的教授桑德斯·威廉姆斯（R. Sanders Williams）等发现注入外源基因可诱导免疫应答。其后的大量研究发现，在合适的条件下，DNA 接种后既能产生细胞免疫又能引起体液免疫。1994 年在日内瓦召开的专题会议上将这种疫苗定名为核酸疫苗。随着大量细菌全基因组序列测序的完成，细菌核酸疫苗的研制进入一个新的阶段。到 2015 年，研究用于防治细菌感染引起疾病的核酸疫苗主要针对结核、肺炎球菌、幽门螺旋杆菌、破伤风杆菌和布鲁杆菌感染等，其中研究得较多的是结核杆菌疫苗。

分类 核酸疫苗的种类包括 DNA 疫苗和 RNA 疫苗。研究最多的是 DNA 疫苗，因其不需要任何化学载体，又称为裸 DNA 疫苗。如结核病 DNA 疫苗。

生物学特性或药理作用 核酸疫苗的作用机制与病毒的自然感染过程相似。核酸疫苗通过肌内注射或基因枪（一种将 DNA 吸附于细微的金颗粒表面通过高压气流将 DNA 导入机体皮下的方式）导入机体后，疫苗被细胞摄取，表达出抗原蛋白，再通过若干种方式递呈至免疫系统，诱发机体免疫应答。主要的递呈方式有：抗原在细胞内经加工后与主要组织相容性复合体 I 分子结合呈递到细胞表面，刺激细胞毒性

T 淋巴细胞应答；蛋白质从细胞中释放出来与 B 细胞受体结合，刺激 B 细胞应答；部分释放出的蛋白质被抗原呈递细胞吸收、降解，然后与主要组织相容性复合体 Ⅱ 分子结合后刺激辅助性 T 细胞应答。

功能或应用 截至 2015 年，细菌核酸疫苗正处于研究和开发之中，用于防治细菌感染性疾病的核酸疫苗主要有结核病、肺炎球菌感染、幽门螺旋杆菌感染、破伤风杆菌感染、布鲁杆菌感染等，其中结核核酸疫苗的研究已取得了重要进展。但核酸疫苗还存在着种种不足，例如，注入机体后核酸疫苗去向如何，疫苗的长期过度表达是否导致机体对疫苗抗原的免疫耐受，如何提高细菌核酸疫苗的预防效果等还有待进一步研究。因此，细菌核酸疫苗正处于研究阶段，还没有成药上市。但核酸疫苗具有多价、高效、廉价等优点，其潜在的应用价值不可估量，可能对人类疾病的防治起到重要的作用。

不良反应和注意事项 细菌核酸疫苗可能存在潜在危险性，如外源性的遗传物质有可能整合到宿主染色体中引起插入突变，机体长期表达有可能导致机体免疫病理反应以及表达的抗原可引起意外的生物活性等。

(邹全明)

jiéhébìng DNA yìmiáo

结核病 DNA 疫苗（tuberculosis DNA vaccine） 将编码结核杆菌抗原的 DNA 连入真核表达载体构建的用于预防结核病的核酸疫苗。结核病发生和流行的预防接种用生物制品。通过向人体内注射，通过人体自身表达重组蛋白抗原并与自身主要组织相容性复合体 Ⅰ 分子结合，诱导 T 细胞免疫应

答预防结核病。属于细菌核酸疫苗。结核病是由于感染结核分枝杆菌引起的传染性疾病。核酸疫苗成为预防和治疗结核病的新热点，但尚无结核病核酸疫苗问世。结核病 DNA 疫苗的研究已在小鼠实验中证实与卡介苗一样能提供保护力。结核病 DNA 疫苗研发中应用最广泛的抗原是 Ag85 蛋白家族，在结核杆菌细胞壁的合成中起作用，是维持细菌细胞壁完整性的重要结构。其中 Ag85A 活性最强。也有多价 DNA 疫苗的研发，例如融合 Ag85B、ESAT-6、KatG、MPT8.4、MPT12、MPT63、MPT64 和 MPT83 蛋白等。美国卫生研究院研发的 mc^{2}6030 疫苗于 2006 年进入临床研究。截至 2015 年，主要的结核病 DNA 疫苗有中国北京大学正在研发的 Ag85B，ESAT-6，MPT-63 和 MPT-64 融合 DNA 疫苗，美国 Nashvile VA 医学中心正在研发的 Pro-apoptoticBCG 疫苗，西班牙萨拉戈萨大学（University of Zaragoza）和法国巴斯德研究所正在研发的结核菌株 Mt103 敲除 phoP 基因疫苗以及处于 Ⅰ 期临床的美国卫生研究院的结核菌株 mc^{2}6030 疫苗。

制备方法：将编码结核分枝杆菌抗原的基因插入到含真核表达系统的质粒上，将质粒转入宿主菌，进行大量制备、纯化，制成疫苗制剂。通过基因枪或注射方式，将疫苗制剂直接导入体内，使其在宿主细胞中表达抗原蛋白，诱导机体产生免疫应答。该疫苗被导入宿主体内后，在细胞内表达结核菌蛋白抗原，加工后形成多肽抗原，与宿主细胞主要组织相容性复合体 Ⅰ 类和主要组织相容性复合体 Ⅱ 类分子结合，被呈递给宿主的免疫识别系统，从而引发特异性细胞和体液免疫应答。

尤其是特异性细胞毒性 T 淋巴细胞识别、杀伤、破坏被感染的细胞及清除细胞内的病原体（主要是寄生于巨噬细胞内的结核分枝杆菌）。不仅可作为预防用疫苗的加强型疫苗，也可作为治疗性疫苗，用于结核病的防治。存在潜在的危险性：注射的 DNA 有可能被整合到宿主的染色体中，引起插入突变；外源抗原长期表达可能导致免疫病理反应；可能产生抗疫苗 DNA 的抗体和出现自身免疫紊乱；疫苗 DNA 所表达的抗原可能产生其他的生物活性。

(邹全明)

bìngdúxìng yìmiáo

病毒性疫苗（virus vaccine） 用病毒全细胞或者病毒的蛋白质等制成的用于预防病毒性传染病的疫苗。属于预防用疫苗。

病毒疫苗的研发和制备首先需要对病毒进行培养。法国学者路易斯·巴斯德将狂犬病毒通过兔脑的数次传代后，病毒增加了对兔的毒力，但降低了对狗的毒力，被疯狗咬伤的儿童接种了减毒狂犬病毒疫苗的免疫后未发病，这是历史上第一个应用动物组织培养病毒并成功制备的病毒减毒活疫苗。1944 年美国托马斯·弗朗西斯（Thomas Francis Jr）等用鸡胚培养甲型和乙型流感病毒并经甲醛灭活制成第一个流感病毒灭活疫苗，于 1945 年在美国上市，这是第一个病毒灭活疫苗。流感全病毒灭活疫苗在 1943 年美国应用后，为了降低流感全病毒灭活疫苗的局部和全身反应，通过将流感病毒裂解并经蛋白质纯化技术，除去其他组分后，疫苗中的主要组分是流感病毒神经氨酸酶和血凝素，疫苗的不良反应降低，该疫苗称为流感病毒裂解疫苗，在 1963 年开始应用。为了

进一步降低不良反应，进一步纯化得到了流感病毒亚单位疫苗，在英国使用，证实具有和裂解疫苗相同的免疫效果，主要可用于儿童。1980 年英国首次批准使用后扩展到其他国家。这是第一个病毒天然蛋白质疫苗。这些疫苗都是采用动物组织培养的方法来制备的疫苗，一直沿用。1949 年美国安德斯（John Franklin Enders）等证实病毒能在离体的细胞中增殖，他利用出生后死亡不久的新生儿的皮肤和肌肉组织的成纤维细胞进行病毒培养，第一次成功地利用人单层细胞培养物培养 Lansing Ⅱ 脊髓灰质炎病毒，证实能够在体外单层细胞上以安全的方式培养病毒，随后采用细胞培养技术开发了多种病毒疫苗，如脊髓灰质炎、麻疹、风疹和水痘等疫苗。

随着基因工程蛋白质疫苗技术的成熟，发展了基因工程疫苗，将已知的并且得到证实的病毒的保护性抗原组分的基因，通过基因工程技术将其克隆到酵母、哺乳动物细胞等细胞中，通过这些细胞表达病原体的保护性抗原，经提取和纯化等步骤后制成疫苗。1986 年美国食品药品管理局批准了美国默克公司研制的第一个酵母重组乙肝疫苗，这是第一个获得成功的用基因工程制药技术研制的病毒蛋白质疫苗。2006 年美国默克公司研发的人乳头瘤病毒疫苗获得美国食品药品管理局批准，2009 年中国厦门万泰沧海生物制品公司研制的戊型肝炎病毒疫苗等相继研发成功。

重组病毒载体疫苗是病毒性疫苗的另一种形式，是通过物理或化学方法改造病毒，使其能够转运其他病毒的核酸组分进入机体，在体内并刺激机体产生免疫应答的疫苗。其中转运的病毒核酸组分通常编码其表面蛋白，载体是对人不致病的微生物。嵌合病毒疫苗视为重组病毒载体疫苗的一种特殊形式，是由两个不同病毒的核酸片段重新连接而成后，重新组装的新的杂交病毒，这两个核酸片段中至少有 1 个含有病毒复制必需的基因。用新的杂交病毒研制成的疫苗即为嵌合病毒疫苗。2010 年，法国巴斯德公司研制的黄热-乙脑病毒嵌合疫苗在澳大利亚注册并获得澳大利亚国家药品监督管理局批准应用。该疫苗是将乙脑减毒株 SA14-14-2 的包膜蛋白基因插入到黄热病毒基因组中，并将黄热病毒的包膜蛋白基因删除，经基因工程技术重新组装成杂交病毒后用于制备疫苗。这是第一个得到实际应用的病毒载体疫苗。2014 年，法国巴斯德公司采用重组病毒载体技术研制的黄热/登革热疫苗完成了临床Ⅲ期研究，2015 年欧洲药品监督管理局批准上市。

分类　根据病毒性疫苗制备技术的不同，病毒性疫苗可分为病毒灭活疫苗、病毒减毒活疫苗、病毒天然蛋白质疫苗、病毒基因工程蛋白质疫苗和病毒载体疫苗等。截至 2015 年，全球范围内得到应用的病毒性疫苗共有 27 个品种，预防 20 种病毒性传染病。

功能和应用　病毒性疫苗接种人体后，通过激发机体的免疫系统，活化分泌特异性抗体的 B 淋巴细胞。活化的 B 细胞在人体中保持敏感状态，在人体受到该病毒攻击时，可再次活化并增殖，进而大量分泌针对该病毒的特异性抗体，抗体与病毒结合后通过机体免疫系统清除，从而预防由该病毒感染所致的疾病。

（沈心亮　卫江波）

bìngdú mièhuó yìmiáo
病毒灭活疫苗（inactivated viral vaccine）　病毒经过培养和灭活辅以佐剂制备的用于预防相关病毒感染的疫苗。属于病毒性疫苗。英国威尔逊·史密斯（Wilson Smith）于 1933 年从流感患者中分离得到流感病毒，1944 年，美国托马斯·弗朗西斯（Thomas Francis Jr）等用鸡胚培养甲型和乙型流感病毒并经甲醛灭活制成了流感病毒灭活疫苗，于 1945 年在美国上市，这是第一个病毒灭活疫苗。美国萨尔克（Jonas Edward Salk）于 1952 年用脊髓灰质炎病毒野毒株在非洲绿猴肾细胞中进行传代培养，经甲醛灭活后制成了脊髓灰质炎病毒灭活疫苗。以后陆续制备了狂犬病毒灭活疫苗、甲肝病毒灭活疫苗等病毒灭活疫苗。

制备方法　制备病毒灭活疫苗的一般流程是病毒在合适的细胞或组织中培养，收获病原体原液，灭活病毒后提取和纯化病毒，根据需要选择是否裂解病毒，然后加入佐剂等制成。病毒灭活疫苗的毒株首先要求免疫原性强的毒株，同时能代表本地区大多数流行株；其次要求毒株的免疫原性多次传代后不发生改变；第三要求毒株灭活后能保持原有的免疫原性；还要考虑是否能够规模化生产。同时也可采用病毒减毒活疫苗的毒株来进行疫苗制备，如用 sabin 株灭活制成的脊髓灰质炎病毒疫苗。病毒培养主要使用动物器官、禽胚组织（如鸡胚）以及细胞培养等方法。灭活疫苗生产多采用后两种方法，尤以细胞培养为主。病毒灭活的方法通常是甲醛、β-丙内酯等化学灭活剂配以适当的灭活条件，如使用 200 ~ 500 μg/ml 甲醛在 2 ~ 8℃处理 1~2 周时间灭活。物理灭活方法通常不使用。病毒性灭活疫苗多使用佐剂，如铝佐剂等可发挥较好的免疫原性进而提供保护作用。

分类 按病毒类型的不同，主要包括流感全病毒灭活疫苗、脊髓灰质炎灭活疫苗、乙脑灭活疫苗、狂犬病毒灭活疫苗、甲型肝炎病毒灭活疫苗、肠道病毒71型灭活疫苗、森林脑炎病毒灭活疫苗、双价肾综合征出血热灭活疫苗等。

生物学特性和药理作用 病毒灭活疫苗的主要组分是灭活的病毒颗粒，灭活后病毒颗粒仍然具有和活病毒相同的结构组成，但不具有复制功能。能够激发人体免疫系统产生针对该病毒的特异性抗体。病毒灭活疫苗接种人体后，通过激发机体的免疫系统，活化分泌特异性抗体的 B 淋巴细胞。活化的 B 细胞在人体中保持敏感状态，在人体受到与该病毒攻击时，B 淋巴细胞再次活化并增殖，进而大量分泌针对该病毒的特异性抗体，抗体与病毒结合后通过机体免疫系统清除，从而预防由该病毒感染所致的疾病。

功能和应用 用于预防相关病毒感染所致的疾病。如流感全病毒灭活疫苗用于预防流感，狂犬疫苗用于预防狂犬病等。

（沈心亮　卫江波）

jiǎxínggānyánbìngdú mièhuó yìmiáo

甲型肝炎病毒灭活疫苗（hepatitis A vaccine, inactivated）

用甲型肝炎病毒灭活制成的用于预防甲肝的疫苗。简称甲肝灭活疫苗。属于病毒灭活疫苗。甲型肝炎病毒（hepatitis A Virus，HAV）是甲型肝炎的病原体仅有的一种血清型。HAV 感染人体后，主要在肝脏中复制，并从肝脏中脱落进入肝血窦和胆小管中，进入小肠，排泄至粪便中。粪–口途径是 HAV 的主要传播方式，也可通过血液传播。

1992 年，英国葛兰素史克公司研发成功第一个甲肝灭活疫苗，也是全球第一个甲肝疫苗。该疫苗采用分离自澳大利亚甲型肝炎患者的甲型肝炎病毒株 HM175 株，在原代非洲绿猴肾细胞 AGMK 中传 30 代，然后适应二倍体细胞株 MRC-5 后制备的。美国默克制药公司采用 CR326F 株制备甲肝灭活疫苗，CR326F 株是分离自哥斯达黎加患者的毒株在恒河猴胎肾传代细胞（FRHK6）中，35℃ 条件下传 15 代，再在 MRC-5 细胞中，35℃ 条件下传 16 代，失去对狨猴和黑猩猩的致病性后，继续在 MRC-5 细胞传 12 代适应后制备的疫苗，该疫苗于 1996 年在美国上市。截至 2015 年，国际上还有两种使用人二倍体细胞 MRC-5 制备的甲型肝炎病毒灭活疫苗，分别是法国赛诺菲巴斯德公司使用 GBM 疫苗株制备的 Avaxim 疫苗和瑞士血清研究所使用 RG-SB 疫苗株制备的 Pasteur Merieux-Connaught 疫苗。日本国立卫生研究所研制的 KRM003 疫苗，使用 AGMK 毒株，细胞基质为原代非洲绿猴肾细胞，1994 年在日本获批准生产。中国北京科兴生物制品有限公司使用 TZ-84 毒株，以人二倍体细胞 2BS 株作为培养和制备疫苗的细胞基质研发的甲型肝炎病毒灭活疫苗于 2002 年批准上市，这是中国第一个自主生产的甲型肝炎病毒灭活疫苗，其中 TZ-84 株于 1983 年来源于中国河北省唐山市某患者的粪便标本中分离后，在人二倍体 2BS 株适应性传代培养后作为制备甲肝病毒灭活疫苗的疫苗株。2006 年，由中国医学科学院医学生物学研究所使用吕 8 毒株，以二倍体细胞 KMB17 作为细胞基质的第二个甲型肝炎病毒灭活疫苗进入应用。第三个中国自主生产的甲型肝炎病毒灭活疫苗是 2009 年云南沃森生物技术有限公司的甲肝灭活疫苗，使用 YN-5 毒株，细胞基质为非洲绿猴肾细胞。

制备技术 国内外疫苗生产工艺基本相同。用细胞工厂或者生物反应器培养增殖细胞后，接种病毒，期间更换培养液，于 24~26 天收获细胞后破碎细胞，从细胞液中提取和纯化甲型肝炎病毒，用甲醛灭活然后吸附铝佐剂后再经适当处理制成成品。

作用机制 该疫苗有效成分是灭活的甲型肝炎病毒。接种后可刺激机体产生抗甲型肝炎病毒的免疫力。疫苗接种后，激发人体产生抗甲型肝炎病毒抗体，然后在受到甲型肝炎病毒感染后，抗体与病毒结合并被免疫系统清除，从而预防甲型肝炎病毒感染。

应用 用于预防甲型肝炎。甲肝病毒灭活疫苗有两种剂型，一种为用于预防 12 月龄至 17 岁以下人群的儿童及青少年剂型，另一种为用于 18 岁以上成人的剂型。甲型肝炎灭活疫苗可以有效地预防甲肝，能够使成人和 1~2 岁以上的儿童产生长久的保护。截至 2015 年，还没有供 1 岁以下儿童使用的。疫苗的接种程序是 2 针剂，已经纳入扩大免疫规划。

不良反应 常见的不良反应为接种疫苗后，少数人可能出现轻度低热反应、局部疼痛、红肿，一般在 72 h 内自行缓解。罕见不良反应包括局部硬结，1~2 个月即可吸收。偶有皮疹出现，不需要特殊处理，必要时对症治疗。极罕见不良反应有过敏性皮疹、休克、过敏性紫癜、血小板减少性紫癜。

（沈心亮 卫江波 郑秀玉）

liúgǎn quánbìngdú mièhuó yìmiáo

流感全病毒灭活疫苗 ［influenza vaccine (whole virion), inactivated］

将甲型和乙型流感性感冒病毒株分别灭活后制成的疫苗。属于病毒灭活疫苗。流行性感冒（influenza）是由流感病毒引起的一种人、禽、畜共患的急性传染病。根据流感病毒核蛋白和基质蛋白M1抗原性和基因特性不同，流感病毒分为甲（A）、乙（B）、丙（C）3型。甲型毒株表面抗原血凝素和神经酰胺酶是流感病毒的保护性抗原，能够诱发机体免疫系统产生抗体。根据血凝素和神经酰胺酶抗原型和基因特性的差异又可分为多个亚型，血凝素有15个亚型，分别为H1～H15，神经酰胺酶有9个亚型，分别为N1～N9。甲型流感病毒自然感染人类导致呼吸系统疾病流行，能在物种间传播，并可能导致严重的疾病。乙型病毒仅感染人类并流行。丙型流感病毒只感染人类和猪，通常出现散发病例或局部暴发，引起儿童和成人轻微的上呼吸道感染。流感病毒主要通过感染者咳嗽或打喷嚏形成的带有病毒粒子的气溶胶传播。

1933年英国威尔逊·史密斯（Wilson Smith）将流感患者的咽拭子接种于雪貂，第一次分离出人类流感病毒，促进了流感病毒疫苗的研发。澳大利亚白奈特（Burnet Frank Macfarlane）于1937年将流感病毒接种于鸡胚尿囊液培养病毒并获得成功，可以大量制备流感病毒。美国托马斯·弗朗西斯（Thomas Francis Jr）使用鸡胚尿囊液培养病毒并用甲醛灭活病毒制成流感病毒灭活疫苗并

于1941年开始在美国军队中使用。所使用的毒株为A/PR8株，型别为H1N1，于1938年在波多黎各分离，能够在鸡胚中高度繁殖。

A/PR8株是此后利用基因重配技术制备的流感病毒疫苗株的母株。1940年，发现了不同于A/PR8株的流感病毒，被定型为乙型（或B）流感病毒。1943年第一次在美国驻欧洲军队中使用双价流感病毒灭活疫苗，含有的毒株为A/PR8和B/Lee株。1945年双价流感病毒灭活疫苗开始民用。为了降低流感全病毒灭活疫苗的局部和全身反应，通过将流感病毒裂解并经蛋白质纯化技术，除去其他组分后，疫苗中的主要组分是流感病毒神经氨酸酶和血凝素，疫苗的不良反应降低，这种疫苗被称为流感病毒裂解疫苗，由澳大利亚联邦血清学实验室研制并于1968年在美国开始应用。此后，流感病毒全病毒灭活疫苗仅在制备应对突发性的大流行流感病毒疫苗中使用，包括中国科兴生物制品有限公司于2005研制的人用H5N1禽流感病毒全病毒灭活疫苗被批准进入临床研究。

制备技术　流感病毒疫苗株通常采用以野毒株为原型株、用A/PR8株经重配技术或反向遗传技术制备后分发至全球疫苗生产企业生产。乙型（或B）流感病毒抗原变异程度较甲型流感病毒轻微，用于疫苗生产的乙型（或B）流感病毒株包括1987分离的B/Victoria/2/87株和B/Yamagata/16/88株。在全病毒灭活疫苗停止使用以前，大规模使用的人用的流感全病毒灭活疫苗都是3价灭活流感疫苗，含有2种甲型病毒和1种乙型病毒。大致工艺流程为：选用9～11日龄受精活

鸡胚，病毒接种鸡胚尿囊腔，鸡胚放置33～35℃ 2～3天，收取活鸡胚尿囊液作为病毒原液，测定获取尿囊液的血凝素含量，合并病毒原液后加入甲醛或β-丙内酯灭活，将灭活病毒液以蔗糖密度梯度区带超速离心法进行纯化，收取含病毒的区带；其后，以超过滤技术去除蔗糖，除菌过滤，加入硫柳汞防腐，即为单价半成品。按照各单价半成品的血凝素含量，配制三价疫苗。

药理作用和作用机制　有效成分为当年使用的各型流感病毒株。接种后，可刺激机体产生抗流行性感冒病毒的免疫力。流感全病毒灭活疫苗接种后，激活人体免疫系统，产生针对流感病毒的中和抗体，中和抗体与病原体结合后，可被免疫系统清除。

应用　用于预防该株病毒引起的流行性感冒。接种对象为6岁以上儿童、成人及老年人。流感全病毒灭活疫苗接种1针，平均保护期为4～6个月，能够减少住院率，降低肺炎发病率和减少死亡率。流感全病毒灭活疫苗对6岁以上儿童保护效果显著，对2岁以下儿童保护性较差。流感全病毒灭活疫苗会有较大的反应原性，只有少量国家在使用。

常见不良反应为局部急性炎症反应。65%的接种者在疫苗接种部位会出现疼痛、红肿、硬结，症状大多轻微并不影响日常活动。最常见的全身不良反应包括发热，肌肉疼痛，关节痛和头痛，其发生的概率比局部反应要低，总体来说低于15%，而且常见于儿童和其他第二次接触流感病毒疫苗或疫苗中某一种抗原成分的人群。罕见不良反应为接种部位出现严重红肿，可采取热敷等物理方式治疗。重度发热反应，应采用物

理方法及药物进行对症处理，以防高热惊厥。极罕见不良反应包括过敏性皮疹，过敏性紫癜，过敏性休克。

（沈心亮　卫江波　郑秀玉）

jǐsuǐ huīzhìyán mièhuó yìmiáo

脊髓灰质炎灭活疫苗（poliomyelitis vacccine, inactivated, IPV）

通过脊髓灰质炎Ⅰ、Ⅱ、Ⅲ型病毒灭活、混合而成的用于预防脊髓灰质炎病毒感染的疫苗。属于病毒灭活疫苗。脊髓灰质炎病毒（poliovirus, PV）属于微小核糖核酸病毒科，肠道病毒属。PV有3种血清型，分别是Ⅰ、Ⅱ、Ⅲ型，这3种PV病毒亚型免疫原性不同。Ⅰ型PV最具神经侵袭性，其次是Ⅲ型和Ⅱ型。

1952年，美国萨尔克（Jonas Edward Salk）研制了世界上第一例脊灰病毒疫苗，该疫苗是采用毒性较强的脊灰病毒野毒株（包括Ⅰ型Mahoney株、Ⅱ型MEF株和Ⅲ型Saukett株），使用单层猴肾细胞作为细胞基质来生产的灭活疫苗，称为Salk-脊髓灰质炎病毒灭活疫苗，该疫苗于1955年4月12日宣告取得成功。20世纪50年代中期至60年代初期Salk-脊髓灰质炎病毒灭活疫苗在美国的应用在一定程度上有效控制了脊髓灰质炎在人群的大规模流行。为了提高疫苗质量，1981年法国Merieux研究所贝尔纳（Bernard Montagnon）等将非洲绿猴肾细胞用于培养脊髓灰质炎病毒；1984年荷兰范韦策尔（Anton Van Wezel）对Salk-脊髓灰质炎病毒灭活疫苗疫苗制备工艺进行了改进，包括筛选培养病毒用的最佳来源的猴肾细胞，以及提高培养细胞的密度以提高产量和病毒浓缩工艺上；通过这些改进提高了疫苗的质量和产量。由于

Salk-脊髓灰质炎病毒灭活疫苗使用野毒株，在大规模生产时具有流入环境的风险，且其疫苗生产线须置于高等级生物安全条件下，带来巨大的投入和疫苗成本高的问题。因此世界卫生组织于1990年提出开发减毒株脊髓灰质炎病毒灭活疫苗，即Sabin-脊髓灰质炎病毒灭活疫苗。中国有多家单位在研发sabin-脊髓灰质炎病毒灭活疫苗。中国医学科学院医学生物学研究所的sabin-脊髓灰质炎病毒灭活疫苗已经于2015年获得中国药品监督管理部门批准上市。

制备技术　适用于脊髓灰质炎病毒灭活疫苗生产的细胞如非洲绿猴肾细胞经高密度培养，接种Ⅰ、Ⅱ、Ⅲ型病毒，37℃孵育3~4天后，收获上清液，上清液经过浓缩后再纯化和除菌过滤、灭活，将Ⅰ、Ⅱ、Ⅲ型混合后制成灭活疫苗。

作用机制　脊髓灰质炎病毒灭活疫苗接种人体后，激活人体免疫系统，产生针对脊髓灰质炎病毒的中和抗体，中和抗体与病原体结合后，被免疫系统清除，从而预防因脊髓灰质炎病毒感染所致的小儿麻痹等疾病。其有效成分是灭活的Ⅰ、Ⅱ、Ⅲ型脊髓灰质炎病毒。免疫后可以在局部分泌免疫球蛋白A抗体和循环中和抗体，通过免疫细胞将病毒清除，从而预防疾病的发生。

应用　主要为2月龄以上儿童。为了适应不同国家的免疫需求，该疫苗的剂型为针剂。截至2015年，全球主要发达国家多使用无细胞百白破-脊髓灰质炎联合疫苗进行接种。疫苗的有效性良好，20世纪90年代在发达国家重新得到应用的Salk-脊髓灰质炎病毒灭活疫苗显现出了良好的免疫保护作用，并且具有良好的安全

性。Salk-脊髓灰质炎病毒灭活疫苗对Ⅰ型有60%~70%的保护作用，对Ⅱ和Ⅲ型有90%的保护作用。疫苗达到有效保护能力的标准是中和抗体滴度达到1:8以上。疫苗不良反应仅见个别婴儿出现注射点红斑，少数婴儿出现硬结，可能有触痛。

（沈心亮　卫江波　郑秀玉）

kuángquǎnbìngdú mièhuó yìmiáo

狂犬病毒灭活疫苗（rabies vaccine, inactivated）

将狂犬病毒灭活后加入适宜的稳定剂制成的用于预防狂犬病的疫苗。属于病毒灭活疫苗。世界卫生组织推荐的四种狂犬病疫苗是：人二倍体细胞疫苗，鸡胚或鸭胚细胞纯化疫苗，非洲绿猴肾细胞疫苗和地鼠肾细胞疫苗。

狂犬病毒（rabies）属于弹状病毒科狂犬病病毒属，G蛋白是诱导生成病毒中和抗体的主要抗原。狂犬病主要表现为急性侵袭性病毒性脑炎，通过暴露于传染性病毒的涎液或其他途径传播，可以从动物传播给动物，或者从动物传播给人类。人类感染狂犬病几乎全部继发于动物咬伤或抓挠。

狂犬病灭活疫苗（经过组织培养并进行质量控制和评价）的研发经历了神经组织疫苗、禽胚疫苗和细胞培养疫苗三个阶段。①使用神经组织生产的狂犬病疫苗先后包括1908年法国巴斯德研究所费尔米（Fermi C）用感染狂犬病毒家兔脊髓并使用苯酚灭活制备的疫苗，1911年由在印度的英国森普尔（Semple D）使用绵羊、山羊或者家兔大脑组织培养狂犬病毒，并使用苯酚灭活制成的狂犬灭活疫苗，1956年智利富恩萨利达（Fuenzalida E）以3~5日龄新生小白鼠脑组织制备的

乳小白鼠脑灭活疫苗，苏联于20世纪60年代研制成功的乳大白鼠脑灭活疫苗等，这些疫苗虽然取得了一定的成功，但由于安全性问题，仅在拉丁美洲、印度等国家使用。②1980年代，瑞士博尔纳（Berna）公司使用鸭胚为培养狂犬病病毒，并以β-丙内酯为灭活剂，采用化学提取和区带离心纯化技术生产狂犬病灭活疫苗，1984年获得欧洲药监局批准后在欧洲使用，是世界卫生组织推荐的狂犬病灭活疫苗之一。1965年日本近藤（Kondo A）将狂犬病毒疫苗株Flury HEP株在鸡胚细胞培养，制成灭活疫苗，由日本药品和医疗器械评价中心批准应用，主要在日本使用，但在其他国家用量很少。1984年联邦德国Behring公司（现在属于瑞士诺华公司）使用鸡胚细胞培养Flury LEP株研制成功一种纯化的鸡胚细胞疫苗，是世界卫生组织推荐的狂犬病灭活疫苗之一，美国也已批准进口。③1985年法国巴斯德研究所以非洲绿猴肾细胞为基质，β-丙内酯为灭活剂并经超速离心纯化的狂犬病毒灭活疫苗由法国健康产品卫生安全署批准应用，在世界上广泛应用，也是世界卫生组织推荐的疫苗之一。1958年美国基斯林（Kissling RE）开始研究原代地鼠肾细胞培养病毒并制备疫苗。以后使用原代地鼠肾细胞培养狂犬病毒疫苗株SAD株，制成原代地鼠肾细胞狂犬病灭活疫苗，1968年在加拿大批准用于暴露前和加强免疫。1966年苏联用第33代地鼠肾细胞培养Vnukovo32株制备原代地鼠肾细胞狂犬病灭活疫苗，在苏联和东欧许多国家广泛应用。

中国1931年从北京患者脑部分离的病毒，经兔脑传代使用的固定毒-北京株狂犬病病毒通过原代地鼠肾细胞适应传代，获得aG株适应株，用该毒种开始生产地鼠肾细胞疫苗，先后用aG株毒种接种地鼠肾细胞培养，培养液经福尔马林灭活后加入氢氧化铝作为佐剂即制成疫苗，获批后于1980年应用并替代了羊脑组织生产的狂犬病疫苗。但疫苗应用后，仍发生一些免疫失败病例。原因主要是疫苗未经浓缩，抗原量偏低有关。为提高疫苗效价，中国于1993年决定生产效价2.5 IU的浓缩或浓缩纯化的佐剂疫苗，以取代普通的未浓缩佐剂疫苗，但由于疫苗未经纯化含有一定的杂蛋白，大面积接种后虽未发现神经并发症病例，过敏反应时有发生，且这些不良反应均需临床处理才能缓解。因此在浓缩佐剂疫苗的基础上，生产了对病毒培养液进行浓缩和纯化的疫苗。以后在疫苗应用中发现纯化佐剂疫苗接种后免疫失败病例较多，出现一些潜伏期短的免疫失败病例，后各个生产企业在原有纯化疫苗的基础上生产无佐剂的狂犬病疫苗。截至2015年，中国吉林亚泰生物药业股份有限公司、大连汉信生物制药有限公司、河南远大生物制药有限公司、兰州生物制品研究所有限责任公司、河南普新生物工程有限公司等生产地鼠肾细胞狂犬病疫苗。

2004年由辽宁成大生物股份有限公司使用非洲绿猴肾细胞为基质，使用狂犬病毒疫苗株PV株生产的狂犬病灭活疫苗被批准上市，是中国第一个使用非洲绿猴肾细胞为基质的狂犬病灭活疫苗。2012年成都康华生物制品有限公司使用人二倍体细胞为基质，使用狂犬病毒疫苗株PM株研制狂犬病毒灭活疫苗被批准，是中国第一个使用人二倍体细胞为基质的狂犬病灭活疫苗。狂犬病毒灭活疫苗的生产和制备的复杂性还体现在疫苗株的复杂性上，全球用于疫苗生产的疫苗株包括巴斯德毒株、PM株、CVS株、Flury HEP株、Kelev株、PT株、ERA株。中国疫苗企业生产的狂犬病疫苗所使用疫苗株主要包括aG株、CTN株、PM株、PT株等。

制备技术 狂犬病灭活疫苗根据使用的生产细胞基质不同有所区别。以国内生产和使用的非洲绿猴肾细胞疫苗和地鼠肾细胞狂犬病灭活疫苗为例说明：地鼠肾细胞狂犬病灭活疫苗的制备技术为，选取12~14日清洁级地鼠，无菌操作取肾脏后，用胰酶消化分散细胞制备细胞悬液，将疫苗株接种于原代地鼠肾细胞悬液中，将细胞悬液分装入转瓶后，于37℃旋转培养，然后收获病毒培养液，经澄清、浓缩、纯化，加甲醛灭活等步骤加入稳定剂制备成疫苗。非洲绿猴肾细胞狂犬病灭活疫苗的制备技术为：非洲绿猴肾细胞经微载体生物反应器培养后接种疫苗株，培养并收获病毒培养液，经浓缩后加甲醛或β-丙内酯灭活后纯化等步骤加入稳定剂制备成疫苗。

药理作用和作用机制 主要成分为灭活的狂犬病病毒，能够刺激机体产生针对狂犬病毒的免疫活性。狂犬病毒灭活疫苗的作用机制仍处于研究中，因狂犬病毒疫苗的接种方法包括暴露前免疫和暴露后接种，针对狂犬病毒的中和抗体和以细胞毒性T细胞为主的细胞免疫都发挥重要作用。

应用 狂犬病毒灭活疫苗是最有效的对抗狂犬病的制剂，可以用于暴露前和暴露后的预防。如果在暴露后能立即接种疫苗，并能给予伤口处理和狂犬病免疫球蛋白，可 100%预防狂犬病。截至 2015 年，美国和欧洲国家推荐暴露前接种，即在第 0、7 天，第 21 或 28 天，共接种 3 剂次，或者同中国推荐的免疫方法一样，采取暴露后接种。常见不良反应为：一般接种疫苗后 24 h 内，注射部位可出现红肿、疼痛、发痒，一般不需处理即可自行缓解。全身性反应可有轻度发热、无力、头痛、眩晕、关节痛、肌肉痛、呕吐、腹痛等，一般不需处理即自行消退。罕见不良反应为短暂中度以上发热反应，应采用物理方法及药物对症处理，以防高热惊厥。极罕见不良反应为过敏性皮疹、过敏性休克、过敏性紫癜、血管神经性水肿和神经系统反应等。

(沈心亮　卫江波　郑秀玉)

chángdàobìngdú 71 xíng mièhuó yìmiáo

肠道病毒 71 型灭活疫苗

(inactivated enterovirus 71 vaccine) 肠道病毒 71 型灭活后经铝佐剂吸附制成的用于预防手足口病的疫苗。属于病毒灭活疫苗。

肠道病毒 71 型 (enterovirus 71，EV71) 属小 RNA 病毒科肠道病毒属，是引起手足口病的主要病原体。手足口病临床表现较复杂多样，一年四季均可发病，夏秋季多见，冬季发病较少，以 2~3 年为周期流行，潜伏期为 2~7 天，患者主要为学前儿童，尤以≤3 岁年龄儿童发病率最高，通过疱疹液、唾液和粪便等引起接触传播。大多数患者可出现发热和手、足皮肤疱疹、口腔黏膜溃疡。少数患者 EV71 感染后严重者甚至会诱发死亡。根据病毒衣壳蛋白 VP1 核苷酸序列的差

异，可将 EV71 分为 A、B、C3 个基因型，其中 B 型和 C 型还可进一步分为 B1~B5 及 C1~C5 亚型。1969 年在加利福尼亚分离的 EV71 原型株 (BrCr-Ca-70) 属于 A 型；1972~1988 年在澳大利亚和美国以及 1994 年在哥伦比亚分离的 EV71 毒株属于 B 型；亚太地区流行的 EV71 属于 B3、B4、C1 和 C2 亚型，中国主要流行的 EV71 病毒株属于 C4 亚型。手足口病重症死亡病例的增加与 EV71 感染率的上升呈正相关。

中国北京微谷生物医药有限公司利用微载体生物反应器技术、使用非洲绿猴肾细胞作为细胞基质研制的 EV71 病毒灭活疫苗，中国科兴生物制品有限公司利用细胞工程技术、使用非洲绿猴肾细胞作为细胞基质研制的 EV71 病毒灭活疫苗，中国医学科学院医学生物学研究所利用细胞工厂技术、使用 Kmp17 细胞作为细胞基质研制的 EV71 病毒灭活疫苗于 2010 年均获批准进行临床研究，于 2013 年完成临床研究，2015 年被批准上市。

制备技术 3 种 EV71 病毒灭活疫苗分别是基于非洲绿猴肾细胞生物反应器工艺、非洲绿猴肾细胞基于细胞工厂工艺、Kmp17 细胞基于细胞工厂工艺生产的。基本工艺流程为：用细胞工厂或者生物反应器培养增殖细胞后，接种病毒，期间更换培养液，于 24~26 天收获细胞后破碎细胞，从细胞液中提取和纯化 EV71 病毒，用甲醛灭活然后纯化后吸附铝佐剂后再经适当处理制成成品。

作用机制 有效成分由灭活的 EV71 病毒组成。接种后可刺激机体产生抗 EV71 病毒的免疫力。疫苗接种后，激发人体产生 EV71 抗病毒抗体，然后在受到

EV71 病毒感染后，抗体与病毒结合并被免疫系统清除，从而预防 EV71 病毒感染。

应用 用于 5 岁以下儿童预防肠道病毒 EV71 感染。疫苗免疫接种程序为两针次，间隔 28 天。临床研究中发现的不良反应包括轻度低热反应、局部疼痛、红肿，一般在 72 h 内可自行缓解。

(沈心亮　卫江波　鲁卫卫)

sēnlínnǎoyánbìngdú mièhuó yìmiáo

森林脑炎病毒灭活疫苗

(tick-borne encephalitis vaccine，inactivated) 将森林脑炎病毒经甲醛溶液杀灭病毒后制成用于预防森林脑炎的疫苗。属于病毒灭活疫苗。森林脑炎或称远东脑炎，是由森林脑炎病毒经硬蜱媒介所致的自然疫源性急性中枢神经系统传染病，多见于森林地带。中国主要流行于东北及西北原始森林地带。森林脑炎病毒 (tick-born encephalitis virus，TBEV)，亦称蜱传脑炎病毒属于虫媒病毒乙群，RNA 病毒。TBEV 有三种亚型可引起疾病，分别是欧洲亚型、远东亚型和西伯利亚亚型。中国和俄罗斯远东地区流行的蜱传播脑炎病毒远东亚型是嗜神经病毒，外周有突起不明显的 E 蛋白组成，包膜内侧有膜蛋白 (M)，核壳内有 C 蛋白。E、M、C 蛋白为结构蛋白，其中 E 蛋白含有血凝抗原和中和抗原，与病毒吸附于宿主细胞表面和进入细胞以及刺激机体产生中和抗体有关。

1953 年，中国长春生物制品研究所首先用鼠脑组织培养的方法研制成功第一个森林脑炎病毒灭活疫苗。所用毒株为"森张"株，该毒株是 1952 年从吉林省临江镇三岔子森林脑炎死亡患者脑组织分离得到。该疫苗中和抗体阳转率只有 30%，副反应大。1999

年中国长春生物制品研究所对森林脑炎病毒灭活疫苗进行了改进，开始研制新型森林脑炎病毒灭活疫苗，属于采用纯化技术进一步去除残余污染物的纯化疫苗。2002年临床研究结果表明，该疫苗安全有效，无异常反应，中和抗体阳转率超过85%，证明森林脑炎病毒纯化疫苗有较好的免疫学效果。2005年获批准上市。国际上，1976年，美国百特公司研发成功第二个森林脑炎病毒灭活疫苗。1991年，美国凯荣公司研发成功第三个森林脑炎病毒灭活疫苗。这两个疫苗的临床试验均未含有对照组，但是在奥地利接种（接种率达到85%）后，疫区森林脑炎疾病的发生率大幅度下降。

由毒种接种地鼠肾单层细胞，培养收获过滤后加入甲醛和硫柳汞灭活，灭活的病毒经超离心，柱层析纯化后加入氢氧化铝佐剂制成。有效成分为灭活的森林脑炎病毒。接种后，可刺激机体产生抗森林脑炎病毒的免疫力。用于森林脑炎疾病的预防。接种对象为在有森林脑炎发生的地区居住的及进入该地区的8岁以上人员。疫苗免疫程序为每年3月注射疫苗，间隔10天后再注射第二次，以后每年注射1次。常见不良反应一般为接种疫苗后注射部位可出现局部疼痛、发痒、轻微红肿。全身性反应可有轻度发热反应、不适、疲倦等，一般不需要处理可自行消退。罕见不良反应包括短暂中度以上发热及局部中度以上红肿。中度以上发热应采用物理方法或药物对症处理，以防高热惊厥或继发其他疾病。极罕见不良反应包括过敏性皮疹、过敏性休克、过敏性紫癜、神经炎，应及时就医。

（沈心亮 卫江波 郑秀玉）

yǐnǎo mièhuó yìmiáo

乙脑灭活疫苗（Japanese encephalitis vaccine, inactivated）

将乙脑病毒灭活后制成的用以预防乙型脑炎的疫苗。属于病毒灭活疫苗。

流行性乙型脑炎是一种经虫媒传播的病毒性人兽共患病，病原体是日本脑炎病毒（Japanese encephalitis virus，JEV），该病毒又称乙型脑炎病毒，1949年后中国卫生部将该病定名为流行性乙型脑炎，简称乙脑。流行性乙型脑炎是一种在南亚及东南亚广泛传播的传染性疾病。乙脑病毒包膜表面有穗状糖蛋白突起，称E蛋白，是其主要抗原成分，M和C蛋白也有抗原性。用于预防乙型脑炎的疫苗包括乙型脑炎减毒活疫苗和乙型脑炎病毒灭活疫苗（即乙脑灭活疫苗）。

20世纪30年代，苏联和日本首先生产用小鼠脑组织培养的灭活乙脑疫苗。随后美国在第二次世界大战期间研制的用小鼠脑组织培养的灭活乙脑疫苗。第一个进行大规模应用的是日本Biken公司1954年生产的乙型脑炎病毒灭活疫苗，此后至1989年，日本生产的灭活乙脑疫苗包括疫苗株和生产工艺一直在改进。生产用的疫苗株首先是分离自日本患者的Nakayama株（Nak株），以后动物试验发现分离自1949年北京患者的Beijing-1株的抗原性比Nak株更广谱，生产的疫苗效价更高，因此1989年后日本生产的改为Naka株和Beijing-1株各一半。在纯化工艺上也进行改进，主要是提高疫苗有效成分的含量，减少杂质。国际上使用的乙脑灭活疫苗大部分是采用Nakayama株的鼠脑灭活疫苗。用鼠脑组织培养的乙脑灭活疫苗因为残余的微

量鼠脑神经组织有可能引起接种后神经不良反应，但每剂量疫苗中髓鞘碱性蛋白含量降至2 ng/ml以下，疫苗没有不良反应。

中国自1968年开始生产并应用地鼠肾细胞灭活疫苗，生产用疫苗株是1949年分离自北京乙脑患者的乙脑病毒P3株，病毒经小鼠脑内传代后将感染病毒的鼠脑研磨成脑悬液用作疫苗生产的毒种，该疫苗仅在中国区域使用。中国北京生物制品研究所用P3株在非洲绿猴肾细胞上进行适应性传代，1998年研制成功并于2003获得批准生产，该疫苗两针免疫的抗体阳转率达90%以上。日本用鼠脑组织生产的乙脑灭活疫苗抗体阳转率达70%~80%，地鼠肾细胞乙脑灭活疫苗的抗体阳转率达60%。其中IXIARO是奥地利Intercell AG制药公司利用中国制备的乙脑减毒活疫苗的疫苗株SA_{14}-14-2作为疫苗株，然后利用非洲绿猴肾细胞培养病毒研制的另一个乙脑灭活疫苗，该疫苗于2009年4月2日被欧洲药监局批准应用。

制备工艺 中国使用的地鼠肾乙脑灭活疫苗的制备工艺是：将乙脑病毒P3株经小鼠脑内传代后将感染病毒的鼠脑研磨成脑悬液用作疫苗生产的毒种，将脑悬液适当稀释后接种两周龄叙利亚地鼠肾细胞培养，增殖后收获病毒培养液，再经甲醛灭活后进行纯化，最后制成乙脑灭活疫苗。

用非洲绿猴肾细胞生产乙脑灭活疫苗的制备工艺是：采用微载体反应器或者是转瓶系统培养非洲绿猴肾细胞，细胞接种病毒培养3~4天后，收获病毒液并澄清过滤，向滤液中加入甲醛灭活病毒，用超速离心法纯化病毒，纯化后脱糖，加入稳定剂，制成

冻干剂型。

作用机制 疫苗的有效成分为灭活的乙脑病毒。接种后，疫苗可刺激机体产生抗乙型脑炎病毒的免疫力，从而预防或控制疾病的发生。

应用 用于预防流行性乙型脑炎。接种人群为 6 月龄至 10 周岁儿童和由非疫区进入疫区的儿童和成人。常见不良反应一般为接种疫苗后 24 h 内可出现一过性发热反应。其中大多数为轻度发热反应，一般持续 1~2 天可自行缓解。对于中度发热反应或发热时间超过 48 h 者，可采用物理方法或药物对症处理。罕见不良反应为一过性的重度发热反应，可采用物理方法或药物对症处理。极罕见不良反应可能有过敏性皮疹、过敏性休克和过敏性紫癜。

（沈心亮 卫江波 郑秀玉）

shuāngjià shènzōnghézhēng chūxuèrè
mièhuó yìmiáo

双价肾综合征出血热灭活疫苗

（haemorrhagic fever with renal syndrome bivalent vaccine） 将 Ⅰ 型和 Ⅱ 型汉坦病毒灭活、混合后加入氢氧化铝佐剂制成的，用于预防 Ⅰ 型和 Ⅱ 型汉坦病毒感染所致的人流行性肾综合征出血热的疫苗。属于病毒灭活疫苗。肾综合征出血热（hemorrhagic fever with renal syndrome，HFRS）在中国称为流行性出血热。是严重危害人类健康的自然疫源性急性病毒性传染病，传播途径包括动物源性传播、螨媒传播和母婴垂直传播 3 种途径，其病原体为汉坦病毒，属于布尼亚病毒科。HFRS 存在九个血清型，分别为 HTN、SEO、PUU、PH、DOB、THAI、TPM、SN、BCC 病毒。中国主要流行的为 Ⅰ 型即汉坦型（Hantan，HTN）和 Ⅱ 型即汉城型（Seoul，

SEO）病毒，两型病毒的抗原性有交叉。

1980 年，中国医学科学院流行病研究所严玉辰等从汉坦病毒阳性的黑线姬鼠标本中，利用健康黑线姬鼠和人肺癌传代细胞 A-549 株中分离到汉坦病毒。1982 年，中国军事医学科学院李钟铎等用 A-549 细胞和非洲绿猴肾细胞非洲绿猴肾细胞从患者分离出汉坦型病毒，证明与黑线姬鼠中分离出的病毒抗原性一致。1981 年，中国预防医学科学院病毒学研究所宋干等从中国家鼠型流行性出血热的褐家鼠肺中分离到汉城型病毒。截至 2015 年，已经研究成功的汉坦病毒疫苗包括鼠脑来源和细胞培养的灭活疫苗。中国已成功研制出 3 种双价肾综合征出血热灭活疫苗，第一种是由浙江省防疫站从患者血清中分离的 Z10 株为疫苗生产毒种，由中国上海生物制品研究所、中国药品生物制品检定所参加研制的原代沙鼠肾细胞疫苗于 1993 年 4 月获批生产该疫苗经 β-丙内酯灭活加氢氧化铝为佐剂制成的疫苗，中和抗体阳转率 87%~100%，并经 Ⅲ 期临床的大面积人群考察，其人群保护率可达 97% 以上。第二种是地鼠肾原代细胞灭活疫苗由中国疾病预防控制中心病毒病预防控制研究所应用从罗赛鼠分离 L99 Ⅱ 型毒株为生产毒种，中国长春生物制品研究所和中国药品生物制品检定所参加研制，经 Ⅲ 期临床大面积人群观察，保护率达 95% 以上。第三种纯化乳鼠脑灭活疫苗以中国兰州生物制品研究所分离自黑线姬鼠的 LR1 （Ⅰ 型）为生产毒种，中国药品生物制品检定所参加研制，经 Ⅲ 期临床大面积人群观察，保护率达 95%。

由于在中国主要流行汉坦病毒疫苗株 Z10（HTNV）与 Z37 （SEOV），进行了双价疫苗研制。中国长春生物制品研究所用金黄地鼠肾细胞为细胞基质，用 L99 株（Ⅱ 型）病毒疫苗，PS-6 株（Ⅰ 型）病毒疫苗和 JR-C-1 株（Ⅰ 型）病毒疫苗以 2:1:1 的配伍方研制双价疫苗；浙江天元生物制品有限公司用地鼠肾细胞研制了双价疫苗，所用生产用毒株分别为 Ⅰ 型 Z10 株和 Ⅱ 型出血热病毒 Z37 株，均于 2002 年被批准上市。浙江卫信生物药业有限公司的双价肾综合征出血热纯化疫苗，主要成分是灭活的 Ⅰ 型和 Ⅱ 型肾综合征出血热病毒，细胞基质是非洲绿猴肾细胞，所用毒株为 Ⅰ 型 SD9805 株，Ⅱ 型为 HB9908 株，于 2009 年批准上市。国外研究的同类疫苗的主要有朝鲜和韩国以及美国。韩国用患者血清中分离的 ROK84-105 株感染大白鼠，朝鲜将从黑线姬鼠分离的毒株感染乳地鼠，分别用鱼精蛋白处理，乙醇法纯化和盐析法纯化以福尔马林灭活制备成的纯化 Ⅰ 型疫苗。韩国自 1990 年生产该疫苗。

制备工艺 肾综合征出血热灭活疫苗的制备工艺流程是将两型病毒分别接种相应的细胞基质，经大量培养后收获，病毒灭活，纯化，混合后加入佐剂制成。

药理作用和作用机制 有效成分为 Ⅰ 型和 Ⅱ 型肾综合征出血热病毒。接种后，可刺激机体产生针对 Ⅰ 型和 Ⅱ 型肾综合出血热病毒的免疫力。疫苗接种后，激发人体产生抗汉坦病毒抗体，然后在受到汉坦病毒感染后，抗体与病毒结合并被免疫系统清除，从而预防汉坦病毒感染。

应用 用于预防 Ⅰ 型和 Ⅱ 型

肾综合出血热。接种对象为 16～60 岁的肾综合征出血热疫区的居民及进入该地区的人员。常见不良反应为接种该疫苗后，注射部位可出现疼痛、发痒、局部轻微红肿。全身性反应可有轻度发热、不适、疲倦等一般不需处理可自行消退。罕见不良反应如短暂中度以上发热，局部中度以上红肿。中度以上发热应采用物理方法或药物对症处理，以防高热惊厥或继发其他疾病，而局部红肿一般 3 天内可自行消退。极罕见不良反应包括过敏性皮疹，过敏性休克，过敏性紫癜，或者周围神经炎。

（沈心亮　卫江波　郑秀玉）

bìngdú jiǎndú huóyìmiáo

病毒减毒活疫苗（live attenuated virus vaccine）　通过适当减毒方法使病毒保持免疫原性而无致病性所获得的预防用疫苗。从 1798 年医学界承认疫苗接种的免疫效果开始，人们就展开了减毒活疫苗的研究。1882 年，法国学者路易斯·巴斯德研制的狂犬病毒减毒活疫苗，是第一个病毒减毒活疫苗。1961 年，美国学者艾伯特·沙平（Albert Sabin）研制的采用细胞培育传代的脊髓灰质炎病毒减毒活疫苗是第一个采用细胞培育传代获得的病毒减毒活疫苗。其后大部分研制的病毒减毒活疫苗采用细胞培育传代获得减毒来获得制备疫苗的减毒病毒株。截至 2015 年，获得可用于制备疫苗的减毒病毒株的方法主要包括细胞适应性传代、低温筛选法、遗传重配法或者基因工程构建等。病毒减毒活疫苗的工艺流程通常是病毒在适宜细胞上的培养、收获病毒培养后的液体，不纯化或者简单纯化后制成。通常不使用佐剂。病毒减毒活疫苗的

培养通常使用的是原代细胞和二倍体细胞，一般不使用传代细胞等。

按病毒类型的不同，病毒减毒活疫苗主要包括脊髓灰质炎减毒活疫苗、乙型脑炎减毒活疫苗、流感减毒活疫苗、麻疹减毒活疫苗、风疹减毒活疫苗、腮腺炎减毒活疫苗、轮状病毒减毒活疫苗、甲肝减毒活疫苗、黄热减毒活疫苗、水痘病毒减毒活疫苗、带状疱疹疫苗、腺病毒疫苗等。病毒减毒活疫苗的主要组分为经毒力减弱得到对人体无害的病毒，在物理性质上保持其完整的病毒颗粒，即完整的病毒。接种人体后可在人体内有限繁殖、刺激机体产生体液和细胞免疫的全面免疫作用。病毒减毒活疫苗接种人体后，通过激发机体的免疫系统，活化分泌特异性抗体的 B 淋巴细胞。活化的 B 淋巴细胞在人体中保持敏感状态，在人体受到与该病毒攻击时，B 淋巴细胞再次活化并增殖，进而大量分泌针对该病毒的特异性抗体，抗体与病毒结合后通过机体免疫系统清除，从而预防由该病毒感染所致的疾病。主要用于预防相关病毒感染所致的疾病，如脊髓灰质炎减毒活疫苗用于预防脊髓灰质炎，麻疹减毒活疫苗用于预防麻疹等。

（沈心亮　卫江波）

mázhěn jiǎndú huóyìmiáo

麻疹减毒活疫苗（attenuated measles vaccine, live）　利用连续传代方法减毒所得的麻疹减毒疫苗株生产的用于预防麻疹的疫苗。属于病毒减毒活疫苗。麻疹病毒是引起麻疹的病原体。麻疹（measles）是小儿常见的传染病，传染性强，发病率高，并易与支气管性肺炎或脑膜炎并发，患并发症者病死率高。麻疹病毒主要

通过咳嗽、喷嚏等飞沫经呼吸道侵入人体。用麻疹病毒减毒株接种原代鸡胚细胞，经培养、收获病毒液，加入适宜稳定剂冻干制成，为乳酪色疏松体，复溶后为橘红色或淡粉色澄明液体。有效成分为麻疹减毒活病毒，能够被免疫系统识别从而诱发中和抗体。

1954 年，美国安德斯（John Franklin Enders）等在组织培养基中分离并传代了麻疹病毒，并以发病患者的名字命名为 Edmonston 株。其后他们将 Edmonston 株于 35℃～36℃下在原代人胎肾细胞传代 24 次、在原代人羊膜细胞中传代 28 次，使其在鸡胚组织中传代 6 次，然后在鸡胚细胞中进行传代，1963 年这种减毒的 Edmonston-B 株疫苗和另一种在狗肾细胞中培养的 Edmonston-B 株疫苗在美国获批准。其后，许多国家使用的进一步减毒疫苗株都是由 Edmonston-B 株而来。

中国 1960 年开始研制麻疹减毒活疫苗。上海生物制品研究所采用自麻疹患儿中分离的病毒株，先在人胚肾细胞中传 33 代，然后在原代人羊膜细胞中传代 39 代，最后转入鸡胚细胞中传代，传代至第 10 代后已达到高度减毒水平，人体试验中发现，受种者不良反应平均高热率降低至 3.2%，皮疹率为 2.1%，接种 1 个月后中和抗体阳转率 100%，1965 年经批准用于麻疹减毒活疫苗生产。中国还有长 47 株和京 55 株用于麻疹减毒活疫苗生产，其中京 55 株因免疫持久性差已经停用。中国的麻疹减毒活疫苗使用已超过 30 年，其安全性和免疫原性均良好。长期的接种数据表明，麻疹疫苗受种者部分免疫力持续在 14 年以上，且国内株与国外株没有明显区别。

制备技术 国际上多用鸡胚细胞及人二倍体细胞生产麻疹疫苗。以鸡胚细胞为例：选用 9~10 天龄的无特定病原体鸡胚（SPF鸡胚），经胰蛋白酶消化分散后用营养液制成一定浓度的细胞悬液，与疫苗毒种混合接种 15 L/瓶，旋转培养 31~33℃，当样品滴度达标无菌试验合格时，将生产所得疫苗与所需保护剂合并过滤，分装冻干并进行成品检定，合格品有效期 1.5 年。

作用机制及应用 激活人体免疫系统，产生针对麻疹病毒的中和抗体，中和抗体与病原体结合后，可被免疫系统清除。用于 8 月龄以上麻疹易感者预防麻疹，上臂外侧三角肌下缘附着处皮下注射。常见接种疫苗后 24 h 内在注射部位出现疼痛和触痛，多数情况下于 2~3 天内自行消失。一般接种后 1~2 周内可能出现一过性发热反应。接种 6~12 天内少数儿童可能出现一过性皮疹，一般超过两天可自行缓解。

（沈心亮　卫江波　梁普兆）

sāixiànyán jiǎndú huóyìmiáo

腮腺炎减毒活疫苗 （attenuated mumps vaccine，live）

利用连续传代减毒方法所得腮腺炎减毒疫苗株生产的用于预防流行性腮腺炎的疫苗。属于病毒减毒活疫苗。腮腺炎病毒（mumps virus）是引发儿童流行性腮腺炎的病原体。腮腺炎病毒表面的血凝素-神经氨酸酶蛋白和融合蛋白分别在病毒吸附、病毒包膜与细胞膜融合过程中起主要作用。两者的中和抗体能够中和病毒。腮腺炎典型症状为单侧或更为普遍的两侧腮腺肿大，伴有发热、头痛、肌痛、厌食等。该疫苗用腮腺炎病毒减毒株接种原代鸡胚细胞，经培养、收获病毒液，加适宜稳定剂冻干制成，为乳酪色疏松体，复溶后为橘红色或淡粉色澄明液体，有效成分为腮腺炎减毒活病毒，能够被免疫系统识别从而诱发中和抗体。1945 年，美国安德斯（Enders Franklin Enders）制备了全球第一个腮腺炎灭活疫苗，但由于灭活疫苗免疫效果持续时间短已经停用。截至 2015 年，全球用于制备腮腺炎减毒活疫苗的疫苗株已有 13 株以上。这些疫苗株的获得通常是用分离自患者的腮腺炎毒株，然后分别使用鸡胚胎、鸡胚成纤维细胞、人二倍体细胞、鹌鹑胚细胞及豚鼠肾原代细胞传代培养后建立疫苗株。其中美国默克制药公司使用的 Jeryl Lynn 株，英国葛兰素史克公司使用的 RIT4385，法国赛诺菲巴斯德公司使用的 Urabe Am9 株等制备的疫苗被全球广泛使用。中国使用的腮腺炎疫苗株是 S79 株，是通过适应鸡胚细胞的减毒株。1990 年，中国北京生物制品研究所研制应用 S79 疫苗株进行腮腺炎减毒活疫苗研制，1997 年获批生产。疫苗人群接种观察结果表明，疫苗具有良好的安全性和免疫原性，可以用作流行性腮腺炎的预防。

该疫苗的制备方法为将原代鸡胚细胞悬液按适宜比例与减毒腮腺炎病毒混合后分装，33℃旋转培养。培养 48~72 h 后，用 Earle 氏液冲洗细胞，以降低残余牛血清蛋白含量，洗毕加入无血清细胞维持液。当细胞达到要求的病变程度后，收获病毒液，即为疫苗原液，加入稳定剂。各项指标检测合格后分装冻干。该疫苗作用机制为激活人体免疫系统，产生针对腮腺炎病毒的中和抗体，中和抗体与病原体结合后，可被免疫系统清除。用于 8 月龄以上麻疹易感者预防流行性腮腺炎。

与 S79 株单价腮腺炎减毒活疫苗无差别。常见接种疫苗后的不良反应为 24 h 内在注射部位出现疼痛和触痛，多数情况下于 2~3 天内自行消失。一般接种后 1~2 周内可能出现一过性发热反应。接种 6~12 天内少数儿童可能出现一过性皮疹，一般超过两天可自行缓解。可能出现轻度腮腺和唾液腺肿大，一般在 1 周内自行好转。

（沈心亮　卫江波）

fēngzhěn jiǎndú huóyìmiáo

风疹减毒活疫苗 （attenuated rubella vaccine，live）

应用连续传代减毒法所得风疹减毒疫苗株生产的用于预防风疹的疫苗。属于病毒减毒活疫苗。风疹（rubella）是一种急性呼吸道传染病，又称德国麻疹，风疹病毒是风疹的病原体，风疹包括先天性风疹和后天性风疹。先天性风疹则是指胎儿感染风疹。后天性风疹是出生后由风疹病毒感染引起的风疹疾患，主要患者为 2~5 岁的幼儿。风疹病毒分离出来后，1969~1970 年，美国建立了 3 个风疹疫苗株，分别是 HPV77 疫苗株、Candehill 疫苗株和 RA27/3 疫苗株。1969 年风疹减毒活疫苗应用后，对预防风疹流行和控制先天性风疹综合征的发生发挥了巨大的作用。同期采用人二倍体成纤维细胞培养和 RA27/3 疫苗株的疫苗在欧洲批准应用。1979 年，美国也批准了采用人二倍体成纤维细胞培养和 RA27/3 疫苗株的疫苗的应用，其后采用鸭胚和狗肾细胞培养技术和 HPV77 疫苗株、采用兔肾细胞培养的 Candehill 等 3 个疫苗退出应用。截至 2015 年，RA27/3 株是美国唯一允许使用的风疹减毒疫苗株，也是世界上应用最广的疫苗株，接种时不良反应小，且可提供持续的免疫力。TO-336 为日本育选的疫苗株，培养基质为兔肾细胞。1979 年中国北京生物制品研究所开始研制风疹减毒活疫苗。将来自一名典型风疹症状的 6 岁女孩的咽拭子材料，接种于 2BS 株人二倍体细胞后经过传代培养，减毒成功，获得 BRD-Ⅱ 疫苗株。1998 年，使用 2BS 株人二倍体细胞和 BRD-Ⅱ 疫苗株制备的风疹减毒活疫苗获得正式生产文号，实际应用后的结果证明该疫苗有效。BRD-Ⅱ 株和 RA27/3 株均具有良好的免疫原性，转阳率分别在 96% 和 99% 以上。接种 15 年后，抗体的滴度降低约 4 倍，但 97% 的受试者仍保持抗体阳性。由于初次免疫后抗体能维持 10 ~ 21 年，世界上多数国家将再免疫年龄定在 6~12 岁。

制备技术 风疹病毒疫苗的制备都是采用二倍体细胞为生产用细胞基质，工艺流程通常是：二倍体细胞复苏后于 37℃ 培养 4~7 天，然后再进行扩增二倍体细胞传代，37℃ 培养 4~7 天；细胞扩增至适合密度后接种病毒，30℃ 培养 3~4 天后收获疫苗液；然后洗涤细胞，换入疫苗液，30℃ 培养培养后再次收获疫苗液；向疫苗液加入保护剂后分装、冻干后制成疫苗。

作用机制及应用 风疹减毒活疫苗接种人体后，激活人体免疫系统，产生针对风疹病毒的中和抗体，中和抗体与病原体结合后，可被免疫系统清除。主要用于 8 月龄以上的风疹易感者。风疹减毒活疫苗通常不单独使用，和麻疹减毒活疫苗、腮腺炎减毒活疫苗一起制备成麻疹腮腺炎风疹联合减毒活疫苗应用。不良反应主要有发热、出疹、急性关节炎、慢性关节炎、神经病变和血小板减少症等，发病率极低，一般不需要特殊处理。

（沈心亮　卫江波　梁普兆）

shuǐdòu bìngdú jiǎndú huóyìmiáo

水痘病毒减毒活疫苗（attenuated varicella vaccine，live）利用连续传代减毒法所得的水痘减毒疫苗株生产的用于预防水痘的疫苗。属于病毒减毒活疫苗。水痘（varicella）是水痘-带状疱疹病毒原发感染的表现，主要感染儿童，典型特征为瘙痒性水疱疹，伴有轻微发热。带状疱疹是体内潜伏病毒复发感染的表现，多发于成人、老年人及免疫缺陷个体。该疫苗主要成分为水痘减毒活病毒，稳定剂包含糖和缓冲盐等，能够被免疫系统识别从而诱发中和抗体。1952 年美国托马斯·哈克尔·韦勒（Thomas H. Weller）和斯托达德（Marguerite B. Stoddard）首次从水痘患者疱液标本的细胞培养液中分离出病毒。1974 年日本大阪大学微生物疾病研究所道明（Michiaki Takahashi）开始着手研制水痘活疫苗，其疫苗株的建立过程是：从 3 岁儿童 Oka 的水痘中抽取水疱液中，将这株野病毒在原代人胚肺成纤维细胞中分离野病毒，然后在 34℃ 条件下在原代人胚肺成纤维细胞中连续培养 11 代次，并在豚鼠成纤维细胞中传 12 代次，获得的减毒株命名为 Oka 株。最后在 WI-38 人二倍体细胞中传两代以制备种子批，随后在 MRC-5 人二倍体细胞中传 3 代制备工作种子批，通常还需在 MRC-5 等人二倍体细胞中再传 2 ~ 3 代以制备原液。1974 年，道明成功研制出水痘减毒活疫苗，建立了 VZVOka 疫苗株。截至 2015 年，Oka 株是世界唯一用于制备水痘疫苗的疫苗株。中国上海生物制品研究所从日本大阪大学微生物研究会引进生产技术，2000 年开始正式生产 Oka 株水痘减毒活疫苗，是中国第一个水痘疫苗。

制备方法：用工作种子批毒种接种二倍体细胞在适宜的温度条件下培养，如细胞培养生长液中加有动物血清，要在病毒种子接种前或接种后去除血清，病毒收获前冲洗细胞，以无血清维持液替换生长液。以适宜方法收获病变细胞，并通过超声波或高速气流处理获得无细胞病毒收获物，单一收获物通常部分或全部加稳定剂并保存在-60℃ 或以下。作用机制为激活人体免疫系统，产生针对水痘-带状疱疹病毒的中和抗体，中和抗体与病原体结合后，可被免疫系统清除。主要用于 1~12 岁健康水痘易感人群。所有儿童未见因接种疫苗引起的临床反应，接种剂量高于 200PFU 即具免疫原性，皮下注射 300 ~ 500PFU 疫苗血清阳转率即达 95% 以上，保护效果达 46% ~ 100%。此外，疫苗对于免疫缺陷的高危儿童中防止严重水痘也有效。疫苗安全性良好。常见不良反应是在注射局部出现轻微触痛、发红、发热和轻度皮疹。

（沈心亮　卫江波　梁普兆）

jǐsuǐ huīzhìyán jiǎndú huóyìmiáo

脊髓灰质炎减毒活疫苗（attenuated poliomyelitis vacccine，live）利用连续传代减毒方法所得脊髓灰质炎减毒疫苗株生产的用于预防脊髓灰质炎的疫苗。属于病毒减毒活疫苗。为白色固体糖丸或液体，含有减毒的脊髓灰质炎病毒疫苗，对人不致病，能够被免疫系统识别从而诱发中和抗体。口服活疫苗有液体和糖丸两种剂型，分单价、二价和三价疫苗，

对脊髓灰质炎的预防是有效的。

脊髓灰质炎（poliomyelitis）是由脊髓灰质炎病毒引起的，全球性广泛传播危害性极大的急性传染病，临床特征是引起肌肉麻痹，特别是肌体的弛缓性麻痹，且常发生于小儿，故亦称小儿麻痹症。

奥地利医生卡尔·兰德施泰纳（Karl Landsteiner）和欧文（Erwin Popper）于 1908 年发现小儿麻痹症是由病毒感染引起后，1949 年，美国安德斯（John Franklin Enders）等证实脊髓灰质炎病毒可以在非神经系统、人类胚胎组织中培养。美国小儿麻痹症国家基金委员会于 1951 年报道了 3 个血清型脊髓灰质炎病毒可以引起小儿麻痹症，分别命名为 Ⅰ、Ⅱ、Ⅲ 型。美国辛辛那提儿童医院研究基金会沙平（A. B. Sabin）1958 年筛选的 Sabin 疫苗株在美国投入生产并被全球采用。截至 2015 年，广泛使用的疫苗株包括了 Ⅰ、Ⅱ 和 Ⅲ 型脊髓灰质炎 Sabin 株。Sabin 株是通过将脊髓灰质炎毒株经过细胞传代获得的，此后麻疹等减毒活疫苗的毒株制备也通过这个技术获得的。1963 年，沙平等研发的含有 3 个血清型的口服脊髓灰质炎减毒活疫苗（oral attenuatedpoliomyelitis vaccine，OPV）获得上市许可。中国于 1959 年底试制成功 Sabin OPV，于 1960 年春在全国十二大城市，450 万 7 岁以下儿童进行效果观察，1962 年后开始制备疫苗糖丸，此后逐渐大规模推广免疫，对疾病的控制效果显著。20 世纪 60 年代后对 OPV 的研究开始着重于生产工艺的优化等方面，如将生产用的恒河猴肾细胞替换为人二倍体细胞（如 2BS），北京生物制品研究所从 1985 年开始改用 2BS 细胞生产 OPV。

制备技术　培养细胞包括传代细胞、人二倍体细胞或原代猴肾细胞后，分别接种脊髓灰质炎病毒 Ⅰ、Ⅱ、Ⅲ 型减毒株，33.5℃培养 3~4 天；分别收获病毒液，-20℃保存；然后 3 型单价活疫苗按比例配制成三价疫苗原液后分装，制成液体疫苗或糖丸。

作用机制及应用　激活人体免疫系统，产生针对脊髓灰质炎病毒的中和抗体，中和抗体与病原体结合后，可被免疫系统清除。用于预防脊髓灰质炎。在工业化国家完成初次 3 剂的 OPV 接种后，95%或更多的受种者对所有 3 型脊髓灰质炎病毒均发生血清阳转并保持长期而持续的免疫力。服用 3 剂 OPV 后，97%产生 Ⅰ 型脊髓灰质炎病毒抗体，100%产生 Ⅱ 和 Ⅲ 型脊髓灰质炎病毒抗体。但在发展中国家，OPV 显示出较低的免疫原性，这可能是由于其他肠道病毒同时感染或腹泻引起干扰等原因导致的。通过增加 OPV 效价、调整免疫时间等方法可以使血清阳转更加明显。大部分脊髓灰质炎易感婴幼儿在接种 OPV 后会排泄出病毒。常见不良反应有轻度发热、恶心、呕吐、腹泻和皮疹。一般不需特殊处理，必要时可对症治疗。

（沈心亮　卫江波　梁普兆）

liúgǎnbìngdú huóyìmiáo

流感病毒活疫苗（influenza vaccine live, intranasal）　由适当的减毒方法获得的流感减毒疫苗株制成用来预防流感的疫苗。属于病毒减毒活疫苗，通过鼻腔喷雾给药。流感病毒（influenza virus）在病毒分类上属于正黏病毒科，分节段的负义 RNA 病毒。由于缺少维持 DNA 复制保真性的校正读码酶，流感病毒在单链 RNA 基因组复制过程中易发生高频变异，

同时由于其基因的节段性使得在混合感染时易出现基因重组。流感病毒分为甲（A）、乙（B）、丙（C）3 型。

1933 年流感病毒 PR8 株被分离后，1936 年苏联斯莫罗金采夫（Smorodintseff AA）等通过将流感病毒在鸡胚上连续传代 30 代研发了第一代流感减毒活疫苗，该疫苗用于工厂工人接种。由于流感病毒流行株的变异和预测困难等问题，流感减毒活疫苗的研究进展较慢。1968 年 H3N2 亚型毒株出现前，多用鸡胚连续传代法选育减毒株，现称之为宿主范围（Hr）突变株。由于 H3N2 亚型毒株在鸡胚连续传 30 代对人尚未能减毒，因此需采用其他方法选育减毒株。1967 年由美国密歇根大学的马萨（Maassab HF）提出了冷适应减毒法，即让流感病毒野毒株在较低温度下生长，使其不能在较高温度下复制，来达到减毒目的。通过这种方法获得减毒株被称为温度敏感株，但温度敏感突变株在人群中传代后发现其毒力能恢复，因此温度敏感株也不能作为候选疫苗。冷适应突变株，已经成为从亲代减毒株制备或病毒疫苗的主要手段。利用该方法减毒的流感病毒冷适应 A/AA/6/60 毒株和 B/AA/1/66 毒株作为亲代毒株进行重配制备的疫苗，其减毒性、抗原性和遗传稳定性都保持不变。这些由密歇根大学研制的甲型或乙型流感适应重组活疫苗，具有良好的减毒性和免疫原性，较低或无传染性及良好的遗传稳定性，而且能在可接受的组织培养基质或特异的无病原体的鸡胚中培养。

截至 2015 年，全球共有两个流感减毒活疫苗得到应用。2003 年 6 月 17 日，美国批准美国阿斯

利康公司旗下 MedImmune LLC 公司制备的三价流感减毒活疫苗在 5~49 岁健康儿童、青少年和成人中进行免疫接种，用于预防 A 型和 B 型流感病毒疾病。2012 年 2 月，又批准 MedImmune LLC 制备的四价 LAIV 在 2~49 岁人群中接种，用于预防 A 型和 B 型流感病毒疾病。三价冷适应流感病毒甲、乙型减毒活疫苗由甲型 H1N1、甲型 H3N2 和乙型流感病毒组成。四价冷适应流感病毒减毒活疫苗的生产和三价基本相同，但四价 LAIV 含有 4 种疫苗株，包括两个 A 亚型 [A/California/7/2009 （H1N1） 和 A/Texas/50/2012 （H3N2）] 和两个 B 亚型（同时来自 B/Yamagata/16/88 lineage 或者 B/Victoria/2/87 lineage）。

作用机制 主要成分为流感病毒减毒株，加入链球菌蛋白 G 保护剂制成的混合溶液，能够被免疫系统识别从而诱发中和抗体。接种后产生针对流感病毒的中和抗体与病原体结合后，可被免疫系统清除。

应用 主要用于预防 2~49 岁健康儿童、青少年和成人 A 型和 B 型流感病毒疾病。该疫苗的保护性良好，疫苗的接种产生的不良反应与安慰剂组无显著性差异。与流感全病毒灭活疫苗相比，LAIV 诱导产生的免疫力持续时间更长，可提供针对变异株的保护。

不良反应及注意事项 流感减毒活疫苗不能接种≤2 岁和≥50 岁的人群。有过敏史，尤其对 LAIV 中任何成分过敏的人群不宜接种。孕妇也不宜接种。此外患有哮喘、反应性呼吸道疾病、心血管疾病等慢性疾病或其他代谢类疾病以及免疫缺陷疾病以及接受免疫抑制治疗的人都不宜接种。

（沈心亮 卫江波 梁普兆）

jiǎgān jiǎndú huóyìmiáo

甲肝减毒活疫苗（hepatitis A vaccine，live）

利用连续传代减毒法所得的甲肝减毒疫苗株生产的用于预防甲肝的疫苗。属于病毒减毒活疫苗。甲型病毒性肝炎（hepatitis A）由甲型肝炎病毒（hepatitis A virus，HAV）引起，潜伏期 2~6 周，主要由粪-口途径传播。冻干型甲型肝炎减毒疫苗为乳酪色疏松体，复溶后为澄明液体，有效成分是甲型肝炎减毒活病毒，能够被免疫系统识别从而诱发中和抗体。

1992 年，中国长春生物制品研究所等单位研发成功世界上第一个甲型肝炎减毒活疫苗。2000 年，长春生物制品研究所等单位研发成功第一个热稳定性良好的冻干甲型肝炎减毒活疫苗。中国用于甲型肝炎减毒活疫苗的疫苗株是 H2 和 LA-1。其中 H2 株分离自杭州一个患有甲型肝炎患者的粪便样品中，经过新生猴肾细胞的传代和培养后，再经人肺二倍体细胞 KMP17 在 32℃下适应性传代培养获得；LA-1 株的前体分离自中国黑龙江两岁男童的粪便中，上海疾病预防控制中心和长春生物制品研究所减毒成功后用于制备疫苗。截至 2015 年，中国生产的甲肝减毒活疫苗生产用疫苗株一直采用这两株。采用这两株疫苗株生产的甲肝减毒活疫苗经过大规模人群试验和大规模应用，结果表明，甲肝减毒活疫苗的有效率超过 90%。在群体研究中发现，疫苗能够在甲肝暴发时保护 95% 的个体免受感染。

制备方法：取工作细胞库中的人二倍体细胞如 2BS 株，经复苏，胰蛋白酶消化、37℃ 静置或旋转培养至一定数量，接种 H2 或 LA-1 减毒株，适宜温度培养后，于病毒增殖高峰期收获病毒液，将病毒提取合并后加稳定剂分装保存。作用机制为激活人体免疫系统，产生针对甲型肝炎病毒的中和抗体，中和抗体与病原体结合后，可被免疫系统清除。主要用于 1 岁以上甲型肝炎易感者的接种，能够有效预防甲型肝炎感染。常见接种疫苗后 24 h 内在注射部位出现疼痛和触痛，多数情况下于 2~3 天内自行消失。一般接种后 1~2 周内可能出现一过性发热反应。接种后偶有皮疹出现，不需特殊处理，必要时可对症治疗。

（沈心亮 卫江波 梁普兆）

dàizhuàng pàozhěn yìmiáo

带状疱疹疫苗（shingles vaccine）

应用适当方法减毒后的减毒水痘带状疱疹病毒制备的用于预防带状疱疹的疫苗。属于病毒减毒活疫苗。主要成分为减毒水痘-带状疱疹病毒，对人不致病，能够被免疫系统识别从而诱发体液和细胞免疫应答。带状疱疹（herpes zoster，HZ）是发生在皮肤的水疱病。通常受感染皮区的皮肤先产生前驱疼痛，随后皮肤出现损害并伴有疼痛，此痛感通常会持续到皮损愈合。HZ 是由初次感染引起水痘的水痘-带状疱疹病毒（varicella-zoster virus，VZV）潜伏在神经节，再次激活引起的。

2005 年 12 月美国 Merck Sharp & Dohme Corp. 公司研发的带状疱疹疫苗（Zostavax©）获得美国批准，该疫苗供 60 岁及以上未患过 HZ 的人群使用，用于预防 HZ 以及相关疾病，是第一个获得批准的带状疱疹疫苗。2006 年 3 月 19 日欧盟批准 Zostavax© 上市。2008 年加拿大批准 Zostavax© 上市。2011 年 3 月，美国批准 Zostavax 疫苗用于 50 岁及以上成人预防带状疱疹。随后欧盟和加拿大也批准该疫苗用于 50 岁及以上成人。截至 2015 年，该疫苗在中国尚未上市，也没有开展临床试验。

制备技术 该疫苗采用毒株是 Oka/Merck 株 VZV，用人胚肺成纤维细胞作为生产用细胞。工艺流程是：首先复苏生产用工作种子细胞库，并扩大培养。待细胞增殖至合适密度后，接种病毒感染细胞，并孵育，然后弃去原培养基，洗涤细胞培养物。最后加入稳定剂，收获细胞培养物并于合适条件储存。将所有收获的病毒液混合，并裂解细胞，经澄清即获得病毒原液，冷冻保存。

作用机制 水痘-带状疱疹病毒再次激活的原因还没有完全研究清楚，但是一些研究证实，随着年龄增加，VZV 特异性的细胞免疫 (varicella-zoster virus-cell mediated immunity，VZV-CMI) 降低，带状疱疹发生率增加。通过观察发现，85 岁的人群中约有 50% 发生带状疱疹，只有 1% 的人群会第二次发病。VZV-CMI 的免疫应答的水平与持续时间与接种疫苗的病毒滴度相关联，因此可以通过用水痘-带状疱疹病毒疫苗再次刺激针对带状疱疹的 VZV-CMI，从而达到预防带状疱疹或减轻疱疹后神经痛的目的。

应用 带状疱疹疫苗用于预防 50 岁及以上已感染带状疱疹病毒但未出现症状的成人带状疱疹。不能用于治疗带状疱疹及疱疹后神经痛，也不能用于预防水痘。免疫抑制人群、活动性结核患者、对疫苗中组分有过敏反应或者类过敏反应史的人、孕妇不能接种 HZ 疫苗。该疫苗可以与流感疫苗同时接种，但接种部位应分开。该疫苗不可与 23 价肺炎疫苗同时

接种，接种间隔至少需 4 周。Zostavax© 含有至少 19400PFU Oka/Merck 株 VZV，单剂（复溶后 0.65 ml/剂）皮下注射。疫苗必须以冻干冷冻保存（≤5°F 或者 −15°C），复溶后必须在 30 min 之内使用。临床研究中疫苗接种组中两起严重不良反应事件（哮喘加剧和风湿性多肌痛）被认为可能与疫苗接种有关。

（沈心亮　卫江波　杜丽芳）

lúnzhuàngbìngdú jiǎndú huóyìmiáo
轮状病毒减毒活疫苗（attenuated rotavirus vaccine，live） 由一种或多种适宜的轮状病毒血清型并培养于细胞培养基质中的轮状病毒制备的用于预防轮状病毒引起的疾病的疫苗。属于*病毒减毒活疫苗*。轮状病毒（rotavirus）为呼肠病毒科轮状病毒属的成员。轮状病毒外壳蛋白包括 VP7 蛋白和 VP4 蛋白。VP7 和 VP4 蛋白决定了病毒的血清型，两者都可诱发产生血清特异性中和抗体，也包括具有交叉反应的中和抗体。VP7 蛋白是糖基化的蛋白，由它决定的血清型属于 G 血清型。VP4 蛋白可被胰蛋白酶裂解，由它决定的血清型属于 P 血清型。轮状病毒感染的临床症状主要表现为腹泻、呕吐和低热。轮状病毒感染具有全球性，其感染在婴幼儿中非常普遍。轮状病毒减毒活疫苗能够模拟自然感染的轮状病毒在肠道内的复制，刺激免疫系统，从而产生保护作用。

轮状病毒疫苗的研究开始于 20 世纪 70 年代中期，主要采用分离自动物的轮状病毒株经过减毒后用于疫苗研究，但这些动物轮状病毒株单价口服活疫苗多因保护效果差异很大而放弃。全球第一个获得批准的是由美国国立卫生研究院艾伯特（Albert Kapi-

kian）和他的同事研制的人-猴基因重配疫苗，于 1998 年被美国批准进入临床应用。这种疫苗含有恒河猴轮状病毒疫苗 P5G3 以及 3 个猴-人病毒血清型 G 型 1、2、4 的重配病毒株，是一种四价轮状病毒活疫苗。但由于肠套叠（指一段肠管套入与其相连的肠腔内，并导致肠内容物通过障碍。典型表现：腹痛、呕吐、便血及腹部包块）的副反应，1999 年 10 月美国停止该疫苗生产和使用。

2006 年 2 月，美国批准美国默克公司生产的 Rota Teq 五价口服活疫苗应用，其抗原为由人和牛两个亲本株重配得到的五种病毒。其中的 4 种牛（WC3）-人重配轮状病毒可表达人病毒血清型 G1、G2、G3、G4 的 VP7 蛋白和牛 WC3 株的型 VP4 蛋白。第五种重配病毒含有人轮状病毒的 VP4 基因和 WC3 株的 VP7 基因。重配株通过标准组织培养技术在非洲绿猴肾细胞中增殖，组织培养不含抗真菌药物。2004 年英国葛兰素史克公司生产的单价 Rotarix 口服减毒活疫苗在墨西哥和多米尼加共和国上市，随后在美国、欧盟等上市。此外一些疫苗也获得批准且仅在本土国家使用，例如 Rotavin-M1 被批准仅在越南使用，ROTAVAC 被批准在印度使用，这两种疫苗都是仅含有一种轮状病毒株的减毒活疫苗。

1998 年中国批准兰州生物制品研究所开发生产的兰州羔羊轮状病毒株口服轮状病毒活疫苗上市。该疫苗是将分离自腹泻新生羔羊的肠内容物的羊轮状病毒后，继续在新生小牛肾细胞中传代至 37 代，用 37 代毒株进行疫苗生产，这株毒株被为定名为兰州羔羊轮状病毒株。兰州羔羊轮状病毒株疫苗抗原型别为 A 群 G10P12

血清型。截至 2016 年 10 月，该疫苗是唯一被中国批准的用于预防轮状病毒感染的疫苗。

制备技术 选用健康新生小牛肾，经胰蛋白酶消化分散，加入不含青霉素或其他 β-内酰胺类抗生素的 Eglar 培养基制备成细胞悬液，37℃培养成片后用于接种病毒。工作种子批毒种按一定比例接种细胞。在适宜温度下培养，当细胞出现明显病变时，采用冻融的方法释放并收获病毒。收获的病毒原液经过离心纯化，按疫苗滴度要求进行稀释配制成疫苗原液。加入保护剂后除菌过滤、分装成品使用。

作用机制 口服轮状病毒减毒活疫苗的作用机制研究尚不明确。黏膜表面和血清中的中和抗体可能发挥疫苗的保护作用，或在疫苗免疫后激活的细胞免疫中发挥主要作用。

应用 兰州羔羊轮状病毒口服轮状病毒活疫苗主要用于两个月至 3 岁的婴幼儿轮状病毒感染，口服 1 次，剂量 3 ml，建议每年接种一次。RotaTeq 和 Rotarix 用于 6 周龄以上的婴儿，免疫间隔至少 4 周（Rota Teq 常规接种 3 剂，Rotarix 常规接种两剂）。口服轮状病毒活疫苗具有良好的安全性。有少数婴幼儿服苗后出现轻度的呕吐、腹泻和轻度发热，一般无需特殊处理，1～2 天后可自行恢复。若出现严重的反应，应及时就医。

（沈心亮 卫江波 杜丽芳）

yǐxíng nǎoyán jiǎndú huóyìmiáo

乙型脑炎减毒活疫苗（attenuated Japanese encephalitis vaccine, live） 用适当减毒方法获得的乙脑病毒减毒株 SA14-14-2 获得的病毒液，加入适宜稳定剂冻干制成的用于预防乙型脑炎的疫苗。

属于病毒减毒活疫苗。乙型脑炎病毒（Japanese encephalitis virus, JEV）属于黄病毒科黄病毒属，该病毒蛋白包括 3 种结构蛋白和 7 种非结构蛋白，其中 E 蛋白是 JEV 蛋白的重要抗原成分。乙脑病毒主要在亚太地区流行。世界范围内，乙脑减毒活疫苗仅有中国生产。中国成都生物制品研究所研发的 SA14-14-2 乙脑减毒活疫苗在 1988 年获新药证书并投产，2007 年中国将乙脑疫苗接种列入国家计划免疫，是全球唯一使用的乙脑减毒活疫苗。SA14-14-2 疫苗株的母本株 SA-14 是 1954 年中国第四军医大学汪美先从西安三带喙库蚊的幼虫中分离到的。分离后在断奶小鼠脑内传 11 次代，病毒在 36～37℃经 PHK 细胞连续传代 100 次后减毒。随后进一步在鸡胚细胞上挑斑纯化和克隆，并通过身体和口服感染在小鼠和地鼠上交替传代，最终获得一株无神经毒力的病毒。同时为了增加免疫原性，SA14-5-3 病毒株又在乳鼠上皮下注射传代 5 次。经过两次蚀斑，最终获得了 SA-14-14-2 疫苗株。该疫苗已在韩国、尼泊尔、斯里兰卡、越南、老挝、泰国、柬埔寨和印度获得上市许可。2013 年 10 月，乙脑减毒活疫苗通过世界卫生组织认证资格。

制备方法：SA14-14-2 乙脑减毒活疫苗的生产细胞是原代仓鼠肾细胞。首先取仓鼠肾组织，经胰酶消化，组织分离成单个细胞。待细胞长成紧密的单层细胞以后，彻底洗 1 次细胞，然后加入维持液。病毒种子以 0.001MOI（感染复数）或者最终滴度为 2.7～3.7 logPFU/ml 感染细胞。接种病毒的细胞在 35～36℃的条件下，培养 3 天（不能多于 4 天）。待细胞观察

到明显的细胞病变以后，收获病毒液。单次的收获的病毒液，检测指标合格进行合并。合并的病毒液过滤、稀释加入稳定剂后分装冻干，即为乙脑减毒活疫苗成品，SA14-14-2 乙脑减毒活疫苗每剂病毒量 ≥ 5.4 logPFU。SA14-14-2 疫苗采用两针免疫，通常是 8 月龄时初次免疫，两岁加强免疫。SA14-14-2 疫苗对降低乙脑发病率有十分明显的作用，免疫效果的持久时间至少可达 5～10 年以上。乙脑减毒活疫苗免疫后，无明显的并发症和局部或全身的反应征兆。未报告罕见的副作用。但患急性疾病、严重慢性病、慢性疾病的急性发作期和发热者，以及孕妇和免疫功能低下者慎重，如需接种，应使用乙脑灭活疫苗。

（沈心亮 卫江波 杜丽芳）

huángrè jiǎndú huóyìmiáo

黄热减毒活疫苗（attenuated yellow fever vaccine, live） 用黄热病毒 17D 株用增殖传代减毒后制备的用于预防黄热病的疫苗。属于病毒减毒活疫苗。疫苗的主要成分为黄热病毒的减毒活病毒。黄热病（yellow fever）是中、南美洲和非洲热带大陆的地方性流行病。黄热病的致病病原体为黄热病毒，包膜糖蛋白是糖基化蛋白，含有具生物学功能的抗原决定簇，能诱发人体产生的抗体能够中和病毒。

1927 年，设立在尼日利亚的洛克菲勒基金会西非黄热病委员会实验室斯托克（Stokes A）等经过将分离自一名来自于尼日利亚的名为 Asibi 的患黄热病男子体内的黄热病毒在猴体内连续直接传代和在埃及伊蚊间接传代建立了黄热病毒疫苗株 Asibi 株，同年，巴斯德研究所分离出法国株。1928 年英国爱德华·欣德尔

（Edward Hindle）描述了首个黄热病毒灭活疫苗的研制，但没有成功。1931 年，美国威尔伯（Wilbur A. Sawyer）等首次将混有免疫血清的减毒活病毒接种人体。1932 年进行了法国株鼠脑减毒活疫苗的人体试验。但此疫苗具有嗜神经性，1982 年该疫苗已经终止生产。考虑到基于鼠脑的法国株疫苗的危险，洛克菲勒基金会西非黄热病委员会实验室通过将 Asibi 株在鸡胚组织中系列传代得到了黄热减毒活疫苗株 17D。1936 年开始进行的 227 代和 229 代疫苗研究表明，疫苗的接种反应可以接受，而且能够诱发中和抗体。由于持续传代可能会导致 17D 疫苗株生物学特性的改变，巴西的 Rio de Janeiro 实验室于 1941 年提出一个"种子批"系统，制备原始种子批和生产种子批次，后者用于制备疫苗。原始和生产种子批进行了复杂的生物学特性检测，而所有疫苗批次均来自生产种子批的传代培养。这个系统自 1942 年后被多数生产商采用。截至 2015 年，17D 有两个亚株（17D-204 和 17DD）用于疫苗的生产，17DD 和 17D-204 亚株从原代 17D 病毒的第 195 和 204 代传代获得，两者在临床安全性上无差异，所有 17D-204 疫苗均为第 233 和第 239 代毒株之间的代次。中国于 1953 年开始用 17D 疫苗株生产疫苗。

制备方法 将干燥病毒在符合无特定病原体级的鸡胚内连续传代 3 代即可用于生产。新配制的毒种接种 7~9 日龄莱亨鸡胚卵黄囊。每胚 0.1~0.2ml，37.5~38℃ 培育。培育 72h 收获活胚，每 20 胚一组，于 -40℃ 冻存，合并前进行无菌试验。将无菌鸡胚，溶化按一定胚数合并，按每胚加

1ml 蒸馏水，研磨成悬液。4℃ 离心，2500 r/min，30 min，上清即为疫苗。分装后真空冷冻干燥，真空封口。

作用机制及应用 黄热减毒活疫苗接种人体后，激活人体免疫系统，产生针对黄热病毒的抗体，抗体与黄热病毒表明的糖蛋白结合后，形成免疫复合物进而被免疫系统清除。主要用于预防黄热病。疫区年龄 6 个月以上的人群，没有患过黄热病者都需要接种疫苗。非疫区居民进入或经过疫区者，按国际检疫条例亦应注射疫苗。17D 黄热病疫苗采用皮下接种，500 LD_{50} 剂量可达免疫目的，接种疫苗者抗体阳转率可达 95%~100%，极少发生不良反应。严重的不良反应偶有发生于婴幼儿或 65 岁以上老人，主要包括严重超敏反应和与疫苗相关的嗜神经疾病和嗜内脏疾病。因此 1 岁以下婴儿、妊娠期不推荐接种。65 岁以上人群在没有感染黄热病危险时不宜接种。

（沈心亮 卫江波 杜丽芳）

xiànbìngdú yìmiáo

腺病毒疫苗 （adenovirus vaccines）

用于预防由 Ad4 和 Ad7 腺病毒引起的发热性急性呼吸道疾病的肠溶型 Ad4 和 Ad7 口服活疫苗。属于病毒减毒活疫苗。

腺病毒（adenovirus）是属于哺乳动物腺病毒属，腺病毒科。腺病毒感染的临床症状有上呼吸道感染、结膜炎、胃肠炎和出血性膀胱炎等，在免疫功能低下的人群中可引起并发症。腺病毒感染的高危人群主要是儿童、免疫功能低下人群以及军队的新兵。几乎所有儿童都会被腺病毒感染，有时感染会很严重甚至导致死亡。第一个腺病毒疫苗是经猴肾细胞培养和甲醛灭活制备的 Ad4 和

Ad7 双价疫苗。但是疫苗的大规模应用导致了腺病毒流行型别的改变，疫苗的保护率也降低，后来发现制备疫苗的毒株被一种致癌病毒 SV-40 污染，疫苗生产许可证于 1963 年被吊销。美国学者希契科克（Griselda Hitchcock）和泰瑞尔（D. A. J. Tyrrell）等对使用腺病毒活疫苗预防 Ad7 型腺病毒引起的急性呼吸道疾病进行了研究，并于 1960 年报道口服途径可诱导高水平抗体。1963 年美国学者库奇（Couch RB）和沙诺克（Chanock RM）发现某些腺病毒可感染胃肠道，但在成人中并未出现症状。对使用这种病毒制成肠溶胶囊作为疫苗进行了研究，结果导致了一种无症状的肠道感染。基于此开发了口服腺病毒活疫苗。

美国国立卫生研究院的国立变态反应和传染病研究所和军队药物调查委员会批准了 Ad7 疫苗的评价。随后的临床研究显示，Ad4 和 Ad7 疫苗同时接种，能够显著降低急性呼吸道疾病的发病率。20 世纪 60 年代，美国批准了美国惠氏公司生产口服肠溶型 Ad4 和 Ad7 活疫苗。惠氏公司从 1971 年开始生产 Ad4 和 Ad7 疫苗。其后由于经济原因惠氏公司于 1996 年停止生产该疫苗。2001 年美国 Barr 公司获得恢复生产 Ad4 和 Ad7 疫苗的合同。2011 年 3 月 16 日，Barr 公司生产的肠溶性 Ad4 和 Ad7 口服活疫苗获得批准应用。

制备技术 采用人二倍体成纤维细胞（WI-38 株）培养病毒，收获培养液后，通过过滤除去颗粒状材料使病毒停止生长，然后冻干。Barr 疫苗采用与惠氏疫苗相同的毒株生产。疫苗的生产工艺基本相同，但在病毒增殖阶段

不使用抗生素。为了减少过敏反应的风险，Barr 公司采用食品药品和化妆品色素 6 号代替原有 Ad7 疫苗中使用的食品药品和化妆品色素 5 号。疫苗储存条件是 2~8℃，不能冷冻。

作用机制 肠溶型 Ad4 和 Ad7 口服活疫苗通过在肠道内复制，刺激机体产生中和抗体从而预防或控制疾病的发生。

应用 该疫苗是活病毒口服肠溶片。Ad4 疫苗（白片）和 Ad7 疫苗（黄片）是独立包装的，每片含至少 104.5TCID50 的活腺病毒。两种片剂可以同时服用，但是不能咀嚼，只能直接吞服。Barr 公司的 Ad4 和 Ad7 疫苗可以全年接种。该疫苗被批准用于17 岁到 50 岁的军人，接种疫苗后，2012 年美国新兵训练人员的腺病毒相关感染降低了接近 100 倍。

不良反应与注意事项 军队人员接种口服腺病毒疫苗后，通常会连续 4 天从粪便中排毒，在排毒的 28 天期间内需谨慎注意接触 7 岁以下儿童、获得性免疫缺陷综合征患者、肿瘤患者和其他免疫缺陷人群和孕妇。对疫苗中任何成分过敏的人群，禁止使用。该疫苗接种的严重不良反应包括血尿症、肠胃炎、发热性肠胃炎、胃炎、肺炎和便血。临床试验未见死亡病例。尚不清楚疫苗给孕妇接种是否会对胎儿产生危害或对生殖能力产生影响。

（沈心亮　卫江波　杜丽芳）

bìngdú tiānrán dànbáizhì yìmiáo

病毒天然蛋白质疫苗（virus natural protein vaccine）

病毒培养后经过灭活、裂解等处理，提取病毒表达蛋白质而制成的疫苗。病毒天然蛋白质疫苗得到实际应用的仅有流行性感冒病毒裂解疫苗和亚单位疫苗，用于预防季节性流行性感冒。流感全病毒灭活疫苗在 1943 年美国应用后，为了降低流感全病毒灭活疫苗的局部和全身反应，通过将流感病毒裂解并经蛋白质纯化技术，除去其他组分后，疫苗中的主要组分是流感病毒神经氨酸酶和血凝素，疫苗的不良反应降低，这种疫苗被称为流感病毒裂解疫苗，由澳大利亚联邦血清学实验室研制并于 1968 年被美国批准后在美国开始应用。为了进一步降低不良反应，在裂解疫苗的基础上，经过进一步纯化，疫苗中的蛋白质组分只有流感病毒神经氨酸酶和血凝素，这种疫苗称为流感病毒亚单位疫苗，具有和裂解疫苗相同的免疫效果。1980 年英国首次批准使用并扩展到其他国家。截至 2015 年，仅有流行性感冒病毒裂解疫苗和亚单位疫苗作为病毒天然蛋白质疫苗正在使用，其他使用这一工艺研制的呼吸道合胞病毒亚单位疫苗等没能研制成功。

该类疫苗主要组分为病毒的蛋白质分子，病毒其他成分已经过纯化工艺去除，其中的天然蛋白质保持了病毒本身所表达蛋白质相同的构型、构象和免疫原性等特点。病毒蛋白质分子是病毒的主要抗原，能够在人体内诱发特异性免疫应答，产生针对该蛋白质的特异性抗体。病毒天然蛋白质疫苗接种人体后，通过激发机体的免疫系统，活化分泌特异性抗体的 B 淋巴细胞。活化的 B 淋巴细胞在人体中保持敏感状态，在人体受到与该病毒攻击时，B 淋巴细胞再次活化并增殖，进而大量分泌针对该病毒的特异性抗体，抗体与病毒结合后通过机体免疫系统清除，从而预防由该病毒感染所致的疾病。

（沈心亮　卫江波）

liúgǎnbìngdú lièjiě yìmiáo

流感病毒裂解疫苗 [influenza vaccine (split virion), inactivated]

将甲型和乙型流行性感冒病毒株经灭活、裂解后制成的用于预防流感的疫苗。属于病毒天然蛋白质疫苗。不同于流感全病毒灭活疫苗的是，疫苗中的主要组分是流感病毒的神经氨酸酶和血凝素。

流感全病毒灭活疫苗于 1945 年在美国应用后，为了降低流感全病毒灭活疫苗的局部和全身反应，在流感全病毒灭活疫苗制备工艺的基础上，在获得流感全病毒并灭活后，进一步通过用 Triton X100、乙醚、脱氧胆酸钠等裂解剂，溶解或裂开病毒包膜流感病毒裂解，并经蛋白质纯化技术，除去基质蛋白和核蛋白等组分后，疫苗中的主要组分是流感病毒神经氨酸酶和血凝素，以及少量的 M 蛋白，疫苗的不良反应降低，这种疫苗即为流感病毒裂解疫苗，由澳大利亚联邦血清学实验室研制并于 1968 年由美国批准后在美国开始应用。为了进一步降低不良反应，在裂解疫苗的基础上，经过进一步纯化，疫苗中的蛋白质组分只有流感病毒神经氨酸酶和血凝素，这种疫苗称为流感病毒亚单位疫苗（influenza subunit vaccine），具有和裂解疫苗相同的免疫效果。流感病毒亚单位疫苗于 1980 年由英国葛兰素史克公司研制成功并获得英国批准。流感病毒亚单位疫苗的改进主要是由从培养的病毒中提取血凝素改为利用基因工程技术表达血凝素。2013 年，由美国蛋白质科学公司研制的基于昆虫/杆状病毒表达系统的含有血凝素的流感病毒亚单位疫苗获得美国批准上市。赛诺菲巴斯德公司研制的四价流感病毒裂解疫苗包含两个甲型流感毒株和两个乙型流感毒株，即包含甲型 1（H1N1）和甲型 3（H3N2），以及 B/Victoria/2/87 株和 B/Yamagata/16/88 株两个乙型流感病毒株，于 2013 被美国批准。2007 年，瑞士诺华公司采用细胞培养研制的第一个流感病毒亚单位疫苗获得欧洲药品评价署批准。由于使用铝佐剂的流感全病毒灭活疫苗、流感病毒裂解疫苗和亚单位疫苗在儿童和老年人中的免疫原性较差，通过使用新的佐剂 MF59 流感全病毒灭活疫苗、流感病毒裂解疫苗和亚单位疫苗的有效性得到了改进。瑞士诺华公司采用 MF59 佐剂研制的流感病毒裂解疫苗于 1997 年使用，第二个人是采用疫苗佐剂 MF59 的流行性感冒病毒裂解疫苗，被意大利批准。

截至 2015 年，中国疫苗企业生产流感病毒裂解疫苗和亚单位疫苗均采用鸡胚进行病毒培养。在病毒灭活过程中中国生产企业多使用甲醛（福尔马林），国外公司多使用 β-丙内酯等进行灭活。中国企业生产的流感病毒裂解疫苗和亚单位疫苗通常包括三价流感毒株，按照世界卫生组织每年分发的疫苗株进行制备。2009 年，中国企业研制的甲型 H1N1 流感病毒裂解疫苗获批准，是为应对 2009 年爆发的甲型 H1N1 流感制备的单价流感病毒裂解疫苗。尚没有中国企业研发的流感亚单位疫苗获得批准。

制备技术　使用鸡胚培养的流感病毒裂解疫苗和亚单位疫苗在制备获得流感病毒的工艺流程上与流感全病毒灭活疫苗工艺流程上相同。使用细胞培养的工艺流程为将病毒接种于细胞上，经过应用微载体生物反应器或细胞

工厂培养后，与鸡胚培养的流感病毒相同，在收获病毒后进行灭活时和裂解，再经过超速离心后除去内部蛋白，亚单位疫苗进行进一步的纯化。灭活过程中所使用的灭活剂各生产企业有所不同，中国生产企业多使用甲醛，国外公司等使用 β-丙内酯等进行灭活。然后生产企业根据适用人群的不同进行佐剂的配比。

药理作用机制　主要有效成分为当年使用的各型流感病毒株的血凝素。接种后，可刺激机体产生抗流行性感冒病毒的免疫力。流感病毒裂解疫苗和亚单位疫苗接种后，激活人体免疫系统，主要产生针对流感病毒的血凝素和神经氨酸酶的中和抗体，中和抗体与流感病毒表面的血凝素和神经氨酸酶结合后，形成抗原抗体复合物后被免疫系统清除。

应用　接种对象为流感易感者及易发生相关并发症的人群，如儿童、老年人、体弱者、流感流行地区人员等。一般成人及 3 岁以上儿童接种 1 次，每次注射剂量为 0.5 ml；6 个月至 3 岁儿童接种两次，每次注射剂量为 0.25 ml，间隔 2～4 周。少数人出现中、低度发热，或注射部位出现轻微红肿、微痛，短期内可自行消失。

（沈心亮　卫江波）

bìngdú jīyīn gōngchéng dànbáizhì yìmiáo

病毒基因工程蛋白质疫苗
（virusrecombinant protein vaccine）

采用基因重组方法克隆表达病毒主要保护性抗原后制备的疫苗。相对于病毒减毒活疫苗，病毒基因工程蛋白质疫苗具有产量大、纯度高、免疫原性好及安全性高的特点。1986 年，美国默克公司研发的第一个病毒基因工程蛋白

质疫苗——酵母表达的重组乙肝疫苗 Recombivax HB 由美国批准上市。

病毒基因工程蛋白质疫苗可分为重组亚单位疫苗（recombinant subunit vaccine）和病毒样颗粒疫苗（virus-like particles, VLPs）。重组亚单位疫苗采用直接表达病毒蛋白或将病毒蛋白与其他蛋白融合的方式表达。前者如美国默克公司酵母表达的重组乙肝疫苗 Recombivax HB；后者如美国 VaxInnate 公司临床 I 期候选疫苗 VAX125，采用将人流感病毒血细胞凝集素球头状结构域的羧基端融合至鞭毛蛋白等。病毒样颗粒疫苗利用多种病毒结构蛋白抗原在各种不同的表达系统，如大肠杆菌、酵母及昆虫细胞中自动组装成病毒样颗粒的特性制备而得，一些不能自动组装的抗原可通过与能形成 VLP 的病毒蛋白融合，最后形成嵌合型病毒样颗粒。上市的重组亚单位疫苗有重组流感病毒疫苗，如英国葛兰素史克公司研制的 Twinrix，该疫苗于 1997 年被美国批准上市。病毒样颗粒疫苗有美国默克公司研制的重组人乳头瘤病毒疫苗——Gardasil，2006 年 6 月批准上市；中国厦门大学国家传染病诊断试剂与疫苗工程技术研究中心研制的戊型肝炎病毒疫苗——益可宁（Hecolin©），2011 年 12 月被中国批准上市。已上市的病毒基因工程蛋白质疫苗还有单纯疱疹病毒疫苗、巨细胞病毒疫苗、呼吸道合胞体病毒疫苗和莱姆病疫苗。

重组亚单位疫苗主要诱导机体产生以中和抗体为主的体液免疫应答。病毒样颗粒疫苗保留了天然病毒颗粒的空间构象和诱导中和抗体的抗原表位，激发出更强的体液免疫；病毒样颗粒疫苗

可以激发细胞免疫，从而活化 T 细胞，实现细胞毒 T 淋巴细胞介导的保护性免疫反应，这对于清除细胞内的病毒至关重要；病毒样颗粒疫苗也可激发黏膜免疫。该类疫苗能大规模生产，生产工艺成熟；疫苗不含对机体感染及其他致病作用，安全可靠。但由于病毒的高变异性，含部分病毒抗原的重组疫苗仅在少数病毒所致疾病的预防上取得成功。从 1986 年第一个重组病毒基因工程蛋白质疫苗——重组乙肝疫苗问世以来，被美国批准上市的病毒基因工程蛋白质疫苗仅重组人乳头瘤病毒疫苗及重组流感疫苗。在中国，重组戊肝疫苗被国家药品监督管理部门批准上市。病毒基因工程蛋白质疫苗主要用于预防由病毒所致多种疾病，如流感、乙型肝炎、戊型肝炎、人乳头瘤病毒所致宫颈癌及生殖器疣等。

（邹全明）

chóngzǔ rénrǔtóuliúbìngdú yìmiáo

重组人乳头瘤病毒疫苗（recombinant human papilloma virus vaccine）

采用基因重组方法克隆表达人乳头瘤病毒（human papilloma virus，HPV）主要保护性抗原后制备的疫苗。既属于病毒基因工程蛋白质疫苗，又属于细胞毒性 T 细胞表位疫苗。主要用于防治 HPV 感染所致的宫颈癌、生殖器疣及其他癌症。HPV 是无包膜双链环状 DNA 病毒，主要感染人的皮肤和黏膜鳞状上皮，进而引起良性或恶性的赘生物。HPV 疫苗可分为两大类：预防用疫苗和治疗性疫苗。预防用疫苗种类较少，主要以 HPV 的结构蛋白形式存在，用于接种尚未发生感染的人群；治疗性疫苗以 E6 和 E7 蛋白为基础，可以诱导机体产生特异性的细胞免疫应答，阻断

HPV 感染及其对机体的损害并清除病灶。

该疫苗的研究始于 20 世纪 80 年代中期，在美国乔治城大学医学中心、美国罗切斯特大学、美国癌症研究所、澳大利亚昆士兰大学同步展开。预防用疫苗已经有两个上市：澳大利亚昆士兰大学研发的基于病毒样颗粒的 HPV 疫苗于 2006 年被美国批准上市，由美国默沙东公司生产，商品名为加德西（Gardasil），该疫苗为最早批准上市的 HPV 疫苗；2007 年，英国葛兰素史克生产的重组人乳头瘤病毒疫苗卉妍康（Cervarix）被欧盟批准，2009 年于美国上市。截至 2015 年，两种 HPV 疫苗被超过 100 个国家批准上市，但还未获批准在中国上市。下一代预防用疫苗，包括多效价病毒样颗粒疫苗、L1 衣壳蛋白疫苗和 L2 疫苗，可以在尽可能减少成本的同时增大对高危型 HPV 的保护，仍处于实验室阶段，尚未进入临床研究。治疗性疫苗大多数处于实验室研究阶段。

该疫苗主要利用重组 DNA 技术将 HPV 主要保护性抗原基因定向插入表达载体，转染原核或真核细胞并使抗原充分表达，分离纯化后制备而得。其中加德西疫苗 HPV6、11、16 和 18 的主要衣壳 L1 蛋白成分分别由酿酒酵母表达，L1 蛋白各自组装成病毒样颗粒，用氢氧化铝做佐剂。卉妍康疫苗 HPV16 及 18 的主要衣壳 L1 蛋白成分由酵母或昆虫细胞表达，自组装成病毒样颗粒，用单磷酰脂 A 和铝盐混合物 AS04 作佐剂。疫苗接种后，重组蛋白诱导机体产生抗特定类型 HPV 的特异抗体 IgG，以实现对机体的保护。

该疫苗主要用于预防由 HPV 所致生殖器疣、肛管癌及阴茎癌

等。由于 HPV 感染是性传播疾病，因此建议在性成熟前接 HPV 疫苗。加德西被美国食品药品管理局批准在 9~26 岁人群中用于预防肛门癌及由于 HPV6、11、16 及 18 所致癌前病变。卉妍康被批准在 10~25 岁妇女中用于预防由 HPV16 及 18 导致的宫颈癌，1 级、2 级或更严重的宫颈上皮内瘤变及原位腺癌。两种疫苗安全性良好，对 HPV 所致疾病有较好预防作用。加德西为肌注疫苗，在 6 个月左右使用 3 次，第二次注射在两个月后，第三次在第六个月后。卉妍康亦为肌注疫苗，分 3 次免疫，分别为 0、1 及 6 月。加德西对 25~45 岁妇女的宫颈癌的预防无效，因而未获准用于该年龄段妇女。卉妍康不能预防所有类型 HPV；感染了 HPV 后，卉妍康也不能预防 HPV 所致疾病。两种 HPV 疫苗具有良好的耐受和安全性。部分患者存在发热、作呕、晕眩，肌肉无力及麻痹等症状。部分患者存在轻微的注射部位红疹、肿胀及疼痛等，或发生过敏反应。有的疫苗接种者在注射疫苗可能会产生昏厥，故接种后需观察 15 min。

（邹全明 吴玉章 陈永文）

yìxínggānyánbìngdú yìmiáo

乙型肝炎病毒疫苗（hepatitis B vaccine）

采用基因重组方法克隆表达乙型肝炎病毒主要表面抗原后，加氢氧化铝后制成的疫苗。该疫苗为用于防治乙肝病毒感染的肌注疫苗。属于病毒基因工程蛋白质疫苗。经美国批准上市的重组乙型肝炎疫苗分别有：1986 年由美国默沙东制药有限公司研发的世界第一个由酵母表达的重组乙肝疫苗 Recombivax HB；1989 年比利时史克比成公司的重组酵母乙肝疫苗；1993 年法国

Pasteur-Merieux 公司用哺乳动物细胞表达重组乙肝疫苗 GenHevac B©；1997 年英国葛兰素史克公司研发的 Twinrix；1998 年英国葛兰素史克公司研发的 Engerix-B。在中国，经批准上市的重组乙肝疫苗有：1996 年长春生物制品研究所有限责任公司用中国仓鼠卵巢细胞表达的疫苗；2004 年大连汉信生物制药有限公司用汉逊酵母表达的疫苗；2005 年深圳康泰生物制品股份有限公司用酿酒酵母表达的疫苗。

制备方法：将乙肝表面抗原基因克隆至相应表达载体，利用酵母或中国仓鼠卵巢细胞进行表达。目的产物经纯化后加铝佐剂制备而得。酵母为低等真核微生物，易于在营养成分简单的培养基中高密度发酵培养，利用工业化生产，表达量高。截至 2015 年，世界上大规模生产和上市的疫苗大多数由该表达系统制备而成。Recombivax HB 为在酵母中表达的乙肝表面抗原形成的病毒样颗粒，经纯化加佐剂制备而得。Twinrix、Engerix-B 为乙肝表面抗原通过酵母表达、纯化通过加佐剂氢氧化铝制备而得。利用甲基营养型酵母汉逊酵母和毕赤酵母表达疫苗，如中国重组乙肝疫苗。利用中国仓鼠卵巢细胞表达疫苗，如中国重组乙肝疫苗。

该疫苗通过对机体免疫纯化乙型肝炎病毒抗原，诱导产生抗乙型肝炎病毒特异抗体 IgG 以实现对机体的保护。美国批准上市的乙肝疫苗 Recombivax HB 及 Twinrix 应用于 18 岁以上防治乙肝，Engerix-B 应用于 20 岁以上防治乙肝。中国重组乙肝疫苗应用于全部新生儿及幼儿园未接种过乙肝疫苗的孩子；乙肝感染高危行业从业人员如经常接触血液的工作人员；新加入某一群体的人员，如新入伍的战士、新入学的大学生等；食品服务行业工作人员；血液透析、器官移植前患者；使用血液制品者；注射毒品使用者；乙肝病毒携带者的家庭接触者；服刑犯人等。接种重组乙肝疫苗后人体乙肝表面抗体转阳率在 95% 以上，有效保护期在 5 年以上，抗体滴度越高，免疫力越强，免疫保护持续时间也越长。另外，乙肝疫苗接种后，乙肝表面抗原抗体随时间推移，滴度会逐渐下降，当滴度降至保护值以下时，已不具有对乙肝病毒的免疫力。常见不良反应为注射点酸痛、红肿、头痛及疲劳。有的接种者可能出现注射昏厥，注射后需观察 15 min。

（邹全明）

wùxínggānyánbìngdú yìmiáo

戊型肝炎病毒疫苗 （hepatitis E vaccine）

采用基因重组方法克隆表达戊型肝炎病毒抗原后制备的疫苗。主要用于防治戊型肝炎病毒感染。属于病毒基因工程蛋白质疫苗。

1993 年，美国学者迈克尔（Michael A. Purdy）等用细菌氨基苯甲酸盐合成酶 TrpE 融合戊型肝炎病毒基因组第二阅读框编码（orf2）蛋白中的 436 个氨基酸并在大肠杆菌中表达，发现融合蛋白可对同源毒株攻击的猕猴提供完全保护，并对异源毒株攻击的猕猴提供部分保护。美国军方、英国葛兰素史克公司及美国国立变态反应与传染病研究所用昆虫细胞表达的 Sar-55 株 orf2 片段 Sar 相对分子质量为 56000 的疫苗于 2001 年开展了 II 期临床试验验证，保护率达 96%。但戊型肝炎在发达国家极少发生，因此 II 期临床试验后终止了后续研究。中国厦门大学用大肠杆菌表达的 orf2 片段戊型肝炎病毒疫苗 239 （hepatitis e vaccine 239，HEV239）2005 年完成了 I 、II 期临床试验研究，2009 完成了 III 期临床试验研究，结果显示在防治戊型肝炎病毒感染 100% 有效，于 2011 年 12 月在中国批准上市。该疫苗也是截至 2015 年唯一上市的戊型肝炎病毒疫苗。

HEV239 疫苗选用 orf2 的第 368~606 氨基酸片段，采用大肠杆菌表达系统重组表达而得，蛋白经纯化、复性后以病毒样颗粒形式存在，加铝佐剂混合后制成疫苗。成品为白色混悬液体，可因沉淀而分层，易摇散，用硫柳汞防腐。orf2 片段 Sar 相对分子质量为 56 000 的疫苗的制备技术为将 orf2 的第 112~607 氨基酸片段基因克隆至杆状病毒，转染昆虫细胞，进而表达纯化，加佐剂制备而得。

通过对机体免疫，纯化戊型肝炎病毒抗原，诱导产生抗戊型肝炎病毒特异抗体 IgG 以实现对机体的保护。

适用于 16 岁及以上易感人群，推荐用于戊型肝炎病毒感染的重点高风险人群，如畜牧养殖者、餐饮业人员、学生或部队官兵、育龄期妇女、疫区旅行者等。接种疫苗后，可刺激机体产生抗戊型肝炎病毒的免疫力，用于预防戊型肝炎。至少接种 1 针戊肝疫苗保护率达 95.5%，接种 3 针后疫苗的抗体阳性转率为 98.69%，有效保护期可达 10 年以上。未发现严重的毒副反应。

（邹全明）

chóngzǔ liúgǎnbìngdú yìmiáo

重组流感病毒疫苗 （recombinant influenza vaccine）

采用基因重组方法克隆表达流感病毒主

要保护性抗原后制备的疫苗。属于病毒基因工程蛋白质疫苗。主要用于预防流感病毒感染。截至2014 年 5 月，美国 Protein Science 公司生产的 Flublok 疫苗是唯一上市的重组流感病毒疫苗，2013 年 1 月在美国批准上市。其他进入 I 期临床试验的重组流感疫苗有美国 VaxInnate 公司研制的 VAX125 疫苗（重组 HA-Flagellin、重组 M2e、重组 Flagellin. HuM2e）（2008 年 8 月），瑞士 NOVAVAX 公司利用杆状病毒在 Sf9 昆虫细胞上表达的以病毒样颗粒形式存在的疫苗 VLP（H5N1）（2012 年 5 月），美国国立变态反应与传染疾病研究所的 H5-VLP（2012 年 8 月）等。

该疫苗主要是利用重组 DNA 技术将流感病毒的抗原基因插入载体。转染原核或真核细胞使其表达，再经纯化加以佐剂制备而得。美国 Protein Science 公司生产的 Flublok 疫苗、美国国立变态反应与传染疾病研究所的 H5-VLP 及瑞士 NOVAVAX 公司 VLP（H5N1）的制备技术是将分别来自流感病毒株血细胞凝集素基因等重组至杆状病毒载体，用秋粘虫 Sf9 细胞表达出这 3 个蛋白，经纯化加佐剂制备而成。VAX125 制备技术为将流感病毒的血细胞凝集素与 Toll 样受体、鞭毛蛋白融合，通过大肠杆菌表达，经纯化加佐剂制备而成。

该疫苗通过用纯化的流感病毒抗原对机体进行免疫，诱导产生抗流感病毒的特异抗体 IgG 以实现对机体的保护。主要用于预防甲型及乙型流感病毒所致疾病。适宜接种人群为 18～49 岁。用含 45 μg 抗原的 0.5 mL 针剂肌注免疫 1 次。最主要的不良反应有鼻咽炎、上呼吸道感染、头痛、咳嗽、鼻充血、咽喉痛和流鼻涕。对疫苗成分有严重不良反应者禁用。

（邹全明）

dānchúnpàozhěnbìngdú yìmiáo

单纯疱疹病毒疫苗（herpes simplex virus vaccine）

采用基因重组方法克隆表达单纯疱疹病毒抗原并辅以佐剂制备的疫苗。属于病毒基因工程蛋白质疫苗。主要用于预防和控制单纯疱疹病毒感染。单纯疱疹病毒（herpes simplex virus，HSV）可分为两型，其中 I 型主要引起疱疹性龈口炎、疱疹性角膜结膜炎及疱疹性脑膜脑炎；II 型主要引起生殖器疱疹及新生儿疱疹。HSV 的感染在人群中普遍存在，不但造成原发感染，还可造成潜伏感染和复发感染。临床上 80% HSV 感染者表现为无症状感染，这是造成 HSV 感染流行的重要因素。研制和接种 HSV 疫苗是预防该病毒感染的理想方法。

截至 2015 年单纯疱疹病毒疫苗仍处于实验室或临床研究阶段，尚无产品上市。具有代表性的亚单位疫苗是由英国葛兰素史克公司研发的 HSV-2gD-明矾-MPL 疫苗。该疫苗获得美国食品药品管理局认证并在 2004 年 4 月至 2007 年 7 月完成了 III 期临床试验，结果显示该疫苗安全、可耐受，并能诱导被膜糖蛋白 gD 特异性中和抗体和 Th1 型细胞免疫反应，对 HSV 血清阴性的妇女有明显预防 HSV-2 的保护作用，保护率高达 73%，而对既往感染过 HSV-1 的女性以及男性无明显预防保护作用。此外，美国 Chiron 公司 1999 年研发的以 gB 和 gD 为抗原，MF59 为佐剂的单纯疱疹病毒疫苗获得批准开展临床试验，免疫健康女性后能诱导产生高效价的保护性抗体，保护率在 26% 左右，但这种抗体提供的保护期在 6 个月以内，对已经感染的患者没有明显的保护效果。

单纯疱疹病毒基因工程蛋白质疫苗主要以 HSV 表面糖蛋白作为候选抗原。已发现的 HSV 糖蛋白有 11 种，研究主要集中在糖蛋白 gB 和 gD 上，因为这两种糖蛋白是 HSV 进入宿主细胞所必需的。gB 和 gD 均能诱导体液免疫和细胞免疫应答，产生的抗体能有效中和病毒，保护机体免受 HSV 的攻击，可不同程度地降低病毒感染后的发病率和死亡率。甚至当病毒已经在机体建立潜伏感染后，也能降低病毒的复发率。主要用于儿童及未感染单纯疱疹病毒的健康成人。无明显不良反应，仅少数接种者出现发热和皮疹等局部反应。

（邹全明）

jùxìbāobìngdú yìmiáo

巨细胞病毒疫苗（cytomegalovirus vaccine）

采用基因重组的方法克隆表达巨细胞病毒抗原，辅以佐剂制备的用于预防巨细胞病毒感染的疫苗。属于病毒基因工程蛋白质疫苗。巨细胞病毒为疱疹病毒科 β 属双链 DNA 病毒，其感染十分常见，且多呈持续性，成人约有 90% 接触过巨细胞病毒，特殊地区和人群感染率高达 100%。免疫功能正常的感染者常无明显症状，但对孕妇及胎儿危害较大，常造成流产、死胎、胎儿畸形、发育迟缓、听力以及神经系统障碍等。因此，美国国立卫生研究院在 1999 年把研制预防先天性巨细胞病毒感染疫苗列为最高优先级研究对象。截至 2015 年，尚无巨细胞病毒疫苗上市。

在巨细胞病毒的基因工程蛋白质疫苗研究方面，采用的抗原主要是糖蛋白 gB 和磷酸化蛋白

pp65。已开展的临床试验的蛋白质类疫苗主要包括以下两种。第一种由美国国家过敏症和传染病研究所研发，该疫苗获得美国食品药品管理局认证并于2006年6月至2013年6月完成了Ⅱ期临床研究。该疫苗由纯化的重组gB蛋白和佐剂MF59配制而成，疫苗抗原包含Towne株gB蛋白N端的676个氨基酸和C端的131个氨基酸。疫苗免疫后能够产生中和性抗体，疫苗效率在50%左右，但抗体持续时间短，在12~15个月内恢复到基础水平。同时，这种疫苗注射后的不良反应如局部疼痛等较安慰剂组更为常见。此外，美国AlphaVax公司采用甲病毒属复制子颗粒构建而成了另一种巨细胞病毒疫苗，该疫苗包含3种抗原：gB，pp65和IE1，该疫苗获得美国食品药品管理局认证并于2006年4月至2007年7月完成了Ⅰ期临床研究。该疫苗末次免疫后抗体滴度达到峰值。大于87%的疫苗接种者对疫苗抗原都产生了细胞免疫应答。因此，在巨细胞病毒疫苗的研发中可能尚需要进一步扩大保护性抗原的筛选范围。

该疫苗作用机制：巨细胞病毒蛋白gB是诱导中和性抗体产生的主要靶蛋白，而pp65主要通过诱导细胞毒性T淋巴细胞介导的细胞免疫应答。主要用于儿童及未感染过巨细胞病毒的健康成人。

该疫苗的研发难点在于：一是巨细胞病毒能够通过多种机制逃避机体的免疫应答，另一难题是缺乏有效的巨细胞病毒疾病动物模型以及对保护性抗原缺乏充分认识，没有良好的疫苗免疫效果评价体系。采用肌内注射的方式使这类疫苗具有很好的耐受性，但是疫苗组注射部位疼痛、红晕和肿胀比安慰剂组常见。

(邹全明)

hūxīdàohébāotǐbìngdú yìmiáo
呼吸道合胞体病毒疫苗 （respiratory syncytial virus vaccine）

利用基因工程技术表达呼吸道合胞体病毒抗原蛋白制备的用于预防呼吸道合胞体病毒感染的疫苗。属于病毒基因工程蛋白质疫苗。呼吸道合胞体病毒（bovinerespiratorysyncytial virus，RSV）感染是传染性病毒疾病，导致婴幼儿严重呼吸道疾病最重要的病因，同时也是青少年、老年人以及免疫缺陷人群呼吸道感染的主要病因，严重危害人类健康。该病毒于1955年被发现，至2015年全球还没有能有效预防该病毒感染的疫苗。

1993年美国纽约州立大学基于病毒表面融合糖蛋白，率先完成了呼吸道合胞体病毒蛋白亚单位候选疫苗的临床前研究，但该候选疫苗产生的抗体水平随时间消退而不能产生持久的保护，因此未能进入临床研究。呼吸道合胞体病毒重组亚单位候选疫苗BBG2Na，是RSV膜表面黏附蛋白保守序列的融合表达蛋白，于2001年被法国批准进入Ⅲ期临床试验，最终由于部分患者出现过敏反应而宣告失败。这些不良反应是由该融合蛋白的载体—链球菌白蛋白结合区引起的，而非疫苗的G2Na成分，所以G2Na成分仍有作为候选疫苗的潜力。美国医学免疫公司与美国国立变态反应与传染病研究所设计了超过150种融合糖蛋白变种，通过评估其抗体反应，确定稳定的变种晶体结构，并测定其引起保护性反应的能力，于2008年联合研发出候选疫苗MEDI-559。2013年底该候选疫苗经美国批准，进入Ⅱ期临床试验研究阶段。

呼吸道合胞体病毒编码的11个蛋白中，F蛋白和G蛋白是激发机体产生保护性抗体的最主要的病毒抗原，已有候选疫苗主要是针对这两种蛋白利用基因工程技术制备的。F蛋白的第200~278、412~524氨基酸序列等抗原区域均能通过重组表达构建候选疫苗，可诱导机体产生高效价的RSV中和抗体。BBG2Na是由RSV Long株G蛋白的130~230个氨基酸融合至链球菌白蛋白结合区组成。G2Na部分包括B细胞和T细胞的表位，BB与G2Na融合增加了G2Na的免疫原性并诱导产生更早、更强的抗体。

呼吸道合胞体病毒作为呼吸道合胞体病毒候选疫苗的主要成分F蛋白和G蛋白，可刺激机体产生高效价的保护性抗体，该抗体与呼吸道合胞体病毒中的F蛋白和G蛋白结合，可通过补体系统介导的免疫反应杀伤呼吸道合胞体病毒，也可促进吞噬细胞对呼吸道合胞体病毒的吞噬和杀伤作用，从而起到免疫预防作用。可用于6月龄以下的婴儿、2~5周岁的儿童以及老年人等高风险人群对RSV感染的预防。患心肺疾病的成年人、干细胞和器官移植的患者也应该接种RSV疫苗。RSV疫苗给孕妇接种后还可以通过母源抗体有效的保护新生儿免受RSV感染。注射部位会有轻微的红、肿、热、痛等炎症反应。

(邹全明)

Láimǔbìng yìmiáo
莱姆病疫苗 （Lyme disease vaccine）

应用基因工程方法表达纯化的伯氏疏螺旋体蛋白制备的用于预防莱姆病的疫苗。属于病毒基因工程蛋白质疫苗。莱姆病（Lyme disease）是由蜱传伯氏疏螺旋体所致的感染性疾病，以神经系统损害为主要临床症状，呈全球性分布，人群感染率高、传播快、致残率高。1998年12月，英国葛兰素史克公司研制的莱姆病疫苗制剂 LYMErix™ 获得美国批准上市。但是由于潜在的副作用，如可能会出现与莱姆病相同的肌肉疼痛，疫苗相关的关节炎或其他慢性疾病增加的危险性等，2002年英国葛兰素史克公司宣布终止该疫苗的生产。此后，截至2015年，尚无有效的莱姆病疫苗上市。2013年，美国能源部 Brookhaven 国家实验室和纽约 Stony Brook 大学合作研发的莱姆病疫苗开展Ⅰ/Ⅱ临床试验，表明该疫苗可以刺激机体产生大量稳定的抗体来对抗伯氏疏螺旋体的感染，且副作用小，在临床试验阶段没有发现和疫苗相关的严重事件。

伯氏疏螺旋体中的多种蛋白都能诱导机体产生保护性免疫应答，其表面蛋白 A、B、C、F 等是制成疫苗的主要抗原，都可以通过基因工程技术制备。英国葛兰素史克公司研制的莱姆病疫苗制剂主要成分是人工表达纯化制备的伯氏疏螺旋体脂化重组外膜蛋白 A。美国能源部 Brookhaven 国家实验室和纽约 Stony Brook 大学研发的莱姆病疫苗由3个不同的重组表面蛋白 A 抗原组成，是根据已知的表面蛋白 A 的结构和功能设计制备的，而且每个重组抗原都含有来自两个不同表面蛋白 A 血清型的保护性表位。

伯氏疏螺旋体中的重组外膜蛋白 A 为强免疫原，可刺激机体产生高效价的保护性抗体。机体产生的特异性抗体与伯氏疏螺旋体中的重组外膜蛋白 A 结合，可通过补体系统介导的免疫反应杀伤伯氏疏螺旋体，也可促进吞噬细胞对伯氏疏螺旋体的吞噬和杀伤作用，同时还可以有效的阻断蜱到宿主的传播途径从而起到免疫预防作用。主要用于莱姆病高发地区从事户外活动的人群，如野外工作者、林业工人，常参加狩猎、垂钓和旅游者等高风险人群对莱姆病的预防。注射部位会有轻微的红、肿、热、痛等炎症反应，或者偶感关节疼痛等。该疫苗并不能对所有人群达到100%的保护，建议高危人群除了注射疫苗外还应做好适当的防护措施如穿防护衣等。

（邹全明）

bìngdú zàitǐ yìmiáo
病毒载体疫苗（virus-vectored vaccine）

通过基因工程方法将外源的保护性抗原基因重组到病毒载体中，制成能表达保护性抗原的重组病毒疫苗。属于预防用病毒性疫苗。

分类　根据所用的病毒载体不同可以分为痘病毒载体疫苗、重组腺病毒载体疫苗、腺相关病毒载体疫苗、反转录病毒载体疫苗和单纯疱疹病毒载体疫苗等。痘病毒载体疫苗即采用痘病毒作为载体制备的疫苗。痘病毒载体具有无致癌性、易于生产和保存、宿主范围广、能诱发机体产生很强的体液免疫和细胞免疫反应等优点。此外，痘病毒载体还具有基因组容量大的特点，有利于进行基因工程操作，可以同时携带多种病原菌的保护性抗原基因，并对插入的外源基因有较高的表达水平，是用来制备多价疫苗的有效工具。痘病毒载体包括减毒的金丝雀痘病毒、修饰型安卡拉牛痘病毒和纽约牛痘病毒。重组腺病毒载体疫苗是采用重组腺病毒作为载体制备的疫苗。重组腺病毒载体基因组大小适中，易于基因操作，病毒繁殖滴度高，易于大量制备和保存，宿主范围广，转导效率高，能刺激机体产生强烈的体液和细胞免疫反应。此外，在人类肿瘤细胞中，尚未发现有腺病毒基因的整合，安全性好，因此广泛应用于感染性疾病的疫苗研究。人类腺病毒已发现有49个血清型，其中人5型腺病毒已被广泛作为重组基因治疗和疫苗载体，如重组病毒载体艾滋病疫苗（人类免疫缺陷病毒疫苗）。反转录病毒载体疫苗是采用反转录病毒载体制备而成的疫苗，该载体根据反转录病毒的特性设计，能够整合到宿主细胞染色体上并能稳定表达目的基因，是基因运载的有效工具，广泛应用于基因治疗、基因工程疫苗等方面。单纯疱疹病毒载体疫苗可作为外源基因的载体保持自身持续的传染性，能够非常有效地激发机体强烈的免疫反应，并且使这种免疫反应维持多年，但是此种病毒存在安全隐患。

根据载体病毒的复制能力可以分为有复制能力的病毒载体和复制缺陷性病毒载体。有复制能力的病毒载体，如单纯疱疹病毒载体疫苗。复制缺陷性病毒载体，如腺病毒和痘病毒载体，只有通过特定转化细胞的互补作用或通过辅助病毒叠加感染才能产生传染性后代，所以无排毒的隐患，同时又可表达目的抗原，产生有效的免疫反应。

生物学特性或药理作用　病毒载体疫苗多为病毒减毒活疫苗，它可在机体内表达外源的保护性抗原，从而刺激机体产生针对外源保护性抗原的特异性免疫反应而达到预防疾病的目的。病毒载体携带的抗原基因可以持续表达，有利于持续激活体内免疫反应，并且表达的抗原接近天然抗原，能有效激发较强的机体免疫反应。此外，病毒载体本身也可以激发机体针对载体病毒的免疫反应，具有佐剂作用，因而能够激活全面的免疫应答，包括体液免疫反应和细胞免疫反应。但是机体既存的免疫应答可阻止该免疫抗原反应，从而减弱疫苗功效，也限制了再次免疫的效果。为克服这一缺点，初次免疫和加强免疫可采用两种不同病毒载体，即初次免疫/加强免疫的免疫策略。

功能或应用　截至 2015 年，病毒载体疫苗均处于实验研究或临床研究阶段，并未有上市的品种。腺病毒载体疫苗已应用在重组病毒载体艾滋病疫苗、重组病毒载体结核病疫苗、埃博拉病毒疫苗、登革热疫苗、EB 病毒疫苗、H5N1 流感病毒疫苗及重组丙型肝炎病毒腺病毒载体疫苗的研发。痘病毒已应用于人类免疫缺陷病毒疫苗（艾滋病疫苗）、埃博拉病毒疫苗及结核病疫苗的研究。

（邹全明）

dēnggérè yìmiáo

登革热疫苗 （dengue vaccine）

通过基因工程方法将登革病毒特异性的保护性抗原基因重组到病毒载体中，构建能表达登革病毒保护性抗原的重组病毒载体疫苗。用以预防登革病毒感染。登革病毒（dengue virus，DENV）是登革热、登革出血热和登革休克综合征的病原体，由埃及伊蚊和白纹伊蚊传播，感染者死亡率高达 50%。登革病毒的传播已经成为热带、亚热带地区严重的公共卫生问题。研制有效的疫苗是防治登革病毒感染所致疾病的重要手段。截至 2015 年，中国外仍无

上市的登革热疫苗。2014 年法国赛诺菲-巴斯德公司研制的预防登革热的四价登革热疫苗完成了Ⅲ期临床试验，有望成为第一个上市的预防登革热的疫苗，其是以黄热病病毒减毒株 17D 为病毒载体制成的四价减毒活疫苗，主要以基因工程技术构建重组病毒载体疫苗。四价登革热疫苗是以黄热病病毒减毒株 17D 为基因骨架，分别用四个血清型的登革病毒的 PrM-E 蛋白替代黄热病病毒减毒株 17D 骨架中的相应部分制成 4 种相应的减毒活疫苗，将 4 种针对 4 个血清型的重组减毒活疫苗联合起来制备四价登革热疫苗。

登革病毒有 4 个血清型，登革出血热和登革休克综合征的发病机制可能与抗体依赖性增强的现象有关，即初次感染产生的不同血清型特异性抗体不仅对其他型别的登革病毒没有交叉免疫保护作用，甚至在异型病毒二次感染时还可能增强病毒的感染，导致更为严重的登革出血热。因此，安全有效的登革疫苗应该由 4 种血清型登革病毒有效免疫原构成，可以同时刺激人体产生分别针对四种血清型病毒的特异性免疫反应，同时抑制 4 个血清型病毒的四联多价疫苗。四价登革热疫苗包含来自 4 个血清型登革病毒的 PrM-E 蛋白，可以有效激活免疫细胞，刺激机体针对 4 种不同血清型登革病毒产生有效的中和抗体，同时对 4 种血清型的登革病毒感染均起到免疫保护效果。

该疫苗主要用于预防登革病毒感染。2011 年四价登革热疫苗在亚太地区 5 个国家及拉丁美洲 31 万志愿者中开展的Ⅲ期临床研究结果显示，在 2～14 岁儿童接受 3 剂疫苗接种后，疫苗可将有

症状的登革热病例总体上降低 56.5%，而此登革疫苗对严重性的登革热-登革出血热的预防效果可达到 88.5%。在长达 25 个月的随访期内，该疫苗表现出了良好的安全性。局部不良反应主要是接种部位疼痛，系统性的不良反应主要为头痛，没有与疫苗接种相关的严重不良反应。

（邹全明）

chóngzǔ bìngdú zàitǐ àizìbìng yìmiáo

重组病毒载体艾滋病疫苗 （recombinant virus-vectored acquired immune deficiency syndrome vaccine）

通过基因工程方法将编码人类免疫缺陷病毒（艾滋病病毒）（human immunodeficiency virus，HIV）的保护性抗原的基因重组到病毒载体中，构建能表达 HIV 保护性抗原的重组病毒用以预防 HIV 感染的疫苗。属于病毒载体疫苗。美国默克公司以减毒腺病毒 5 为载体的含有 3 种 HIV 基因（Gag/Pol/Nef）的三价 HIV 疫苗，分别在北美、南美、加勒比海地区、澳大利亚和南非进行了两项Ⅱ期临床研究。结果显示该三价疫苗不能预防 HIV 感染，也不能降低接种疫苗的志愿者感染 HIV 后的病毒水平，在 2007 年被提前中止。2003 年，由美国军方、泰国公共卫生部等机构联合在泰国开展的 HIV 疫苗Ⅲ期临床试验（RV-144）是截至 2015 年唯一显示可降低 HIV 感染风险的预防用疫苗。免疫策略采用初次免疫/加强免疫的策略，初次免疫采用法国赛诺菲-安万特制药集团研发的以金丝雀痘病毒作为载体表达 HIV 基因片段的疫苗 AL-VAC-HIV，刺激免疫系统，使其做好攻击 HIV 的准备，加强免疫采用美国 VaxGen 公司研发的重组 gp120 蛋白疫苗 AIDSVAX B/E，

负责增强免疫反应，该疫苗具有31%的保护效果。但是由于其保护效果较弱，很难用于实际预防。

重组病毒载体艾滋病疫苗的制备采用基因工程技术。将 HIV 的保护性抗原的基因重组到适合的病毒载体上，从而产生表达 HIV 保护性抗原蛋白的重组病毒。重组病毒载体艾滋病疫苗主要采用以下病毒载体：腺病毒载体、痘病毒载体、重组脊髓灰质炎病毒载体等。重组腺病毒载体能高水平地表达异源基因，并激发 HIV 特异性 T 细胞免疫反应；痘苗病毒 HIV 疫苗能在灵长类动物体内产生足够的 HIV 蛋白质，进而诱发较强的体液和细胞免疫。重组脊髓灰质炎病毒载体利用脊髓灰质炎病毒制造的 HIV 疫苗，可以有效地防止高感染性的猿免疫缺陷病毒的感染。除以上病毒载体，研究人员也在寻找其他潜在适合 HIV 疫苗研制的活重组载体，包括单股 RNA 病毒和腺相关病毒等。该疫苗可同时激活有效的 T 细胞免疫应答和持久的中和抗体的产生，可能是重组病毒载体艾滋病疫苗控制 HIV 感染的有效机制，是预防获得性免疫缺陷综合征（艾滋病）的新途径。截至 2015 年，仍无上市的 HIV 疫苗，以病毒为载体的 HIV 疫苗也处于实验室研究及临床研究阶段。

（邹全明）

chóngzǔ bìngdú zàitǐ jiéhébìng yìmiáo
重组病毒载体结核病疫苗（recombinant virus-vectored tuberculosis vaccine）

通过基因工程方法将编码结核杆菌保护性抗原的基因重组到病毒载体中，构建能表达结核杆菌保护性抗原的重组病毒用以预防结核杆菌感染的疫苗。属于病毒载体疫苗。常用的病毒载体有痘病毒载体、腺病毒载体等。截至 2015 年进入临床试验的重组病毒载体结核病疫苗有 MVA85A、AdAg85A 和 AERAS-402/CrucellAd35 三种，均未上市。MVA85A 是英国牛津大学和美国 Aeras 全球结核病疫苗基金会合作开发的表达结核分枝杆菌 Ag85A 抗原的修饰型安卡拉牛痘病毒疫苗，该疫苗于 2009～2011 年在南非开普敦招募了 2797 名已接种过卡介苗的婴儿进行了临床 Ⅱb 期试验，结果显示该疫苗对婴儿的保护效果不明显，因此 MVA85A 疫苗于 2013 年宣布研究失败。加拿大麦克马斯特大学研发的 AdAg85A 疫苗是表达结核分支杆菌 Ag85A 的复制缺陷的腺病毒载体 5 疫苗，该疫苗在动物实验中显示具有很好的促进卡介苗免疫的作用，于 2008 年开展了 Ⅰ 期临床试验。由美国 Aeras 全球结核病疫苗基金会研发的 AERAS-402 疫苗是以腺病毒 35 为载体，表达结核分枝杆菌 Ag85A、Ag85B 及 TB10.4 三价融合抗原的重组病毒载体疫苗。该疫苗于 2010 年在肯尼亚、南非和莫桑比克这 3 处地方登记了婴儿试验人群开始 Ⅱ 期临床试验。

重组病毒载体结核病疫苗的制备采用基因工程制药技术，将结核杆菌的保护性抗原的基因，重组到适合的病毒载体上，从而产生表达结核杆菌保护性抗原蛋白的重组病毒。该类疫苗均被设计为增强卡介苗的加强免疫疫苗，应用于加强免疫中，主要机制为增强 T 淋巴细胞免疫应答。在结核病疫苗的研究中，重组病毒载体疫苗为增强卡介苗的加强免疫疫苗，主要接种对象为接种过卡介苗的婴儿。

（邹全明）

Āibólābìngdú yìmiáo
埃博拉病毒疫苗（Ebola virus vaccine）

通过基因工程方法将编码埃博拉病毒（Ebolavirus，EBOV）的保护性抗原的基因重组到病毒载体中，构建能表达 EBOV 保护性抗原的重组病毒用以预防 EBOV 感染的疫苗。属于病毒载体疫苗。

EBOV 属于丝状病毒科，其呈现一般纤维病毒的线形结构，能引起人类和灵长类动物产生埃博拉出血热的烈性传染病病毒。病毒可透过与患者体液直接接触，或与患者皮肤、黏膜等接触而传染。病毒潜伏期可达 2～21 天，可引起人与人之间的大规模传播。感染者症状包括恶心、呕吐、腹泻、全身酸痛、肤色改变、体内出血、体外出血、发热等。致死原因主要为中风、心肌梗死、低血容量休克或多发性器官衰竭，死亡率高达 50%～90%。2010 年，美国国立卫生研究院疫苗中心研制的含扎伊尔型和苏丹型的 EBOV 包膜糖蛋白基因的重组腺病毒 5 型疫苗完成了 Ⅰ 期临床研究。2015 年，由中国解放军军事医学科学院生物工程研究所陈薇带领团队自主研制的重组埃博拉疫苗正式启动了在塞拉利昂的 Ⅱ 期临床试验，截至 2016 年 10 月，国内外尚未有埃博拉病毒疫苗上市。

该疫苗的制备方法为：将删除跨膜区（防止细胞毒性）的 EBOV 的 GP 基因序列和 NP 基因序列，克隆至腺病毒 5 型质粒载体，导入适当的腺病毒包装细胞，制备纯化得到可供肌注的疫苗。其能同时激活有效的 T 细胞免疫应答和持久的中和抗体的产生，可能是重组腺病毒载体埃博拉病毒疫苗控制 EBOV 感染的有效机制，并对人体无损伤。由于埃博拉病毒属于烈性传染病病毒，截至 2015 年尚未有后期的临床实验开展，因此研制的疫苗还未进入临床应用。Ⅰ期临床研究无明显不良反应，其免疫原性和安全性好。

（邹全明）

EB bìngdú yìmiáo

EB 病毒疫苗（Epstein-Barr virus vaccine）

通过基因工程方法将编码 EB 病毒（Epstein-Barr virus，EBV）的保护性抗原的基因重组到病毒载体中，构建能表达 EBV 保护性抗原的重组病毒用以预防 EBV 感染的疫苗。属于病毒载体疫苗。EBV 是爱泼斯坦（Epstein）和巴尔（Barr）于 1964 年首次在非洲儿童伯基特（Burkitt）淋巴瘤细胞中发现的。EBV 属于 γ-疱疹病毒家族，主要感染人类口咽部的上皮细胞、腺细胞和 B 淋巴细胞。全世界有 90% 以上的成年人获得终身潜伏状态感染。EB 病毒可直接导致传染性单核细胞增多症，约 1% 的 EB 病毒感染导致严重的并发症包括脑炎、肝炎、严重的溶血性贫血或血小板减少症。2014 年，中国疾病预防控制中心和亚宝药业集团联合研发的治疗性重组腺病毒 5 型 EB 病毒潜伏膜抗原 2 疫苗申请Ⅱ期临床试验，用于治疗鼻咽癌。其Ⅰ期临床试验结果表明安全性良好，免疫原性好，能激发机体体液免疫和细胞免疫反应。截至 2015 年，国内外尚未有 EB 病毒疫苗上市。

该疫苗的制备方法为将编码 LMP2 的 DNA 序列克隆到腺病毒 5 型载体质粒中，得到携带 LMP2 DNA 编码序列的重组腺病毒载体质粒，然后用重组腺病毒载体质粒和辅助质粒共转染适当的包装细胞，得到所需的重组腺病毒，导入中国仓鼠卵巢细胞，通过培养、分离、纯化，制备可供肌内注射的疫苗。该疫苗诱导产生了体液免疫和细胞免疫反应，诱发机体细胞毒性 T 淋巴细胞抗病毒感染应答，启动随后的免疫反应。使疫苗可以通过组织相容性复合物 Ⅰ 和 Ⅱ 途径激发 T 淋巴细胞，又能够激活 B 淋巴细胞，生成的特异性抗体（IgM、IgG、IgA）结合病毒使之失去活性。用以预防 EB 病毒感染或治疗 EB 病毒感染相关鼻咽癌。

（邹全明）

liánhé yìmiáo

联合疫苗（combined vaccine）

将两种或两种以上预防不同传染病的疫苗原液按特定比例进行物理混合后制成的混合疫苗。联合疫苗是将针对不同病原体的疫苗的抗原组分通过物理的方式混合起来，通过各组分比例的配伍研究，已将组分之间对免疫原性的影响减少到最低限度后制成的疫苗。通过联合疫苗免疫，能够一次预防多种传染病，从而减少因多种疫苗分次接种的免疫次数，提高接种效率以及减轻疫苗免疫人群的痛苦。

在疫苗研究成功后，为了减轻疫苗免疫人群的痛苦和提高接种效率，国际上先后研制了多种联合疫苗，包括百日咳全菌体疫苗-白喉类毒素疫苗的联合疫苗，破伤风类毒素疫苗和白喉类毒素疫苗的联合疫苗和百日咳全菌体疫苗、破伤风类毒素疫苗和白喉类毒素疫苗联合疫苗等先后在 1948 年研究成功并得到美国批准上市，但已经基本停用。随着日本无细胞百日咳疫苗研制成功后，1981 年日本研制了无细胞百日咳-破伤风类毒素疫苗和白喉类毒素疫苗联合疫苗并得到批准上市，以后逐渐取代了百日咳全菌体疫苗-白喉-破伤风联合疫苗，成为研制其他联合疫苗的基础疫苗之一。1993 年，美国批准了由法国赛诺菲巴斯德公司研制的百日咳全菌体疫苗、破伤风类毒素疫苗和白喉类毒素疫苗-b 型流感嗜血杆菌多糖蛋白结合疫苗联合疫苗上市，1997 年，欧洲和加拿大批准了由法国赛诺菲巴斯德公司研制的无细胞百日咳-白喉-破伤风-灭活脊髓灰质炎-b 型流感嗜血杆菌联合疫苗，2002 年，美国批准了由葛兰素史克公司研发的无细胞百日咳-白喉-破伤风-灭活脊髓灰质炎-乙肝联合疫苗。2011 年，由法国赛诺菲巴斯德公司和美国默克公司联合研制的无细胞百日咳-白喉-破伤风-灭活脊髓灰质炎-b 型流感嗜血杆菌-乙肝联合疫苗开始进行 Ⅲ 期临床试验，并于 2014 年向美国食品药品管理局递交了注册许可文件。在麻疹减毒活疫苗、风疹减毒活疫苗和腮腺炎减毒活疫苗研制成功后，麻疹-腮腺炎-风疹联合减毒活疫苗于 1971 年在美国批准使用。截至 2015 年，除甲型肝炎病毒疫苗-乙型肝炎病毒疫苗联合疫苗和 C 群流脑多糖蛋白质结合疫苗-b 型流感嗜血杆菌多糖蛋白疫苗联合疫苗外，联合疫苗均以无细胞百日咳-白喉-破伤风联合疫苗和麻疹-腮腺炎-风疹联合减毒活疫苗作为基础疫苗，进行联合疫苗的研制。2005 年，美国批准了由美国默克公司研制的麻疹-腮腺炎-风疹-水痘联合减毒活疫苗。英国葛兰素史克研制的甲肝-乙肝病毒联合疫苗于 1996 年被欧洲批准上市。

中国北京生物制品研究所和武汉生物制品研究所于 20 世纪 60 年代先后研制成功百日咳全菌

体-白喉-破伤风类毒素联合疫苗并获得批准,中国武汉生物制品研究所于 2003 年研制成功国产无细胞百日咳-白喉-破伤风类毒素联合疫苗。中国民海生物制品有限公司 2009 年研发的无细胞百日咳-白喉-破伤风类毒素-b 型流感嗜血杆菌联合疫苗获得新药证书。2002 年中国北京生物制品研究所研制成功国产麻疹-腮腺炎-风疹联合减毒活疫苗。中国智飞绿竹生物制品有限公司 2014 年研制成功 A 群 C 群流脑-b 型流感嗜血杆菌多糖蛋白结合疫苗并获批准上市。

分类 按照所使用的基础疫苗品种分类,主要包括以吸附无细胞百白破联合疫苗和麻腮风联合减毒活疫苗为基础的疫苗,以及甲肝病毒-乙肝病毒联合疫苗和 A 群 C 群流脑-b 型流感嗜血杆菌多糖蛋白结合疫苗。

应用 用于预防联合疫苗中所包含的病原体疫苗针对的相关病原体感染所致的疾病。如以覆盖病原体最广的以无细胞百日咳-白喉-破伤风-乙肝-灭活脊髓灰质炎病毒-b 型流感嗜血杆菌联合疫苗为例,能够预防百日咳、白喉、破伤风、脊髓灰质炎、乙肝、b 型流感嗜血杆菌感染所致疾病。

(沈心亮　卫江波)

má-sāi-fēng liánhé jiǎndú huóyìmiáo

麻腮风联合减毒活疫苗

(measles, mumps and rubella combined vaccine, live) 用麻疹、腮腺炎和风疹病毒减毒株的原液经适当稀释,按照适当比例物理混合后制成的用于预防麻疹、腮腺炎和风疹病毒感染所致疾病的联合疫苗。麻疹减毒活疫苗、风疹减毒活疫苗、腮腺炎减毒活疫苗研制成功后,麻疹-腮腺炎-风疹联合减毒活疫苗于 1971 年在美国批准使用。该疫苗是研制联合疫苗的基础品种之一,2005 年,美国批准了由美国默克公司研制的麻疹-腮腺炎-风疹-水痘联合减毒活疫苗。2002 年中国北京生物制品研究所研制成功国产麻疹-腮腺炎-风疹联合减毒活疫苗。

该疫苗的制备首先需完成制备各单价疫苗的半成品,获得检定合格的 3 种病毒原液,然后按照适当的比例混合,分装冻干后即为成品疫苗。用于制备麻疹腮腺炎风疹联合减毒活疫苗的毒株在各国不同,中国使用的是麻疹疫苗减毒株沪 191、腮腺炎减毒株 S79、风疹减毒株 BDR-II。截至 2015 年,中国还没有国产麻疹-腮腺炎-风疹-水痘联合减毒活疫苗应用。该疫苗由麻疹减毒活疫苗、腮腺炎减毒活疫苗和风疹减毒活疫苗 3 种减毒病毒组成,对人不致病,能够诱发针对 3 种病毒的抗体应答。疫苗免疫成功后能够产生针对麻疹、腮腺炎和风疹 3 种病毒的免疫应答,通过免疫应答后产生的针对 3 种病毒的抗体中和病毒,从而避免机体致病。该疫苗 2007 年纳入中国免疫规划,能够产生持久和牢固的免疫力,能够加速阻断麻疹、腮腺炎和风疹的传播。主要接种对象为 8 月龄以上的婴幼儿。在中国的免疫规划疫苗接种程序内,该疫苗是作为加强免疫使用的,即在 18~24 月龄时,作为已经接种过麻疹疫苗或麻疹风疹联合疫苗的加强免疫。其他国家如美国全程使用该疫苗免疫来预防麻疹、腮腺炎和风疹病毒感染所致疾病。

该疫苗接种后的副作用主要包括局部疼痛、硬结、淋巴结肿大以及全身的发热反应等。发热反应和麻疹病毒有关,约 5% 的儿童初种后会发生高热,高热一般持续 1~2 天。

(沈心亮　卫江波)

xīfù wúxìbāo bǎi-bái-pò liánhé yìmiáo

吸附无细胞百白破联合疫苗

(diphtheria, tetanus and acellular pertussis combined vaccine, absorbed) 由全细胞百日咳疫苗或无细胞百日咳疫苗、白喉类毒素和破伤风类毒素按照一定比例混合得到的用于预防百日咳、白喉和破伤风的联合疫苗。在百日咳全菌体疫苗、白喉类毒素疫苗和破伤风类毒素疫苗研究成功后,为了减轻疫苗免疫人群的痛苦和提高接种效率,包括全细胞百日咳疫苗-白喉类毒素疫苗的联合疫苗,破伤风类毒素疫苗-白喉类毒素疫苗的联合疫苗和全细胞百日咳疫苗-破伤风类毒素疫苗-白喉类毒素疫苗联合疫苗等先后在 1948 年研究成功并获得美国批准。由于百日咳全菌体疫苗不良反应较大现在已经基本停用。随着日本无细胞百日咳疫苗研制成功后,1981 年日本研制了无细胞百日咳-破伤风类毒素疫苗和白喉类毒素疫苗联合疫苗,并得到批准上市,以后逐渐取代了全细胞百日咳疫苗-白喉-破伤风联合疫苗,并成为研制其他联合疫苗的基础疫苗之一。1993 年,美国批准了由法国赛诺菲巴斯德公司研制的全细胞百日咳-破伤风类毒素-白喉类毒素-b 型流感嗜血杆菌多糖蛋白结合疫苗联合疫苗上市,1997 年,欧洲和加拿大批准了由法国赛诺菲巴斯德公司研制的无细胞百日咳-白喉-破伤风-灭活脊髓灰质炎-b 型流感嗜血杆菌联合疫苗,2002 年,美国批准了由葛兰素史克公司研发的无细胞百日咳-白喉-破伤风-灭活脊髓灰质炎-乙肝联合疫苗。2011 年，由法国赛诺菲巴斯德公司和美国默克公司联合研制的无细胞百日咳-白喉-破伤风-灭活脊髓灰质炎-b 型流感嗜血杆菌-乙肝联合疫苗开始进行Ⅲ期临床试验，并于 2014 年向美国食品药品管理局递交了注册许可文件。

中国北京生物制品研究所和武汉生物制品研究所于 20 世纪 60 年代先后研制成功百日咳全菌体-白喉-破伤风类毒素联合疫苗并获得批准，中国武汉生物制品研究所于 2003 年研制成功国产无细胞百日咳-白喉-破伤风类毒素联合疫苗。中国民海生物制品有限公司 2009 年研发成功国产无细胞百日咳-白喉-破伤风类毒素-b 型流感嗜血杆菌联合疫苗并获得新药证书。

制备技术　首先完成制备各单价疫苗的半成品工艺。吸附无细胞百白破联合疫苗中的百日咳菌苗是全细胞百日咳杆菌灭活后再经处理，只含有百日咳类毒素或还含有丝状血凝素、百日咳杆菌黏附素以及百日咳菌毛抗原 2 和 3 制成的。将 3 种疫苗原液半成品按照适当比例配制后与配制好的佐剂混合后制成疫苗原液，并分装成联合疫苗。百日咳全菌体疫苗白喉类毒素疫苗和破伤风类毒素疫苗联合疫苗已经在中国停用。

生物学特性　由有效成分为百日咳杆菌疫苗的类毒素或还含有丝状血凝素、百日咳杆菌黏附素以及百日咳菌毛抗原 2 和 3 以及白喉类毒素疫苗和破伤风类毒素组成，能够诱发针对 3 种病原体的抗体应答。疫苗免疫成功后能够产生针对百日咳、白喉和破

伤风 3 种病原体的免疫应答，通过免疫应答后产生的针对 3 种病毒的抗体中和病毒，从而避免机体致病。

应用　该疫苗主要用于预防百日咳、白喉和破伤风三种病原体所致疾病。接种对象是 3 月龄至 6 周岁儿童。国家免疫规划和中国药典规定的免疫程序是 3、4、5 月龄和 1.5 岁时各接种一针。疫苗不良反应主要包括全身发热反应、局部红肿和硬结等，但反应轻微。

（沈心亮　卫江波）

zhìliáoxìng duōtài yìmiáo
治疗性多肽疫苗 （therapeutic polypeptide vaccine）

利用人工合成方法获得与天然蛋白质抗原中具有免疫原性相同的肽段后，与载体连接并添加佐剂所制成的疫苗。旨在激发机体产生抗原特异性保护性免疫应答（包括特异性抗体和细胞免疫应答），属于特异性人工主动免疫治疗制剂。

分类　根据多肽的制备形式、疫苗的治疗对象，主要分为反向遗传学疫苗、合成肽疫苗、细胞毒性 T 细胞表位疫苗、心血管病疫苗和肿瘤疫苗。细胞毒性 T 细胞表位疫苗如自身免疫性疾病治疗性疫苗和重组人乳头瘤病毒疫苗；心血管病疫苗如载脂蛋白 B-100 疫苗、胆固醇酯转运蛋白疫苗和血管紧张素治疗性疫苗；肿瘤疫苗如粒-巨细胞集落刺激因子基因修饰肿瘤细胞疫苗和半抗原二硝基氟苯修饰自身黑色素瘤细胞疫苗等。

药理作用　治疗性多肽疫苗是人工合成的、能够激发机体产生保护性免疫应答包括抗体及特异性 T 细胞反应的源自蛋白质抗原的多肽片段（即抗原表位或抗原决定簇）。通过对蛋白质抗原的

计算机分析、空间结构预测，并结合免疫学功能检测等手段，将蛋白质抗原中有效的氨基酸序列鉴定出来，并通过人工合成的方法合成所鉴定的表位多肽，制成治疗性多肽疫苗。治疗性多肽疫苗在人体抗肿瘤和抗感染免疫中研究最多，能有效激发人体特异性抗肿瘤或抗感染细胞免疫应答。

在杀伤肿瘤细胞或感染的细胞时，人体 T 细胞并不能识别天然形式的肿瘤或病原体蛋白抗原，而是识别抗原提呈细胞表面主要组织相容性复合体Ⅰ类或Ⅱ类分子结合的小片段多肽，这些片段是蛋白质抗原的一部分，其长度为 8～12 个氨基酸，此即治疗性多肽疫苗或抗原表位。因此，通过计算机分析、预测并人工合成的治疗性多肽疫苗可以直接和抗原提呈细胞表面主要组织相容性复合体Ⅰ或Ⅱ分子结合，或通过抗原提呈细胞摄取后，以多肽-主要组织相容性复合体复合物的形式呈递在抗原提呈细胞表面，供 T 细胞识别。T 细胞随之被激活，杀伤肿瘤细胞或感染细胞，达到治疗肿瘤和感染的目的。

功能和应用　治疗性多肽疫苗具有抗肿瘤和抗感染（如病毒、细菌、寄生虫感染等）功能。由于多肽疫苗价廉、安全、特异性强、容易保存和应用的优点，越来越受到重视。截至 2015 年，国内外已有 57 种治疗性多肽疫苗进入临床试验，主要针对病毒感染和肿瘤等，如疟疾、获得性免疫缺陷综合征（艾滋病）和丙型肝炎、乳腺癌、宫颈癌、卵巢癌、肠癌和黑色素瘤等。例如，中国第三军医大学研发的用于非小细胞肺癌放射治疗增敏的负载 Livin 多肽树突状细胞疫苗处于Ⅰ期临床试验，中国北京大学医学部研

发的治疗肝癌的 NY-ESO-1b 多肽疫苗处于 II 期临床试验，英国 SEEK 公司研发的治疗流感的 FLU-v 疫苗和治疗获得性免疫缺陷综合征的人类免疫缺陷病毒-v 多肽疫苗均处于 I 期临床试验，德国 Immatics biotechnologies GmbH 公司研发的治疗肾癌的治疗性多肽疫苗 IMA901 处于 III 期临床试验等。但是，治疗性多肽疫苗也有不足，如单纯多肽片段免疫原性差、功效低以及半衰期短，影响了治疗性多肽疫苗的免疫效果。但这些缺陷是可以克服的，比如：通过化学修饰增强肽分子的稳定性，防止其在人体内被快速降解；改变多肽的天然序列组成和空间结构，增强多肽分子与抗原提呈细胞表面主要组织相容性复合体分子结合，更有效地刺激人体细胞免疫应答、消除病毒或肿瘤；将治疗性多肽疫苗与适合的佐剂配伍，促进人体细胞应答反应，可在人体使用的佐剂有明矾、微球体、脂质体、免疫刺激复合物等。总之，通过治疗性多肽疫苗的改造和修饰的不断探讨和研究，逐步克服其内在不足后，治疗性多肽疫苗必将具有广阔的临床应用前景。

（沈心亮 倪兵）

fǎnxiàng yíchuánxué yìmiáo

反向遗传学疫苗（reversed genetics vaccine） 从全基因组水平来筛选具有保护性免疫反应的候选抗原的疫苗。属于治疗性多肽疫苗。该疫苗是在获得微生物（病毒、细菌等）基因组全部序列的基础上，用人工方法对毒力因子、外膜抗原、侵袭及毒力相关抗原等蛋白基因进行高通量克隆、表达，纯化出重组蛋白，再对纯化后的抗原进行体内、体外评价，筛选出保护性抗原，以此方法构建疫苗。

反向遗传学可以利用正在快速增长的微生物基因组数据，鉴定出各种在病原体表面表达的抗原蛋白，把这些蛋白作为重组疫苗作用的靶点。如 2000 年意大利学者玛莉亚·格拉琪亚（Maria Grazia Pizza）等用计算机分析 B 型脑膜炎球菌的基因组，找到 600 个潜在的候补疫苗，将其中 350 个在大肠杆菌中进行表达，然后将蛋白提纯用于免疫小鼠，其中 29 个蛋白能诱导小鼠产生抗体，从而达到预防免疫的作用，从此拉开了反向遗传学疫苗研制的序幕。反向遗传学疫苗的研发结合了组学与生物信息学，具有大规模、高通量及自动化的特点，可在短期内完成大量候选疫苗抗原的筛选和鉴定，并且还可发现具有保护性免疫反应的新抗原，克服了传统疫苗研制中抗原免疫原性弱、易变异、制备工艺复杂、成本较高、研制周期长等问题，因此具有良好的应用前景。

生物学特性 反向遗传学疫苗可以模拟微生物感染人体的过程，保留甚至加强了致病微生物的免疫原性，能够刺激机体产生有效的、更强的细胞免疫应答和（或）体液免疫应答。

分类及应用 反向遗传学疫苗在病毒疫苗、细菌疫苗及寄生虫疫苗领域均有所研究，但主要集中在病毒疫苗领域。病毒疫苗大致可分为 DNA 病毒疫苗及 RNA 病毒疫苗。

DNA 病毒疫苗 一类是采用腺病毒作为载体的疫苗，主要包括埃博拉病毒疫苗、人类免疫缺陷病毒 HIV 疫苗、冠状病毒疫苗、人乳头瘤病毒疫苗、麻疹病毒重组疫苗，这些疫苗在灵长类动物体内均能产生有效地

免疫应答和免疫保护。另一类则采用痘苗病毒作为载体，利用痘苗病毒表达狂犬病病毒糖蛋白所制备的重组口服疫苗用于动物的免疫已得到较为广泛的应用。在 HIV 疫苗研究中，用人工致弱毒株 MVA 表达 HIV 抗原基因用作重组疫苗，将人类免疫缺陷病毒-1 A 型病毒 gag p24/17 与 CD8+T 细胞的抗原决定簇融合表达的 MVA 作为疫苗已经在非洲进行了临床试验。

RNA 病毒疫苗 种类更为多见，其中美国哥伦比亚大学学者赫拉多（Gerardo Kaplan）等首次体外包装出脊髓灰质炎重配病毒，其后其他研究者采用脊髓灰质炎病毒作为载体进行了 HIV、乙肝等重组疫苗的研制，在小鼠和猴子体内可诱导有效地免疫应答。而狂犬病毒是第一个通过反向遗传学技术成功拯救出的有感染性的单股不分节段负链 RNA 病毒，利用反向遗传学技术成功构建重组狂犬病毒减毒活疫苗。通过反向遗传学技术改造麻疹病毒作为载体所构建的乙肝疫苗及严重急性呼吸综合征疫苗均能够在小鼠体内诱导较强的免疫应答。流感病毒疫苗的研制开展更为广泛，采用广泛应用的 8 质粒及 12 质粒系统所制备的减毒活疫苗已在多种动物模型中证实其安全性和有效性，且回复突变的可能性较小，但在人体的安全性及有效性尚需进一步确认。

（吴玉章 郭晟）

héchéngtài yìmiáo

合成肽疫苗（synthetic peptide vaccine） 根据抗原蛋白的有效氨基酸表位应用人工合成技术获得的抗原性多肽疫苗。属于治疗性多肽疫苗。该疫苗可以多肽形式或经与大分子（载体）连接后并添加佐剂形成疫苗。合成肽疫苗

属于继减毒疫苗、基因工程疫苗后的第三代疫苗。1982 年，美国学者詹姆斯（James L. Bittle）等首次报道了合成肽疫苗。该疫苗针对口蹄疫病毒，可以激发实验动物机体产生良好的免疫保护力。1993 年，哥伦比亚学者玛利亚（Maria V. Valero）等报道了第一例人体临床试验合成肽疟疾疫苗。经 1548 名志愿者试验证明该疫苗有效保护率为 38.8%。该疫苗临床试验的初步成功推动了更广泛的合成肽疫苗研究，包括针对各种病毒、细菌、自身免疫病、肿瘤等抗原的合成肽疫苗的研究。

分类　根据是否连接到大分子载体，分为大分子载体多肽疫苗和线性多肽疫苗；根据对合成表位的选择，分为 B 细胞表位多肽疫苗和 T 细胞表位多肽疫苗。其中 B 细胞表位多肽疫苗多为预防用疫苗，T 细胞表位疫苗则以治疗性多肽疫苗为主。由于 B 细胞表位 90% 都是由多个非连续氨基酸形成的空间构象（而不是线性）表位，而合成构象性多肽尚有许多技术需要克服，使得人工合成多肽在 B 细胞疫苗应用上受到局限。而 T 细胞表位是依赖抗原递呈细胞加工处理后递呈出来的线性多肽，合成技术较为成熟，因此，合成肽疫苗在效应 T 细胞疫苗方面展现出较好前景。

药理生物学特性　疫苗进入机体以后，被抗原递呈细胞如树突状细胞、B 细胞或巨噬细胞等摄取、加工和递呈到细胞表面，活化效应 T 淋巴细胞或 B 淋巴细胞，分别激发细胞免疫应答和体液免疫应答，进而产生免疫效应。

功能和应用　截至 2015 年，已进入临床试验的多肽疫苗主要是针对感染性疾病和肿瘤的免疫性治疗，包括疟疾、人类免疫缺

陷病毒（艾滋病病毒）、黑色素瘤、乙型肝炎病毒、丙型肝炎病毒、乳腺癌、脑瘤、宫颈癌、白血病、卵巢癌、前列腺癌、肠癌等。全球临床试验主要集中在欧美等发达国家，美国有 30 例，加拿大有 11 例，欧洲有 7 例。此外，非洲 4 例，南美洲 1 例。中国大陆有两例，均为重庆佳辰公司的治疗性乙肝多肽疫苗（均为临床 II 期）。中国台湾地区两例，分别为美国礼来公司的阿尔茨海默病多肽疫苗和台湾大学医院的宫颈癌多肽疫苗（临床 I 期）。

合成肽疫苗的分子设计主要是针对有效抗原表位进行设计和组合，被认为是传染病防治和肿瘤治疗的终极理想疫苗。然而合成肽疫苗免疫机体后所起的免疫保护作用并不理想，同时证明了设计的合成肽疫苗的抗原性及免疫原性均受到其自身组成及不同宿主免疫系统等多种因素影响。疫苗在诱导机体产生免疫应答的过程中，单一的中和抗原表位的刺激是远远不够的，多个不同抗原表位的联合和引入辅助 T 细胞抗原表位将起到必不可少的辅助协同作用。若想提高合成肽疫苗的免疫效果，在阐明合成肽疫苗的免疫机制并在如何利用有限的抗原表位诱导强有力的免疫保护作用等方面需要做进一步深入地研究。

（李晋涛）

xìbāo dúxìng T xìbāo biǎowèi yìmiáo
细胞毒性 T 细胞表位疫苗
（cytotoxic T lymphocyte epitope vaccine）　由能刺激初始 T 淋巴细胞活化和增殖成效应性 T 细胞的氨基酸序列组合而成的疫苗。属于治疗性多肽疫苗。组成疫苗的表位成分实质是氨基酸序列。它可以是来自病原微生物的某个

蛋白、自身组织蛋白或者肿瘤细胞的某个蛋白。该类疫苗能刺激初始 T 淋巴细胞活化、增殖成效应性 T 细胞，即细胞毒性 T 淋巴细胞。

用作制备细胞毒性 T 细胞表位疫苗的抗原有：可被 T 细胞识别的与表位相应的合成肽、可表达 T 细胞表位的嵌合病毒（如已构建出表达两个流感病毒血凝素抗原的嵌合 Sindbas 病毒）、应用重组微生物蛋白表达的 T 细胞表位、用自身蛋白作载体携带外源抗原蛋白基因表达 T 细胞表位及多价小基因疫苗（应用串珠样连接的方法将 5 种病原微生物诱导的细胞毒性 T 细胞、辅助 T 细胞、B 细胞表位直接相连，能同时诱导几种类型的免疫应答，产生抗多种病原微生物的保护作用）等。

T 细胞表位疫苗可以是人工合成的 T 细胞表位多肽，也可以根据 T 细胞表位氨基酸序列合成基因序列进行体外克隆表达。多肽疫苗、重组抗原疫苗及重组活载体疫苗等都是 T 细胞表位疫苗。这类疫苗用于传染病预防的特点是安全、有效、可诱导保护性免疫应答，特别是其针对性强，因它是在对应于 T 细胞表位的基础上研制的。

分类　根据该类疫苗针对的 T 细胞抗原表位的不同，主要可以分为黑色素瘤疫苗、自身免疫性疾病治疗性疫苗和重组人乳头瘤病毒疫苗等。黑色素瘤疫苗就是以黑色素瘤抗原进行 T 细胞表位设计所形成的 T 细胞表位疫苗，人乳头瘤病毒疫苗就是针对人乳头瘤病毒抗原进行设计的 T 细胞表位疫苗。

作用机制　T 细胞表位是一些诱导机体产生特异性细胞免疫应答的氨基酸序列，其所产生的

免疫应答可以针对不同病原微生物，也可以针对自身组织或细胞，还可以针对肿瘤细胞，是人为界定的存在于抗原分子上能被 T 细胞所识别的抗原表位，是免疫原性多肽片段，T 细胞通过其表面的 T 细胞受体识别这些抗原性片段后，开始活化、增殖，产生免疫应答。在此理论基础上，利用对应于不同病原微生物的 T 细胞表位研制 CD4$^+$ T 细胞表位疫苗（外源性抗原在抗原呈递细胞内酶解后，与主要组织相容性复合物 Ⅱ 类分子结合，递呈给 CD4$^+$ T 细胞）和 CD8$^+$ T 细胞表位疫苗（内源性抗原在抗原呈递细胞内酶解后，与主要组织相容性复合物 Ⅰ 类分子结合，递呈给 CD8$^+$ T 细胞）。其关键是要确定和研制出可被 T 细胞识别的表位基因特异或非特异的多肽。

应用　截至 2015 年，该类疫苗尚未正式上市，处于临床试验 Ⅰ~Ⅲ 阶段，全球有 14 个临床试验正在进行，均为美国食品药品管理局批准进入临床试验。其中，美国有 10 家，包括国立研究院 4 个，国立癌症研究所两个，其余为路易斯维尔大学，Benovus BioInc. 公司，宾州州立大学弥尔顿 S. 赫胥医学中心，Epimmune Inc. 公司各 1 个；此外 4 家分别为新加坡国立大学医院有两个临床试验分别在韩国和新加坡进行，丹麦的 Gitte Kronborg 公司和 Bavarian Nordic 公司各 1 个，主要是针对肿瘤如黑色素瘤、胃癌、白血病、乳腺癌、肾癌和病毒感染，如获得性免疫缺陷综合征（人类免疫缺陷病毒感染）、乙肝（乙型肝炎病毒感染）、丙肝（丙型肝炎病毒感染）和人乳头瘤病毒感染等疾病。

（李晋涛）

zìshēn miǎnyìxìng jíbìng zhìliáoxìng yìmiáo

自身免疫性疾病治疗性疫苗
（therapeutic vaccines against autoimmune diseases）　含自身免疫性疾病抗原或自身反应性 T 细胞，能够诱导免疫系统产生针对自身抗原的特异性免疫耐受，从而治疗自身免疫性疾病的疫苗。又称负性疫苗（negative vaccine）。属于细胞毒性 T 细胞表位疫苗。自身免疫性疾病（autoimmune diseases，AID）是由于机体自身耐受机制遭到破坏，由此机体免疫系统产生了针对自身抗原的自身抗体或自身反应性 T 细胞，进而可发生攻击表达自身抗原的正常细胞和组织的反应，引发损伤或功能障碍，从而导致一系列病变。20 世纪下半叶，人们开始应用自身抗原来进行免疫耐受诱导，并在一些 AID 动物模型上获得成功。1995 年，以色列魏茨曼科学研究所费利克斯（Mor Felix）提出了基于自身抗原或自身反应性 T 细胞的自身免疫病疫苗策略。全球首个自身免疫病疫苗 glatiramer acetate 由以色列魏茨曼科学研究所联合 TEVA 制药公司研发，于 1996 年由美国食品药品管理局批准上市，用于临床治疗复发缓解型多发性硬化。

分类　根据来源不同，可分为自身抗原重组蛋白或肽疫苗、编码自身抗原的基因疫苗、致耐受性树突状细胞疫苗以及 T 细胞疫苗。其中 T 细胞疫苗是指用灭活的致自身免疫病 T 细胞系/克隆，或自身反应性 T 细胞的抗原识别受体重组蛋白/肽，或其编码基因研制的疫苗。

作用机制　基于自身抗原的疫苗可通过适当的免疫途径和剂量诱导机体产生针对自身抗原特异性的免疫耐受，削弱甚至清除针对自身抗原的病理性自身免疫反应，主要机制包括：诱导自身抗原特异性 T 细胞无能或活化后凋亡；引发免疫偏移，即诱生抗原特异性的调节性 T 细胞，或使 T 细胞应答类型由 Th1 型应答向 Th2 型应答转换，从而发挥免疫调节作用，该免疫调节效应不仅仅限于疫苗本身的抗原表位，还可以扩展到其他自身抗原表位。T 细胞疫苗则可诱导机体产生针对自身免疫性 T 细胞系或克隆的抗独特型免疫应答，或诱导产生特异性识别致病性 T 细胞克隆抗原受体的 Treg，从而消除或抑制自身反应性 T 细胞的致病作用。

应用　自身免疫性疾病的常规治疗策略是非特异性免疫抑制，毒副作用明显。因此特异性抑制自身反应性淋巴细胞功能是防治自身免疫性疾病的最理想方法，也是治疗的最终解决途径。自身免疫性疾病治疗性疫苗可高度选择性地抑制自身抗原反应性淋巴细胞克隆，而对机体正常免疫功能基本无影响，可克服传统免疫抑制剂的毒副作用，具有发展前景。美国 Bayhill Therapeutics 公司推出的多发性硬化治疗性疫苗 BHT-3009 是编码对完整长度的人类髓磷脂碱蛋白的 DNA 疫苗，2008 年公布的 Ⅱ 期临床试验结果显示其安全有效。美国斯坦福大学与 Tolerion 公司联合开发的 1 型糖尿病治疗性疫苗 TOL-3021 是以基因工程技术制作的反向 DNA 疫苗，2013 年 6 月公布的 Ⅱ 期临床试验结果表现出强大的治疗潜力。

（李晋涛　王莉）

xīnxuèguǎnbìng yìmiáo

心血管病疫苗（vaccine for cardiovascular diseases）　利用特定抗原诱导特异性的抗体产生或特

异性 T 淋巴细胞应答以去除引起心血管病发生的因素，阻止血管炎症，从而治疗心血管疾病的疫苗。是一种治疗性多肽疫苗。

分类　根据治疗疾病不同，心血管病疫苗主要包括抗高血压疫苗和抗动脉粥样硬化疫苗两大类。其中，抗高血压疫苗的代表性疫苗是以肾素、血管紧张素 II 为靶标设计的治疗性疫苗；抗动脉粥样硬化的代表性疫苗则较为广泛，包括以氧化的低密度脂蛋白胆固醇蛋白颗粒、载脂蛋白 B-100、胆固醇酯转运蛋白、热休克蛋白、内皮生长因子受体 2 等为靶标设计的治疗性疫苗，尤其是针对载脂蛋白 B100 和胆固醇酯转运蛋白两种蛋白。

药理作用　抗高血压疫苗主要通过产生中和抗体，减弱内源性血管紧张素等的效应，达到降低血压的目的；抗动脉粥样硬化疫苗主要通过减弱动脉炎症的各种诱发因素，调控自身抗原特异性辅助性 T 细胞的分化或诱导耐受性免疫应答，控制动脉粥样斑块内炎症，从而抑制动脉粥样硬化斑块的形成。

为了更好地发挥药理作用，疫苗进入体内的方式也是需要考虑的重要因素，通常选择可以有效诱导耐受性免疫应答的免疫途径，如以黏膜免疫方式进行免疫的耐受性疫苗就是有效的治疗方式：通过口服传递氧化低密度脂蛋白胆固醇疫苗，可以促进氧化低密度脂蛋白胆固醇特异性的调节性 T 细胞产生；通过鼻内黏膜免疫的方式给予载脂蛋白 B-100 也有助于诱导载脂蛋白 B-100 特异性的免疫耐受。此外，疫苗组成中的佐剂也对疫苗的效应具有重要的作用，如常用的佐剂铝剂通过促进抗原被耐受性抗原递呈

细胞摄取，促进耐受性免疫应答的发生。甚至铝剂对动脉粥样硬化还具有直接的保护作用。

应用　主要用于抗高血压和抗动脉粥样硬化治疗。截至 2015 年，尚没有任何心血管病疫苗用于临床。虽然部分心血管疫苗在动物模型中都具有很好的疗效，但从动物模型到临床研究，仍然面临非常大的困难，主要是：①由于大量的关于免疫应答在动脉粥样斑块形成中的研究都来自于动物模型，是否这些机制在人类疾病中参与还需要进一步阐明。②没有有效的监控指标可以监控和评价心血管疾病疫苗在临床治疗中的疗效。③动物模型中研究的都是对动脉粥样硬化斑块形成初期有效，是否对处于进展期的斑块有效，尚无定论。④都是针对自身抗原诱导免疫应答，因此，避免诱导病理性的自身抗原免疫应答是疫苗设计必须避免的，比如，针对肾素的抗原可能诱导出肾脏的损伤。

(吴玉章　王靖雪)

zàizhīdànbái B-100 yìmiáo

载脂蛋白 B-100 疫苗（apolipoprotein B-100 vaccine）　针对血浆载脂蛋白 B-100 设计的抗动脉粥样硬化的心血管病治疗性疫苗。血浆载脂蛋白 B 有两个同分异构体，一个是血浆载脂蛋白 B-100，一个是血浆载脂蛋白 B-48。血浆载脂蛋白 B-100 是低密度脂蛋白和乳糜颗粒中的主要蛋白部分，也存在于极低密度的脂蛋白和中间密度脂蛋白中。血浆载脂蛋白 B-100 是在肝脏形成低密度脂蛋白颗粒时所必需的分子，每一个肝脏来源的低密度脂蛋白脂蛋白颗粒都含有一个血浆载脂蛋白 B-100 分子。促进该分子的清除，或诱导其耐受性免疫应答，

均可能降低低密度脂蛋白的形成，对动脉粥样硬化和冠心病具有一定治疗潜力。2005 年，瑞典隆德（Lund）大学 Malmö 医学院医生尼尔森（Jan Nilsson）应用丙二醛修饰的血浆载脂蛋白 B-100 蛋白多肽 P45 等免疫小鼠，成功诱导了血浆载脂蛋白 B-100 抗原特异性的 CD4$^+$T 细胞由辅助性 T 细胞 1 转变为辅助性 T 细胞 2，在小鼠中导致血浆载脂蛋白 B-100 特异性 IgG1 型抗体增高 50 倍，通过有效干预低密度脂蛋白的形成，最终导致 48% 小鼠降低了小鼠主动脉粥样斑块的形成。截至 2015 年，还没有该类疫苗的临床研究报道。

研究中的载脂蛋白 B-100 疫苗通常是多肽疫苗。血浆载脂蛋白 B-100 来源的不同组合或不同载体多肽疫苗，其保护性表位主要位于载脂蛋白 B-100 第 3136～3155 位氨基酸（P210），另外 P45（第 661～680 位氨基酸）和 P21（第 16～35 位氨基酸）也被认为是保护性表位。有效疫苗的构成方式和免疫方式主要包括：通过化学交联方法将 P210 多肽与载体蛋白 BSA 组合而成的疫苗（皮下注射）；基因重组的方法将 P210 与重组霍乱毒素 B 亚单位（CTB）构建而成的融合蛋白疫苗（鼻内免疫）；由多种相关表位（血浆载脂蛋白 B-100 + HSP60 + Cpn）通过化学方法共同组成的多肽疫苗（铝剂为佐剂，多点皮下注射）。

主要通过降低粥样硬化斑块的形成达到治疗作用。其治疗效应的产生机制涉及体液免疫应答和细胞免疫应答等多种免疫应答途径，包括促进产生白介素-10 的辅助性 T 细胞 1 细胞增多，或促进斑块局部的 Treg 增多，从而抑

制局部的动脉炎症；诱导辅助性T细胞2应答特异性的IgG1的产生，通过抗体结合到血液中的低密度脂蛋白-胆固醇，从而促进血中的低密度脂蛋白-胆固醇通过巨噬细胞的吞噬作用来除去；促进抗原特异性CD8⁺T细胞也产生致50%~60%的保护效应等。

（吴玉章　王靖雪）

xuèguǎn jǐnzhāngsù zhìliáoxìng yìmiáo

血管紧张素治疗性疫苗（angiotensin therapeutic vaccine）

以血管紧张素肽段为核心成分结合其他辅助成分制备的用于治疗高血压的疫苗。属于心血管病疫苗。血管紧张素是肾素-血管紧张素系统或肾素-血管紧张素-醛固酮系统的重要组成部分，能引起血管收缩，升高血压。血管紧张素的前体血管紧张素原，在肾素作用下水解生成十肽血管紧张素Ⅰ，后者又经一系列不同酶的水解，生成许多不同肽段。其中最为重要的是八肽血管紧张素Ⅱ。

血管紧张素治疗性疫苗的有效成分是血管紧张素Ⅰ和血管紧张素Ⅱ的肽段。但是单独的肽段不能有效地激活血管紧张素特异性的B细胞免疫应答。因此将肽段与佐剂交联或者嵌合在Qβ噬菌体病毒样颗粒中，这些辅助成分可以提供辅助性T淋巴细胞（CD4⁺T细胞）活化所需的T细胞表位。活化的抗原特异性CD4⁺T细胞，辅助血管紧张素抗原特异性B细胞活化、增殖、分化为浆细胞，分泌血管紧张素特异性的抗体，中和内源性血管紧张素，从而降低血压。主要适用于因血管紧张素异常导致的高血压。截至2015年，尚无有抗血管紧张素治疗性疫苗获批进入临床使用。2008年，瑞士Cytos生物公司高血压治疗性疫苗研制成功，

并将该疫苗命名为CYT006-AngQb，是将血管紧张素Ⅱ肽段嵌合在Qp噬菌体病毒样颗粒的表面制成的嵌合疫苗。该疫苗能够诱导机体产生抗血管紧张素Ⅱ的特异性抗体，并对其进行中和。Ⅱa期临床试验结果显示CYT006-AngQb具有良好的安全性和有效性。CYT006-AngQ并未进入Ⅲ期临床试验，因为其降压作用相比于现有的血管紧张素转化酶抑制剂和血管紧张素Ⅱ受体拮抗剂的抗高血压作用小。

（吴玉章　赵婷婷）

zhǒngliú yìmiáo

肿瘤疫苗（tumor vaccine）

用肿瘤细胞、肿瘤抗原或抗原肽，以及肿瘤抗原编码基因等制备的用于肿瘤预防和治疗的疫苗。可刺激机体免疫系统，激发或增强机体抗肿瘤的特异性细胞免疫和体液免疫应答，用于预防、控制和清除肿瘤，属于肿瘤特异性主动免疫防治策略。首个上市的肿瘤疫苗是2008年由美国Agenus生物科技公司在俄罗斯获批准用于治疗肾癌的疫苗Oncophage。2010年美国Dendreon公司研发的Provenge上市，该肿瘤治疗性疫苗是载有重组前列腺酸性磷酸酶抗原的肿瘤患者自身树突状细胞疫苗，用于治疗去势治疗无效的转移性前列腺癌。2012年，丹麦Bavarian Nordic生物制药公司在英国启动肿瘤疫苗PROSTVAC Ⅲ期临床试验，是欧洲首个进入Ⅲ期临床研究的前列腺癌疫苗。2014年1月，美国Biovest公司治疗非霍奇金滤泡淋巴瘤的肿瘤疫苗BiovaxID的上市许可申请已被欧洲药品管理局接受。

分类　根据肿瘤疫苗用途的不同，可以把它分为两种：预防性肿瘤疫苗和治疗性肿瘤疫苗。

其中，预防性肿瘤疫苗是将与某些特殊肿瘤发生有关的基因制备的疫苗接种于具有遗传易感性的健康人群，进而控制肿瘤发生；而治疗性肿瘤疫苗是以肿瘤相关抗原为基础，主要用于化学治疗后的辅助治疗。根据肿瘤疫苗的来源，又可分为肿瘤细胞疫苗、肿瘤抗原肽疫苗、肿瘤基因工程疫苗、树突状细胞疫苗以及树突状细胞-肿瘤细胞融合疫苗等。

药理作用　机体在接种肿瘤疫苗后，能产生充足的肿瘤抗原，并通过抗原提呈细胞将肿瘤抗原加工成抗原肽段后与抗原提呈细胞表面的主要组织相容性复合体Ⅰ类分子和Ⅱ类分子结合形成复合物，分别呈递给特异性CD8⁺细胞毒性T淋巴细胞和CD4⁺辅助性T细胞识别，进而诱发针对肿瘤抗原的特异性细胞免疫和体液免疫应答，产生抗肿瘤免疫效应。如细胞毒性T淋巴细胞可以特异性识别肿瘤细胞表面的主要组织相容性复合体Ⅰ类/肿瘤抗原肽复合物，进而启动穿孔素、颗粒酶等机制杀死肿瘤细胞。CD4⁺辅助性T细胞可产生细胞因子增强细胞毒性T淋巴细胞杀瘤功能，激活巨噬细胞或其他抗原提呈细胞，产生肿瘤坏死因子发挥溶瘤作用。针对肿瘤抗原的特异性抗体可与肿瘤细胞表面相应抗原结合，通过激活补体、介导自然杀伤细胞、巨噬细胞等依赖的细胞毒效应，以及调理吞噬等多种机制杀灭肿瘤细胞。

功能或应用　肿瘤疫苗可以独立用于预防或治疗肿瘤，也可与手术及放射治疗、化学治疗结合，具有疗效高、特异性强、不良反应小等优点，尤其适用于治疗中晚期已经发生转移的恶性肿瘤。肿瘤自身具有多种免疫逃逸

机制，肿瘤疫苗面临的巨大挑战是如何有效克服肿瘤免疫逃逸机制，如联合应用共刺激分子、促细胞免疫应答的细胞因子、Toll样受体的激动型配体或其他分子佐剂等来提高其免疫效果。

(李晋涛 王莉)

zhǒngliú xìbāo yìmiáo

肿瘤细胞疫苗 (tumor cell vaccine)

将自体或异体肿瘤细胞，经过物理、化学以及生物因素（病毒感染、基因修饰等）处理，改变或消除其致瘤性，保留其免疫原性而制成的疫苗。是治疗性肿瘤疫苗的一种。肿瘤细胞疫苗可以对机体进行主动免疫，可诱导机体产生抗肿瘤免疫应答。

20世纪70年代，澳大利亚白奈特（Frank Macfarlane Burnet）与美国医生路易斯·托马斯（Lewis Thomas）认为免疫系统能将肿瘤细胞作为"异己"成分清除，从而抑制肿瘤的发生、发展。在此基础上，1978年美国汉纳（Michael. G. Hanna）利用照射过的肝细胞癌细胞加上卡介苗作为佐剂用来免疫豚鼠，观察到显著的抗肿瘤效应。肿瘤细胞疫苗的临床研究始于1993年，美国赫伯特（Herbert. C. Hoover）利用结肠癌患者自体的肿瘤细胞混合卡介苗作为疫苗给予患者，与仅施行了外科手术的患者相比，同时注射疫苗的患者无病生存期显著延长，其体内可观察到抗肿瘤免疫应答。此后，针对黑色素瘤、肾细胞癌、前列腺癌等的多种肿瘤细胞疫苗进入临床研究和应用，例如黑色素瘤自身细胞疫苗M-Vax在1999年由美国批准用于治疗黑色素瘤；此外，黑色素瘤的自身细胞疫苗FANG™的II期临床试验于2011年开始由美国Gradalis公司进行；肾细胞癌的自体及异体细胞疫苗的II期临床试验于1991~2009年间在美国圣文森特医疗中心进行；前列腺癌异体细胞疫苗的II期临床试验于2009至2010年在美国梅奥诊所癌症中心进行。截至2015年，全世界还有二十余种肿瘤细胞疫苗正在进行各期临床研究。

分类 根据处理和获得方法的不同，肿瘤细胞疫苗可分为：紫外线或放射线照射的全细胞肿瘤疫苗、肿瘤细胞裂解物疫苗、基因修饰和化学修饰的肿瘤全细胞疫苗。①紫外线或放射线照射的全细胞肿瘤疫苗是采用致死剂量的紫外线或放射线照射来使整个肿瘤细胞凋亡，这类疫苗有主要组织相容性复合体分子转基因疫苗和细胞因子转基因疫苗。紫外线辐照的自体肿瘤细胞和一些佐剂联合应用作为疫苗已经在临床实验上取得较好的效果。②肿瘤细胞裂解物疫苗已经应用于临床试验，并且疫苗制备方法较为简单，可通过反复冻融肿瘤来获得细胞裂解物得到疫苗。③基因修饰的肿瘤细胞疫苗又分为转染肿瘤抗原、转染共刺激分子（如CD28）的肿瘤细胞疫苗，和转染细胞因子（白介素-2、白介素-4、干扰素-γ、白介素-12、白介素-15、白介素-21、白介素-23、白介素-27和粒细胞巨噬细胞刺激因子等）的肿瘤全细胞疫苗，其中转染共刺激分子肿瘤细胞疫苗如共刺激分子转基因疫苗，转染细胞因子肿瘤全细胞疫苗如粒-巨细胞集落刺激因子基因修饰肿瘤细胞疫苗。④化学修饰的肿瘤疫苗又可分为次氯酸修饰的肿瘤细胞疫苗、甘露聚糖修饰的肿瘤细胞疫苗等，如半抗原二硝基氟苯修饰自身黑色素瘤细胞疫苗。用这些方法处理皆可增强肿瘤细胞疫苗的免疫原性。

生物学特性 肿瘤细胞疫苗含有肿瘤相关抗原和肿瘤特异性抗原。肿瘤相关抗原并非肿瘤细胞特有，正常组织和细胞也可表达，但在细胞癌变时其含量明显增高。肿瘤特异性抗原指仅表达于肿瘤细胞而不表达于正常细胞的抗原。肿瘤相关抗原和肿瘤特异性抗原可诱导机体产生多克隆的CD8⁺CTL或CD4⁺HTL，以产生有效的免疫应答。肿瘤细胞疫苗不良反应轻微，最常见的是疫苗注射部位的局部反应，耐受性好，兼具预防和治疗作用。其主要局限在于：缺乏特异性抗原，肿瘤特异性抗原除来源于黑色素瘤等少数肿瘤的被确定外，多数肿瘤特异性抗原尚在寻找、鉴定中；由于主要组织相容性复合体限制及肿瘤细胞群体的异质性，肿瘤疫苗的使用范围和对象有限，一种疫苗往往只能对某一种肿瘤和少数患者产生免疫效果。

功能或应用 肿瘤细胞疫苗的适应证主要包括：①经传统常规治疗方法不能完全清除肿瘤的患者，可通过肿瘤细胞疫苗抑制和消除尚存肿瘤。②经治疗后肿瘤完全消退，但存在复发转移风险的患者。③应用传统治疗方法治疗无效的患者。需要注意的是晚期和肿瘤负荷大的患者，尤其是恶病质者，因严重的免疫抑制，疫苗无法诱导有效的抗肿瘤免疫，此时应用须慎重。

(吴玉章 谢谭怡)

lì-jùxìbāojíluòcìjīyīnzǐ jīyīn xiūshì zhǒngliú xìbāo yìmiáo

粒-巨细胞集落刺激因子基因修饰肿瘤细胞疫苗 (granulocyte-macrophage colony stimulating factor modified tumor cell vaccine)

将粒细胞-巨噬细胞集落刺激因子基因转染到肿瘤细胞

后制备的肿瘤细胞疫苗。又称 G-Vax 疫苗。该疫苗可分泌粒细胞-巨噬细胞集落刺激因子，增强机体对肿瘤细胞疫苗的反应，提高其免疫原性，持久有效地强化疫苗效果。20 世纪 90 年代初，在美国 Gen Cell 公司的支持下美国格伦（Glenn Dranoff）等首次发现转染粒细胞-巨噬细胞集落刺激因子的肿瘤疫苗具有很强抗肿瘤活性。截至 2015 年，在美国食品药品管理局、德国保罗-埃尔利希学院等部门批准下，G-Vax 疫苗正在多种肿瘤中进行 I／II 期临床研究，初步结果显示该疫苗能有效刺激机体产生抗肿瘤免疫反应。

制备技术 首先，取患者自体或异体肿瘤细胞，通过转染粒-巨噬细胞集落刺激因子基因使肿瘤细胞表达粒-巨噬细胞集落刺激因子；然后通过物理方法（如射线照射等）对肿瘤细胞进行处理，使其不再增殖，失去成瘤性。

作用机制 粒-巨噬细胞集落刺激因子是强烈刺激巨噬细胞和树突状细胞等抗原呈递细胞的增殖、分化、活化、成熟和趋化的细胞因子。因此粒-巨细胞集落刺激因子基因修饰肿瘤细胞疫苗可增加局部炎性反应，使大量多核细胞、巨噬细胞和树突状细胞浸润，促进肿瘤抗原的呈递，产生能够杀伤肿瘤细胞的活化 T 淋巴细胞，诱导强烈的抗肿瘤免疫反应。

应用 粒细胞-巨噬细胞集落刺激因子修饰肿瘤细胞疫苗对非小细胞肺癌的 II 期临床试验于 2003～2006 年由美国 Cell Genesy 公司进行，对胰腺癌、乳腺癌的 II 期临床试验和前列腺癌的 I／II 期临床试验分别于 2006 年、2009 年和 2012 开始在美国马里兰州的

悉尼金梅尔综合癌症中心进行；对肾细胞癌的 I／II 期临床试验于 2010 年开始在德国柏林的查理特-泌尿外科和波恩大学医院等多中心进行；对儿童透明细胞肉瘤、小儿肾细胞癌、腺泡状软组织肉瘤和黑色素瘤的 I 期临床实验于 2005 年开始在美国的丹纳-法伯（Dana-Farber）癌症研究所进行。这些研究表明 G-Vax 疫苗对于早期、晚期、进展期和转移阶段的肿瘤均具有一定疗效。粒细胞-巨噬细胞集落刺激因子修饰的自体肿瘤细胞用于治疗晚期非小细胞肺癌，部分患者病情长期缓解、未长期缓解者的平均存活时间仍长于化学治疗；治疗早期患者，达到较长无瘤生存时间。在黑色素瘤的治疗中，晚期进展期患者常规生物治疗或化学治疗后，接受该类疫苗治疗，显著延长了生存时间；而对于转移性黑色素瘤的治疗也显示肿瘤缩小或疾病进程被部分控制。而在其他几类肿瘤的治疗中也检出患者抗肿瘤的细胞和体液免疫应答增强，其生存期延长。其不良反应主要限于注射局部，出现红肿疼痛、硬结、瘙痒和发热等反应。

（吴玉章 谢谆怡）

bànkàngyuán'èrxiāojīfúběn xiūshì zìshēn hēisèsùliú xìbāo yìmiáo

半抗原二硝基氟苯修饰自身黑色素瘤细胞疫苗（dinitrophenyl modified autologous melanoma cell vaccine，DNP-VACC）

由自体黑色素瘤细胞与高免疫原性的半抗原二硝基氟苯偶联而成的肿瘤细胞疫苗。这种偶联可以提高黑色素瘤患者抗肿瘤免疫效应。半抗原二硝基氟苯的分子式为 $C_6H_3FN_2O_4$，是最常用的半／*抗原之一，可直接结合蛋白，诱发细胞免疫应答。该疫苗

于 1995 年由美国托马斯杰弗逊大学戴维（Berd David）教授研发，然后授权给美国 Avax 公司。该公司将此疫苗命名为 M-Vax。M-Vax 在 1999 年由美国食品药品管理局批准为治疗黑色素瘤孤儿药，即针对罕见疾病的治疗药物，此后分别在澳大利亚（2000 年）、瑞士和法国（2005 年）上市，用于治疗黑色素瘤。该疫苗的制备首先通过外科手术的方法从患者体内获得黑色素瘤细胞样本，然后用半抗原 2,4-二硝基氟苯处理后回输患者体内。另外，Avax 公司 I／II 期临床试验证明，冷冻状态下的 M-Vax 与新鲜制备的自体半抗原修饰疫苗具有同等的生物效价。二硝基氟苯修饰使肿瘤细胞更易被免疫系统识别。该疫苗可直接激活特异性 T 细胞，或被宿主抗原提呈细胞摄取并交叉提呈来活化特异性 T 细胞，从而大大提升患者外周血的细胞毒 T 细胞对肿瘤的杀伤效应。主要用于治疗 IV 期黑色素瘤和肺转移患者。治疗方案为患者将首先接受 M-Vax，然后给予低剂量白介素-2。该药与单纯手术治疗相比，疗效显著延长。M-Vax 术后治疗多处内脏转移的 IV 期黑色素瘤患者，平均生存期超过 27 个月，几乎是纯手术治疗（15 个月）的两倍，存活两年的患者占 60%。该疫苗的不良反应温和，最常见的是注射部位出现丘疹或脓疱。

（吴玉章 谢谆怡）

zhǔyào zǔzhī xiāngróngxìng fùhétǐ fēnzǐ zhuǎnjīyīn yìmiáo

主要组织相容性复合体分子转基因疫苗（major histocompatibility complex transgenic vaccine）

用基因转染的方法将 I 类或 II 类主要组织相容性分子的编码基因转入肿瘤细胞，使肿瘤细胞膜

表面高表达该类分子而制备的肿瘤细胞疫苗。主要组织相容性分子上调表达，能够增加肿瘤细胞对肿瘤抗原的呈递，有利于激活相应的 CD8$^+$T 细胞或 CD4$^+$T 细胞，从而促进机体的抗肿瘤免疫反应，有利于肿瘤的清除。

该疫苗是经过放射线灭活的肿瘤细胞疫苗。根据转染的基因不同，可分为主要组织相容性复合体 I 分子转基因疫苗和主要组织相容性复合体 II 分子转基因疫苗。根据肿瘤细胞的来源，可以分为两种：一种是来源于患者自身的原代肿瘤细胞，具有患者特异性；另外一种来源于已经建株的肿瘤细胞系，为患者非特异性。

制备技术 主要组织相容性复合体转基因疫苗是通过病毒或非病毒载体的方式将主要组织相容性复合体分子编码基因转入肿瘤细胞；病毒载体主要采用反转录病毒和腺病毒载体，而非病毒载体主要采用质粒的方式。转染用的细胞则分为患者自体来源的原代肿瘤细胞和异体来源的肿瘤细胞系。

药理作用与作用机制 主要组织相容性复合体，是指编码主要组织相容性抗原的一组紧密连锁的基因群。主要组织相容性复合体分子一般指的是主要组织相关性抗原，也就是主要组织相容性复合体编码的蛋白质。主要组织相容性复合体 I 和 II 分子表达于细胞膜表面，分别参与内源性和外源性抗原的呈递，可以激活 CD8$^+$ 和 CD4$^+$T 细胞。当肿瘤细胞膜表面主要组织相容性复合体分子表达水平低下时，可上调主要组织相容性复合体分子的表达，有利于肿瘤抗原向细胞表面呈递，激活相应的 T 细胞应答，从而促进机体的抗肿瘤免疫反应，利于肿瘤清除。

应用 早在 1989 年的时候，新加坡学者惠甘（Hui Kam）等就认识到增加肿瘤细胞表达主要组织相容性复合体分子可以增强细胞毒性 T 细胞的抗癌活性，主要组织相容性复合体 I 基因修饰的 K36.16 瘤苗可以诱导肿瘤抗原特异性的 CD8$^+$T 细胞反应，可使鼠肿瘤模型的致瘤性下降和转移率降低。主要组织相容性复合体 II 具有直接递呈肿瘤特异性抗原给 CD4$^+$ 辅助性 T 细胞的能力，能有效诱导抗肿瘤免疫。美国学者兰迪（Randy A. Hock）等用主要组织相容性复合体 II 基因的转染鼠神经母细胞制备的转基因肿瘤疫苗，能够有效地诱导 CD4$^+$T 细胞应答，诱导保护性免疫反应，使小鼠体内瘤体消失。由于主要组织相容性复合体的多态性及个体差异性极大，且个体提呈肿瘤抗原的位点又不同，使得这种方法的应用具有很大的局限性。截至 2015 年，还没有主要组织相容性复合体转基因肿瘤疫苗进入临床试验阶段，也没有相关产品上市。

不良反应和注意事项 作为一种肿瘤细胞来源的转基因疫苗，接种机体后的潜在成瘤性是其最大的缺点。另外，肿瘤逃避机体的免疫监视的机制是复杂的，缺乏共刺激分子及细胞因子的辅助也是肿瘤免疫逃逸的重要因素，仅仅依靠上调主要组织相容性复合体分子的表达是远远不够的。

（吴玉章 韩俊峰）

gòngcìjīfēnzǐ zhuǎnjīyīn yìmiáo

共刺激分子转基因疫苗（co-stimulatory molecule transgenic vaccine） 将共刺激分子的编码基因通过质粒或病毒载体导入肿瘤细胞而制备的能够增强免疫应答反应的肿瘤细胞疫苗。共刺激分子是表达于抗原呈递细胞表面的膜分子，可与 T 细胞表面的相应分子相互作用，为 T 细胞的活化提供协同刺激信号。共刺激分子的编码基因导入肿瘤细胞后可上调其表达水平，使其有效地激活 T 淋巴细胞、促进细胞因子分泌。共刺激分子转基因疫苗是经过放射线灭活的肿瘤细胞疫苗。根据肿瘤细胞的来源，可以分为两种：一种是来源于患者自身的原代肿瘤细胞，具有患者特异性；另外一种来源于已经建株的肿瘤细胞系，为患者非特异性。

该疫苗的制备主要是通过病毒或非病毒载体的方式将共刺激分子（如 B7、CD40 配体、细胞间黏附分子等）编码基因转入肿瘤细胞。病毒载体主要是用反转录病毒和腺病毒载体，而非病毒载体主要采用质粒的方式。转染用的细胞则分为患者自体来源的原代肿瘤细胞和异体来源的肿瘤细胞系。细胞表面表达多种共刺激分子如 B7、CD40 配体、细胞间黏附分子，能传递共刺激信号，辅助 T 细胞的活化。肿瘤细胞共刺激分子表达水平过低，与 T 细胞接触时不能为其提供足够的刺激信号，导致 T 不能活化，最终使得肿瘤细胞不能被清除，是肿瘤细胞发生免疫逃逸的重要机制。通过将共刺激分子编码基因导入肿瘤细胞，上调肿瘤细胞表面共刺激分子表达水平，有利于肿瘤细胞激活 T 淋巴细胞，诱导抗肿瘤免疫反应，清除体内的肿瘤细胞。通过质粒或病毒载体将共刺激分子编码基因导入患者自体原代肿瘤细胞（患者特异性的）或肿瘤细胞系（患者非特异性），采用皮下接种的方式进行免疫。B7

分子能够为 T 细胞的活化提供最强的共刺激信号，也是共刺激分子中研究最多的。在体外，转染了 B7 的肿瘤细胞系刺激人的外周血单核细胞，能诱导肿瘤特异性的细胞毒性 T 细胞；在体内，B7 转染的肿瘤细胞能有效地激发 T 细胞应答，并有利于清除体内的肿瘤细胞。

由美国国家癌症研究所研发的 B7 共刺激分子转基因疫苗，经美国食品药品管理局批准，已经尝试用于人前列腺癌的治疗，并于 2005 年完成 II 期临床试验，但试验结果表明 B7 共刺激分子转基因疫苗对于肿瘤患者的生存期无明显改善，未能进入 III 期临床研究。截至 2015 年，还没有上市的共刺激分子转基因疫苗。作为肿瘤细胞来源的疫苗，共刺激分子转基因疫苗还有潜在的成瘤性。另外，基于原代肿瘤细胞的疫苗，因肿瘤患者在接受免疫治疗之前多经过了放射治疗、化学治疗等处理，分离出的原代肿瘤细胞难以在体外长期存活，很难满足基因转染的要求；异体来源的细胞系，虽较容易获得，但其缺乏肿瘤患者所特有的自身肿瘤抗原。

（吴玉章　韩俊峰）

xìbāoyīnzǐ zhuǎnjīyīn yìmiáo

细胞因子转基因疫苗（cytokine transgenic vaccine）　将细胞因子基因转染到肿瘤细胞所制备的具有分泌细胞因子能力的肿瘤细胞疫苗。应用的细胞因子包括白介素-2、白介素-4、白介素-6、肿瘤坏死因子、粒细胞-巨噬细胞集落刺激因子等。是经过放射线灭活的肿瘤细胞疫苗。根据肿瘤细胞的来源，可以分为两种：一种是来源于患者自身的原代肿瘤细胞，不同人来源的肿瘤细胞具有不同的基因背景，故而为患者特异性；

另外一种来源于已经建株的肿瘤细胞系，为患者非特异性。

该类疫苗的制备主要通过病毒或非病毒载体的方式将细胞因子编码基因转入肿瘤细胞。病毒载体主要采用反转录病毒和腺病毒载体，而非病毒载体主要采用质粒的方式。转染用的细胞则为患者自体来源的原代肿瘤细胞和异体来源的肿瘤细胞系。1933 年，美国格伦（Glenn Dranoff）等通过腺病毒载体将粒细胞-巨噬细胞集落刺激因子基因导入肿瘤细胞，使其分泌粒细胞-巨噬细胞集落刺激因子，这种疫苗称之为 G-Vax 瘤苗，是抗瘤活性较好的转基因肿瘤疫苗。细胞因子是由免疫细胞分泌的、能调节细胞功能的小分子多肽。在免疫应答过程中，细胞因子对于细胞间相互作用、细胞的生长和分化有重要调节作用。转染了细胞因子的肿瘤细胞，可以降低甚至丧失肿瘤细胞的成瘤性，增强免疫原性；增加局部的炎性反应，吸引大量多核细胞、巨噬细胞和树突状细胞等浸润；而浸润的树突状细胞等抗原递呈细胞可吞噬局部的肿瘤细胞，对肿瘤特异性抗原进行加工递呈，又可在细胞因子的作用下活化、成熟并迁移到局部的淋巴结；在淋巴结中，携带有肿瘤抗原的抗原递呈细胞活化 T 细胞，最终杀伤肿瘤细胞。

美国 Cell Genesys 公司主持的 G-Vax 疫苗经批准已经进入临床研究：其中前列腺癌的 G-Vax 疫苗已于 2008 年 4 月进入 III 期临床试验，但因 G-Vax 用药组死亡率高于对照组，而中止了该项试验；而治疗胰腺癌的 G-Vax 疫苗在 2011 年 1 月进入 II 期临床试验，II a 试验结果表明，对于术后胰腺癌患者，该疫苗可以延长 6 个月

生存期 25% 以上，达到 1 年生存期的患者增加了超过 35%；在 2014 年 7 月公布的 II b 试验结果中，G-Vax 疫苗与另外一种免疫制剂联合用药，与对照组相比可以明显改善患者的生存率。总之，这些 G-Vax 疫苗具有一定的抗瘤活性，可不同程度地延长疾病进展时间和总体生存期，改善患者生活质量。但截至 2015 年还没有该类疫苗上市，而胰腺癌 G-Vax 疫苗有望在将来成为第一个上市的细胞因子转基因疫苗。由于作为单药治疗肿瘤的效果有限，联合其他的治疗方法如化学治疗、放射治疗、微创治疗和其他的免疫治疗等可能是肿瘤疫苗的研究方向。

（吴玉章　韩俊峰）

shùtūzhuàng xìbāo yìmiáo

树突状细胞疫苗（dendritic cell vaccine）　通过诱导载有相应抗原信息的树突状细胞，诱导保护性免疫，从而达到抗病毒、抗肿瘤、预防和治疗自身免疫病、移植排斥反应以及过敏反应的疫苗。属于肿瘤疫苗。树突状细胞是免疫反应中的重要成员，作为抗原提呈细胞，通过摄取加工抗原并进一步提呈给适应性免疫细胞，诱导免疫反应，是连接固有免疫和适应性免疫的桥梁。1996 年，美国弗兰克（Frank J. Hsu）等开创了人类肿瘤免疫治疗的先例，他们从滤泡性淋巴瘤患者外周血中分离纯化树突状细胞，然后将患者自身淋巴瘤单克隆免疫球蛋白（独特型蛋白）组装到树突状细胞，这种树突状细胞与负载了能被 T 细胞识别的免疫球蛋白匙孔血蓝蛋白（辅助抗原和示踪分子）的树突状细胞，给患者输注后，所有患者均产生了治疗前所没有的、可测定的抗肿瘤细胞免

疫，并均有临床好转。

药理作用机制 树突状细胞是启动免疫系统对抗原进行识别和杀伤的关键细胞，主要作为抗原提呈细胞，激活 T 细胞反应。以树突状细胞为载体制备的疫苗，其机制主要是将携带抗原的树突状细胞疫苗接种患者，以诱导体内产生持久的、特异性的免疫反应，达到识别和清除抗原的目的。

制备方法 树突状细胞疫苗的制备通常包括三个步骤：首先将机体的树突状细胞提取出来，经体外免疫调节剂的激活，再用抗原修饰树突状细胞（肿瘤抗原肽、细胞性抗原、DNA 或 RNA等），然后回输体内，可激活更多的 T 细胞，产生更强大的抗肿瘤免疫反应，可解决因树突状细胞功能缺陷造成的肿瘤免疫逃逸。在体外特定培养条件下，通过用肿瘤抗原刺激树突状细胞，可有效活化树突状细胞，促进其分化成熟，增强其功能。

功能和应用 早期的树突状细胞疫苗研究集中在黑色素瘤上，因为它具有许多明确的免疫相关性抗原，包括 Melan-A、MAGE-1、MAGE-3、gp100 和酪氨酸酶等。英国 Frank O. Nestle2004 年率先利用 MAGE-1 和 MAGE-3 肽致敏单核细胞来源的树突状细胞，接种给转移黑色素瘤患者，30 例患者中 3 例表现完全好转，5 例部分缓解。2012 年 4 月，丹麦 Bavarian Nordic 生物制药公司治疗性前列腺癌疫苗 Prostvac 在英国启动 III 期临床研究，主要研究 Prostvac 在无症状或轻度症状阉割性前列腺癌患者中的治疗作用。Prostvac 是基于痘病毒的疫苗，包括了前列腺癌特异性抗原的一段 DNA 编码序列。该疫苗是欧洲首个进入 III 期临床研究的前列腺癌疫苗。

2014 年，英国西北生物制药推出 DCVax-L 疫苗，主要用于治疗包括胶质母细胞瘤等恶性神经胶质瘤：首先从患者身上采血并在体外分离出静息的抗原呈递细胞即树突状细胞，这些树突状细胞经过培养、刺激，导入神经胶质瘤细胞特异性抗原，最后将活化的树突状细胞会输到患者体内，通过淋巴结扩散，刺激各种 T 细胞，从而产生特异性地针对大量表达同一抗原的脑癌细胞的免疫反应。在一个小规模的有 20 位脑癌患者参与的早期临床实验中，DCVax-L 治疗组的平均生存期达到 3 年，是采用标准疗法对照组的两倍。截至 2015 年，DCVax-L 正在进行一个有 348 位初诊胶质母细胞瘤患者参与的 III 期临床开发，评价药物治疗这种最恶性及最危险的脑癌的疗效和安全性。另一个预计招募 612 位前列腺癌患者，使用 2010 年获得美国批准上市的治疗性前列腺癌疫苗 sipulecucel-T 进行的 III 期临床也获得美国批准。该类疫苗的不良反应，一般为局部红肿胀痛、皮疹、发热不适等都是一过性的，不会造成生理功能障碍，而由于个人体质的不同，疫苗接种在不同程度上可能会引起过敏反应。

（吴玉章 许力凡）

zhìliáoxìng qiánlièxiàn'ái yìmiáo sipuleucel-T

治疗性前列腺癌疫苗 sipuleucel-T (therapeutic prostate cancer vaccine sipuleucel-T)

由前列腺碱性磷酸酶和粒细胞巨细胞集落刺激因子融合蛋白激活自体来源抗原提呈细胞制备的用于治疗前列腺癌的肿瘤疫苗。属于树突状细胞疫苗。美国丹德里昂（Dendreon）制药公司研制的治疗性前列腺癌疫苗 sipuleucel-T，于2010 年 4 月 29 日获得美国食品药品管理局批准上市，用于治疗无症状或者症状轻微的转移性、激素难治性前列腺癌，也是美国食品药品管理局批准上市的第一种自体细胞免疫治疗药物。

该疫苗的制备首先利用一个甘氨酸和丝氨酸将前列腺碱性磷酸酶与粒细胞巨细胞集落刺激因子连接形成碱性磷酸酶-粒细胞巨细胞集落刺激因子。然后用血细胞分离机采集患者外周血单个核细胞，经过两次密度梯度法离心去除红细胞、粒细胞、淋巴细胞、血小板和单核细胞，获得自体来源抗原提呈细胞。最后将原提呈细胞与碱性磷酸酶-粒细胞巨细胞集落刺激因子在 37℃、5% CO_2 培养箱中培养 36～44 h，收获处理后的抗原提呈细胞，立即输注回患者体内。

该疫苗由抗原提呈细胞摄取、加工和处理碱性磷酸酶-粒细胞巨细胞集落刺激因子融合蛋白，形成碱性磷酸酶表位肽-主要组织相容性复合体 I 类分子复合物提呈到细胞表面，供碱性磷酸酶特异性 $CD8^+T$ 淋巴细胞识别。回输到患者体内的抗原提呈细胞可以活化体内碱性磷酸酶特异性的 $CD8^+T$ 淋巴细胞，杀伤前列腺癌细胞。主要适用于阉割性前列腺癌或激素难治性晚期前列腺癌。最常见的不良反应为胃寒、乏力、发热、背痛、恶心、关节痛和头痛。sipuleucel-T 也是比较安全的治疗方法，临床实验中最常见的不良反应是注射部位局部反应，表现为乏力、发热和恶心等症状。截至 2015 年，没有疫苗相关的严重不良反应报告，也没有显示有免疫相关副作用（如自身免疫性疾病）。

（吴玉章 赵婷婷）

shùtūzhuàng xìbāo-zhǒngliú xìbāo
rónghé yìmiáo

树突状细胞-肿瘤细胞融合疫苗（dendritic cell-tumor cell fusion vaccine）

通过融合肿瘤细胞和树突状细胞产生的具有树突状细胞的抗原呈递功能和产生内源性抗原肽的融合疫苗。属于肿瘤疫苗的一种。可诱导载有相应抗原信息的树突状细胞，能进一步诱导保护性免疫，用于抗肿瘤治疗。

该疫苗将机体的树突状细胞提取出来，与肿瘤细胞融合，融合细胞既能表达肿瘤的所有抗原成分，又具有特殊的抗原提呈能力，回输体内后可激活 T 细胞，产生强大的抗肿瘤免疫反应，达到肿瘤治疗的目的。细胞融合技术最大的优点就在于融合细胞能呈递肿瘤细胞所有的抗原，包括已知的和未知的抗原。最佳候选细胞为自身肿瘤细胞，树突状细胞可来源于肿瘤患者自身或者异体，融合细胞疫苗可以通过聚乙二醇化学方法或使用电融合仪获得。肿瘤细胞在融合前一般都要经过射线照射或是丝裂霉素-C 处理，这样所得到的融合细胞疫苗没有增殖成瘤的危险。在临床 I／II 期试验中，用树突状细胞-肿瘤细胞融合疫苗治疗的病种有转移性肾细胞癌、转移性黑色素瘤、恶性脑瘤、神经胶质瘤和转移性乳腺癌等。例如，2004 年德国医生安吉拉（Angela Märten）等报道，在转移性肾癌的临床 I／II 试验中，从健康志愿者的外周血中获得树突状细胞制备融合疫苗，用于 12 例进展期转移性肾癌患者的治疗，此融合疫苗没有明显副作用，用自体肿瘤与异体肿瘤细胞制备的融合疫苗的治疗效果无差异，8 例患者仍处在进展期，4 例患者病情稳定。巴西医生何塞·亚历山大（Jose Alexandre M. Barbuto）报道在肿瘤细胞/树突状细胞融合疫苗治疗的 35 例转移性黑色素瘤和肾细胞癌患者中，71% 的患者免疫后病情稳定，经过免疫的患者迟发型变态反应和外周血对肿瘤特异和非特异刺激的增殖反应有增强的趋势。未见明显的不良反应，仅有部分患者在注射部位出现自限性皮肤炎症。但肿瘤细胞/树突状细胞融合疫苗中包含多种未知的肿瘤抗原，仍有出现自身免疫反应和致瘤性的可能。

（吴玉章 许力凡）

zhǒngliú jīyīn gōngchéng yìmiáo

肿瘤基因工程疫苗（tumor genetic engineering vaccine）

通过基因重组技术，将目的基因导入病毒载体用以修饰肿瘤细胞而构建的重组病毒肿瘤疫苗。主要包括 DNA 和 RNA 疫苗。基因一旦进入细胞，就会稳定表达外源蛋白，诱导长期持续的免疫反应，增强机体的抗瘤免疫应答。

药理作用 ①机体整体抗瘤能力的提高：外源基因的表达产物尤其是细胞因子一类，可直接作用于免疫细胞如肿瘤浸润性淋巴细胞、细胞毒性 T 细胞等，促进这些免疫细胞的增殖、分化，并增强其功能，从而提高机体免疫系统杀伤瘤细胞的能力。②增强肿瘤细胞的免疫原性：根据肿瘤的可能免疫逃避机制，导入相应的目的基因，以增强肿瘤的免疫原性。③表达产物具有了直接杀瘤细胞能力：如肿瘤坏死因子基因，导入肿瘤浸润性淋巴细胞或肿瘤细胞，局部可以持续分泌肿瘤坏死因子，从而杀伤或抑制肿瘤细胞。利用基因工程的手段，用某些免疫增强基因，体外修饰肿瘤细胞，再回输患者体内，以求在不同的免疫环节增强细胞毒性 T 淋巴细胞的杀瘤细胞活性。导入的基因主要包括主要组织相容性复合体基因、B7 基因、突变的 ras、p53 抑癌基因和细胞因子基因等。

功能和应用 关于肿瘤基因工程疫苗研究的热点主要集中在粒细胞-巨噬细胞集落刺激因子基因疫苗、多基因联合修饰疫苗，以及基因修饰树突状细胞构建树突状细胞疫苗和免疫修饰基因与自杀基因的联合。至 2015 年，肿瘤基因工程疫苗包括：①重组病毒瘤苗，已在动物开展实验治疗的有酪氨酸激酶、癌胚抗原、gp100（黑色素瘤）、gp97、P53、ESO-1 抗原基因等，所用的病毒包括 sv40 痘苗病毒、腺病毒、脊髓灰质炎病毒、甚至植物病毒。②基因工程瘤苗：一是按照 T 细胞激活的双信号学说即 T 细胞活化需要 T 细胞受体介导第一信号及共刺激分子介导的第二信号同时作用，将主要组织相容性复合体基因、共刺激因子基因以及一些 T 细胞激活的辅佐分子及其配体的基因靶向导入具有肿瘤抗原的肿瘤细胞后，可以增强肿瘤细胞的免疫原性，促进 T 细胞的激活（克服其免疫无能或打破其免疫耐受），诱导明显的特异性主动免疫治疗效应。二是基于细胞因子有直接/间接杀伤肿瘤细胞和免疫调节作用，将细胞因子基因导入肿瘤细胞作为瘤苗，既可持续表达抗原又可不断分泌细胞因子，从而提高肿瘤细胞的免疫原性，增强机体的特异性抗瘤免疫。正在研究的肿瘤基因工程疫苗包括 G-Vax 疫苗（将粒细胞-巨噬细胞集落刺激因子基因转入肿瘤细胞的转基因疫苗）、B7.1 疫苗、Lucaucanix TM 疫苗等。1999 年，美国西蒙斯（Simons）等最早开展 G-Vax 瘤苗治疗前列腺癌的临床试验研究，利用编码粒细胞-巨噬细胞集落刺激因子的逆转录病毒载体转染前列腺癌患者手术切除后获得的自体前列腺癌细胞制备成自体 G-Vax 瘤苗，给 8 例患者成功地进行了 G-Vax 瘤苗接种，其中在 7 例患者中检测到了特异性的 T 细胞反应和 3 例患者检测到了针对肿瘤的特异性抗体。2012 年 1 月，美国 Inovio 制药公司宣布，将使用其新研发的 EL-GEN1000 自动疫苗给药装置进行白血病疫苗Ⅱ期临床研究。该研究是一项开放式多中心临床试验，由南安普顿大学组织，旨在评价 DNA 疫苗对急性和慢性髓细胞白血病的疗效。

（吴玉章　许力凡）

zhǒngliú kàngyuántài yìmiáo

肿瘤抗原肽疫苗（tumor antigen peptide vaccine）

由肿瘤特异性抗原、病毒相关抗原、癌基因或抑癌基因突变蛋白的多肽组成的肿瘤疫苗。1998 年，美国国立卫生研究院的罗森伯格（Steven A. Rosenberg）教授合成了来源于黑色素瘤相关抗原 gp 100 中的一个肽段，与白介素-2 联合应用免疫黑色素瘤患者，显示出比单用白介素-2 更优的治疗效果，这是第一次将肿瘤抗原肽疫苗应用于人体的相关研究。该类疫苗根据实际用途可分为两种：预防性肿瘤疫苗和治疗性肿瘤疫苗。其中，预防性肿瘤疫苗是将与某些特殊肿瘤发生有关的基因制备的疫苗接种于具有遗传易感性的健康人群，进而控制肿瘤的发生；而治疗性肿瘤疫苗是以肿瘤相关抗原为基础，主要用于化学治疗后的辅助治疗。根据其来源，肿瘤抗原肽疫苗可分为肿瘤相关抗原/肿瘤特异性抗原疫苗、主要组织相容性复合体抗原多肽复合疫苗、热休克蛋白-肽复合体疫苗，以及人工合成肿瘤抗原肽疫苗等。

该疫苗的作用机制是通过利用肿瘤抗原激活患者自身免疫系统，诱导特异性细胞免疫和体液免疫应答反应，阻止肿瘤的生长、扩散和复发，以达到控制或清除肿瘤的目的。肿瘤抗原肽疫苗来源于自体或异体肿瘤细胞或其粗提取物，带有肿瘤特异性抗原或肿瘤相关抗原。可通过诱导特异性免疫应答来攻击肿瘤细胞。其中，基于肿瘤特异性抗原的肿瘤抗原肽疫苗在肿瘤免疫治疗中占有重要地位，因为它可以启动以细胞毒性 T 淋巴细胞反应为主的抗肿瘤效应，有效杀伤肿瘤细胞而对正常细胞无毒害作用。肿瘤抗原肽疫苗制作工序简单、费用低廉、化学性质稳定、无致癌性。但普通的抗原多肽因其表位单一、相对分子质量小、易降解等原因而导致其免疫原性弱，只能激发低水平的细胞毒性 T 淋巴细胞反应，不能获得理想的抗肿瘤效果。采用免疫佐剂、联合树突状细胞、分枝肽、多价表位、增加辅助性 T 细胞表位等方法可提高肿瘤抗原肽疫苗的免疫原性。

截至 2015 年，无肿瘤抗原肽疫苗上市，处于临床试验阶段的肿瘤抗原肽疫苗达一千余种，大多数试验效果并不理想，其中黑色素瘤被认为具有高免疫原性，近一半的肿瘤多肽疫苗研究都集中于黑色素瘤多肽疫苗。

（吴玉章　尚小云）

hēisèsùliú duōtài yìmiáo

黑色素瘤多肽疫苗（melanoma polypeptide vaccine）

用合成的黑色素瘤相关抗原多肽制备的用于治疗黑素瘤的肿瘤疫苗。该疫苗通过激活、恢复或者加强机体的抗黑色素瘤免疫反应，达到杀死肿瘤细胞目的。黑色素瘤相关抗原主要包括：黑色素瘤相关抗原-A1、黑色素瘤相关抗原-A3、黑色素瘤相关抗原-A4、黑色素瘤相关抗原-A10、黑色素瘤相关抗原-A12、黑色素瘤相关抗原-C2、纽约食管鳞状上皮癌抗原（NY-ESO-1/LAGE-2）、酪氨酸酶（Tyrosinase）、黑素瘤抗原-1、黑色素瘤相关抗原 gp100、N-乙酰氨基葡萄糖转移酶Ⅴ等。黑色素瘤多肽疫苗治疗属于肿瘤生物治疗，可以单用，但通常是与化学治疗或放射治疗等治疗方法合用。

该疫苗采用体外合成的方法制备。多采用固相多肽合成法，制作工序简单、费用低廉、化学性质稳定、无致癌性。该疫苗利用合成的黑色素瘤相关抗原多肽激活患者自身免疫系统，诱导特异性细胞免疫和体液免疫应答反应，阻止肿瘤的生长、扩散和复发，以达到控制或清除肿瘤的目的。大多数黑色素瘤多肽疫苗启动以细胞毒性 T 淋巴细胞反应为主的抗肿瘤效应，有效杀伤肿瘤细胞而对正常细胞无毒害作用。

截至 2015 年，还没有成熟的黑色素瘤多肽疫苗上市。黑色素瘤多肽疫苗是最早进入临床Ⅰ期、Ⅱ期试验的肿瘤多肽疫苗。1999 年，美国国立卫生研究院罗森伯格（Steven A. Rosenberg）教授合成了来源于黑色素瘤相关抗原 gp 100 中的一段多肽，与白介素-2 联合应用免疫黑色素瘤患者，显示出比单用白介素-2 更优的治疗效果，这是首次将肿瘤多肽疫苗应用于人体。2001 年，英国葛兰素史克公司研发人员瓦莱丽（Valérie Vantomme）博士等经欧洲药品审评委员会批准，用黑色素瘤相关抗原-3 的重组蛋白疫苗与免疫佐剂联合治疗黑色素瘤相关抗原-3 阳性的转移性黑色素瘤患者，这种重组蛋白疫苗由黑色素瘤相关抗原-3 的序列与流感嗜血杆菌蛋白 D 抗原的部分序列构成。95.8% 的患者在 4 次免疫后出现有意义的抗黑色素瘤相关抗原-3 IgG 抗体的反应，30.0% 出现针对黑色素瘤相关抗原-3 的干扰素水平升高。2004 年，瑞士 Ludwig 肿瘤研究所经欧洲药品审评委员会批准开展 Ⅰ／Ⅱ 期临床试验，采用黑色素细胞分化抗原黑素瘤抗原-1 多肽疫苗辅以含磷酰脂质 A 的免疫佐剂 AS02B 或弗式不完全佐剂 IFA 进行免疫治疗，结果患者对其疫苗的耐受性良好，49 例患者中 4 例病情稳定，两例黑素瘤抗原-1 特异性 T 细胞反应最强的患者出现皮肤、淋巴结和肺转移灶的缩小。

（吴玉章　尚小云）

shēngwù zhìliáo zhìjì

生物治疗制剂（biological therapeutic agents）

通过传统技术或现代生物技术制备的、基于生物学原理且具有临床预防和治疗价值的制剂。生物治疗制剂已应用于治疗多种人类疾病尤其是人类重大疾病，主要包括恶性肿瘤、心血管疾病、自身免疫疾病、遗传性疾病及神经性疾病等，所采用的主要技术包括基因治疗、免疫治疗（利用细胞、细胞因子、抗体、疫苗等进行的治疗）、干细胞移植和抗肿瘤血管治疗等，其中，应用最广、研究最深入的是针对恶性肿瘤的相关研究和应用。生物治疗方法已成为肿瘤三大常规疗法（手术、化学治疗、放射治疗）以外的第四大疗法。

肿瘤的生物治疗制剂的研究和应用可以追溯到 17 世纪晚期，如美国医生威廉（William Coley）于 1893 年用灭活的化脓性链球菌等细菌过滤液治疗肿瘤患者，时称"Coley 疗法"。20 世纪 70 年代中期，杂交瘤技术的出现使单克隆抗体的制备成为可能，但单独使用单克隆抗体治疗肿瘤未见好的疗效。20 世纪 80 中期，开始将抗体与其他具有抗肿瘤作用的因子如毒素及放射性核素等连接后制备成新的生物治疗制剂，利用单抗的导向性，发挥毒素及放射性核素等的治疗作用，这就形成了单抗导向疗法。20 世纪 80 年代初，随着细胞因子发现和基因克隆及基因工程技术发展，肿瘤治疗领域出现了输注细胞因子制剂治疗肿瘤的研究热点。20 世纪 80 年代中期，美国医生史蒂文·罗森伯格（Steven A. Rosenberg）等用淋巴因子激活的杀伤细胞及治疗浸润性的淋巴细胞治疗晚期肿瘤获得了较好疗效，从而兴起了过继回输杀伤细胞这一细胞类的生物治疗制剂治疗肿瘤的热潮。20 世纪 90 年代初基于肿瘤的基因疗法而产生的肿瘤基因治疗制剂在动物实验中取得理想疗效，部分基因治疗制剂进入临床并取得一定疗效，如 21 世纪初由中国学者研制、拥有自主知识产权的新药"今又生"成为世界首个获准上市的基因治疗药物。"今又生"由正常人肿瘤抑制基因 p53 和改构的 5 型腺病毒基因重组而成，可用于治疗鼻咽癌、头颈部鳞癌、肝癌、肺癌、乳腺癌、胃癌、前列腺癌、卵巢癌等四十余种实体瘤。进入 21 世纪后，随着针对特定靶分子的抗体药物临床应用的成功以及细胞治疗制剂在临床显示的良好的应用前景，2013 年《科学》（*Science*）杂志将肿瘤的免疫疗法列为值得关注的六大领域之一，相关治疗制剂的研发和应用必将成为新的热点。

分类　生物治疗制剂种类繁多，主要包括细胞治疗制剂、基因药物、核酸药物、细胞因子药物等。细胞治疗制剂包括免疫细胞治疗制剂和干细胞治疗制剂；基因药物包括重组人 p53 腺病毒注射液、重组人 5 型腺病毒注射液、阿利泼金等；核酸药物包括反义核酸药物、核酸适配体、核酶、脱氧核酶等；细胞因子类药物包括干扰素、白介素、肿瘤坏死因子以及生长因子类药物等。

应用　生物治疗制剂已广泛应用于多种疾病包括肿瘤、遗传病以及传染性疾病等的治疗。用于肿瘤治疗的生物治疗制剂的研发和应用发展最为迅速，20 世纪 80 年代中叶，美国医生史蒂文·罗森伯格（Steven A. Bosenberg）等根据当时肿瘤生物治疗的发展，提出生物反应调节剂的概念，建立了现代肿瘤生物治疗的理论和技术基础，代表性的生物反应调节剂包括卡介苗等。20 世纪 80 年代末以后有多种生物治疗制剂包括细胞因子、肿瘤疫苗、单克隆抗体、干细胞、免疫淋巴细胞和基因治疗制剂等应用于临床治疗肿瘤。如治疗膀胱癌的树突状细胞治疗制剂、针对不同分子靶点的单克隆抗体包括靶向人类表皮生长因子受体-2 用于乳腺癌治疗的基因工程抗体、靶向抗原 CD20 治疗 B 细胞淋巴瘤的基因工程抗体、靶向表皮生长因子受体治疗转移性结直肠癌的基因工程抗体等均已成为肿瘤治疗的重要手段。传染性疾病的治疗方面，作为最具代表性的生物治疗制剂，干扰素是慢性乙肝控制病毒复制的重要药物之一。基因治疗被认为是遗传病治疗的希望所在，如用于治疗单基因遗传病的多个生物治疗制剂正在临床试用，如阿利泼金，为用于治疗脂蛋白脂酶缺乏症的首个基因治疗药物，2012 年 11 月获得欧盟批准，用于治疗脂蛋白脂酶缺乏症。

（于益芝）

xìbāo zhìliáo zhìjì

细胞治疗制剂（cell therapy product）

以功能性细胞为主体的生物治疗制剂。这类制剂是通过采集自体或异体某些特殊的功能性细胞，如 CD34$^+$ 细胞，单个核细胞等，经过体外扩增、细胞培养或生物工程等处理方法，使这些细胞具有增强免疫、抗肿瘤、功能重建、机体修复、促进组织器官再生等治疗功效，然后将上述细胞引入机体从而达到治疗疾病的目的。

细胞治疗制剂的概念于 16 世纪由菲律宾学者巴拉塞尔士（Au-redus Paracelsus）提出。1912 年开始从胎牛或胎羊的胸腺和甲状腺提取单细胞悬液注射给患者，用于治疗“小儿胸腺功能减退和甲状功能低下”，此为细胞治疗制剂的最初应用。20 世纪 60～70 年代美国唐纳尔·托马斯（E. Donnall Thomas）医生应用骨髓移植治疗白血病获成功，并因此获得 1990 年诺贝尔生理学或医学奖。之后造血干细胞移植逐渐成为治疗多种疾病，尤其是血液系统恶性肿瘤的重要手段，至 21 世纪，全球已有超过 80 万的患者接受了造血干细胞移植。2004 年，美国研究机构报道了克隆小鼠的干细胞可以通过形成细小血管的心肌细胞修复心衰小鼠的心肌损伤，这是首次显示克隆干细胞在活体动物体内修复受损组织。在细胞免疫治疗方面，1982 年美国

伊丽莎白（Elizabeth A. Grimm）等首次报道了采集外周血单个核细胞，加入白介素-2 体外培养 4～6 天后，能诱导出非特异性的抗肿瘤杀伤细胞，之后细胞免疫治疗在抗肿瘤领域广泛发展。自 20 世纪 90 年代以来，生物治疗与手术、放射治疗和化学治疗一起，被列为肿瘤综合治疗的四种模式。

分类　细胞治疗制剂有多种分类方法，①根据细胞来源分为自体细胞治疗制剂和异体细胞治疗制剂。②根据发生学来源分为胚胎细胞治疗制剂和成体细胞治疗制剂。③根据细胞分化程度分为干细胞治疗制剂和体细胞治疗制剂。④根据细胞免疫类型分为特异性细胞治疗制剂和非特异性细胞治疗制剂。⑤根据细胞的种类分为单一细胞治疗制剂和混合细胞治疗制剂。⑥根据细胞治疗的目的分为免疫细胞治疗制剂和干细胞制剂。

生物学特性　理论上讲，各种疾病均可通过细胞的替代或功能重建得以治疗，因此细胞治疗制剂的应用极为广泛，其主要作用机制为：①细胞替代。将外源性细胞引入人体，以替代体内缺乏或功能缺陷的同类细胞。②塑型和功能修复。利用细胞的增殖分化能力和功能的可塑性，以修复衰老、受损或功能缺陷的组织和器官。③抗肿瘤作用。通过细胞间直接作用或间接作用，如分泌相关的因子或活性分子来杀伤肿瘤细胞。

与化学合成药物相比，细胞治疗制剂的优势在于：①来源于人体细胞，符合人体生理条件的要求，不易降解。②对宿主正常细胞的毒性低。③生物活性功能多样，如抗肿瘤、抗细菌病毒及免疫调节活性等。④作用谱广，

在体外几乎对所有肿瘤细胞和病毒、细菌均有抑制效应。其劣势在于：细胞来源有限；取材时对患者或供者有损伤；不可大批量生产；细胞培养需要时间；细胞的动员、采集、培养成本较高。

功能或应用　细胞治疗制剂可用于治疗临床多种疾病，如应用树突状细胞-细胞因子诱导杀伤细胞、扩增活化的自体淋巴细胞、自然杀伤细胞等可用于治疗乳腺癌、卵巢癌、恶性黑色素瘤、神经母细胞瘤等恶性实体肿瘤。应用造血干细胞可用于治疗急、慢性白血病、恶性淋巴瘤、多发性骨髓瘤等造血系统肿瘤，以及用于恶性肿瘤超大剂量化学治疗后及全身放射治疗后的骨髓功能的重建。另外，造血干细胞也可用于治疗某些非肿瘤疾病，如再生障碍性贫血等血液系统疾病、自身免疫性疾病、糖尿病、神经系统疾病、感染性疾病以及某些遗传性疾病等。干细胞治疗制剂还可用于创伤修复、神经再生、组织器官移植甚至美容、抗衰老等。

注意事项　除造血干细胞移植外，多数细胞治疗制剂在中国属卫生部第三类医疗技术，有些因涉及伦理问题、安全性及有效性尚需进一步验证，有些仍处于研究、实验和临床观察的阶段。相关的治疗方案和标准尚有待于进一步规范和统一，细胞的最佳培养途径、给药途径、给药方法、应用剂量、不良反应及其处理等问题都还有待于摸索和探讨，故临床应用需慎重。

（任军 陈峰）

miǎnyì xìbāo zhìliáo zhìjì

免疫细胞治疗制剂（immune cell therapy product）

采集患者自身的或异体的免疫细胞，在体外经过活化、扩增，或经基因、

分子修饰后回输体内治疗疾病的细胞治疗制剂。主要用于肿瘤以及病毒感染性疾病等的治疗。

人体内存在多种抗肿瘤细胞或微生物的免疫细胞，如 T 淋巴细胞、自然杀伤细胞、自然杀伤 T 细胞、T 细胞、巨噬细胞、粒细胞，以及参与通过抗原提呈诱导主动免疫的树突状细胞等。进入临床研究和应用的淋巴因子激活的杀伤细胞、细胞因子诱导的杀伤细胞以及树突状细胞-细胞因子活化的杀伤细胞均含有混合的免疫细胞。

20 世纪 80 年代，美国国立癌症研究所癌症研究中心史蒂文·罗森伯格（Steven A. Rosenberg）医生首先应用淋巴因子激活的杀伤细胞联合白介素-2 治疗晚期癌症患者，产生了一定效果。20 世纪 90 年代初，美国斯坦福大学医学中心医生施密特（Schmidt Wolf）等首先报道了对细胞因子诱导的杀伤细胞的研究，并显示其体外扩增效率和体内抗肿瘤效应均优于淋巴因子激活的杀伤细胞。21 世纪初，施密特等将负载抗原的树突状细胞与细胞因子诱导的杀伤细胞共培养制备的树突状细胞-细胞因子活化的杀伤细胞进入临床研究，进一步提高了效应细胞的体外扩增速率以及抗肿瘤的特异性和效率。利用识别肿瘤抗原的抗体可变区基因与 T 细胞活化链以及共刺激分子融合基因修饰的 T 细胞即嵌合抗原受体修饰的 T 细胞治疗肿瘤的临床研究也在快速发展，其中靶向 CD19 的嵌合抗原受体修饰的 T 细胞治疗 B 细胞来源的恶性肿瘤效果显著。采用自体或主要组织相容性复合物为半相合的异体自然杀伤细胞用于过继免疫治疗某些血液系统来源的肿瘤和实体瘤的研究

也在进行中，其疗效有待进一步评价。gdT 细胞是介于获得性免疫和天然免疫之间的细胞，其制剂对黑色素瘤、肾癌、前列腺癌等有一定疗效，尚需进一步的临床验证。免疫细胞治疗制剂的应用已成为正式的临床疗法。免疫细胞疗法较为安全，而且与肿瘤三大常规疗法的手术、化学治疗和放射治疗有明显互补性，因此其联合疗法具有显著优势。

分类　免疫细胞治疗制剂主要分为主动免疫治疗制剂和过继免疫治疗制剂。其中主动免疫治疗制剂是通过制备成疫苗进行的治疗。过继免疫治疗制剂主要包括肿瘤浸润性淋巴细胞、细胞因子诱导的杀伤细胞、树突状细胞治疗制剂、细胞毒性 T 淋巴细胞、抗乙型肝炎病毒特异性主动免疫治疗制剂、腺相关病毒-树突状细胞-细胞毒性 T 淋巴细胞靶向性抗肿瘤细胞免疫治疗、树突状细胞-细胞因子活化的杀伤细胞、自然杀伤细胞、gdT 细胞等。

功能或应用　主动免疫制剂，如美国丹德里昂（Dendreon）公司研制的前列腺癌的树突状细胞疫苗 Sipuleucel-T（或称 Provenge）主要是通过注入皮下或静脉，激发宿主的抗肿瘤特异性免疫反应而进行的治疗。细胞过继免疫治疗通常通过静脉将细胞制剂输入体内。在治疗癌性胸腹水时也可进行胸腔或腹腔注入这些免疫细胞制剂。它们可直接杀伤肿瘤细胞。应用三大常规疗法联合细胞过继免疫治疗更为有利。如围手术期联合细胞过继免疫治疗，有利于防止肿瘤的复发转移，以及放射治疗和（或）化学治疗后联合细胞过继免疫治疗有利于提高疗效。免疫细胞制剂大多数仍处于临床研究阶段，极少数制剂进

入市场作为了正式疗法。

（张叔人）

shùtūzhuàng xìbāo zhìliáo zhìjì

树突状细胞治疗制剂（dendritic cell therapy product）　以特定抗原致敏的树突状细胞为基础制备的用于治疗免疫相关性疾病的免疫细胞治疗制剂。树突状细胞是由加拿大免疫学专家斯坦曼（Ralph Steinman）于 1973 年发现的抗原提呈细胞，因其成熟时伸出许多树突样或伪足样突起而得名。树突状细胞分两类，包括存在于淋巴组织、血液和非淋巴组织的经典树突状细胞和浆细胞样树突状细胞。其中，经典树突状细胞的主要功能是诱导针对入侵抗原的特异性免疫应答并维持自身耐受，而浆细胞样树突状细胞的主要功能则是针对微生物，特别是病毒感染产生大量的 I 型干扰素并激发相应的 T 淋巴细胞。用于免疫治疗的主要是经典树突状细胞。成熟的树突状细胞经抗原致敏可以诱导免疫激活，用于肿瘤、感染等的治疗；未成熟的树突状细胞经抗原致敏后具有诱导免疫耐受的功能，用于自身免疫性疾病以及移植排斥反应等的治疗。

药理作用　成熟的树突状细胞经过抗原致敏后，将摄取的抗原（如肿瘤抗原或病原微生物抗原等）在细胞内加工处理后，将抗原肽表达于树突状细胞的表面，抗原肽可以提供 T 细胞活化的第一信号，将此树突状细胞注射至机体，由于成熟树突状细胞高表达共刺激分子这一激活 T 细胞所需的第二信号，在体内可将抗原信息传递给 T 细胞进而活化 T 细胞。活化的 T 细胞即可直接或间接杀伤肿瘤细胞或病原微生物感染的细胞。未成熟的树突状细胞

经过抗原致敏后尽管也可以将抗原信息传递给 T 细胞，但因其低表达或缺乏共刺激分子（第二信号），在体内会诱导 T 细胞产生免疫耐受，导致 T 细胞失能，因此可用于移植排斥反应等的治疗。

制备技术 主要通过两条途径制备人树突状细胞，一是人外周血单核细胞来源的树突状细胞，从患者体内分离获得外周血单个核细胞，再分离出其中的单核细胞，加入不同的细胞因子组合（常用的有粒细胞-巨噬细胞集落刺激因子和白介素-4）将其诱导成为未成熟的树突状细胞，再通过多种方法（包括脂多糖、肿瘤坏死因子-α、单核细胞条件培养基或多种细胞因子的鸡尾酒组合等）进一步诱导成为成熟的树突状细胞。人树突状细胞的另一个来源是从脐带血里分离出 CD34$^+$ 前体细胞，经过粒细胞-巨噬细胞集落刺激因子和白介素-4培养为未成熟树突状细胞，再经过前述方法制备成成熟树突状细胞。将制备的抗原与树突状细胞共同培养，树突状细胞受到抗原信号的刺激即成为抗原致敏的树突状细胞治疗制剂。

应用 截至 2015 年，全球有关树突状细胞治疗疾病的临床试验多达四百多项，其中主要涉及肿瘤、人类免疫缺陷病毒（艾滋病病毒）、乙肝病毒或流感病毒的树突状细胞疫苗、自身免疫疾病（包括 1 型糖尿病、哮喘、红斑狼疮、银屑病、风湿性关节炎、花粉过敏症、动脉硬化症以及原发性胆汁淤积性肝硬化等）和移植相关疾病（包括移植物抗宿主病、肝移植以及肾移植等）的治疗。2010 年 4 月 29 日，美国批准由美国丹德里昂（Dendreon）公司研发的全球第一个治疗性癌症疫苗

Provenge（sipuleucel-T）上市，用于治疗发生转移且常规激素治疗无效的前列腺癌患者，该树突状细胞制剂由自体树突状细胞和前列腺癌抗原前列腺酸性磷酸酶和粒细胞巨噬细胞刺激因子的融合蛋白组成，由于含有肿瘤抗原且能激发抗肿瘤免疫反应，故称为治疗性癌症疫苗。

不良反应和注意事项 除一过性低热外，一般无明显毒副作用发生。不是来源于自体的树突状细胞可引起部分患者产生过敏反应等不良反应。用自体来源的树突状细胞对患者进行个体化治疗可以有效避免过敏反应等，缺点是操作比较复杂。

（于益芝）

xìbāoyīnzǐ yòudǎo de shāshāng xìbāo
细胞因子诱导的杀伤细胞（cytokine induced killer cells，CIK）

外周血单个核细胞经多种细胞因子体外诱导分化获得的具有 CD3$^+$CD56$^+$ 表型的用于肿瘤治疗的免疫细胞治疗制剂。又称自然杀伤细胞样 T 淋巴细胞。用于体外诱导的细胞因子主要包括抗 CD3 单克隆抗体、白介素-2、白介素-1α、干扰素-γ、肿瘤坏死因子-α 等。CIK 兼具有 T 淋巴细胞的抗肿瘤活性和自然杀伤细胞的非主要组织相容性复合体限制性杀伤肿瘤的优点。

药理作用机制 细胞因子诱导的杀伤细胞能够通过三种途径杀伤肿瘤细胞：①识别肿瘤细胞，释放颗粒酶/穿孔素等毒性颗粒，导致肿瘤细胞裂解，从而直接杀伤肿瘤细胞。②释放多种炎性细胞因子，如干扰素-γ、肿瘤坏死因子-α、白介素-2 等，不仅对肿瘤细胞有直接抑制作用，还能通过调节机体的免疫反应间接杀伤肿瘤细胞。③表达凋亡相关蛋白

配体 FasL，通过与肿瘤细胞膜表达的凋亡相关蛋白 Fas 结合，诱导肿瘤细胞凋亡该细胞具有增殖速度快、杀瘤活性高、非主要组织相容性复合体限制、对正常骨髓造血影响小等优势。

制备技术 细胞因子诱导的杀伤细胞的制备过程主要分三个步骤进行：①采集自体外周血单个核细胞，并进一步纯化、洗涤。②经抗 CD3 单克隆抗体、白介素-2、白介素-1α、干扰素-γ、肿瘤坏死因子-α 等细胞因子体外诱导、增殖，制备制剂成品。③制剂成品的检定。即进行无菌检测，细胞存活率检测（应不低于 90%），CD3$^+$、CD8$^+$、CD56$^+$ 等细胞分子表型检测比例合格。

应用 主要用于肿瘤的细胞免疫治疗。该细胞在多种肿瘤中具有抗肿瘤活性，对转移性肾癌、结肠癌、非小细胞肺癌和淋巴瘤的治疗已进入临床试验阶段，例如中国第三军医大学西南医院血液病中心于 2011 年 12 月获得中国国家药品监督管理部门批准，开展自体 CIK 细胞治疗血液系统恶性肿瘤的 Ⅰ～Ⅱ 期临床试验，中国人民解放军第 105 医院于 2012 年 11 月获得批准开展脐血 CIK 细胞输注治疗原发性支气管肺癌疗效和安全性的 Ⅰ 期临床试验等。对化学治疗后耐药的肿瘤患者，也具有一定的疗效。通常不存在化学治疗、骨髓移植后明显的毒副反应和风险，特别是对于手术后的肿瘤患者清除残留的微小转移病灶，防止癌细胞的扩散和复发，提高患者自身免疫力等具有较好效果。

不良反应和注意事项 该免疫细胞治疗制剂应用相对安全，一般无毒副作用。少数患者在该细胞回输后 2～10 h 内可出现发热

反应，此时需要严密观察患者体温的变化并对症处理，一般持续 2~6 h 后可自行缓解。临床上可采取在回输前给予肌内注射适量抗组胺药来预防发热反应的发生。

（张叔人　任秀宝）

xìbāo dúxìng T línbā xìbāo

细胞毒性 T 淋巴细胞（cytotoxic T lymphocyte，CTL）

由主要组织相容性复合体 I 类分子呈递的抗原肽活化 $CD8^+T$ 细胞分化形成的能够通过细胞毒作用特异性识别并直接杀伤病毒等病原体感染细胞和体内突变细胞的免疫细胞治疗制剂。

药理作用机制　CTL 的杀伤机制有两种途径：①直接杀伤途径。CTL 细胞经其表面受体与靶细胞上的抗原肽/主要组织相容性复合体 I 类分子复合体结合，在抗原递呈细胞表面能够产生协同刺激信号（激活活化第二信号），其在协同刺激分子，如 CD28/CTLA-4 与 B7（B7-1、B7-2）的辅助作用下胞吐释放效应分子穿孔素/颗粒酶，从而使靶细胞在数分钟内迅速被裂解。②诱导凋亡途径。CTL 表面 FasL 分子结合靶细胞表面 Fas 分子，通过 Fas 分子胞内段的死亡结构域激活半胱天冬氨酸蛋白酶-8，启动靶细胞的死亡信号传导途径，杀伤靶细胞。此外，CTL 释放的颗粒酶可通过激活半胱天冬氨酸蛋白酶-10，引发半胱天冬氨酸蛋白酶级联反应，使靶细胞凋亡。

制备技术　扩增肿瘤特异性 CTL 细胞，主要可通过两种途径：一是通过手术获得患者的新鲜肿瘤组织，分离其中的肿瘤浸润淋巴细胞，通过单克隆扩大培养而得到；二是采集患者自身外周血单个核细胞、淋巴结或脾脏中的淋巴细胞，通过自体和异体基因

抗原体外诱导生成 CTL。此外，对 T 细胞进行基因修饰能够增强 T 细胞的杀伤能力且保持其持久活性，提高其应用于多种肿瘤治疗的成功率。

应用　主要用于实体肿瘤治疗，尤其是肿瘤相关抗原比较明确的恶性黑色素瘤、胃癌、结直肠癌、肝癌、前列腺癌、肺癌、肾癌、宫颈癌等。2012 年 6 月美国诺华公司获得美国食品药品管理局批准开展 CAR-T CTL019 个性化 T 细胞治疗方案治疗复发/难治性急性淋巴细胞白血病儿科及成年患者的 I/II a 期临床试验，效果良好。2014 年 7 月，CTL019 获得美国食品药品管理局"突破性疗法"认证。

不良反应和注意事项　除短暂性发热外，一般无明显毒副作用发生。基因修饰 CTL 的不良反应主要表现在靶抗原所在正常组织的功能损害，例如靶向黑色素瘤肿瘤相关抗原 MART-1 的 TCR 除了攻击表达 MART-1 的肿瘤组织，同时还可以靶向存在于皮肤、眼及耳部的正常黑色素细胞，导致正常器官功能损害。

（张叔人　任秀宝）

kàngyǐxíng gānyán bìngdú tèyìxìng zhǔdòng miǎnyì zhìliáo zhìjì

抗乙型肝炎病毒特异性主动免疫治疗制剂（anti hepatitis B virusspecific active immunotherapy）

用乙型肝炎病毒特异性抗原制备的用来提高肝炎患者体内抗乙型肝炎病毒天然免疫和特异性免疫应答的生物治疗制剂。又称为抗 HBV 治疗性疫苗治疗。属于免疫细胞治疗制剂。乙型肝炎病毒（hepatitis B virus，HBV）的特异性抗原主要包括 HBV 蛋白质抗原与佐剂，与抗病毒药物联合，可以达到抑制病毒复制以及清除

HBV 共价、闭合、环状 DNA（cccDNA）和乙肝表面抗原（HBsAg）的作用。用于抗 HBV 特异性主动免疫治疗的制剂主要有：①应用 HBsAg 多肽片段或与 HBsAg 前 S 片段蛋白制成的蛋白疫苗。②应用细胞毒性 T 淋巴细胞和辅助性 T 淋巴细胞表位脂多肽制成的多肽疫苗。由细胞毒性 T 淋巴细胞表位、辅助性 T 淋巴细胞表位及两个分子软脂酸构成。③DNA 质粒疫苗。将 HBsAg 的 DNA 负载于质粒上，接种患者体内，在体内合成抗原用于刺激免疫细胞。④抗原抗体复合物疫苗。用 HBsAg 加入抗 HBs 免疫球蛋白制成，通过改变对 HBsAg 的递呈方式诱导产生有效的免疫应答。⑤树突状细胞疫苗。将 HBV 相关抗原荷载于树突状细胞，提高抗原提呈功能，进而刺激机体免疫应答。⑥TLR7 受体激动剂（GS-9620）。该制剂可以激活机体自然杀伤细胞等天然免疫应答，发挥抗病毒作用。2013 年，由美国食品药品管理局批准，美国吉利德公司研发的 GS-9620 已经完成 II 期临床试验，并取得了初步疗效。截至 2015 年，尚无产品上市。

药理作用机制　该药主要应用 HBV 抗原成分来增强患者体内的抗原递呈细胞功能，进一步激活患者体内的特异性细胞毒性 T 淋巴细胞，最终通过非细胞溶解途径，分解感染的肝细胞内的 HBV-cccDNA、HBVmRNA 以及 HBV DNA 中间体。同时抑制肝细胞内 HBV 的组装，或通过细胞凋亡途径诱导 HBV 感染细胞凋亡，从根本上清除病毒。

制备技术　蛋白疫苗和多肽疫苗主要由特异性抗原与佐剂组成。其中，特异性抗原一般都选择 S 片段与前 S 片段蛋白，尤其

是基因重组前 S1、前 S2 与 S 片段三抗原蛋白，其免疫原性最强，并且对特异性细胞免疫的激活作用也最好。佐剂多使用铝佐剂，多种细胞因子佐剂也逐渐在临床使用。质粒疫苗是将 HBsAg 的 DNA 负载于质粒而成。抗原抗体复合物疫苗是将 HBsAg 和抗 HBs 免疫球蛋白以一定比例混合，辅以氢氧化铝佐剂制成。树突状细胞疫苗是将 HBV 相关抗原荷载于树突状细胞，并进行活化而成。

应用 用 HBV S 片段与前 S 片段蛋白治疗性疫苗进行抗 HBV 特异性主动免疫疗法治疗慢性 HBV 感染患者已有报告，疫苗治疗后 20%~40% 的患者出现 HBV DNA 转阴、乙型肝炎 E 抗原（HBeAg）消失或血清学转换，约 10% 患者出现 HBsAg 消失和血清学转化。此外，树突状细胞疫苗治疗慢性乙肝具有一定效果，但仍需要进一步证实。此外，虽然 HBV 抗原和抗体复合物疫苗和 HBV DNA 质粒疫苗已进入临床试验，但疗效尚待明确。

不良反应和注意事项 抗 HBV 特异性主动免疫治疗短期安全性好，未观察到严重的不良反应，极少数患者可能出现低热、皮疹等轻微不良反应，但其长期疗效和安全性尚未得到证实。

（张叔人 王福生）

xiànxiāngguān bìngdú-shùtūzhuàng xìbāo-xìbāo dúxìng T línbā xìbāo bǎxiàngxìng kàngzhǒngliú xìbāo miǎnyì zhìliáo

腺相关病毒-树突状细胞-细胞毒性 T 淋巴细胞靶向性抗肿瘤细胞免疫治疗 （adenoa-associated virusdendritic cellcytotoxic T lymphocyte anti-cancer cellular immunotherapy） 以无致病性的野生型腺相关病毒（adenoa-

ssociated virus，AAV）为载体，通过基因重组技术，产生能够有效杀伤肿瘤细胞的细胞毒性 T 淋巴细胞（cytotoxic T lymphocyte，CTL），通过静脉回输给肿瘤患者，从而治疗肿瘤的细胞免疫治疗方法。又称特异性 AAV-DC-CTL（ACTL）免疫治疗。属于自体细胞免疫治疗。

CTL 具有肿瘤抗原特异性，即靶向性和专一性，仅针对某种或数种特定肿瘤相关抗原阳性的肿瘤细胞具有杀伤作用，对抗原阴性的细胞无任何作用。CTL 是 CD8$^+$ 的 T 淋巴细胞亚群，与自然杀伤细胞构成机体抗病毒、抗肿瘤的重要防线。CTL 杀伤机制是通过释放效应分子如穿孔素、颗粒酶、淋巴毒素、肿瘤坏死因子相关蛋白等裂解靶细胞，或通过表达细胞因子-人凋亡相关因子配体启动信号转导途径诱导凋亡，摧毁靶细胞。

治疗流程：首先将无致病性的野生型腺相关病毒通过基因重组技术，改建为携带特定肿瘤相关抗原基因的重组腺相关病毒，采用患者自体外周血单核细胞，在体外经过加工，分离出树突状细胞（dendritic cells，DC）和淋巴细胞并分别培养。在树突状细胞中加入携带特定肿瘤抗原的重组腺相关病毒液，负载抗原，同时经细胞因子诱导，培养成具有强大抗原提呈功能的成熟树突状细胞。在体外将获得的树突状细胞与患者淋巴细胞体外混合共培养，刺激 T 淋巴细胞，产生有效杀伤肿瘤细胞的抗原特异性的 CTL。然后将收获的 CTL 分次回输给患者。

主要应用于治疗肿瘤组织人类白细胞抗原-Ⅰ类抗原表达阳性并且一种或数种肿瘤相关抗原阳性的恶性肿瘤，如肺癌、乳腺癌、前列腺癌、结直肠癌、胃癌、食管癌、宫颈癌、卵巢癌、膀胱癌等恶性肿瘤。治疗临床安全性良好，不良反应发生率低，主要有流感样症状，表现为发热和肌肉酸痛等。截至 2015 年，在国内外已应用于多种恶性肿瘤并且效果良好、毒副作用小，并且获得多项国际专利保护。

（任 军 王小利）

zìrán shāshāng xìbāo

自然杀伤细胞 （natural killer cell，NK） 具有直接杀伤病毒感染细胞、肿瘤细胞或其他异常靶细胞的大颗粒淋巴细胞。也属于一种免疫细胞治疗制剂。

自然杀伤细胞发育自骨髓造血干细胞，循环于外周血液中，可居留在淋巴结、肝脏、肺脏和蜕膜等组织，具有细胞毒性和分泌干扰素-γ 等细胞因子的潜能，在抗肿瘤和抗病毒感染中发挥重要作用。自然杀伤细胞的突出特点是具有自然杀伤功能，该细胞无需抗原加工递呈就能杀伤多种靶细胞，其杀伤效应不受组织相容性抗原复合体限制，应答速度快，在免疫应答的早期即可发挥作用。

结构组成和理化性质 自然杀伤细胞的表面标志具有相对特异性，它们通常可表达多种白细胞分化抗原（CD），如 CD2、CD7、CD8、CD11b/CD18、CD16、CD56、CD57、CD59、CD94 和 CD122 等，通常用 CD3$^-$ CD56$^+$ 作为鉴定人自然杀伤细胞的表型分子，其中 CD56 是神经细胞黏附分子，主要表达在自然杀伤细胞和少数 T 淋巴细胞上。并以 CD56 的表达密度不同，将自然杀伤细胞分为 CD56^{bright} 和 CD56^{dim} 两个亚群。自然杀伤细胞表面还表达非常复杂的受体，包括抑制性受体和活化性受体，可以通过这些受体来识别正常细胞和异常细胞，并以此来调控其活化、增殖以及效应功能。抑制性受体包括大多数杀伤细胞免疫球蛋白样受体和自然杀伤细胞2族成员A等，共同特点是胞内段均含有免疫受体酪氨酸抑制基序，可招募蛋白酪氨酸磷酸酶，传递负性信号，抑制自然杀伤细胞的杀伤活性。活化性受体包括人类白细胞抗原Ⅰ类分子特异性受体（如某些杀伤细胞免疫球蛋白样受体）、白细胞抗原Ⅰ类分子相关的受体（代表性受体是自然杀伤细胞2族成员D）、非白细胞抗原特异性受体（包括自然细胞毒性受体NKp46、NKp44和NKp30）和辅助性受体（CD226、NKp80和SLAMs）等。

药理作用机制 自然杀伤细胞通过受体与靶细胞上对应的配体相互作用，继而整合这些受体所传导的不同信号，依据信号的强弱，决定是否对靶细胞进行应答还是从靶细胞上解离。自然杀伤细胞与靶细胞密切接触后主要通过以下途径发挥杀伤作用：①抗体依赖细胞介导的细胞毒作用途径，在肿瘤或病毒特异性IgG抗体存在条件下，该细胞可以通过表面IgG Fc受体（CD16）识别并杀伤与IgG抗体特异性结合的肿瘤/病毒感染的靶细胞，由于CD56^{dim}自然杀伤细胞表达高水平的CD16，因而抗体依赖细胞介导的细胞毒作用多由CD56^{dim}自然杀伤细胞发挥。白介素-2和干扰素-γ能明显增强该细胞介导的抗体依赖细胞介导的细胞毒作用。②穿孔素/颗粒酶作用途径，自然杀伤细胞也表达高水平的穿孔素，在其活化后被释放出来并可在靶细胞上形成多聚穿孔素"孔道"，使水、电解质进入靶细胞导致细胞崩解。颗粒酶即丝氨酸蛋白酶，可通过破坏细胞膜或激活凋亡相关的酶系统诱导靶细胞凋亡。③死亡相关受体途径，活化的自然杀伤细胞可以表达死亡受体配体（如FasL）或肿瘤坏死因子-α，通过与靶细胞表面的受体Fas（CD95）或肿瘤坏死因子受体-Ⅰ结合后介导靶细胞凋亡。

制备技术 分离骨髓或脐血造血干细胞，利用自然杀伤细胞祖细胞发育所需的细胞因子如干细胞因子和白介素-7等，以及未成熟的自然杀伤细胞发育所需细胞因子白介素-15等，模拟生理微环境促进CD34$^+$造血干细胞发育分化为未成熟细胞，再通过白介素-2或白介素-12等诱导成熟的细胞毒性自然杀伤细胞。也可以直接自外周血单个核细胞中分离该细胞，通过白介素-2和白介素-15等细胞因子扩增。

应用 主要用于肿瘤患者的过继细胞治疗，尤其是髓系白血病的治疗。通常将自体或异体自然杀伤细胞在体外大规模扩增后，输注入患者体内，通过该细胞的直接杀伤作用杀死白血病细胞等其他肿瘤细胞，美国食品药品管理局于2012年批准美国科罗纳多（Coronado）制药公司的激活同种异体自然杀伤细胞（CNDO-109）用于治疗急性髓细胞性白血病1/2期剂量递增临床实验。截至2015年，仍处于临床试验研究阶段。

（张叔人 魏海明）

gànxìbāo zhìliáo
干细胞治疗（stem cell therapy）

应用人自体或异体来源的干细胞经体外操作后输入或植入人体，用于疾病治疗的过程。这种体外操作主要包括干细胞的分离、纯化、扩增、修饰、干细胞（系）建立、诱导分化、冻存和冻存后复苏等过程。用于细胞治疗的干细胞主要包括成体干细胞、胚胎干细胞及诱导的多能性干细胞。

干细胞治疗的临床应用始于1968年，美国理查德（Richard A. Gatti）完成了世界上第一例骨髓移植术，成功治疗了1例重症联合免疫缺陷患者，其有效成分是造血干细胞，此后被大量用于治疗某些恶性血液病和肿瘤，而造血干细胞的来源逐渐从骨髓替换为外周血，进而是脐带血。1989年法国血液病专家格鲁克曼（Eliane Gluckman）等在国际上率先成功采用脐血造血干细胞移植治疗了1例贫血患儿，标志着脐带血造血干细胞移植时代的开启，也称为脐血移植术。截至2015年，全球进行了接近4万例的脐血移植术。除骨髓移植、脐血移植之外，其他来源的干细胞产品逐渐步入临床应用阶段，面向的疾病类型大幅度增加。

分类 干细胞治疗按照治疗目的分为干细胞移植、干细胞再生技术和自体干细胞免疫治疗。干细胞移植是将各种来源的正常造血干细胞在患者接受超剂量化（放）疗后，通过静脉输注移植入受体内，以替代原有的病理性造血干细胞，从而使患者正常的造血及免疫功能得以重建。干细胞再生技术是利用干细胞的复制、再生能力治疗疾病的技术。自体干细胞免疫疗法是通过调控细胞因子，修复受损的组织细胞，然后通过细胞间的相互作用及产生细胞因子抑制受损细胞的增殖及其免疫反应，从而发挥免疫重建的功能。

按照排异性种类划分，干细胞治疗又分为自体干细胞治疗与异体干细胞治疗。异体干细胞治疗又包括HLA配型完全型、HLA

配型不完全型和无关供者。

用于干细胞治疗的干细胞按来源分为成体干细胞和胚胎干细胞。成体干细胞由于不受伦理学限制，性质相对稳定，取材方便，国际上多采用成体干细胞用于临床治疗及实验研究。胚胎干细胞由于受伦理学限制和潜在的成瘤性，用于临床治疗在国际上有激烈的争议。2006 年，日本高桥（Kazutoshi Takahashi）和山中康裕（Shinya Yamanaka）成功培育出小鼠诱导多能干细胞，2007 年两个小组同时培育出人多能性干细胞。

生物学特性　干细胞治疗的原理包括干细胞移植、旁分泌作用或者两者兼有。间充质干细胞和神经干细胞在修复骨、软骨及神经系统损伤性疾病时，部分移植细胞可在宿主体内长期存活，并可形成新生组织。然而，对 21 世纪以来开展的多数干细胞治疗而言，如间充质干细胞治疗神经系统疾病、心肌梗死和移植物抗宿主病等，并没有细胞在体内长期存活并实施神经元和心肌细胞功能的确切证据。

功能或应用　造血干细胞移植已成为根治白血病等病的主要手段，可用于恶性血液病、部分恶性肿瘤、部分遗传性疾病。2009 年中国《脐带血造血干细胞治疗技术管理规范（试行）》规定脐带血造血干细胞治疗适用于包括骨髓衰竭、血红蛋白病、重症免疫缺陷病、代谢性疾病的遗传性及先天性疾病和急性白血病、慢性白血病、骨髓增生异常综合征、多发性骨髓瘤、恶性淋巴瘤及其他某些恶性肿瘤及重症再生障碍性贫血、重症放射病。

干细胞治疗已经用于心血管、神经系统、血液、肝、肾、糖尿病及骨关节等多种疾病的治疗。

包括间充质干细胞、胚胎干细胞和多能干细胞在内的干细胞，已经成为继造血干细胞移植后的新型干细胞治疗的主体，分别进入Ⅰ～Ⅲ期临床试验，用于治疗免疫性疾病和退行性病变等相关疾病，促进组织和器官损伤的修复，或构建针对疾病特异性的多能干细胞。2010 年 10 月美国食品药品管理局批准了一项源自人胚胎干细胞的少突胶质前体细胞的研究性新药 GRNOPC1 用于治疗急性脊髓损伤的Ⅰ期临床安全性研究，这是全球开展的首例 hESCs 人体临床试验。英国、韩国、加拿大等国家也相继批准了不同的干细胞产品分别用于治疗急性心肌梗死、肛瘘、软骨损伤和骨关节炎等疾病。

（任　军　王小利）

gànxìbāo yízhí

干细胞移植（stem cell transplant）

通过注射或输注的健康干细胞替换已损伤的、发生病变的细胞的生物治疗方法。又称血细胞移植或骨髓移植。属于干细胞治疗的方法之一。

采取有效的治疗方式抑制发生病变骨髓细胞生长后，为患者移植健康供体的骨髓是治疗骨髓衰竭性疾病的主要方式。19 世纪 60 年代，美国约翰霍普金斯大学的桑托斯（Santos G.）提出联合使用化学治疗药白消安和环磷酰胺不仅能有效抑制发生病变的骨髓细胞的生长并具有很强的抗肿瘤活性。1972 年，美国托马斯（Thomas E. D.）首次利用桑托斯联合化学治疗的方法成功在再生障碍性贫血患者身上完成了骨髓移植手术，并于 1990 年因该项成就获得了诺贝尔生理医学奖。截至 2015 年，以骨髓移植手术为原型的干细胞移植开始在癌症治疗

和遗传疾病治疗等各个领域发挥至关重要的作用。

依据供体不同，干细胞移植分为自体干细胞移植和异体干细胞移植。干细胞的来源主要有骨髓、外周血干细胞、羊水、脐带血等。

为了减小干细胞移植所引起的移植物抗宿主疾病，供体需要具有和受体相近的人白细胞抗原配型，该配型与移植物排斥有关，配型不同则会发生严重的排斥反应。因此，供体通常选自受体的直系兄弟姐妹。但即使直系亲属，也可能由于人白细胞抗原的微小差异引发移植物抗宿主疾病。

干细胞移植广泛应用于血液病和肿瘤的治疗中。干细胞移植能够使机体产生健康的干细胞，用于骨髓损伤或功能遭到破坏的治疗，包括淋巴瘤、白血病、多发性骨髓瘤和再生障碍性贫血。对高剂量化学治疗或放射治疗的白血病、淋巴瘤、血液病患者、多发性骨髓瘤和镰状细胞性贫血的血液病患者，干细胞移植能够帮助恢复骨髓功能，促使机体产生正常的白细胞、红细胞或血小板，并且减少感染和出血的发生率。干细胞移植的并发症主要包括静脉闭塞性疾病、黏膜炎、感染（脓毒症）、移植物抗宿主疾病和新肿瘤病灶的发生。

（任　军　李雨晨）

jīyīn yàowù

基因药物（gene therapeutic drugs）

利用基因重组技术，在体外进行基因改造和重新组合并导入体内以替换、弥补或纠正体内已产生突变、缺失或错误的基因功能用于治疗疾病的药物。又称基因治疗药物。属于生物治疗制剂。

基因治疗是以基因药物作为主体的治疗方式，基因药物是一

个药物实体，而基因治疗则是对该药物治疗方式的一个统称。基因治疗概念的产生也是基因药物发展的开始。20 世纪 60 年代，基因治疗的理念开始萌芽，1972 年基因治疗的概念首次由美国加州大学圣地亚哥分校教授西奥多（Theodore Fridmann）和美国总统生命伦理学咨询委员会的理查德（Richard Roblin）明确提出，美国食品药品管理局于 1990 年批准了世界上第一例基因治疗药物临床试验，用于治疗腺苷脱氨酶缺乏性重度联合免疫缺陷症。截至 2014 年 1 月，全世界共开展了基因治疗药物临床试验 1996 例。1999 年，基因治疗遭受重大挫折，一位 18 岁的患者在基因药物临床试验中死亡。该患者是作为条件性鸟氨酸转氨甲酰酶遗传缺陷的志愿者接受基因疗法，其在临床试验中接受携带治疗基因的腺病毒载体的治疗中死于中毒性休克。2002 年的 10 月和 12 月法国巴黎的 Nerker 医院发表声明称，在一项针对 X 染色体连锁的严重综合免疫缺陷症的基因治疗中两位男孩最终患上了白血病。在该临床试验中使用的反转录病毒基因随机插入了宿主基因组而导致了儿童 T 细胞急性淋巴细胞白血病，其中一个男孩死亡。到 2005 年 1 月，该项临床试验中有 1/3 的婴儿患白血病。这次事件促使美国暂停了 3 项严重综合免疫缺陷症的基因治疗药物临床试验。

在此之后，学者们不断改进基因治疗方案，基因治疗逐步走向成功。基因疗法在治疗利伯氏先天性黑矇症、严重综合免疫缺陷症、慢性淋巴细胞白血病、急性淋巴细胞白血病、多发性骨髓瘤、血友病、帕金森病等多种疾病中都取得了巨大进展。2003 年，

中国批准上市了世界上第一个基因治疗药物重组人 p53 腺病毒注射液，由中国深圳赛百诺基因技术有限公司研发，商品名今又生（Gendicine），用于治疗晚期鼻咽癌、头颈部鳞状细胞癌、肝癌和肺癌等实体瘤。2005 年，中国上海三维生物技术有限公司研发的重组人 5 型腺病毒注射液［通用名 H101，商品名安柯瑞（Oncorine）］作为世界上首个溶瘤病毒类基因药物在中国上市，用于治疗鼻咽癌。2012 年荷兰 Uni Qure 生物技术公司的阿利泼金（商品名 Glybera）作为国外的第一个基因治疗药物在欧盟获得批准上市。

分类 按作用方式可以分为两类：①修正或置换型基因药物。该类药物将异常基因进行精确校正或置换，不涉及基因组的其他改变。②增强或失活型基因药物。该类药物不是去除异常基因，而是导入外源基因补偿缺陷基因的功能，或特异抑制某些异常基因的功能。截至 2015 年，已经上市的基因药物重组人 p53 腺病毒注射液、重组人 5 型腺病毒注射液、阿利泼金均属于第二类。

生物学特性和药理作用机制

基因药物的生物学特性主要取决于基因自身和基因产物的特性以及运输载体的特性。例如病毒类基因药物的体内分布状态依赖于病毒载体对体内不同组织的感染能力，不同类型的病毒载体在细胞内复制以及产生免疫反应等的特性不同，相对应的基因药物则具有不同的生物学特性；脂质体颗粒为载体，其体内半衰期相对较短，靶向能力较弱，但是免疫原性较低，安全性好；其他利用细菌、细胞甚至是裸露核酸作为载体的基因药物特性也各有不同。基因药物的药理作用机制是

导入的基因或连同载体一起发挥治疗作用，用正确的功能基因替代、弥补或纠正体内不能执行正常功能的基因。

应用 用于人类多种疾病的治疗，包括遗传病（如血友病、囊性纤维化病等）、恶性肿瘤、心血管疾病、感染性疾病（如获得性免疫缺陷综合征、类风湿病等）和神经性疾病等。已经上市的 Glybera 用于治疗遗传性疾病脂蛋白脂酶缺乏症，今又生和安柯瑞均分别用于治疗恶性肿瘤头颈部鳞状细胞癌和鼻咽癌等。处于临床试验阶段的基因治疗药物包括澳大利亚 EnGeneIC 公司 2013 年 12 月份起始的处于 I/II 期临床阶段的针对高表达表皮生长因子受体（EGFR）基因的晚期实体瘤的小分子干扰 siRNA 或 miRNA 的基因药物，美国底特律 Wayne 州立大学 2013 年 4 月启动的处于 III 期临床阶段的用于治疗转移或复发头颈部鳞状细胞癌的 E10A，中国北京诺思兰德生物技术股份有限公司 2012 年 3 月份开展的处于 II 期临床阶段的用于治疗重症肢体缺血的基因药物 NL003，中国四川大学华西医院 2009 年 5 月启动的 IV 期临床的用于联合碘放射治疗或手术治疗恶性晚期甲状腺瘤的 rAd-p53，德国先灵公司发起的处于 II/III 期临床阶段的用于治疗稳定性劳力型心绞痛的基因药物 Ad5FGF-4 等，都起到了较好的治疗作用。基因治疗药物应用的领域非常广泛，其研发技术也越来越成熟，应用前景广阔。

（钱其军）

chóngzǔ rén p53 xiànbìngdú zhùshèyè

重组人 p53 腺病毒注射液
（recombinant human adenovirus type 53 injection） 由有复制缺陷的 5 型腺病毒载体携带具有正常

功能的 P53 基因用于治疗 P53 基因功能异常的实体瘤的基因治疗药物。属于基因药物。由中国深圳市赛百诺基因技术有限公司研发，于 2003 年 10 月 16 日由中国国家药品监督管理部门批准注册上市，是世界上第一个肿瘤基因治疗药物。

理化性质及制备技术 重组人 p53 腺病毒注射液为淡白色澄明液体，其主要成分是复制缺陷的 5 型重组腺病毒。该重组病毒的基因组结构经过人为改造，缺失了 E1 区基因并携带了人类正常的 P53 基因。该基因药物是由该重组腺病毒质粒转染基因工程细胞株 SBN-Cel 而重组生产。重组生产的病毒经过一系列的澄清、超滤和透析等纯化工艺处理，再用含有 Tris 和甘油等缓冲液成分的注射用水混合，最终得到重组人 p53 腺病毒注射液。

作用机制 重组人 p53 腺病毒注射液中起到抗肿瘤效果的主要成分为 P53 基因。P53 基因是正常细胞中存在的最重要的抑癌基因之一。在癌基因激活、缺氧以及 DNA 损伤等情况下，P53 基因被激活。P53 基因的激活导致了细胞周期停滞以及细胞凋亡。在 50%～70% 的人类肿瘤细胞中，P53 基因发生了突变或缺失。突变的 P53 蛋白功能失活，使得癌基因的功能得到积累并促进了肿瘤的发生。突变的 P53 蛋白还与 P-gp、MRP、LRP、GST-π、WTH3 和 MDR 等多种耐药基因的表达上调相关，直接导致了化学治疗药物的失效。因此，重组人 p53 腺病毒可以在肿瘤细胞中弥补突变的 P53 蛋白功能，从而抑制肿瘤细胞周期生长并导致细胞凋亡，还能与放射治疗和化学治疗药物产生协同效应，进一步提高抗肿瘤疗效。今又生通过抑制肿瘤细胞血管生成、转移浸润、启动肿瘤细胞凋亡信号、逆转肿瘤细胞的放射治疗和（或）化学治疗抗性以及激发机体免疫效应等机制发挥特异性抗肿瘤作用。

应用 主要适用于治疗晚期鼻咽癌、头颈部鳞状细胞癌、肝癌、肺癌、乳腺癌、胃癌、前列腺癌、卵巢癌等四十多种实体瘤。可单独使用，但一般推荐联合使用，且与放射治疗、化学治疗、手术以及热疗等联合使用具有显著的协同作用，可将疗效提高 3 倍以上。今又生治疗头颈部鳞状细胞癌的多中心随机对照临床试验中，77% 以上患者为中晚期患者，且多数已经接受过放射治疗和（或）化学治疗并复发，或者不能耐受放射治疗和（或）化学治疗和无法手术治疗。有效给药途径包括瘤内注射、支气管滴注、胸（或腹）腔灌注、动脉灌注和静脉注射等。

不良反应 患者会出现轻度发热、寒战、注射部位疼痛、出血以及偶尔的恶心、呕吐、腹泻和应激性过敏反应等。该药物所用腺病毒载体具有较强的免疫原性和一定的细胞毒性，因此对于处于免疫抑制状态的患者，可能会引起高热和急性腹泻等严重的不良反应。其他注意事项包括有全身感染、发热等中毒症状的患者禁用，孕妇和哺乳期妇女禁用，勿与抗病毒药物同时使用。

(钱其军)

chóngzǔ rén 5 xíng xiànbìngdú zhùshèyè

重组人 5 型腺病毒注射液（recombinant human adenovirus type 5 injection）

由 5 型腺病毒组成的能够选择性在 p53 基因缺陷的肿瘤细胞中增殖而发挥溶瘤作用的基因治疗药物。通用名 H101，是中国上海三维生物技术有限公司自主研发的一类条件复制型腺病毒，于 2000 年第一个开展临床试验，经过长达 4 年的临床研究，于 2005 年获得中国批准上市，成为世界上第一个上市的溶瘤病毒类药物。

重组人 5 型腺病毒注射液的主要成分为 5 型腺病毒，是一类无包膜 DNA 病毒，通常会引起上呼吸道感染。5 型腺病毒被广泛用于基因治疗，其基因组含有双链 DNA，全长 36Kb。E1A、E1B、E2、E3 和 E4 区域组成了腺病毒基因组中的早期表达基因部分。该基因药物是由该重组腺病毒质粒转染基因工程细胞株 HEK293 而重组生产。重组生产的病毒经过一系列的澄清、超滤和透析等纯化工艺处理，再用注射用水混合，最终得到重组人 5 型腺病毒注射液。该药物制剂为乳白色混悬液。

条件复制型腺病毒 H101 中存在 E1B 55kD 基因的缺失，使得该类腺病毒能够在缺乏 p53 的肿瘤细胞中复制，而在正常的细胞中无法复制（p53 蛋白会阻止病毒有效复制）。因而，该类溶瘤病毒可以选择性的在肿瘤细胞中复制并裂解肿瘤细胞。

重组人 5 型腺病毒注射液可以联合化学治疗药物（5-FU+CDDP）治疗晚期鼻咽癌肿瘤，采用瘤内注射，1 次/日，1 个疗程共注射 21 次，最多不超过 5 个疗程。该药物需−20℃保存，用药时需先解冻，小心混匀，并用生理盐水适当稀释（至总瘤体积的 30%）。

重组人 5 型腺病毒注射液的不良反应主要表现为发热、注射部位疼痛、恶心、脱发、白细胞减少和流感样症状。有对腺病毒制剂过敏、恶性血液系统疾病、抗病毒药物使用期间、肾上腺糖皮质激素使用期间、免疫缺陷和免疫抑制者、未受控制的活动性感染者以及哺乳和怀孕妇女禁用该药物。

（钱其军）

ālìpōjīn
阿利泼金（alipogene tiparvovec）

治疗脂蛋白脂酶缺乏症的首个基因治疗药物。脂蛋白脂酶缺乏症又名高脂蛋白血症Ⅰ型、家族性高乳糜微粒血症、伯格-格鲁滋（Burger-Gruz）综合征等，该病是由于脂蛋白脂酶基因突变引起遗传性脂蛋白酶缺乏，导致高乳糜微粒血症，伴甘油三酯增高，脂蛋白沉积于组织器官，例如，可能导致复发性或严重急性胰腺炎。阿利泼金是由荷兰 Amsterdam Molecular Therapeutics 制药公司研制，2012 年 11 月获得欧盟批准，用于治疗脂蛋白脂酶缺乏症。截至 2015 年，阿利泼金尚未获欧盟以外国家批准。阿利泼金为二十面体对称的腺相关病毒载体，直径大约 25 nm，相对分子质量为 5000。为无色澄清无菌注射液，略带乳白色。阿利泼金采用昆虫杆状病毒表达载体系统而生产。

阿利泼金属于基因治疗药物，利用腺相关病毒载体将活性脂蛋白脂酶基因（LPL S447X）整合入患者肌细胞 DNA 中，从而使这些细胞能产生正常数量的脂蛋白脂酶，可以分解血液中的脂肪，从而降低脂蛋白脂肪酶缺乏相关的胰腺炎等疾病的发病率。

阿利泼金主要用于治疗脂蛋白脂肪酶缺乏症。单一剂量给药后，患者体内脂蛋白脂酶生物活性具有长效性，可以在长时间内保持疗效，甘油三酯减少可持续

12 周，餐后乳糜微粒代谢得到明显改善，大大减低了胰腺炎发病率。

常见不良反应为肢体疼痛。其他常见的副作用还包括头痛、疲劳、发热等。多次注射可能会引起显著组织肿胀和造成血栓的风险。对该药物过敏和免疫缺陷者禁用；有出血风险（如血小板减少症）和肌肉疾病的患者（如肌炎）不推荐使用；不能和抗血小板低下药物或其他抗凝血剂的医药产品同时使用；孕妇慎用。

（蒋建利　张雪芹）

róngliú bìngdú jīyīn zhìliáo
溶瘤病毒基因治疗（oncolytic virus gene therapy）

通过基因工程对病毒进行改造，进而特异性感染肿瘤细胞并在肿瘤细胞中繁殖最终裂解肿瘤细胞的治疗方法。溶瘤病毒是通过遗传学改变而具有复制能力的病毒，经过高度稀释的减毒病毒能利用肿瘤（靶）细胞中抑癌基因的失活或缺陷，选择性地在靶细胞内复制，最终导致肿瘤细胞的溶解和死亡，而在正常细胞内它只是少量存在或不能增殖。与传统抗肿瘤治疗时药物对肿瘤细胞及正常细胞无选择性的杀伤相比，溶瘤病毒的选择性杀伤作用具有更高的效率和更低的副作用。此外，溶瘤病毒除了直接溶胀杀伤肿瘤细胞外，还可通过表达毒性蛋白质、诱导炎性细胞因子如肿瘤坏死因子及 T 淋巴细胞介导的免疫反应提高肿瘤细胞对这些免疫反应的敏感性而产生抗肿瘤效应。

制备技术　与传统基因治疗所采用的无复制活性病毒载体不同，溶瘤病毒所用的病毒载体是经过特殊的基因质粒组装而成的具有复制活性的病毒，通过删除和（或）改造某些特定的基因片

段使其可特异性地识别并感染肿瘤细胞，在肿瘤细胞内繁殖并表达细胞毒性蛋白最终导致细胞溶胀而摧毁肿瘤细胞，在肿瘤细胞溶胀死亡后释放出的病毒可继续感染其他肿瘤细胞，同时这些病毒因无法在正常机体细胞内复制而不具有杀伤作用。

作用机制　通过对致病力较弱的病毒进行基因改造，制成特殊的溶瘤病毒，利用靶细胞中抑癌基因的失活或缺陷从而选择性地感染肿瘤细胞，在其内大量复制并最终摧毁肿瘤细胞。溶瘤病毒不但自身在肿瘤细胞内复制，导致细胞溶解和死亡；而且通过死亡的细胞释放出病毒颗粒，产生一种级联效应放大溶解细胞效果直至肿瘤细胞被清除。同时，肿瘤细胞的破裂会导致肿瘤抗原从肿瘤细胞中释放，从而诱导体内系统性的抗肿瘤免疫反应，这可能会增强病毒的溶解细胞活性。

应用　已有多种病毒因具有天然的嗜肿瘤特性而被用来改造成溶瘤病毒，包括新城疫病毒、单纯疱疹病毒-1、呼肠孤病毒、溶瘤腺病毒等。将腺病毒改造成为溶瘤病毒最具代表性的是 H101，是质粒重组后经基因片段修饰的重组人 5 型腺病毒，由中国三维生物技术有限公司开发，2005 年获得中国国家药品监督管理部门批准上市，成为世界上第一个上市的溶瘤病毒类药物。截至 2015 年，大多数的抗肿瘤效应仍停留在实验室研究及临床前期的动物实验阶段，因此其安全性及确切的临床效用还有待于更进一步研究，其广泛应用于临床仍有许多问题需要解决。首先，由于对一些病毒的基因结构和生物学特性了解不透彻，所以经基因工程改造后的病毒或经基因工程

改造的病毒进入人体后是否具有致癌性必须经过细致的研究。其次给药途径基本局限于局部给药，主要为瘤体内注射，从而造成一部分实体瘤的治疗给药困难，还需寻求新的给药途径。

(边惠洁)

hésuān yàowù

核酸药物 (nucleic acid drugs)

由若干个核苷酸残基连接而成的具有药理活性的生物治疗制剂。可用于临床疾病治疗。核酸药物基本化学组成包括碱基、核糖或脱氧核糖、连接骨架。通过对寡核苷酸之间的连接骨架或核糖结构进行化学修饰，可以合成在生物体内稳定性好、对靶标亲和性高的不同种类的核酸药物。

1978 年，美国保罗·查尔斯·柴门尼克（Paul Charles Zamecnik）首次用人工合成的寡核苷酸成功抑制了罗氏肉瘤病毒 35S RNA 在鸡胚成纤维细胞中的复制，并且推测寡核苷酸的作用机制可能是抑制了病毒 DNA 的复制和 RNA 的翻译，这一推测经后续研究得到证实。截至 2015 年，已有福米韦生、米泊美生、哌加他尼和 eteplirsen 4 个核酸药物被批准用于临床治疗，且有多个不同种类的核酸药物正在临床研究过程中。

核酸药物可根据作用原理分为反义核酸药物、核酸适配体、核酶、脱氧核酶、微小核糖核酸药物、诱捕寡核苷酸、三链 DNA、CpG 寡核苷酸、小干扰 RNA 药物等。

核酸药物在体内的作用方式有两种，即按照碱基互补配对原理，与靶标 mRNA 结合，抑制或调控靶标 mRNA 的表达，或者通过与特定结构的靶标蛋白结合，调控蛋白的功能，最终发挥治疗

疾病的功效。核酸药物的作用机制分为靶标 mRNA 降解和靶标 mRNA 非降解两种类型。前者指核酸药物与靶标 mRNA 结合后，启动不同的机制使靶标 mRNA 降解，最终抑制基因的表达；后者指核酸药物与 mRNA 结合后，通过占据 mRNA 的功能区域，抑制蛋白翻译、调控 RNA 剪切、修复缺陷基因、恢复功能蛋白表达等作用发挥治疗功效。与传统小分子化学药物相比，核酸类药物有选择性高、毒性低、药靶确定相对容易、药物分子合成容易等优点，特别是能够修复缺陷基因，治疗某些基因缺陷的遗传病。

核酸药物可以用于治疗各种基因表达异常的疾病，包括代谢性疾病、肿瘤、免疫疾病、心血管疾病、中枢神经系统疾病、遗传疾病、感染性疾病（病毒、细菌、真菌）等。

(罗晓星)

fǎnyì hésuān yàowù

反义核酸药物 (antisense nucleic acid drugs)

由 15～25 个核苷酸连接而成，能与靶标 DNA 或 RNA 序列互补结合，调控靶标功能用于临床疾病治疗的核酸药物。又称反义药物。本质属于寡核苷酸。1978 年，美国保罗·查尔斯·柴门尼克（Paul Charles Zamecnik）等发现，罗氏肉瘤病毒 35S RNA 5′末端和 3′末端分别有 21 个核苷酸长度的互补序列，因而推测由该 RNA 反转录生成的 DNA 两端具有互补序列，这两个互补序列可能通过碱基互补配对原理相互结合，形成复制所必需的环状结构。为此柴门尼克（Zamecnick）等设计了与 35S RNA 5′末端和 3′末端互补的反义寡核苷酸，并应用该反义寡核苷酸成功抑制了该病毒在鸡胚成纤维细胞中的复制。

基于该研究结果，柴门尼克首次提出了反义寡核苷酸抑制基因表达的概念，并预测其可成为治疗药物的潜在可能性。

反义核酸药物与传统的化学药物相比较具有以下优点：反义寡核苷酸与靶基因序列结合遵循沃森－克里克（Watson-Crick）碱基配对原则，因此其对靶基因的功能调节具有序列特异性；反义寡核苷酸与靶基因互补序列亲和力很强，因而抑制靶基因能力较强，需要的药物浓度较低；理论上任何与疾病相关的基因均可作为反义寡核苷酸的靶标基因，因此应用范围广泛。此外反义寡核苷酸大多为 DNA，合成手段成熟，成本较低，具有良好的稳定性。

分类 天然的反义寡核苷酸由磷酸二酯键骨架连接，很容易被广泛存在于细胞内的核酸酶所降解，不可用作药物分子。为了提高反义核酸药物在生物体内的稳定性及其与靶基因的亲和力，采用不同的化学修饰方法对其连接骨架或核糖进行结构修饰，合成出了第一代至第三代不同种类的反义核酸药物。第一代反义药物化学本质为硫代磷酸酯寡聚脱氧核糖核酸，即用硫原子取代寡核苷酸链磷酸二酯键中的非桥氧原子；第二代为混合骨架反义核酸药物，主要包括 2′-甲氧基寡核苷酸和 2′-甲基氧乙基寡核苷酸，即用甲基或甲氧乙基取代 DNA 核糖的 2′位羟基；第三代为对磷酸骨架和核糖进行修饰的反义核酸药物，包括吗啉代膦酰二亚胺寡核苷酸、锁核酸、肽核酸、双环核酸等（图）。

作用机制 反义药物通过碱基互补配对方式与靶标 RNA 或 DNA 结合，影响其功能。对于靶标 RNA，反义药物可以影响 RNA

图　反义寡核苷酸药物化学结构（第 1 排第 1 个为第一代反义核酸药物，第 1 排第 2、3 个为第二代，第二排为第三代反义核酸药物）

从剪切、转录到翻译的各个环节。其作用机制具体包括水解靶标 mRNA、调节前体 mRNA 的剪切、阻断蛋白质的翻译、切除 mRNA 5'端帽子结构、调节 mRNA 多聚腺苷酸化位点。对于靶标 DNA，反义药物与 DNA 特定序列特异性结合，在转录及复制水平调控基因表达。反义药物通过上述机制，精确和特异的调控靶基因低表达、不表达或正确表达。

应用　反义药物可广泛应用于多种疾病的治疗，包括代谢性疾病、肿瘤、免疫疾病、心血管疾病、中枢神经系统疾病、遗传疾病、感染性疾病（病毒、细菌、真菌）等。1998 年世界第一个反义核酸药物美国 Isis Pharmaceuticals Inc. 公司研发的福米韦生获

美国食品药品管理局批准，用于治疗获得性免疫缺陷综合征（艾滋病）患者感染巨细胞病毒所致的视网膜炎。2013 年第二个反义核酸药物美国健赞和 Isis Pharmaceuticals Inc. 公司联合研发的米泊美生由美国食品药品管理局批准上市，用于治疗纯合子型家族性高胆固醇血症。此外，也可作为基因表达和调控的有效工具，广泛应用于生命科学各个领域研究。

反义药物研发过程中还存在以下需要解决的问题：如何准确确认靶标基因，如何提高反义药物的选择性，如何高效递送反义药物至靶器官和细胞内等。随着上述问题的解决，反义药物将在疾病治疗中显示出良好的前景。

（罗晓星）

fúmǐwéishēng

福米韦生（fomivirsen；vitravene）

人工合成的由 21 个硫代磷酸酯寡核苷酸组成的具有抗病毒活性的反义核酸药物。由美国 Isis Pharmaceuticals Inc. 公司研发，是美国食品药品管理局于 1998 年批准上市的世界第一个反义核酸药物，核苷酸序列为 5'-GCGTTT-GCTCTTCTTCTTGCG-3'，分子式为 $C_{204}H_{243}N_{63}O_{114}P_{20}S_{20}Na_{20}$，相对分子质量为 7122，药用制剂为其钠盐。福米韦生在人眼内主要聚集在视网膜和虹膜，在猴视网膜内的消除半衰期为 78 h，在人玻璃里内消除半衰期为 55 h。

福米韦生采用人工固相合成方法制备，同时在用硫原子取代磷酸二酯键中的氧原子，以提高其抗核酸酶的能力，增强其在体内的稳定性。

巨细胞病毒 mRNA 的即刻早期区域（IE2）的序列可以编码多个与病毒复制相关蛋白。福米韦生的寡核苷酸序列能够与巨细胞病毒 mRNA IE2 的序列互补结合，抑制 IE2 编码的相关蛋白的合成，进而抑制病毒在细胞内的复制。福米韦生对于来自不同临床分离的巨细胞病毒株具有同样抑制效果，同时对于更昔洛韦、膦甲酸和西多福韦耐药的病毒也有抑制作用。

主要用于获得性免疫缺陷综合征（艾滋病）患者并发巨细胞病毒感染所致视网膜炎的治疗，适用于对其他抗病毒治疗药物不能耐受、没有效果或有禁忌证的患者。推荐治疗方案为第 1 个月每 15 天玻璃体内注射该药 330μg，以后每月给药 1 次。需要在表面或结膜下麻醉条件下注射给药。

最常见不良反应是眼部炎症，包括虹膜炎、玻璃体炎；4.5% ～

20%的患者出现视觉异常、前房炎症、眼内压增高；2%~5%的患者出现结膜炎、角膜水肿、玻璃体积血、玻璃体浑浊；5%~20%的患者出现全身不良反应，包括腹痛、无力、腹泻、发热、头痛；2%~5%患者出现肝功异常。仅限眼睛局部应用，不可用于全身治疗。注射后可出现一过性眼压升高，应用后注意监测眼压。近2~4周接受过抗病毒药物西多福韦治疗的患者不推荐应用，因具有加重眼内炎症的危险性。

（罗晓星）

mǐbóměishēng

米泊美生 (mipomersen; kynamro)

人工合成的由 20 个硫代磷酸酯寡核苷酸组成的具有降血脂作用的反义核酸药物。由美国健赞和 Isis Pharmaceuticals Inc. 公司联合研发，是美国食品药品管理局于 2013 年批准上市的世界第二个反义核酸类药物。序列为 3′-G＊-C＊-C＊-U＊-C＊-dA-dG-dT-dC-dT-dG-dC-dT-dT-dC-G＊-C＊-A＊-C＊-C＊-5′，其中 A＊ 为 2′-O-（2-甲氧乙基）腺苷，C＊ 为 2′-O-（2-甲氧乙基)-5-甲基胞苷，G＊ 为 2′-O-（2-甲氧乙基）鸟苷，U＊ 为 2′-O-（2-甲氧乙基)-5-甲基尿苷，dC 为 2′-脱氧-5-甲基胞苷，dA 为脱氧腺苷，dG 为脱氧鸟苷，dT 为脱氧胸苷。临床药用制剂为米泊美生的钠盐，分子式为 $C_{230}H_{305}N_{67}Na_{19}O_{122}P_{19}S_{19}$，相对分子质量为 7595。

米泊美生采用常规固相合成方法合成，其分子中磷酸二酯键上的氧原子由硫原子取代，同时分子序列中 N 端和 C 端 5 个核苷酸核糖 2 位的氧原子由甲氧乙基取代，上述修饰可以增强其对核酸酶的抵抗力，增强药物稳定性，延长体内半衰期。

米泊美生是载脂蛋白 B-100 合成的抑制剂。载脂蛋白 B-100 是低密度脂蛋白的重要组成组分，在胆固醇转运中发挥重要作用。米泊美生通过与编码载脂蛋白 B-100 mRNA 互补序列结合，并启动 RNA 酶 H 对载脂蛋白 B-100 mRNA 的降解，使肝脏细胞内载脂蛋白 B-100 的翻译合成受到抑制，最终导致血清中载脂蛋白 B-100、低密度脂蛋白胆固醇、总胆固醇和非高密度脂蛋白胆固醇浓度降低。

米泊美生作为辅助药物与降脂药物及饮食配合应用，用于治疗纯合子家族性高胆固醇血症患者。米泊美生的配合使用有助于降低低密度脂蛋白胆固醇、载脂蛋白 B、总胆固醇以及非高密度脂蛋白胆固醇。皮下注射后 3~4 h 血液中的药浓度达最高值，生物利用度为 54%~78%，血浆蛋白结合率≥90%。每周给药 1 次，6 个月内血药浓度达到稳态。米泊美生先经组织中内切核酸酶降解为小寡核苷酸片段，然后经外切核酸酶进一步降解。消除半衰期约为 1~2 月。

部分患者注射部位出现红斑、疼痛、压痛、瘙痒和局部肿胀。少部分患者用药两天内出现发热、畏寒、肌肉痛、关节痛、身体不适或疲劳等流感样症状，部分患者出现恶心、呕吐、厌食、疲乏、黄疸、暗色尿、瘙痒、腹痛或血清转氨酶升高。米泊美生可引起转氨酶升高和肝脏脂肪变性，用药期间应当监控肝功变化，肝脏疾病或肝功不正常的患者禁用。

（罗晓星）

hésuān shìpèitǐ

核酸适配体 (nucleic acid aptamer)

利用指数富集的配体系统进化技术筛选制备的能与蛋白质、核酸、多肽、金属离子等多种靶标物质高特异性、高选择性结合的 RNA 或 DNA 寡核苷酸片段。又称适配子、适子。属于核酸药物。已被广泛应用于基础医学、临床诊断、疾病治疗、生物传感器、化学分析等领域。

指数富集的配基系统进化（systematic evolution of ligands by exponential enrichment，SELEX）技术，是通过将容量为 10^{10} 以上的随机单链寡核苷酸文库与靶物质混合，经过一定时间的结合反应，洗掉未与靶物质结合的核酸分子，分离出与靶物质结合的核酸分子，再以此核酸分子为模板进行聚合酶链式反应扩增，进行下一轮的筛选过程的技术。经过多轮重复的筛选与扩增，最终可获得与靶物质有高亲和力的适配体。1990 年，美国科罗拉多大学和波士顿马萨诸塞总医院两个实验室，先后采用 SELEX 筛选策略从大容量随机核酸文库中获得能与蛋白质或染料分子高亲和性结合的寡 RNA 片段。科罗拉多大学细胞生物学专家拉里·金（Larry Gold）的实验室用 SELEX 技术筛选获得了与 T4 DNA 聚合酶高亲和性结合的 RNA 配体，并指出该技术可用于筛选包括与蛋白以及其他类型靶标分子呈高亲和性结合的核酸。波士顿马萨诸塞州总医院分子生物学专家安德鲁（Andrew D. Ellington）和斯塔克（Jack W. Szostak）采用该技术发现了能够特异性与各种有机染料分子结合的 RNA 配体。并将该核酸配体命名为核酸适配体。1992 年，美国 Szostak 实验室和 Gilead Sciences 生物制药公司的研究者分别用 SELEX 技术从单链 DNA 随机文库筛选获得与有机染料和凝血酶结合的 DNA 适配体，并发现

RNA 适配体和 DNA 适配体具有同样的性质，为选用更加稳定的 DNA 分子进行适配体研究奠定了基础。2004 年基于适配体作用原理，由美国 NeXstar Pharmaceuticals 制药公司研制，美国 OSI Pharmaceuticals 制药公司开发的世界第一个核酸适配体药物哌加他尼获美国批准上市，用于治疗老年性黄斑变性。

制备技术　采用经典的固相合成法制备，其原理是将所要合成的核酸链的末端核苷酸先固定在一种不溶性高分子固相载体上，然后再从此末端开始将其他核苷酸按顺序逐一连接。每连接一个核苷酸残基则经历一轮相同的操作，由于接长的核酸链始终被固定在固相载体上，所以过量的未反应物或反应副产物可通过过滤或洗涤的方法除去。合成至所需长度后的核酸链可从固相载体上切割下来并脱去各种保护基，再经纯化即可得到最终产物。

生物学特性　核酸适配体具有以下优势：靶标范围广，从离子到细胞和组织，都可以用来筛选并获得适配体；高亲和力、高特异性，核酸适配体只识别与其互补的分子空间结构，能够分辨出靶标分子上细微差别，与靶标分子结合的解离常数达纳摩尔或皮摩尔水平，几乎可以避免非特异结合；可以进行体外扩增制备；可以利用聚合酶链式反应或荧光定量聚合酶链式反应对其进行检测；可以低成本地实现大量样本的序列测定，用于靶标的鉴定和定量；易于修饰和标记，制备成报告分子和效应分子，用于各类诊断、治疗和化学检测；分子较小，易于人工合成；稳定性好，对温度不敏感，易于保存。

作用机制　不同类型 DNA 或 RNA 适配体的序列可以形成特定的二级结构，具有一定空间结构的适配体可以通过范德华引力、静电引力或氢键与靶标分子结合，进而形成具有稳定的三级结构的适配体-靶标复合物。适配体与靶标分子的结合类似于抗体与抗原的结合。因此根据结合靶标的不同，可以产生不同的效应。

应用　在新药研究方面，适配体可用于药靶的发现、新药筛选、药物递送等研究。在治疗应用方面，适配体能够特异性地与血管内皮生长因子结合，抑制其与血管内皮生长因子受体结合，抑制血管生成，这即是第一个核酸适配体药物哌加他尼的作用机制；能抑制凝血酶发挥抗凝血作用；能与细菌、病毒、寄生虫的活性蛋白结合，抑制它们的致病性；能抑制抗体与自身抗原结合，发挥调节免疫功能与肿瘤增殖、黏附、转移相关分子结合，发挥抗肿瘤作用。在诊断方面，适配体能与肿瘤相关蛋白特异结合，可用于肿瘤分子成像和早期诊断。适配体还可用于生物传感器、化学分析、环境监测等领域。

（罗晓星）

pàijiātāní

哌加他尼（pegaptanib；macugen）　由 28 个核糖核酸组成的能特异性与血管内皮生长因子异构体 169 结合的 RNA 适配体类核酸药物。是血管内皮生长因子异构体 169 特异性拮抗剂。临床用制剂为哌加他尼钠注射液，是聚乙二醇化的核酸适配体，其序列和功能单元为：5'-［40kDa］-［HN-（CH₂）₅O］-pCfpGmpGmpArpArpUfpCfpAmpGmpUfpGmpAmpAmpUfpGmpCfpUfpUfpAmpUfpAmpCfpAmpUfpCfpCfpGm3'-p-dT。其中 40 kDa 为两个 20 kDa 的聚乙二醇链；［HN-（CH₂）₅O］为连接物，将适配体与聚乙二醇通过磷酸二酯键相连接；p 为带负电荷的磷酸二酯键功能团，以离子键形式携带钠离子；Gm 和 Am 代表 2'-甲氧基衍生物，Cf 和 Uf 代表 2'-氟衍生物，Ar 代表 2'羟基衍生物。相对分子质量约为 50 000。哌加他尼由美国 Eyetech 和辉瑞公司联合开发，于 2004 年 12 月由美国食品及药品管理局批准上市

采用固相合成法合成寡核苷酸片段，然后将合成好寡核苷酸片段与聚乙二醇反应，生成聚乙二醇化的寡核苷酸片段，将其纯化、冷冻干燥，即为哌加他尼。将哌加他尼溶于生理溶液，调整 pH，稀释至适当浓度，分装后即得哌加他尼注射剂。

哌加他尼是选择性血管内皮生长因子拮抗剂。血管内皮生长因子是分泌蛋白，它能选择性结合并激活位于血管内皮细胞表面的血管内皮生长因子受体，促进血管内皮细胞增殖和新生血管的生成，增强微小血管通透性和炎症反应。哌加他尼能特异性与细胞外血管内皮生长因子结合，阻断血管内皮生长因子与其受体结合，进而抑制血管内皮生长因子介导的眼内新生血管的过度增生。

眼玻璃体内注射给药，主要用于治疗湿性新生血管型老年黄斑变性。人单眼单次注射 3 mg 哌加他尼后可以缓慢吸收进入循环血液，血药浓度在 1～4 天内达到最高值 80 ng/ml，药物血浆半衰期为（10±4）天，主要在体内经核酸酶降解后失活。

极个别的患者出现与注射相关的不良反应，包括眼内炎、视网膜脱离和外伤性白内障。部分患者出现前房炎症、角膜水肿、眼刺激、眼痛、眼压升高、玻璃

体漂浮物和玻璃体混浊。少数患者出现睑炎、结膜炎等眼部症状，以及支气管炎、腹泻、眩晕、头痛、恶心和尿路感染等非眼部症状。哌加他尼应用后可引起眼内炎和眼压升高，用药后应当密切观察眼内变化。眼内或眼周感染者，对该品过敏者禁用。

（罗晓星）

héméi

核酶（ribozyme） 具有催化功能的 RNA 分子核酸药物。又称核酸类酶、酶 RNA、类酶 RNA。其化学本质是核糖核酸，属于生物催化剂，广泛存在于真核生物的细胞核、线粒体、叶绿体等细胞器中，以及部分病毒和噬菌体中。核酶通过碱基配对原理可特异性地与相应的 RNA 底物结合并将其降解，与蛋白质酶相比，核酶的催化效率较低。核酶可以识别底物 RNA 的特定序列，并在专一性位点上进行切割，其特异性接近 DNA 限制性内切酶，高于 RNA 酶。核酶主要有 I 类内含子、II 类内含子、肽基转移酶 23S rRNA、RNA 酶 P 的 RNA 亚基、锤头状核酶、发夹状核酶、丁型肝炎病毒核酶、哺乳类 CPEB3 核酶、VS 核酶、glmS 核酶及 CoTC 核酶等。核酶结构主要分为锤头状结构、发夹状结构和假结样结构三类。

1981 年，美国学者托马斯·切赫（Thomas R. Cech）等发现将大肠杆菌核糖核酸酶 P 的蛋白质部分除去后，留存的 RNA 部分在体外高浓度 Mg^{2+} 条件下仍具有与全酶相同的催化活性。1982 年，托马斯·切赫等发现人工制备的四膜虫 26S rRNA 前体分子在没有任何蛋白质催化剂存在的情况下，成功切除了前体分子中的内含子，从而证明 RNA 具有

催化功能。同时期，美国耶鲁大学的学者西德尼·奥特曼（Sidney Altman）发现核糖核酸酶 P 中的 RNA 成分在没有任何蛋白质参与的条件下，能够在正确的位置切断前体 tRNA，使之成为有活性的 tRNA，进一步证实 RNA 分子的催化活性。为区别于传统的蛋白质催化剂，托马斯·切赫给这种具有催化活性的 RNA 定名为核酶。核酶的发现从根本上改变了以往只有蛋白质才具有催化功能的观念，托马斯·切赫和西德尼·奥特曼也因发现核酶获得 1989 年诺贝尔化学奖。

制备技术 采用人工合成的方法也可合成不同结构和类型的核酶。根据核酶的作用位点、靶 mRNA 周围的序列和核酶本身高度保守序列，可方便地人工设计合成核酶的特异性序列。此外，利用基因工程将核酶的编码基因克隆在 SP6 或 T7 等启动子下游，通过转录合成所需核酶。核酶能特异性地切割 RNA 分子，阻断基因表达，特别是使阻断有害基因的表达成为可能。如果已知靶 mRNA 中 GUX 三联体的位置，可将核酶的编码基因插入反义表达载体的适当位置，这样转录所产生的含有核酶的反义 RNA 具有双重功能：一方面具有反义抑制作用，另一方面具有切割靶 mRNA 的催化作用。

作用机制 天然核酶主要功能是参与 RNA 的加工和成熟。按其对 RNA 的作用方式可分为剪切型和剪接型，前者是把 RNA 前体内多余部分切除，后者是把 RNA 前体的内含子部分切除并把不连续的外显子部分连接起来。根据核酶所作用的底物不同，又可分成自体催化和异体催化两类。绝大多数核酶以自身为底物进行自

体催化，可以是自我剪切，也可以是自我剪接。核酶的作用方式主要有 RNA 内切反应、核苷酸转移作用、磷酸二酯酶水解作用、磷酸转移反应和脱磷酸作用。

应用 RPI. 4610（Angiozyme）是美国国立癌症研究所研发的针对抗血管内皮生长因子受体-1（即 Flt-1）的 mRNA 设计的核酶，其在治疗转移性乳腺癌的临床前和临床研究中显示出良好的体内耐受性与抗实体瘤的活性；然而，2012 年德克萨斯大学 MD 安德森癌症中心研究人员报道其在临床 II 期研究中未显示出良好的抗实体瘤活性；据 2004 年美国国立癌症研究所的研究结果，其在 2001 年 9 月开始的治疗转移性肾细胞癌的临床 II 期试验中未显示良好的疗效。vit100 是美国 Immusol 公司研发的抗增殖细胞核抗原的嵌合体核酶，然而 2007 年公布的临床 II 期研究数据表明，在确诊为 C 级或更严重的增生性玻璃体视网膜病变患者因视网膜脱离修复接受玻璃体切除术后，vit100 未能显示有效的预防复发性增生性玻璃体视网膜病变的作用。OZ1 是澳大利亚 Janssen-Cilag 公司研发的特异性抗人类免疫缺陷病毒（艾滋病病毒）TatmRNA 的核酶，该基因转移治疗的基本流程是在体外将 OZ1 转移进 HIV-1 携带者自体的骨髓造血细胞（CD34+），而后通过单次静脉注射给同一患者，利用含有该核酶基因的 CD34+ 细胞在体内产生 T 细胞进而特异性地降低 HIV 复制。2009 年公布的随机双盲安慰剂对照 II 期临床试验（2002~2008 年）结果显示，采用 74 名 HIV-1 携带者自体的骨髓造血细胞作为 OZ1 载体没有观察到 OZ1 相关的不良事件；与安慰剂组相比，OZ1 组主要终

点（平均47~48周）的病毒载量无统计学显著差异，但时间加权曲线下面积从40~48周和40~100周明显低于安慰剂组；在整个100周，OZ1组CD4$^+$T淋巴细胞计数高于安慰剂组。2010年8月，该公司申请开始观察OZ1基因治疗获得性免疫缺乏综合征（艾滋病）疗效的长期随访研究。此外，在生物技术领域核酶可以用作基因功能研究、核酸突变分析以及生物传感器等方面的新型工具酶。

核酶作为基因治疗新药具有如下优点：①一个核酶分子可切割多个病毒核酸分子。②其作用是切断，不是单纯抑制，停药后复发的可能性小。③与底物通过碱基配对结合，因而有较好的特异性。④针对多个靶位设计串状排列的核酶，可提高切割效率，减少变异病毒逃逸的机会。⑤兼具反义抑制效果。利用核酶对底物RNA分子定点剪切的特性，设计针对病毒、肿瘤、某些遗传疾病相关基因的核酶，可用于治疗这些疾病。核酶给许多难治性疾病的治疗带来新希望，但还有许多问题有待解决：核酶催化切割反应的可逆性问题；设法提高催化效率；寻找合适载体将核酶高效、特异地导入靶细胞；应使核酶在细胞内有调控地高效表达；增强核酶在细胞内的稳定性。

（罗晓星　白卉）

tuōyǎng héméi

脱氧核酶（deoxyribozyme）　利用体外分子筛选技术获得的能催化RNA和DNA特定部位的化学切割反应的单链DNA片段核酸药物。又称DNA酶。脱氧核酶具有较稳定的空间结构、高效的催化活性以及特定DNA和RNA结构识别能力。

1994年，美国罗纳德（Ronald R Breaker）和杰拉尔德（Gerald F Joyce）筛选发现人工合成的35个碱基的多聚脱氧核糖核酸能够催化切割特定的核糖核苷酸或脱氧核糖核苷酸形成的磷酸二酯键，并将这种具有催化活性的DNA片段命名为脱氧核酶或DNA酶。1995年，美国伯纳德·库诺德（Bernard Cuenoud）和杰克·绍斯塔克（Jack W. Szostak）筛选获得具有连接酶活性的单链DNA，能够催化与其互补的两个DNA片段之间形成磷酸二酯键。脱氧核酶的发现使人类对于酶的认识又产生了一次重大飞跃，是继核酶发现后对生物催化剂知识的又一次补充。

作用机制与分类　根据催化功能不同，可以将脱氧核酶分为五大类：切割RNA的脱氧核酶、切割DNA的脱氧核酶、具有激酶活性的脱氧核酶、具有连接酶功能的脱氧核酶以及催化卟啉环金属螯合反应的脱氧核酶。其中切割RNA的脱氧核酶能特异性识别底物RNA的特定序列，催化RNA特定部位的切割反应，从mRNA水平干扰翻译过程，进而抑制蛋白的表达。同时，切割RNA的脱氧核酶不易被RNA酶降解，当脱氧核酶切割mRNA后，可以从杂交链上解脱下来，重新结合和切割其他的mRNA分子，因此有很强的切割活性。

应用　脱氧核酶作为新型核酸工具酶，可以特异性切割RNA分子，可用于基因功能、核酸突变分析、生物传感器等领域的研究，也可作为肿瘤、病毒感染、过敏等疾病潜在的新型基因治疗药物。由澳大利亚新南威尔士大学研制的Dz13是特异性抗核转录因子c-Jun mRNA的脱氧核酶，用于治疗结节性基底细胞癌，澳大利亚悉尼皇家阿尔弗雷德王子医院于2013年公布的临床I期试验结果显示其具有良好的安全性和耐受性。DZ1是中国中南大学湘雅医学院研发的特异性抗Epstein-Barr病毒（Epstein-Barr virus，EBV；又称人类疱疹病毒4型）潜伏膜蛋白-1（LMP-1）编码基因的脱氧核酶，用于治疗EBV检出阳性的鼻咽癌，该药物临床II期试验已于2011年9月完成。德国马尔堡大学Sterna Biologicals生物制药公司研发的特异性抗人GATA-3的经口吸入脱氧核酶溶液SB010，该药物雾化后应用于健康人和男性哮喘患者的临床I期试验已分别于2011年11月和2012年8月完成，并启动了该药物局部用制剂治疗特应性湿疹患者皮肤损伤和肠内给药治疗活动性溃疡性结肠炎两项新的临床I期试验。

同其他基因灭活因子一样，脱氧核酶药物也面临着诸如如何有效进入细胞、如何实现准确的胞内定位、如何对抗核酸酶降解等直接影响催化效率的问题。

（罗晓星　白卉）

xiǎogānrǎo RNA yàowù

小干扰RNA药物（siRNA drugs）　基于RNA干扰机制，能特异性阻断疾病相关基因表达从而达到治疗目的的核酸药物。RNA干扰（RNA interfering，RNAi）是进化过程中高度保守的、由双链RNA诱发的同源mRNA高效特异性降解的现象，其化学本质是长20~25个核苷酸的双链RNA分子。小干扰RNA（siRNA）可以通过化学合成、体外转录、体内载体表达以及体外酶切等方法制备。

1998年，美国安德鲁·菲尔（Andrew Fire）和克雷格·梅洛

（Craig C. Mello）等对秀丽隐杆线虫进行研究时发现，双链 RNA 可特异性抑制特定基因的表达，其阻断特定基因的翻译或转录来抑制基因表达的效应比单用正义或反义 RNA 作用强 10 倍以上，从而将这种现象命名为 RNA 干扰（RNAi）。此后双链 RNA 介导的 RNAi 现象陆续发现于真菌、果蝇、拟南芥、锥虫、水螅、涡虫、斑马鱼等多种真核生物中，RNAi 现象在生物中普遍存在。2006 年，安德鲁·菲尔（Andrew Fire）和克雷格·梅洛（Craig C. Mello）由于在 RNAi 机制研究中的突出贡献获得诺贝尔生理及医学奖。

作用机制 siRNA 的作用机制分为启动、剪切、倍增三个阶段。外源性或内源性的双链 RNA 在细胞内与核酸内切酶结合，双链 RNA 被切割成多个具有特定长度和结构的小片段 siRNA（约 21~23bp）。siRNA 在细胞内 RNA 解旋酶的作用下解链成正义链和反义链，继之由反义 siRNA 再与体内一些酶（包括内切酶、外切酶、解旋酶等）结合形成 RNA 诱导的沉默复合物（RISC）。RISC 与外源性基因表达的 mRNA 的同源区进行特异性结合，RISC 具有核酸酶的功能，在结合部位切割 mRNA，切割位点即是与 siRNA 中反义链互补结合的两端。被切割后的断裂 mRNA 随即降解，从而诱发宿主细胞针对这些 mRNA 的降解反应。siRNA 不仅能引导 RISC 切割同源单链 mRNA，而且可作为引物与靶 RNA 结合并在 RNA 聚合酶（RdRP）作用下合成更多新的双链 RNA，新合成的双链 RNA 再由 Dicer 酶切割产生大量的次级 siRNA，从而使 RNAi 的作用进一步放大，最终将靶 mRNA 完全降解。

生物学特性 小干扰 RNA 药物具有以下特性：①高度序列特异性。②长度限制性，引发有效 RNAi 的双链要求在 21~23bp，但是双链不对称小干扰 RNA（aiRNA，即正义链和反义链长度不一致）的正义链则在 15~19bp 更稳定。③高效率性，siRNA 能在低于反义核酸几个数量级的浓度下显著或完全抑制基因表达。④高稳定性，3'端悬垂 TT 碱基（即 3'端多出两个 T 碱基）的 siRNA 尤为稳定，无需进行广泛化学修饰。⑤可传播性，siRNA 可在 RdRP 的作用下大量扩增并转运出细胞，在不同细胞间长距离传递和维持，使 RNAi 扩散到整个机体并可以传代。

应用 小干扰 RNA 药物在人类疾病的治疗中有巨大潜力，包括肿瘤、病毒性疾病、神经退行性疾病、心脑血管性疾病、呼吸系统疾病（如慢性阻塞性肺疾病）、眼部疾病和皮肤病等。美国迈阿密 Opko Health 公司开发的 bevasiranib（又称 cand5，靶基因为血管内皮生长因子）是世界上第一个小干扰 RNA 药物。2006 年公布其针对 129 名糖尿病性黄斑水肿患者的 I 期临床试验结果显示，bevasiranib 能够减缓眼睛中血管的生长并改善视力，且试验中除了药物注射位置的红肿外，没有观察到其他任何副作用。2007 年，经美国食品药品管理局批准上市。但该公司于 2009 年 3 月宣布终止该药物作为雷珠单抗的辅助药物用于治疗湿性老年性黄斑变性的 III 期临床试验，主要原因是该药在全身和眼局部安全性方面与美国食品药品管理局于 2006 年批准的相同适应证药物雷珠单抗相比并无明显优势。截至 2016 年 9 月，国际上已有 30 个小干扰

RNA 药物处于临床试验的不同阶段，它们由 16 个公司或科研机构研发，用于 16 种以上不同疾病的治疗。除 bevasiranib 外，还有处于临床试验 II 期阶段的 ALN-RSV01，由美国 Allergan 公司研发，靶基因为血管内皮生长因子受体 1，主要用于年龄相关性黄斑水肿的治疗。处于临床试验 I/II 期阶段的 I5NP，由美国 Quark Pharmaceuticals 公司研发，靶基因为 P53，主要用于肾移植后肾功能恢复延迟的治疗。2012 年后，随着以脂质纳米颗粒为主导的递药技术的提高，RNAi 药物的研发开启了又一个新高潮。与此同时，开发 siRNA 药物用于先天性代谢疾病和病毒感染的研究取得快速进展，多个药物先后进入临床试验。TransDerm SomaGenics 公司开发的 TD101 靶向 K6a（N171K 突变），用于治疗先天性指甲肥厚，2016 年初在临床 I 期试验中；Alnylam 和 Arrowhead 公司分别研发的 ALN-AAT 和 ARC-AAT 均靶向 AAT，用于 Alpha-1 型抗胰蛋白酶缺乏症，2016 年初分别处于临床 I/II 和 II 期试验中。病毒感染方面，Arbutus 公司开发的 TKM-Ebola/TKM-100802/TKMEbola-Guinea 和 TKM-HBV 分别用于治疗埃博拉病毒和乙型肝炎病毒的治疗，2016 年初处于临床 I 期试验中；Benitec 公司开发的 TT304 靶向丙型肝炎病毒多个保守区域，用于丙型肝炎的治疗，2016 年初临床 I/II 期试验中。

siRNA 作为药物尚存在一些需要解决的问题，包括与 RNAi 机制相关的脱靶效应（即 siRNA 对非靶基因的沉默作用）；竞争内源性 siRNA 功能干扰正常的基因调控和过大剂量时对靶基因沉默的非治疗作用；对机体免疫系统的

影响；有效的递药系统、制剂与给药方式等。

（罗晓星　白　卉）

wēixiǎohétánghésuān yàowù

微小核糖核酸药物（micro RNA-based drugs）

人工合成的针对疾病相关内源性微小核糖核酸（miRNA）以达到治疗目的的核酸药物。2004年，美国菲利普（Philip D Zamore）等发现给秀丽隐杆线虫注射与其 miRNA let-7 互补的 2′-O-甲基寡核苷酸化学修饰的外源性 miRNA，可以特异性诱导 miRNA let-7 功能丧失所引发的表型变化。同年，美国马库斯（Markus Stoffel）等报道了一种新的进化上保守、胰岛特异性的 miRNA（miR-375）过表达可抑制葡萄糖诱导的胰岛素分泌，而抑制内源性 miR-375 的功能可增强胰岛素的分泌，这项发现开启了利用可控制的 miRNA 进行生物医学研究与药物开发的新思路。

生物学特性　miRNA 是序列部分或完全互补的靶基因负性调节子，具有高度进化保守性、时序性和组织特异性，其数量众多并可广泛调节真核细胞的功能，如细胞分裂、分生组织分化、程序性细胞凋亡、代谢和形态建成，并参与原癌基因作用。一个 miRNA 可能调节多个不同基因，而同一个基因可受不同 miRNA 的调节。因此，合理的以特定 miRNA 为靶标的微小核糖核酸药物应为具有高度序列特异性和组织特异性的单链寡脱氧核苷酸序列。

分类　根据对靶标 miRNA 的调控机制，微小核糖核酸药物分为两类：一是内源性 miRNA 的类似物，通过高效递药载体传递至细胞内部，发挥 miRNA 的作用，以恢复疾病状态下该 miRNA 缺失的基因调节功能；二是内源性 miRNA 拮抗物，通过序列互补的寡核苷酸，在细胞内抑制疾病相关过度表达的 miRNA，进而恢复其抑制基因的功能。

应用　截至 2015 年，在人体细胞中已发现 1881 条 miRNA 前体序列和 2588 条成熟序列，其中 572 种 miRNA 的异常表达与人类 378 种疾病密切相关。

微小核糖核酸药物的研究大都处于细胞和整体动物（主要是啮齿类动物）的临床前研究阶段。如处于临床前试验由美国 MiRagen 公司研发的 miR-208/499，主要用于治疗慢性心力衰竭；处于临床前试验由美国基因治疗公司 Voyager Therapeutics Inc 研发的 miR-15/195，主要用于治疗心肌梗死后重塑等。

2008 年，丹麦 Santaris 公司研发的用于治疗丙型肝炎病毒（HCV）感染的 miR-122 拮抗剂 miravirsen（SPC3649）成为世界上第一个进入临床试验的微小核糖核酸药物。miR-122 在肝脏中高表达，它能够与 HCV 基因组 5′端非编码区的两个紧密相邻并且高度保守的 S1 和 S2 区结合，形成 miR-122-HCV 复合体，从而保护 HCV 基因组免受溶核降解以及宿主免疫应答效应，同时促进 HCV 的播散。miravirsen 化学结构上为 15 个核苷酸的锁核酸/DNA 嵌合寡核苷酸，能够高选择性和高亲和性的与 miR122 的 5′区域结合，从而阻断 miR-122 与 HCV 的结合，抑制 miR-122 的作用。在健康志愿者体内进行的 I 期临床试验中未观察到 miravirsen 的不良反应。在慢性丙型肝炎患者体内进行的 II 期临床试验结果显示，miravirsen 能够剂量依赖性地降低 HVC 患者体内病毒 RNA 的水平，未观察到病毒耐药的发生。2013 年，第二个微小核糖核酸药物获

美国食品药品管理局批准进入临床 I 期试验研究，它是美国德州癌症预防研究所和 Mirna Therapeutics 有限公司联合研发的 MRX34，该药物为 miR-34a 的脂质体注射混悬液，目标用于治疗肝癌、实体瘤和淋巴瘤。截至 2016 年 9 月，世界范围内 miRNA 相关临床试验研究多达 384 项，其中 miRNA 药物涉及的治疗疾病十分广泛，主要包括各种肿瘤和精神类疾病、自身免疫性疾病、感染性疾病和高血压、高血脂等。

（罗晓星　白　卉）

yòubǔ guǎhégānsuān

诱捕寡核苷酸（decoy oligonucleotide）

人工合成的与基因顺式作用元件序列相同，能够竞争性结合转录因子从而抑制基因表达的双链脱氧寡核苷酸药物。是一种核酸药物。不同的转录因子作用于不同的内源顺式 DNA 序列元件即顺式作用元件，包括启动子、增强子、调控序列和可诱导元件等。1990 年，美国密歇根大学医学中心内科医生安娜（Anna Bielinska）等首先使用硫代磷酸化修饰的诱捕寡核苷酸作为工具，在细胞培养体系中研究转录因子的作用，发现诱捕寡核苷酸具有抑制启动子启动基因表达的作用。

作用机制　转录因子在真核生物基因表达调控中发挥关键作用。在转录起始阶段，转录因子与顺式作用元件结合，激活靶基因的转录表达。调控不同的基因表达，同一个转录因子又可调控多个基因表达。由于诱捕寡核苷酸与特定的顺式作用元件序列相同，进入细胞后能够竞争性结合转录因子，抑制其与顺式作用元件结合，从而抑制靶基因表达，最终达到基因调控和基因治疗的目的。

生物学特性 由于转录因子数量多，易于鉴别，多种转录因子可以结合同一顺式作用元件，调控不同基因表达，因此诱捕寡核苷酸具有以下优点：潜在的药物靶标丰富而易于识别；合成序列明确的诱捕寡核苷酸相对简单；不需了解靶转录因子的精确分子结构；作用较反义寡核苷酸更强，可阻断与同一顺式作用元件结合的多种转录因子，也可阻断同一转录因子所调控的多个靶基因的表达。

应用 诱捕寡核苷酸在疾病基因治疗领域备受关注，热点研究的转录因子靶标包括信号转导和转录激活因子、E2F 转录因子家族蛋白、核因子 κB、活化蛋白-1、环磷腺苷应答元件结合蛋白和血管紧张肽 I 转化酶 2 等。治疗疾病包括肿瘤（如结肠癌、卵巢癌、黑色素瘤、乳腺癌）、心血管性疾病（如术后冠脉再狭窄、心肌梗死、腹主动脉瘤、高胆固醇血症）、呼吸系统疾病（如慢性阻塞性肺疾病）、皮肤病（如特应性皮炎）、类风湿关节炎和肾小球肾炎等。

2001 年，美国加州 Corgentech 生物制药公司宣布靶向 E2F 转录因子的诱捕寡核苷酸 Edifoligide 在用于预防冠状动脉旁路移植术后静脉移植失败的 II b 期临床实验研究显示出良好的作用。2002 年，美国杜克大学医学研究中心进行了 Edifoligide 用于预防冠状动脉旁路移植术后静脉移植失败和腹股沟静脉移植失败的 III 期临床实验研究，与安慰剂组相比无明显优势。由于 III 期临床实验失败，该药未被批准进入临床使用。2004 年 6 月该公司申请开展的 Edifoligide 预防慢性肾衰竭需要透析患者血管通路移植物衰

竭的临床 I/II 期试验也已终止。2005 年，日本 AnGes MG 公司开发的靶向核因子 κB 的诱捕寡核苷酸被批准在日本进行治疗特应性皮炎的 I/II 临床试验研究，结果显示轻度至中度特应性皮炎患者局部应用含有核因子 κB 的诱捕寡核苷酸的乳膏后症状明显改善；2016 年 7 月，该公司公布了该药物在 221 名 16 岁及以上具有轻度或重度面部特应性皮炎患者进行治疗的 III 期临床试验顶线结果，结果显示在第四周主要终点时药物安全性良好，但并未显示出优于安慰剂对照组的治疗效果。2012 年，该公司研发出的含核因子 κB 诱捕寡核苷酸涂层 PTA 球囊导管获批开始进行治疗术后血管再狭窄的 I 临床试验研究。2012 年，美国匹兹堡大学研发的靶向转录激活因子 3 的诱捕寡核苷酸在治疗复发性和转移性头颈癌患者的 0 期实验研究中取得良好效果；2014 年 1 月，他们公布 STAT3 的诱捕寡核苷酸在鳞状细胞癌临床前模型上显示出良好的抑制肿瘤血管生成作用。

诱捕寡核苷酸面临着同其他基因治疗方法一样的问题，即稳定性差以及由此引起的转染效率低的问题。

（罗晓星 白卉）

sānliàn DNA

三链 DNA（triple-stranded DNA）

寡聚脱氧核苷酸与 DNA 双螺旋序列特异性结合形成的可在转录及复制水平调控基因表达的三螺旋结构核酸药物。1957 年，美国盖里（Gary Felsenfeld）和亚历山大（Alexander Rich）发现，人工合成的多聚腺嘌呤核糖核苷酸能和人工合成的两条多聚尿嘧啶核糖核苷酸形成三链结构，从而第一次描述了三链核苷酸的概念。

1987 年，美国亨氏·莫泽（Heins E. Moser）等证实寡聚核苷酸可通过分子间的序列特异性结合到 DNA 双链的大沟中，形成三链 DNA，在抗肿瘤及抗病毒的基因治疗有着潜在的应用前景。根据三链 DNA 中第三条链的来源，又可分为分子内三链 DNA 和分子间三链 DNA 两大类。分子内的三链 DNA 是由 1 条链通过自身回折形成；分子间三链 DNA 又可分为两种：由 1 条单链与发夹结构或环状单链所形成，以及由 1 条单链与线状双链形成。

作用机制 三链 DNA 是由经典的沃森-克里克（Watson-Crick）双螺旋中含多聚嘌呤的链通过 Hoogsteen 和反式 Hoogsteen 型氢键与第三条链相作用形成的。第三条链位于沃森-克里克双链的大沟中，有两种作用形式，即嘧啶·嘌呤-嘧啶型和嘌呤·嘌呤-嘧啶型。另外还有一种由肽核苷酸与 DNA 构成的三链复合物。肽核苷酸是一类以多肽骨架取代糖磷酸主链的 DNA 类似物。能形成三链的寡聚脱氧核苷酸与 DNA 双螺旋中的靶序列结合形成三链后引起的 DNA 结构改变及寡聚脱氧核苷酸本身的位阻效应，将位点专一性地干扰转录因子或 RNA 聚合酶与 DNA 的结合，从而抑制转录的启动及延长等过程。富含嘌呤的寡聚脱氧核苷酸与 DNA 形成三链后，三链结构可阻碍 DNA 聚合酶沿模板 DNA 的移动，从而抑制 DNA 的复制。通过三链 DNA 的构建序列特异性地抑制特定基因转录，称之为反基因技术，以便同以 mRNA 为靶标的反义技术相区别。

应用 三链 DNA 主要用于基因治疗，其优点包括：需要的寡聚脱氧核苷酸少且灭活慢，即其

治疗效果可能更持久且需要剂量小；寡聚脱氧核苷酸用于控制基因表达的序列特异性非常强，1~2个碱基的错配即可导致形成的三链稳定性大大下降，甚至根本不能形成三链。三链DNA还可用于染色体制图、基因重组、大量分离纯化目的DNA等多个方面。截至2016年9月，尚无三链DNA药物进入临床试验。

三链DNA的稳定性根据靶序列的长短及序列组成的不同而各异，总的来说其稳定性不如相应的DNA双螺旋。影响三链DNA稳定性因素可能有pH值、阳离子作用、结合物、核小体和三链骨架与碱基修饰等，不稳定性是三链DNA应用于基因治疗所需解决的问题之一。另外，扩大寡聚脱氧核苷酸靶序列的范围和提高细胞对寡聚脱氧核苷酸的摄取率也是影响其应用的关键问题。

（罗晓星　白　卉）

CpG guǎhégānsuān

CpG寡核苷酸 （CpG oligonucleotide）

人工合成的包含1个或多个非甲基化CpG基序的具有免疫刺激活性的短单链DNA分子药物。属于核酸药物中的一种。CpG基序是由磷酸二酯键（p）连接的相邻胞嘧啶（C）和鸟嘌呤（G）二核苷酸序列，因其具有激活免疫应答的特性，在DNA疫苗、病毒免疫、抗肿瘤、抗寄生虫病等方面得到广泛研究和应用。

1984年，日本德永（Tohru Tokunaga）等发现以细菌DNA作为基本组成成分的裂解物可以引发免疫反应。1995年，美国依阿华大学医学院内科医生克里格（Krieg AM）等证实细菌DNA中的CpG基序是诱发免疫刺激作用的原因，并由此人工合成了第一条CpG寡核苷酸。

结构组成和性质　CpG寡核苷酸的结构由核心序列和侧翼序列组成，其组成和修饰的改变或CpG的位置和频率变化都会影响CpG的免疫活性。胞嘧啶（C）和鸟嘌呤（G）是CpG寡核苷酸的核心序列，对其活性至关重要，若其核心序列被甲基化修饰、其他核苷酸取代或位置的颠倒，都会使其活性减弱或消失。侧翼序列是指组成CpG寡核苷酸的核苷酸六聚体中CpG二核苷酸两侧的其他核苷酸序列。调整侧翼序列中的碱基的顺序和对碱基的修饰可以改变CpG的免疫活性，修饰靠近CpG的脱氧核苷酸可抑制其活性，而在与CpG的5′端相距3~4个核苷酸位点的修饰反而可增加其免疫刺激活性。CpG寡核苷酸的骨架一般为"5′端为两个嘌呤-CpG-3′端为两个嘧啶"这种序列，可激活多种免疫效应细胞。然而，仅仅具有6个脱氧核苷酸的CpG不具有免疫激活活性，所以一般CpG长度为18~25bp，具有较强的免疫活性。主链有两种磷酸化的修饰方式，即磷硫酰（PTO）主链和磷酸二酯（PO）主链，能增加其对核酸酶的耐受能力和防止免疫细胞的胞吞作用使其免疫激活的作用更强。受CpG侧翼序列、寡核苷酸骨架及特殊序列影响，CpG寡核苷酸的免疫活性具有多态性，表现为种属特异性、细胞特异性以及不同类型间的相互拮抗性。

分类及作用机制　CpG基序广泛存在于微生物基因组，而罕见于脊椎动物基因组，可被人类和其他高等灵长类动物细胞的Toll样受体9（TLR9）识别，引发一系列免疫应答机制。通常，根据CpG寡核苷酸的结构及其对不同免疫细胞的激活作用，可将CpG寡核苷酸分为三类：①A型CpG寡核苷酸，也称D型，其3′和5′末端主要由PO主链及PTO多聚G序列构成，可刺激浆细胞样树突状细胞产生大量α干扰素，进而激活自然杀伤细胞并引起γ干扰素的分泌，但对刺激B细胞活化的作用较弱。②B型CpG寡核苷酸，也称K型，完全由PTO主链构成，有很强的刺激B细胞活化的作用，但刺激浆细胞样树突状细胞产生α干扰素的作用较弱。③C型CpG寡核苷酸完全由PTO主链构成，兼具A和B型的作用。

临床应用　多种人工合成的CpG寡核苷酸作为TLR9激动剂已应用于抗肿瘤和抗过敏的临床试验，主要包括美国Coley制药公司研发的CpG 7909（亦称为PF-3512676或者CpG ODN 2006）、法国巴黎大学研发的CpG-28和瑞士苏黎世大学研发的QbG10。其中，根据美国梅奥诊所血液科2012公布的数据显示，CpG 7909在治疗慢性淋巴细胞性白血病的I期临床试验中显示良好的抗肿瘤作用。美国爱荷华大学霍顿综合癌症中心内科2006公布的I期临床试验数据表明，给已治疗的非霍奇金淋巴瘤患者一次性静脉注射CpG 7909（作为免疫调节剂）2 h显示为安全。CpG-28是硫代磷酸酯结构的CpG寡核苷酸，法国巴黎LARIBOISIÈRE医院神经外科于2006年公布的数据显示，CpG-28在治疗放射治疗后复发胶质母细胞瘤I期临床试验中显示良好的安全性，主要的副作用限于一过性神经系统疾病恶化和发热，然而在其2010公布的II期临床试验结果中，接受CpG-28治疗的患者6个月无进展生存期未见明显延长。QbG10是包裹于病毒样颗粒的 A 型 CpG 寡核苷酸。瑞士苏黎世大学医院皮肤科免疫治疗室于 2009 年公布的 Ⅰ/Ⅱa 临床试验结果显示，QbG10 作为屋尘螨（HDM）变应原提取物的佐剂用于皮下免疫治疗屋尘螨变应性患者具有良好的安全性、耐受性和临床疗效。

CpG 寡核苷酸亦可联合单克隆抗体、化学治疗、放射治疗和细胞因子等抗肿瘤药物和疫苗发挥协同抗肿瘤作用。ISS1018 是美国 Dynavax 技术有限公司研发的 TLR9 激动剂 CpG 寡核苷酸。根据美国纽约罗切斯特大学詹姆斯·威尔莫特癌症中心 2005 年公布的 Ⅰ 期临床试验数据，ISS1018 联合利妥昔单抗治疗非霍奇金淋巴瘤显示出增加干扰素-α/β 诱导性基因表达的效果，且无明显毒性。美国波士顿 Dana-Farber 癌症研究所儿童医院血液学/肿瘤学系于 2008 年公布的 Ⅰ 期临床试验数据显示，CpG7909 和粒细胞-巨噬细胞集落刺激因子（granulocyte-macrophage colony stimulating factor, GM-CSF）作为肿瘤相关抗原端粒酶反转录酶肽疫苗的佐剂，可以诱导 T 细胞免疫。美国匹兹堡大学血液肿瘤科 2012 年公布的 Ⅰ 期临床试验数据显示，CpG7909 和 GM-CSF 作为多表位肽疫苗（含 MART-1，GP100 和酪氨酸酶肽）的佐剂，在治疗复发性不能手术的 Ⅲ 期或 Ⅳ 期黑色素瘤时安全性良好。美国梅奥诊所 2008 年启动了 MUC1/HER-2/neu 的肽免疫治疗疫苗联合 CpG 寡脱氧核苷酸及 GM-CSF（作为免疫佐剂）用于已接受治疗的 Ⅱ 期或 Ⅲ 期乳腺癌患者的 Ⅰ 期临床试验，该项目计划于 2017 年 5 月结束。乔治·华盛顿大学于 2014 年 8 月启动了 Na-GST-1/铝胶使用或不使用

CpG10104 佐剂（亦为 TLR9 激动剂）的 Ⅰ 期临床试验，旨在评价其防治钩虫感染的安全性和免疫原性。

不良反应　最主要的不良反应表现为注射部位的局部红、肿、热、痛反应或者头痛、寒战发热和恶心呕吐等流感样症状，这些症状多在用药后 24 h 一过性发生，通常持续不超过两天。白细胞减少在联合治疗组中常见，血小板减少是由于磷硫酰骨架引起的，但是并未出现严重的出血事件，3～4 级血液系统不良反应（包括贫血、中性粒细胞减少和血小板减少）也有报道。虽然 CpG 寡核苷酸具有安全、有效、低毒等优点，但还存在需要解决的一些问题，例如免疫激活机制的阐明、高剂量 CpG 寡核苷酸及重复给药可能导致毒性效应，以及最适免疫途径的选择等。

(罗晓星　白卉)

xìbāoyīnzǐ yàowù

细胞因子药物（cytokine drugs）

通过基因工程技术获得具有调节细胞生长与分化、调节免疫功能、参与炎症发生和细胞修复等功能的多肽或蛋白质药物。属于一种生物治疗制剂。细胞因子是由活化的免疫细胞和相关基质细胞合成和分泌的，是一类非特异性免疫效应物质，是机体发挥免疫功能不可缺少的成分。1957 年，英国病毒学专家亚历克·艾萨克斯（Alick Isaacs）及其同事发现被病毒感染后的细胞可以产生一种能够干扰病毒复制的可溶性蛋白质，并将其命名为干扰素，这是人类发现的第一个细胞因子。20 世纪 70～80 年代，关于细胞因子的研究非常活跃，大量细胞因子相继被发现，在此时期还确定了细胞因子的命名法则。20 世纪

80 年代后，随着基因工程、蛋白质工程的不断发展和完善，重组细胞因子的制备技术更加成熟，各种细胞因子的理化特性、结构和生物学效应、细胞因子受体结构及其介导的信号传导过程也更加清楚。

分类　细胞因子类药物按照细胞因子种类的不同分为：①白介素类，在激活与调节免疫细胞、介导 T 细胞和 B 细胞活化、增殖与分化、炎症反应及造血过程中起重要作用。2006 年注射用重组人白介素-2 广泛进入临床应用。②干扰素类，具有广谱的抗肿瘤、抗病毒、调节细胞生长和分化、调节免疫等多种活性。2002 年美国批准干扰素-α2a 用于临床，除此之外进入临床使用的还有干扰素-α1b，干扰素-α2b，干扰素-γ 等。③肿瘤坏死因子类，具有杀伤和抑制肿瘤细胞，促进中性粒细胞吞噬，抗感染等多种作用。已进入临床应用的有重组肿瘤坏死因子-α。④集落刺激因子类，具有刺激造血干细胞和祖细胞向成熟粒细胞、巨噬细胞分化的功能。已进入临床应用的有粒细胞集落刺激因子、粒细胞集落刺激生物因子、促红细胞生成素等。⑤此外还有转化生长因子、干细胞因子、胸腺素、骨形成蛋白、生长因子类药物等。

生物学特性　其生物学特征主要表现为：①多为糖蛋白，相对分子质量在 8000～25 000 间。②可通过自分泌或旁分泌的形式发挥作用，一般在局部发挥效应。③其生物学效应的发挥需要通过与相应受体的特异性结合。与受体结合的细胞因子亲和力较高，在极低浓度下亦显示出生物学活性；分泌期及半衰期均很短，一般仅为数天；具有多效性，一种

细胞因子可作用于多种靶细胞，并显示出多种生物学功能，同时多种细胞因子也可作用于同一种细胞发挥相似的生物学作用；细胞因子具有强大的免疫调节作用，是机体发挥免疫功能不可缺少的成分；细胞因子之间通过合成分泌的相互调节、受体表达的相互调控、生物学效应的相互影响而组成一个相互协同又相互制约的复杂的免疫反应协调网络，共同维持机体免疫系统的平衡。

功能或应用 进入20世纪80年代以来，细胞因子的临床应用已成为医学研究和产品开发的重要领域，细胞因子药物在人类和动物疾病的诊断、预防和治疗等方面也发挥着越来越重要的作用。①集落刺激因子：在临床上，重组集落刺激因子能提高患者的耐受力，增加化学治疗敏感性，加速骨髓移植后造血功能的恢复，因此已用于治疗肿瘤放射治疗和化学治疗后的白细胞减少、再生障碍性贫血等症。重组集落刺激因子还被广泛用作疫苗佐剂，协助接种疫苗。②干细胞因子：在临床上，干细胞因子可用于建立体外造血前体细胞库，如骨髓库。干细胞因子对肿瘤免疫治疗中树突状细胞的扩增也具有价值。③肿瘤坏死因子：是人体内对肿瘤有直接杀伤作用的细胞因子，表现出杀瘤或抑瘤作用和免疫调节活性，可使瘤体缩小或消失，对多种肿瘤的中晚期患者有一定治疗作用。④白介素：在临床上，主要发挥抗感染治疗、抗肿瘤、调节免疫等作用。⑤干扰素：由于干扰素具有较强的抗病毒、抗肿瘤和参与免疫调节作用，因此临床上该类药物主要用来进行病毒感染性疾病及肿瘤的治疗。⑥血小板生成素：在临床上，对血小板减少症有良好疗效。⑦促红细胞生成素：在临床上，主要用于治疗各种贫血，对慢性肾衰性贫血起补充治疗作用，对于诸如类风湿引起的贫血也有较好的疗效。

（王一飞）

xiōngxiànsù

胸腺素（thymosin） 由胸腺上皮细胞分泌，能够促进淋巴细胞的分化、成熟和免疫活性的细胞因子药物。又称胸腺肽。

1966年，美国阿伦·戈尔茨坦（Allan L. Goldstein）等首先从小牛胸腺中提取出促淋巴细胞生长因子，命名为胸腺素，其实验室在1972年制备了胸腺素组分5（TF5）。TF5是含有40~50种肽类的提取物，其相对分子质量为1200~15 000。根据这些肽类等电聚焦凝胶电泳图谱上的位置，可将胸腺素组分划分为α（等电点<5.0）、β（等电点5.0~7.0）和γ（等电点>7.0）3种类型。1973年中国清华大学郑昌学教授等改进并简化了TF5的制备工艺，得到仅含相对分子质量在10 000以下的小肽，命名为胸腺肽，以区别相对分子质量大于10 000的胸腺素。

胸腺素可以从小牛、羊或猪等的胸腺细胞中粗提取，利用沉淀原理进行浓缩。例如，通过加热、丙酮沉淀、饱和硫酸铵分级分离，再经25%~50%的硫酸铵沉淀和超滤而得到。

胸腺素可促进T细胞分化成熟，即诱导前T细胞（淋巴干细胞）转变为T细胞，并进一步分化成熟为各亚型群T细胞。在免疫方面，它能诱导淋巴干细胞转变为具有免疫活性的T淋巴细胞，并能使萎缩、退化的淋巴细胞复活、再生、增殖。在血液循环中，还可以增强T细胞的杀伤力。

主要用于治疗细胞免疫缺损性疾病，如胸腺发育不全、重症混合性免疫缺乏症、运动失调性毛细血管扩张症、麻风、重症感染和复发性口疮等伴有细胞免疫功能低下的患者。亦可用于病毒性肝炎、恶性肿瘤和抗衰老的治疗。胸腺素常见的不良反应为发热，少数患者有荨麻疹、皮疹，个别患者出现头昏等。注射前或停药后再次注射时需做过敏试验。

（汪 炬）

gǔxíngchéng dànbái

骨形成蛋白（bone morphogenetic protein，BMP） 由两条多肽链通过二硫键连接而成的具有诱导骨、软骨形成及促进骨骼发育和再生修复作用的细胞因子药物。BMP为疏水性酸性糖蛋白，等电点为5.0±0.2，在酸性条件下较为稳定，但对碱性很敏感，当pH>8.5时，可使BMP完全失活；它能耐受较高温度，即使在55℃~75℃也不失活；而放射线较易破坏其活性。BMP经提纯冻干后稳定性较高，4℃下可保存1年；它可溶于中性盐溶液，尤其是4 mol/L盐酸胍和4~6 mol/L尿素。1965年，美国里斯特（Urist MR）首次应用牛脱钙骨基质植入肌肉内诱导间充质细胞分化成新的软骨和骨，并推测在脱钙骨基质中含有一种特殊蛋白并命名为骨形态发生蛋白。其在1982年首先提纯出BMP，并制定了BMP提取方法。日本山之内欧洲公司于2002年9月17日宣布，它的InductOs（TM）（rhBMP-2/ACS）已获得欧洲委员会的销售许可申请批准，用于成人急性胫骨骨折的治疗，作为标准护理的辅助手段。2003年12月19日中国杭州华东基因技术研究所生产的

"骨优导（有效成分是 rhBMP-2）"，获得中国国家药品监督管理部门试生产批件。

截至 2015 年，已鉴定并克隆出 BMP 二十余种。除 BMP-1 属鳌虾蛋白酶家族外，其余 BMP 均属于转化生长因子-β 超家族成员。前体 BMP 由一个信号序列和一个由 100～125 个氨基酸组成的羧基末端（C 端）组成。C 端在蛋白水解酶作用下形成成熟的蛋白质。大部分 BMP 的 C 端含有 7 个高度保守的半胱氨酸残基，其中 6 个在多肽链内部形成二硫键，另外 1 个参与肽键间二硫键的形成，使两个多肽链连接成同型或异型二聚体，释放于细胞外，与靶细胞表面的相应受体结合而发挥作用。

骨组织中 BMP 含量低，提取工艺复杂，产物纯度有限，难以适应科学研究和临床应用的需要。基因工程技术的成熟使得 BMP 的生产基本得到解决。例如，构建 BMP 腺病毒载体，使其在真核细胞中表达，利用 pET 表达系统在原核细胞中表达 BMP。

BMP 能够促进软骨和骨的形成，能诱导间充质细胞分化为软骨和骨细胞。在成熟动物体内，BMP 具有影响骨骼骨折后成功修复的能力。BMP 对肿瘤凋亡的作用具有双向性：一方面，BMP 可诱导肿瘤凋亡，抑制肿瘤增殖；另一方面，BMP 具有抑制凋亡的作用。

BMP 以胶原海绵或者胶原凝胶等为载体形成复合制剂，移植到骨修复部位，诱导骨再生。2008 年美国瓦卡罗（Vaccaro AR）等分别用 rhBMP-7 复合 I 型胶原和自体骨移植治疗 36 例椎板切除术后患者，结果表明 rhBMP-7 具有显著的临床效果。同时 BMP 复合有效载体在临床治疗陈旧性骨折、骨不连、脊柱融合、新鲜骨折、股骨头缺损、病理性骨缺损和龋齿治疗等方面效果显著。但还存在临床用量远大于生理用量，价格昂贵等问题。

（汪 炬）

gānrǎosù

干扰素（interferon，IFN）　由短的寡糖链与蛋白质共价相连构成的具有抗病毒和免疫调节等多种功能的细胞因子药物。干扰素作为生长因子，是灭活的或活的病毒作用于易感细胞后，由易感细胞基因组编码而产生的一组抗病毒物质。

1957 年，英国亚历克·艾萨克斯（Alick Isaacs）和瑞士吉恩·林登曼（Jean Lindenmann）把灭活的流感病毒接种于鸡胚细胞内，发现病毒感染的细胞可以分泌一种可溶性物质来抑制和干扰流感病毒的复制，将其命名为干扰素。1982 年英国敦格（Deuager BA）教授等根据人干扰素氨基酸序列，首次人工合成了干扰素，具有充分的干扰素活性。1986 年，美国批准美国 Schering 公司研发的 interferon alfa-2b 用于治疗急慢性病毒性肝炎、尖锐湿疣、带状疱疹、病毒性脑膜炎；同年，又批准瑞士 Hoffman-La-Roche 公司的 interferon alfa-2a 上市，用于治疗慢性乙型肝炎、慢性丙型肝炎、尖锐湿疣、慢性宫颈为、疱疹性角膜炎等病毒性疾病；1996 年美国还批准了美国 Biogen Idec 公司研发的 Avonex（Interferon beta-1a）上市，用于治疗复发性多发性硬化症。

药理作用与作用机制　干扰素是由单核细胞和淋巴细胞产生的细胞因子，具有高度的种属特异性，动物的干扰素对人无效。具有广谱的抗病毒、影响细胞生长，以及分化、调节免疫功能等多种生物活性。干扰素并不直接杀伤或抑制病毒，而主要是通过细胞表面受体作用使细胞产生抗病毒蛋白，从而抑制病毒的复制；同时还可增强自然杀伤细胞、巨噬细胞和 T 淋巴细胞的活力，从而起到免疫调节作用，并增强抗病毒能力。

制备技术　制备干扰素多采用两种方法：一是天然干扰素的纯化，用干扰素诱生剂（如脂多糖）诱导某些生物细胞产生干扰素，经提取纯化并检定合格后即可使用。该法所用的细胞多为外周血白细胞。二是采用基因工程法生产干扰素，即将干扰素基因导入大肠杆菌内，通过培养大肠杆菌来生产干扰素。大规模生产干扰素主要采用基因工程法。

临床作用　主要用于治疗某些病毒性感染，如慢性乙型肝炎、带状疱疹、病毒性眼病等，及多种恶性肿瘤如白血病、膀胱癌、卵巢癌、黑色素瘤等。

不良反应　临床使用时常可造成白细胞减少、贫血、肝功能异常、中枢神经系统中毒等。在治疗肾癌、恶性黑色素瘤等恶性疾病时，由于用药剂量高，毒副反应相对较明显，出现发热、寒战、食欲减退等症状，部分患者还可能出现头痛、肌肉痛和全身倦怠感。

（魏 星）

báijièsù

白介素（interleukin，IL）　主要由 T、B 细胞产生的能够介导白细胞间及其他细胞间相互作用，增强抗感染和细胞杀伤效应的细胞因子药物。白介素可以促进靶细胞的增殖与分化，促进或抑制细胞因子和膜表面分子的表达。最早上市的白介素是 1990 年由美国食品药品管理局批准的美国 Cetus 生物制药公司生产的白介素-2。

结构组成及理化性质 1979 年第二届国际淋巴因子专题讨论会上，将来自单核巨噬细胞、T 淋巴细胞所分泌的某些非特异性发挥免疫调节和在炎症反应中起作用的因子称为 I 白介素，并以阿拉伯数字排列，如白介素-1、白介素-2、白介素-3，之后不断有新的白介素被命名，截至 2015 年已命名至白介素-38。绝大部分白介素为小分子的分泌型多肽，少数能以膜结合的形式存在于细胞表面。从肽链结构来看，多数为单链结构，少部分为同源双体结构，如白介素-5、白介素-8、白介素-10 等，而白介素-12、白介素-23、白介素-27 等为异源双体结构，即两条肽链分别由不同的基因编码。不同的白介素分属不同的细胞因子家族，如白介素-2、白介素-3、白介素-4、白介素-5、白介素-6、白介素-7、白介素-9、白介素-11、白介素-13 和白介素-15 属于造血因子家族，白介素-8 属于趋化因子家族等。

制备技术 临床上使用的白介素是应用基因工程技术在大肠杆菌、酵母等经发酵、分离和纯化后制备的重组白介素，如广泛应用的注射用重组人白介素-2、白介素-11 等。

药理作用 白介素具有功能多样性，如白介素-1 是 T 细胞生长因子，能刺激 T 细胞进入细胞分裂周期；白介素-2 能增强 T 细胞的杀伤活性，在体外它与白介素-4、白介素-5 和白介素-6 共同诱导细胞毒性 T 细胞的产生，并使其活性大大增强，延长其生长期；在体内白介素-2 也能增强抗原诱导的细胞毒性 T 细胞活性。

白介素-2 可促进自然杀伤细胞的增殖，维持自然杀伤细胞长期生长；促进淋巴因子激活的杀伤细胞、肿瘤浸润淋巴细胞的体外存活、扩增及活化；促进 B 细胞表达白介素-2 受体，促使 B 胞增殖和产生免疫球蛋白，并刺激巨噬细胞提高其吞噬能力。

应用 由于各自的生物学特性不同，各种 IL 具有不同的临床用途。重组人白介素-2 用于治疗成人转移性肾细胞癌、黑色素瘤等恶性肿瘤及癌性胸腹水的控制，重组人白介素-11 用于实体瘤、非髓系白血病化学治疗后 III、IV 度血小板减少症的治疗，两者其常见的毒副作用有发热、寒战、呕吐、头晕等。

（石 智）

zhǒngliú huàisǐ yīnzǐ

肿瘤坏死因子（tumor necrosis factor，TNF）

宿主细胞应对外来刺激，产生的具有抗病毒、抗肿瘤、诱发炎症反应、免疫调节以及细胞周期调节等功能的细胞因子药物。外来刺激包括来自如病毒、细菌、真菌、肿瘤细胞、内毒素以及某些人工合成化合物如佛波酯等的刺激。TNF 最早于 1975 年由美国卡斯威尔（Elizabeth A. Carswell）发现，其在研究中观察到，经卡介苗致敏的小鼠被注射大肠杆菌内毒素后，血清中出现一种物质，该物质在体内可以使移植肿瘤发生出血坏死，遂将其命名为肿瘤坏死因子。2003 年由中国第四军医大学与上海赛达生物药业股份有限公司联合研发的重组改构人重组 TNF（rmhTNF）获得中国药品管理部门批准上市，是世界上第一个获准上市的全身应用的 TNF 类药物。2005 年由中国上海中信国健药业股份有限公司研发的重组人 II 型

肿瘤坏死因子受体–抗体融合蛋白也获得中国药品监督管理部门批准上市。

分类 根据其来源和结构，人 TNF 可分为两种分子形式，即 TNF-α 和 TNF-β。TNF-α 主要由单核细胞核巨噬细胞产生，又称为恶病质素，有两种形式，一种是相对分子质量为 26 000 的膜结合蛋白；另一种是相对分子质量为 17 000 的分泌型蛋白，含有 157 个氨基酸。TNF-β 由活化的 T 细胞产生，又名淋巴毒素 α，抗原和丝裂原均可刺激 T 淋巴细胞分泌 TNF-β，含有 171 个氨基酸，相对分子质量 25 000，没有糖基化。TNF-α 和 TNF-β 的氨基酸序列有 36% 相同，两者的活性形式都是同源三聚体。

制备技术 TNF 主要是应用基因工程技术，在大肠杆菌、酵母、昆虫细胞及哺乳动物细胞等制备而来的重组 TNF（rhTNF）。

药理作用 TNF 具有多种生物学效应，是抗肿瘤活性最强的细胞因子，除对肿瘤细胞具有直接的抑制增殖和细胞坏死作用外，还有抗病毒、抗菌，激活免疫细胞，诱发炎症反应等，参与一系列的生物学过程如细胞增殖、分化、凋亡、脂质代谢和凝聚等。TNF 通过与其受体（TNFR）结合而发挥生物学效应，TNFR 分为 TNFR1 和 TNFR2 两种。

应用 rhTNF 是第一个用于肿瘤生物疗法的细胞因子，但因其缺少靶向性且有严重的副作用，仅用于局部治疗。动物实验和临床实验均表明，局部注射 rhTNF 对多种肿瘤如肾癌、胃癌、肝癌等具有明显的抑制作用，常见副作用有发热、恶心、呕吐等，高剂量可导致休克、肾功能不全和弥散性血管内凝血等。与 rhTNF

相比，新型 rhTNF 毒性显著降低而活性明显增强，临床上与化学治疗合用于经其他方法治疗无效或复发的晚期非小细胞肺癌和非霍奇金淋巴瘤患者。

（石　智）

shēngzhǎngyīnzǐlèi yàowù

生长因子类药物（growth factor drugs）

通过与细胞膜受体特异性、高亲和性结合，发挥调控细胞增殖、分化作用的细胞因子药物。

生长因子类药物有多种，如表皮生长因子、重组人血小板来源生长因子、重组人转化生长因子、重组人成纤维细胞生长因子、重组人胰岛素、重组人胰岛素样生长因子-1、神经生长因子、肝细胞生长因子、软骨衍化生长因子、重组人生长激素、重组人促卵泡激素、重组人胰高血糖素样肽、重组人黄体生成素释放激素、重组人降钙素、促红细胞生成素、促肾上腺皮质激素、B 细胞生长因子、巨噬细胞活化因子、集落刺激因子、降钙素、促血小板生成素、血小板衍化生长因子、血管内皮细胞生长因子、碱性成纤维细胞生长因子、酸性成纤维细胞生长因子等。

各类生长因子都有其相应的受体，受体普遍存在于细胞膜上的跨膜蛋白，具有激酶活性，特别是具有酪氨酸激酶活性（如血小板来源生长因子受体、表皮生长因子受体等）。各类生长因子发挥生物学作用依赖于与相应的受体结合，从而激活细胞内各种蛋白激酶活化及相关蛋白质磷酸化进一步使核内转录因子活化从而调节基因转录，促进细胞增殖和分化。重组人类胰岛素介导的生长激素大部分有促生长作用；表皮生长因子主要作用于表皮细胞，

能够促进细胞的增殖分化；血小板来源生长因子主要由血小板合成，对成纤维细胞、平滑肌细胞和神经胶质细胞等有促进有丝分裂作用；成纤维细胞生长因子是促细胞分裂的肝素结合蛋白，可诱导细胞的增殖与分化；神经生长因子是存在于感觉神经元周围的微量可溶性蛋白，特异地促进神经元的生长和维持，由神经元的靶细胞产生，且为神经元生长与存活所必需。此外，多种生长因子及其受体是癌基因编码的产物，与肿瘤发生、发展和转移等有关。

生长因子类药物已经广泛应用于临床疾病治疗等相关领域。表皮生长因子可刺激多种细胞的增殖，主要是表皮细胞和内皮细胞。在角膜损伤、烧烫伤及手术等创面的修复和愈合取得了很好的疗效；神经生长因子主要用于对多发硬化症、脑及神经损伤的治疗；碱性成纤维生长因子对神经元的增殖分化起重要作用，主要用于神经损伤、阿尔茨海默病、帕金森症、视神经萎缩的治疗；肝细胞生长因子是存在于急性肝损伤动物血浆中的蛋白因子，它能刺激肝细胞的 DNA 合成，且在肝再生过程中起重要作用，用于治疗肝炎、肝硬化、肝肾功能衰竭和心肌梗死；重组人类胰岛素介导生长激素的大部分促生长作用，促进肌肉、软骨生长，主要用于治疗糖尿病足、脑损伤、肾功能衰竭、骨质疏松等疾病。

（石　智）

gānxìbāo shēngzhǎng yīnzǐ

肝细胞生长因子（hepatocyte growth factor，HGF）

含有 728 个氨基酸的单链裂解而成，具有刺激原代培养的肝细胞生长的生长因子类药物。1984 年日本中林

（Nakamura T）等从部分肝切除大鼠的血清中分离得到肝源性因子，并在 1989 年成功地克隆出人和大鼠 HGF 的互补 DNA（cDNA），并推导出它们全部的氨基酸序列。

HGF 前体是由 728 个氨基酸残基组成的单链，其被丝氨酸蛋白酶水解激活后成为具有生物学活性的成熟 HGF。成熟的 HGF 分子是由 α 链（相对分子质量 69 000）和 β 链（相对分子质量 34 000）通过二硫键连接组成的异二聚体。α 链有 4 个二硫键形成的三环状结构域，其 N 端有 1 个发夹样结构，该结构与 α 链前两个三环状结构域是 HGF 发挥生物学效应所必需的结构；β 链具有丝氨酸蛋白酶样结构，是结合受体 c-Met 的部位，但由于 β 链激活部位缺乏组氨酸和丝氨酸两种关键氨基酸，因此没有蛋白酶的催化活性。

由于天然分泌 HGF 量少，难以获得，且 HGF 是大分子糖基化蛋白，在原核细胞中难以表达，因此生产上往往采用真核细胞表达系统，例如在中国仓鼠卵巢细胞、昆虫细胞系统中进行基因重组 HGF，以达到高效稳定表达的目的。

HGF 可促进肝细胞生长，对各种上皮细胞具有促有丝分裂作用。由单核细胞及前体分泌的 HGF 能刺激骨髓红系造血前体细胞生长和分化；可以上调尿激酶及其受体表达，促进局部细胞外基质降解，直接刺激细胞迁移、侵袭；HGF 是有效的血管生成因子，能诱导血管内皮细胞形成分支管状结构，具有直接的血管新生作用；参与骨重塑的调节；对肿瘤有细胞毒效果、抗凋亡和抑制肿瘤细胞生长等作用。

HGF 对急慢性肝炎、药物性

肝炎、肝硬化、肝切除后再生均有显著疗效。由于高浓度 HGF 对某些癌及肉瘤细胞株有细胞毒作用，临床上已用于治疗黑色素瘤。2008 年 3 月，日本 AnGes MG 公司申请的用于治疗阻塞性动脉硬化症和血栓闭塞性脉管炎的 HGF 基因治疗药物获得批准，将能够产生 HGF 的基因投放在缺血部位，使其在局部表达 HGF 蛋白，从而促进血管新生，改善缺血状态。中国军事医学科学院构建的重组腺病毒－肝细胞生长因子（Ad-HGF）Ⅰ期临床试验表明，经冠脉注射 Ad-HGF 具有良好的安全性。但由于 HGF 作为促生长因子参与肿瘤的转移和侵袭，安全性还有待进一步的研究。

（汪　炬）

ruǎngǔ yǎnhuà shēngzhǎngyīnzǐ

软骨衍化生长因子（cartilage derived growth factor，CDGF）

从动物软骨组织中分离纯化，具有促进软骨细胞生长和加速骨基质合成作用的生长因子类药物。美国特拉格布兰（Klagsbrun M）等最初于 1980 年报道了从牛软骨中提取和纯化了一种生长因子并命名为软骨生长因子。1985 年，美国沙利文（Sullivan R）和特拉格布兰发现软骨衍化生长因子可以紧密结合于肝素并可以在（1.6~1.8）mol/L NaCl 溶液存在的情况下洗脱下来，因此可以应用肝素进行其纯化。CDGF 是碱性蛋白，等电点为 9.5~10，其相对分子质量为 18 000~20 000，与肝素有较高的亲和性。CDGF 受热易变性，但对巯基乙醇有抵抗性。在软骨和骨发育过程中，CDGF 主要促进软骨细胞生长，继而成骨。

软骨衍化生长因子可由人的肋软骨、牛关节软骨和鸡胸软骨提取而来。采用盐酸胍、NaCl 或胶原酶消化法制备软骨提取物。提纯方法主要是肝素－琼脂糖亲和色谱层析或阳离子交换层析和肝素－琼脂糖层析结合两步纯化法。

软骨衍化生长因子可刺激软骨细胞、成纤维细胞、血管内皮细胞增殖，刺激 DNA、蛋白多糖和胶原等的合成。未见其不良反应。截至 2015 年，软骨衍化生长因子还处于研发阶段。

（汪　炬）

chóngzǔ rénshēngzhǎngjīsù

重组人生长激素（recombinant human somatropin）

通过基因工程技术制备的具有调节生长发育功能的人生长激素。属于生长因子类药物。生长激素由垂体前叶合成与分泌，受到下丘脑分泌的生长激素释放激素和生长抑素调节。人生长激素是含有 191 个氨基酸残基的非糖基化蛋白，在 53 位与 165 位、182 位与 189 位的半胱氨酸残基之间形成两个分子内二硫键。重组人生长激素的氨基酸序列与天然的人生长激素一样，相对分子质量为 22 124。重组人生长激素的剂型包括冻干粉针剂和注射液。

1958 年，美国莫里斯·拉本（Maurice Raben）从人尸体的垂体中提取得到生长激素，用于治疗侏儒症，但来源有限、价格昂贵以及容易受到病毒等污染。1979 年美国基因泰克制药公司开始采用基因工程制药技术制备人生长激素，用于生产的表达系统包括哺乳动物细胞系（如小鼠 C127 细胞）和大肠杆菌。重组人生长激素生产过程中必须严格控制宿主 DNA 和宿主细胞蛋白等残余杂质，使其限度符合有关规定。

人生长激素能刺激组织对氨基酸的摄取、利用以及蛋白质和胶原的合成，从而促进骨、软骨和组织的生长，并且能促进机体脂类和糖的代谢。人生长激素的促进生长作用主要是由胰岛素样生长因子-1 介导。

重组人生长激素主要用于治疗因内源性生长激素分泌不足造成的儿童生长停滞症，以及用于成人生长激素分泌不足的替代治疗。生长激素缺乏症患儿接受重组人生长激素治疗后生长速率会有所增加，并且血液中胰岛素样生长因子-1 的浓度可以恢复到正常水平。此外也可以用于治疗普拉德－威利（Prader-Willi）综合征以及特纳（Turner's）综合征引起的身材矮小等疾病。

重组人生长激素可通过皮下注射或肌内注射给药。常见的不良反应主要包括抗体形成、局部皮肤反应、水肿、关节肿胀、关节痛、肌肉疼痛和感觉异常等。对已确诊为生长激素缺乏但对该药治疗无应答的患者应检测是否存在抗人生长激素抗体。

（邝志和）

chóngzǔ rényídǎosù

重组人胰岛素（recombinant human insulin）

通过基因工程技术制备的具有降低血糖浓度作用用于治疗糖尿病的人胰岛素。属于一种生长因子类药物。胰岛素在体内是由胰岛 B 细胞分泌的蛋白质激素。人胰岛素分子是由 21 个氨基酸残基的 A 链和 30 个氨基酸残基的 B 链组成，A、B 链之间有两个二硫键连接，此外 A 链中还存在一个二硫键。重组人胰岛素的生物活性与天然胰岛素相同，可以降低血糖浓度，同时可以促进糖原、脂肪和蛋白质合成，能激活糖原合成酶和丙酮酸脱氢酶等的活性，促进肝脏、骨骼和脂肪组织对葡萄糖的摄取和利用，促进葡萄糖转变为糖原贮存在肌肉和肝脏内，并抑制糖原分解，从而降低血糖。

1921 年加拿大学者弗雷德里克·班亭（Frederick Banting）等首次从狗的胰腺中提取得到胰岛素。1922 年，动物胰岛素被应用于临床，属于第一代药用胰岛素。1979 年，美国学者戴维（David Goeddel）等报道了人胰岛素基因在大肠杆菌中的表达。1982 年，利用基因工程制药技术生产的第二代胰岛素——重组人胰岛素正式上市。20 世纪 90 年代以来，对胰岛素分子肽链进行修饰改造，研发出多种重组人胰岛素类似物，即第三代胰岛素。一般采用导入人胰岛素基因的大肠杆菌或酵母作为宿主细胞来生产重组人胰岛素。在大肠杆菌中表达的通常为胰岛素原（即组成胰岛素的 B 链和 A 链通过 31 个氨基酸残基的 C 肽相连形成的单链分子）或者是 C 肽缩短改造后的胰岛素原分子，产物的后加工和纯化较为复杂。使用酵母表达系统生产时，表达产物通常分泌到培养液中，后加工和分离纯化相对比较简便，但表达量比大肠杆菌低。重组人胰岛素制品的检测包括测定生物活性和效价，控制产品中杂质和潜在有害物质。

重组人胰岛素用于治疗需要使用胰岛素来维持血糖水平的糖尿病患者，以及用于治疗早期糖尿病患者和妊娠期糖尿病患者。给药方式为皮下注射。治疗过程中，如果重组人胰岛素用量过多，可能出现低血糖症状，如疲倦、精神错乱、心悸、头痛、出汗和呕吐等。轻微的低血糖可以通过口服葡萄糖或糖制品纠正。严重的低血糖会导致神志不清甚至死亡，必须予以重视和及时处理。其他不良反应包括偶有注射部位红肿、瘙痒等过敏反应和局部皮下脂质增生。全身过敏反应较为罕见，但可导致全身麻疹、呼吸短促、气喘、血压下降、脉搏急促和出汗，甚至危及生命，应立即进行抢救。

（邝志和）

chóngzǔ rényídǎosùyàng shēngzhǎng yīnzǐ-1

重组人胰岛素样生长因子-1
（recombinant human insulin like growth factor-1，rhIGF-1） 应用基因工程技术制备的人胰岛素样生长因子-1。用于治疗胰岛素样生长因子-1 缺乏患者。胰岛素样生长因子-1（insulin like growth factor-1，IGF-1）是含有 70 个氨基酸残基的单链多肽，具有 3 个分子内二硫键，rhIGF-1 具有与内源性 IGF-1 相同的氨基酸序列。由美国 Tercica Pharmaceuticals 公司研发的 rhIGF-1（又称美卡舍明、mecasermin）于 2005 年经美国食品药品管理局批准上市。同年，美国 Insmed 公司研制的由 rhIGF-1 和重组人胰岛素样生长因子结合蛋白-3（insulin-like growth factor binding protein-3，IGFBP-3）以 1∶1 摩尔比组成的二元蛋白复合物药物美卡舍明 - 林菲培（mecasermin rinfabate）作为孤儿药（罕见病用药）也经美国食品药品管理局批准上市。重组人 IGFBP-3 含有 264 个氨基酸残基。rhIGF-1 以及重组人 IGFBP-3 都是由基因工程大肠杆菌表达生产。

IGF-1 是儿童体内促进身体生长的主要激素。由垂体分泌的生长激素（growth hormone，GH）通过肝脏的 GH 受体促进肝脏合成，后者则反馈抑制垂体 GH 的释放，形成 GH/IGF-1 轴。正常人体循环中，99% 以上的 IGF-1 与 IGFBP 结合，是 IGF-1 的贮藏和运输形式，其中大部分 IGF-1 与 IGFBP-3 和胰岛素样生长因子酸不稳定亚基形成三元复合物。在靶组织，IGFBP 被蛋白酶酶解而释放出 IGF-1。游离的 IGF-1 与细胞表面的 I 型 IGF 受体结合，激活胞内信号通道，引起多种生物学效应。IGF-I 能促进细胞增殖和分化，刺激骨骼生长直至青春期结束，促进器官生长发育。此外，IGF-1 可以刺激细胞对葡萄糖、脂肪酸和氨基酸的摄取和代谢，促进糖原合成，因此具有降低血糖的作用。

重组人胰岛素样生长因子-1 主要用于治疗严重的原发性胰岛素样生长因子-1 缺乏的患儿，以及 GH 基因缺失且体内出现 GH 中和抗体的患儿。骨骼闭合的患儿、肿瘤患者或怀疑肿瘤患者、对该药物过敏者等不宜使用。该药的不良反应主要包括低血糖、淋巴组织（如扁桃体）肿大、颅内压升高等。可观察到抗 IGF-1 抗体形成，但未观察到这些抗体的临床后果。该药是注射液，给药方式为皮下注射，禁忌静脉给药。为减轻该药的低血糖效应，应在进食前后 20 min 内给药。在治疗过程中应定期检查眼底。

（邝志和）

chóngzǔ réncùluǎnpāo jīsù

重组人促卵泡激素
（recombinant human follitropin） 通过基因工程技术制备的可刺激生殖细胞成熟的生长因子类药物。又称人卵泡刺激素（human follicle-stimulating hormone，hFSH）。内源性促卵泡激素是由 α 亚基和 β 亚基组成的异源二聚体糖蛋白。α 亚基和 β 亚基分别含有 92 和 111 个氨基酸残基，亚基内分别含有多个二硫键。早期用于治疗的人促卵泡激素主要从绝经妇女的尿液中提取。1989 年，美国杰弗里·基恩（Jeffrey Keene）等在中国仓鼠卵巢细胞中表达重组人促卵泡激素获得成功。1997 年，由美国 Serono 公司研发的组人促卵泡激素经美国食品药品管理局批准上市。

该药物的制备是将人促卵泡激素 α 和 β 亚基的基因克隆进真核表达载体，转入中国仓鼠卵巢细胞表达和分泌，通过细胞培养、上清离心、超滤浓缩、离子交换、亲和层析、凝胶过滤层析等方法分离纯化得到。重组人促卵泡激素的常用剂型是冻干粉针剂。

重组人促卵泡激素调节人体与生殖相关的一系列生理过程，特别是刺激生殖细胞的成熟。在女性体内，其可刺激卵巢滤泡的发育、成熟；另一方面，也在男性的生精过程中起重要作用。重组促卵泡激素通过与卵巢和睾丸中特异靶细胞表面的促卵泡激素受体结合，激发下游信号通道，从而实现对蛋白表达和细胞发育进程的调节。它的合成和分泌受到下丘脑分泌的促性腺激素释放激素以及性腺分泌的甾体和非甾体产物等调节。

重组人促卵泡激素用于治疗不排卵（包括多囊卵巢综合征），且对枸橼酸克罗米酚治疗无反应的患者。在辅助生育技术（如体外受精、配子输卵管内转移和合子输卵管内移植）中，常作为刺激多卵泡发育的药物。此外，也可用于治疗由于性激素不足引起的男性不育，以促进精子形成。重组人促卵泡激素是强促性腺激素，可引起中度至重度不良反应。最常见（发生率 >1/10）不良反应包括卵巢囊肿、注射部位反应和头痛；常见（发生率 >1/100，<1/10）的不良反应包括轻至中度

卵巢过度刺激综合征、腹痛和胃肠道症状等。使用该药促排卵的患者多胎妊娠的发生率高于自然妊娠，因此治疗前必须告知患者有多胎生育的潜在危险。

（邝志和）

重组人胰高血糖素样肽 （recombinant human glucagon-like peptide，rhGLP）

体外合成的具有促进胰岛素分泌作用的生长因子类药物。胰高血糖素样肽（glucagon-like peptide，GLP）和体内另一种血糖调节肽胰高血糖素是由同一个激素前体（胰高血糖素原）在不同组织中经不同的蛋白酶作用得到的不同产物。胰高血糖素原在肠道的 L 细胞中，被裂解为 GLP-1、GLP-2 和肠高血糖素。GLP-1 是一种肠促胰岛素，主要由肠道 L 细胞分泌。

截至 2015 年，有 5 个 GLP-1 类似物作为降糖药被批准上市，用于 2 型糖尿病的治疗，分别为 2005 年美国食品药品管理局批准的由美国礼来公司和 Amylin 公司研发的第一个 GLP-1 类似物艾塞那肽；2009 年美国食品药品管理局批准的丹麦诺和诺德公司研发的利拉鲁肽；2013 年欧盟批准的法国赛诺菲公司研发的利西拉来；2014 年美国食品药品管理局批准的英国葛兰素史克公司研发的阿必鲁肽（用于控制 2 型糖尿病患者的血糖水平的药物）和美国礼来公司研发的杜拉鲁肽（用于治疗 2 型糖尿病的 GLP-1 类似物药物）。由日本武田制药公司和美国 NPS 制药公司联合研发的新型重组人 GLP-2 类似物替度鲁肽于 2012 年获得美国食品药品管理局批准上市，用于短肠综合征成人患者的治疗。

GLP-2 通过作用于特异性 G

蛋白偶联受体（GLP-2 受体）来保护肠道细胞，促进正常小肠的生长和发育，保护和修复各种肠道疾病中损伤的肠黏膜，抑制胃酸的分泌和胃肠的运动，增加肠道的血液供应等。GLP-1 及 GLP-1 类似物具有血糖依赖的促胰岛素分泌作用。GLP-1 能激活 G 蛋白偶联受体（GLP-1 受体），促进胰岛细胞合成和分泌胰岛素。GLP-1 还作用于胰岛细胞，抑制胰高血糖素的分泌。同时，GLP-1 能促进胰岛细胞增殖及胰岛再生，抑制细胞凋亡。此外，GLP-1 具有抑制食欲、抑制胃酸分泌、延迟胃排空等作用。GLP-1 的这些生物活性使其能对糖尿病起到综合治疗的作用。但 GLP-1 在体内可迅速被二肽基肽酶 IV 降解而失去生物活性，限制了其在临床上的直接应用。GLP-1 类似物能抵抗二肽基肽酶 IV 的降解作用；另一方面，通过脂肪酸修饰、聚二乙醇修饰、与大分子蛋白结合等方法延缓 GLP-1 及类似物的肾脏消除速率。GLP-1 类似物可用于改善 2 型糖尿病患者的血糖控制，推荐使用于单用二甲双胍、磺酰脲类，以及二甲双胍合用磺酰脲类患者。

最常见不良反应是轻到中度恶心，但大多数治疗开始时出现恶心的患者，症状的发生频率和严重程度随着治疗时间延长而有所减轻。其他不良反应主要包括呕吐、腹泻、注射部位反应等。对该药物中多肽或其他成分过敏的患者禁止使用。该药不适用于 1 型糖尿病患者或者糖尿病酮症酸中毒的治疗，对胰岛素依赖型患者该药不可以替代胰岛素。此外，严重肾功能不全或有严重胃肠道疾病的患者不推荐使用。

（邝志和）

chóngzǔ rénhuángtǐshēngchéngsù shìfàng jīsù

重组人黄体生成素释放激素

（recombinant human lutenizing hormone releasing hormone, rhLHRH） 人工合成的具有黄体生成素释放活性能够促进排卵的细胞因子类药物。黄体生成素释放激素能兴奋脑垂体，合成和分泌促黄体生成素（LH）及卵泡刺激素（FSH），促使排卵。人工合成制剂主要有以下两种：一是黄体生成素释放激素十肽化合物，结构与天然提取物完全相同；二是黄体生成素释放激素乙酰胺九肽化合物，是其类似物，效力比其约强 30 倍。人黄体生成激素释放激素其氨基酸序列为 P-Glu-His-Trp-Ser-Tyr-Gly-Leu-Arg-Pro-Gly-NH$_2$。

1971 年由加拿大蒙特利尔大学实验医学与外科研究所的罗杰·吉尔曼（Roger Guillemin）和美国杜兰大学贝勒医学院的安德鲁·沙利（Andrew V. Schally）领导的两个科学小组同时阐明了黄体生成激素释放激素的结构，相继又合成了由不同氨基酸取代的黄体生成素释放激素（lutenizing hormone releasing hormone, LHRH）类似物，特别是非天然氨基酸取代的黄体生成素释放激素拮抗类似物，为抗生育及治疗内分泌紊乱引起的疾病带来了希望。由日本 Takeda Pharmaceutical Company Limited 开发的 LHRH 激动剂类似物亮丙瑞林其生物活性为 LHRH 的 15 倍，于 1989 年被美国食品药品管理局批准进入美国市场，临床主要用于前列腺癌及子宫内膜异位症。

黄体生成素释放激素与腺垂体促性腺细胞特异受体结合，通过激活腺苷酸环化酶-cAMP-蛋白激酶系统，促进腺垂体合成和释放促性腺激素。LHRH 的分泌调节受新皮层与其多突触联系所调节，影响促性腺激素释放激素神经元活动。各种刺激经皮层整合后，通过多突触联系调节促性腺激素释放激素神经的活动。

主要采用梅里菲尔德（Merrifield）固相化学合成法，方法复杂而费用昂贵，且仅得到 LHRH 拮抗类似物粗品，需要进行色谱分离才能得到可供生物试验的 LHRH 拮抗类似物纯品，然后根据样本的极性、溶解性和吸附性等性质的差异，通过高效液相色谱分离纯化的方法获得具有高活性的人黄体生成激素释放激素。

主要用于因妇科疾病或使用避孕药引起的月经失调，包括闭经、功血及排卵障碍等，以及病变在丘脑下部者，具有较好的疗效。药物半衰期很短，能迅速在肝、肾中灭活。

主要不良反应为面部潮红、出汗等类似更年期综合征；另有轻度恶心、色素沉着、乳房胀感或臀部注射处硬结等。LHRH 一般不会出现卵巢滤泡因受到过度刺激而形成囊肿的副作用。闭经患者，应先用黄体酮或复方黄体酮引起撤药性出血后再治疗，以 3 个周期为 1 疗程。

（魏　星）

chóngzǔ rénjiànggàisù

重组人降钙素

（recombinant human calcitonin, rhCT） 利用基因重组技术获得的调节人体内钙-磷代谢的多肽类激素。属于一种生长因子类药物。它可以抑制破骨细胞增殖，阻止骨溶解，促进骨形成，并有镇痛作用。重组人降钙素具有较好的生物活性，与人降钙素具有相同的生物学效用。重组人降钙素的相对分子质量为 3500，正常人血清中浓度为 10~20 ng/L，主要在肾降解并排出。

降钙素是甲状腺滤泡旁细胞分泌的三十二肽激素，1964 年美国学者菲利普·赫希（Philip F. Hirsch）首次证明它具有钙-磷代谢调节功能。20 世纪 90 年代，利用基因重组技术、细胞工程等技术，将 hCT 通过表达载体构建成融合蛋白的形式，最后克隆筛选出可以表达人降钙素工程细胞株，经过纯化分离等工艺，生产具有活性的重组人降钙素。截至 2015 年，国内外尚无上市的重组人降钙素。但由瑞士 Novartis Pharma Stein AG 公司人工合成的鲑鱼降钙素（密盖息），其生物活性是人降钙素的 40~50 倍，并已在多个国家上市，主要用于治疗佩吉特（Paget）骨病、祖德克（Sudeck）病、早期和晚期绝经后骨质疏松症和高钙血症。

降钙素整个分子皆为激素活性所必需。血钙浓度增加可引起降钙素分泌增加和抑制骨吸收，使血钙浓度下降。重组人降钙素通常是以融合蛋白的形式由生物工程细胞表达获得，其在人体内的生物效应与降钙素相似，具有以下作用：①直接抑制破骨细胞对骨的吸收，使骨骼释放钙减少，同时促进骨骼吸收血浆中的钙，使血钙降低。可对抗甲状旁腺激素促进骨吸收的作用并使血磷降低。②抑制肾小管对钙和磷的重吸收，使尿中钙和磷的排泄增加，血钙也随之下降。③可抑制肠道转运钙。④有明显的镇痛作用，对肿瘤骨转移，骨质疏松所致骨痛有明显治疗效果。

利用基因重组技术获得人降钙素基因，构建重组表达质粒 pcDNA310-IgJ-hCT；然后转染到大鼠细胞，经克隆和筛选获得高水平表达的工程细胞株；利用细胞培养生物反应器培养工程细胞，经一系列柱层析分离纯化技术，获得重组人降钙素制品。

主要功能是降低血钙，可减低血浆中钙、磷浓度，抑制钙、磷的吸收。用于治疗中度至重度症状明显的畸形性骨炎。此外，重组鲑鱼降钙素还能治疗高血钙症、骨生成缺陷症和绝经期骨质疏松。

不良反应为可引起恶心、呕吐、面部潮红、手部麻刺感。其他副作用有皮疹、口中异味、腹痛、尿频和发抖。注射部位可能出现炎症反应。

（魏 星）

cùhóngxìbāo shēngchéngsù

促红细胞生成素（erythropoie-tin，EPO）

可以刺激红细胞增生、血红蛋白化和红细胞成熟的糖蛋白细胞因子药物。又称促血红细胞生长素、红细胞生成素。其作用在于使红细胞系干细胞变为前成红细胞，再进一步成熟为成红血细胞、网织红细胞，对血红蛋白的合成以及其向末梢血管流入等均有促进作用。相对分子质量为 46 000，属于集落刺激因子，在胎儿期主要由肝脏产生，成年期主要来源于肾脏，由肾小管及管旁毛细血管内皮细胞与间质细胞合成分泌，在骨髓造血微环境下可促进红细胞的生成。

1906 年，由法国巴黎医学院的保罗·卡诺（Paul Carnot）教授等首次发现。1957 年美国洛斯维公园纪念研究所的安德鲁（Edwin A. Mirand）教授等证实合成促红细胞生成素的主要器官是肾脏。1985 年美国林富权（Fu-Kuen Lin）等应用基因重组技术，在实验室获得重组人红细胞生成素。1989 年美国安进公司的第一个基因重组药物 Epogen 获得美国食品药品管理局批准上市，用于慢性肾功能衰竭导致的贫血、恶性肿瘤或化学治疗导致的贫血、失血后贫血等症；该公司第二代促红细胞生成素新产品 Arnesp 在 2001 年获得美国食品药品管理局批准上市，是一种"高糖基化"促红素产品，其促进红细胞生成的能力大大优于第一代产品，主要用于治疗恶性贫血症。中国已有十多家单位获准生产促红细胞生成素，其中有两种药品在国内的销售情况较好，分别是 2006 年中国药品监督管理部门核准的麒麟鲲鹏（中国）生物药业有限公司生产利血宝（重组人促红细胞生成素注射液）和 2011 年中国国家药品监督管理部门核准的沈阳三生制药有限责任公司生产益比奥（重组人促红细胞生成素注射液）。

药理作用和作用机制 促红细胞生成素是由肾脏分泌的一种活性糖蛋白，作用于骨髓中红系造血祖细胞，能促进其增殖、分化。能经由后期母红细胞祖细胞引导出明显的刺激集落的生成效果。在高浓度下，亦可刺激早期母红细胞祖细胞而引导出集落的形成。促红细胞生成素中糖的含量多，皮下注射给药吸收缓慢，2 h 后可见血清促红细胞生成素浓度升高，血药浓度达峰值时间为 18 h，骨髓为特异性摄取器官，药物主要为肝脏和肾脏摄取。促红细胞生成素给药后大部分在体内代谢，除肝脏外，还有少部分药物在肾、骨髓和脾脏内降解。

制备技术 主要用大规模产业化生产——基因重组技术生产，大致技术路线是：制备人基因组文库的克隆；克隆人 EPO 基因；构建携带人 EPO 基因表达的质粒；转染中华仓鼠细胞；分离纯化得到重组人 EPO。

临床应用 促红细胞生成素可以增加红细胞的数目，主要用于贫血（如肾性贫血患者、缺铁性贫血、巨细胞性贫血）、早产儿。慢性肾病所致的贫血是其适应证之一。

不良反应和注意事项 少数患者用药初期可出现头痛、低热、乏力等，个别患者可出现肌痛、关节痛等；极少数患者用药后可能出现过敏反应；随着血细胞比容增高，血液黏度可明显增高，因此应注意防止血栓形成；有时会有恶心、呕吐、食欲不振、腹泻等情况发生。血液透析不能控制动脉血压升高的患者，白血病、铅中毒及感染患者禁用，有药物过敏者、变态反应体质者慎用。应及时对用治疗者的血压进行监测，必要时给抗高血压药物。应注意血管栓塞情况，有时需增加肝素的剂量。必要时补铁，使患者的转铁蛋白饱和度维持在 20% 以上。

（魏 星）

cùshènshàngxiàn pízhì jīsù

促肾上腺皮质激素（adrenoco-rticotropic hormone，ACTH）

促进肾上腺皮质的组织增生，同时具有刺激肾上腺皮质发育和肾上腺皮质激素生成和分泌作用的人源性多肽药物。人工合成的 ACTH 统称 Cosyntropin。按功能划分，其属于生长因子类药物。脊椎动物体内的促肾上腺皮质激素的生成和分泌受下丘脑促肾上腺皮质激素释放因子调控，作用于肾上腺皮质束状带，刺激糖皮质类固醇的分泌。促肾上腺皮质激素是由 39 个氨基酸所组成的多肽，相对分子质量约为 4500，等电点为 4.65~4.70，在碱性条件下易变性。其氨基端（1~24 位）的氨基酸为生物活性的中心区域，已能人工合成，且呈现充分的促肾上腺皮质激素活性。

促肾上腺皮质激素作为内源性多肽类激素，是由美国生物学专家史密斯（P. E. Smith）在 1930 年首先发现的。美国乔治·索恩（George W. Thorn）在 1946 年成功从猪的脑下垂体中分离出促肾上腺皮质激素。1952 年由美国食品药品管理局批准的美国 Questcor 制药公司的 Acthar 凝胶（促肾上腺皮质激素注射液针）用于治疗多发性硬化症急性发作；1958 年 Acthar 凝胶在美国食品药品管理局被批准用于治疗婴儿痉挛症（infantile spasm, IS）。1976 年英国杰夫科特（S. L. Jeffcoate）用人工化学合成法生产出了 ACTH，含有氨基末端的 24 个氨基酸。1999 年澳大利亚药物管理局批准瑞士诺华制药生产的 Synacthen 用于治疗多发性硬发症等神经性疾病、溃疡性结肠炎等肠胃病、慢性湿疹和牛皮癣等皮肤病，还可作为提高肿瘤化学治疗耐受性的辅助药物；2003 年美国食品药品管理局批准加拿大 Amphastar 制药公司生产的 Cortrosyn，用于肾上腺皮质功能不全患者的诊断，也用于治疗风湿病、风湿性关节炎、皮肤病及休克等。

制备技术　最早促肾上腺皮质激素主要从家畜（猪、牛或绵羊）的脑垂体前叶中提取制得，由于从家畜中提取的量少，已不能满足人们的需求。随着科技发展，人工合成蛋白质的技术逐步成熟，英国杰夫科特在 1976 年实现了用人工化学合成法生产具有高生物活性的促肾上腺皮质激素，其方法是将其羧基端氨基酸固定在不溶性树脂上，然后在树脂上依次偶联氨基酸，延长肽链，合成多肽。人工化学合成法省时省力，实现了促肾上腺皮质激素产业化的生产。

药理作用　促肾上腺皮质激素可以促进红细胞的生成和成熟；调节水和盐的代谢；促进蛋白质转化为葡萄糖，尿氮和尿酸排泄增加；刺激肾上腺皮质合成多种皮质类固醇激素，如糖皮质激素、盐皮质激素等。

应用　主要应用于多种原因（如感染性、化学性、物理性、免疫性和无菌性反应等）引起的炎症，如急性风湿病、类风湿关节炎、红斑性狼疮等结缔组织病的治疗。用于兴奋肾上腺皮质功能：肾上腺部分切除术后，可短期应用促肾上腺皮质激素，以兴奋肾上腺皮质的功能；继发性肾上腺皮质功能减退者，在滴注促肾上腺皮质激素后，类固醇的排出量可逐渐增加，因而可用于促皮质素试验。

不良反应及注意事项　大量应用时可出现不良反应，如高血压、月经障碍、头痛、糖尿、精神异常等；也可引起过敏反应，甚至过敏性休克，尤其静注时易发生；还有可能引起电解质紊乱和妇女发生痤疮、多毛症和闭经。在使用促肾上腺皮质激素时，应注意其易被胃蛋白酶破坏，因而不能口服。通过静脉滴注使用时，不宜与中性、偏碱性的针剂如氯化钠、谷氨酸钠、氨茶碱等配伍，以免产生混浊。长期使用大量促肾上腺皮质激素，容易造成骨质疏松，以及产生糖尿，因此结核病、高血压、糖尿病、血管硬化症、胃溃疡等患者及孕妇，一般不宜使用。另外可引起电解质紊乱和使妇女发生痤疮、多毛症和闭经。

（魏 星）

B xìbāo shēngzhǎng yīnzǐ

B 细胞生长因子（B cell growth factor, BCGF）

由 T 细胞、某些恶性 B 细胞分泌的具有刺激 B 细胞增殖、成熟的生长因子类药物。主要有 3 种不同相对分子质量的 BCGF，分别是丝裂原刺激的人 T 细胞培养基上清含有的相对分子质量为 12 000 的 BCGF、EB 病毒转化细胞及金黄色葡萄球菌（Cowan 1 株）死菌制剂 SAC 活化的正常人 B 细胞分泌的相对分子质量为 32 000 的 BCGF、恶性 T 细胞分泌的相对分子质量 60 000 的 BCGF。3 种不同相对分子质量的 BCGF 的等电点大约分别为 6.4~6.7、7.4~7.6 和 8.5~8.7。

B 细胞生长因子最先于 1982 年由美国霍华德（Maureen Howard）等研究提出概念。1987 年美国夏尔马（Sanjib Sharma）克隆出相对分子质量为 12 000 的 BCGF 的 cDNA，其定位于第 16 号染色体上。最初霍华德（Howard）等发现来自培养的 T 细胞上清的 BCGF 具有刺激 B 细胞增殖的功能；BCGF 不具有刺激休眠期 B 细胞的功能，也不能刺激 B 细胞合成、分泌抗体，高分子量的 BCGF 甚至会抑制抗体的产生。相对分子质量 12 000 的 BCGF 与白介素-2 一起刺激、激活效应 T 细胞、自然杀伤细胞。除了刺激 B 细胞增殖的功能，BCGF 还与变态反应病有关，如 BCGF 的活性参与美洲商陆素导致的变态反应。在交链孢霉变应性致鼻炎患者过敏的研究中，发现白介素-2、白介素-6 与 BCGF 水平升高有关。BCGF 具有刺激 B 细胞增殖、抑制免疫球蛋白的分泌的作用。1990 年芬兰泛宇（Panu E. Kovanen）使用原核表达载体 pGEX-2T 成功地表达了 GST-BCGF 融合蛋白，通过细胞生物学实验发现此融合蛋白具有刺激 B 细胞增殖的活性。1996 年，日本吉江（Goto Yoshie）发现 Sjoren Sybdrome 患者分泌 BCGF 会有所提高。

制备技术 由于 BCGF 主要来自 T 细胞分泌，所以可以从培养 T 细胞的培养基中纯化获得；也可以采用基因工程制药技术生产重组 B 细胞生长因子。

药理作用 BCGF 在 B 细胞活化与增殖的过程中主要有两种假说。一种假说是 BCGF 不会对静止期 B 细胞有刺激作用，因为该时期的 B 细胞缺乏 BCGF 受体。只有经过免疫球蛋白刺激或克隆激活剂刺激的 B 细胞才会表达 BCGF 受体，然后 BCGF 与受体结合，为 B 细胞活化提供刺激信号。另一种假说是在所有 B 细胞中都存在 BCGF 受体，但是单一刺激不足以诱导 B 细胞增殖，除 BCGF 刺激之外，还需要有抗原刺激或抗 Ig 提供激活信号。

应用 截至 2015 年，针对 BCGF 靶点还没有开展临床研究的工作，也没有相关药物上市。降低体内 BCGF 可以有效减轻毒性弥漫性甲状腺肿、干燥综合征（sjogren syndrome）的病情。BCGF 与毒性弥漫性甲状腺肿、遗传性共济失调-侏儒-智力缺陷综合征（SS）有关，毒性弥漫性甲状腺肿的患者外周血与胸腺 T 细胞比健康人分泌更高水平的 BCGF，而高水平的 BCGF 反过来又会加重甲状腺功能亢进的病情。通常 SS 患者比健康人员产生更多的 BCGF，而这又会刺激 SS 患者 B 细胞活化；而 T 细胞在外源性与内源性刺激下会分泌更多的细胞因子包括 BCGF，这也会加重 SS 患者的病情。

（王一飞）

jùshìxìbāo huóhuà yīnzǐ

巨噬细胞活化因子（macrophage activating factor，MAF）

主要由 T 淋巴细胞产生的，能刺激巨噬细胞，使其吞噬消化能力增强的细胞因子药物。主要包括干扰素 γ、肿瘤坏死因子-α 与白介素-4 等。巨噬细胞活化因子能够基于受体信号刺激巨噬细胞发挥抗肿瘤活性，参与细胞因子释放或病原体清除，还能改变巨噬细胞上主要组织相容性复合体 I 的表达，参与辅助性 T 细胞的免疫反应等。

该药物主要采用基因工程制药技术，如构建高效表达人干扰素 γ 基因的大肠杆菌，经发酵、分离和高度纯化后冻干制成重组人干扰素 γ，含适宜稳定剂，不含防腐剂和抗生素。

巨噬细胞活化因子可以通过结合并激活其受体，调节 JAK-STAT 等信号通路而具有抗病毒、免疫调节及抗肿瘤特性，也可以激活抗原提呈细胞，通过上调某些转录因子的表达而促进 I 型辅助 T 细胞的分化。例如巨噬细胞活化因子类型的干扰素 γ 可通过迅速降解 RANK-RANKL 信号通路的 TRAF6 而抑制破骨细胞形成；且干扰素 γ 具有较强的免疫调节功能，能增强抗原递呈细胞的功能，加快免疫复合物的清除和提高吞噬异物的功能，对淋巴细胞具有双向调节功能，提高抗体依赖的细胞毒性反应。

重组人干扰素 γ-1b 主要用于临床治疗慢性肉芽肿性疾病等；注射用重组人干扰素 γ 也用于治疗肝纤维化、类风湿关节炎。基因工程技术生产的肿瘤坏死因子-α 被用作免疫兴奋剂，其国际非专利药品名称为他索纳明，是一类抗肿瘤类原料药。而白介

素-4 对于 B 淋巴细胞、T 淋巴细胞、肥大细胞和巨噬细胞都有免疫调节作用，由于白介素-4 可以抑制白介素-1、白介素-6 和肿瘤坏死因子分泌，并促进白介素-1 受体产生，因此应用白介素-4 可能为治疗败血症休克提供一种新的方法。

患者接受干扰素 γ 的治疗过程中，少数患者会产生自身免疫性疾病，而重组人干扰素 γ 不能与抑制骨髓造血功能的药物同时使用。肿瘤坏死因子-α 在临床上具有抗肿瘤活性，但是其作为一种内源性致热原，它能够促使发热，引发败血症，导致恶病质。

（王一飞）

jíluò cìjī yīnzǐ

集落刺激因子（colony stimulating factor，CSF）

骨髓中对多谱系造血细胞增殖、分化和终末成熟具有调控作用的细胞因子药物。又称髓系细胞造血因子。集落刺激因子是一类重要的造血生长因子，1977 年澳大利亚伯吉斯（Atony W. Burgess）首次在小鼠肺条件培养液中发现。1984 年和 1985 年，小鼠和人粒细胞-单核巨噬细胞集落刺激因子的 cDNA 分别克隆成功。1989 年美国 Immunex 公司（2001 年被美国安进公司并购）研发的重组人粒细胞-单核巨噬细胞集落刺激因子获美国食品药品管理局批准上市。

结构组成和理化性质 主要包括多功能集落刺激因子、粒细胞-单核巨噬细胞集落刺激因子、粒细胞集落刺激因子和单核巨噬细胞集落刺激因子等。多功能集落刺激因子又称白介素-3，是相对分子质量为 15 000 的糖蛋白，在体内的主要来源是激活的 T 淋巴细胞和自然杀伤细胞；粒细胞-单核巨噬细胞集落刺激因子是

相对分子质量为 22 000 的糖蛋白，主要由 T 细胞和巨噬细胞产生，它有两个 N 糖基化位点，糖基化的特点影响其抗原性；粒细胞集落刺激因子是相对分子质量为 20 000 的糖蛋白，主要由活化的单核细胞和巨噬细胞产生；单核巨噬细胞集落刺激因子是相对分子质量为 40 000～90 000 的糖蛋白，可由成纤维细胞、骨髓基质细胞、脑星状细胞、成骨细胞、激活的巨噬细胞、B 细胞、T 细胞和肿瘤细胞产生。

制备技术　集落刺激因子主要是应用基因工程制药技术在大肠杆菌经发酵、分离和纯化后制备的。

药理作用　多功能集落刺激因子的主要功能是在血清因子或其他集落刺激因子的协同作用下，迅速促进多能干细胞和各系祖细胞的定向分化和成熟；粒细胞-单核巨噬细胞集落刺激因子能够诱导粒细胞前体和巨噬细胞前体细胞呈集落性生长；粒细胞集落刺激因子可促进骨髓造血细胞增殖分化形成粒细胞集落，诱导中性粒细胞的终末分化和增强中性粒细胞的功能；单核巨噬细胞集落刺激因子能诱导巨噬细胞的前体细胞增殖分化为巨噬细胞，对蜕膜细胞、滋养层细胞、小角质细胞和成骨细胞也有调节作用。

应用　体内应用集落刺激因子可提高循环血液中的血细胞，纠正贫血，减少感染等并发症，可明显改善症状，降低病死率。主要适用于肿瘤化学治疗和肿瘤放射治疗、骨髓移植后重建造血功能、再生障碍性贫血、慢性肾衰肿瘤及失血引起的贫血、获得性免疫缺陷综合征（艾滋病）和骨髓发育异常综合征、烧伤等引起血液细胞的减少。在临床上不良反应除了过敏外，可能会出现一些少见的并发症，主要有休克、间质性肺炎、急性呼吸窘迫综合征、轻微骨痛等，少数患者在应用时周围血中出现幼稚粒细胞。

（石　智）

duōgōngnéng jíluò cìjī yīnzǐ

多功能集落刺激因子（multi-function colony stimulating factor, Multi-CSF）　由活化的 T 淋巴细胞产生的具有支持造血多能干细胞和多系祖细胞的增殖和分化，促进白细胞、红细胞和血小板生成的细胞因子药物。又称白介素-3（interleukin-3，IL-3）。是多谱系生长因子，属于造血细胞因子家族，是集落刺激因子中的一种多功能集落刺激因子对于骨髓造血功能障碍具有明显的治疗作用。1995 年 4 月，中国深圳新鹏投资发展公司取得"注射用重组人白介素-3"（国家一类新药）的新生物制品临床批件，进入 I、II 期临床研究，但后续结果未见报道。1999 年瑞士诺华公司旗下山德士制药有限公司开展重组人多功能集落刺激因子治疗人类免疫缺陷病毒（HIV）感染者血细胞减少症的临床 I 期研究，2005 年完成，但之后中止了研究；美国德克萨斯大学西南医学中心将多功能集落刺激因子进行融合改造后用于治疗急性髓系白血病和骨髓增生异常综合征的研究，2014 年已完成临床 I、II 期试验。

人源多功能集落刺激因子蛋白分子全长 152 个氨基酸。有两个天冬酰胺连接的糖基化位点，随糖基化程度的不同，相对分子质量为 14 000～30 000。分子中的两个半胱氨酸构成 1 个二硫键，二硫键的存在对维持多功能集落刺激因子的生物活性是十分重要的。人和小鼠、大鼠的多功能集落刺激因子在生物学活性上无种属交叉反应，因而不能用大鼠或小鼠进行人多功能集落刺激因子的药效学和药动学实验。

多功能集落刺激因子具有刺激多能造血干细胞、髓样、红样、单核、中性粒细胞、嗜酸性粒细胞、嗜碱性粒细胞及肥大细胞增殖与分化的功能；能刺激造血祖细胞的集落的形成；促进骨髓白细胞的生长分化等。

重组人多功能集落刺激因子是采用基因工程制药技术，由含有人源多功能集落刺激因子基因的大肠杆菌，经发酵、分离和高度纯化后得到。

主要用于骨髓增生不良综合征、再生障碍性贫血、白血病骨髓移植失败者和血小板减少性紫癜等治疗。除个别患者有头痛、发热外，未发生明显的毒副作用。

（洪　岸　陈小佳）

jiànggàisù

降钙素（calcitonin）　由甲状腺滤泡旁细胞分泌的具有降低血钙浓度功能的蛋白质药物。是一种生长因子类药物。降钙素可以调节全身钙离子流、促进成骨细胞活动、使骨盐沉着于类骨质、并抑制胃肠道和肾小管吸收钙离子。

1961 年，加拿大哈洛德（Harold Copp）等发现降钙素能降低血钙。1963 年，降钙素被证实为甲状腺滤泡旁细胞所分泌。1968 年，猪降钙素的多肽序列组成首次被明确，其由 32 个氨基酸组成，其中 1 位和 7 位是半胱氨酸，并形成一个二硫键，相对分子质量约为 3432。1969 年，鲑鱼降钙素被人工合成。1985 年，美国批准合成鲑鱼降钙素用于治疗骨质疏松症，此外，英国、德国、法国、意大利等欧洲国家也批准其临床应用。中国于

1988 年开始进口人工合成鲑鱼降钙素。截至 2015 年，在临床上应用的共有 4 种降钙素，即鲑鱼降钙素、鳗鱼降钙素、人降钙素和猪降钙素。

药理作用和作用机制 在人体内，降钙素与甲状旁腺素一起调节血钙的平衡。血钙浓度的增加可引起降钙素的分泌，从而抑制骨吸收。降钙素抑制骨吸收的作用与破骨细胞的伪足小体有关，破骨细胞通过伪足小体来黏附骨髓基质，而降钙素则可以使伪足小体解聚，促使破骨细胞收缩，降低其运动性，最终使其与骨脱离。

降钙素的主要生物学功能包括：直接抑制破骨细胞对骨的吸收，使骨骼释放钙减少，同时促进骨骼吸收血浆中的钙，使血钙降低；抑制肾小管对钙和磷的重吸收，使尿中钙和磷的排泄增加，进而减少血钙含量；抑制肠道中钙的吸收和转运；具有明显的镇痛效果，可治疗因肿瘤骨转移和骨质疏松所导致的骨痛；抑制生长激素、甲状腺激素刺激因子、催乳素、促胃液激素、胰岛素和胃酸的分泌；抗炎，抗组胺、防止心血管系统中钙沉积，预防动脉粥样硬化，同时还可以对抗癫痫的发作。

临床应用 降钙素主要用于治疗畸形性骨炎、高血钙症、骨质疏松和骨生成缺陷。另一方面，体内降钙素的含量也可作为肿瘤的标志物，用于诊断骨癌、疗效及预后观察。此外，降钙素及其前体也被用于区别细菌和病毒感染并预测感染的严重程度。

不良反应 降钙素可引起恶心、呕吐、面部潮红、手部麻刺感。这些不良反应会随着用药时间延长而减轻。其他副作用包括皮疹、口中异味、腹痛、尿频和发抖。注射降钙素的部位可能会出现炎症反应。长期使用会导致体内产生抗体。其他一些不良反应包括头痛、发冷、胸压迫感、虚弱、头昏、鼻塞、气短、眼痛和下肢水肿等。过量使用会容易导致全身性过敏、低血钙及四肢抽搐。

（黄亚东）

cùxuèxiǎobǎn shēngchéngsù

促血小板生成素（thrombopoie-tin） 用来刺激血小板生成的生长因子类药物。又称为巨核细胞生长发育因子、血小板生成刺激因子或 c-MPL 配体。是造血因子超家族的成员之一，促血小板生成素主要在肝、肾及骨骼肌细胞中表达，由其受体 c-MPL 介导调节巨核细胞的增殖、分化、成熟和血小板的生成。促血小板生成素相对分子质量为 35 000～38 000，由 332 个氨基酸残基组成，包括氨基端 152 个氨基酸残基组成的受体结合结构域和羧基端 179 个氨基酸残基组成的多糖结构域。

2005 年，中国沈阳三生制药有限责任公司生产的重组人促血小板生成素注射液由中国国家药品监督管理部门获批上市，主要用于治疗实体瘤化学治疗后所致的血小板减少症，适用对象为血小板低于 $50 \times 10^9/L$ 且医师认为有必要进行升高血小板治疗的患者。

制备技术 中国沈阳三生制药有限责任公司的大规模制备重组人促血小板生成素的方法是以构建的携带编码人促血小板生成素的重组表达载体的真核细胞（中国仓鼠卵巢细胞）为表达系统，通过采用阳离子交换层析、凝胶层析、阴离子交换层析、反相高效液相层析和凝胶过滤层析等方法制成重组人促血小板生成素成品制剂。

药理作用与作用机制 促血小板生成素是刺激各阶段巨核细胞生长及分化的内源性细胞因子，包括前体细胞的增殖和多倍体巨核细胞的发育及成熟。在猕猴的骨髓抑制模型中，皮下注射重组人促血小板生成素可使低谷期的血小板计数平均值升高，处于低值的时间缩短，并使骨髓抑制低谷期的外周血小板聚集率升高。在小鼠血小板减少模型中，腹腔注射重组人促血小板生成素能明显减缓血小板数下降。

促血小板生成素刺激血小板生成的作用机制主要是通过结合并介导巨核细胞表面受体 c-MPL 的二聚化，使受体胞内区的酪氨酸激酶磷酸化，进而激活胞膜内 G 蛋白信号系统以及信号转导子和转录激活子 5 等信号系统，产生三磷酸肌醇、二酰基甘油和钙离子（Ca^{2+}）等第二信使分子，激活蛋白酶 C，从而刺激巨核细胞增殖和分化，促进血小板生成。

应用 重组人促血小板生成素在临床上主要用于治疗血小板减少症，特别是放射治疗和（或）化学治疗引起的血小板减少症。此外，促血小板生成素能有效促进造血干细胞移植的血小板恢复，但对自体外周血干细胞移植无效。

不良反应和注意事项 临床应用重组人促血小板生成素较少发生不良反应，偶有发热、肌肉酸痛、头晕等，一般不需处理，多可自行恢复。长期或大剂量应用重组人促血小板生成素存在刺激肿瘤细胞生长、与其他细胞因子产生竞争性相互作用、骨髓纤维化以及肝脾肿大等潜在的毒副作用。在用药过程中应定期检查血常规，一般应隔日 1 次，密切注意外周血小板计数的变化，待

血小板计数恢复至 $100×10^9/L$ 以上，或血小板计数绝对值升高 $50×10^9/L$ 时，应及时停药。

（黄亚东）

xuèxiǎobǎn yǎnhuà shēngzhǎngyīnzǐ

血小板衍化生长因子（platelet-derived growth factor，PDGF）

主要由血小板产生的，能特异性促进平滑肌细胞、成纤维细胞和肝细胞的增殖和迁移，刺激并促进结缔组织分化、增殖的生长因子类药物。内源性 PDGF 最早于 1974 年由美国罗素·罗斯（Russell Ross）等从人全血的血小板中纯化出来，因此又被称为血小板源性生长因子。2011 年，重组人 PDGF-BB 获得美国食品药品管理局批准用于口腔及颌面部骨缺损的修复治疗。人 PDGF 的相对分子质量为 28 000~35 000，等电点 9.8~10.2，对酸、热及各种解离剂稳定，是由二硫键连接而成同源或异质二聚体阳离子糖蛋白，其活性核心结构是分子内两亚基间二硫键。PDGF 分子有 5 种亚型，分别为 PDGF-AA、PDGF-AB、PDGF-BB、PDGF-CC、PDGF-DD。

制备技术 由于从人全血或血小板中提取的 PDGF 来源有限，产量极低，不能满足临床应用的需求，因此采用基因工程制药技术大量制备 PDGF 成为解决其应用的关键。临床使用的 PDGF 的制备方法主要包括由导入了编码人 PDGF 基因的酵母工程菌发酵，并经过一系列的离子交换层析和凝胶排阻层析纯化获得。

药理作用与作用机制 PDGF 对胚胎及器官发生、发育和创伤愈合等过程有着重要意义，主要通过与细胞膜表面的特异性 PDGF 受体结合并使之二聚化，从而激活胞内一系列的信号通路和生化反应，从而促进平滑肌细胞、成骨细胞、神经胶质细胞和成纤维细胞等的分裂和增殖。

应用 作为具有良好骨生成和修复作用的生长因子，PDGF 在较高浓度的微环境中能够使间充质干细胞增殖，提高成骨细胞内的钙沉积水平，加快成骨细胞的钙化进程，促进骨相关细胞的迁移。用于口腔及颌面部骨缺损的修复治疗。

不良反应及注意事项 未见关于重组人 PDGF-BB 治疗口腔及颌面部骨缺损的严重不良反应报告，但由于 PDGF 也参与了体内肿瘤组织血管的生成、高血压等病理过程，因此其系统性用药是否存在安全性风险，仍有待进一步评价。

（黄亚东）

xuèguǎn nèipíxìbāo shēngzhǎngyīnzǐ

血管内皮细胞生长因子（vascularendothelial cell growth factor，VEGF）

特异性促进血管内皮细胞增殖和迁移，促进血管发生和生成的生长因子类药物。由于其同时具有增加血管通透性的作用，又被称为血管通透因子（vascular permeability factor，VPF）。最早于 1989 年由美国费拉拉·马迪奥（Ferrara Matteo）等从牛垂体滤泡星状细胞的条件培养基中纯化出来。1994 年，VEGF 被美国食品药品管理局批准用于治疗下肢动脉缺血。2003 年，芬兰马尔贾·希特文（Marja Hedman）等进行了 VEGF 治疗冠心病的 Ⅱ 期临床试验，结果显示患者心肌血流灌注显著改善，获得较好疗效。VEGF 相对分子质量为 34 500~35 000，等电点为 8.5，对酸和热稳定，是由二硫键连接而成的同源二聚体糖蛋白，其活性核心结构是分子内 8 个保守的半胱氨酸残基，并通过第二个和第四个半胱氨酸的分子间二硫键形成同源二聚体。血管内皮细胞生长因子有 5 种亚型，分别为 $VEGF_{121}$、$VEGF_{145}$、$VEGF_{165}$、$VEGF_{189}$、$VEGF_{206}$，其中研究最多是 $VEGF_{165}$。

制备技术 由于内源性的 VEGF 来源有限，产量极低，不能满足临床应用的需求，因此采用基因工程制药技术大量制备。常见的制备方法主要包括由导入了编码人 VEGF 基因的大肠杆菌或毕赤酵母工程菌发酵，并经过一系列的离子交换层析、肝素亲和层析和凝胶排阻层析纯化获得。

药理作用与作用机制 VEGF 可以增加血管的通透性，增加内皮细胞钙离子的浓度，促进生成血管。其作用原理是 VEGF 特异性地与细胞膜表面的酪氨酸受体结合，并激活一系列胞内信号通路和生化反应，促进内皮细胞的有丝分裂，增加内皮细胞的通透性，有利于血管内皮细胞的迁移和新生血管形成。

应用 应用该药物是冠心病的常规治疗手段，如冠状动脉旁路移殖术和经皮腔内冠状动脉成形术均并不能根治疾病时，VEGF 的基因治疗则有可能改变这种状况。另一方面，VEGF 能够促进骨祖细胞的成骨作用，加快骨的血管化和骨形成过程，对骨折损伤部位局部给予外源性的内部细胞修复因子治疗，24~48 h 后能增加骨折端骨形成蛋白的表达并伴有周围软组织的新生血管生成，对骨折的早期愈合具有良好疗效。此外 VEGF 处理的溃疡部位其基底部能较快长出新鲜肉芽组织，血管修复良好，血流丰富。

不良反应及注意事项 鉴于 VEGF 对血管生成和重构并无特异性，对于肿瘤组织的血管形成过程和淋巴管新生也存在促进作用，因此其全身系统性用药存在一定的风险，有待进一步评价。

（黄亚东）

biǎopí shēngzhǎngyīnzǐ

表皮生长因子（epidermal growth factor，EGF）

特异性作用于受体细胞，具有促进表皮细胞和内皮细胞生长和分化，使表皮增厚和角质化的多肽药物。由于具有抑制胃酸分泌的功能，又名抑胃素。属于生长因子类药物。成熟的EGF相对分子质量为6045，含有53个氨基酸残基，分子内的3对二硫键是其活性必需的空间结构。

EGF最初是在1972年由美国科恩·斯坦利（Cohen Stanley）等从人的尿液中提取，但由于提取工艺复杂，收率低，难以从天然来源中分离纯化获得大量的EGF样品，因此，临床使用的重组人EGF采用基因工程制药技术制备，由导入了编码人EGF基因的大肠杆菌或毕赤酵母工程菌表达，并经过离子交换层析和凝胶排阻层析纯化获得。

药理作用与作用机制 EGF具有较强的促细胞分裂作用，能刺激包括表皮细胞、成纤维细胞等在内的多种细胞增殖和分化，促进组织生长、发育和成熟，对烧伤、烫伤、角膜损伤等创面的愈合有良好的促进作用，其作用原理是EGF与细胞膜表面的特异性受体结合，并激活一系列胞内信号通路和生化反应，加速创伤组织的修复，缩短创面愈合时间；同时EGF具有调节胶原合成和降解的功能，缩短创面愈合的时间。

应用 EGF制剂主要包括重组EGF滴眼液、重组EGF外用溶液、重组EGF凝胶剂和重组EGF冻干粉剂等，均为外用制剂。重组EGF的溶液制剂和冻干制剂对表皮细胞的生长和增殖有显著的促进作用，可以促进肉芽组织生成，促进创面上皮化过程，并修复创面皮肤，对浅Ⅱ度、深Ⅱ度烧伤的慢性创面、供皮区具有加速创面愈合的作用。重组EGF凝胶剂以卡波姆凝胶为载体，可使EGF时间停留在创面，临床已被用于深度烧伤、糖尿病等慢性难愈性溃疡创面的治疗，促进坏死组织脱落和肉芽增生。EGF能够促进角膜上皮细胞的分裂和损伤后再生，刺激角膜基质或纤维细胞增生，促进角膜快速修复、愈合，降低角膜炎症反应，提高角膜修复质量。临床应用重组EGF滴眼液治疗多种角膜炎、角膜上皮损伤、角膜酸碱热及化学伤、电光性眼炎均有较好疗效。

不良反应及注意事项 重组EGF系列制剂未有明显不良反应，具有良好的安全性。重组EGF与蛋白变性剂或蛋白水解酶类外用药物同用时可导致失效，应注意不能配伍使用。

（黄亚东）

jiǎnxìng chéngxiānwéixìbāo shēngzhǎngyīnzǐ

碱性成纤维细胞生长因子（basic fibroblast growth factor，bFGF；fibroblast growth factor-2，FGF2）

来源于中胚层和神经外胚层细胞，具有促进血管生成、创伤愈合、神经再生作用的生长因子类药物。其在体内分布极广，以脑垂体中含量最高，具有广泛的生物学功能。

1996年，由中国暨南大学和珠海东大生物工程公司研制的外用重组牛碱性成纤维细胞生长因子获得中国国家药品监督管理部门批准取得新药证书，是中国第二个基因工程Ⅰ类新药；2002年，北京双鹭药业有限公司研制的外用重组人碱性成纤维细胞生长因子获得新药证书并投放市场。而美国Scios Nova公司在开发bFGF（商品名Trafermin）治疗急性缺血性脑中风进入临床Ⅲ期后因与安慰剂相比没有明显的差异，于2002年中止进一步的观察；但Tranfermin后转由日本Kaken Pharmaceutical公司开发，于2012年完成牙周炎、牙槽骨吸收和牙周附着丧失等适应证的Ⅲ期临床试验，2014年完成用于治疗神经性起源的糖尿病足溃疡的Ⅲ期临床试验。

结构组成与理化性质 从组织抽提物和cDNA克隆中发现的bFGF均为155个氨基酸，相对分子质量约18 000。bFGF为碱性非糖基化蛋白，分为肝素结合区域和受体结合区域，等电点为9.6～9.8，对胰蛋白酶、糜蛋白酶和V8蛋白酶敏感，在pH<4.0时失活；对温度较敏感，通常在-70℃可保存几年，4℃保存1周，但在60℃则立即失去活性。

制备技术 由于bFGF在机体内含量极低，不可能通过生物化学提取的方法从动物体内直接提取，故均采用基因工程制药技术来获得。通常是由人源或者牛源的碱性成纤维细胞生长因子基因转化到大肠杆菌中并高效表达，经发酵、分离和高度纯化后得到。

药理作用和作用机制 bFGF在体内可参与多种组织的创伤修复过程，是重要的创伤愈合因子，它能诱导微血管的形成、发育和分化，同时直接刺激成纤维细胞和细胞外基质的蛋白合成，以形成胶原纤维，增加创面的抗张力强度，并促进真皮细胞的移行、分裂、分化，以完成皮肤的修复过程，并能促进皮肤软骨组织、骨组织和神经组织损伤的修复和肢体再生。

临床应用 主要用于治疗难

愈性慢性溃疡、烧伤创面（包括浅Ⅱ度、深Ⅱ度、肉芽创面）、慢性创面（包括体表慢性溃疡等）和新鲜创面（包括外伤、供皮区创面、手术伤等）、口腔溃疡和牙周炎等。另外，重组 bFGF 与传统的创面修复药物有协同作用，可获得比传统药物更好的愈合质量。

不良反应和注意事项 重组 bFGF 对烧伤、外伤及各种慢性难愈合创面具有显著的促修复作用，并且安全、有效、无不良反应。但由于实体瘤组织中发现 bFGF 含量增高，有促进肿瘤生长的风险，因此在临床使用中，应避免肿瘤患者大量使用重组 bFGF。

（洪 岸 陈小佳）

suānxìng chéngxiānwéixìbāo

shēngzhǎngyīnzǐ

酸性成纤维细胞生长因子

（acidic fibroblast growth factor, aFGF） 来源于中胚层和神经外胚层的细胞，具有广泛促细胞分裂作用的生长因子类药物。又称成纤维细胞生长因子 1（fibroblast growth factor-1，FGF-1）。是成纤维细胞生长因子家族重要的成员。内源性酸性成纤维细胞生长因子主要分布于脑、垂体、神经组织、视网膜、肾上腺、心脏和骨等器官或组织内。酸性成纤维细胞生长因子作为促细胞分裂原，在组织和器官发育、血管发生、血细胞生成、肿瘤发生和伤口愈合等方面发挥着重要作用。该蛋白由 154 个氨基酸残基组成，等电点为 5~7。功能区主要包括肝素结合区、酪氨酸受体结合区和核转位区，其中核转位区对于促分裂作用极为重要。

由上海万兴生物制药有限公司研发的外用重组酸性成纤维细胞生长因子于 2006 年获得中国国家药品监督管理部门批准上市。

美国 Cardio Vascular Bio Therapeutics 公司开发截断型 aFGF 用于治疗冠心病、心肌缺血和动脉粥样硬化，截至 2015 年，正处于临床Ⅱ期阶段。

酸性成纤维细胞生长因子对血管内皮细胞有较强的趋化作用和促增殖作用，并刺激血管内皮细胞产生胶原酶和纤维蛋白溶解酶原激活物，进一步降解基底膜，同时诱导毛细血管内皮细胞形成管腔样结构；对中胚层及神经外胚层细胞的分化有明显的刺激作用；可促进神经细胞的迁移和纤溶酶活剂释放，增加髓磷脂相关蛋白和类脂的含量，使神经元免受神经退化变性疾病的影响。主要用于促进伤口愈合、治疗胃溃疡、视神经萎缩、神经性耳聋、内脏缺血损伤等多种疾病。

采用基因工程制药技术制备，是由人源酸性成纤维细胞生长因子基因转化大肠杆菌并高效表达，经发酵、分离和高度纯化后得到。使用该药物治疗前后血、尿常规及肝、肾功能检测均在正常范围，尚未见不良反应。但由于其有促进肿瘤细胞增殖分裂的特性，临床上不建议肿瘤患者大量使用。

（洪 岸 陈小佳）

shénjīng shēngzhǎng yīnzǐ

神经生长因子（nerve growth factor，NGF） 具有神经元营养和促突起生长双重生物学功能的生长因子类药物。对中枢及周围神经元的发育、分化、生长和再生均具有重要的调控作用。1986 年意大利学者丽塔（Rita Levi-Montalcini）首次发现神经生长因子可促使脑神经再生，并因此获得第 86 届诺贝尔生理或医学奖。2002 年中国国家药品监督管理部门批准了世界上第一个注射用鼠神经生长因子上市，包

括舒泰神（北京）生物制药股份有限公司、兰州生物制品研究所等多家企业获批生产。2014 年中国华瀚生物制药控股有限公司研发的注射用人神经生长因子获得中国批准上市。但国外还未见相关产品上市，2010 年丹麦 NsGene A/S 公司完成了神经生长因子治疗阿尔茨海默病Ⅰ期研究，但未见后续报道。美国国立变态反应和传染病研究所于 2012 年完成了重组人神经生长因子在获得性免疫缺陷综合征（艾滋病）相关外周性神经病变中的Ⅱ期临床试验，但长期观察却证实神经生长因子是无效的。

神经生长因子包含 α、β、γ 3 个亚单位，活性区是 β 亚单位。通常两个神经生长因子单链蛋白通过二硫键形成一个二聚体。其结构具有高度的同源性，生物效应也无明显的种间特异性。在人体内主要分布于脑、神经节、虹膜、心脏、脾、胎盘等组织及成纤维细胞、平滑肌、骨骼肌、胶质细胞、施万细胞等。

神经生长因子可以从多种动物体中提取，应用较多的提取源有小鼠、蛇毒和人体胎盘。上市的注射用鼠神经生长因子是从小鼠颌下腺中提取，经过滤和冷冻干燥后制成冻干粉针剂。注射用人神经生长因子是从人体胎盘中提取，经过滤和冷冻干燥后制成冻干粉针剂。也可以应用基因重组技术制备重组人神经生长因子。

神经生长因子可促进神经细胞生长、增殖，并延长其生存时间。它对中枢及周围神经元的分化、发育、生长、再生均具有重要促进作用。还具有营养神经细胞的作用，是一种神经营养剂，具有促进损伤神经恢复的作用。注射用鼠神经生长因子主要用于

治疗正己烷中毒性周围神经病。注射用人神经生长因子主要用于治疗糖尿病所引发的外周神经损伤。注射神经生长因子有局部疼痛、偶见荨麻疹，局部疼痛停药后可自行缓解，一般不需特殊处理。荨麻疹可自行恢复，或给予抗过敏治疗。

（洪　岸　陈小佳）

索　引

条目标题汉字笔画索引

说　明

一、本索引供读者按条目标题的汉字笔画查检条目。

二、条目标题按第一字的笔画由少到多的顺序排列，按画数和起笔笔形横（一）、竖（丨）、撇（丿）、点（丶）、折（乛，包括丁乚く等）的顺序排列。笔画数和起笔笔形相同的字，按字形结构排列，先左右形字，再上下形字，后整体字。第一字相同的，依次按后面各字的笔画数和起笔笔形顺序排列。

三、以拉丁字母、希腊字母和阿拉伯数字、罗马数字开头的条目标题，依次排在汉字条目标题的后面。

五 画

六 画

八　画

十一　画

十 二 画

条 目 外 文 标 题 索 引

内 容 索 引

说 明

　　一、本索引是本卷条目和条目内容的主题分析索引。索引款目按汉语拼音字母顺序并辅以汉字笔画、起笔笔形顺序排列。同音时，按汉字笔画由少到多的顺序排列，笔画数相同的按起笔笔形横（一）、竖（丨）、撇（丿）、点（丶）、折（乛，包括丁乚等）的顺序排列。第一字相同时，按第二字，余类推。索引标目中夹有拉丁字母、希腊字母、阿拉伯数字和罗马数字的，依次排在相应的汉字索引款目之后。标点符号不作为排序单元。

　　二、设有条目的款目用黑体字，未设条目的款目用宋体字。

　　三、不同概念（含人物）具有同一标目名称时，分别设置索引款目；未设条目的同名索引标目后括注简单说明或所属类别，以利检索。

　　四、索引标目之后的阿拉伯数字是标目内容所在的页码，数字之后的小写拉丁字母表示索引内容所在的版面区域。本书正文的版面区域划分如右图。

a	c	e
b	d	f

K

希腊字母

阿拉伯数字

本卷主要编辑、出版人员

执行总编　谢　阳

编　　审　司伊康

责任编辑　尹丽品

索引编辑　李亚楠

名词术语编辑　高青青

汉语拼音编辑　王　颖

外文编辑　景黎明

参见编辑　李亚楠

绘　　图　北京心合文化有限公司

责任校对　李爱平

责任印制　姜文祥

装帧设计　雅昌设计中心·北京